Hefte zur Zeitschrift „Der Unfallchirurg"

Herausgegeben von:
L. Schweiberer und H. Tscherne

275

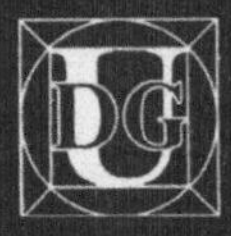

Deutsche Gesellschaft für Unfallchirurgie

**63. Jahrestagung
Berlin ICC
17.–20. November 1999**

Springer

Berlin
Heidelberg
New York
Barcelona
Hongkong
London
Mailand
Paris
Singapur
Tokio

63. Jahrestagung

der Deutschen Gesellschaft
für Unfallchirurgie e.V.

17. – 20. November 1999, Berlin
Abstracts

Herausgegeben von
P. Hertel   K. E. Rehm

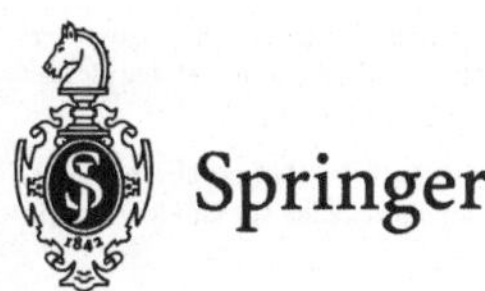

Springer

Bandherausgeber

Professor Dr. med. P. Hertel
Unfallchirurg. Abteilung
Martin-Luther-Krankenhaus
Caspar-Theyss-Straße 27

14193 Berlin

Professor Dr. med. K. E. Rehm
Klinik und Poliklinik für Unfall-, Hand-,
und Wiederherstellungschirurgie
Joseph-Stelzmann-Straße 9

50924 Köln

Reihenherausgeber

Professor Dr. Leonhard Schweiberer
Direktor a. D. der Chirurgischen Universitätsklinik München Innenstadt
Nußbaumstraße 20, D-80336 München

Professor Dr. Harald Tscherne
Medizinische Hochschule, Unfallchirurgische Klinik
Carl-Neuberg-Straße 1, D-30625 Hannover

Deutsche Gesellschaft für Unfallchirurgie

Geschäftsführender Vorstand 1999:
Prof. Dr. P. Hertel
1. Vizepräsident: Prof. Dr. L. Kinzl
2. Vizepräsident: Prof. Dr. N. Haas
3. Vizepräsident: Prof. Dr. P. Kirschner

Generalsekretär: Prof. Dr. A. Rüter
Schatzmeister: Prof. Dr. A. Ekkernkamp
Schriftführer: Prof. Dr. K. E. Rehm

ISSN 0945-1382
ISBN-13: 978-3-540-66036-1   e-ISBN-13: 978-3-642-59645-2
DOI: 10.1007/978-3-642-59645-2

Die Deutsche Bibliothek – CIP-Einheitsaufnahme
[Der Unfallchirurg / Hefte]
Hefte zur Zeitschrift „Der Unfallchirurg". – Berlin Heidelberg; New York; Barcelona; Hongkong; London; Mailand; Paris; Santa
Clara; Singapur; Tokio: Springer
Früher Schriftenreihe
Reihe Hefte zu: Der Unfallchrirug. – Bis 226 (1992) u.d.T.: Hefte zur Unfallheilkunde
ISSN 0945-1382
275. Deutsche Gesellschaft für Unfallchirurgie: ... Jahrestagung der Deutschen Gesellschaft für Unfallchirurgie e.V.
63. 17. – 20. November 1999, Berlin. – 1999

Deutsche Gesellschaft für Unfallchrirugie: ... Jahrestagung der Deutschen Gesellschaft für Unfallchirurgie e.V..
–56–... – Berlin; Heidelberg; New York; Barcelona; Hong Kong; London; Mailand; Paris; Singapur; Tokio: Springer, 1993–...
(Hefte zur Zeitschrift „Der Unfallchirurg"...) Erscheint jährl. – Bibliographische Deskription nach 63 (1999)
Früher u.d.T.: Deutsche Gesellschaft für Unfallheilkunde:... Jahrestagung der Deutschen Gesellschaft für Unfallheilkunde e.V.
ISSN 0947-5869
63. 17. – 20. November 1999, Berlin: Abstracts - 1999 /Hefte zur Zeitschrift „ Der Unfallchirurg"; 275)
ISBN-13: 978-3-540-66036-1

Satz und Herstellung: Goldener Schnitt, 76547 Sinzheim
Umschlaggestaltung: design & production

SPIN: 10708105   19/3135 – 5 4 3 2 1 0 – Gedruckt auf säurefreiem Papier

Grußwort

des Präsidenten der Deutschen Gesellschaft für Unfallchirurgie

Ich grüße die Teilnehmer des Jahreskongresses der Deutschen Gesellschaft für Unfallchirurgie, er ist der letzte vor der nur aus im wesentlichen nichtigen Gründen publi-
zistisch soviel strapazierten großen Jahrhundertwende.

Unsere große Wende liegt 10 Jahre zurück, meine damalige Einschätzung trotz des
Glücksgefühles war:

„Die unterschiedlichen Realitäten brauchen eine Generation zum Ausgleich".

Dies wird sich glücklicherweise nur teilweise bewahrheiten. Auf vielen Gebieten ist
alles viel schneller gegangen: Hier meine ich besonders die sachliche Offenheit unter
den Unfallchirurgen in Deutschland, die von Anfang an gemeinsame Tagungen wie
diese ermöglicht hat. Barrieren sind behutsam abgebaut worden, wir haben voneinander gelernt. Weitergabe von Information und die medizinische Sachausstattung sind
an vorderer Stelle beachtet worden. Der ehemalige Zwang zum Sparen an Sachen bei
den einen ist jetzt abgelöst worden durch gemeinsamen Zwang um Sparen an Sachen
und Personen bei allen.

Der Kongreß soll auch in diesem Jahr wieder ein offener Platz für Präsentation
eigener wissenschaftlicher und methodischer Forschung sein, die auch genügend mit
Ihnen diskutiert werden kann. Dazu bedarf es einer strengen Disziplin der Vortra-
genden und der Vorsitzenden, die in diesem Jahr erstmalig durch Begrenzung der
Anzahl der Diapositive unterstützt wird. Verstärkt wurden auch die Pro & Contra-
sitzungen, die im wesentlichen von den Arbeitsgemeinschaften und Sektionen der
DGU gestaltet werden. Wir tragen hiermit direkt den Ergebnissen der Befragung Rechnung, die Sie mit sanftem Zwang 1998 bei der Aushändigung der Teilnehmer-
bescheinigung über sich haben ergehen lassen und die wir von Ihnen auch in diesem Jahr wieder erbeten werden.

Die Kongreßthemen wiederholen sich zwangsläufig – zumindest zum Teil – im
Laufe der Jahre, der Inhalt bleibt aktuell. Im Vordergrund stehen in diesem Jahr neben
vielen anderen Themen auch unsere alten Patienten. Die „Alten" werden körperlich
und geistig jünger und jünger und lehnen zu Recht jede Diskriminierung bzgl.
medizinischer Möglichkeiten ab. Der Prothesenwechsel beim Hundertjährigen wird
nicht vom numerischen sondern vom biologischen Alter bestimmt. Dies kostet etwas
– genauso wie die immer größeren Fähigkeiten, Polytraumatisierte am Leben zu
halten und ihnen ein qualifiziertes Leben zu ermöglichen. Auch nach Erschöpfung
der Rationalisierung (deren Notwendigkeit alle Ärzte umsetzen) wird das mehr kosten
– alle sollten dies begreifen, die „Steuermänner" und die Betroffenen.

Das Programm spricht für sich, ich brauche es Ihnen hier nicht zu empfehlen.
Öffnen Sie es mit Neugierde. Berlin ist immer eine Reise wert, auch im November.
Hochnäsigkeit und „freche Schnauze" sind hier verbreitet und werden als normale
Lebensäußerung gesehen – Schauen Sie dahinter und genießen Sie die Stadt.

Ihr

P. Hertel

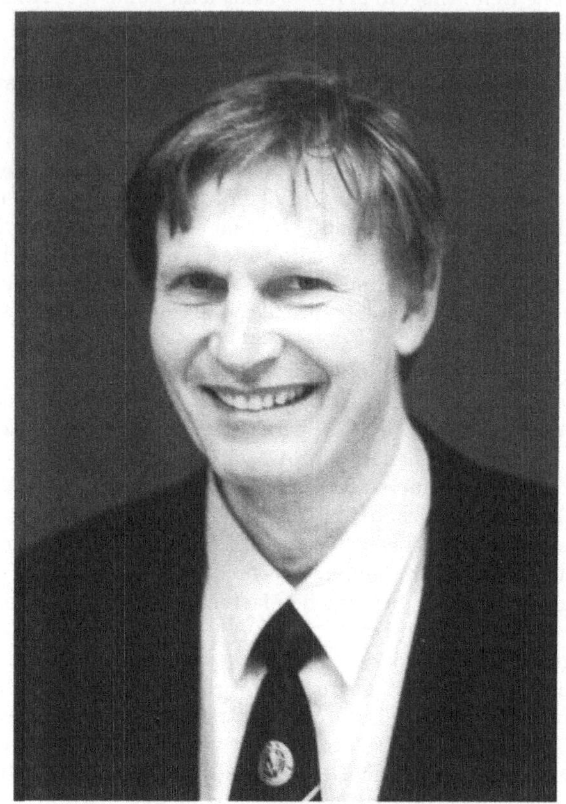

PROF. DR. MED. P. HERTEL

Liebe Kolleginnen und Kollegen,

der Kongreßband der DGU ist eine Tradition – in den letzten Jahren hat er sich vom Nachkongreßband, der pfundschwer fast ein Jahr nach dem Kongreß zum Leser kam, zu einem handlichen aktuellen Nachschlagwerk für den Kongreßbesuch gewandelt. Der Wandel ist extrem – keine Erscheinungsform war und ist optimal. Der Abstract-Band ist durch seine ISBN-Nummer zitierbar gehalten worden. Die für wissenschaftliche Qualifizierungen an der Hochschule notwendige Höhe des Impact-Faktors kann jedoch weder dieser Abstract-Band vorhalten, noch konnte dies der frühere Nachkongreßband generieren.

Die Abstracts wurden anonym bewertet. Die Ablehnungsquote der Redebeiträge lag bei 35%. Allen Mitarbeitern in dieser Bewertungskommission sei an dieser Stelle für ihre wertvolle Arbeit gedankt.

Der Abstract-Band ist dem Programm des Kongresses entsprechend geordnet und wird Ihnen Anregung sein, die Autoren genauer zu befragen. Am Ende des Bandes sind die Video- und Posterabstracts vollzählig aufgeführt.

Berlin, im Herbst 1999   P. Hertel

Inhaltsverzeichnis

Freitag, 19. November 1999

Sonnabend, 20. November 1999

Wissenschaftliches Hauptprogramm

Mittwoch 17. November 1999

Zeitplan, Raumverteilung

Zeit	Saal 3	Saal 4/5	Saal 6	Saal 7	Saal 14.2	Saal 15.2	Saal 2	Halle zw. Saal 14/15
8:00				Anmeldung				
9:00								
10:00	9.45 s.t. – 11:15 **Kurs 1** Handchirurgisches Seminar	9:45 s.t. – 11:15 **Kurs 2** Fußchirurgie Diabetischer Fuß Amputationstechniken		**Vorträge** Knorpeltransplantation (klin./exp.)	9:45 s.t. – 11:15 **Kurs 5** Unfallchirugische Meßverfahren			
11:00								
			Pause & Industrieausstellung					
12:00	Schulterluxation (I)	Thromboseprophylaxe (I)	Pro & Contra (I) Wirbelsäule dorsale/ ventrale Stabilisierung	Pro & Contra (II) AG Polytrauma Oberschenkelfraktur AG Notfall & Intensivmed. "load and go"?	Pseudarthrosen obere Extremität	Innovation (I)		

13:00	Pause & Industrieausstellung						
14:00 – 15:00	Schulter-luxation (II)	Thrombose-prophylaxe (II)	Pro & Contra (III) Achillessehnen-verletzung konserv./operat.	Alternative Methoden der Knochenheilung	Polytrauma (I) Ischämie / Schock	Pro & Contra (IV) Roboter Hüft - TEP	
	Pause & Industrieausstellung						
16.00 – 17:00 – 18.00							Eröffnungs-Veranstaltung
19:00	Get together						

Wissenschaftliches Hauptprogramm

Donnerstag 18. November 1999

Zeitplan, Raumverteilung

Zeit	Saal 3	Saal 4/5	Saal 6	Saal 7	Saal 8	Saal 14.2	Saal 15.2	Halle zw. Saal 14/15
8:00 9:00	08:00 s.t. – 09:30 **Kurs 1** Hand-chirurgisches Seminar	08:00 s.t. – 09:30 **Kurs 2** Fußchirurgie Arthrodese	08:00 s.t. – 09:30 **Kurs 3** Kernspin-tomographie für Unfall-chirurgen	08:00 s.t. – 09:30 **Kurs 4** Knorpeltrans-plantation	Video Sitzung (I)	08:00 s.t. – 09:30 **Kurs 5** Unfallchirugische Meßverfahren		
	Pause & Industrieausstelung						09:30 s.t. – 11:45	
10:00 11:00	Knieband-verletzung (I) vorderes Kreuz-band Knieluxation	Arthrolyse Ellenbogen Arthrodese (I) Hand	Leitlinien - Quiz	Unfallchirurgie bei alten & uralten Menschen (I) Allg./Hüfte	experimentelle Unfallchirurgie (I) Knochen-neubildung	Polytrauma (II) klinisch	Kallusdistraktion (allogener) Knochenersatz (I) Knochenbank	Poster-sitzung (I) Schulter Osteosynthese Poster-sitzung (II) Wirbelsäule Rumpf
	Pause & Industrieausstellung							
12:00	Vorlesung	K. Vilmar, E. Steinhagen-Thiessen, L. Claes Mechanische, medizinische und pharmakologische Prophylaxe von Frakturen im Alter – ein Gespräch zu zukunftsperspektiven der Unfallchirurgie						

13:00	Pause & Industrieausstellung							
14:00	Knieband-verletzung (II) Revisions-OP	Arthrodese (II) Knie / OSG	Pro & Contra (V) Rehabilitation EAP/einfache KG	Unfallchirurgie bei alten & uralten Menschen (II)	experimentelle Unfallchirugie (II) Implantate Oberflächen	Polytrauma (III) Organsysteme Sepsis	Knochenersatz (II)	Postersitzung (III) minimal-invasive Osteosynthese
15:00	Pause & Industrieausstellung							
16.00	Knieband-verletzung (III) OP-Technik Ergebnisse	Arthrodese (III) Fuß	Vascular-transplantate Knochen-transplantation	Unfallchirurgie bei alten & uralten Menschen (III)	experimentelle Unfallchirurgie Modelle Allergien-Implantate	Polytrauma (IV) Immunologie Entzündung	Knochenersatz (III)	Postersitzung (IV) Fuß Versorgungs-qualität Weichteil-rekonstruktion
	Pause & Industrieausstellung							
17:00	16:30 –18:00 Mitglieder-Versammlung der DGU							
18.00	Sonderkurs: Internetnutzung für Unfallchirurgen, Saal 9 ab 08:00, siehe Hinweis „Fortbildungskurse"							
19:00								
19:30	**Festabend** 19:30 Dorint Hotel Schweizerhof Berlin							

Wissenschaftliches Hauptprogramm

Freitag 19. November 1999

Zeitplan, Raumverteilung

Zeit	Saal 3	Saal 4/5	Saal 6	Saal 7	Saal 14.2	Saal 15.2	Halle zw. Saal 14/15	
8:00 9:00	08:00 – 09:30 s.t. **Kurs 1** Hand- chirurgisches Seminar	08:00 s.t. – 09:30 **Kurs 2** Fußchirurgie Weichteil- rekontruktion	08:00 s.t. – 09:30 **Kurs 3** Kernspin- tomographie für Unfall- chirurgen	08:00 s.t. – 09:30 **Kurs 4** Knorpeltrans- plantation	08:00 s.t. – 09:30 **Kurs 5** Unfallchirurgische Meßverfahren			
	Pause & Industrieausstelung							
10:00 11:00	Minimalinvasive Verfahren (I) obere Extremität Rumpf	Schulter (I) Schlüsselbein & Gelenke	Innovationen (I) Marknagel Fixateur Navigation	experimentelle Unfallchirurgie (IV) Weichteile Nerven, Sehnen, Muskeln, Bänder	Sektion Kinder- traumologie der DGU Prophylaxe & Therapie von Fehlheilungen	Komplikations- management (I) Erfassung Komplikationen	Postersitzung (V) Knochenheilung Postersitzung (VI) Knie	
	Pause & Industrieausstellung							
12:00	Vorlesung Robert J. Johnson, MD	I. Rehabilitation following ACL ligament surgery – the scientific basis II. Epidemiology and prevention of the injuries in skiing						

13:00	Pause & Industrieausstellung						
14:00	Unfallchirurgie Visceral-chirurgie Orthopädie – Chirurgie ?	Innovation (III) Wirbelsäule & untere Extre-mität	Pro & Contra (VI) Schulter Sono / MRT	experimentelle Unfallchirurgie (V) Wirbelsäule Becken u. a.	Minimalinvasive Verfahren (II) Femur / Tibia	Komplikations-management (II) Hüfte / Oberschenkel	Postersitzung (VII) Hand / Radius
15:00	Pause & Industrieausstellung						
16:00		Schulter (II) Scapula Rotatoren-manschette	Pro & contra Laser im Gelenk	Innovation (IV) obere Extremität	Minimalinvasive Verfahren (III) Pilon tibiale / Sprunggelenk	Komplikations-management (III) Weichteilschaden Unterschenkel	Postersitzung (VIII) Experimentelle Unfallchirurgie
	Pause & Industrieausstellung						
17:00	Berufsstän-discher Ausschuß Zertifizierung von Kliniken	Schulter (III) Frakturen Humeruskopf	Pro & Contra (VIII) Becken Acetabulum-frakturen TEP/ Rekonstr.	experimentelle Unfallchirurgie (VI) Implantate Mechanik	Pro & Contra (IX) Kreuzbandersatz Semitendinosus/ Patellasehne	Komplikations-management (IV) HWS Infektion	Postersitzung (IX) Polytrauma Treffen Poster-vorsitzende

Wissenschaftliches Hauptprogramm

Sonnabend 19. November 1999

Zeitplan, Raumverteilung

Zeit	Saal 3	Saal 4/5	Saal 6	Saal 7	Saal 14.2	Saal 15.2	Halle zw. Saal 14/15	
8:00 9:00	08:00 s.t. – 09:30 Video Sitzung (II)	08:00 s.t. – 09:30 **Kurs 2** Fußchirurgie Vorfußverletzung Osteotomien	08:00 s.t. – 09:30 **Kurs 3** Kernspin- tomographie für Unfall- chirurgen	08:00 s.t. – 09:30 **Kurs 4** Knorpeltrans- plantation	08:00 s.t. – 09:30 **Kurs 5** Unfallchirurgische Meßverfahren			
			Pause & Industrieausstellung					
10:00 11:00	Tibiakopf- frakturen	Sprunggelenks- bänder Verletzung Insuffizienz	Beugesehnen- verletzungen	Qualitäts- management in Klinik & Forschung	Sitzung Assistenzärzte Oberärzte			
			Pause & Industrieausstellung					
12:00	Abschluß- veranstaltung Preisverleihung							
	Vorlesung F. Meuser	Beitrag der Gentechnik zur Herstellung funktioneller Lebensmittel						

Referentenverzeichnis

<table>
<tr><td>

Mittwoch, 17. Nov.   **9:45 – 11:15**   **Saal 7**

Knorpeltransplantation – klinisch / experimentell

</td><td>

17.11.99

9:45– 11:15

Saal 7

</td></tr>
</table>

Stimulation chondrozytärer Matrixsynthese nach TGFß-1 Gentransfer

H. Möller (Hannover), C. Evans, P. Robbins, F. Fu

Transfer eines potentiell therapeutischen Wachstumsfaktorgens in Chondrozyten zur Optimierung der Gelenkknorpeldefektheilung und zur phänotypischen Stabilisierung hyaliner Knorpelzüchtungsvorhaben

Einleitung

Neue Entwicklungen im Rahmen des Tissue Engineering von Knorpelgeweben und die Transplantation von autogenen Knorpelzellen in Gelenkknorpelläsionen haben hochgesteckte Erwartungen hinsichtlich biologischer Therapieverfahren zur Vermeidung einer Arthrose geweckt. Derzeit scheint allerdings kein Verfahren die vollständige Regeneration von hyalinem Knorpelgewebe zu gewährleisten, die beschriebenen Strukturen werden meist als hyalinartig bezeichnet. TGFβ ist ein essentieller Wachstumsfaktor der normalen Zell und Gewebsdifferenzierung und hat auch regulierenden Einfluß auf Wundheilungsprozesse. Der Transfer von Wachstumsfaktorgenen erlaubt eine kontinuierliche lokale Abgabe dieser über den Verlauf des Regenerationsprozesses entscheidenden Mediatoren und könnte so zu verbesserten Resultaten führen.

Methoden

Gelenkknorpelzellen des Kaninchens wurden kultiviert und retroviral mit dem TGFßGen und zu Kontrollzwecken mit dem Markergen LacZ transfiziert. Die Ergebnisse der extrazellulären Matrixsynthese dieser Versuche wurden zusätzlich mit den Ergebnissen von unbehandelten Chondrozytenkulturen verglichen. Nach einer Woche wurden die Kulturen mehrfach mit physiologischer Elektrolytlösung gespült und auf serumfreies Kulturmedium gewechselt. Nach weiteren 24 Stunden erfolgte die Zugabe von radioaktiven Markern zur quantitativen Analyse der Proteoglykan und Kollagenneosynthese innerhalb des Zellverbandes. Die Ergebnisse wurden dreifach reproduziert, statistische Unterschiede wurden mittels einer Multivarianzanalyse ($p < 0{,}05$) ermittelt.

Ergebnisse

Die Proteoglykansynthese in TGFβ-Gruppe zeigte einen 96%igen Anstieg verglichen zur basalen Produktion normaler Knorpelzellen. Bei der LacZ Gruppe zeigte sich ein gegenteiliger Effekt, in Form einer Reduktion der basalen Proteoglykansynthese auf 44%. Die Kolllagenneosynthese in der TGFβ transfizierten Gruppe war um den Faktor drei (304%) verglichen zu normalen Knorpelzellen gesteigert und auf 35% reduziert in der LacZ Gruppe. Die Ergebnisse der TGFβ transfizierten Gruppe unterschieden sich signifikant von den beiden Kontrollgruppen.

Der Transfer des spezifischen Wachstumsfaktorgens für TGFβ bewirkt eine deutliche Steigerung der Matrixneosynthese in der Chondrozytenkultur. Auf diese Weise ergibt sich die Möglichkeit, durch Gentransfer Einfluß auf die Syntheseleistung kultivierter Chondrozyten zu nehmen, bzw. Tissue Engineering Projekte hinsichtlich Gelenknorpelzüchtung flankierend zu unterstützen.

Differentielle Genexpression humaner artikulärer Chondrocyten in Monolayer- und 3-D-Alginate-Kultur

M. Schnabel (Marburg), S. Marlovits, O. Klinger,
V. Vécsei, L. Gotzen, J. Schlegel

Chondrocyten, Knorpelzelltransplantation, differentielle Genregulation, PCR

Zielsetzung

Analyse der komperativen differentiellen Genexpression von humanen artikulären Chondrozyten in zwei- und dreidimensionalen Kultursystemen. Vergleich der Genexpession von dedifferenzierten fibroblastenähnlichen humanen artikulären Chondrocyten und humanen Fibroblasten.

Problembeschreibung

Humane artikuläre Chondrocyten dedifferenzieren unter zweidimensionalen Kulturbedingungen und nehmen ein fibroblastenähnliches Aussehen an. Erst bei Überführung in ein dreidimensionales Kultursystem redifferenzieren die Zellen und nehmen wieder ein chondrozytenähnliches Aussehen an. Bisher ist ungeklärt, ob es zur vollständigen Redifferenzierung kommt. Da die autologe Chondrocytentransplantation, die auf der Kultivierung zur Vermehrung von Chondrocyten beruht, zunehmend an Bedeutung gewinnt, kommt der Klärung dieser Frage und anderer grundlegender Sachverhalte eine große Bedeutung zu.

Material und Methode

Primäre humane Chondrocyten von 5 Gewebespendern wurden unter Standard-
bedingungen in einem zweidimensionalen Kultursystem über mehr als 4 Passagen
kultiviert. Nach der Dedifferenzierung wurden die Zellen in ein dreidimensionales
Kultursystem (Alginate) überführt. Hier wurde die nach rund 20 Tagen eintretende
Redifferenzierung abgewartet. Gleichzeitig wurden primäre Fibroblasten der einzel-
nen Gewebespender kultiviert. Von primären Chondrocyten, de- und redifferenzierten
Chondrozyten sowie Fibroblasten wurde das mRNA-Expressionsmuster nach Zell-
Lyse, mRNA-Extraktion, RAP-PCR und Polyacrylamid-Gelelektrophorese kompara-
tiv mittels Silberfärbung dargestellt. Ausgewählte Faktoren (u.a. Kollagen Typ I und
II, Vimentin, Protein S-100, Chondroitin-4-Sulfat) wurden mit der RT-PCR und
Western blot auf ihre differentielle Regulation hin untersucht.

Ergebnisse

Die mRNA-Expression zeigte deutliche Unterschiede zwischen primären Chondrocyten und dedifferenzierten, fribroblastenähnlichen Chondrocyten. Chondrocyten
und redifferenzierte Zellen wiesen sehr starke Homologien, aber auch einige Unterschiede auf. Die dedifferenzierten Chondrozyten zeigten einen hohen Überein-
stimmungsgrad mit dem Bandenmuster kultivierter Fibroblasten. Die Ergebnisse
waren in 5 Präparationen verschiedener Spender reproduzierbar. Für einzelne Faktoren wie Kollagen Typ I und II, Vimentin, Protein S-100, Chondroitin-4-Sulfat konnte
eine differenzielle Genregulation nachgewiesen werden.

Schlußfolgerungen

Kultivierte Chondrocyten unterliegen erheblichen regulativen Veränderungen unter
Kulturbedingungen. Die autologe Transplantation kultivierter Chondrocyten kann,
solange nicht eindeutig geklärt ist, ob es sich bei den transplantierten Zellen um funktionsfähige Chondrocyten handelt, nicht als gesichert angesehen und kritiklos empfohlen werden. Vor der klinischen Anwendung der autologen Knorpelzelltransplantation sind umfangreiche grundlegende Untersuchungen notwendig.

17.11.99
9:45–11:15
Saal 7

17.11.99

**9:45–
11:15**

Saal 7

Das Tensid Synperonic verbessert die Verteilung und Anheftung adulter amplifizierter Chondrozyten auf Trägermatrices

C. Englert (Regensburg), R. Kujat, P. Angele,
H. Faltermeier, M. Nerlich

Chondrozyten, Synperonic, Adhäsion

Problembeschreibung und Zielsetzung

Chondrozytencluster erschweren die homogene Verteilung auf der Trägermatrix nach der Amplifikationsphase. Zum Aufbau originärer Knorpelsubstanz ist jedoch der strukturelle Aufbau durch die geringe Invasionstiefe der so aufgetragenen Zellen gestört. Ziel der Studie war es daher, durch den Einsatz des synthetischen Tensides Synperonic eine Verbesserung auf die initiale Chondrozytenverteilung auf der Trägermatrix, und somit eine deutlich verbesserte Anheftung zu erreichen.

Material und Methoden

Adulte amplifizierte humane Chondrozyten wurden auf Kollagenmatrices kultiviert (1) und der Einsatz von Synperonic (Konz) getestet. Zum Ausschluß cytotoxischer Effekte wurde in Vorversuchen die LD 50 proliferierender Chondrozyten mittels LDH-Aktivität, mit MTT-Test und absoluter Zellzählung bestimmt. Folgende Versuchgruppen wurden untersucht. Dabei diente der standardisierte Aufbau, das jeweils 10^5 Zellen auf einer Kollagenmatrix für 2 Tage, 3 und 6 Wochen inkubiert wurden. Als Grundmedium wurde RPMI 1600 Medium, mit 1% L-Glutamin, 10% AB-Serum, 1% Pen-Strep. sowie die Wachstumsfaktoren TGF-β1 und Vitamin-C.
1. Grundmedium
2. Synperonic
3. Synperonic, Grundmedium
4. initial Synperonic(für 2 Tage), Grundmedium

Während des laufenden Versuches wurde das Protein MIA/CD-RAP als Differenzierungsmarker mittels Elisa nachgewiesen. Es wurde die absolute Zellzahl in einem Zellpellet durch eine LDH-Messung errechnet. Für alle Gruppen ist eine Histologie und eine Immunhistologie zur Darstellung des hyalinen Knorpelgewebes mit Antikörpern auf Kollagen II, Chondroitinsulfat und Keratansulfat durchgeführt worden.

Ergebnisse

Die MIA-Analyse zeigte nur einen typischen Anstieg in Gruppe 1, 3 und 4 ab dem 2. Tag und erreicht nach 3 Wochen ein hohes Plateau. In Gruppe 2 war ein verzögerter Anstieg nachweisbar. Die Zellzahl war in Gruppe 1 sowohl nach 2 Tagen sowie nach 3 und 6 Wochen signifikant zu 2-3 vermindert. Die Histologie und Immunhistologie zeigt die besten Nachweise von hyalinartigen Substanzen und Strukturen in Gruppe 3 und 4. Die Gruppe 3 und 4 weisen eine verbesserte Struktur und erhöhte Zellzahl zu den anderen Gruppen auf. Es besteht kein signifikanter Unterschied zwischen dem initialen oder dauerhaften Einsatz von Synperonic.

17.11.99

9:45–
11:15

Saal 7

Schlußfolgerungen

Es konnte die verbesserte Verteilung und ein verbessertes initiales Anheften der Knorpelzellen durch den Einsatz von Synperonic nachgewiesen werden. Das synthetische Tensid wirkt sich nicht negativ auf die Differenzierung von Knorpelzellen sowie deren Anzahl aus. Insgesamt resultierte ein verbesserter struktureller Aufbau des Knorpelersatzgewebes ohne negative Einflüsse.

MIA/CD-RAP: Ein neuer Marker für den Differenzierungsgrad von Knorpelzellen auf Kollagenmatrices

H. Faltermeier (Regensburg), C. Englert, A.K. Bosserhoff, P. Angele,
R. Kujat, M. Nerlich

MIA, Testverfahren, Knorpel, Redifferenzierung

Zielsetzung

Etablierung eines neues Markers zum Grad der Differenzierung von gezüchtetem hyalinem Knorpel.

Problembeschreibung

Für die erfolgreiche Anzucht von amplifizierten humanen Chondrozyten auf einer Kollagenmatrix zu gelenkknorpelartigen Strukturen ist der erreichte Differenzierungsgrad der Knorpelzellen von entscheidender Bedeutung. Derzeit wird quantitativ und qualitativ zum Nachweis des Differenzierungsverhaltens der Chondrozyten Kollagen II, Chondroitinsulfat und Keratansulfat nachgewiesen. Für diese Untersuchungen muß die laufende Kultur abgebrochen werden, zudem ist der Nachweis des Kollagen II, bei Verwendung einer Kollagenträgermatrix in der quantitativen Analyse durch das Kollagen der Trägermatrix negativ beeinflußt. MIA/CD-RAP könnte aus dem Mediumüberstand der Zellkultur einfach entnommen und quantitativ nachgewiesen werden. Ein Auflösen der Versuchsreihe zur Bestimmung des Differenzierungsgrades wäre nicht mehr notwendig, eine Kontrolle des Differenzierungserfolges bei laufender Kultur zu jedem Zeitpunkt in no-touch-technique möglich.

Material und Methoden

Adulte humane Chondrozyten wurden in einer Andaukammer aus ihrer Kollagen-matrix enzymatisch dissoziiert (14 h). Die gewonnenen Zellen wurden in Zellkultur amplifiziert. Ein Mediumwechsel (RPMI 1640, 1% PenStrep, 1% Hepes, 1% L-Glutamin, 6% AB-Serum) erfolgte alle 2 Tage. Nach der Amplifikation wurden die Zellen auf eine Kollagenmatrix (TissueVlies, InnoCol) aufgebracht und kultiviert. Als Medium kam dasselbe Medium wie in der Amplifikationsphase zum Einsatz. Nach 6 Wochen wurde der Versuch abgebrochen und das entstandene knorpelartige Gewebe immun-histologisch zum Differenzierungsnachweis auf Kollagen II, Chondroitinsulfat und Keratansulfat untersucht. Während des gesamten Versuches (nach 7 und 14 h enzy-matischer Dissoziation: Werte I, in der Amplifikationsphase: Werte II und in der Redifferenzierungsphase: Werte III) wurde mehrmals Medium entnommen und quan-titativ auf MIA/CD-RAP (ELISA) untersucht.

Ergebnisse

MIA/CD-RAP zeigte eine unveränderte Quantität in der I. Wertegruppe (Enzymati-sche Dissoziation) im Vergleich zu hyalinem Gelenkknorpel. In der II. Wertegruppe war nach 3 Tagen ein stetiger Abfall auf nicht mehr nachweisbare MIA/CD-RAP-Werte nach 6 Tagen feststellbar. In der III. Wertegruppe zeigte sich nach 3 Tagen Redifferenzierung ein 50%-iger Anstieg der MIA/CD-RAP-Werte i.Vgl. zu hyalinem Gelenkknorpel. Der Anstieg war bis zum Tag 8 nachweisbar, danach wurde bis Versuchsende ein stationärer Zustand mit Werten von ca. 90% +/- 10% SD (i.Vgl. zur Syntheserate von hyalinem Gelenkknorpel) erreicht. Der abschließende Vergleich der Wertegruppe I + II zeigt ein literaturkonformes Verhalten: Chondrozyten verlieren in der Amplifikation ihre spezifischen Syntheseeigenschaften von Kollagen II, viel-mehr ist ein Switch zur Produktion von Kollagen I feststellbar.

In der Wertegruppe III zeigte der Vergleich zur immunhistochemisch nachgewie-senen Redifferenzierung (Kollagen II, Chondroitinsulfat und Keratansulfat-Nachweis) mit dem ELISA-Nachweis von MIA/CD-RAP im Überstand vergleichbare Werte für den Differenzierungsgrad der Chondrozyten. Bemerkenswert erscheint, daß der Nach-weis von MIA/CD-RAP in Wertegruppe III bereits nach 3 Tagen positiv wurde, wäh-rend ein immunhistochemisches Ergebnis erst nach 2 Wochen positive Ergebnisse zeigte.

Schlußfolgerungen

Die durchgeführten Experimente legen die Verwendung von MIA/CD-RAP als Differenzierungsmarker in der Zellkultur und im Tissue Engineering nahe, das zu jedem beliebigen Zeitpunkt in no-touch-technique durchgeführt werden kann.

Tissue Engineering und biomechanische Untersuchung von Knorpelkonstrukten aus Chondrozyten und Fibrinkleber

H. Hirt (Freiburg), C. Klemt, L. Dürselen, HP. Friedl

Biomechanik, Tissue Engineering, Chondrozyten, Fibrinkleber

17.11.99

9:45–11:15

Saal 7

Zielsetzung der Studie ist die Herstellung von biomechanisch stabilen Knorpeltransplantaten zur Verwendung in plastischer und Gelenkchirurgie. Um die Vergleichbarkeit der hergestellten Implantate mit unterschiedlichen Biomaterialien zu gewährleisten, soll ein biomechanisches Testverfahren entwickelt und vorgestellt werden. Primäre Chondrozytenkulturen wurde aus dem Gelenkknorpel frisch geschlachteter Kälber gewonnen und in einer Konzentration von ca. 2×10^7 pro Milliliter in Fibrinkleber suspendiert und in zylindrische Formen gegossen. Diese Chondrozytenkonstrukte wurden über 1 Woche im Brutschrank inkubiert und anschließend bei 36 athymischen Nacktmäusen subcutan auf den Rücken für 3, 6 und 9 Wochen implantiert. In einer Kontrollgruppe wurden Fibrinzylinder ohne Zellen implantiert. Anschließend erfolgte die histologische und biomechanische Untersuchung der Knorpelproben. In einem Confined Compression Test wurden die Konstrukte einem Stress-Relaxationstest unterzogen und das Kompressionsmodul sowie die hydraulische Permeabilität bestimmt.

Im Vergleich zu natürlichem Gelenkknorpel fanden sich beim gezüchteten Neoknorpel geringere Steifigkeit (= Kompressionsmodul: 0,59 vs.2,22 Mpa) sowie signifikant höhere hydraulische Permeabilität (1,03 E-14 vs. 3,38 E-15 m4/Ns) und Wassergehalt (89% vs 71%). Das histologische Bild zeigte die typische Architektur von hyalinem Knorpel mit Ausbildung einer soliden interzellulären Matrix. Zellverteilung und -ausrichtung wiesen im Vergleich zu nativen Knorpelproben jedoch eine geringere Homogenität auf. Insgesamt zeigten die Chondrozyten-Fibrinkleber-Konstrukte eine solide Formkonstanz und gute biomechanische Wertigkeit bei histologisch gesicherter Knorpelbildung. Die Ergebnisse zeigen, daß sich Knorpelkonstrukte aus Chondrozyten und Fibrinkleber für die Herstellung individuell geformter und biomechanisch belastbarer Neoknorpelimplantate eignen.

17.11.99

9:45–
11:15

Saal 7

Biomechanische Untersuchung eines Knorpelkonstrukt aus Chondrozyten und einem Kollagenschwamm

C. Klemt (Freiburg), J. Kuschnierz, L. Dürselen, HP. Friedl

Biomechanik, Tissue Engineering, Chondrozyten, Kollagenschwamm

Ziel der Arbeit ist die Entwicklung eines standardisierten biomechanischen Testverfahrens zur Überprüfung der biomechanischen Wertigkeit von biotechnologisch hergestellten Knorpelkonstrukten. Im Tissue Engineering wird originäres Gewebe mit Hilfe von isolierten Zellkulturen und Biomaterialien rekonstruiert. Unterschiedliche Biomaterialien kommen zum Einsatz, ebenso wie Zusätze von verschiedenen Wachstumsfaktoren. Es fehlt zur Zeit jedoch ein Meßverfahren, um das am besten geeignete Biomaterial oder die geeignetste Kombination von Wachstumsfaktoren in der Knorpelrekonstruktion zu identifizieren. Mit Hilfe eines Confined Compression Test sollen das Kompressionsmodul und die Hydraulische Permeabilität von Knorpelkonstrukten aus bovinen Chondrozyten und einem Kollagenschwamm bestimmt werden. Primäre Chondrozytenkulturen wurden aus dem Gelenkknorpel frisch geschlachteter Kälber gewonnen und in einer Konzentration von ca. $2\text{-}3 \times 10^7$ pro Milliliter suspendiert und in Kollagenschwämme mit einer Größe von $10 \times 10 \times 3$ mm geimpft. Diese Chondrozytenkonstrukte wurden über 1 Woche im Brutschrank inkubiert und anschließend bei 36 athymischen Nacktmäusen subcutan auf den Rükken für 3, 6 und 9 Wochen implantiert. In Kontrollgruppen wurde zum einen ein Kollagenschwamm ohne Zellen implantiert, in einer Zweiten Kontrollgruppe eine Zellsuspension subcutan injiziert. Anschließend erfolgte die histologische und biomechanische Untersuchung der Knorpelproben.

Die Steifigkeit der Konstrukte nahm von Woche 3 bis 9 zu, zeigte aber insgesamt eine geringere Steifigkeit im Vergleich zu nativem Knorpel (1,99 vs. 5,25 Mpa). Ebenso verhielt es sich mit der Hydraulischen Permeabilität, welche in den Konstrukten signifikant höhere Werte gegenüber den Kontrollen zeigte (2,69 E-14 vs. 3,0 E-15). Morphologisch zeigte sich hyaliner Knorpel mit einer Matrixsynthese aus Kollagen Typ II in der Immunhistochemie.

In den Kontrollgruppen kam es zu einer Resorption des Kollagenschwammes ohne Zellen innerhalb von 3 Wochen, bei der Suspensionsgruppe fanden sich lediglich kleine Knorpelknötchen.Mit dem Confined Compression Test steht ein Testverfahren zur Verfügung, um die Qualität von Knorpelkonstrukten zu vergleichen. Knorpelkonstrukte aus Chondrozyten und einem Kollagenschwamm zeigen eine ausreichende biomechanische Festigkeit zu Verwendung als Knorpeltransplantat.

Eigenschaften von Biomaterialien als Trägersubstanzen in 3D-Knorpelzellkultur

M. Grasslober (Wien), S. Marlovits, M. Truppe, V. Vécsei

humane artikuläre Chondrozyten, 3D-Knorpelzellkultur, Trägersubstanzen, Biomaterialien

17.11.99

9:45–11:15

Saal 7

Zielsetzung

Ziel ist der morphologische und zellbiologische Vergleich von unterschiedlichen Biomaterialien als Trägersubstanzen für dreidimensionale Zellkulturen humaner artikulärer Chondrozyten in der Bildung von in-vitro Knorpel.

Kurzfassung

Der experimentelle Vergleich von sechs unterschiedlichen Biomaterialien in einem dreidimensionalen Zellkulturmodell humaner artikulärer Chondrozyten zeigt deutliche Unterschiede bezüglich der Zelladhärenz, Zellvitalität, Zellproliferation und Ausbildung einer knorpeltypischen spezifischen extrazellulären Matrix. Kollagenvliese sind nach 4 und 8 Wochen Kulturzeit den anderen verwendeten Trägersubstanzen in der Ausbildung knorpelartigen Gewebes überlegen.

Problembeschreibung

Die erfogreiche Bildung hyalinen Knorpelgewebes in-vitro zur möglichen Knorpelreparatur wird neben den Zellkulturbedingungen wesentlich von den physiochemischen Eigenschaften der Trägersubstanzen bestimmt. Zur Beschreibung möglicher Unterschiede wurde in einem dreidimensionalen Zellkulturmodell von humanen artikulären Chondrozyten sechs Biomaterialen verglichen.

Material und Methode

Als Biomaterialien wurden Vliese aus PGA, PGA/PDS, Kollagen Typ I und Hyaluronsäure, sowie humanes Fibrin und Alginate ausgewählt. Die Substanzen dienten als Trägermaterial für humane artikuläre Chondrozyten. Als Kulturform wurde ein System mit kontinuierlicher Perfusion verwendet. Nach 4 und 8 Wochen Kulturzeit erfolgte die morphologische und molekularbiologische Beurteilung der dreidimensionalen Kulturen. Neben den histologischen Färbungen mit Hämatoxilin/Eosin, Alcianblau und Safranin o, erfolgte die immunhistochemische Darstellung der Verteilung von Kollagen Typ I, Typ II, Typ IX, Typ XI und Aggrecan. Im Western Blot wurden das Kollagen Typ I und Typ II nachgewiesen.

Ergebnisse

Die biodegradierbaren Polymere aus PGA und PGA/PDS zeigen eine deutliche Hemmung der Zellproliferation mit Abnahme der Zellvitalität und dem völligen Ausbleiben der Bildung einer knorpelspezifschen extrazellulären Matrix. Hyaluronsäurevliese zeigen keinen zelltoxischen Effekt, weisen aber ein völliges Fehlen der Zelladhärenz mit geringer Ausbildung von extrazellulärer Matrix in Form von Kollagenfibrillen auf. Die Gewebskonstrukte aus Alginate und Fibrin beeinflussen den Differenzierungszustand humaner artikulärer Chondrozyten, lassen aber die Ausbildung extrazellulärer Kollagenfibrillen vermissen. Die Kollagenvliese zeigen eine gute Zelladhärenz, keinen negativen Einfluß auf die Zellvitalität und regen zur Ausbildung einer knorpeltypischen extrazelluären Matrix mit Kollagen Typ II und Aggrecan an. Die histologische Architektur unterscheidet sich jedoch noch deutlich von jener des Ausgangsgewebes.

Schlußfolgerungen

Die verwendeten Biomaterialien zeigen nur eine begrenzte Einsatzmöglichkeit als Trägersubstanzen für die in-vitro Bildung von hyalinem Knorpelgewebe. Dreidimensionale Zellkulturen humaner artikulärer Chondrozyten weisen auf Kollagenvliese histologisch und molekularbiologisch noch die größten Ähnlichkeiten zum Ausgangsgewebe auf.

Rekonstruktion eines tiefen Knorpeldefektes mit Hilfe eines biotechnologisch hergestellten Konstruktes aus autologen, costalen Chondrozyten und einem Kollagenschwamm

O. Huwert (Freiburg), C. Klemt, HP. Friedl

Gelenkknorpeldefekt, Tissue Engineering, Chondrozyten

Die Studie untersucht die Möglichkeit der Rekonstruktion eines tiefen Gelenkknorpeldefektes im femoropatellaren Gleitlager des Kaninchen mit Hilfe eines Konstruktes aus autologen, costalen Chondrozyten und einem Kollagenschwamm.

Bei insgesamt 41 Neuseeland Kaninchen wurde in einem ersten Eingriff autologer Rippenknorpel entnommen und die Zellen nach Isolierung in einen Kollagenschwamm eingebracht. Dieses Knorpelkonstrukt wurde für eine Woche im Brutschrank inkubiert. Danach erfolgte bei den Tieren in einem Zweiteingriff an beiden Kniegelenken im femoro-patellaren Gleitlager das Setzen eines tiefen Knorpeldefektes mit einem 2mm-Bohrer. Jeweils ein Kniegelenk wurde mit dem Knorpelkonstrukt behandelt, die Gegenseite diente durch Einsetzen eines nativen Kollagenschwammes bzw. Belassen eines Leerdefektes als Kontrolle. Postoperativ war sofort freie Bewegung und Belastung möglich. Die Tiere wurden entsprechend der Gruppenzugehörigkeit nach 3, 6, 12 und 24 Wochen geopfert und die Defektregion makroskopisch und mikroskopisch (HE, Safranin, Cason) untersucht und mit Hilfe eines histologischen Scores für Knorpelgewebe ausgewertet. Bei der Behandlungsgruppe konnte eine signifikante und histologisch nahezu vollständige Defektheilung nach 6 Wochen mit morphologisch hyalinem Knorpel in der HE-Färbung und guter Integration in das native Knorpelgewebe beobachtet werden. Mit Hilfe von Safraninfärbung und Casonfärbung gelang der Nachweis einer intensiven Matrixneubildung mit Glykosaminoglykanen bzw. Kollagenfasern. In beiden Kontrollgruppen konnte lediglich eine Defektheilung durch Faserknorpel und wenigen hyalinen Knorpelnestern gesehen werden.Die Ergebnisse zeigen, daß die Transplantation von autologen, costalen Chondrozyten auf einem Kollagenschwamm eine vielversprechende Alternative in der Behandlung tiefer Gelenkknorpeldefekte darstellt.

Retrovirale Gentransduktion von mesenchymalen Vorläuferzellen auf dem Wege zur Reparatur osteochondraler Gelenkknorpeldefekte

P. Angele (Regensburg/Cleveland), I. Mandel, J. Yoo, V. Goldberg , R. Kujat , M. Nerlich, B. Johnstone

Gentherapie, Gelenkknorpel, Chondrogenese, Wachstumsfaktoren

Einleitung

Die Verwendung von zellunterstützten Implantaten stellt ein vielversprechendes Therapiekonzept zur Reparatur von Gelenkknorpeldefekten dar. Durch den Einsatz gentherapeutischer Methoden erlauben diese Implantate zudem das langfristige Einbringen von spezifischen bioaktiven Faktoren in das Defektareal. Transforming Growth Factor-ß1 (TGF-ß1) induziert Chondrogenese, d.h. die Differenzierung von mesenchymalen Vorläuferzellen zu chondrogenem Gewebe. Daher wird für TGF-ß1 auch eine reparaturstimulierende Wirkung bei Gelenkknorpelschäden angenommen, besonders wenn mesenchymale Vorläuferzellen in den Implantaten verwendet werden. Retrovirale Vektoren erlauben die langandauernde Aufnahme eines TGF-ß1-codierenden Transgens in mesenchymale Zellen; jedoch ist eine erfolgreiche Transduktion von aktiv proliferierenden Zellen abhängig. Ziel der Studie war es,

1. die Transduktionseffizienz von mesenchymalen Vorläuferzellen aus dem Knochenmark zu optimieren, und
2. den Effekt der transgenen TGF-ß1 Produktion auf die Chondrogenese zu untersuchen.

Material und Methoden

Humane Knochenmarkzellen wurden unter Zugabe von DMEM + 10%FBS kultiviert. Nach Erreichen von Konfluenz wurden die adhärenten Zellkolonien unter bekannter

Zellzahl in Sekundärkulturen überführt und in DMEM + 10% FBS ohne (Gruppe A) oder mit Zugabe des proliferationsfördernden Wachstumsfaktor Epidermal Growth Factor (EGF) (10ng/ml; Gruppe B) kultiviert. Alle 2 Tage wurde ein Mediumwechsel durchgeführt und nach 5 Tagen die Zellzahl mit Hilfe des MTT-Proliferationstests bestimmt. Zellen der Gruppe A und B wurden entweder 24 oder 72 Stunden nach Beginn der Sekundärkultur mit dem retroviralen Vektor DFG-TGF-ß1-Zeo transduziert (Polybrene: 8µg/ml; Zentrifugation bei 1700 rpm für 1 Stunde). 4 Tage später erfolgte die Behandlung mit dem Selektions-Antibiotikum Zeocin (3 Selektionszyklen), um die Anzahl an transfizierten Zellen mittels MTT-Proliferationstest bestimmen zu können. Die TGF-ß1 Protein Produktion wurde vor und nach Zeocin-Selektion im Mediumüberstand mit einem TGF-ß1 spezifischen ELISA gemessen. Zellen beider Versuchsgruppen sowie nicht transduzierte Kontrollen wurden in einem in vitro-Pellet-Kultursystem auf ihr Chondrogenese-Potential untersucht. In diesem Test wird TGF-ß1 zur chondrogenen Differenzierung von mesenchymalen Vorläuferzellen benötigt. Zur Untersuchung des Effekts von transgener TGF-ß1-Expression wurden die Zellen mit und ohne exogener Zugabe von TGF-ß1 inkubiert.

Ergebnisse

Durch exogene Zugabe von EGF (Gruppe B) konnte die Zellzahl an mesenchymalen Vorläuferzellen aus dem Knochenmark in 4 Tagen um 40% über die Zellzahl der Kontrollgruppe (Gruppe A) gesteigert werden. Unterschiedliche Transduktionszeitpunkte (24 oder 72 Stunden nach Beginn der Sekundärkultur) erbrachten im Basismedium (Gruppe A) keinen signifikanten Unterschied in der Transduktionsrate (jeweils circa 10%). Jedoch unter Zugabe von EGF (Gruppe B) wurde bei Transduktion nach 72 Stunden doppelt so viele Zellen als nach 24 Stunden transduziert. Nach Vorkultivierung für 72 Stunden lag die Transduktionsrate bei circa 20%. Zudem konnte unter EGF-Zugabe (Gruppe B; 100pg/1.000 Zellen) ein 100-facher Anstieg an TGF-ß1 Proteinproduktion im Vergleich zur Kontrollgruppe (Gruppe A; 1pg/1.000 Zellen) nachgewiesen werden. Dieses Verhältnis zugunsten der EGF-Gruppe (Gruppe B) blieb auch nach Zeocin-Selektion bestehen. TGF-ß1 transduzierte und nicht transduzierte mesenchymale Vorläuferzellen aus beiden Versuchsbedingungen wurden im Pellet-Kultursystem mit und ohne exogene TGF-ß1 Zugabe kultiviert. Zellen, die in DMEM + 10%FBS kultiviert wurden, zeigten Chondrogenese auch ohne exogene Zugabe von TGF-ß1. Dies weist darauf hin, daß das Transgen aktiv war und die Zellen genügend TGF-ß1 produzierten, um Differenzierung auszulösen. Bei Zellen unter EGF-Einfluss (Gruppe B) ließ sich weder ohne noch mit exogener TGF-ß1 Zugabe Chondrogenese auslösen. Dies traf auch für die nicht transduzierten Kontrollen zu, wenn die Zellen in EGF haltigem Medium kultiviert wurden.

Diskussion

TGF-ß1 transduzierte mesenchymale Vorläuferzellen aus dem Knochenmark produzieren eine ausreichende Menge an aktivem TGF-ß1 Protein, um Chondrogenese zu ermöglichen. EGF haltiges Medium kann die Zell-Proliferation, die retrovirale Transduktionseffizienz und die TGF-ß1 Protein Produktion/Zelle im Vergleich zum

Basismedium (DMEM + 10%FBS) verbessern. Jedoch scheint durch EGF die Fähigkeit zur Chondrogenese verloren zu gehen. Diese Studie zeigt, daß die Gentherapie bei der Reparatur von osteochondralen Defekten nützliche Hilfestellung leisten kann. Jedoch muß bei der Optimierung von Zellkultivierung und -Transduktion besonders auf den Erhalt der Zell-Differenzierungsfähigkeit geachtet werden.

Effekt von Steroiden auf differenzierte humane artikuläre Chondrozyten: Ein in-vitro Biokompatibilitätsmodell

M. Dezfulian (Wien), S. Marlovits, M. Grasslober, V. Vécsei

humane artikuläre Chondrozyten, Biokompatibilitätsmodell, Steroide, Arzneimitteltestung

Zielsetzung

Ziel der Untersuchungen ist die Etablierung eines in-vitro Modells von differenzierten humanen artikulären Chondrocyten (HAC) zur Biokompatibilitäts- und Arzneimitteltestung.

Problembeschreibung

Unterschiedliche Ergebnisse biologischer Eigenschaften von Knorpelzellen verschiedener Spezies in Zellkultur, die limitierte Verfügbarkeit humanen Knorpelgewebes sowie zellbiologische Einschränkungen bekannter humaner Zellkulturmodelle durch Verlust charakteristischer Differenzierungsmarker erfordern ein standardisiertes, reproduzierbares Zellkulturmodell von differenzierten HAC zur Biokompatibilitätstestung.

Material und Methode

HAC wurden unter standardisierten Bedingungen aus Hüftgelenksknorpel (im Anschluß an die chirurgische Versorgung von Schenkelhalsfraktur mittels Hemiprothese) nach enzymatischer Isolierung in zweidimensionaler Monolayerkultur vermehrt und anschließend in Alginate-Suspensionskultur redifferenziert. Der Einfluß von Steroiden [Hydrocortison und Dexamethason in ansteigenden Konzentrationen von 10^{-8} M (0,003625 µg/ml) bis 10^{-4} M (36,25 µg/ml) auf die DNA-Neusynthese (BrdU-Inkorporation), die metabolische Zellaktivität (Formazanreduktion), die Proteoglykan- und Proteinsynthese, sowie die IL-6 und TNF-alpha Produktion wurde mittels standardisiertem ELISA bestimmt.

Ergebnisse

Die Neusynthese von DNA nimmt mit zunehmender Steroidkonzentration signifikant zu, während die Protein- und Proteoglykansynthese eine signifikante Abnahme aufweisen. IL-6- und TNF-alpha zeigen ebenfalls eine konzentrationsabhängige Abnahme. Die Vitalität und metabolische Aktivität bleibt im Konzentrationsverlauf unbeeinflußt.

Schlußfolgerungen

Ein standardisiertes Zellkulturmodell von in Alginate redifferenzierten humanen artikulären Chondrozyten zeigt unter dem Einfluß von Steroiden reproduzierbare Ergebnisse bezüglich Synthese- und Proliferationseigenschaften der kultivierten Zellen. Durch die Verwendung standardisierter Kultur- und Testbedingungen kann dieses Zellkulturmodell zur Durchführung weiterer Biokompatibilitätsuntersuchungen verwendet werden.

Behandlung von Knorpeldefekten mit der Mosaikplastik

P. Libor (Brno), V. Pokorny

Die Knorpeldefekte sind ein großes therapeutisches Problem, vor allem die Defekte an den belasteten Oberflächen der Traggelenke. Die Wahlmöglichkeiten sind die Spongialisation des Defektes oder Anbohren nach Pridie.

Eine andere Möglichkeit ist die Übertragung von osteochodralen Blöcken – die Mosaikplastik. Diese Methode ist benutzbar vor allem bei traumatischen Defekten, für die Behandlung der ausgedehnten degenerativen Defekte ist sie nicht geeignet. Eine der Bedingungen für gute Heilung der Defekte ist gesundes Knorpelgewebe. Für die Übertragung der Zylinder ist ein spezielles Instrumentarium nötig, das die Entnahme der Zylinder mit genauen Ausmaßen und ihre Einbringung ermöglicht.

Wir operierten 24 Patienten mit Knorpeldefekten an der belasteten Oberfläche der femoralen Kondylen – 18 medial, 6 lateral, mit der Größe 1-4 cm. Wir benutzten Fragmente mit dem Durchmesser von 4,5 mm, Länge 15 mm, entnommmen von den Rändern des nicht belasteten Teils beider Femoralkondylen, mehr medial, dreimal vom Randteil der interkondylaren Fossa. Die postoperative Heilung war ohne Komplikationen, die Bewegung im Gelenk vom 2. postoperativen Tag, volles Gehen 6 Wochen nach der Operation. Bei 16 Patienten wurden noch weitere Eingriffe durchgeführt, zehnmal Plastik von LCA, dreimal Reinsertion von LCA, zehnmal partielle Meniskektomie. Der Lysholm Score ist in 87,5% ausgezeichnet und in 12,5% gut.

Die Übertragung der autologen osteochondralen Transplantate mittels Mosaikplastik ist heutzutage die Wahlmethode für die Therapie der Knorpeldefekte an der belasteten Oberfläche der Traggelenke mit guten und manchmal ausgezeichneten Behandlungsergebnissen.

<table>
<tr><td>

Mittwoch, 17. Nov.   **11:30 – 13:00**   **Saal 3**

Schulterluxation (I)

</td><td>

17.11.99

11:30– 13:00

Saal 3

</td></tr>
</table>

MR basierte 3D Technik zur Quantifizierung der Translation bei Patienten mit traumatischer Schulterinstabilität

R. v. Eisenhart-Rothe (München), H. Graichen, E. Wiedemann, H. Bonel, F. Eckstein

shoulder, instability, MRI,

Obwohl eine pathologische Translation des Humeruskopfes als wesentlicher Faktor der Schulterinstabilität angesehen wird, war es bislang nicht möglich die Translation in allen Ebenen am Lebenden zu quantifizieren. Der Einsatz konventioneller Röntgentechnik weist aufgrund von Projektionsartefakten und der Reduktion der Auswertung auf eine Ebene wesentliche Limitationen auf. Ferner erfolgt die Untersuchung zumeist in der klinisch weniger bedeutsamen Neutral-0-Stellung. Ziel der vorliegenden Untersuchung war daher die Entwicklung einer MR-basierten 3D Technik zur Bestimmung der räumlichen Humeruskopftranslation relativ zur Cavitas glenoidalis, die am Lebenden eine Untersuchung der Schulter in funktionell wichtigen Armpositionen ermöglicht.

Zum Einsatz kam ein offenes MR System (0.2T, Magnetom Open, Siemens) mit einer 3D GRE Sequenz. Es wurden beide Schultern von 5 Patienten mit einer traumatischen, unilateralen Instabilität in mehreren Abduktions- (30°, 90°) und Rotationsstellungen (Innen- maximale Außenrotation, Neutral) – mit und ohne isometrischer Muskelaktivität – präoperativ untersucht. Anschließend erfolgte nach halbautomatischer Segmentation die 3D Rekonstruktion von Humerus, Skapula und Clavicula. Zur Bestimmung der 3D Translation wurde der Schwerpunkt der Cavitas glenoidalis bestimmt und anschließend der Mittelpunkt des Humeruskopfes auf Basis der kleinsten Quadrate berechnet. Die Translation dieses Mittelpunktes relativ zum Schwerpunkt der Cavitas glenoidalis wurde basierend auf der 3D Euklidischen Distanztransformation bestimmt.

Bei 30° und 90° Abduktion betrug die anteriore/posteriore Translation des Humeruskopfes 1-2 mm in der gesunden Schulter. Bei 90° Abduktion und maximaler Außenrotation war die physiologische Translation (3-4 mm) am größten. In der instabilen Schulter trat in dieser Armstellung eine vermehrte Translation (4-6 mm) nach vorne und unten auf.

Mit Hilfe der vorgestellten MR Technik wird erstmalig die 3D Analyse der Humeruskopftranslation am Lebenden in funktionell wichtigen Armstellungen möglich. Die ersten Ergebnisse zeigen, daß bei Patienten mit Instabilität eine pathologische Steigerung der Translation gegenüber der gesunden Schulter vorliegt. Die Richtung der Translation entspricht dabei der klinischen Symptomatik.

17.11.99

11:30–
13:00

Saal 3

MRT bei habitueller Schulterluxation – Bedeutung einer „Stress-Positionierung" in einem offenen MR-System

Xenia Bolze (Berlin), F. Wacker, A. Ewert, L. Teebken, H. Mellerowicz, R. Lautenbach, K.J. Wolff, R. Rahmanzadeh

MRI, Schoulder Instability, Diagnostic, Stress-Position

Zielsetzung

Darstellung von Schulterinstabilitäten mit der MRT in der Stressposition im Vergleich mit der Sonographie und der konventionellen MRT.

Einleitung

Die herkömmliche MRT ist bei der Diagnostik der habituellen Schulterluxation ein anerkanntes Verfahren. Aufgrund der guten Beurteilbarkeit der Weichteilstrukturen können Vielzahlen von Läsionen des Kapselbandapperates (z. B. Labrumläsionen), der Rotatorenmanschette oder knöcherner Veränderungen (z. B. Hill Sachs Läsionen) diagnostiziert werden und somit das therapeutische Vorgehen entscheidend beeinflußt werden. Die Anwendung eines intraartikulären Kontrastmittels (MR Arthrographie) erhöht die diagnostische Sensitivität, ist jedoch ein deutlich invasiveres Vorgehen. Ziel dieser Studie war, ob der Aussagewert der MRT durch eine Lagerung des Patienten in einer funktionellen Stressposition mit definierter Belastung verbessert werden kann und somit als weiterführende nicht invasive Untersuchung Zusatzgewinn bringt.

Material und Methode

Untersucht wurden 25 Patienten im Alter von 14 bis 59 Jahren. Bei allen Patienten lag mindestens eine habituelle Schulterluxatiuon vor. Verglichen wurden die MRT in der konventionellen Technik, die Sonographie in den 4 Standardebenen und die MRT in Stresslagerung. Bei 5 Patienten konnte zusätzlich mit dem intraoperativen Befund verglichen werden.

Ergebnisse

Bei 12 Patienten konnten Labrumläsionen in allen 3 Untersuchungen nachgewiesen werden, bei 6 Patienten nur mit beiden MRT Untersuchungen, in 2 Fällen wurden die Läsionen erst in der funktionellen Lagerung sichtbar. Bei 10 Patienten konnten wir eine Subluxation in der Funktionsstellung nachweisen, die in den anderen Verfahren nur durch indirekte Zeichen wie etwa eines elongierten Kapselapperates zu bewerten war. In 2 Fällen konnte eine Instabilität bei bekannter mehrfacher Luxation nur in der Stress-MRT nachgewiesen werden.

Schlußfolgerung

Die MRT in Funktionsstellung ist in Addition mit der konventionellen MRT ein nicht invasives Untersuchungsverfahren, das den diagnostischen Aussagewert bei habitueller Schulterluxation erhöht und eine Alternative zur invasiven MR Arthrographie bildet.

17.11.99
11:30–
13:00
Saal 3

Beitrag der Arthroskopie zur Diagnostik und Therapie der instabilen und schmerzhaften Schulter

R. Demovic (Bratislava), Th. Braunsteiner, J. Latal, V. Luptak

Ziel

„Es wurde prospektiv der Beitrag der Arthroskopie zur Diagnostik und Therapie der instabilen und schmerzhaften Schulter untersucht und es wurden Kriterien zur arthroskopischen Versorgung erstellt.

Problembeschreibung

Die chirurgische Therapie nach rezidivierenden Schulterluxationen ist mit dem offenen Bankart-Verfahren eigentlich gelöst. Ohne Arthroskopie (AS) kann das Ausmaß der Beschädigung vor der Operation nicht exakt festgestellt werden. In der Literatur wird der Beitrag der AS zur Diagnostik nicht einheitlich beurteilt.

Material und Methodik

In der ersten Phase wurde das Material aus den Jahren 1981-1992 ausgewertet. Die Rezidivrate nach der offenen Bankartoperation betrug 2,4% bei 83 Pat. In dieser Gruppe konnten wir nicht exakt das Ausmaß der Schulterläsion beurteilen. In der zweiten, prospektiven Phase erweiterten wir die Diagnostik mit Arthro-Sonographie (US), MRI und AS in verschiedenen Kombinationen. Kriterien der einzelnen Verfahren waren: Arthro+ AS nach dem 1. bzw. 2. Rezidiv, US + MRI + AS junge Patienten (bis 35 J.) mit schmerzhafter Schulter ohne Luxation. Insgesamt wurden 121 Pat. arthroskopisch untersucht. Die Versorgung erfolgte bis zum 2. Rezidiv arthroskopisch, ab dem 3. Rezidiv offen.

Ergebnisse

In der prospektiven Phase wurden insgesamt 212 (Gr. I. : 180 offen und Gr. II: 32 arthroskopisch) Patienten versorgt. Die Rezidivrate betrug in Gr.I 1.1% (2 Pat.) und in Gr.II 12.5% (4 Pat.). Alle Rezidive wurden offen versorgt. Die Rezidive in Gr.II beobachteten wir bei Patienten, die nach der 2. Luxation operiert wurden. Die Funktion wurde nach Merle d'Aubigne ausgewertet. Bei keinem Pat. war die Außenrotationseinschränkung über 25°. Klinisch war die Funktion sehr gut und gut in Gr.I 92%, in Gr.II 89%, schlechte Resultate wurden nicht beobachtet.

Schlußfolgerung

Die Arthroskopie ist unerläßlich für die Diagnostik der schmerzhaften Schulter und der Schulterinstabilität. Das arthroskopische Bankart-Verfahren kann bei Patienten bis 35 Jahren bis zur 2. Luxation mit hoher Erfolgsrate angewendet werden.

Rationelle präoperative Diagnostik bei der traumatischen ventralen Schulterinstabilität von Hochrisikopatienten

T. Ambacher (Aachen), O. Paar

Zielsetzung

Im Rahmen einer retrospektiven Studie sollte evaluiert werden, inwieweit eine aufwendige bildgebende Diagnostik mittels Arthro-CT oder Arthro-MRT zur Festlegung des weiteren Behandlungskonzepts nach traumatischer Schulterluxation bei Patienten mit ungünstigen Prognosefaktoren erforderlich ist.

Problembeschreibung

Im vergangenen Jahrzehnt hat sich angesichts der Reluxationsrate von bis zu 80% bei Jugendlichen und sportlich ambitionierten Patienten ein Therapiewandel bei der Behandlung der traumatischen Schulterinstabilität vollzogen. Derzeit wird bei diesem Patientenkollektiv die operative Frühversorgung favorisiert. Die anfangs euphorische Verbreitung der Computertomographie und in letzter Zeit auch der Kernspintomographie als nahezu obligatorischer Bestandteil der Therapieplanung, ist mittlerweile nicht zuletzt aufgrund des zunehmenden Kostendrucks im Gesundheitswesen doch vielfach der Erkenntnis gewichen, daß diese Verfahren nur noch in Einzelfällen erforderlich sind.

Material und Methode

Im Rahmen einer retrospektiven Studie von 36 Patienten mit einer traumatischen Primär- oder Rezidivluxation, die im Zeitraum vom 1.1.94 – 31.12.98 operativ stabilisiert wurden, wurde die Beinflussung der Therapieplanung durch die bislang routinemässig veranlaßten CT-(27) und NMR-(9)Diagnostik untersucht. Dabei erfolgte ein Vergleich der CT- und NMR-Befunde mit den intraoperativen Pathologien unter besonderer Berücksichtigung der für die Reluxation in erster Linie verantwortlichen ventralseitigen Labrumläsionen. Alle 36 Patienten wiesen ungünstige extrinsische Prognosefaktoren auf (Alter<30 Jahre, Risikosportart, Rezidivluxation), so daß in allen Fällen bereits initial nach der Reposition die Empfehlung zur arthroskopischen Gelenkinspektion mit Stabilisierung in selber Sitzung ausgesprochen wurde.

17.11.99

11:30–13:00

Saal 3

Ergebnisse

In 30 Fällen (83%) wurde eine Labrumablösung nachgewiesen. Eine weitere Klassifizierung des Labrumschadens erfolgte nicht. Intraoperativ zeigte sich bei 35 Patienten eine Bankart-Läsion. In 5 Fällen lag somit ein falsch negativer Befund vor. Sämtliche falsch negativen Befunde betrafen die CT-Untersuchung. Durch die NMR wurde kein Labrumschaden übersehen. Falsch positive Befunde traten nicht auf. Bei 35 Patienten (97%) wurde eine Labrumrefixation durchgeführt. Somit konnte allein durch die klinische Einschätzung anhand der zwischenzeitlich bekannten Risikofaktoren und Daten zur Häufigkei von Bankart-Läsionen, im vorliegenden Patientenkollektiv die Wahrscheinlichkeit für eine Labrumverletzung, mit hoher Sicherheit (97%) vorausgesagt werden. Nur in einem Fall fand sich intraoperativ keine revisionspflichtige Läsion. Im Gegensatz dazu wäre aber bei alleiniger Therapieplanung gemäß den Befunden der CT- und NMR-Untersuchungen bei 5 der 36 Patienten mit übersehener Bankart-Läsion eine operative Stabilisierung unterblieben. Bei diesen Patienten hätte dann bei unveränderter Fortführung der sportlichen Aktivität ein Rezidivrisiko von 60-80% bestanden, so daß nach der Wahrscheinlichkeitsrechnung bei 3-4 Patienten eine Rezidivluxation aufgetreten wäre.

Bei Patienten mit ungünstigen Prognosefaktoren hinsichtlich einer Rezidivluxation können durch eine CT- oder NMR-Diagnostik keine wegweisenden Befunde hinsichtlich der weiteren Therapieplanung gewonnen werden. Wir halten die primär arthroskopische Diagnostik und ggf. Therapie in selber Sitzung für indiziert.

Die hintere Schulterluxation – eine häufige Fehldiagnostizierte Luxationsform – Ätiologie, Pathogenese und Diagnostik

K. Heller (Aachen), D.C. Wirtz

Zielsetzung

Im Rahmen eines kurzen Übersichtsreferates werden anhand einer umfassenden Literaturanalyse Ätiologie, Pathogenese und das diagnostische Procedere der hinteren Schulterluxation dargestellt.

Problembeschreibung

Über 50% der hinteren Schulterluxationen werden im Rahmen der Erstdiagnostik nicht erkannt oder fehlgedeutet. An größeren Fallzahlen belegte Ätiologie-orientierte Therapiealgorithmen gibt es bis dato nicht. Ziel der vorliegenden Studie ist, anhand der Darstellung der Pathogenese, der Beschreibung der notwendigen Diagnostik nebst Darstellung der wichtigen klinischen und radiologischen Kriterien diese Luxationsvariante umfassend darzustellen.

Material und Methodik

Da sich effiziente diagnostische und therapeutische Maßnahmen aus dem Krankengut einer einzelnen Klinik nicht fundiert ableiten lassen und somit weder eine aussagekräftige prospektive noch eine retrospektive Studie durchführbar sind, wurde erstmals aus dem Kollektiv der in ca. 300 wissenschaftlichen Publikationen des internationalen Schrifttums zusammengefaßten 800 Patienten (923 Schultergelenke) sämtlicher Klassifikationsgruppen der hinteren Schulterluxation, die Komplexität dieser Luxationsform umfassend analysiert. Eine Ätiologie-orientierte Klassifikation, welche dieser Luxationsform gerecht wird, wird vorgestellt.

Ergebnisse

In der traumatischen Gruppe sind neben den Traumata Konvulsionen und Elektrounfälle pathogenetisch relevant. In der atraumatischen Gruppe verursachen verschiedene konstitutionelle Anlagefaktoren, wie eine verstärkte Retrotorsion des Humeruskopfes, ein veränderter Pfannenneigungswinkel, eine Pfannendysplasie oder Veränderungen der Kapsel- und Bandstrukturen die Luxation. Die Luxationszeiten liegen in Abhängigkeit von der Pathogenese zum Teil deutlich über 6 Wochen. Die Geschlechtsverteilung beträgt männlich zu weiblich 3,2/1. Neben der ursachenbezogenen Altersverteilung erfolgt die Beschreibung der Verteilung der mono- und bilateralen Fälle. Bei den Begleitverletzungen dominieren die knöchernen Läsionen, eine genaue Auflistung erfolgt. Aus anatomischer Sicht muß zwischen der subacromialen, der infraspinalen – und der subglenoidalen hinteren Schulterluxation unterschieden werden. Die subacromiale Luxationsvariante ist mit 97,5 % die häufigste hintere Luxationsvariante, sie ist in der routinemäßig angefertigten a.p.-Aufnahme des Schultergelenkes ohne Kenntnis der radiologischen Kriterien dieser Luxationsform nur sehr schwer zu erkennen. Die luxationsspezifischen Zeichen der verschiedenen Luxationsformen werden beschrieben. Die Schnittbildverfahren sind für die Therapieplanung von entscheidender Bedeutung.

Schlußfolgerung

Nur durch Kenntnis der klinischen und radiologischen Kriterien kann die extrem hohe Fehldiagnosequote deutlich gesenkt werden.

Wieweit beeinflußt der Diagnosezeitpunkt das Behandlungsergebnis der verhakten posterioren Schulterluxation

17.11.99

11:30–
13:00

Saal 3

B. Kreklau (Bochum), B. Clasbrummel, L.U. Lahoda, G. Muhr

Diagnosezeitpunkt, Hemiarthroplastik, verhakte Schulterluxation, Drehosteotomie

Zielsetzung

Innerhalb welchen Zeitraumes nach verhakter hinterer Schulterluxation muß mit einer Verschlechterung der Prognose gerechnet werden und sollte bei verspätet diagnostizierten Befunden und größeren Kopfdefekten primär eine Hemiarthroplastik durchgeführt werden.

Kurzfassung, Problembeschreibung

Die hintere verhakte Schulterluxation ist eine seltene Verletzung bei einem Gesamtanteil aller hinteren Schulterluxationen von 1,5%. Ursache sind meistens Stürze aber auch epileptische Anfälle oder Elektroschockbehandlungen. Die Verletzung wird mit 50-79% häufig fehldiagnostiziert, was die Bedeutung der klinischen und radiologischen Diagnostik unterstreicht.

Material/Methode

Von 1990-1998 wurden 26 Patienten mit verhakter hinterer Schulterluxation behandelt. Das Durchschnittsalter lag bei 48 Jahren. In 14 Fällen war die rechte Seite betroffen, 11mal die linke Seite und zweimal fand sich eine beidseitige Luxation. Unfallursache waren Stürze, epileptische Anfälle und Verkehrsunfälle. In zwei Fällen fand sich eine begleitende Humerusfraktur. Bei insgesamt 13 Patienten war die Diagnosestellung verzögert. Hierbei handelte es sich um 12 auswärtige und einen eigenen Patienten.

Ergebnisse

Die exakte Diagnose konnte bei allen Patienten mit einer einfachen axillären oder Velpeau-Aufnahme gestellt werden. Bei einem jungen Patienten war auswärtig eine Weichteilrekonstruktion in verbliebener posteriorer Luxationsstellung durchgeführt worden. Primär erfolgte bei 17 Patienten die Rekonstruktion mittels Defektanhebung und homologer oder autologer Spongiosaplastik. Bei 5 Patienten wurde bei Kopfdefekten größer 30% der Kalottenfläche eine Drehosteotomie durchgeführt. Drei Patienten erhielten aufgrund noch größerer Kopfdefekte primär eine Hemiarthroplastik. Bei zwei Patienten wurde aufgrund der Gesamtsituation die Stellung belassen. Insgesamt wurden 22 Patienten klinisch (Constant Score) und radiologisch (nativ Röntgen, fakultativ CT und NMR) nachuntersucht. Die besten Ergebnisse fanden sich bei den Patienten mit Diagnosestellung innerhalb von 10 Tagen und kombinierter Defektanhebung und Spongiosaplastik. Bei Diagnoseverzögerung von mehr als 6 Wochen fanden sich signifikant schlechtere Ergebnisse. In der Gruppe mit Hemiarthroplastik fanden sich lediglich 3 befriedigende und zwei schlechte Resultate.

Schlußfolgerung

Bei der hinteren, verhakten Schulterluxation ist die frühzeitige und richtige Diagnosestellung für das operative Vorgehen und die Gelenkfunktion von entscheidender Bedeutung. Die Diagnose kann immer mit einer einfachen axillären Röntgenaufnahme oder einer Variante der sogenannten Velpeau-Aufnahme gestellt werden. Die transthorakale Aufnahme ist obsolet. Bei Kopfdefekten von mehr als 40% Kalottenflächen empfiehlt sich die primäre Hemiarthroplastik

<table>
<tr><td>17.11.99

11:30–
13:00

Saal 4/5</td><td>Mittwoch, 17. Nov.   11:30 – 13:00   Saal 4/5

Thromboseprophylaxe (I)</td></tr>
</table>

Die tiefe Beinvenenthrombose des Unfallverletzten, reicht der klinische Blick ?

Chr. Chylarecki (Duisburg), H. Scheele, T. Mumme

Thrombose, Thromboseprophylaxe, Komplikationen

Zielsetzung

Wie sicher und zuverlässig (Sensitivität, Spezifität, Effektivität) ist die rein klinische Beurteilung bei der Erkennung von tiefen Venenthrombosen bei immobilisierten, unfallchirurgischen Patienten?

Problemstellung

Auch unter der Verwendung von niedermolekularen Heparinen ist in der Traumatologie mit 20-30% tiefer Venenthrombosen zu rechnen, die meistens während des stationären Aufenthaltes unerkannt bleiben. Darf sich der Unfallchirurg vor dem Hintergrund einer etablierten und juristisch ausreichenden Thromboseprophylaxe auf die klinische Untersuchung verlassen, um die zusätzlichen Thrombosen festzustellen oder ist im Hochrisikobereich ein Screening-Verfahren erforderlich?

17.11.99

11:30–13:00

Saal 4/5

Material und Methode

In einer prospektiven, randomisierten, kontrollierten klinischen Studie werden 211 traumatologische Hochrisiko-Patienten (knöcherne und komplexe ligamentäre Verletzungen der Wirbelsäule, des Beckens, des Oberschenkels, des Kniebereichs und des prox. Unterschenkels) wöchentlich einer umfangreichen klinischen Untersuchungen zum Ausschluß einer tiefen Venenthrombose unterzogen. Dabei werden folgende klinische Thrombosezeichen untersucht: Schwellung, definiert als Umfangsvermehrung eines Beines, gemessen an 5 standardisierten Stellen; Zyanose; Ödem; Waden-, Oberschenkel-, und Leistenschmerz. Anschließend erfolgen bei allen Patienten eine Kompressionssonographie, eine Venenverschlußplethysmographie und eine farbkodierte Duplexsonographie (Referenzmethoden).

Ergebnisse

32 Patienten entwickeln eine frische tiefe Venenthrombose: 26 proximale und 6 isolierte Unterschenkelthrombosen. Der Schmerz in der Leiste und in der Wade sind zwar sensibel (neg. Vorhersagewert 0,88 – 0,91) aber unspezifisch (Spezifität 0,09 – 0,27). Ödem und Zyanose werden selten beobachtet (< 3%) und spielen in der Thrombosediagnostik keine Rolle. Die Beinschwellung zeigt sich in Abhängigkeit von der Lokalisation als weniger sensibel (Sensitivität: Oberschenkel 0,63; Knie 0,50; Unterschenkel 0,75; Sprunggelenk 0,65) und unspezifisch (pos. Vorhersagewert < 0,50). Bei Beachtung von mehreren Thrombosezeichen steigt die Sensitivität auf Kosten der Spezifität: Es resultiert eine geringe Zahl von falsch negativen Befunde bei hoher Zahl falsch positiver Ergebnisse (Chi^2-Test mit Yates-Korrektur und Fisher-Test bei p<0,05).

Schlußfolgerungen

In der Unfallchirurgie spielt die rein klinische Beurteilung in der Thrombosediagnostik eine untergeordnete Rolle und erlaubt nicht, die unter der Heparinprophylaxe verbleibenden Thrombosen zu diagnostizieren. Bei den Hochrisikopatienten ist ein apparatives Screening zu fordern, um die Thrombosen einer rechtzeitigen Therapie zuzuführen und die Rate der Früh- und Spätkomplikationen (Lungenembolien, postthrombotische Syndrome) zu senken.

17.11.99

**11:30–
13:00**

Saal 4/5

Magnet Resonanz Venographie zum präoperativen Thrombosescreening

T. Hüfner (Hannover-UCH), A. Gänsslen, M. Geiger,
H. Rosenthal , J. Geerling, T. Pohlemann

MRI,Thrombosescreening, Beckenfrakturen, Acetabulumfrakturen

Das Ziel dieser Studie war die Ermittlung der Thromboserate nach Beckenring- und Acetabulumfrakturen in unserem Krankengut und die Überprüfung der Kernspintomographie (MRI) als valide Methode zur Erfassung tiefer Venenthrombosen (TVT).

Problemstellung

Alle Verletzungen, besonders aber Frakturen der unteren Extremitäten und des Beckens sind von einem hohen Thrombembolierisiko begleitet. Deswegen führen wir bei diesen Patienten primär oder nach einer Verlegung in unsere Klinik eine Hochrisikoprophylaxe mit intravenöser Heparinapplikation (150 IE/kg Körpergewicht in 24 h) durch. Während die Phlebographie zum Nachweis einer TVT im Beinbereich weiterhin den „Goldstandard" darstellt, bietet diese Untersuchung im Beckenbereich, und hier insbesondere im Stromgebiet der V. iliaca interna Lücken. In einigen Studien wurde die hohe Sensitivität der Kernspinuntersuchung (MRI) für ein Thrombosescreening nach Acetabulum- oder Beckenringfrakturen festgestellt, in vielen Fällen wurde dabei präoperativ ein Cavaschirm alleine aufgrund der Informationen aus der MRI implantiert.

Methodik

Einschlußkriterium waren alle zuverlegten Patienten ohne nachvollziehbare primäre Hochrisikoprophylaxe mit einer Beckenring- oder/und einer Acetabulumfraktur (Ausnahme isolierte Beckenringverletzungen Typ A). Nach einem prospektiven Protokoll wurde ein Thrombosescreening mit einer MRI durchgeführt. Dokumentiert wurden der Unfallzeitpunkt, die Therapie und speziell die Thromboseprophylaxe im primär behandelnden Krankenhaus, der Verlegungszeitpunkt, das Ergebnis der standardisierten MRI-Untersuchung nach Verlegung, die Klassifikation der Acetabulum- und Beckenringfrakturen, Begleitverletzungen und der Verlauf bis zur Entlassung. Die MRI-Bilder wurden nach Thrombose und Artefakten beurteilt. In unklaren Fällen wurde eine Duplexsonographie oder Phlebographie durchgeführt.

Ergebnisse

Das Durchschnittsalter der 34 Patienten betrug 40 (17-89) Jahre. Der Zeitraum zwischen Unfall und Aufnahme in unserer Klinik betrug durchschnittlich 6 (0-65) Tage. 11 Patienten hatten eine isolierte Beckenfraktur erlitten, 23 Patienten hatten Begleitverletzungen. Der PTS betrug durchschnittlich 14 (3-33) Punkte. 22 Patienten hatten eine

Acetabulumfraktur (Vord. Pfeilerfraktur n=4, Hintere Wand- n=2, Quer- und hintere Wandfraktur n=6, vord. Pfeiler- und hintere Hemiquer- n=6, zwei Pfeilerfraktur n=4), 18 Patienten hatten eine Beckenringfraktur (Typ A n=2, Typ B n=8, Typ C n=8), davon ein Komplextrauma. 6 Patienten hatten sowohl eine Beckenring- als auch eine Acetabulumfraktur. In 31 Fällen (91,2 %) wurde keine tiefe Venenthrombose (TVT) festgestellt. In 3 Fällen (8,8%) wurde eine TVT ohne klinische Manifestation diagnostiziert. Eine Therapieänderung wurde aufgrund der geringen Ausdehnung und Wandadhärenz nicht vorgenommen. Artefakte wurden bei 9 Patienten (26,5 %) festgestellt.

Die Rate der TVT ist im vorliegenden Kollektiv deutlich geringer und beträgt weniger als ein Drittel vergleichbarer Arbeiten im amerikanischen Schrifttum. Inwieweit die Forderung nach einem generellen Screening mittels MRI aufrechtzuerhalten ist, bleibt weitergehenden Untersuchungen vorbehalten.

17.11.99

11:30–
13:00

Saal 4/5

Ausschluß einer Thrombose durch einen D-Dimer Schnelltest

Almut Tempka (Berlin), C. Förster, G. Schmidtmaier, N. P. Haas

D-Dimere, Thrombose, Phlebographie

Zielsetzung

Diese prospektive Studie erfolgte zur Überprüfung der Bestimmung bezüglich der Wertigkeit eines D-Dimer Schnelltestes im Vergleich zur Duplex-Sonographie und Phlebographie zum Ausschluß einer Beinvenenthrombose. Zur Überprüfung der bestehenden Daten nicht selektierter Patienten wurde diese Studie an unfallchirugischen Hochrisikopatienten durchgeführt.

Problem

Sowohl der Nachweis aber besonders der Ausschluß von Venenthrombosen basiert bisher auf phlebographischen Untersuchungsmethoden. In einer prospektiv vergleichenden Studie wurde die Sensitivität und Spezifität eines bedside Testes als Screening-Verfahren mit der Duplex-Sonographie und der Phlebographie der tiefen Beinvenen verglichen.

Material und Methoden

Mit dem bedside Test (SimpliREDO) können D-Dimere nachgewiesen werden, die bei der Fibrinolyse von Thromben im Blut zirkulieren. Bei dieser Studie wurde bei Hochrisiko-Patienten (n = 24 Patienten), die für einen elektiven Hüftgelenks- oder Kniegelenksersatz vorgesehen waren, ein D-Dimer Test am Tag vor der Operation, sowie am 3. und 12. postoperativen Tag (+/- 1 d) durchgeführt. Am 12. postoperativen

Tag führten wir eine beidseitige Duplex-Sonographie sowie im Anschluß daran eine Phlebographie der unteren Extremitäten durch. Zu allen Zeitpunkten erfolgte eine klinische Untersuchung der Patienten zum Ausschluß einer tiefen Beinvenenthrombose. Bei 19 Patienten konnte am 12. postoperativen Tag eine beidseitige Phlebographie durchgeführt werden. Bei fünf Patienten wurde auf eine elektive phlebographische Untersuchung auf Grund von erhöhten Kreatininwerten (n = 4), bzw. dem dringenden Verdacht auf eine Jodallergie (n = 1) verzichtet.

Ergebnisse

Bei vier Patienten war der bedside Test am 11. postoperativen Tag positiv, allerdings in nur einem der Fälle korellierte das positive Ergebnis mit dem positiven Phlebographiebefund. In den anderen drei falsch positiven Fällen zeigte sich weder klinisch noch phlebographisch ein Anhalt für eine tiefe Beinvenenthrombose. Ein falsch negatives Ergebnis des bedside Testes zeigte sich in keinem Fall. Die dopplersonographischen Untersuchungen hatten in keinem der untersuchten Fälle einen positiven Befund ergeben.

Diskussion und Schlußfolgerung

Bei dem D-Dimer bedside Test traten keine falsch negativen Ergebnisse auf, so daß er zum Ausschluß einer Thrombose oder Embolie geeignet ist, auch wenn in der Literatur vereinzelt über falsch negative Ergebnisse bei Intensivpatienten berichtet wurde. In 21 % der Fälle war der Test positiv, davon in 16 % falsch positiv. Im Falle eines positiven Schnelltestes sollte zum sicheren Ausschluß/Nachweis einer Thrombose eine Phlebographie durchgeführt werden, da dies im Unterschenkelbereich nach wie vor die Methode der Wahl ist. Die Duplex Sonographie der Venen der unteren Extremität erlaubt nur im Bereich der Oberschenkel und Beckenvenen zuverlässige Aussagen. Im Bereich der Unterschenkel kann jedoch bei negativem Befund eine Thrombose nicht ausgeschlossen werden. Insbesondere in Krankenhäusern oder Praxen, in denen laborchemische Blutuntersuchungen nicht jederzeit zur Verfügung stehen, ist der Test hervorragend einsetzbar; Handhabung und Lagerung sind unkompliziert.

Die Duplexsonographie als Screeningmethode zur perioperativen Früherkennung der asymptomatischen tiefen Beinvenenthrombose

M. Wennmacher (Krefeld), E. van den Berg, M. Fell, L. Dressel, A. Meißner

Zielsetzung

Im Rahmen einer offenen, prospektiven Interventionsstudie sollte geprüft werden, inwieweit die Duplexsonographie ein valides Verfahren in der klinikinternen Qualitätskontrolle der stationären Thromboembolieprophylaxe darstellt.

Einleitung

17.11.99

11:30–
13:00

Saal 4/5

Trotz des hohen Standards in der perioperativen Thromboembolieprophylaxe verbleibt ein nicht unerhebliches Thromboserestrisiko, von dem insbesondere Hochrisikopatienten, wie z.B. in der Hüftchirurgie, betroffen sind. Die Mehrzahl dieser bisher nicht verhinderbaren Thrombosen verlaufen asymptomatisch und bergen somit in sich die Gefahr einer fulminanten Lungenembolie, deren Risiko nach Literaturangaben für die verschiedenen Risikogruppen 0,2 bis 0,4% beträgt. Daher kann allein die frühzeitige Erkennung einer manifesten Phlebothrombose und die sofortige effiziente Behandlung die vital gefährdende Lungenembolie verhindern und zur Vermeidung eines schweren postthrombotischen Syndroms beitragen.

Material und Methode

Im Rahmen einer offenen, prospektiven Interventionsstudie wurden in dem Zeitraum 1.09.1991-31.03.1997 insgesamt 778 (422 weibl., 356 männl.) Patienten, deren durchschnittliches Alter 58,1 Jahre (Standardabweichung +20,5 J., Spannweite 13-97 J.) betrug, routinemäßig am 2. und 4. postoperativen Tag der Duplexsonographie unterzogen. Von 9/91 bis 9/94 erfolgte die Thromboseprophylaxe in der Gabe von unfraktioniertem Heparin (UFH, 3 x 5.000 I.E.) ohne aPTT-Kontrolle (n=297 Pat.). Aufgrund der ersten Ergebnisse wurde die Prophylaxe ab 10/94 – 3/95 (n=196 Pat.) im Hochrisikobereich (3 x 7.500 I.E. UFH bzw. aPTT adjustiert) abgeändert. Im April 95 (n=285 Pat.) erfolgte die Umstellung von UFH auf niedermolekulares Heparin (Certoparin, 3.000 I.E. anti-Xa). Die Gruppen waren hinsichtlich der individuellen Patientenparameter, der Frakturlokalisation sowie des Risikoprofils vergleichbar. Für die statistische Auswertung wurde der Chi²-Test für den Vergleich von Häufigkeiten verwendet. Ein p-Wert ≤ 0,05 wurde als statistisch signifikant angesehen.

Ergebnis

Insgesamt konnte bei 68 Patienten (8,7%) duplexsonographisch eine asymptomatische Thrombose nachgewiesen werden, die alle mittels aszendierender Bein- und Beckenphlebographie bestätigt. wurden. Das Durchschnittsalter der Patienten betrug im Mittelwert 63,2 Jahre (Standardabweichung + 19,5 J., Spannweite 22-94 J.) Unter Standardprophylaxe mit UFH betrug die Thromboserate 11,5% (34 von 297 Pat.). Diese konnte durch die risikoadaptierte UFH-Gabe auf 8,7 % (17 von 187 Pat.) gesenkt werden. Die NMH-Prophylaxe zeigte mit 6,0% (17 von 285 Pat.) eine signifikant erniedrigte Thromboserate (p<0,01). Unter der Strategie mit Duplexscreening und Sofortantikoagulation/Immobilisation traten während der Beobachtungszeit keine fulminanten oder klinisch relevanten Lungenembolien auf.

Schlußfolgerung

Die Duplexsonographie ist als Screeninguntersuchung für die postoperative Erkennung der asymptomatischen Beinvenenthrombose ein geeignetes, nicht invasives und zuverlässiges Verfahren, das ohne großen Kosten- und Personalaufwand durchgeführt werden kann. Es ermöglicht die frühzeitige Erkennung der Thrombose und kann somit zur Reduktion des Risikos einer thrombogenen Lungenembolie beitragen. Im Einzelfall können sekundäre Folgeschäden der Thrombose abgewendet bzw. verringert werden.

Heparin induzierte Thrombocytopenie (HIT) als schwerwiegende Komplikation der Thromboseprophylaxe mit Heparin

U. Schweigkofler (Frankfurt), M. Kappus, M. Börner

Vorgestellt wird eine retrospektive Studie zur Prävalenz der Heparin induzierten Thrombocytopenie Typ II in einem unfallchirurgisch/orthopädischen Krankengut. Die Möglichkeit zur frühzeitigen Erkennung einer HIT und zur Vermeidung schwerwiegender Komplikationen durch engmaschige Thrombocytenkontrollen wird aufgezeigt.

Die Durchführung einer Thromboembolieprophylaxe in der Chirurgie ist seit vielen Jahren etabliert. Seit Kenntnis über teils lebensbedrohliche thrombo-embolische Komplikationen wurde die Thromboseprophylaxe kritisch diskutiert. In der Literatur wird die Häufigkeit der HIT II mit bis zu 5 % angegeben.

Wir haben 14.972 Patienten retrospektiv analysiert, bei denen eine Thromboseprophylaxe mit niedermolekularem Heparin (NMH) oder mit unfraktioniertem Heparin (UFH) durchgeführt wurde. Bei einem großen Teil der Patienten lag durch Frakturen der unteren Extremität oder infolge Endoprothetik ein hohes Thromboserisiko vor. Während der Heparingabe erfolgte am 0., 3., 5. und 7. Tag, sodann wöchentlich die Bestimmung der Thrombozytenzahlen. Beim Abfall der Thrombocyten um mehr als 30% oder unter einem Wert von 100.000 erfolgte die sofortige Kontrollbestimmung aus Citrat-Blut. Im Verdachtsfalle wurde die laborchemische HIT-Diagnostik mit einem HIT ELISA-Test veranlaßt. Die Überprüfung erfolgte mittels HIPA-Funktionstest, ebenso wurde auf Kreuzimmunität mit Orgaran getestet.

Im o.g. Kollektiv wurde 143 Mal eine HIT-Diagnostik veranlaßt. In 30 Fällen wurde eine HIT Typ II nachgewiesen, die sich entweder unter NMH oder unter UFH entwickelt hatte. In 35% der Fälle konnte eine tiefe Beinvenenthrombose und in 25% auch eine Lungenembolie nachgewiesen werden. Schwere Blutungskomplikationen oder die Notwendigkeit einer gefäßchirurgischen Intervention traten nicht auf.

In allen Fällen wurde durch die engmaschige Kontrolle der Abfall der Thrombocyten frühzeitig erkannt und eine weiterführende Diagnostik sowie die Therapieumstellung auf das Heparinoid (Orgaran) oder im Falle der Kreuzreaktion auf Hirudin (Refludan) durchgeführt.

Die HIT kommt in unserem Krankengut mit 0,2% seltener vor als in der Literatur angegeben. Sie tritt sowohl unter NMH als auch unter UFH auf. In bis zu 35 % der Fälle ist eine HIT mit thromboembolischen Komplikationen vergesellschaftet. Die regelmäßige Kontrolle der Thrombocyten unter Heparintherapie ist ein praktikables Vorgehen zur frühzeitigen Erkennung einer HIT und zur Vermeidung von schwerwiegenden Komplikationen.

Komplikationen der stationären Thromboseprophylaxe – Erfahrungen mit 39 Patienten mit HeparinInduzierter Thrombozytopenie Typ II (HIT II)

J. Hensel (Göttingen), K. Dresing, G. Zierott, K.M. Stürmer

17.11.99

11:30–
13:00

Saal 4/5

Ziel war es, aus der Analyse der HIT-II-Fälle nach Unfall- bzw. Op-Trauma, hinsichtlich Thromboseprophylaxe, Thrombozytenverhalten und Komplikationen Hinweise abzuleiten, die die Verdachtsdiagnose frühzeitig auf eine HIT II lenken.

Die Thromboseprophylaxe mit Heparin führt unabhängig von der Thrombozytenzahl in bis zu 7,8% zu einer Allergisierung gegen Plättchenfaktor IV/Heparinkomplexe. Schwerwiegende thromboembolische Komplikationen mit Extremitätenverlusten und Todesfolge sind beschrieben.

Im Zeitraum 1/93 bis 12/98 erhielten n=15.320 Patienten in einer Chirurgischen Klinik (KH1) und im Zeitraum 10/95 bis 12/98 n= 7.230 Patienten in einer Unfallchirurgischen Klinik (KH2) eine Thromboseprophylaxe mit unfraktioniertem Heparin (UFH) oder niedermolekularem Heparin (LMW-H). Alle Krankheitsverläufe mit HIT II wurden bis 10/95 retrospektiv und anschließend krankheitsbegleitend erfaßt. In beiden Kliniken wurden 39 HIT-II-Fälle nachgewiesen. Die Analyse der HIT-II-Fälle nach Alter, Geschlecht, Unfall- bzw. Op-Trauma, Thromboseprophylaxe, Thrombozytenverhalten und Komplikationen ergab:

Tabelle. Verletzte Gelenke der Unfallpatienten n= 23 (Mehrfachnennungen möglich)

Gelenk	n	%
Hüftgelenk	12	52,2
Oberes Sprunggelenk und Handgelenk	6	26,1
Wirbel / Iliosacralgelenk	4	17,3
Hand-/ Fußwurzel und kleine Hand-/ Fußgelenke	4	17,3
Kniegelenk	3	13,0
Schultergelenk	2	8,7

n= 22.550 Patienten, Inzidenz 0,17%, Geschlechtsverteilung m:w = 12:27, Alter 63,1 (27-85), Traumapatienten n= 23 (Monotrauma n= 14, Mehrfachtrauma n= 5, Polytrauma n=4). Patienten mit endoprothetischem Gelenkersatz n= 16 (Hüftprothetik n=7, Knieprothetik n= 9).

Tabelle. Auffälligkeiten / Komplikationen bei Patienten mit HIT II n= 39 (Mehrfachnennungen möglich)

Auffälligkeit / Komplikation	n	%
1-3 Etagen-Thrombosen	22	56,4
Segmentale Lungenembolie	12	30,8
Arterielle Thrombose Extremitäten	11	28,2
Arterielle Thrombose Mesenterialgefäße	4	10,3
Fulminante Lungenembolie	4	10,3
Asymptomatischer Thrombozytenabfall	2	5,1
Sepsis ohne Fokusnachweis	1	2,6
Amputationen	3	7,7
Exitus letalis	4	10,3

Art der Heparinisierung 100% UFH. Applikationsform UFH: s.c. 41,0%, s.c. und i.v. 41,0% und i.v. 12,8%. Thrombozytenverhalten: 82,1% Sturz < 50% oder < 100.000/ml, 10,3% Abfall und 7,7% Undulation oder Anstieg. Komplikation an Behandlungstag 13,6 (7-21).

Patienten mit Gelenkverletzungen oder nach elektiven Gelenkeingriffen entwickeln auffällig häufig eine HIT II. Eine gesonderte Aufklärung ist erforderlich. LMW-Heparin sollte bevorzugt werden.

Früherkennung der allergischen Reaktion auf Heparin zur Vermeidung einer lebensgefährlichen Komplikation durch Heparininduzierte Thrombozytopenie (HIT) Typ II

Ewa Klara Folwaczny (Göttingen), K.-M. Stürmer

Zielsetzung

Der Thrombozytenabfall ist als Frühindikator einer Komplikation durch Heparin Thrombozytopenie (HIT) Typ II nach Heparingabe selten geeignet. Gesucht sind bessere, klinisch frühzeitig erkennbare Parameter, da bei verspäteter Diagnose disseminierte arterielle und venöse Thrombosen und tödliche Lungenembolien drohen.

Problemstellung

Die Verknüpfung von Thrombozytenabfall, Antikörpernachweis, gegen Heparin (aPTT reagiert auf therapeutische Heparingabe nicht adäquat) und ggf. Thrombose oder Embolieereignis werden als Stigmata der HIT Typ II gesehen. Der Thrombozytenabfall als Leitsymptom kann jedoch häufig nicht zeitgerecht bemerkt werden oder tritt überhaupt nicht ein. Ein Überdenken der Krankheit und ihrer Bezeichnung erscheint erforderlich.

Material und Methode

Von Oktober 1995 bis Juni 1998 wurde bei 11 von 4800 Patienten, die mit Heparin behandelt wurden, die Komplikation einer sogenannten HIT Typ II diagnostiziert. 4 Patienten waren einfach, 4 mehrfachverletzt und 3 polytraumatisiert. Bei allen Patienten lag ein starkes Weichteiltrauma vor; alle Patienten wurden operativ behandelt. Die Thromboseprophylaxe erfolgte stets intravenös mit unfraktioniertem Heparin (UFH). Der Antikörpernachweis wurde mit dem ELISA bei allen Patienten geführt.

Ergebnisse

Als thrombembolische Komplikationen traten 5 Embolien und 3 Thrombosen auf. Kein Verlauf war letal. 3 Patienten blieben ohne klinisch manifeste thrombembolische Komplikationen. Trotz hohem Antikörpernachweis konnte nur in 5 Fällen eine

Thrombozytopenie unter 100.000/ml nachgewiesen werden. Als atypische Symptome fanden wir hingegen Exantheme, Utikaria, Odeme, hohes Fieber und eine anaphylaktische Reaktionen auf Re-Exposition. Man sollte demnach das Krankheitsgeschehen als eine Heparin Allergie sehen und bezeichnen, wobei die HIT nur eine Form der Allergie darstellt. Daher haben wir einen Vorschlag zur neuen Klassifizierung der Heparin Allergie entworfen:

Neu	Heparin Allergie Typ I	Heparin Allergie Typ II	Heparin Allergie Typ III	Heparin Allergie Typ IV
Typisierung	Thrombozyten-abfall ohne AK	AK mit Thrombo-zytenabfall	AK ohne Thrombo-zytenabfall	AK mit allg. allerg. Symptomatik
Bisherige Bezeichnung	HIT I	HIT II	Keine	Keine
Symptome	1% asymptomatisch	0,5% Thrombembolie/ Temperaturerhöhung	? Thrombembolie/ Temperaturerhöhung	? Thrombembolie/ Temperatur >38,5° Allerg. Reaktion

Schlußfolgerung

Bei jeder Thrombose oder Embolie trotz Heparingabe sollte eine Heparinallergie durch einen Antikörper-Test ausgeschlossen werden, auch wenn die Thrombozytenzahl gleichbleibend ist oder sogar ansteigt. Besondere klinische Verdachtsmomente sind Exantheme und unklares Fieber. Keinesfalls sollte eine Thrombose mit Heparin behandelt werden, bevor eine Heparinallergie ausgeschlossen wurde.

Mittwoch, 17. Nov.   11:30 – 13:00   Saal 14.2   17.11.99 | 11:30–13:00 | Saal 14.2

Pseudarthrosen der oberen Extremität

Die Schlüsselbeinpseudoarthrose: Operative Behandlung mit tricorticalem Beckenkammspan und Rekonstruktionsplatte

S. Wentz (Frankfurt/M), N. Hailer, R. Aliev, J. Mortier

Zielsetzung

Ziel der vorgestellten Operationsmethode war es, neben der Stabilität bzw. knöchernen Durchbauung auch die ursprüngliche Länge und Form des Schlüsselbeins und somit die volle Schulterfunktion wiederherzustellen.

17.11.99

11:30–
13:00

Saal 14.2

Kurzfassung, Problembeschreibung, Material, Methode, Ergebnisse

Schlüsselbeinfrakturen heilen in der Regel unter konservativer Behandlung. Erhebliche Dislokation der Frakturenden, Interposition von Muskel und Weichteilgewebe, sowie mangelhafte Ruhigstellung führen zur Entstehung von Pseudoarthrosen (Neer, Rowe, Marsh). In 80% der Fälle ist das mittlere Schaftdrittel betroffen. Neben der Instabilität führt eine häufig bestehende Verkürzung des Schlüsselbeins durch deformierte und übereinander geschobene Fragmentenden zu einer erheblichen Verkürzung und damit verminderten Schulterfunktion.

Wir haben zwischen 1995 und 1997 zwölf Patienten (Alter zwischen 19 und 42 Jahren) mit einer symptomatischen Schlüsselbeinpseudoarthrose mittels Entfernung der sklerosierten Fragmentenden, Einsatz eines tricorticalen Beckenkammspaninterponats und stabilisierung mit der AO-Rekonstruktionsplatte versorgt. Der Arm wurde postoperativ in einer Schulterweste ruhiggestellt und der Schulterbewegungsumfang für 6 Wochen postoperativ eingeschränkt. Es traten weder intra- noch postoperative Komplikationen auf. Die radiologische Konsolidierung konnte im Mittel nach 13 Wochen bescheinigt werden. Die Metallentfernung erfolgte ein Jahr nach der operativen Versorgung. In einem Fall kam es kurz nach der Metallentfernung zu einer Refraktur, die konservativ ausheilte. Der Constant Score stieg von 79 Punkten präoperativ auf 96 Punkte zum Zeitpunkt der Nachuntersuchung (im Mittel 17 Monate nach operativer Versorgung).

Schlußfolgerungen

Mit der Interposition eines tricorticalen Beckenkammspans und der Osteosynthese mit der gut anmodelierbaren AO-Rekonstruktionsplatte lassen sich Form und Länge des Schlüsselbeins und damit die Schulterfunktion wiederherstellen.

Die Technik der operativen Behandlung bei Pseudarthrosen nach subkapitaler Oberarmfraktur

K. Tomasi (Salzburg), P. Povacz, J. Schauer, H. Resch

Zielsetzung

Es soll eine Osteosynthesetechnik dargestellt werden, mit der in allen Fällen eine knöcherne Ausheilung gelang. Mit der vorgestellten Methode ist auch bei langdauernder Pseudarthrose mit sehr kleinem Kopffragment eine übungsstabile Plattenosteosynthese möglich.

Kurzfassung

Bei Pseudarthrosen nach subkapitaler Oberarmfraktur ist eine stabile Osteosynthese aufgrung der immer bestehenden Varusfehlstellung des Kopfsegmentes, der Osteoporose und des häufig kleinen Kopffragmentes unerwartet schwierig.

17.11.99

11:30–
13:00

Saal 14.2

Material

Von 1990 bis 1996 wurden 18 Patienten mit subkapitaler Oberarmpseudarthrose nach dieser Technik operiert und zur knöchernen Ausheilung gebracht. Das Durchschnittsalter der Patienten betrug 57,6 Jahre (43-79 J), das durchschnittliche Zeitintervall zwischen Unfall und Operation 26 Monate (4-72 Mo). Es handelte sich initial um zwölf 2-Segment, und sechs 3-Segmentfrakturen.

Operationstechnik

Nach anteromedialem Zugang und Anfrischen der Pseudarthrose wird eine 7-Loch Halbrohrplatte in Höhe des dritten Loches um 90° umgebogen. Unter Bildwandlerkontrolle wird nach Vorbohren eines Richtungsbohrdrahtes knapp unterhalb des Tuberculum majus diese L-förmig (im Sinne einer Condylenplatte) umgebogene Platte entlang des Bohrdrahtes in den Humeruskopf geschlagen. Über die beiden proximalen Plattenlöcher werden 2 Spongiosaschrauben divergierend im OA-Kopf plaziert, wodurch eine gute Stabilität erreicht wird. Durch die anschließende Reposition des Schaftes an die abstehende Platte wird die Varusfehlstellung korrigiert.

Ergebnisse

Durchschnittliche NU-Zeit 38 Monate (6-80 Mo). Klinisch:Beweglichkeit prä/postop.: Flexion $\varnothing$ 54°/145° und Abduktion $\varnothing$ 50°/146°. UCLA-Score prä/postop.:($\varnothing$11/31 Pkt.). Constant-Score prä/postop.: ($\varnothing$ 26/76 Pkt.).Radiologisch: in allen Fällen knöcherner Durchbau der Pseudarthrose . Die Rehabilitationsdauer bis zur Wiederaufnahme der Arbeit betrug zwischen zwei bis zehn Monaten (durchschnittlich 4,2 Mo).

Schlußfolgerung

Durch den Zug der Rotatorenmanschette nach Korrektur der Varusfehlstellung wirkt die lateralseitig angebrachte Platte im Sinne eines Zuggurtungsprinzips. Medialseitig werden dabei hohe Kompressionskräfte verursacht, die eine Heilung der Pseudarthrose ermöglichen.

<table>
<tr><td>

17.11.99

**11:30–
13:00**

Saal 14.2

</td><td>

Ursachen und Behandlungsergebnisse von Pseudarthrosen des Oberarmschaftes

M. Walz (Bochum), G. Möllenhoff, B. Clasbrummel, G. Muhr

Ziel

</td></tr>
</table>

Die Oberarmschaftfraktur gilt als Domäne der konservativen Behandlung. Mit der Zahl verfügbarer Implantate hat auch die Operationshäufigkeit zugenommen. Demgegenüber hat die Inzidenz der Humerusschaftpseudarthrose nicht abgenommen. Mit der retrospektiven Analyse von 49 Pseudarthrosen des Oberarmschaftes sollen deshalb die Ursachen und die Behandlungsergebnisse untersucht werden.

Problem

Die Fraktur des Oberarmschaftes wurde bereits von Böhler als gutmütig und fast ausnahmslos konservativ behandelbar bezeichnet. Störungen der Knochenbruchheilung, insbesondere nach operativer Therapie, bedürfen daher einer kritischen Betrachtung.

Material und Methode

Im Zeitraum von 1990 bis 1997 behandelten wir 49 Patienten mit Pseudarthrosen des Oberarmschaftes. 46 Patienten waren uns durchschnittlich 7,6 (360) Monate nach Unfall und auswärtiger Vorbehandlung zugewiesen worden. 24mal (49.0%) war eine operative, 25-mal (51,0%) eine konservative Behandlung vorausgegangen. 4mal (8,2%) hatte es sich um offene Frakturen gehandelt. Radiologisch konnten 30 (61,2%) atrophe und 19 (38,8%) hypertrophe Pseudarthrosen differenziert werden.

Ergebnisse

Atrophe Pseudarthrosen traten häufiger nach konservativer als nach operativer Behandlung auf (66,7% vs. 33,3%). Hypertrophe Pseudarthrosen resultierten demgegenüber öfter aus einer operativen Vorbehandlung (73,7% vs. 26,3%). Dreimal hatten septische Pseudarthrosen nach operativer Primärversorgung von zwei offenen und einer geschlossenen Fraktur vorgelegen.

Konservative Vorbehandlung (n=25)
Das mittlere Schaftdrittel war bevorzugt betroffen (14/25, 56,0%). Bezüglich der Frakturtypen überwogen A2 und A3Frakturen. Die Dauer der Vorbehandlung betrug 7,4 (3) Monate. Bei 20/25 Patienten war ein häufiger Wechsel des Immobilisierungsverfahrens zu eruieren. Bei 17 Patienten bestand eine Diastase der Fraktur; bei 9/17 konnte intraoperativ ein Muskelinterponat verifiziert werden. Alle Patienten wurden mittels Plattenosteosynthese und autologer Spongiosaplastik bei atropher Pseudarthrose behandelt. Es kam nach 4,5 (2,5) Monaten in allen Fällen zur Ausheilung.

Operative Vorbehandlung (n=24)
Auch hier war das mittlere Schaftdrittel (12/24, 50,0%), bezüglich des Frakturtyps jedoch B2 und B3 bevorzugt betroffen. Bei 24 Patienten waren 29 Voroperationen durchgeführt worden. Als Ursache der Pseudarthrosenbildung konnte nahezu ausnahmslos eine falsche Indikationsstellung und/oder eine fehlerhafte Operationstechnik
ermittelt werden. Außer Platten waren intramedulläre Kraftträger, Cerclagen und isolierte Zugschraubenosteosynthesen angewandt worden. Bei 21/24 Patienten waren
insgesamt 26 Eingriffe bis zur Konsolidierung notwendig, die nach 8,8 (423) Monaten bei allen Behandelten erreicht werden konnte. Auch bei diesen Patienten war die
Osteosynthese mit der breiten DC zum überwiegenden Teil mit autologer Spongiosaplastik, das Verfahren der Wahl.

   Die Osteosynthese mit der breiten DC bringt auch im Rahmen der Pseudarthrosen-
behandlung im Vergleich zu anderen Verfahren die sichersten Ausheilungsergebnisse.

Schlußfolgerungen

Die korrekte Indikationsstellung bestimmt das Behandlungsergebnis von Frakturen
des Oberarmschaftes ebenso wie die technisch richtige Durchführung der konservativen wie operativen Behandlung. Abgesehen von offenen Frakturen und Radialis-
läsionen bleibt das konservative Vorgehen die Therapie der ersten Wahl. Die Ober-
armschaftpseudarthrose ist eine meist vermeidbare Komplikation.

Entwicklung eines neuen Marknagels mit internem Kompressionsmechanismus zur Behandlung von Oberarmpseudarthrosen

N. Baas (Murnau), O. Gonschorek, R. Beickert, V. Bühren

Erarbeitung eines, in der Behandlung von Oberarmpseudarthrosen hinsichtlich des
Materials und Kompressionsmechanismus, sowie der Formgebung und Verriegelungs-
möglichkeiten verbesserten, intramedullären Implantates. Ziel ist die Vereinigung der
Vorzüge von vorhandenen Systemen in einem neuen Marknagel.

Problembeschreibung

Grundprinzipien in der Behandlung von Pseudarthrosen sind interfragmentäre Kompression, Achs- und Rotationsstabilität, sowie das Einbringen autologer Spongiosa.
Ein offenes Vorgehen mit Plattenosteosynthese erfüllt diese Vorgaben. Am Oberarm
jedoch, sollte gedeckten Verfahren der Vorzug gegeben werden, um eine größtmögliche Schonung des N. radialis zu gewährleisten. Das optimale Implantat wäre somit
ein in gebohrter Technik einzubringender, komprimierbarer Marknagel mit rotations-
stabiler proximaler und distaler Verriegelung.

17.11.99

11:30–
13:00

Saal 14.2

Material und Methoden

Von März 1995 bis Dezember 1998 wurden 20 Patienten mit einer Humerus-pseudarthrose (7 Frauen und 13 Männer, durchschnittliches Alter 47 Jahre), die mit einem Kompressionsmarknagel behandelt wurden, prospektiv erfaßt.

Neun der Patienten erhielten einen IC-Nagel (ICN), neun einen Unaufgebohrten-Humerus-Nagel (UHN) und zwei der Patienten wurden mit einem neuentwickelten Humerus-Kompressions-Nagel (ICHN) therapiert. Ursprüngliche Versorgung war neben der konservativen Therapie (n=4), die Plattenosteosynthese (n=4), der Seidel Nagel (n=5), Bündelnägel (n=5) sowie je ein Krallen- und Russel-Taylor-Nagel. Die Patienten wurden bis zum Abschluß der Knochenheilung in regelmäßigen Abständen klinisch und radiologisch nachuntersucht.

Ergebnisse

Der ICN, ein modifizierter Tibianagel, zeichnete sich durch den internen Kompressionsmechanismus aus, wohingegen die vorgegebene Nagelkrümmung das Einbringen erschwerte. Durch das Aufbohren des Markraumes sollte osteogenes Material in den Pseudarthrosespalt eingepreßt werden und das Anlagern von autologer Spongiosa ersetzen. Beim UHN erleichterten sowohl die Formgebung als auch das Material Titan den Nageleinschlag und ermöglichten die retrograde Technik. Osteoinduktives Knochenmaterial wurde nicht eingebracht und der externe Kompressionsmechanismus war unbefriedigend. Mit beiden Nägeln konnnten alle Pseudarthrosen zur Ausheilung gebracht werden. In 4 Fällen war hierzu die Nachkompression, in 3 Fällen die offene Spongiosaplastik erforderlich.

Der neu entwickelte ICHN verfügt über einen vorteilhaften internen Kompressionsmechanismus und ist bezüglich Formgebung und Material den speziellen Erfordernissen am Humerus angepaßt. Er konnte bereits bei zwei Patienten erfolgreich zur Anwendung gebracht werden.

Der ICHN verknüpft die Vorteile des ICN und UHN. Er erfüllt die Grundprinzipien zur erfolgreichen Behandlung von Pseudarthrosen.

Die Behandlung der proximalen Humeruspseudoarthrose mit Varusfehlstellung durch intramedulläre Stabilisierung mit dem Seidelnagel

R. Kreusch-Brinker (Birkenwerder)

Zielsetzung

Korrektur und Anfrischung der fehlverheilten Humerusfraktur ohne Spongiosa-transplantation mit der Möglichkeit der frühfunktionellen Therapie unter Wieder-erlangung der Schulterfunktion.

Zwischen 1993 und 1997 wurden 17 Patienten mit einer subcapitalen Humeruspseudarthrose mit Fehlstellung mittels Seidelnagel unter Korrektur der Humerusachse operativ behandelt. Es handelte sich dabei um 7 Männer und 10 Frauen im Alter zwischen 14 und 82 Jahren, wobei 2 unterschiedliche Patientenkollektive vorstellig wurden.

a) 3 juvenile Patienten mit ausgedehnten juvenilen Knochenzysten im Bereich des proximalen Humerus nach mehrfacher Voroperation in der Kindheit und Jugend, und Rezidivbildung unter zunehmender Varusfehlstellung der proximalen Humerusepiphyse.

b 14 Patienten im fortgeschrittenen Alter mit konservativ bzw. minimalosteosynthetisch vorbehandelten Frakturen.

Durch den Seidelnagel konnte eine Korrektur der Achse und eine Ausbehandlung der Pseudarthrose sowie eine Durchstrukturierung des vormals krankhaft zystisch veränderten Humerus erreicht werden, ohne daß eine Spongiosatransplantation notwendig wurde. Ein jugendlicher Patient mußte auf Grund eines Spätinfektes 10 Monate nach dem Eingriff mit Metallentfernung und Ketteneinlagerung behandelt werden, ohne daß das Korrekturergebnis beeinträchtigt wurde. Alle jugendlichen Patienten erreichten die volle Beweglichkeit der Schulter bei Armverkürzung zwischen 1 und 4 cm. Die älteren Patienten boten in der Nachuntersuchung Funktionseinschränkungen der normalen Beweglichkeit der Schulter bei vorbestehender hochgradiger Störung der Abduktion und Elevation. Der Nagel mußte wegen Höhertreten und lokaler Störung des subacromialen Raumes in 2 Fällen entfernt werden, wodurch eine nochmalige Besserung der p.o. Funktion erreicht wurde.

Schlußfolgerung

Der anterograde Nagel nach Seidel ist zur Sanierung von Humeruspseudarthrosen im proximalen Drittel des Humerus, bei Fehlheilung und Ernährungsstörung, ein probates Mittel zur Korrektur und Sanierung, ohne daß eine zusätzliche Applikation von autologer Spongiosa notwendig ist.

Pseudarthrosen und verzögerte Knochenbruchheilung nach Unterarmfrakturen

T. Glombik (Bochum), E. Kollig, G. Muhr

Einleitung

In der Primärphase der Versorgung von Unterarmfrakturen können durch Nichtbeachtung spezifischer anatomischer und biomechanischer Faktoren des Unterarmes die Weichen für eine verzögerte Knochenbruchheilung oder die Entstehung einer Pseudarthrose gestellt werden. Ziel der vorgestellten Studie ist, Ursachen herauszuarbeiten und Behandlungsverfahren aufzuzeigen.

Patienten und Methoden

55 Unterarmpseudarthrosen bei 45 Patienten, 36 Männer und 9 Frauen, im Durchschnittsalter von 42,8 Jahren, wurden retrospektiv klinisch und radiologisch nachuntersucht. Die Diagnosestellung einer Pseudarthrose oder verzögerten Knochenbruchheilung erfolgte dabei nach durchschnittlich 5 Monaten. Isolierte Radiusfrakturen waren in 58,9 %, Unterarmbrüche in 31,8 %, offene Frakturen in 24,3 %, Monteggia-Frakturen in 9,9 % und Tumoroperationen mit 4,5 % Ausgangspunkt einer späteren Pseudarthrose. Nach der AO Klassifikation fanden sich initial 47,2 % Typ A, 27,3 % Typ B und 25,5 % Typ C. Die primäre Versorgung der Frakturen erfolgte in 38 Fällen (69,1 %) mittels Plattenosteosynthese, 10 mal (18,2 %) durch intramedulläre Schienung, 3 mal (5,5 %) durch Fixateur externe, 4 mal (7,3 %) durch Gipsbehandlung. Die Ulna war in 30 Fällen (54,5 %), der Radius 25 mal (45,5 %) betroffen. In 7 Fällen (12,7) waren beide Unterarmknochen von einer Pseudarthrose betroffen. Die Lokalisation lag vornehmlich diaphysär im mittleren Drittel des Knochens. Es fanden sich 22 (40 %) hypertrophe, 18 (32,7 %) Infekt- und 15 7,3 %) atrophe Pseudarthrosen.

Ergebnisse

Als Ursache einer Pseudarthrose oder verzögerten Knochenbruchheilung fand sich in 52 % der operativ versorgten Fälle eine biomechanische Ursache mit Instabilität im Frakturgebiet. 56 % zeigten eine Implantatlockerung durch Schraubenausrisse oder zu kurze Osteosyntheseplatten gelockerte intramedulläre Implantate lagen in 36 % der Fälle vor, Implantatbrüche fanden sich bei 8 %. Eine weitere Ursache waren Knochendefektzonen, die in 37,5 % der Fälle vorlagen. Die Defektzone war im Mittel 35 mm lang, der durchschnittliche Fragmentabstand 3,5 mm. Knocheninfekte mußten bei 8 Patienten (14,5 %) als ursächlich angesehen werden, davon 4 primäre und 4 sekundäre. Unter einer Behandlung im Oberarmgips, kam es infolge mangelnder Stabilität in 8 % der Fälle zur Ausbildung einer Pseudarthrose. Nach der ersten Pseudarthrosenoperation konnten insgesamt 35 Pseudarthrosen (63,6 %) durch eine Reosteosynthese mit Spongiosaanlagerung zur Ausheilung gebracht werden. In 15 Fällen (27,3 %) war eine zweite Operation nowendig. 2 mal lag eine Implantatlockerung vor, 13-mal ein avitaler Knochen oder eine Defektzone. Durch Reosteosynthesen und Spongiosaanlagerung sowie bei 20 % der Fälle durch Knochenspananlage konnte eine Ausheilung erreicht werden. Eine dritte Operation war 5- mal notwendig (9,1 %). Allgemein ist die Anzahl der notwendigen Operationen bei den Infekten am höchsten: Infektpseudarthrose 3,3; atrophe Pseudarthrose 2,3; Hypertrophe Pseudarthrose 2,2. Insgesamt kamen alle Pseudarthrosen nach einer Behandlungszeit von durchschnittlich 16,9 Monaten zur Ausheilung. Funktionell waren insbesondere die Flexion im Ellenbogengelenk sowie die Umwendbewegung beeinträchtigt: Pro./Sup. 62,8°/0°/58°, Ext./Flex.: 0,3°/0°/116,5°. Eine Korrekturosteotomie bei Ulnavorschub war in 18,1 %, dreidimensionale Korrekturen bei 3,1 % der Fälle notwendig.

Fazit

Unter Berücksichtigung biomechanischer Gesetzmäßigkeiten könnten über die Hälfte der entstehenden Pseudarthrosen und deren Folgen am Unterarm vermieden werden. Bei längeren Defektzonen sollte frühzeitig eine Spongiosaplastik oder ein corticospongiöger Span eingesetzt werden, um so die Ausheilungs- und Behandlungszeit zu verkürzen

17.11.99

**11:30–
13:00**

Saal 14.2

Pseudarthrosen nach distalen Radiusfrakturen

K. Prommersberger (Bad Neustadt), K. Beyermann, U. Lanz

Darstellung von Ursachen, Klinik, Behandlung, Verlauf und Ergebnissen von Pseudarthrosen nach distalen Radiusfrakturen inklusive einer Beurteilung der Endergebnisse nach dem DASH (Disability of arm shoulder and hand) der AAOS (American Academy of Orthopaedic Surgeons)

Berichte über Pseudarthrosen nach distalen Radiusfrakturen sind äußerst selten und betreffen meist Einzelbeobachtungen. Entsprechend sind kaum Aussagen zur Entstehungsursache sowie zum erwartbaren Endergebnis nach operativer Therapie vorhanden. Im Zeitraum von 5/92 bis 1/99 behandelteten wir 10 Pseudarthrosen nach distalen Radiusfrakturen. Das Geschlechtsverhältnis betrug 5 Männer zu 5 Frauen. Der jüngste Patient war 26, die älteste Patientin 89 Jahre. 5mal war die rechte, 5mal die linke Seite betroffen; 4mal die dominante, 6mal die nicht dominante Hand. Nach der AO-Klassifikation fanden sich 8 C3.1 und 2 C3.3 Frakturen. Drei Frakturen waren offen, eine davon drittgradig. Primär waren alle Patienten operativ versorgt worden: 2mal mit alleiniger KD-Spickung, 3mal mit Fixateur externe, 1-mal war eine Plattenosteosynthese von Radius und Ulna, 2mal lediglich der Ulna erfolgt. Bei einem Patienten war primär der Radius mit einem Fixateur externe und die Ulna mit einer Platte stabilisiert worden. Bei einem weiteren Patienten war eine Kombination von Fixateur externe und KD-Spickung erfolgt. Zwei Patienten hatten primär einen Infekt entwickelt. Eine Spongiosaplastik war primär bei keinem Patienten durchgeführt worden. Die Radiuspseudarthrosen wurden zwischen dem 6. und 33. Monat nach dem Unfall operiert. Präoperativ bestand stets ein erheblicher Ulnavorschub (8 bis 25mm), das distale Radiusfragment wies Verkippungen nach palmar bis 50° und nach dorsal bis 60° auf. In 9 Fällen erfolgte die Versorgung einzeitig. Eine Knochenblockinterposition wurde bei 8 Patienten vorgenommen. Die Stabilisierung erfolgte 8 mal mittels Plattenosteosynthese und 1-mal mittels KD. Beim mehrzeitigen Vorgehen wurde primär eine Distraktionsbehandlung mittels Fixateur externe zur Längengewinnung durchgeführt, später erfolgte eine Plattenosteosynthese des Radius. Alle Pseudarthrosen (der Patient von 1/99 befindet sich noch in Behandlung) konnten zur Ausheilung gebracht werden, ohne daß eine Handgelenksarthrodese erforderlich war. Postoperativ betrug die Ulnavarianz zwischen -3 und + 13mm; der Radiustilt lag zwischen 12° nach palmar und 10° nach dorsal. Postoperativ zeigten sich die Schmerzen

deutlich reduziert, die Beweglichkeit des Handgelenkes nahm zu, ebenso die Grobkraft. Die Auswertung mit dem DASH-Score ergab Punktzahlen zwischen 0 und 77
mit einem Median von 36 (0 Punkte = keine Einschränkung, 100 Punkte = maximale
Einschränkung).

Pseudarthrosen nach distalen Radiusfrakturen sind durch eine korrekte Erstbehandlung (adäquate Osteosynthese von Radius und Ulna, primäre Spongiosaplastik)
weitgehend vermeidbar. Ausräumung der Pseudarthrose, Interposition eines Knochenblockes und interne Stabilisierung führen zu einer raschen Ausheilung mit deutlichem
Funktionsgewinn. Eine Handgelenksarthrodese ist primär nicht erforderlich.

Ist die Verplattung nach Ender die Therapie der Wahl bei Kahnbeinpseudarthrose?

Silvia Vajczik (Bratislava), J. Latal, Th. Braunsteiner, P. Simko

Ziel der prospektiven Studie ist es, die verschiedenen Verfahren zur Therapie der
Kahnbeinpseudarthrose zu vergleichen und ein optimales Vorgehen zu ermitteln.
Problembeschreibung: Die Therapie der Kahnbeinpseudarthrose ist bis zuletzt nicht
zu genügend gelöst. Es werden verschiedene therapeutische Vorgänge empfohlen.
Durch die geringe Fallzahlen in den verschiedenen Studien hat sich die optimale The-
rapie nicht herauskristalisiert.

Material und Methode

In einem Jahr wurden 186 Patienten mit Kahnbeinpseudarthrose mit 3 Methoden operiert:
- 131 (Gruppe I) mit Spongiosaplastik und Enderplatte
- 25 (Gruppe II) mit AO-Schraube
- 30 (Gruppe III) mit Spongiosaplastik nach Matti

In der ersten Phase wurden die Patienten randomisiert in die Gruppen unterteilt (87
Pat.: Gr.I: 32 Pat., Gr.II: 25 Pat., Gr.III: 30 Pat.). Anhand der vorläufigen Auswertung
wurde in Phase 2 nurmehr die Kompressionsplatte verwendet.

Ergebnisse

167 Patienten konnten im Durchschnitt nach 3.8 Jahren nachuntersucht werden. Die
Resultate wurden nach Meine, BuckGramko und Nigst (1974) ausgewertet: subjektiv
durch den Patienten, Funktion, Kraft und Röntgenbefund.

Die höchste Heilungsrate (96,5%) mit 94% sehr guten und guten Ergebnissen
wurde in Gruppe I beobachtet. In Gruppe II war die Heilungsrate mit 82% deutlich

niedriger (p<0.005) trotz vergleichbarer klinischer Ergebnisse (92%). Die niedrigste Heilungsrate war in der Gruppe III (72%) und 75% sehr guten und guten Ergebnissen.

Schlußfolgerung

Anhand unserer Ergebnisse sollte bei der Therapie der Kahnbeinspeudarthrose die Kompressionsplatte nach Ender mit Spongiosaplastik als die Methode der Wahl angesehen werden.

<table>
<tr><td>Mittwoch, 17. Nov.   11:30 – 13:00   Saal 15.2</td><td>17.11.99

11:30–
13:00

Saal 15.2</td></tr>
<tr><td>Innovation (I)</td><td></td></tr>
</table>

Das Internet und Intranet in der Unfallchirurgie

K. Ipaktchi (Berlin), T. John, C. Mügge, R. Rahmanzadeh

Internet, Intranet, quality contol, world.wide.web

Zielsetzung

In zunehmendem Maße spielt die Informationsverwaltung in einer Institution, als auch der weltweite Datenaustausch und die interaktive Zugriffsmöglichkeit auf Datennetze eine besondere Rolle. Es soll dargestellt werden, welche derzeitige und künftige Bedeutung diese Technologie für die einzelne unfallchirurgische Klinik hat.

Problemstellung

In durchschnittlich 18 Monaten verdoppelt sich die Rechnerleistung der auf dem Markt ange-botenen PC's, in diesem Maße kommt es zum Preisverfall der Systeme und zur exponentiellen Ausbreitung von PC gestützten Netzwerksystemen. Dieser expandierenden neuen Technologie steht jedoch eine durch Zeitmangel bedingte Unwissenheit der klinisch tätigen Ärzte gegenüber. Aufgezeigt werden einerseits Anwendungsmöglichkeiten des Intranets zur Steigerung der abteilungsinternen Optimierung der Datenverwaltung, als auch die Anforderungen zur externen Präsentation der Abteilung bzw. Teilnahme am World Wide Web.

Material/Methoden

In unserem Haus der Maximalversorgung wird derzeit aktiv der Ausbau eines Intranets vorangetrieben, welches durch einen Firewall zum Internet gesichert ist. Angeschlossen sind Zentralabteilungen wie Radiologie, Labor und Pathologie wie auch das Archiv. Erhebliche Unterschiede finden sich im Grad der individuellen Vernetzung der einzelnen peripheren Abteilungen. Auf dieser Grundlage werden die Vorzüge, als auch Vernetzungsprobleme abteilungsintern, wie auch die Anforderungen an Hardware und Personal zum Netzanschluß diskutiert.

Schlußfolgerung

Der Ausbau eines abteilungsinternen, leistungsfähigen Computernetzwerkes ist heutzutage auch für kleinere Abteilungen möglich und notwendig. Die Vorzüge sind neben der Kostenoptimierung und Qualitätssicherung in Administration und Klinik, die jederzeit zugänglichen Expertenforen, wie auch der vereinfachte Datentransfer von Großdateien (etwa Röntgendokumente) und der wissenschaftliche Austausch. In zunehmendem Maße sind zudem unfallchirurgische Kliniken in der Pflicht, Serviceleistungen über das Internet für Patienten, Haus-ärzte und Medien aufzubauen, um die Netzpräsenz nicht anderen Interessensverbänden zu überlassen (www.DGU.de = Deutsche Gesellschaft für Urologie). Um diesen Aufgaben gerecht zu werden, muß für die entsprechende Ausbildung der ärztlichen Mitarbeiter gesorgt werden, bzw. Fachpersonal eingestellt werden.

MRT versus Arthroskopie in der Diagnostik der skapholunären Dissoziation

Joanna Iwinski-Zelder (Marburg), M. Schädel-Höpfner, T. Braus, L. Gotzen

intrinsische skapholunäre Bandläsion, MRT, Arthroskopie

Zielsetzung

Durch eine prospektive Studie sollte geklärt werden, ob durch magnetresonanztomographische Untersuchung der Handwurzel ein intrinsischer skapholunärer Bandschaden mit gleicher Sicherheit festgestellt werden kann, wie mit der als Goldstandard geltenden Handgelenksarthroskopie.

Kurzfassung

Mittels MRT können intrinsische Bandschäden der Handwurzel schlechter beurteilt werden als durch die Arthroskopie.

Patienten und Methode

In einer prospektiven Vergleichsstudie wurden durch Magnetresonanztomographie und Arthroskopie Aussagen über vermutete Läsionen des interossären skapholunären Bandes getroffen. Eingeschlossen wurden 103 Patienten im Zeitraum vom 1.1.1996 bis 31.7.98. Bei diesen bestand anamnestisch, klinisch und/oder anhand konventioneller Röntgenbilder der Verdacht auf eine akute oder chronische skapholunäre Instabilität. Röntgenologische Einschlußkriterien waren eine Vergrößerung des skapholunären Spaltes über 2 mm und/oder pathologische karpale Winkelverhältnisse. Es wurde jeweils eine Magnetresonanztomographie der Handwurzel (Schichtdicke 2 mm, koronare und sagittale Schnittführung, 1.0 Tesla) durchgeführt. Anschließend erfolgte eine Handgelenksarthroskopie zur definitiven Diagnosestellung. Magnetresonanztomographie und Arthroskopie wurden von verschiedenen Untersuchern ohne Kenntnis des Befundes der Vergleichsuntersuchung durchgeführt. Im ersten Abschnitt der Studie wurde die MRT ohne Kontrastmittel (n = 72) vorgenommen. In einem zweiten Studienabschnitt (n = 31) erfolgte die MRT zusätzlich nach intravenöser Gabe von Gadolinium (MagnevistR) als indirekt MR-Arthrographie.

Ergebnisse

Bei den 103 untersuchten Patienten fand sich in 76 Fällen (74%) eine Übereinstimmung der Ergebnisse von indirekter MR-Arthrographie und Arthroskopie bezüglich der Intaktheit des interossären skapholunären Bandes. Für die ohne Kontrastmittel untersuchten Patienten betrugen Sensitivität und Spezifität 64% bzw. 84%. Durch die indirekte MR-Arthrographie konnte die Spezifität auf 100% gesteigert werden, die Sensitivität blieb etwa gleich mit 62%. Die Unterteilung der ohne Kontrastmittel untersuchten Patienten in akute und chronische Läsionen ließ eine bessere Beurteilung von akuten Bandrupturen (Sensitivität 79%) und chronischen Normalbefunden (Spezifität 96%) erkennen.

Schlußfolgerung

Die Aussagekraft der Magnetresonanztomographie für die Beurteilung intrinsischer skapholunärer Bandschäden bleibt deutlich hinter der Handgelenksarthroskopie zurück. Ein routinemäßiger Einsatz der MRT kann deshalb für derartige Fragestellungen nicht empfohlen werden.

17.11.99

11:30–13:30

Saal 15.2

17.11.99

11:30–
13:30

Saal 15.2

Diagnostische und therapeutische Bedeutung der MRT bei kindlichen epiphysären Frakturen

M. Schädel-Höpfner, J. Iwinska-Zelder, N. Ishaque, L. Gotzen

epiphysäre Frakturen, MRT, Klassifikation, Therapie

Zielsetzung

Der Stellenwert der MRT in der Diagnostik kindlicher epiphysärer Frakturen, deren Ausmaß anhand konventioneller Röntgenbilder häufig unterschätzt wird, sollte bestimmt werden. Ermittelt werden sollte insbesondere die Relevanz der MRT-Diagnose für eine Änderung des therapeutischen Vorgehens.

Kurzfassung

Die MRT erlaubt die sichere Klassifizierung kindlicher epiphysärer Frakturen und hat erhebliche therapeutische Bedeutung.

Patienten und Methode

In eine prospektive Studie wurden 36 konsekutive Patienten im Zeitraum vom 1.3.1997 bis 31.12.1998 eingeschlossen, bei denen anhand konventioneller Röntgenbilder Frakturen mit Beteiligung der Wachstumsfuge festgestellt worden waren. Es handelte sich um 11 Mädchen und 25 Jungen mit einem Durchschnittsalter von 13 Jahren (2-18). Häufigste Frakturlokalisationen waren der distale Unterschenkel (n = 21) und der distale Unterarm (n = 8).Zunächst erfolgte anhand der Röntgenbilder die Einteilung der Frakturen gemäß der Klassifikation von Salter und Harris. Danach wurde bei allen Patienten eine Magnetresonanztomographie (FLASH 2D T1-w und IRABS, coronale, sagittale und axiale Schnittführung, 1.0 Tesla) durchgeführt. Ermittelt wurde die Abweichung der MRT-Diagnose von der röntgenologischen Klassifikation. MRT-abhängige Änderungen des therapeutischen Procedere wurden eingeteilt in „major" (Operation ja/nein) und „minor" (Gips ja/nein, Dauer der Ruhigstellung).

Ergebnisse

Bei 24 von 36 untersuchten Patienten (67%) führte die MRT zu einer Änderung der Klassifikation. Therapieänderungen resultierten durch die MRT in 53% (19 von 36). In 8 Fällen wurde aufgrund der MRT-Diagnose die konservative Therapie der Fraktur modifiziert (minor change). Bei weiteren 11 Patienten wurde anhand des magnetresonanztomographischen Befundes die Indikationsstellung zur Operation geändert (major change). Zusätzlich zeigte die MRT in 5 Fällen relevante ligamentäre oder kartilaginäre Verletzungen.

Schlußfolgerung

Die Magnetresonanztomographie erlaubt eine genaue Klassifikation von epiphysären Frakturen und die Erkennung von zusätzlichen ligamentären Läsionen. Das therapeutische Procedere wird durch die MRT erheblich beeinflußt. Gegenüber der CT ist die MRT wegen der fehlenden Strahlenexposition zu bevorzugen.

17.11.99
11:30–
13:30

Saal 15.2

Die computerunterstützte dreidimensionale Rekonstruktion und Volumenbestimmung des hyalinen Gelenkknorpels im MRT

M. Wild (Frankfurt), D. Hollander, Y. Hakimi, J. Windolf

Chondrovolumetrie, MRT, posttraumatische Arthrose, dreidimensionale Rekonstruktion

Zielsetzung

Am Patientengut unserer Klinik für Unfallchirurgie werden derzeit die Möglichkeiten der dreidimensionalen Gelenkknorpelrekonstruktion im MRT zur Diagnose und Verlaufsbeurteilung der posttraumatischen Arthrose nach Gelenkfrakturen untersucht. Ziel dieser Studie ist neben einer Verbesserung der bildgebenden Darstellung des hyalinen Gelenkknorpels erstmals ein Verfahren für eine objektive quantitative Messung des Knorpelvolumens zu erproben.

Kurzfassung

Die Diagnose der posttraumatischen Arthrose erfolgt in der klinischen Routine vor allem am konventionellen Röntgenbild anhand von indirekten Arthrosezeichen wie Gelenkspaltverschmälerung, subchondraler Sklerosierung oder osteophytären Anbauten, da der hyaline Gelenkknorpel im konventionellen Röntgenbild selbst nicht bildgebend ist. Mit der Entwicklung der Kernspintomographie ist es nicht nur möglich, den hyalinen Gelenkknorpel direkt darzustellen, sondern auch mit Hilfe entsprechender Sequenzen im MRT dreidimensional zu rekonstruieren und das Knorpelvolumen damit quantitativ zu bestimmen.

Material und Methode

Nach einem Intervall von mindestens 3 Jahren nach dem Unfallereignis wurden Patienten aus unserer Klinik nach einer intraartikulären Tibiakopffraktur (n=25) oder einer Luxationsfraktur des OSG (n=25) zur Nachuntersuchung einbestellt. Neben einer klinischen Beurteilung des postoperativen Ergebnisses erfolgte die kernspintomographische Untersuchung sowohl auf der Seite der ehemaligen intraartikulären Fraktur als auch auf der unverletzten Seite, die als Kontrolle diente. In dieser Studie wurde ein Kernspingerät der Firma elscint mit einer Feldstärke von 0,5 Tesla verwendet. Als Sequenz zur Darstellung des hyalinen Gelenkknorpels wurde ein T 1 gewichtetes 3 D Gradientenecho benutzt. Anschließend erfolgte mit Hilfe einer silicon graphics workstation die dreidimensionale Rekonstruktion des hyalinen Gelenkknorpels.

Ergebnisse

Hierbei konnten im ehemaligen Frakturbereich nicht nur die ausgeprägten Gelenkknorpeldefekte und Knorpelvolumenverminderungen nachgewiesen werden, sondern es ließen sich mit Hilfe dieser Technik auch Volumenverminderungen oder lokalisierte Knorpeldefekte diagnostizieren, während im konventionellen Röntgenbild diese Veränderungen nicht darstellbar sind. So zeigte sich mehrere Jahre (Median 8 Jahre) nach Tibiakopffraktur nicht nur eine signifikante Knorpelvolumenverminderung im Vergleich zur Gegenseite am Tibiaplateau (p=0,00001; Wilcoxon-Test), sondern auch im Bereich der Patella (p=0,001) und des Femurs (p=0,007).

Schlußfolgerungen

Mit Hilfe der kernspintomographischen dreidimensionalen Darstellung des hyalinen Gelenkknorpels und der Knorpelvolumenmessung steht somit neben einer besseren bildgebenden Methode auch ein Verfahren zur objektiven und quantitativen Beurteilung des Gelenknorpels zur Verfügung. Insbesondere die Frühdiagnose und die Verlaufsbeurteilung der posttraumatischen Arthrose könnte ein Anwendungsgebiet dieser Methode sein.

Darstellung des Labrum acetabulare mittels MR-Arthrographie – Untersuchungen an 20 Leichenhüften

G.M.J. Plötz (Kiel), J. Brossmann, B. Kurz, J. Heller, M. Schünke, J. Hassenpflug

Labrum, Hüfte, MR-Arthrographie

Zielsetzung

Untersuchung der Sensitivität und Spezifität der MRT-Arthrographie (MRa) in der Darstellung des Labrum acetabulare, welches in dysplastischen und posttraumatischen Hüftgelenken Beschwerden verursachen kann.

Material

Es wurden 10 frische und 10 formalinfixierte Leichenhüften untersucht, die nicht vor-operiert waren. Von jedem Gelenk wurden Röntgenaufnahmen in 2 Ebenen angefer-tigt. Anschließend wurde unter Röntgendurchleuchtung 15 ml einer Mischung aus Röntgenkontrastmittel und Gs-DPTA im Verhältnis 100 zu 1 intraartikulär injiziert. Nach Röntgendokumentation erfolgte die MRA mit einer fettunterdrückten 3D-Flash-Sequenz. Anschließend wurde das Labrum acetabulare makroskopisch sowie histo-logisch untersucht. Die MR-Arthrographien wurden durch einen erfahrenen Radio-logen ohne Kenntnis des anatomischen Befundes ausgewertet.

17.11.99

11:30–
13:30

Saal 15.2

Ergebnisse

Kein Hüftgelenk war dysplastisch verändert. 8 Hüftgelenke zeigten im Röntgenbild geringe arthrotische Veränderungen. Anatomisch lag bei 12 Hüftgelenken ein patho-logischer Befund am Labrum acetabulare vor: Bei 7 Präparaten war das Labrum in der Belastungszone am Pfannenerker vom Knochen abgelöst (1 cm Länge: N = 4; 1,5 cm Länge: N = 2; 2 cm Länge; N = 1). Jedes Hüftgelenk zeigte eine lappenförmige Degeneration des Labrums am Acetabulumvorderrand bzw. eine zystische Degene-ration des Labrums am Pfannendach. 3 Hüftgelenke wiesen ein zerissenes, aufgerie-benes Labrum im arthrotisch veränderten Pfannendachbereich auf.

Die Labrumveränderungen wurden in 8 von 12 Fällen richtig erkannt (Sensitivität 66 %). Dabei wurden die Labrumablösungen in 4 von 7 Präparaten diagnostiziert. In 2 Fällen lag nur eine 1 cm lange Ablösung vor, wobei das Labrum nur wenig vom Knochen abhebbar war. Alle Läsionen, einschließlich des lappenförmig überhängen-den Labrums, wurden retrospektiv erkannt. Ein falsch-postiver Befund wurde in kei-nem Fall erhoben (Spezifität 100 %). Das Labrum wurde in 16 von 20 Fällen korrekt beurteilt (Genauigkeit 80 %).

Schlußfolgerung

Die MR-Arthrographie stellt das Labrum acetabulare in den meisten Fällen gut dar und bietet bei ausreichender Sensitivität eine hohe Spezifität. Insbesondere können über Form und Größe zuverlässige Aussagen gemacht werden. Schwierigkeiten gibt es bei der Diagnostik von kleinen Labrumablösungen oder anatomischen Normvarianten.

<table>
<tr><td>

17.11.99

**11:30–
13:30**

Saal 15.2

</td></tr>
</table>

Intraoperative Wirbelsäulensonographie zur Beurteilung der Myelondekompression

K. Lerch (Regensburg), M. Stumpf, M. Nerlich

Sonographie, Wirbelsäule, Metastasen, Diagnostik

Problemstellung

Die Feststellung der genauen Lokalisation einer tumorösen Spinalkanaleinengung und die Beurteilung des Ausmaßes der erreichten Myelondekompression bei traumatischer oder tumoröser Einengung des Spinalkanales stellt den Operateur immer wieder vor Schwierigkeiten. Die Sonographie steht uns bereits intraoperativ als Diagnostikum für diese Fragestellung zur Verfügung. Der Stellenwert dieser Methode soll diskutiert werden.

Patienten und Methode

Je 10 Patienten mit traumatischer und tumoröser Myelonkompression wurden intraoperativ sonographiert.

Ergebnisse

Die Ultraschalluntersuchung liefert teilweise therapieentscheidende Informationen. Bei Wiederaufrichtung eines Wirbelkörpers von dorsal erreicht man häufig durch Ligamentotaxis bereits eine Begradigung der Wirbelkörperhinterkante. Bei vorhandenem Schallfenster, z.B. nach Hemilaminektomie läßt sich sonographisch die Wirbelkörperhinterkante gut darstellen und beurteilen. Bei tumoröser Spinalkanaleinengung ist die Entlastung des Myelons durch Hemilaminektomie bzw. Laminektomie oft ein wesentlicher Therapieschritt. Sonographisch können dann auch die ventralen Abschnitte des Spinalkanales dargestellt werden, Tumorgewebe läßt sich gut vom Myelon differenzieren.

Schlußfolgerung

Das Ausmaß des notwendigen operativen Eingriffes wird vom Ergebnis der sonographischen Untersuchung mitbestimmt.

Die Sonographie – ein geeignetes Verfahren zur Beurteilung von Achsfehlern am oberen Sprunggelenk

I. Jester (Mannheim), T. Gohla, S. Loff, L.M. Wessel

17.11.99

11:30–
13:30

Saal 15.2

Zielsetzung

Entwicklung eines sonographischen Verfahrens zur Achsbestimmung des oberen Sprunggelenkes (OSG) in einem experimentellen Aufbau und Überprüfung der Validität des Verfahrens in einer klinischen Nachuntersuchung bei Kindern mit distaler Tibiafraktur.

Einleitung

Frakturen und Luxationen im Bereich des OSG sind seltene Ereignisse im Kindesalter, jedoch können sie durch direkte Schädigung oder stimulatives Wachstum zu Wachstumsstörungen Anlaß geben. Mögliche Folgen sind Achsfehlstellungen und Beinlängendifferenzen. Üblicherweise werden diese Fehlstellungen radiologisch überprüft, da bislang kein Ultraschallverfahren zur Beurteilung der Varus und Valgusfehlstellung am OSG besteht. Material und Methode: Zur Standardisierung der sonographischen Messung erfolgte zunächst eine Untersuchung an 55 Probanden (Alter 7-24 Jahre). Unterschenkel und Fuß wurden in 30° Plantarflexion fixiert. Auf einen 7,5 MHz-Schallkopf wurde eine Vorrichtung aus Plexiglas zur Markierung der Tibialängsachse und der transversalen Achse des OSG angebracht, die in zwei streng definierten Schnittebenen bestimmt und markiert wurde. Hierzu dienten ein sagittal ventraler und ein transversal ventraler Schnitt. Anschließend konnte der Winkel mit Hilfe der Markierung ausgemessen werden. Die Überprüfumg erfolgte sowohl klinisch als auch radiologisch. Somit konnte die Abweichung im Sinne einer Varus- oder Valgusfehlstellung bestimmt werden. Das sonographische Meßverfahren fand an 61 Kindern Awendung, die sich zwischen 1984-1993 eine Sprunggelenksfraktur (25 Epiphysen-, 26 Übergangs- und 10 metaphysäre Tibiafrakturen) zugezogen hatten, die in ca. 50% der Fälle konservativ versorgt wurden. In einer klinischen Untersuchung am stehenden Patienten wurde zum Vergleich der Calcaneuswinkel bestimmt. Die statistische Kontrolle erfolgte mit dem Wilcoxontest.

Ergebnisse

Die Mittelwerte der sonographischen Achsmessung in der Kontrollgruppe betrug am linken OSG 0,45°±1,1° und am rechten OSG 0,52°±1,3°. Beim Patientenkollektiv lag der Mittelwert am linken OSG bei 0,47°±1,2° und am rechten OSG bei 0,49°±1,1°. Zehn Patienten, überwiegend nach Epiphysenfugenverletzungen hatten bei der Untersuchung sowohl sonographisch (8,6°±2,5°) als auch klinisch (6,0°±2,1°) eine Achsabweichung bis maximal 14°; davon waren 6 Valgus- und 4 Varusfehlstellungen.

Schlußfolgerung

Das neue sonographische Meßverfahren zur Achsbestimmung am OSG läßt sich am gesunden Kollektiv standardisieren und ist bei klinischer Überprüfung ein valides bildgebendes und nicht strahlenbelastendes Verfahren zur Erfassung posttraumatischer Wachstumsfehlstellungen.

Ein neues Verfahren zur Diagnostik und Verlaufskontrolle akuter und chronischer Knocheninfektionen

Th. Kälicke (Bonn), F. Grünwald, H-J. Biersack, A. Schmitz, ML. Hansis, St.Arens

Osteitis, Spondylitis, Positronen-Emissions-Tomographie (PET)

Problem

Die Diagnosesicherung und Verlaufskontrolle akuter / chronischer Knocheninfektionen kann bekanntlich erhebliche Schwierigkeiten machen.

Ziel war die diesbezügliche Evaluation von Spezifität und Sensitivität der neuen Fluor-18-2-Desoxy-D-Glukose-Positronen-Emissions-Tomographie (FDG-PET) bei solchen Krankheitsbildern.

Material / Methoden

In einer andauernden prospektiven klinischen Studie untersuchten wir bisher (Oktober 98 – März 99) mit der FDG-PET 11 Patienten mit Verdacht auf akute oder chronische Osteitis der Extremitäten (n=6) bzw. Spondylitis (n=5), die sich auf Anamnese, klinische Befunde, konventionelle Bildgebung (Röntgen, Computer- oder Kernspintomographie) stützte. Bei der Evaluation wurde die FDG-PET-Diagnose in Unkenntnis der klinischen und konventionell-bildgebenden Information gestellt und anhand Mikrobiologie, Histologie, Nachsorge > 6 Monate als richtig-positiv/negativ bzw. falsch-positiv / negativ klassifiziert.

Ergebnisse

Die Tracer-Aktivität (FDG) gemessen in SUV (standard uptake value) bei aseptischen Prozessen lag um 1,0 SUV und stieg bei Infektionen bis 9,2 SUV an. Bei 4 der 5 Patienten mit Verdacht auf Spondylitis war die FDG-PET richtig-positiv; beim 5. Patient richtig negativ (Osteochondrose). Bei 4 der 6 Patienten mit Verdacht auf periphere Osteitis war die FDG-PET richtig positiv; beim 5. Patienten richtig negativ (aseptische Hüftkopfnekrose). Beim 6. dieser Patienten erfolgte eine FDG-PET zwei Wochen nach Revisionseingriff am

Oberschenkel und wurde als falsch-positiv gewertet, da die Differentialdiagnose zwischen septischem Prozeß und reaktiven postoperativen Veränderungen nicht möglich war. Nach erfolgreicher konservativer Therapie erfolgten bisher bei 2 Patienten FDG-PET Verlaufskontrollen, die beide eine signifikante Abnahme des SUV zeigten.

17.11.99

11:30–13:30

Saal 15.2

Schlußfolgerungen

Mit der FDG-PET können akute / chronische Knocheninfekte der Extremitäten und Wirbelsäule mit hoher Spezifität und Sensitivität diagnostiziert werden. Die klinisch hochrelevante, genaue Differentialdiagnose zwischen Knochen- und Weichteilinfektion scheint aufgrund der hohen räumlichen Auflösung der FDG-PET möglich. Sie wird im Gegensatz zur Computer- bzw. Kernspintomographie nicht durch Metallimplantate beeinträchtigt. Die FDG-PET ermöglicht als funktionelle Bildgebungstechnik Verlaufskontrollen septischer Prozesse nach konservativer Therapie. Nach operativen Interventionen erscheint die Aussagekraft allerdings über längere Zeit eingeschränkt, da reaktive, aseptische Umbauvorgänge ebenfalls zur FDG-Anreicherung führen können. Die Untersuchung wird zur Erlangung höherer Fallzahlen fortgesetzt.

Ein neues Konzept zur seitenvergleichenden Untersuchung der isometrischen und dynamischen Plantarflexionsbewegung

P. Ullrich (Jena), S. Dünkel, V. Wank, E. Markgraf

Achillessehnenruptur, Plantarflexion, Kraftmessung, EMG

Zielsetzung

Die Plantarflexion sollte seitenvergleichend bei Patienten mit operativ versorgten Achillessehnenrupturen unter isometrischen und dynamischen Bewegungsformen untersucht werden. Dabei war vor allem die Kraftentfaltung, die Kinetik sowie die dazugehörige elektromyographische Aktivität der beteiligten Muskeln von Interesse.

Kurzfassung

51 Patienten mit operativ versorgten Achillessehnenrupturen konnten durchschnittlich fünfeinhalb Jahre nach der Operation mit Hilfe eines neuartigen Meßverfahrens zur Untersuchung der Plantarflexionsbewegung untersucht werden. Diese Meßapparatur ermöglicht die Bestimmung von isometrischen sowie dynamischen Plantarflexionskräften bei verschiedenen Winkelstellungen im oberen Sprunggelenk im Seitenvergleich. Sie ist so konstruiert, daß der Unterschenkel des sitzenden Patien-

ten relativ fest eingespannt ist, so daß die zu testende Bewegung nahezu ausschließlich von dem uns interessierenden M. triceps surae hervorgerufen wird. Mit Hilfe eines Lastschlittens konnten dynamische Bewegungsabläufe unter physiologischen Bedingungen beobachtet werden. Parallel dazu wurden Oberflächen-EMG-Messungen an den drei Teilmuskeln des M. triceps surae sowie den Antagonisten M. tibialis anterior und M. extenxor digitorum longus durchgeführt. Zum Vergleich wurde eine Referenzgruppe aus gesunden Probanden gebildet.

Die isometrischen Messungen ergaben für alle getesteten Winkelstellungen im oberen Sprunggelenk statistisch hoch signifikante ($p</=0.001$, gepaarter t-Test) Kraftdefizite auf der operierten Seite. Auch bei der dynamischen Plantarflexion wurden hoch signifikante Unterschiede zwischen beiden Beinen bei der maximalen Hubhöhe und maximalen Hubgeschwindigkeit einer Last, die der Hälfte des Körpergewichts entsprach, registriert.

Diese muskuläre Dysbalance spiegelte sich auch in den elektromyographischen Ergebnissen wieder. Die bearbeiteten EMG-Signale des M. triceps surae zeigten im Seitenvergleich sowohl bei der mean- als auch bei der median frequency hoch signifikante Unterschiede. Auf der operierten Seite lagen die Frequenzanteile in deutlich höheren Bereichen, was auf kompensatorische Rekrutierungsvorgänge schließen läßt. Diese traten bei den Patienten individuell mit unterschiedlicher Wichtung zwischen dem eher dynamisch arbeitenden M. gastrocnemius caput laterale und mediale sowie dem eher statisch wirkenden M. soleus auf. In der Referenzgruppe konnten keine statistisch signifikanten Unterschiede eruiert werden.

Schlußfolgerungen

Mit Hilfe der geschilderten Methode können unter physiologischen Bedingungen Untersuchungen der Plantarflexionsbewegung durchgeführt werden, die objektive und gut reproduzierbare Ergebnisse für die Nachuntersuchungen und Therapieplanung erbringen.

Analyse der Greifformen der Hand mit dem TU-Berlin-Sensorhandschuh

M. Mentzel(Ulm), F. Hofmann, N.J. Wachter, B. Jaetzold, G. Hommel, L. Kinzl

Sensorhandschuh, Griffanalyse, Handchirurgie

Zielsetzung

Analyse der primären Greifformen durch die computergestützte Erfassung der Bewegungsabläufe der Fingergelenke und der Druckverteilungsmuster an der Hand mit dem TUB-Sensorhandschuh.

Problemstellung

Die in der Handchirurgie üblichen klinischen Untersuchungsmethoden der Gelenkbeweglichkeit und der Kraft sind zeitaufwendig, ungenau und abhängig von Untersucher und Untersuchtem.

Material und Methoden

Ein an der TU-Berlin entwickelter Sensorhandschuh ist in der Lage, die menschlichen Gebärden der Hand maschinell zu erkennen. Er ist auf der Streckseite mit 16
Gelenkwinkelsensoren ausgestattet und wurde zudem auf der Greifseite mit 10 Druck-
sensoren versehen.Mit dem Sensorhandschuh wurden an 9 Probanden die primären
Greifformen sowohl hinsichtlich des Zusammenspiels der Fingergelenkbewegungen
als auch der Druckverteilung an den einzelnen Strahlen der Hand erfaßt. In einer vergleichenden Studie wurden die Gelenkwinkel beim Grobgriff mit 4 verschiedenen
zylindrischen Greifkörpern und beim Faustschluß zu drei Zeitpunkten von 10 Untersuchern konventionell mit der Neutral-Null-Methode bestimmt. In gleicher Versuchs-
anordnung wurden die Gelenkwinkel mit dem Datenhandschuh erhoben. Als Kriterium für die Reproduzierbarkeit der Messungen wurde mittels Varianzanalyse die ICC
(Intra Class Correlation) berechnet. Es handelt sich hierbei um eine Zahl zwischen
0 und 1, die sich bei hoher Validität der Messungen 1 nähert.

Ergebnisse

Bei der Griffanalyse ließen sich jeweils typische Druck- und Bewegungsmuster aufzeigen, die erlauben, einen Griff nach seinem digital aufgezeichneten „Fingerabdruck"
zu erkennen. Die ICC der mit dem Sensorhandschuh ermittelten Daten lag mit 0,89
deutlich höher als die über alle Untersucher gemittelte ICC von 0,50 der konventionellen Methode.

Schlußfolgerung

Aufgrund der hohen Präzision, der deutlich höheren Validität der computergestütz-
ten Messung der Bewegungsumfänge mit dem TU-Sensorhandschuh ist diese Technik der konventionellen Meßmethode deutlich überlegen. Darüber hinaus bietet die
Analyse von Greifformen und Druckverteilungsmustern der Hand eine Möglichkeit
zur grundlegenden Verbesserung der Diagnostik und Begutachtung in der Handchirurgie.

17.11.99
11:30–
13:30
Saal 15.2

<table>
<tr><td>17.11.99

14:00–
15:30

Saal 3</td><td>Mittwoch , 17. Nov.   14:00 – 15:30   Saal 3

Schulterluxation (II)</td></tr>
</table>

Rezidivhäufigkeit nach konservativ therapierten vorderen Schultererstluxationen

M. Brauckmann (Mainz), M Runkel, P.M. Rommens

Abschätzung der Rezidivrate nach konservativ behandelter vorderer Schultererstluxation und daraus abzuleitende Therapieempfehlungen

Problembeschreibung

Die Behandlung nach vorderer Schulterluxation wird in der Regel überwiegend konservativ durchgeführt. Dabei ist allerdings mit einer nicht unbeträchtlichen Rezidivrate zu rechnen. Die Angaben in der Literatur zur Rezidiventstehung in Abhängigkeit zum Patientenalter sind sehr unterschiedlich und an zum Teil nicht repräsentativen Kollektiven erhoben.

Material und Methoden

Im Rahmen einer retrospektiven Studie wurde die Rezidivhäufigkeit nach vorderer Schulterluxation in Abhängigkeit vom Alter des Patienten untersucht. Es wurden 155 Patienten einer unfallchirurgischen Poliklinik nach vorderer Schultererstluxation erfaßt und 140 Patienten befragt und nachuntersucht. Der Nachuntersuchungszeitraum betrug mindestens vier Jahre und maximal neun Jahre, im Mittel 6,3 Jahre. Von diesen 140 Patienten wurden 107 Patienten unter 65 Jahren weiterverfolgt. 92 dieser Patienten wurden konservativ behandelt. Bei den übrigen 15 Patienten unter 65 Jahren erfolgte nach Erstluxation eine operative Therapie. Es bestand in 44 Fällen (41 %) eine knöcherne Begleitverletzung am Pfannenrand oder dem Tuberculum majus.

Ergebnisse

Unter den 92 Patienten die konservativ behandelt wurden, ereigneten sich bei den unter 20-jährigen (n=7) in 100% Rezidivluxationen, bei den 21-29-jährigen (n=28) in 57%, bei den 30-39-jährigen (n=l 9) in 42% und bei den 40-65-jährigen in 11 % Rezidivluxationen. In der Altersklasse bis 29 Jahren konnte bei den Patienten ohne knöcherne Begleitverletzung eine Rezidivrate von 21/23 (=91%) gefunden werden. Von den Patienten mit einer zusätzlichen Fraktur des Tub. majus kam es nach konservativer Therapie nur in einem Fall (4%) zu einem Luxationsrezidiv, während bei Patienten ohne begleitende Knochenverletzung in 35 Fällen (38%) eine Reluxation der Schulter erfolgte.

Bei Patienten unter 30 Jahren besteht nach vorderer Schultererstluxation ohne knöcherne Begleitverletzung ein erhebliches Risiko der Rezidivluxation. Hier sollte die arthroskopische Versorgung der verletzten Weichteilstrukturen schon nach der Erstluxation erfolgen. Bei Patienten über 30 Jahren besteht die OP-Indikation nach Erstluxation bei Verletzungen der Rotatorenmanschette. Frakturen des Pfannenrandes und des Tub. majus sollten unabhängig vom Patientenalter operativ angegangen werden.

17.11.99
14:00–
15:30
Saal 3

Die extraartikuläre arthroskopische Kapsel-Labrumrefixation bei der vorderen Schulterluxation mit resorbierbaren Dübeln – Technik, Ergebnisse

G. Hehl (Ulm), W. Strecker, T. Wißmeyer, S. Pokar, L. Kinzl

Schulter, Instabilität, Arthroskopie. Resorbierbare Dübel

Fragestellung

Welchen Stellenwert hat die minimalinvasive extraartikuläre Kapsel-Labrumrefixation mit resorbierbaren Dübeln in der Therapie der vorderen Schulterluxation?

Material und Methoden

Seit Oktober 1994 wurden 52 Patienten mit vorderer Schulterluxation prospektiv einer arthroskopischen Kapsel-Labrumrefixation mit resorbierbaren Dübeln unterzogen. Der operative Eingriff erfolgt in der „Beach chair" Position. Neben dem dorsalen Standardzugang für das Arthroskop werden 2 vordere Zugänge angelegt. Zunächst wird der Rand des Glenoids von Weichteilen befreit und knöchern angefrischt. Die Fixierung der kaudalen Labrumanteile erfolgt in extraartikulärer Technik. Um die Gelenkkapsel nicht zu sehr zu raffen, wird der Oberarm 30 Grad außenrotiert. Die Kapsel-Labrumanteile werden mit einem Kirschnerdraht aufgefädelt und dieser an entsprechender Stelle ins Glenoid eingebohrt. Nach Überbohren wird der Dübel über den liegenden Kirschnerdraht eingeschlagen und so die Kapsel-Labrumanteile am Glenoidrand fixiert.

Ergebnisse

Als intraoperatives Probleme perforierte bei 3 Patienten mit ausgedünnter Kapsel der Dübelkopf die Weichteile, 2- mal fand der Dübel im Knochen keinen Halt. 38 Patienten (34 rezidiv, 3 habituell, 1 multidirektional) konnten im Mittel nach 22 Monaten (Minimum 12 Monate) postoperativ mittels ROWE-Score nachkontrolliert werden. Der mittlere ROWE Score betrug 94 Punkte. 34 Patienten zeigten stabile Schultern. Subluxationen konnten bei 2 Patienten beobachtet werden. Bei 2 Patienten kam es zur

Rezidivluxation, in einem Fall nach mehrfachen Voroperationen, im anderen Fall lag eine multidirektionale Instabilität vor. 5 Patienten gaben an, noch leichte oder mäßige Schmerzen zu haben. 12 Patienten hatten eine Außenrotationseinschränkung von 10 Grad, die subjektiv nicht störend empfunden wurde. Als postoperative Komplikation trat einmal eine vorübergehende Läsion des N.axillaris auf. Inflammatorische Reaktionen konnten unter routinemäßiger Verabreichung von Antiphlogistika über 14 Tage nicht beobachtet werden.

Schlußfolgerung

Die arthroskopische extraartikuläre Kapsel-Labrumrefixation stellt eine geeignete, minimalinvasive, komplikationsarme Methode in der operativen Therapie der traumatischen Schulterluxation mit niedriger Reluxationsrate dar. Grenzen findet die Methode bei der habituellen Schulterluxation, wo die Qualität der Kapsel das OP-Ergebnis bestimmt.

Die arthroskopische extraartikuläre Bankart-Operation als Therapie der Wahl bei der posttraumatischen rezidivierenden vorderen Schulterluxation

J. Schauer (Salzburg), P. Povacz, E. Aschauer, H. Resch

Zielsetzung

Ziel der Nachuntersuchung war es, zu zeigen ob die arthroskopische, extraartikuläre Bankartoperation bei der posttraumatischen rezidivierenden vorderen Schulterluxation der offenen Operation vorgezogen werden kann.

Methodik

Bei 100 Patienten (Durchschnittsalter 26 Jahre) mit posttraumatisch, rezidivierender Schulterinstabilität wurde der Kapsel-Labrumkomplex arthroskopisch von extraartikulär mit resorbierbaren Dübeln (Suretac) an den vorderen Pfannenrand fixiert. Diese wurden nach durchschnittlich 35 Monaten (18-62 Mo) klinisch nachuntersucht.

Ergebnisse

Im Beobachtungszeitraum traten bei 7 Patienten eine Reluxation, bei 2 Patienten eine Resubluxation auf. Bei 4 dieser Patienten bestand präoperativ keine bzw. nur eine sehr kleine Bankartläsion. 1x lag ein großes Bankartfragment vor. In 3 Fällen wurde eine deutliche Kapsellaxizität beschrieben. Während bei den ersten 30 Patienten eine Rezidivrate von 16,6% gefunden wurde, betrugt die Rezidivrate der nachfolgend operierten 70 Patienten nur noch 5%. Bei sonst seitengleicher Beweglichkeit, bestand eine Einschränkung der Außenrotation (in F 90°) von durchschnittlich 4° (0-27 °), bei 0° Abduktion von durchschnittl. 5° (0-35 °). Im Rowe Score wurden 74 % der Patienten exzellent, 9 % gut, 8% mäßig und 9 % schlecht bewertet. 58 % der Patienten erreichten eine Rückkehr zu einer Überkopfsportart, 82 % zu einer schulterbeanspruchenden und 100 % zu einer schulterschonenden Sportart.

Schlußfolgerung

Die arthroskopische, extraartikuläre Bankartoperation ist bei exakter Indikationsstellung ein sicheres und komplikationsarmes Verfahren zur Stabilisierung bei unidirektionaler, posttraumatischer vorderer Schulterinstabilität, dessen Rezidivraten nahe den Ergebnissen bei offener Operation zu liegen kommt.

Die arthroskopische Schulterstabilisierung mit Suretac und Fastak – eine prospektive Vergleichsstudie

U. König (Murnau, München), A. Burekart, S. Traub, A. B. Imhoff

Zielsetzung

Das Ziel der arthroskopischen Schulterstabilisierung ist das Erreichen gleich niedriger Reluxationsraten wie bei offenen Techniken mit Rückgewinnung der vollen Beweglichkeit und Sportfähigkeit. Wir verglichen prospektiv die Ergebnisse und Komplikationen arthroskopischer Stabilisierungen mit einem resorbierbaren Dübel (Suretac) und einem nichtresorbierbaren Fadenanker aus Titan (Fastak).

Material und Methode

Zwischen 4/96 und 12/98 wurden 126 Patienten (88m., 38w.) mit einem Durchschnittsalter von 27 Jahren (15-53) arthroskopisch stabilisiert, 53 x mit Suretac und 73 x mit Fastak. Die Operationsindikation wurde 26 x bei Erstluxation, 69 x bei rezidivierender Luxation, 3 x bei multidirektionaler Instabilität und 28 x bei isolierter SLAP-Läsion gestellt. Die klinische Kontrolle erfolgte anhand des Constant Scores und der Instabilitätsbewertung nach dem C. Rowe Score. Der Follow-up der ersten 78 Patienten (53 x Suretac und 25 x Fastak) betrug im Mittel 22 Monate (12–32).

Ergebnisse

Der Ausgangswert des Constant Score lag für alle Patienten im Mittel bei 69 Punkten. Beim Suretac verbesserte er sich von 91 nach 12 Monaten auf 96 Punkte nach 24 bzw. 32 Monaten. Beim Fastak zeigten sich vergleichbare Werte mit 89 nach 12 Monaten und 96 Punkten nach 24 bzw. 32 Monaten. Bei den isolierten SLAP-Läsionen betrug der Score nach 24 Mo./32 Mo. nur 90 statt 96 Punkte. Die Reluxationsrate beim Suretac betrug 7,5% (4/53 Schultern nach adäquatem Trauma), die Subluxationsrate 5,6% (3/53). Beim Fastak trat keine Reluxation und nur eine posteriore Subluxation (1/73 Schultern) nach vorderer Stabilisierung unterstützt durch ein Laser Assisted Capsular Shrinking (LACS) auf. 4 Patienten mit Suretac-Stabilisierung zeigten in der frühen postoperativen Phase eine sterile Fremdkörperreaktion mit Synovialitis, die eine operative Revision erforderte. Bei weiteren 4 Patienten mit Suretac zeigten sich 12 Monate postoperativ radiologisch Osteolysen im Bereich der Bohrkanäle bei stabiler und asymptomatischer Schulter. Bei 2 Fastak-Patienten traten intraartikuläre Krepitationen auf, deren Ursache eine ungenügend tiefe ossäre Plazierung war, so daß sich ein kleiner Teil des Ankers auf Knorpelniveau befand und bei weichem Knorpel Kontakt zum Humeruskopf bekam. Bei 1 Patienten wurde der entsprechende Anker bei fixiertem Labrum entfernt, bei der 2. Patientin wurde ebenfalls eine Ankerentfernung und erneute Fastakstabilisierung durchgeführt. 2 Suretac-Patienten hatten p.op. ein Rotationsdefizit bei 90° Abduktion von über 20° und 4 Patienten von 10° im Vergleich zur Gegenseite. 1 Fastak-Patient zeigte ebenfalls ein Rotationsdefizit von über 20° (Multidirektionale Instabilität mit LACS-Einsatz), 1 weiterer von 10°. Die Sportfähigkeit der Patienten wurde nach durchschnittlich 14 Wochen p.op. erreicht. Von 24 Patienten, die präoperativ Wettkampfsport auf höherem Level ausübten, erreichten 12 Monate p.op. 15 Sportler (62,5%) das gleiche, 9 ein etwas niedrigeres Niveau.

Schlußfolgerung

Im Moment zeigt der Fastak-Anker die niedrigere Reluxationsrate, weniger Komplikationen bei regelrechter Plazierung (insbesondere keine Fremdkörperreaktionen) und bessere postoperative Beweglichkeit als der Suretac. Die Fastak-Technik ist jedoch als schwieriger einzustufen. Der Vorteil des Suretacs ist die Resorbierbarkeit und die Möglichkeit der postoperativen MRT-Kontrolle.

Die arthroskopische Therapie der traumatischen Schulterluxation

S. Stolle (Berlin)

Schulter, Arthroskopie, Schulterluxation, Erstluxation

Zielsetzung ist die Beurteilung des Ergebnisse nach arthroskopischer Therapie der traumatischen Erstluxation und rezidivierenden Luxationen der Schulter.

Einleitung

Der aktuelle Standard der Behandlung traumatischer Schulterinstabilitäten sind offene, die Anatomie rekonstruierende Verfahren. Dabei wird der abgerissene Labrum-Band-Komplex an das Glenoid refixiert. Verschiedene Autoren haben in den letzten Jahren arthroskopische Verfahren vorgestellt, die gleiches Ziel auf arthroskopischem Wege anstreben. Ziel dieser Arbeit ist es, die Wertigkeit der arthroskopisch transglenoidalen Refixationsmethode nach Caspari in der Therapie von traumatischen Schulterinstabilitäten zu untersuchen.

Material und Methoden

In einer prospektiven Studie von 8/92 bis 12/97 wurden 118 traumatische Schulterluxationen erfaßt, die in Caspari-Technik operiert wurden. Bei 43 Patienten lag eine erstmalige Luxation vor, die anderen 75 Patienten wurden aufgrund rezidivierener Luxationen, im Durchschnitt 8-mal präoperativ, operiert. Wir konnten 74 Patienten (62,7%), 29 mit Erstluxation und 45 mit traumatisch rezidivierenden Luxationen, nachuntersuchen. Der durchschnittliche Nachuntersuchungszeitraum betrug 38 Monate und das Ergebnis wurde nach Rowe- und Constant Score bewertet.

Ergebnisse

Die klinische Nachuntersuchung zeigte ein besseres Ergebnis der Patienten, die nach der Erstluxation eine arthroskopische Refixation des Labrum-Band-Komplexes erhalten hatten. Als sehr gut und gut gemäß dem Rowe Score wurden bei den Erstluxationen 91%, bei den rezidivierenden Luxationen 86,2% gewertet. Die Reluxationsrate betrug 3,4% gegenüber 15,6%.

Diskussion

Verglichen mit den offenen Verfahren hat die arthroskopische Therapie der traumatischen Schulterluxation eine vergleichbare Qualität erreicht. Die besseren Ergebnisse der Erstluxation sollten bei Indikationsstellung berücksichtigt werden, so daß durch ein effektives minimalinvasives Verfahren die Entscheidung für eine Stabilisierung nach frischer Luxation erleichtert wird.

Schlußfolgerung

Das arthroskopische Verfahren nach Caspari ist in der Hand des erfahrenen Chirurgen eine gute Alternative, traumatische Schulterinstabilitäten operativ zu behandeln. Es ist in seinen Ergebnissen, den klassisch offenen, anatomisch rekonstruktiven Verfahren gleichzustellen.

17.11.99
14:00–15:30
Saal 3

17.11.99

14:00–15:30

Saal 3

Ergebnisse nach arthroskopischer Stabilisierungsoperation bei traumatischer vorderer Schultererstluxation – Einfluß von Patientenalter und Operationszeitpunkt ?

Th. Ebert (Heidelberg), P. Habermeyer, D. Jung

traumatische Schultererstluxation, arthroskopische Stabilisierung, objektive und subjektive Ergebnisse

Zielsetzung

Ziel dieser Arbeit ist es, die objektiven und subjektiven Ergebnisse nach arthroskopischer Stabilisierungsoperation (ASK-Stab.) in Abhängigkeit vom Patientenalter zum Zeitpunkt der Operation zu untersuchen. Des weiteren war der Einfluß des Operationszeitpunktes auf die Ergebnisse von Interesse.

Material & Methoden

In einer prospektiven Studie wurden alle Patienten mit traumatischer Erstluxation und Ausschluß einer Hyperlaxität (Instabilität Typ II n. Gerber) entweder primär (< 6 Wochen) oder bei persistierender Subluxationskomponente postprimär (>6 Wochen) stabilisiert. 19 Patienten sind in FASTAK- Technik, 14 Patienten in der Technik nach Morgan operiert worden. In der telefonischen Nachuntersuchung wurden 33 Patienten (w. 5, m. 28) nach ASK-Stab. bei traumatischer Erstluxation entsprechend dem Constant-Score, dem Rowe-Score und visuellen Analogskalen (VAS) nachuntersucht. Der Nachuntersuchungszeitraum betrug im Mittel 3,5 Jahre (42 Monate; Min.15, Max. 66 Monate). In Patientengruppe 1 (G1) sind Patienten im Alter unter 30 Jahren mit primärer Stabilisierung aufgeführt (n=12, Durchschnittsalter 23,6J.). Gruppe 2 (G2) beinhaltet unter 30-jährige Patienten, die aufgrund persistierender Beschwerden einer postprimären Versorgung zugeführt wurden (n=9, Durchschnittsalter 24,0J.). In Gruppe 3 (G3) finden sich Patienten über 30 Jahre (n=12, Durchschnittsalter 39,8J.) wieder. Die subjektiv beurteilten VAS (Einteilung 0 bis 10) zielten auf die Stabilität des Gelenkes, Sportfähigkeit, Arbeitsfähigkeit und Zufriedenheit mit dem Operationsergebnis ab. Der modifizierte Constant-Score beinhaltete keine Kraftmessung, so daß ein max. Punktewert von 75 statt 100 Punkten zu erreichen war. Dieser Wert von 75 entspricht in unserer Studie 100 Prozent. Die statistische Prüfung auf Signifikanz (p<0,05) erfolgte anhand des Student T-Testes.

Ergebnisse

Insgesamt wurden 5 von 33 Patienten mit einer kompletten Rezidivluxation (15,2%) und 2 Patienten mit Subluxationen (6,1%) erfaßt. 3 Fälle von kompletten Reluxationen waren nach erneuten schweren Traumen (9,1%) entstanden und 2 waren atraumatischer Art (6,1%). Eine Unterteilung der atraumatischen Fälle entsprechend der Patientengruppen ergab für G1 8,3%, für G2 0% und für G3 8,3% an Reluxationen.

4 Patienten (12,1%) wurden aufgrund Rezidivluxation einer erneuten Stabilisierungsoperation zugeführt. Der Constant-Score für das gesamte Patientengut lag bei 94,4%
(G1: 93,7%; G2: 95,5%; G3: 94,3%). Der Rowe-Score betrug für das gesamte Patientengut im Mittel 82,8 (G1: 83,0; G2: 76,9; G3: 86,8).

Die Frage nach subjektiver Instabilität (von 0 [keine] bis 10 [max. Instab.]) wurde
im Mittel mit einem Wert von 2,3, nach Zufriedenheit (von 0 [ja] bis 10 [nein]) mit
2,3, nach Sportfähigkeit (0 [keine] bis 10 [volle]) mit 7,9 und nach der Berufsfähigkeit
(0 [keine] bis 10 [volle]) mit einem Mittelwert von 9,7 beantwortet.Ein signifikanter
Unterschied (p<0.05) zwischen den Gruppen konnte hinsichtlich des Constant- und
Rowescores sowie der VAS nicht gefunden werden.

Schlußfolgerung

Unsere mittelfristigen Ergebnisse nach 42 Monaten zeigen ein deutliches Rezidiv-
luxationsrisiko und eine verbleibende subjektive Instabilitätskomponente von 23%.
Die Sportfähigkeit mit 79% liegt vergleichbar höher als bei offenen Stabilisierungsverfahren. Weder das Alter des Patienten noch der Operationszeitpunkt hatten Einfluß auf die Ergebnisse.

Die Derotationsosteotomie im Behandlungskonzept der rezidivierenden Schulterluxation

G. Schmeiser (Murnau), H. Hempfling, V. Bühren

Zielsetzung

Durch eine retrospektive Studie wird das Behandlungsergebnis nach Derotationsosteotomie bei rezidivierender Schulterluxation überprüft. Als Kontrolle wurden die Ergebnisse bei Rekonstruktion des Labrum glenoidale inferius (nach Bankart) überprüft.

Kurzfassung

Im Behandlungskonzept der rezidivierenden Schulterluxation müssen entweder zer-
störte anatomische Strukturen wieder hergestellt werden oder krankhafte Veränderungen aus den funktionellen Strukturen des Schultergelenks ausgeschaltet werden.
Zur Herstellung der anatomischen Gegebenheiten ist heute die Refixation des Labrum glenoidale inferius in der Technik nach Bankart insbesondere bei der traumatischen Erstluxation üblich. Bei rezidivierenden Schulterluxationen findet sich in den
meisten Fällen ein großer Knochen-Knorpel-Defekt am Humeruskopf (Hill-Sachs-
Delle). Ziel der Derotationsosteotomie ist es, diesen Knochen-Knorpeldefekt aus der
Belastungszone nach dorsolateral zu versetzen.

Zwischen 1.1.95 und 31.12.98 führten wir bei 35 Patienten eine Drehosteotomie nach Weber durch. Indikation war die wiederholte Schulterluxation mit großer Hill-Sachs-Delle. Nach Präparation des proximalen Humerus erfolgte bei der Derotations-osteotomie die Drehung des distalen Oberarmes um 15-20° nach innen und anschlie-ßend die Plattenosteosynthese. Als Kontrollgruppe konnten 20 Patienten überprüft werden, bei denen im gleichen Zeitraum bei gleicher Indikation eine Bankart-Repair durchgeführt wurde: Die Schulterstabilisierung erfolgte durch Refixation des Labrum glenohumerale inferius mittels Metallankern am knöchernen Pfannenrand. In allen Fällen wurde gleichzeitig eine Doppelung der Subscapularis-Sehne durchgeführt.

In beiden Gruppen unterschieden sich Durchschnittsalter, Geschlechtsverteilung und Dauer des Eingriffs nicht signifikant. Die physiotherapeutische Nachbehandlung wurde nach dem gleichen Schema durchgeführt. An Komplikationen traten bei den 20 Patienten nach Bankart-Repair zweimal Schulterteilsteifen auf

In der Nachuntersuchung, durchschnittlich 8 Monate nach Operation, zeigten sich bei 5 Patienten (25%) aus der Gruppe mit Bankart-Repair eine Einschränkung der Außen-rotation über 10°. Bei 2 Patienten mit großer Hill-Sachs-Delle kam es zur Reluxation (10%). 2 Patienten klagten nach Drehosteotomie über Einschränkungen der Außenrotation über 10° (6%). Bei einem Patienten kam es nach Derotation zur Reluxation (3%)

Schlußfolgerungen

Bei rezidivierender Schulterluxation mit großer Hill-Sachs-Delle wird in der Unfall-klinik Murnau eine Derotationsosteotomie durchgeführt. Bei kleiner oder fehlender Hill-Sachs-Delle ziehen wir die Rekonstruktion des unteren glenohumeralen Band-komplexes nach Bankart vor. In Abhängigkeit des pathomorphologischen Substra-tes ist bei großer Hill-Sachs-Delle die Derotationsosteotomie nach Weber immer noch ein geeignetes Verfahren in der Behandlung der rezidivierenden Schulterluxation.

Die Behandlung der Schulterinsabilität durch arthroskopische Laserkapselschrumpfung und Labrumrekonstruktion

K. Johann (Saarlouis), M. Kunz

Zielsetzung

Multiple offene und arthroskopische Verfahren zur Behandlung der Schulterinstabilität sind bekannt. Den offenen Verfahren gemein ist eine sichere Stabilisierung mit gerin-ger Reluxationsrate bei verhältnismäßig langer Rehabilitationsphase. Demgegenüber stehen die arthroskopischen Verfahren mit geringer Traumatisierung und kurzer Rehabilitationsphase bei doch noch hoher Reluxationsrate. Unser Ziel ist es, eine sichere Stabilisierung, geringe Traumatisierung und kurze Rehabilitationszeit bei vergleichbar geringer Reluxationsrate zu standardisieren.

Kurzfassung

17.11.99

**14:00–
15:30**

Saal 3

Von 1993-1998 wurden 93 Patienten mit traumat. rezid. Schulterluxationen arthroskopisch mit Suretac Labrumrefixation in Kombination mit einer Laserkapselschrumpfung operiert. 87 Patienten konnten nachuntersucht werden. Der Nachuntersuchungszeitraum betrug durchschnittlich 24 Monate. Erfaßt wurden 62 Männer, 25 Frauen mit einem Durchschnittsalter von 26,9 Jahren. In 53 Fällen war die rechte, in 34 die linke Schulter betroffen, wobei es sich um 19 traumatische und 68 rezidivierende Luxationen handelte. An Begleitverletzungen fanden sich Hill-Sachs Defekte, SLAP-Läsionen und Bankartverletzungen. Das Patientengut setzte sich vor allem aus Sportlern aus schulterbelastenden Sportarten zusammen, wie z. B. Tennis, Handball, Badminton, Basketball. Die postoperative Behandlung erstreckt sich über eine dreiwöchige Ruhigstellung im Ultra-Sling, spätere Krankengymnastik bis zur Horizontalen ohne Rotationsbewegungen für 3 Wochen, nachfolgende Bewegungsfreigabe. Die Evaluation wurde nach dem Rowe-Score durchgeführt. Der präoperative Durchschnittswert von 38,2 steigerte sich auf postoperativ 93,2. In 16 Fällen fand sich eine p.o. Außenrotationseinschränkung $< 10°$, 67 waren frei beweglich. 56 Patienten waren schmerzfrei, 27 klagten über gelegentliche Schmerzen beim Sport. 2 Patienten waren in ihrer Schulterfunktion eingeschränkt. Im Kollektiv fanden sich 4 Reluxationen, entsprechend 4,6 %. Arbeitsfähigkeit trat durchschnittlich 7 Wochen p.o., Sportfähigkeit nach 11 Wochen ein, wobei in 70 % die Rückkehr zur Ausgangssportart erfolgte.

Schlußfolgerung

Die unsererseits durchgeführte Operationsmethode stellt eine minimalinvasive Behandlung mit adäquat kurzer Rehabilitationszeit dar, die in unserem Patientengut den offenen Verfahren vergleichbare Erfolge aufweist.

Die intraartikuläre J-Spanplastik bei der ventralen Instabilität und Massendefekt der Rotatorenmanschette

P. Wild (Stuttgart), B. Wittner, U. Holz

Nachuntersuchung von Patienten mit ventraler Instabilität der Schulter und Massendefekt der Rotatorenmanschette nach Stabilisierung mittels J-Spanplastik, eine seltene und in der Literatur kaum beachtete Läsion.

Die Instabilität der Schulter bei Massendefekt der Rotatorenmanschette stellt ein Problem bei der Versorgung dar. Eine einfache Behebung des Bankartschadens führt häufig zu Rezidiven, weshalb in der Literatur die gleichzeitige Rekonstruktion der Manschette gefordert wird; eine technisch sehr anspruchsvolle Operation.

Im Rahmen einer prospektiven Untersuchung der ventralen Instabilitäten an unserer Klinik haben wir von 10/1995 bis 10/1997 98 Patienten erfaßt. 7 davon hatten einen Massendefekt der Rotatorenmanschette. Keiner dieser Patienten klagte über Beschwerden von seiten des Rotatorendefekts. Die Schultern waren vor der Operation innerhalb kurzer Zeit zwischen 3- und 10-mal luxiert. Die Stabilisierung dieser Schultern erfolgte mittels intraartikulärer J-Spanplastik nach Resch. Die Rotatorenmanschette wurde nicht behandelt. Bei allen Patienten fand sich ein Bankartschaden, der verschlossen wurde. Mindestens 2 Jahre nach der Operation wurden die Patienten klinisch, radiologisch und sonographisch nachuntersucht. Die Bewertung erfolgte nach dem Constant-Score. Bis 3/99 wurden 5 Patienten nachuntersucht. Bei einem Patienten liegt die Operation erst 17 Monate zurück, und ein Patient, der in einem beschützenden Heim untergebracht ist, ist bisher noch nicht zur Nachuntersuchung erschienen. Bei der Nachuntersuchung zeigten alle 5 Patienten eine fast freie Funktion der Schulter (Abduktion 140 170° /Gegenseite 150 170°; Flexion 160 180° / 170 180°; Außenrotation 30-50° / 30-70°/ Innenrotation L 1 Th12 / Th12 Th 10). Die Schultern waren muskulär kompensiert (gute Kraftentfaltung bei 90° Abduktion und bei der Außenrotation). Kein Patient erlitt nach der Stabilisierung eine Reluxation. Bei keinem Patienten wurde zwischenzeitlich die Rotatorenmanschette rekonstruiert und kein Patient beklagte Beschwerden von seiten der Rotatorenmanschette.

Die intraartikuläre J-Spanplastik stellt ein effektives Verfahren zur Stabilisierung der Schulter mit Massendefekt der Rotatorenmanschette dar. Eine zusätzliche Rekonstruktion der Manschette ist nicht notwendig.

<table>
<tr><td>

17.11.99

**14:00–
15:30**

Saal 4/5

</td><td>

Mittwoch, 17. Nov.   14:00 – 15:30   Saal 4/5

Thromboseprophylaxe (II)

</td></tr>
</table>

Thromboseprophylaxe mit niedermolekularem Heparin trotz laborchemischer Risikofaktoren ?

T. Gösling (Hannover), U. Schmidt, M. v. Depka-Prondzinski, M. Karthaus, M. Barthels, M. Blauth

Thrombose, niedermolekular, Heparin

Zielsetzung

Im Rahmen einer prospektiven Studie soll ermittelt werden, ob niedermolekulares Heparin als alleinige medikamentöse Prophylaxe beim Vorliegen von Risikofaktoren für die Entwicklung einer tiefen Beinvenenthrombose (TVT) ausreichend ist.

Zusammenfassung

17.11.99

14:00–15:30

Saal 4/5

24 Patienten mit einem Elektiveingriff am Kniegelenk (16 Knie-TEPs, 8 VKB-Ersätze) wurden bisher prospektiv erfaßt. 15 Patienten waren weiblich, 9 männlich. 3 Patienten hatten ein früheres Thromboseereignis in der Anamnese, ein Patient einen Herzinfarkt und ein Patient einen Schlaganfall. Die Familienanamnese hinsichtlich Thrombose war in allen Fällen unauffällig. Das Alter betrug im Median 63,6 Jahre (17,8 – 81,1; m=54,3; s=21,2). Präoperativ wurden durch eine Blutprobe die Gerinnungsparameter Quick-Test, PTT, Fibrinogen, Faktor II, Faktor V und Faktor XII bestimmt, sowie die Inhibitoren Antithrombin, Protein C, freies Protein S, Plasminogen und die Resistenz gegen aktiviertes Protein C. Gentypisierungen erfolgten für Faktor V/Leiden und Faktor II/Leiden. Ferner wurde als Fibrinolyseparameter PAI-1 und als Reaktionsprodukt von Gerinnung und Fibrinolyse die Fibrinspaltprodukte (D-Dimere) bestimmt. Die postoperative Thromboseprophylaxe erfolgte mit niedermolekularem Heparin (Mono Embolex bzw. Embolex NM, Fa. Novartis). Nach 8 Tagen (6 – 10; s=2,8) erfolgte eine Kontrolle der D-Dimere. Standardmäßig erhielt jeder Patient am 9. postoperativen Tag eine Farbdopplersonographie (Kranzbühler Logiq 500, 5 Mhz-Sonde) der Vv. iliacae, Vv. femorales und Vv. popliteae durch ein und denselben Untersucher. Die präoperative Laboruntersuchung ergab bei 6 Patienten eine verkürzte PTT (28-32 s). 9 Patienten hatten einen erhöhten Fibrinogenspiegel (3,5-5,2 g/l). Diese Spiegel wurden mit 2 Ausnahmen bei Patienten über 60 Jahren erhoben. Von den bekannten genetischen Risikofaktoren fand sich in 3 Fällen eine heterozygote Faktor-V/Leiden-Mutation mit entsprechender Resistenz gegen aktiviertes Protein C. Dies entspricht einer Prävalenz von 13% (Vorkommen in der Normalbevölkerung 3-7 %). Andere Risikofaktoren wie die Faktor-VI/Leiden-Mutation, ein Mangel an Antithrombin, Protein S oder Protein C ließen sich nicht nachweisen, dementsprechend auch keine additiven Risikofaktoren. Die D-Dimere waren bei 2 Patienten leicht, bei 2 Patienten deutlich erhöht, mit Werten von 4000-16000 mg/l. Eine Ursache für die Erhöhung war weder klinisch noch anamnestisch festzustellen. Durch die Farbdoppleruntersuchung konnte bei keinem Patienten eine Thrombose im Bereich der Vv. iliacae, Vv. femorales oder Vv. popliteae festgestellt werden.

Schlußfolgerung

Die Faktor-V-Leiden-Mutation in heterozygoter Form erwies sich in diesem Kollektiv unter der postoperativen Prophylaxe mit niedermolekularen Heparinen nicht als Risikofaktor für das Entstehen einer TVT bei Elektiveingriffen mit bekanntem hohem Risiko. Weitere Risikofaktoren waren nicht festzustellen. Die früher in der Literatur angegebene Verkürzung der PTT als prädiktiver Wert für die Entstehung einer postoperativen Thrombose erwies sich nicht als aussagekräftig. Im untersuchten Kollektiv erwies sich die Prophylaxe mit niedermolekularem Heparin als ausreichend.

<table>
<tr><td>

17.11.99

**14:00–
15:30**

Saal 4/5

</td></tr>
</table>

Thrombosen bei Kindern in der Unfallchirurgie

R. Zettl (Essen), S. Ruchholtz, M. Bardenheuer, Ch. Waydhas

Thrombose; Kinder; Unfallchirurgie; Thromboseprophylaxe

Zielsetzung

Klärung der Inzidenz von thrombotischen Komplikationen bei Kindern mit unfallchirurgischen Krankheitsbildern zur Standardisierung der Indikationsstellung der
Thromboembolieprophylaxe bei Kindern.

Kurzfassung

In der retrospektiven Analyse von 486 Behandlungsfällen bei Kindern in der Unfallchirurgie zeigten sich Thrombosen mit einer Inzidenz von 0,9% nur in Fällen, bei denen
zusätzlich zum Verletzungsmuster eine ungewöhnliche Risikokonstellation vorlag. Eine
medikamentöse Thromboseprophylaxe bei Kindern ist somit nur im Einzelfall indiziert.

Problembeschreibung

Ziel der Untersuchung war es die Inzidenz von Thrombosen und Lungenembolien
bei Kindern unter stationären Behandlungsbedingungen nach unfallbedingten Verletzungen festzustellen, sowie mögliche Indikationen für eine medikamentöse
Thromboseprophylaxe herauszuarbeiten.

Patienten und Methode

486 dokumentierte Behandlungsfälle bei 331 Kindern vom Neugeborenenalter bis zum
abgeschlossenen 15. Lebensjahr im Behandlungszeitraum 1/1997 bis 12/1998. Nicht
erfasst wurden Kinder, die unter konservativer Therapie ambulant weiterbehandelt
wurden, oder solche, die zur Überwachung, z.B. bei SHT keiner operativen Diagnose
zugeordnet werden konnten. Eine medikamentöse Thromboseprophylaxe wurde bei
Kindern nicht durchgeführt. Die Daten wurden einem prospektiv geführten Klinik-
dokumentationssystem zur Erfassung der Komplikationen bei stationären Behandlungsfällen entnommen. Die Fragestellung war dabei neu entwickelt. Die Erfassung
der dokumentierten Behandlungsfälle für den Zeitraum entstammt dem klinik-
eigenem Computersystem.

Ergebnisse

Die Inzidenz der klinisch manifesten Thrombose in dem untersuchten Patientengut
lag bei 0,9% (3/331). Embolische Komplikationen kamen nicht vor. In dem untersuch-

ten Patientengut befanden sich 63% männliche und 37% weibliche Kinder. 12% der Behandlungsfälle waren geschlossene Repositionen bei Frakturen mit Immobilisation im Gipsverband, 88% wurden operativ versorgt. 20% der Verletzten erfüllten die Kriterien des Hochrisikobereichs für das Entwickeln einer Thrombose mit Frakturen der unteren Extremität, des Beckens oder der Wirbelsäule. Von den 3 betroffenen Patienten waren 2 weiblich, im Alter von 14 und 15 Jahren und einer männlich, im Alter von 11 Jahren. In jedem der 3 Fälle lag neben der Verletzung der unteren Extremität oder des Beckens ein zusätzlicher Risikofaktor vor: Ein Mädchen nahm Kontrazeptiva, das andere hatte 3 Monate zuvor entbunden, womit beide biologisch kaum mehr als Kinder gelten können. Bei dem Jungen lag eine angeborene Gerinnungsstörung (sticky platelet syndrome) vor.

Schlußfolgerungen

Eine routinemäßige medikamentöse Thromboseprophylaxe ist bei Kindern in der Unfallchirurgie nicht indiziert. Lediglich beim Vorliegen von mehreren Risikofaktoren über das Verletzungsmuster hinaus, ist die Thromboseprophylaxe analog der Empfehlung bei Erwachsenen durchzuführen.

Stationäre und ambulante Thrombembolieprophylaxe. Ergebnisse eines integrierten Konzeptes bei 1000 stationären und 1321 ambulanten Patienten

R. Eisele (Ulm), U. Schütz, L. Kinzl

Thromboseprophylaxe, stationär, ambulant

Zielsetzung

In der Behandlung von Unfallverletzen gilt es die multifaktoriellen thrombembolischen Risiken zu erkennen und darauf klinisch konsequent zu reagieren. Die vorliegende Arbeit versucht ein praktikables integriertes Konzept zur medikamentösen Thrombembolieprophylaxe aufzuzeigen.

Problembeschreibung

Die schicksalhafte Verknüpfung von Knochen- und Weichteiltraumen mit der Thrombogenese ist seit Mitte des 19. Jahrhunderts bekannt. Der Unfallverletzte ist neben dem akuten Trauma durch dispositionelle Risiken thrombosegefährdet. Das dispositionelle Risiko bleibt meist maskiert und wird selten spontan symptomatisch. Gerade bei kleineren Eigriffen wie Arthroskopie können wie bei schweren Verletzungen durch diese Thrombophilien thrombembolische Komplikationen entstehen.

Material und Methoden

In der prospektiven Untersuchung der Thromboseinzidenz bei 1000 stationären und 1321 ambulanten Patienten von 1995 bis 1997 erfolgten kontinuierlich konsequent Eingangs- und Entlassungs- bzw. Abschlußuntersuchungen mittels farbcodierter Duplex-Sonografie an den unteren Extremitäten und am Becken. Die Untersuchungsmethode war standardisiert. Die stationäre Thrombembolieprophylaxe erfolgte mit Heparin (LMWH), Analgesie, antiphlogistischen und mindestens 3 physiotherapeutischen Maßnahmen als Routineprophylaxe. In die Studie wurden alle stationären Patienten exclusive die mit Verletzungen des Unterarmes und der Hand aufgenommen. Im ambulanten Bereich wurden die Patienten in die Studie aufgenommen, welche eine Verletzung der Wirbelsäule, des Beckens bzw. der unteren Extremitäten erlitten hatten. Während die obengenannten stationären routinemäßig Heparin (LMWH) verordnet bekamen, wurden die ambulanten Patienten in 2 Gruppen eingeteilt. Eine Gruppe (A) erfüllte definierte Mobilitätskriterien nicht, weshalb diese Patienten im Gegensatz zu der 2. Gruppe (B) eine medikamentöse Thromboseprophylaxe erhielten. Die Mobilitätskriterien waren definiert durch eine Teilbelastung einer unteren Extremität von mindestens 20kp und einem möglichen Bewegungsumfang im OSG von 20°. Bei besonders schwieriger Indikationsstellung wurde ein Score zur Kontrolle eingesetzt. Die Aussagekraft dieser Mobilitätskriterien ist durch eine Reihe von eigenen, bereits publizierten Ergebnissen belegt.

Ergebnisse

Es fanden sich 2% tiefe Beinvenenthrombosen (6 Lungenembolien) im stationären und 4% im ambulanten Bereich. Im stationären Bereich traten Thrombosen bei mehrsegmentalen Wirbelfrakturen, komplexen Beckenfrakturen, sowie beiderseitigen Unterschenkelfrakturen und bei Achillessehnenrupturen auf, während im ambulanten Sektor die Sprunggelenksfrakturen und Weichteilverletzungen des Unterschenkels die meisten Thrombosen entwickelten. Die durchschnittliche Liegezeit der Patienten lag unter 10 Tagen. Die ambulante Behandlung dauerte durchschnittlich 2 Wochen. Die Altersspanne erstreckte sich von 17 bis 83 Jahre.

Diskussion

Patienten mit ernsten thrombembolischen Komplikationen sind aufgrund intensiver medikamentöser und physiotherapeutischer Prophylaxe selten in unserem Krankengut. Für den Unfallverletzen spielen potentielle dispositionelle thrombembolische Risiken eine entscheidende Rolle. Sie sind dafür verantwortlich, daß sich bei kleineren Eingriffen wie Sprunggelenksfrakturen, Arthroskopien thrombembolische Komplikationen entwickeln, weshalb in unserem stationären Patientengut nur ein Risikobereich (Hoch) existiert. Es wird auf die unüberschaubare Zahl von Risikofaktoren hingewiesen. Definierte Verletzungsmuster sind trotz intensver Prophylaxe klare Risikogruppen (Verletzung beider OSG, beider Unterschenkel, Knieverletzungen, hüftnahe Verletzungen, Verletzungen des vorderen Beckenrings und Wirbelfrakturen sowie Thoraxverletzungen). Die Entlastung einer unteren Extremität ergibt eine kritische Verminderung des venösen Rückstroms. Schmerzen und Schwellung behindern die freie Bewegung von Gelenken (OSG). Dadurch kommt es zur venösen Flow-Reduktion. Konsequent muß deshalb der postoperative Schmerz und das Ödem behandelt werden, da dadurch die Motivation des Patienten aktiv an Prophylaxemaßnahmen teilzunehmen steigt. Physiotherapeutische Maßnahmen fördern, wie bereits publiziert, den venösen Rückfluß im Sinne einer „quasi-physiologischen Situation" Im besonderen gilt dies für aktive und passive BÜ des OSG, Teilbelastung (ab 20 Kp) sowie Atemgymnastik. Schließlich gehört die Aufklärung des Patienten über das Thromboserisiko mit zu den prophylaktischen Maßnahmen. Im ambulanten Bereich wird die Mobilität als wichtigstes Kriterium für oder gegen eine medikamentöse Prophylaxe deutlich. In der Gruppe A (n=723) mit medikamentöser TP ergaben sich 4% TVT, während in der Gruppe B (n=596), welche die Mobilitätskriterien erfüllte nur 2 Patienten (< 0,5%) eine Thrombose entwickelten. Diese beiden Patienten waren allerdings nicht compliant.

17.11.99

14:00–
15:30

Saal 4/5

Schlußfolgerung

Das integrierte Konzept der Thromboseprophylaxe mit multifaktoriellem Ansatz in der stationären Thromboseprophylaxe und der hauptsächlich auf Mobilitätskriterien basierender Indikationsstellung zur Heparin-Prophylaxe im ambulanten Bereich ist erfolgreich und erscheint als praktikabler Standard überregional einsetzbar zu sein.

Die Inzidenz von perioperativen Thrombosen nach Kniegelenksarthroskopien

Anette Hollmann-Hütter (Bremen-Nord), K. Naue, R. Mathies, R. Drognitz, H.U. Janka, F. Neudeck

Arthroskopie, Thromboseprophylaxe, NMH,

Die Inzidenz von perioperativen Thrombosen nach Kniegelenksarthroskopien. Untersucht werden sollen die Häufigkeit von perioperativen venösen Thrombosen unter niedermolekularer Heparingabe nach ambulanten und kurzstationären Kniegelenksarthroskopien.Kniegelenksarthroskopien werden häufig ambulant oder kurzstationär durchgeführt und zählen zu den Operationen mit einem mittleren Thromboserisiko. Unklar ist, wie lange eine Thromboseprophylaxe durchgeführt werden soll, da die Patienten unmittelbar postoperativ wieder mobil sind.

Untersucht wurden prospektiv konsekutiv 119 Patienten (55 w, 64 m) im Alter zwischen 16 und 79 Jahren (m = 44 J), die sich ambulant oder kurzstationär (< 3 T) einer diagnostischen oder therapeutischen Kniegelenksarthroskopie unterzogen. Der Eingriff wurde jeweils in Blutleere (Dauer 40-85 min, m= 54 min) durchgeführt. Alle Patienten erhielten präoperativ eine s.c. niedermolekulare Heparin

Injektion von 3000 I.E. Anti -Xa, die postoperativ bis zur Vollbelastung (5.-8. Tag) weitergeführt wurde. Als Nachweisverfahren für die venöse Thrombose wurde die Farbduplexsonographie angewandt, bei nicht aussagekräftigem Ergebnis erfolgte die Phlebographie. Untersucht wurde präoperativ, am 1., 2. und 9. postoperativen Tag sowie abschließend nach 2 Monaten. Ausschlußkriterien waren eine notwendige Arthrotomie, eine stattgehabte Thrombose in der Anamnese, ein postthrombotisches Syndrom oder eine bekannte Koagulopathie. Insgesamt traten 6 Thrombosen (5 %) auf. Bei je 2 Männern und 2 Frauen beobachteten wir tiefe Leitvenenthrombosen im Unterschenkel, je ein Mann und eine Frau erlitten in einer Loge eine Muskelvenenthrombose im Unterschenkel. Es trat keine Oberschenkelvenen- oder Beckenvenenthrombose auf. Drei Thrombosen wurden unmittelbar am ersten postoperativen Tag, 3 Thrombosen erst bei der Untersuchung am 9. postoperativen Tag diagnostiziert. Bei keinem Patienten mit Thrombose konnte laborchemisch eine Koagulopathie nachgewiesen werden.

Trotz Thromboseprophylaxe bei Kniegelenksarthroskopie und sofortiger Mobilisierung treten nach dem 3. postoperativen Tag noch Thrombosen auf. Eine langfristige Thromboseprophylaxe über den Zeitpunkt der vollen Mobilisierung hinaus ist zu empfehlen.

Hospitale Thromboseprophylaxe bei arthroskopisch durchgeführtem Ersatz des vorderen Kreuzbandes

S. Marlovits (Wien), R. Stocker, S. Trattnig, V. Vécsei

Thrombose, Vorderes Kreuzband, Niedermolekulares Heparin

Zielsetzung

Ziel der vorliegenden Untersuchung ist die Darstellung der Wirksamkeit der Thromboseprophylaxe mit einem niedermolekularen Heparin im Zeitraum von 5 Tagen nach der Durchführung eines arthroskopischen Kreuzbandersatzes mit Hilfe der Magnetresonanz-Venographie (MRV).

Kurzfassung

Durch die Verwendung eines niedermolekularen Heparins (Enoxaparin 40mg) bei arthroskopisch durchgeführtem vorderen Kreuzbandersatz läßt sich eine tiefe Beinvenenthrombose effektiv verhindern. 50 Patienten erhielten täglich 40mg Enoxaparin, die erste Dosis 12h präoperativ. Die Darstellung der tiefen Beinvenen erfolgte 24h präoperativ und 5 Tage postoperativ mit Hilfe der Magnetresonanz-Venographie.

Problemstellung

Über die Effektivität der medikamentösen Thromboseprophylaxe mit einem niedermolekularen Heparin (NMH) bei arthroskopisch durchgeführtem vorderen Kreuzbandersatz gibt es divergente Meinungen. Jüngste Publikationen beurteilen das Risiko einer TVT beim arthroskopisch durchgeführten Kreuzbandersatz höher als bisher angenommen. Die Duplexsonographie zur Darstellung einer tiefen Beinvenenthrombose (TVT) weist am Unterschenkel eine zu geringe Sensitivität auf und die Phlebographie als ein geeignetes Mittel stößt auf ethische Probleme. Durch den Einsatz der MRV zur Darstellung der Beinvenen an der unteren Extremität steht eine neue nicht invasive Methode mit hoher Sensitivität zur Verfügung.

Methodik

Bei 50 Patienten (25 Männer, 25 Frauen; Durchschnittsalter 34,6 Jahre) mit klinisch und radiologisch gesicherter Ruptur des vorderen Kreuzbandes wurde ein vorderer Kreuzbandersatz arthroskopisch unter Verwendung des mittleren Patellarsehnendrittels durchgeführt. Bei allen Patienten wurde präoperativ und 5 (4-6) Tage postoperativ eine MRV durchgeführt. Die medikamentöse Thromboseprophylaxe erfolgte bis zur Krankenhausentlassung mit einem NMH (Enoxaparin 40mg), wobei die erste Dosis 12 Stunden präoperativ verabreicht wurde. Die MRV wurde in axialer und koronarer Schichtung sowohl mit als auch ohne Fettunterdrückungsmodus über den gesamten Unterschenkel bis zum proximalen Oberschenkel durchgeführt. Als thrombotisches Geschehen wurde jede sichtbare Unterbrechung der Venendarstellung gewertet.

Ergebnisse

Bei einem der untersuchten Patienten konnte präoperativ eine proximale tiefe Beinvenenthrombose im Bereich der V. poplitea mit Hilfe der MRV festgestellt werden. Zum Zeitpunkt der Krankenhausentlassung wurde bei keinem der Patienten die klinischen oder radiologischen Zeichen einer TVT festgestellt. Die tägliche Verabreichung des NMH wurde gut toleriert. Nebenwirkungen konnten im Untersuchungszeitraum nicht beobachtet werden. Die MRV wurde als nicht invasive Methode von allen Patienten gut akzeptiert. Die mittlere Untersuchnungszeit betrug 25 Minuten.

Schlußfolgerung

Unter Verwendung eines NMH kann die Entstehung einer TVT unmittelbar im Anschluß an den arthroskopischen Ersatz des vorderen Kreuzbandes effektiv verhindert werden. Durch den Einsatz der MRV zur Darstellung der Beinvenen an der unteren Extremität steht eine neue nicht invasive Methode mit hoher Sensitivität zur Verfügung.

17.11.99
14:00–
15:30
Saal 4/5

17.11.99

**14:00–
15:30**

Saal 4/5

Erleichtert ein Score die Indikationsstellung zur ambulanten medikamentösen Thromboseprophylaxe?

A. Beck (Ulm), R. Eisele, L. Kinzl

Thrombose, medikamentöse Prophylaxe, Indikation, Score

Zielsetzung

Die Einführung eines Scores soll die Indikationsstellung zur medikamentösen Thromboseprophylaxe erleichtern.

Material und Methoden

Der von uns entwickelte Score basiert auf dem Erreichen simulierter, quasi physiologischer Bedingungen. Diese hängen ab von der Atmung, der Mobilität, der Teilbelastbarkeit einer Extremität, von Intimaverletzungen eines großen venösen Gefäßes, vom Tag der Verletzung bzw. Operation, von der Lokalisation der Verletzung bzw. Operation sowie von prädisponierenden Faktoren. Der Score wurde so konzipiert, daß das Erreichen negativer Werte die Gabe einer medikamentösen Thromboseprophylaxe (niedrig molekulares Heparin) verlangt. Es wurden prospektiv 1321 ambulante Patienten mit Verletzungen der unteren Extremitäten, des Beckens, der Wirbelsäule sowie des Thorax gescort.

Ergebnisse

Der Score verblieb bei 723 Patienten unter 0 Punkten, was zu einer medikamentösen Thromboseprophylaxe führte. Bei 596 Patienten erreichte der Score 0 Punkte oder mehr. Hier erfolgte keine medikamentöse Thromboseprophylaxe. In der Gruppe der Patienten mit medikamentöser Thromboseprophylaxe konnte bei 30 Patienten (4%) eine tiefe Beinvenenthrombose nachgewiesen werden. In der Gruppe der Patienten ohne medikamentöse Thromboseprophylaxe (Score 0 oder größer) fand sich bei 2 Patienten eine tiefe Beinvenenthrombose (einmal 1-Etagen, einmal 2-Etagenthrombose, beide Patienten hatten jedoch die erlaubte und geforderte Teilbelastung von 20 KP nicht durchgeführt; ohne diese wäre bei beiden Patienten ein Score von unter 0 Punkten berechnet worden, was zu einer medikamentösen Thromboseprophylaxe geführt hätte). Eine Lungenembolie trat bei keinem Patienten auf.

Diskussion

Die Indikationsstellung zur medikamentösen Thromboembolieprophylaxe wird durch den Score besonders bei kritischen Fällen erleichtert. Mit seiner Hilfe konnten Risikogruppen richtig erkannt werden, was zu einer medikamentösen Thromboseprophylaxe geführt hatte. Gerade im ambulanten Bereich zeigt sich der Score als sinnvolle Hilfe. Im stationären Bereich ist aufgrund der Routineprophylaxe der Sinn eines Scores eher fraglich, des weiteren fand sich hier bei der überwiegenden Mehrzahl der stationären Patienten ein negativer Score.

Schlußfolgerungen

Der Score erleichtert die Indikation zur medikamentösen Thromboseprophylaxe vor allem im ambulanten Bereich. Risikogruppen können hiermit wesentlich leichter und schneller erkannt werden.

17.11.99

14:00–15:30

Saal 4/5

Ist eine generelle medikamentöse Thromboseprophylaxe bei ambulanter und konservativer Therapie von Verletzungen an der unteren Extremität mit anschließender Ruhigstellung im Gipsverband notwendig ?

K. Giannadakis (Marburg), H. Gehling, L. Gotzen

Ambulante Thromboseprophylaxe, Verletzungen an der unteren Extremität

Während die Thromboseinzidenz bei stationären Patienten mit Verletzungen an der unteren Extremität hinreichend bekannt ist, kann die Häufigkeit von thromboembolischen Komplikationen bei ambulanten Patienten mit Verletzungen an der unteren Extremität und anschließender Immobilisation zur Zeit nicht exakt angegeben werden, da für den ambulanten Bereich noch zu wenig Zahlenmaterial vorliegt.

Patienten und Methode

Von März 1994 bis März 1996 wurden in unserer Klinik für Unfallchirurgie insgesamt 572 Patienten mit Verletzungen an der unteren Extremität mit einem immobilisierenden Verband ambulant behandelt. Von diesen Patienten kamen 178, die keine medikamentöse Thromboseprophylaxe erhielten, in die Auswertung einer Studie zur Inzidenz von thromboembolischen Komplikationen. Die Indikation zu einer medikamentösen Thromboseprophylaxe wurde anhand einer Checkliste entschieden. Diese 178 Patienten waren neben ihrer Verletzung und der Immobilisation durch keine weiteren Risikofaktoren gefährdet. Sie wurden ausschließlich mit Unterschenkelgips- oder kunststoffverbänden behandelt und wiesen nur leichte Verletzungen auf. Zu den leichten Verletzungen zählten fibulare Bandrupturen am OSG, konservativ zu behandelnde Zehen – und Mittelfußfrakturen, nicht dislozierte Talus- oder Calcaneusfrakturen und nicht dislozierte OSG-Frakturen. Nach Abnahme des Gipsverbandes nach durchschnittlich 14,4 Tagen (Range 5-48 Tagen) erfolgte eine klinische und farbkodierte duplexsonographische Untersuchung (FKDS). Bei positivem Ausfall einer oder beider Untersuchungen erfolgte eine Phlebographie.

Ergebnisse

Von den 178 untersuchten Patienten entwickelten 2 Patienten eine isolierte Ein-Bündel-Unterschenkelvenenthrombose (Thromboseinzidenz 1,1 %). Eine Lungenembolie wurde bei keinem Patienten beobachtet. Aufgrund unserer Ergebnisse erscheint eine generelle medikamentöse Thromboseprophylaxe bei jungen gesunden Patienten mit einer leichten Verletzung an der unteren Extremität und einer Ruhigstellung im Gipsverband als nicht indiziert.

<table>
<tr><td>

17.11.99

**14:00–
15:30**

Saal 7

</td><td>

Mittwoch, 17. Nov. 99   14:00 – 15:30   Saal 7

Alternative Methoden der Knochenheilung

</td></tr>
</table>

Ist eine Stimulation der Frakturheilung durch hochfrequente Anregung möglich?

S. Wolf (Ulm), P. Augat, K. Eckert-Hübner, A. Laule, G. Krischak, L. Claes

Frakturheilung, Stimulation, Kallusformation

Immobilisationen und damit verbundene fehlende mechanische Reize können die Ursachen für eine verzögerte Frakturheilung sein. Daher gibt es Bestrebungen, die verzögerte Frakturheilung durch die externe Applikation mechanischer Stimuli adäquater Größe zu beschleunigen. In letzter Zeit werden hochfrequente Stimulationen mit geringer interfragmentärer Amplitude favorisiert. Das Aufbringen des mechanischen Reizes auf die Extremität über eine Vibrationsplattform erscheint dabei attraktiv, weil es eine einfache und vom Osteosyntheseverfahren unabhängige Anwendung erlaubt. Ziel der Studie war, den Effekt extern applizierter, hochfrequenter interfragmentärer Bewegungen geringer Amplitude auf die Frakturheilung zu untersuchen.

In einem Tierexperiment wurde am ovinen Metatarsus eine 3 mm Querosteotomie durchgeführt und mit einem hochrigiden Ringfixateur stabilisiert (lokale Immobilisation). 6 von insgesamt 12 Tieren erhielten eine externe Stimulation, indem sie bei axial dynamisiertem Fixateur mit den Hinterläufen auf einer Vibrationsplattform standen. Mittels der Plattform wurde mit einer Frequenz von 20 Hz eine vertikale zyklische Bewegung von 1 mm auf die hinteren Extremitäten appliziert, welche in einer interfragmentären Bewegung von 0,02 mm resultierte. Die externe Stimulation wurde 2 Wochen p.o. begonnen und bis zum Versuchsende (8 Wo. p.o.) über 5 min pro Tag durchgeführt. Die restlichen Tiere blieben über den Versuchszeitraum rigide fixiert und dienten als Kontrollgruppe. Der Heilungserfolg wurde post mortem zum einen durch mechanische Untersuchungen in Form eines Biegeversuches am geheilten Knochen und eines Eindrückversuches an verschiedenen Lokalisationen des Kallusgewebes, zum anderen durch densitometrische Untersuchungen mittels quantitativer Computertomographie bestimmt.

Die Biegesteifigkeiten der geheilten Knochen wie auch die Eindrücksteifigkeiten ergaben keine signifikanten Unterschiede zwischen der Stimulationsgruppe und der Kontrollgruppe. Auch die densitometrischen Parameter zeigten keine signifikanten Unterschiede zwischen den Gruppen, wobei der Knochenmineralgehalt und die Querschnittsfläche bei der Stimulationsgruppe erhöht waren (17%, bzw. 11%) gegenüber der Kontrollgruppe. Die zusätzliche, externe Stimulation resultierte zwar in einer gesteigerten Kallusproliferation, konnte jedoch die Heilungsqualität gegenüber der rigiden Fixation nicht signifikant verbessern.

Die Ergebnisse dieser Studie zeigen, daß hochfrequente interfragmentäre Bewegungen geringster Amplitude eine Kallusbildung stimulieren können. Diese führte jedoch nicht zu einer signifikanten und klinisch relevanten Verbesserung der Knochenheilungsqualität.

17.11.99

14:00–
15:30

Saal 7

Die kontrollierte Applikation von Fragmentmikrobewegungen: Läßt sich die Knochenheilung stimulieren ?

B. Füchtmeier (Regensburg), R. Hente, B. Rahn, S.M. Perren

Frakturheilung; Kallusstimulation; Interfragmentäre Dehnung

Zielsetzung

In einer tierexperimentellen Studie soll der Einfluß von kontrollierter Mikrobewegung auf die Fragmentüberbrückung und die periostale Kallusbildung untersucht werden, unter besonderer Berücksichtigung der Anzahl der Mikrobewegungen sowie des Ausmaßes der interfragmentären Dehnung.

Problembeschreibung

Mikrobewegung von Knochenfragmenten kann Kallusbildung induzieren und die Frakturheilung stimulieren. Ungeklärt ist wie groß die Frequenz und das Ausmaß der Mikrobewegung sein muß, um eine optimale Knochenheilung zu erhalten.

Material und Methode

Es wurde eine Osteotomie an der Schafstibia durchgeführt. Diese wurde mit einem speziellen Fixateur externe stabilisiert (Osteotomiespalt 2 mm). Über den Fixateur wurde eine Biegebewegung appliziert, so daß eine Spaltseite distrahiert und die Gegenseite komprimiert wurde. Somit lag ein Dehnungsgradient von +/-50% vor. 4 Gruppen (n=6) wurden gebildet: 0, 10, 1000 Bewegungen und eine Kontrollgruppe mit umgekehrter Belastungsrichtung (10 Bewegungszyklen). Versuchsdauer: 6 Wochen. Während dieser Zeit polychromes Labeling. Der periostale Kallus sowie der interfragmentär gebildete Knochen wurde anhand von histologischen Schnitten qualitativ und quantitativ untersucht. Die Steifigkeit der explantierten Tibiae wurde durch eine nichtdestruierende 4 Punktbiegung ermittelt.

Ergebnisse

In den Gruppen mit aktiver Bewegung zeigte sich periostale Kallusbildung. Diese war auf der Kompressionsseite um den Faktor 20 höher als auf der Distraktionsseite. Interfragmentäre Knochenbildung zeigte sich zwischen 0-20% interfragmentärer Dehnung. Im Vergleich zu 10 Bewegungen war dieses Phänomen bei 1000 Bewegungen stärker ausgeprägt. Ohne aktive Bewegung zeigte sich eine vollständige Fragmentüberbrückung.

Die Steifigkeit betrug 13.4 (SD 9.7) Nm/Grad (0 Bew.), 9.3 (SD 5.4) Nm/Grad (10 Bew.), 7.4 (SD 1.7) Nm/Grad (1000 Bew.) und 11.3 (SD 4.2) Nm/Grad (10 Bew.; umgekehrte Belastungsrichtung).

Schlußfolgerung

Ein Ausmaß von 0-20% an interfragmentärer Dehnung während 10 Zyklen pro Tag erlaubt interfragmentäre Knochenbildung. Kompressionsdehnung führt zu wesentlich stärkerer Kallusbildung als Distraktionsdehnung. Aktive Bewegung während 6 Wochen reduziert die Steifigkeit des neugebildeten Knochens.

Niedrig dosierter Ultraschall stimuliert die endochondrale Ossifikation

P. A. Nolte (Amsterdam), J. Klein-Nulend, G. H. R. Albers, R. K. Marti, E. H. Burger

Ultraschall, niedrigdosiert, gepulst

Einleitung

Tier- und klinische Studien haben ergeben, daß die Knochenheilung durch die Anwendung von niedrigdosiertem Ultraschall beschleunigt werden kann. Ziel dieser Studie war es, anhand von In-Vitro-Versuchen den Einfluß von niedrigdosiertem Ultraschall auf die endochondrale Ossifikation in 17 Tage alten Metatarsaliarudimenten von Mäuseföten zu untersuchen.

Material und Methoden

46 Dreiergruppen von gepaarten zweiten, dritten und vierten Metatarsalia wurden mit dem fünften Metatarsale oder der vierten Phalanx als Vergleich reseziert und in 6 Petri-schalen, in dem sich ein standardisiertes Kulturmedium (0,3% fötales Rinderserum, 1mM ß-Glycerophosphat und 50 µg/ml Gentamizin) befand, kultiviert. Die Petrischalen wurden bei 37°C für 7 Tage in einen feucht gehaltenen Inkubator gegeben (5% CO_2 in der Luft). Der niedrigdosierte Ultraschall wurde täglich durch eine Behandlungseinheit für 20 Minuten extern verabreicht. Er bestand aus einem Ultraschallgerät zur Beschleunigung der Frakturheilung (SAFHS = Sonic Accelerated Fracture Healing System) und einem Beschallungskopf (mit Übertragungsgel), welcher an den Petrischalen angebracht wurde. Weitere gepaarte Metatarsalia-Dreiergruppen wurden unter den gleichen Bedingungen behandelt, jedoch ohne Stimulierung durch Ultraschall und dienten als Kontrollgruppe. Nach einer Ruhezeit von 24 Stunden wurde am 1. Tage (Beginn der Behandlung), am 3., 5. und 7. Tag die Gesamtlänge und -weite der Metatarsalia-Rudimente und die Länge und Weite der kalzifizierten Diaphysen mit einem linearen Augen-Mikrometer (Zeiss) mit 40facher Vergrößerung gemessen. Die Histologie des Gewebes diente dazu, die mengenmäßige Vitalität des Gewebes zu demonstrieren. Die statistische Analyse der Daten wurde unter Anwendung des gepaarten T-Test von Student durchgeführt.

Ergebnisse

Das durchschnittliche Längenwachstum der kalzifizierten Diaphysen während der Kultivierung war in der mit Ultraschall behandelten Gruppe signifikant höher ($p<0,006$). Das durchschnittliche Längenwachstum in der Kontrollgruppe war 1,8µm ($x\ 10^2$; 0,3), wohingegen das Wachstum in der mit Ultraschall behandelten Gruppe 5,3µm ($x\ 10^2$; 1,2) betrug. Es gab keine wesentlichen Unterschiede in der Weite des kalzifizierten Gebietes und der gesamten Länge und Weite zwischen beiden Gruppen. Histologisch betrachtet zeigten die mit Ultraschall behandelten Rudimente und die Kontroll-Rudimente gute Anzeichen einer Heilung.

Diskussion und Schlußfolgerung

Diese Ergebnisse stützen die These, daß die Wirkung von Ultraschall auf die Ossifikation ähnlich der Wirkung von intermittierender Gewichtsbelastung auf Knochenrudimente ist, d.h. man geht davon aus, daß Ultraschall und mechanische Kräfte den gleichen stimulierenden Effekt auf die Kalzifizierung haben.

17.11.99

14:00–
15:30

Saal 7

17.11.99

**14:00–
15:30**

Saal 7

Niedrig intensiver Ultraschall zur Stimulation der Frakturheilung – Scharlatanerie, sinnvolles Adjuvans oder Alternative?

E. Mayr (Augsburg), A. Rüter

Ultraschall, frische Frakturheilung, Kallusdistraktion, Pseudarthrose

Entsprechend den 3 Situationen der Frakturheilung (frische Frakturheilung, Frakturheilungsstörung, Kallusdistraktion) haben wir in den vergangenen Jahren Studien durchgeführt, die die Frage beantworten, ob niedrig intensiver, gepulster Ultraschall (Frequenz: 1,5 MHz, gepulst mit 1 KHz, Signallänge: 200 µsec, Intensität: 30 mW/cm²) die Knochenbruchheilung beeinflußt.

Für die frische Frakturheilung erfolgte eine prospektiv, randomisierte, klinische Monozenterstudie. Als Modellfraktur diente der stabile Bruch durch die Taille des Scaphoids. Unter der täglich 20-minütigen Anwendung von Ultraschall kam es hier zu einer signifikanten Verkürzung der Heilungzeit gegenüber der Kontrollgruppe. Anhand des prozentualen Anteils der durchbauten Frakturfläche, berechnet in der sagittalen Computertomographie, konnte die klinische Einschätzung objektiviert werden.

Für die Situation der Kallusdistraktion erfolgte eine tierexperimentelle Untersuchung. Hier zeigte sich, daß es unter der Wirkung von Ultraschall zu einer signifikanten Beschleunigung der Regeneratreifung kam. Der Mineralgehalt zeigte in der Mitte des Regenerates bei den stimulierten Tieren signifikant höhere Werte als bei den Kontrolltieren. Als Folge davon ergaben sich auch bei der mechanischen Testung signifikant bessere Werte für die Regeneratsteifigkeit. Histologisch scheint es durch die Ultraschalltherapie zu einer Stimulation der enchondralen Ossifikation zu kommen.

Im Falle der Frakturheilungsstörung erfolgte eine Anwendungsbeobachtung an 88 Patienten (33 Pseudarthrosen und 55 verzögerte Frakturheilungen). In allen Fällen erfolgte die alleinige Therapie mit Ultraschall, so daß eine eventuelle Heilung auf diese Behandlungsform zurückzuführen war. In 86,4% der Fälle kam es zu einer radiologisch und klinisch gesicherten knöchernen Konsolidierung.

Die vorgestellten Untersuchungen belegen den stimulierenden Effekt von niedrig intensivem Ultraschall auf die Frakturheilung. Für die Behandlung frischer Frakturen halten wir den Einsatz von Ultraschall insbesondere in Situationen, in denen mit der Entwicklung einer Frakturheilungsstörung zu rechnen ist (z.B. Frakturen mit höhergradigem Weichteilschaden), zur Prävention für gerechtfertigt. Im Falle der Kallusdistraktion ist der Einsatz von Ultraschall zur Stimulation der Heilung in unseren Augen dringend geboten. Bei Frakturheilungsstörungen scheint sich eine Alternative zum bisherigen „golden standard" zu bieten.

Einsatz von niederenergetischem gepulsten Ultraschall bei der Kallusdistraktion an Risikopatienten

A. Pommer (Bochum), D. Richter, M.P.Hahn, G. Muhr

Verbessert niederenergetischer gepulster Ultraschall die Regeneratqualität bei der Kallusdistraktion ?

17.11.99

14:00–15:30

Saal 7

Niederenergetischer gepulster Ultraschall hat seit 3 Jahren die FDA Zulassung zur Beschleunigung der Frakturheilung. Internationale Studien deuten auf einen positiven Effekt der Behandlung hinsichtlich der Kallusbildung hin.

Patienten

In einer prospektiven, randomisierten Studie wurden 18 Patienten mit Distraktionskortikotomien und begleitenden Risikofaktoren an der unteren Extremität untersucht. Nach Randomisierung erhielt die eine Gruppe ein Gerät zur selbständigen täglichen Applikation von niederenergetischem gepulsten Ultraschall (Fa. Exogen, Dießen). Einschlußkriterien waren die nachstehenden Risikofaktoren für die Kallusdistraktion : Alter > 49, bereits einmal gescheiterte Distraktion, Infektanamnese im Transportbereich oder Perfusionsstörung im Transportbereich. Die Kallusqualität wurde sonographisch und radiologisch in 2 bis 4 wöchigem Abstand bewertet. Die radiologische Kallusdichte wurde mittels digitaler Bildanalyse standardisiert gemessen.

Ergebnisse

Je 9 Patienten beider Gruppen erfüllten die Kriterien. Die Gruppen unterschieden sich nicht hinsichtlich der demographischen Daten. Je 6 Patienten wurden aufgrund einer Osteitis behandelt, die restlichen wegen traumatischer Knochendefekte. In der Ultraschallgruppe wurde zweimal eine Rekortikotomie bei zu rascher Regeneratbildung erforderlich. Die sonographischen Kontrollen zeigten keinen signifikanten Unterschied zwischen beiden Gruppen. Hingegen zeigte die Osteodensitometrie im zeitlichen Verlauf eine raschere Verdichtung des Regenerats in der Ultraschallgruppe (ANOVA, p < 0,01). Die mittlere Transportrate war mit 1,7 d/mm in der Kontrollgruppe langsamer als in der Ultraschallgruppe (1,3 d/mm). Die Fixateur-Liegezeit war in der Kontrollgruppe ebenfalls verlängert (5,1 d/mm zu 4,5 d/mm)

Schlußfolgerung

Die Behandlung mit niederenergetischem gepulsten Ultraschall ist eine komplikationsarme Therapie zur Verbesserung der Kallusbildung im Regenerat. Besonders in kritischen Situation wie bei Durchblutungsstörungen oder chronischen Infekten ist sie ein sinnvolles Adjuvans.

17.11.99

**14:00–
15:30**

Saal 7

Eine effektive Therapie bei Pseudarthrose – niedrig dosierter Ultraschall

R. Albers (Hilversum), P.A. Nolte, P. Patka, I. Jannssen

Pseudarthrosen, Ultraschall, niedrigdosiert, gepulst

Einleitung

Bei Pseudarthrosen bestehen sehr schlechte Heilungsaussichten und die Möglichkeit einer Spontanheilung ist so gut wie ausgeschlossen. Ein chirurgischer Eingriff ist die häufigste Methode, auf die zurückgegriffen wird. Die Erfolgschancen liegen beim 1. Eingriff bei etwa 85%. Bei jedem weiteren Eingriff sinkt die Erfolgsrate jedoch auf 60% ab. Die ersten Berichte einer erfolgreichen Anwendung von gepulstem niedrigdosierten Ultraschall stammen von Xavier und Duarte, die von einer 70%igen Heilungsrate bei 28 Pseudarthrosen berichteten. Es sind keine Gegenanzeigen bei dieser Therapie bekannt.

Methoden

41 Pseudarthrose-Fälle wurden im Rahmen einer gepaarten Vergleichsstudie zusammengestellt. Diese mußten die Voraussetzung der niederländischen Definition einer Pseudarthrose erfüllen, d.h. es mußten mindestens 6 Monate seit Frakturdatum vergangen sein, der Heilungsprozess mußte gestoppt und die Frakturlinie bzw. -spalte eindeutig auf Röntgenbildern sichtbar sein. Die Patienten wendeten das Ultraschallgerät für jeweils 20 Minuten täglich zu Hause an. Das durchschnittliche Frakturalter betrug 13,9 Monate. Die durchschnittliche Zeit seit dem letzten orthopädischen Eingriff betrug 9,1 Monate. 4 Fälle wurden von der Studie zurückgezogen.

Ergebnisse

Die von der Pseudarthrose betroffenen Stellen waren 11 Fibulae/Tibiae, 6 Tibiae, 5 Femora, 6 Skaphoide, 3 Ulnae, 2 Radii und jeweils eine Fraktur des Sprunggelenks, der Clavikula, des Humerus und des Metatarsale. Die Heilungsrate betrug 95% (35/37) bei einer durchschnittlichen Heilungsdauer von 130 +/-; 11,2 Tagen. Alle hypertrophen Fälle (16) wurden geheilt; 92% der oligotrophischen Fälle und 88% der atrophen Fälle wurden geheilt. Die männlichen Patienten zeigten eine Heilungsrate von 96% bei einer Heilungsdauer von 122 Tagen, während die weiblichen Patienten eine Heilungsrate von 92% bei einer Heilungsdauer von 147 Tagen aufwiesen. Die Fälle, bei denen kein chirurgischer Eingriff innerhalb der 3 Monate vor Behandlungsbeginn durchgeführt wurde, zeigten eine Heilungsrate von 93% (26/28), wohingegen bei den 9 Fällen, bei denen ein chirurgischer Eingriff innerhalb der 3 Monate durchgeführt wurde, die Heilungsrate 100% (9/9) betrug.

Diskussion und Schlußfolgerung

Diese Ergebnisse dokumentieren den erfolgreichen Einsatz von Ultraschall zur Heilung von Pseudarthrosen bei verschiedenen Knochen, Frakturtypen, bei weiblichen und männlichen Patienten, ohne daß Risiken oder Nebenwirkungen bekannt wären. Die Stratifzierungs-Ergebnisse belegen die Anwendungsbreite zur sicheren Heilung von Pseudarthrosen.

17.11.99

14:00–
15:30

Saal 7

Beschleunigt niedrigdosierter gepulster Ultraschall die Heilung von Pseudarthrosen nach Unterschenkelfrakturen?

A. Schmelz (Ulm), G. Suger, U. Liener, L. Kinzl

Kallusdistraktion, Ultraschall

Zielsetzung

Verschiedene Autoren berichten in retrospektiven Studien über positive Einflüsse von niederenergetischem Ultraschall bei Pseudarthrosen und über eine Beschleunigung der Heilung von Unterschenkelfrakturen. Weiterhin konnte in tierexperimentellen Untersuchungen ein positiver Einfluß auf die Reifung von Distraktionskallus statistisch signifikant nachgewiesen werden. Ziel unserer Untersuchung ist es, zu überprüfen, ob sich diese positiven Auswirkungen in einem klinischen Patientenkollektiv reproduzieren lassen.

Kurzfassung

Untersuchung zum Verlauf einer Kallsudistraktionsbehandlung unter dem Einfluß von niedrig gepulstem Ultraschall. Eingeschlossen wurden Patienten mit ungünstigen Ausgangsbedingung für die Distraktionsosteoneogenese. Dokumentiert wurden zeitlicher Verlauf, radiologischer Fortschritt der Osteoneogenese und Zeitpunkt der Vollbelastung in Abhängigkeit von der Distraktionsstrecke. Parallel zur klinischen Dokumentation wurden serologische Untersuchungen zur Bestimmung der Knochenwachstumsfaktoren durchgeführt.

Patienten und Methoden

Bei 18 Patienten unter einer Distraktionsehandlung zur Knochendefektauffüllung oder Knochenverlängerung wurde das Kallusregenerat während der Distraktions- und Reifungsphase täglich 20 min lang perkutan appliziertem niedrig gepulstem Ultraschall ausgesetzt (Frequenz 1,5 Mhz, Intensität 30 mWatt/cm^2 Fa. Exogen). Die

Applikation erfolgte in häuslicher Umgebung, wobei von Seiten der Gerätesoftware eine nachträgliche Überprüfung der korrekten Anwendung möglich war. Es handelte sich bei allen Patienten um posttraumatische Zustände mit 2°-3° offenen Frakturen, bei denen aufgrund der Umgebungsbedingungen (Lokalisation oder Weichteilschaden) mit einer verzögerten Knochenneubildung gerechnet werden mußte. 3 Patienten hatten eine traumatisch bedingte Gefäßsituation des Unterschenkels, 2 Patienten einen Z.n. Gefäßrekonstruktion nach traumatischer Gefäßläsion. Bei 8 Patienten wurde aufgrund der Lokalsituation nach segmentalem Debridement eine primäre oder frühsekundäre Verkürzung der unteren Extremität erforderlich.Bei allen Patienten wurde der klinische Verlauf prospektiv dokumentiert und regelmäßige Serum-proben zur Bestimmung der exprimierten Wachstumsfaktoren gewonnen.

11 Patienten konnten mit belastungsfähiger Extremität abgeschlossen werden, eine Regeneratversagen trat nicht auf. Aufgrund der unterschiedlichen Ausgangssituation wird ein statistischer Vergleich mit einem vergleichbaren Kollektiv (AO-Sammelstudie) erst bei größeren Patientenzahlen möglich sein. Einzelbeobachtung bei unseren Patienten zeigten jedoch die Notwendigkeit einer Erhöhung der Distraktionsgeschwindigkeit und eine Verkürzung der Heilungszeit mit Reduzierung des Heilungsindex pro distrahiertem cm Knochen auch bei Patienten mit ungünstiger Distraktionslokalisation am distalen Unterschenkel.

Schlußfolgerung

Eine statistische Auswertung unserer Ergebnisse und ein Vergleich mit den in der AO-Sammelstudie gewonnenen Anhaltszahlen für die Heilungszeit ist aufgrund der kleinen Fallzahl noch nicht möglich. Einzelbeobachtungen zur Knochenneubildung bei Patienten in unserem Patientenkollektiv mit ungünstiger Ausgangssituation lassen jedoch einen positiven Effekt der Ultraschallbehandlung auf die Heilung von Distraktionskallus vermuten.

Niederenergetischer gepulster Ultraschall zur Behandlung von infizierten Pseudarthrosen

A. Schmid (Nordhausen), G. Fischer, M. Müller, M. Fuchs, F. König, M. Kufeld

Unsere Hypothese

Niederenergetischer gepulster Ultraschall (ngU) hat keinen positiven Einfluss.

Unsere These

Sollte ngU doch wirken, soll dessen Fähigkeit an Knochendefekten evident werden, wo Knochenrekonstruktionsverfahren nicht zum Ziel führten.

Patientendaten

Gemeinsame Merkmale der rekrutierten Patienten waren: Infekt-Defekt-Pseudarthrosen oder –Malunion und herkömmliche Rekon-Methoden waren ohne Erfolg. Die immanente Instabilität war durch interne oder externe Fixation stabilisiert.

Methode

NgU wurde programmiert und PC-kontrolliert angewandt. Das Studiendesign ist definiert als fallzahloffene case-control ohne Random mit prolektiver Datensammmlung und prospektiver Schlussweise

Ergebnisse

11 Patienten konnten ausgewertet werden. In keinem Fall wurde eine blander Infekt in einen floriden überführt, kein florider verschlechterte sich zu einem septischen Zustand. Bei einem im Schallfeld liegende Marknagel nahm die eitrige Sekretion ab und es kam zu einem tragfähigen Knochendurchbau. Eine Defektstrecke von 6 cm konnte nicht überbrückt werden. In allen übrigen Fällen wurde tragfähiger Knochen induziert, so dass die lasttragenden Fixationen reduziert oder entfernt werden konnten.

Schlußfolgerung

Zumindest zeitgleich (korrelative Beziehung) mit ngU-Anwendung wurde die Knochensubstanz besser und tragfähige Überbrückungen wurden erreicht. Ob die Beziehung kausal ist, bleibt wegen der niedrigen Fallzahl offen. Bei keinem Patienten trat eine Verschlechterung des Infektstatus auf.

17.11.99

14:00–
15:30

Saal 7

17.11.99

14:00–
15:30

Saal 7

Einmalige Anwendung Hochenergetischer Extrakorporaler Stoßwellentherapie (ESWT) bei 81 Patienten mit Pseudarthrosen oder verzögerter Knochenbruchheilung

W. Schaden (Wien)

Pseudarthrose, extrakorporale Stoßwelle, verzögerte Knochenbruchheilung

Zielsetzung

Überprüfung der Effizienz (knöchernen Durchbauung) nach einmaliger Anwendung der ESWT bei Patienten mit Pseudarthrosen oder verzögerter Knochenbruchheilung.

Kurzfassung, Problembeschreibung, Material, Methode, Ergebnisse

Seit Januar 1995 wurden an unserer Klinik 81 Patienten mit Pseudarthrosen oder verzögerter Knochenbruchheilung einmalig mit ESWT behandelt. Die Behandlung erfolgte mit dem OSSATRON der Firma HMT (High Medical Technology) und wurde zum Teil in Regional- und zum Teil in Allgemeinanaesthesie durchgeführt.

16 Patienten wurden primär konservativ behandelt, 65 Patienten wurden mit den unterschiedlichsten Osteosyntheseverfahren versorgt. Von diesen Patienten waren 20 zweimal und 20 drei- oder mehrmals operiert worden. Bei 43 Patienten war das Osteosynthesematerial bei der Behandlung mit der Stoßwelle in Situ, bei 16 Patienten war es im Laufe der Behandlung zu einem tiefen Infekt (Osteomyelitis) gekommen.

Bei 28 Patienten erfolgte das initiale Trauma oder der letzte operative Eingriff drei bis sechs Monate (verzögerte Knochenbruchheilung) bei 53 länger als sechs Monate (bis zu 25 Jahre) vor der Behandlung.

Der Nachuntersuchungszeitraum beträgt mindestens drei Monate (bis zu 4 Jahren). Zur Beurteilung des Erfolges wurden die Klinik und standardisierte Röntgenbilder herangezogen; im Zweifelsfall wurden CT-Bilder angefertigt.

Insgesamt konnten mit dieser Methode 56 Frakturen (69,1%) zur knöchenen Heilung gebracht werden. Ein signifikanter Unterschied in der Erfolgsrate zwischen verzögerter Heilung 19 (67,9%), Pseudarthrosen 38 (71,7%) und infizierten Pseudarthrosen 11 (68,8%) zeigte sich nicht. Es zeigte sich ein deutlicher Zusammenhang zwischen Therapieerfolg und applizierter Energie sowie exakter Ruhigstellung der Frakturen nach der Behandlung.

Als Nebenwirkungen fanden sich lediglich lokale Schwellung, Hämatome und in seltenen Fällen petechiale Blutungen.

Schlußfolgerungen

Die ESWT ist ein komplikationsarmes, kostengünstiges, nicht invasives Verfahren, das mit einer oder zwei Nächtigungen in der Klinik angewandt werden kann. Aufgrund unserer Erfahrung sind wir der Ansicht, die ESWT als Therapie der ersten Wahl bei Pseudarthrosen einzusetzen.

Hochenergetische extracorporale Stoßwellentherapie (ESWT) in der Behandlung von Pseudarthrosen.

W. Ditzen (Frankfurt/Main), M. Börner

Nachweis der Indikation erneuter Kallusbildung bei therapierefraktären mehrfach voroperierten Patienten.

17.11.99

14:00–
15:30

Saal 7

In der Frakturberhandlung ist die Anzahl auftretender Knochenheilungsstörungen trotz verbesserter bzw. biologieadaptierterer Osteosyntheseverfahren mit etwa 5 % auf einem konstanten Niveau geblieben. Einzelfälle durchlaufen hierbei bisweilen eine Serie frustaner operativer Sanierungsversuche mit Ausschöpfung aller autologer Transplantationsreserven. Elektromagnetische bzw. -stimulative wie auch nieder- und hochenergetische Ultraschall-Pulsationssysteme sind im Begriff, mit ihrem Einfluß auf Zellstoffwechsel, Zelldifferenzierung und Osteogenese nicht nur experimentell, sondern auch klinisch diese therapeutische Lücke auszufüllen.

Es wurde im Zeitraum von 6/98 bis 12/98 bei 10 selektionierten Patienten (fehlgeschlagene operative Behandlung, aseptische Knochenheilungsstörung mindestens 6 Monate) im Rahmen einer elektrohydraulisch gesteuerten Stoßwellenbehandlung (ESWT) ein- bis zweimalig 1200 – 1400 Impulse bei 18 – 20 kV auf den Pseudarthrosenspalt appliziert.

Die mittlere Pseudarthrosendauer betrug 13,9 Monate, die Patienten waren im Durchschnitt 2,7 mal voroperiert. Ein knöcherner Durchbau konnte bei 90 % der Patienten nach durchschnittlich 3,7 Monaten erzielt werden. Ein Versager ergab sich durch Wanderung eines intramedullären Kraftträgers bei einer Oberarm-Pseudarthrose. Therapiebedürftige Komplikationen wurden nicht beobachtet.

Die hochenergetische ESWT bestätigt sich im untersuchten Krankengut bei Einhalten adäquater Selektionskriterien als komplikationsarme, nichtinvasive Therapie mit hoher Erfolgsquote, selbst nach mehrfach fehlgeschlagenen Voroperationen.

Mittwoch, 17. Nov. 99　14:00 – 15:30　Saal 14.2

Polytrauma (I) – Ischämie / Schock

Annexin-V Expression und DNA-Fragmentierung von Zellen des peripheren Blutes als Apoptoseparameter bei der Untersuchung des Ischämie-Reperfusionstrauma der unteren Extremität

G. Maier (Ulm), S. Häfner, M. Abend, H. Gerngroß, C. Willy

Apoptose, PMN-Granulozyten, TUNEL, Ischämie-Reperfusionsschaden

Einleitung

Voruntersuchungen im eigenen Bereich zeigten, daß es während eines Ischämie-Reperfusions-Traumas innerhalb der ersten 2 Stunden zu Schäden an der DNA in Zellen des peripheren Blutes kommt.

Ziel der Studie war die Untersuchung der Auswirkungen des im Comet-Assay beobachteten DNA-Schadens.

Fragestellung

Kommt es nach einem induzierten Extremitäten-Trauma mit einem Ischämie-Reperfusionsschaden zu einem Anstieg des Apoptoseparameters Annexin-V und zu morphologischen Zellkernveränderungen in den Zellen des peripheren Blutes, welche charakteristisch für Apoptose sind?

Methodik

Prospektive, klinisch-experimentelle Studie, operative Versorgung einer VKB-Ruptur mit einer Bone-Tendon-Bone VKB-Plastik in Blutleere (seit 01/99 n = 5, geplant n = 20); Blutentnahme parallel aus der Fußrückenvene des operierten Beines und aus der V.cubitalis; Zeitpunkte: vor OP (Baseline), zum Zeitpunkt des Öffnens der Blutsperre, nach 3, 6 und 9 Stunden. Parameter: Differentialblutbild, Annexin-V Expression, CD11b, 7-AAD, CD95, Duchflußzytometrische Analyse an FACSCalibur (Becton Dickinson). Beurteilung der Morphologie der apoptotischen Zellen, Anfärbung der DNA-Strangbrüche mittels enzymatischem FITC markiertem dUTP nick end labelling (TUNEL), Auszählen von 1000 Zellen je Präparat mit einem Fluoreszenzmikroskop (Leica). Statistik: Angaben als Median (25%/75%-Quartile) in % der Baseline (BL), Anteil apoptotischer Zellen in % pro Gesichtsfeld.

Ergebnisse

17.11.99

14:00–
15:30

Saal 14.2

Es zeigt sich ein ausgeprägter Anstieg der Annexin-V Expression bei den PMN-Granulozyten, entnommen aus dem operierten Bein, mit einem Maximum zum Zeitpunkt des Öffnens der Blutsperre (340 %; p<0,01 vs. BL) und nach 6 Stunden (307 % ; p<0,01 vs. BL) bei einer durchschnittlichen Ischämiezeit von 95 Minuten. Bei den PNM-Granulozyten, entnommen aus der Armvene, findet sich ein wesentlich geringerer Anstieg der Annexin-V Expression mit einem Maximum nach 6 Stunden (123 %; p<0,01 vs. BL). Es ergibt sich kein Anstieg der CD95-Bindung auf Zellen des peripheren Blutes. Die Zahl der morphologisch definierten apoptotischen Zellen und der Zellen mit einer DNA-Fragmentierung ändert sich im Verlauf nicht (range : 1,1 – 3,8 % pro Gesichtsfeld). Die CD11b Bindung auf PMN-Granulozyten des operierten Beines erreicht ein Maximum bei 6 Stunden nach Öffnen der Blutsperre (Geo Mean Fluoreszenz : 188,4 % ; p<0,01 vs BL), während die CD11b Expression von PMN-Granulozyten der Armvene keinen signifikanten Anstieg zeigt (max. Geo Mean Fluoreszenz : 106,6 %; p<0,01 vs BL).

Schlußfolgerung

Das Ischämie-Reperfusionstrauma der unteren Extremität führt zu einem Anstieg der apoptotischen Zellen im peripheren Blut. Die Zahl der frühapoptotischen Zellen korreliert dabei nicht mit der Zahl der Zellen mit morphologischen Veränderungen, die eine Zelle eindeutig als apoptotisch definieren. Dies spricht dafür, daß diese Annexin-V positiven Zellen von den Zellen des Immunsystems erkannt werden und mit einer Verzögerung von etwa 6 Stunden aus dem Blutkreislauf entfernt werden. Der Anstieg der neutrophilen Granulozytenpopulation mit einem Maximum nach 6 Stunden spricht für eine kompensatorische Freisetzung der an der Frühphase der Immunreaktion beteiligten Zellen, die gleichzeitig auch die Population mit dem höchsten Anstieg apoptotischer Zellen bildet.

Systemische Auswirkung des Extremitäten-Ischämie-Reperfusions-Trauma Nachweis einer Gewebeischämie-induzierten Aktivierung polymorphkerniger neutrophiler Granulozyten

C. Willy (Ulm), G. Maier, I. Graf, B. Schütz-Willy, H. Gerngroß

Ischämie, Reperfusion, Granulozytenaktivierung, Sauerstoffradikale

Einleitung

Das Ischämie-Reperfusions-(IR)-Trauma gilt als eine der wesentlichen Schädigungskomponenten in einer Traumasituation. Für den hierbei zu beobachtenden Mikrozirkulationsschaden kommt der Leukozyten-Endothel-Interaktion und der Freisetzung von Sauerstoff-Radikalen eine Schlüsselrolle zu.

Fragestellung

Ist beim Menschen in der frühen Reperfusionsphase, nach Ende einer extern induzierten Gewebeischämie, in vivo eine vermehrte Expression granulozytärer Adhäsionsmoleküle und eine verstärkte freie Sauerstoffradikalbildung als Marker der Aktivierung von polymorphkernigen neutrophilen Granulozyten (PMN) zu beobachten?

Methodik

Prospektive, klinisch-experimentelle Studie (Ethik: LÄK-BW Antrag-Nr.: 207/98,
positives Votum). Externer Druck mit Antischockhosen-(ASH)-Beinsegment im
M. tibialis anterior (n=14 normotensive gesunde Freiwillige; 60 und 80 mmHg über
2h). Blutentnahme V. cubitalis. Zeitpunkte: Vor ASH, sowie 0-5, 30, 60 und 120 Mi-
nuten und 24 h nach Reperfusionsbeginn. Parameter: HB/Hk, PMN-Granulozyten-
Konzentration, Routinelabor, Lactat, BGA, Immunphänotypisierung von PMN-
Granulozyten mit Expressionsgrad der Adhäsionsmoleküle ß2-Integrine und
L-Selectin. PMN-"respiratory burst" (Sauerstoffradikalfreisetzung) spontan und
nach TNF PMA-Stimulation. Durchflußzytometrische Analyse an FACSCalibur
(Becton Dickinson)

Statistik

Angaben als Median (25%/75%-Quartile) in % der Baseline (BL), Kruskal-Wallis-Test.

Ergebnisse

Es zeigt sich ein ausgeprägter Anstieg der PMN-Granulozyten nach 120 min (135 % ;
$p<0,01$ vs. BL). CD18-Expression: Peak innerhalb der ersten 120 min. in % Baseline
(BL): 128.9% (Q25%/Q75%: 105.5%/158.7%). CD89-Expression: Peak in % Baseline (BL):
108.1% (Q25%/Q75%: 105.4%/118.6%). CD18-Expression: Peak in % Baseline (BL):
140.5% (Q25%/Q75%: 105.5%/228.1%). Respiratory burst: Peak der spontanen Sauer-
stoff-Radikalfreisetzung innerhalb der ersten 120 min: 128% (Q25%/Q75%: 105%/
181%). Nach TNF-alpha-Gabe: verminderte Radikalfreisetzung innerhalb der ersten
120 min 80% (Q25%/Q75%: 51%/96%). Nach PMA-Gabe: verminderte Radikalfreisetzung innerhalb der ersten 120 min 12% der BL (Q25%/Q75%: 7%/44%).

Schlußfolgerung

Nach druckinduzierter Muskelgewebeischämie ist in der frühen Reperfusionsphase
systemisch eine ausgeprägte Aktivierung polymorphkerniger Granulozyten nachzuweisen. Die zu beobachtende PMN-Aktivierung ist ein Hinweis auf eine nach
Ischämieende auftretende Gesamtkörperreaktion. Allein das Anlegen einer Antischockhose kann beim Polytraumatisierten wesentliche Pathomechanismen auslösen.
24 Stunden nach Ischämieende sind die beobachteten Phänomene abgeklungen.

Klinik modellierende randomisierte Studien (CMRT: Clinic modelling randomised trial) am Tier als neues Konzept in der Unfallchirurgie am Beispiel eines hämorrhagischen Schockmodells der Ratte

A. Junge (Marburg), I. Celik, A. Krüger, S. Seitz, L. Gotzen, W. Lorenz

CMRT, Schockmodell, Antibiotikaprophylaxe, perioperatives Risiko

17.11.99

14:00–
15:30

Saal 14.2

Zielsetzung

Untersuchung perioperativer adverser Effekte der Antibiotikaprophylaxe in der Traumatologie mit einem neuen Konzept von klinik-modellierenden randomisierten Tierstudien (Etablierung eines hämorrhagischen Schockmodells in der Ratte).

Problembeschreibung

Trotz vielversprechender Studien der Grundlagenforschung (z.B. Tierversuche) kommt es immer wieder zum Scheitern darauffolgender klinischer Studien (z.B. Sepsisstudien). Diese Tatsache verdeutlicht die Notwendigkeit in tierexperimentellen Studien mehr Komplexität zu modellieren, um Medikamente und Therapien für die spätere reale klinische Situation besser einschätzen zu können. Das Fehlen solcher tierexperimenteller Studien in der Traumatologie veranlaßte uns zur Entwicklung und Etablierung eines solchen Tiermodells nach dem neuen Konzept der klinik-modellierenden randomisierten Tierstudien.

Methodik

Das vorgestellte Rattenmodell beinhaltet Merkmale des klinischen Szenarios mit Anästhesie (Fentanyl/Droperidol i.p.), einer standardisierten Operation (Tibiafraktur und Marknagelung), Volumensubstitution (Ringer), i.v. Antibiotikaprohylaxe (Cefuroxim bzw. Ceftriaxon vs Placebo (NaCl)) 1h vor Operation und eine postoperative Analgesie (s.c. Tramadol) sowie Merkmale von randomisierten klinischen Studien mit Fallzahlberechnung, randomisierte Zuteilung zu zwei Blöcken (n = 20 Tiere/Gruppe) und der 21-Tage-Mortalität als Endpunkt. Die klinische Situation von gesunden (ASA 1 + 2) bzw. vorbelasteten, alten Patienten (ASA 3 + 4) wurde ohne bzw. mit präoperativen Blutentzug (4 ml/Tier) zwei Std. vor Operation (hämorrhagischer Schock für 30 min) im Tierversuch modelliert. Unter diesen Bedingungen wurden die perioperativen adversen Effekte der Antibiotikaprophylaxe auf den Endpunkt Mortalität untersucht. Die Ausheilung der Tibiafraktur wurde röntgenologisch dokumentiert (Bilder werden gezeigt).

Ergebnisse

Das Tiermodell konnte erfolgreich etabliert werden. Durch präoperativen Blutentzug (4ml/Tier) konnte ein hämodynamisch relevanter Schockzustand erzeugt und durch blutige (arterielle) Blutdruckmessung dokumentiert werden (MAP = 50 mmHg für 30 min). Bei gesunden Tieren fand sich eine Mortalitätsrate von 5 % für Cefuroxim vs 0% Placebo (n=20/Gruppe, Chi²-Test = n.s., df=1), für Ceftriaxon 10 % für vs 0% Placebo (n=20/Gruppe, Chi²-Test = n.s., df=1). Bei durch Blutentzug vorgeschädigten Tieren fand sich für Cefuroxim eine Mortalitätsrate von 0% vs 10% bei Placebo (n=20/Gruppe, Chi2-Test = n.s., df=1) und für Ceftriaxon 5% vs 15% für Placebo (n=20/Gruppe, Chi²-Test = n.s., df=1).

Schlußfolgerungen

Klinik modellierende randomisierte Studien am Tier (CMRT) stellen eine erfolgreiche und vielversprechende Verbindung zwischen der Grundlagenforschung und klinischen Studien dar. Die Bedingungen für spätere klinische Studien können in solchen Tierversuchen im voraus mit hohen Fallzahlen untersucht bzw. überprüft werden. Bezogen auf den Endpunkt Mortalität konnte in diesen Studien kein signifikanter Unterschied gezeigt werden. Ein Grund hierfür liegt in der kurzen Dauer des hämorrhagischen Schocks (30 min), deshalb soll in weiteren CMRT's der Einfluß perioperativ verabreichter Antibiotika auf den peri-und postoperativen Verlauf (kardiovaskuläre Effekte, Immunsystem und Mediatoren (Histamin) mit längeren Schockzeiten (1h bzw. 2h) untersucht werden.

Die Beeinflussung der periostalen und kortikalen Mikrozirkulation durch Gabe von Eigenblut, Kristalloiden oder Kolloiden nach Induktion eines hämorrhagischen Schocks

R.H. Richter (Erlangen), C.O.R. Grüneis, R. Schwille, F.F. Hennig

Mikrozirkulation, Schock, Periost, Kortikalis

In der ungewohnten Betrachtungsweise, daß der „Knochen" möglicherweise auch ein Schockorgan ist, erfolgte mit Hilfe der Intravitalmikroskopie eine tierexperimentelle Studie an der Rattentibia mit der Zielsetzung, die Auswirkung eines hämorrhagischen Schocks auf die periostale und kortikale Mikrozirkulation zu untersuchen.

Anhand eines druckkontrollierten Schockmodells wurde erstmals intravitalmikroskopisch direkt die Auswirkung des Schocks auf die Mikrozirkulation des Periosts und der Kortikalis an der Rattentibia untersucht. Nach Induktion eines hämorrhagischen Schocks (systolischer Blutdruck um 40 mmHg, Schockdauer 30 min.) wurde eine isovolämische Therapie mit Eigenblut, Ringer- und Ringer-HAES-Lösung eingeleitet. Periostal betrug bezogen zum Ausgangswert die Minderung der Fließgeschwindigkeit nach abgeschlossener Blutretransfusion 37 % (kortikal 15 %), nach Ringer-Infusion 40 % (13 %) und nach Infusion von Ringer-HAES-Lösung aber nur 15 % (3 %). Der Flow reduzierte sich jeweils um 38 % (kortikal 19 %), 34 % (12 %) sowie 31 % (19 %). Weder periostal noch kortikal konnte somit das Ausgangsniveau der Fließgeschwindigkeit bzw. des Flows nach Abschluß der Therapie erreicht werden. Bei der Untersuchung der Adhäsion zirkulierender Leukozyten imponierte ein Anstieg der Roller um 248 % und der Sticker um 102 %.

Die Ergebnisse legen den Schluß nahe, daß auch der Knochen ein Schockorgan ist. Sie betonen nicht nur die Wichtigkeit der korrekten konservativen und operativen Versorgung betroffener Areale des „Organsystems Knochen", sondern auch die Bedeutung einer adäquaten Schocktherapie zur Stabilisierung des Patienten, auch unter dem Gesichtspunkt zur Verringerung schockbedingter Mikrozirkulationsstörungen auf ossärer Ebene.

Das Hämorrhagiemodell am Schwein: Überlegenheit von „Sauerstoffdefizit" und „metabolischer Azidose" zur Quantifizierung der Schwere der Hämorrhagie

D. Rixen (Köln), M. Raum, B. Holzgraefe, H. J. Goller, E. Neugebauer,
AG Schock & Trauma

Hämorrhagie, Schock, Sauerstoffdefizit, Base Excess

Das Ziel dieser Arbeit war der Vergleich von traditionellen Endpunkten anerkannter Hämorrhagiemodelle (z.B. Blutdruck und Hämorrhagievolumen) mit perfusionsbezogenen Variablen (Sauerstoffdefizit, Base Excess, Laktat) zur Quantifizierung der Schwere des hämorrhagischen Insults.

Problembeschreibung

Die traditionellen Endpunkte anerkannter Hämorrhagiemodelle sind a) die bewußt unkontrollierte Blutung, b) das vorher festgelegte Blutungsvolumen oder c) die Fixierung eines vorher festgelegten Blutdrucks über einen variablen Zeitraum. Da diese Endpunkte jedoch durch physiologische Kompensationsmechanismen modifiziert werden, spiegeln sie das Ausmaß des zellulären Insults nicht adäquat wider. Durch die Messung perfusionsbezogener Variablen (z.B Sauerstoffdefizit, Base Excess, Laktat) hingegen, ließe sich die Schwere einer hypovolämischen Dekompensation möglicherweise präziser quantifizieren.

Material und Methode

Das Hämorrhagiemodell wurde an n=25 deutschen Landschweinen (Durchschnittsgewicht: 23,8 kg) charakterisiert. Nach Einleitung einer Lachgas/ Hypnomidate/ Fentanyl-Narkose und Einbringen aller notwendigen Zugänge erfolgt die Hämorrhagie nach einer vorher durch Randomisierung festgelegten Zielgröße des zu erreichenden Sauerstoffdefizits (Gruppe I: 30-50, Gruppe II: 50-80, Gruppe III: 80-100, Gruppe IV: 100-120, Gruppe V: >120 ml/kg). Das Zielsauerstoffdefizit wurde möglichst uniform über einen Zeitraum von 60 Minuten aufgebaut. Nach 60 Minuten Hämorrhagie erfolgte die Retransfusion. Die Tiere erholten sich vom hämorrhagischen Insult unter Narkose bis zur 200 Minute und wurden fortan für 3 Tage beobachtet. Zusätzlich wurde das Ausmaß der metabolischen Schädigung über den Base Excess und Laktatspiegel quantifiziert.

Ergebnisse

Die Mortalität stieg mit zunehmendem Sauerstoffdefizit signifikant an (Gruppe I: 0%, Gruppe II: 20%, Gruppe III: 40%, Gruppe IV: 60%, Gruppe V: 100%). Das Sauerstoffdefizit, der Base Excess und der Laktatspiegel zeigten sich zur Letalitätsvorhersage gegenüber traditionellen Variablen („Hämorrhagievolumen", „Blutdruck", „Herzzeitvolumen") überlegen (sowohl Korrelations- als auch Regressionsstatistik). Hierbei wiesen der Base Excess und der Laktatspiegel von allen analysierten Prädiktoren der Letalitätsvorhersage die stärkste Korrelation mit dem Sauerstoffdefizit auf ($r= -0.78$ bzw. 0.8; $p<0.0001$). Die LD_{50} betrug für das Sauerstoffdefizit 95.0 ml/kg, für den Base Excess -15.3 mmol/L und für den Laktatspiegel 7.7 mmol/L

Schlußfolgerungen

Die Anwendung der entwickelten Regressionsmodelle erlauben es, das Ausmaß des aktuellen Sauerstoffdefizits aus dem während der Hämorrhagie gewonnenem Base Excess oder Laktatspiegel präziser voraus zu berechnen. Das Sauerstoffdefizit, der Base Excess und der Laktatspiegel eignen sich gegenüber traditionellen Variablen (z.B. Blutdruck, Hämorrhagievolumen) in diesem Modell besser zur Quantifizierung der Schwere der Hämorrhagie.

Diagnostische Wertigkeit von Procalcitonin im Akutmonitoring des traumatisch-hämorrhagischen Schockes

D. Abitzsch (Leipzig), D. Schreiter, M. Werner, Ch. Josten

Procalcitonin, Polytrauma, traumatisch-hämorrhagischer Schock

Einleitung

Im Rahmen der Evaluierung von Procalcitonin (PCT) als neuem infektionsassoziierten Marker sollte im Vergleich zu etablierten Parametern, wie dem Tumornekrosefaktor-a (TNF-a) und Interleukin-6 (IL-6), die diagnostische Wertigkeit von PCT im Akutmonitoring bei polytraumatisierten Patienten mit traumatisch-hämorrhagischen Schockzuständen untersucht werden.

Methode

Retrospektiv wurden 15 Patienten mit prolongiertem, traumatisch-hämorrhagischen Schock und einem Transfusionsbedarf von über 10 Erythrozyten-Konzentraten, mit prolongiertem, traumatisch- hämorrhagischen Schock und einem Transfusionsbedarf von unter 10 Erythrozyten-Konzentraten, sowie mit kurzzeitiger Schocksymptomatik ohne Transfusionsbedarf untersucht. Klassifizierung von Schweregrad und Verlauf der Erkrankung erfolgte mit Hilfe des APACHE-II Scores bzw. des Hannoveraner Polytraumaschlüssels.

Ergebnisse

Es zeigte sich, daß die PCT-Plasmakonzentrationen initial nur gering anstiegen und mit 1,3ng/ml (Bereich: 0,8 bis 3,3ng/ml) im Median bei den Patienten mit hohem Transfusionsbedarf am höchsten lagen. Nach 12 bis 24 Stunden wurden in der Regel die Maximalwerte erreicht. Dabei lagen in der Gruppe mit geringem Transfusionsbedarf die Werte mit 6,5ng/ml (Bereich: 2,4 bis 8ng/ml) am höchsten, während die Gruppe mit hohem Transfusionbedarf, trotz hohem Polytraumaschlüssel, nur Werte von 3,5ng/ml (Bereich: 2,5 bis 9,5ng/ml) erreichte. Innerhalb aller drei Polytrauma-Gruppen kam es bis zum 5. ICU-Tag zur weitestgehenden Normalisierung der PCT-Plasmakonzentrationen. Betrachtet man die anderen Entzündungsparameter, so zeigte sich, daß IL-6 sowie der APACHE-II Score in allen drei Gruppen initial die höchsten Werte aufwiesen und im Verlauf deutlich fielen, während TNF-a sowie die Temperatur erst im Verlauf anstiegen.

Schlußfolgerungen

Prolongierte, primär nicht-infektiöse, traumatisch-hämorrhagische Schockzustände induzieren initial ebenfalls einen PCT-Anstieg, welcher mit einer verlängerten Beatmungsdauer einhergeht. Dieser Anstieg ist geringer als bei septischen Patienten und geht mit einer allgemeinen Inflammation einher. Ursächlich muß eine mögliche bakterielle Translokation als Hinweis auf ein erhöhtes Infektionsrisiko im Rahmen der Kreislaufzentralisation diskutiert werden.

Unterdrückung der Immunzellfunktion nach traumatisch-hämorrhagischem Schock:
Ein möglicher Mechanismus für erhöhte Raten an Wundinfektionen

M.K. Angele (München), M.W. Knöferl, E. Faist, I.H. Chaudry

Wundinfektion, Hämorrhagischer Schock, Trauma, Wundzellfunktion

Obwohl zahlreiche klinische Studien eine erhöhte Rate an Wundinfektionen nach Trauma und Blutverlust zeigen, ist derjenige Mechansimus unbekannt, der für diese

Beobachtung verantwortlich ist. In experimentellen Studien konnte eine Unterdrückung der zellvermittelten Immunantwort in der Leber, Milz und im Peritoneum nachgewiesen werden. Die Funktion der Immunzellen an der Wunde nach hämorrhagischem Schock ist jedoch unbekannt. Das Ziel dieser Studie war es zu untersuchen, ob eine Fehlfunktion der Wundzellen für die erhöhte Anzahl an Infektionen nach Blutverlust verantwortlich sein könnte.

Es wurde an männlichen Mäusen (C3H/HeN) eine Laparotomie durchgeführt und anschließend Polyvinyl-Schwämmchen subcutan implantiert. Nachfolgend wurden bei den Tieren Katheter in beide Femoralarterien eingelegt und der mittlere arterielle Blutdruck auf 35 ± 5 mm/Hg für 90 min. reduziert (Gruppe A) (anschließend Flüssigkeitssubstitution mit 4-mal dem Blutvolumen in Ringer-Lactat-Lösung). Eine zweite Gruppe an Tieren wurde kontrolloperiert (Gruppe B). Am ersten und fünften postoperativen Tag wurden die Wundexsudatzellen gewonnen und die Freisetzung der proinflammatorischen Zytokine IL-1 und IL-6 sowie das Chemokin MIP-2 nach Stimulation mit Lipopolysaccharid LPS in den Zellüberständen bestimmt. Zusätzlich wurde die Phagozytoseaktivität in vitro und die Clearance von lebenden, pathogenen Staphylococcus aureus Bakterien in der Wunde in vivo gemessen.

Die Ergebnisse zeigen, daß der hämorrhagische Schock zu einer signifikanten Verringerung der Sekretion von IL-1 (-45,2 %), IL-6 (-67,2%) am ersten postoperativen Tag führt. Am 5. postoperativen Tag konnte eine normale Wundzellfunktion nachgewiesen werden. Die unterdrückte Wundzellfunktion am ersten postoperativen Tag war mit einer verminderten Phagozytoseaktivität (-24,2 %) und einer Verringerung der Clearance lebender Staphylokokken verbunden (24 Std. nach Injektion konnten 4,1-mal soviele Bakterien von Tieren der Gruppe A im Vergleich zu Gruppe B isoliert werden). Nachdem die meisten Wundinfektionen früh nach schwerem Trauma auftreten, scheint die Hemmung der Wundzellfunktion früh nach hämorrhagischem Schock für die erhöhte Inzidenz von Wundinfektionen verantwortlich zu sein. Weitere Studien sollten jedoch durchgeführt werden, um zu untersuchen, ob eine Verbesserung der Wundzellfunktion mit immunomodulatorischen Medikamenten zu einer Verringerung der Wundinfektionsrate bei Traumapatienten führen könnte.

Subletaler hämorrhagischer Schock reduziert die TNFa-produzierende Kapazität von Vollblut, Milz- und Knochenmarkszellen

S. Flohé (Essen), M. Ackermann, F.U. Schade, D. Nast-Kolb

hämorrhagischer Schock, TNF, Ratte

Einleitung

Hämorrhagischer Schock verursacht eine schwere Dysbalance des Immunsytems mit der Bildung von pro- und antiinflammatorischen Zytokinen. TNFa ist bei der Immunantwort von essentieller Bedeutung. Überschießende TNFa Produktion kann in einem fulminanten Multi-Organ-Versagen resultieren, fehlende TNFa Synthese führt zu einer Immuninkompetenz, welche den Weg für infektiöse Komplikationen bahnen kann. In der präsentierten Studie haben wir die Auswirkung eines subletalen hämorrhagischen Schocks auf die TNFa- produzierende Kapazität von verschiedenen Zellen untersucht.

17.11.99

14:00–
15:30

Saal 14.2

Methoden

Ein hämorrhagischer Schock wurde an männlichen Spraque-Dawley Ratten durch Blutentnahme über einen Jugularvenen-Katheter induziert. Der arterielle Mitteldruck wurde auf 35 mmHg für 30-40 Minuten gesenkt. Blutdruckmessung erfolgte blutig über einen Femoralarterienkatheter. Retransfusion erfolgte mit dem entnommen Blut 1:1 verdünnt mit Ringer-Laktat. 24 h nach Schock wurden die Tiere getötet und Blut, Gesamt-Milz- und Knochenmarkszellen gewonnen. Kontrolltieren wurde die Organe ohne vorherigen Schock entnommen (n=9/Gruppe). Die Lipopolysaccharid(LPS)-induzierte TNFa Produktion von den verschieden Zellen wurde mittels ELISA bestimmt.

Ergebnisse

TNFa Produktion in Vollblut, Milz- und Knochenmarkszellkulturen aus Kontrolltieren war nach Stimulation mit 1ng/ml LPS 0,57±0,37 ng/ml im Vollblut, 1,10 ± 0,22 ng/ml in Milzzellen und 0,25 ± 0,16 ng/ml in Knochenmarkszellen. Die TNFa Produktion war maximal nach Inkubation mit 10ng/ml LPS und konnte mit 100 ng/ml nicht weiter gesteigert werden. Alle Versuchstiere überlebten den hämorrhagischer Schock von 35 mmHg und 30-40 Minuten Dauer 24 Stunden. Milz-, Blut- und Knochenmarkszellen, welche von Ratten 24 h nach hämorrhagischen Schock gewonnen wurden, hatten alle eine hochsignifikant reduzierte TNFa Produktion nach Stimulation mit 1ng/ml LPS: 0,57 ± 0,37 ng/ml TNFa vor vs. 0,16 ± 0,09 ng/ml TNFa nach Schock im Vollblut; 1,1 ± 0,22 ng/ml TNFa vor vs. 0,06 ± 0,04 ng/ml TNFa nach Schock in Milzzellen; 0,25 ± 0,16 ng/ml TNFa vor vs. 0,07 ± 0,04 ng/ml TNFa nach Schock in Knochenmarkszellen. Auch höhere LPS-Dosen bis 100ng/ml konnten die reduzierte TNFa-Produktion nicht auf Normalniveau steigern.

Schlußfolgerung

Ein subletaler hämorrhagischer Schock induziert eine Suppression der TNFa produzierenden Kapazität in verschieden Zellkompartimenten. Auf Grund der zentralen Bedeutung von TNFa in der Regulation der Infektabwehr, könnten diese Untersuchungen das erhöhte Risiko für infektiöse Komplikationen nach Schock lokal und systemisch erklären.

17.11.99

14:00–
15:30

Saal 14.2

Gestörte Antikörperantwort nach schwerem Trauma – führt die Dysergie zum Organversagen?

R. Meier (Hannover), H.C. Pape, M. van Griensven, I. Schedel, T. Pohlemann, H. Tscherne

Multiple organ failure, antiendotoxin antibodies, cytokine levels, polytrauma

Fragestellung

In der vorliegenden Studie sollten posttraumatische Störungen der spezifischen Immunantwort auf enterale Pathogene untersucht werden.

Methodik

Wir untersuchten in einer prospektiven Kohortenstudie polytraumatisierte Patienten mit einem Injury Security Score (ISS) über 20 Punkten und Mindestüberlebenszeit von 4 Tagen nach dem Unfall. Ausschlußkriterien waren: Lokale oder systemische Infektion zum Unfallzeitpunkt oder abdominale Vorerkrankungen. Während des Aufenthaltes auf der Intensivstation wurden im peripherem Blut der Polytraumatisierten IgG und IgM Antikörper gegen die Lipidfraktion (Lipid A Antigene) und gegen die Lipidpolysaccharidfraktion (LPS Antigene) von Endotoxin bestimmt. Zur Verlaufsbeurteilung der Entzündungsreaktion wurde parallel Interleukin-6 im zentralvenösen Blut bestimmt.

Ergebnisse

Die Patienten wurden nach Überleben in Überlebende (n=48) und Verstorbene (n=16) eingeteilt. Der Todeszeitpunkt lag bei den Verstorbenen zwischen Tag 10 und 32 nach dem initialen Trauma.

13 dieser Patienten (81%) verstarben am Multiorganversagen (MOV) zwischen dem 12. und 17. Tag, zwei als Folge eines Schädelhirntraumas und einer nach Sepsis. Bei den im MOV verstorbenen Patienten fand sich eine signifikant erniedrigte Produktion der IgG und IgM Antikörper (AK) gegen Lipid A und LPS im Verlauf der 2. Woche (siehe Tabelle 1). IL 6 war signifikant erhöht (Il-6, Tag 1: Verstorbene: 1095±112 pg/ml, Überlebende: 393±67 pg/ml, p=0.008).

Tabelle 1. Unterschiede in der Immunmodulation von im MOV Verstorbenen im Vergleich zu überlebenden polytraumatisierten Patienten am 11. Tag nach Unfall.

	Lipid A-ET IgM AK [U/ml]	Lipid A-ET IgG AK [U/ml]	LPS-ET IgM AK [U/ml]	LPS-ET IgG AK [U/ml]
Verstorbene	29±11*	18±9*	36±14*	17±12*
Überlebende	106±16*	57±18*	122±23*	56±19*

*p<0.05

Schlußfolgerung

Bei polytraumatisierten Patienten, die im Multiorganversagen verstarben konnte vor dem Tod eine signifikant verringerte Produktion von Antiendotoxinantikörper festgestellt werden. Eine im klinischen Verlauf inadäquate Erniedrigung der Immunglobulinproduktion im Sinne einer Dysergie steht möglicherweise in Verbindung mit der Entstehung eines Multiorganversagens.

17.11.99
14:00–
15:30
Saal 14.2

Vasoaktive Mediatoren und Transmitter in Plasma und Liquor nach Schädelhirntrauma

B. Maier (Homburg), A. Mautes, M. Müller, S. Rose, W.I. Steudel, I. Marzi

Mediatoren, Plasma, Liquor, Schädelhirntrauma

Zielsetzung

Da die unmittelbar durch das Trauma verursachte strukturelle Schädigung des ZNS nicht beeinflußbar ist (first hit), hat die Klärung der pathophysiologischen Abläufe, die zur häufig beobachteten sekundären Schädigung des ZNS (second hit) durch Inflammation und Ödembildung führen, große Bedeutung für therapeutische Maßnahmen.

Material und Methode

Prospektive, klinische Studie bei 25 Patienten mit isoliertem Schädelhirntrauma (SHT) und initialem GCS<8. Alle Patienten erhielten eine intraventrikuläre Spiegelberg III-Sonde zur Hirndruckmessung und ggf. Therapie mittels externer Liquorableitung. Im weiteren Verlauf erfolgte die tägliche Gewinnung von Liquor- und Plasmaproben bis einschließlich Tag 10 nach Trauma. Die Katecholamin-Konzentrationen in Liquor und Plasma wurden mittels high liquid chromatography (HPLC), Endothelin mittels enzym linked immun sorbent essay (ELISA), die Blut-Hirn-Schrankenfunktion durch Kalkulation des Liquor/Blut Albumin-Quotienten und die mittlere Blutflußgeschwindigkeit durch transcranielle Dopplersonographie der A. cerebri med. täglich parallel zum klinischen Befund gemessen und dokumentiert.

Ergebnisse

Bei 25 Patienten wurden 244 Plasma- und 135 Liquorproben analysiert. Bei geschlossener Bluthirnschranke fanden sich neben pathologisch erhöhten Serum-Katecholaminwerten auch pathologisch erhöhte Liquorwerte (= autochtone intrathekale

Bildung von Katecholaminen). Bei geöffneter Bluthirnschranke und einer Nor
adrenalin Plasmakonzentration von >600ng/l konnte eine noch deutlichere Erhöhung
der Noradrenalin-Werte im Liquor festgestellt werden. Die Analyse der mittleren Blutflußgeschwindigkeit der A. cerebri med. zeigte mit Anstieg der Plasma und Liquor-
Konzentration von Noradrenalin eine Reduktion der Flußgeschwindigkeit. Auch für
Endothelin als potenten Vasokonstriktor konnten im Liquor erhöhte Werte gemessen werden.

Schlußfolgerung

Die intrathekale Erhöhung von vasoaktiven Mediatoren (Katecholamine) nach SHT
geht mit cerebralen Perfusionsänderungen einher. Ein weiteres Monitoring
vasoaktiver Mediatoren im Liquor nach SHT ist zum Verständnis sekundärer Hirnschädigung notwendig.

<table>
<tr><td>17.11.99

14.00–
15.30

Saal 15.2</td><td>Mittwoch, 17. Nov.   14:00 – 15:30   Saal 15.2

Pro & Contra (IV)
Brauchen wir Roboter für unsere Hüften?</td></tr>
</table>

Arbeitsgemeinschaft Rechnergestütztes Operieren der DGU

Roboter gestützte Operationstechnik für die Hüftendoprothetik – Ein innovatives Konzept ?

M. Roesgen, A. Sandhaus, A. Nowak

Evaluation des Robotereinsatzes für die Hüftprothetik: Learning curve der ersten
Anwendungen. Frühergebnisse einer neuen Technologie.

Erste Berichte der systematischen Anwendung von Robotersystemen in der
Endoprophetik stammen von Börner. Inzwischen sind in den Jahren 1998 bis 1999
in Deutschland insgesamt 50 Systeme von zwei Anbietern eingerichtet.

Seit Oktober 1998 wird das Robotersystem CASPAR in der hiesigen Unfallchirurgischen Klinik eingesetzt. 42 Operationsplanungen konnten bis dahin durchgeführt werden. Es ließ sich immer eine paßgerechte Prothese auswählen. Höhensitz, Varusposition, Rekurvationsstellung und der Antetorsionswinkel wurden exakt geplant.

Dennoch konnten nicht alle geplanten Operationen mit dem Roboter zu Ende geführt werden. Wegen befürchteter oder tatsächlich stattgehabter Ablösung der Weichteile an der Trochanter major wurden insgesamt 5 Fräsvorgänge abgebrochen. Zweimal kam es zum Stop des Roboters aus maschinentechnischen Gründen. Die Fräsbahn wurde von Hand zu Ende bearbeitet. Einmal wurde eine Schaftsprengung beim Einsetzen der Prothese beobachtet. Einmal mußte eine Hämatomverkalkung am Einsatzbereich der distalen PIN zwei Monate postperativ revidiert werden. Bei der ersten Nachuntersuchung 3 und 6 Monate postoperativ wurde bei allen Patienten Gehfähigkeit erreicht. Dreimal mußte ein Trendelenburg konstatiert werden.

Der Einsatz der Roboter gestützten Chirurgie besticht durch hohe Präzision der präoperativen Planung sowie höchster Präzision der Knochenbearbeitung. In den bisherigen Veröffentlichungen wurden die Probleme der Weichteilschonung beim Fräsvorgang nicht dargestellt. 5 Abbrüche wegen der Weichteilproblematik am Trochanter major für der Robotereinsatz zeigen, daß die individuelle Anatomie hierfür begrenzend ist und der optimale Fräsweg noch nicht gefunden ist. Die Fräsbahn muß so erstellt werden, daß die Muskelansätze an Trochanter major unberührt bleiben. Dies setzt voraus, daß eine spät zentrierende Prothese implantiert wird.

Der hohe technologische Aufwand mit Voroperation, Computertomographie und rechnergestützter Planung ist nur gerechtfertigt, wenn eine optimale Weichteilschonung gewährleistet werden kann. Daraus erwachsen Forderungen an die Industrie: Fünfachsiger Fräsweg, speziell konstruierte Prothese für den Robotereinsatz, Erweiterung der Planung auch das Acetabulum.

17.11.99

14.00–
15.30

Saal 15.2

CAOS in der Hüftgelenkchirurgie – Diskussion der Gegenargumente

C.O.R. Grüneis

Seit der Entwicklung von ROBODOC und CASPAR hat die Akzeptanz dieser neuen Therapieform mehr und mehr zugenommen. Dennoch steht dem Robotereinsatz in der Hüftgelenkschirurgie noch ein grosser Teil von Chirurgen sehr ablehnend und skeptisch gegenüber. Dies wiederum aus einer nicht unbegründeten Vorsicht heraus, teils aber auch aufgrund von Desinformationen.

Als Gegenargumente werdenvor allem die mögliche Verbrennung der Knochenmatrix sowie das vermehrte Auftreten von Lungenembolien wegen der hohen Drehzahl des Fräskops angeführt. Auch ein erhöhter Blutverlust wird vermutet. Die erhöhte Substanztraumatisierung sei ursächlich verantwortlich für ein vermehrtes Auftreten von Trendelenburg-Gangbildern. Zusem seien gefährliche Fehlfräsungen durch den Roboter möglich, wie auch Knochenfrakturen und individuelle Fehler des Operateurs.

Diese Argumente können wir als Anwender des CASPAR und ROBODOC Systems entkräften. Weder erhöhten Blutverlust noch vermehrte Lungenembolien oder die Zunahme von Trendelenburg Zeichen mussten wir dokumentieren. Unsere histologischen Untersuchungen ergaben vielmehr ein substanzschonendes Verfahren.

Fehlfräsungen oder Knochenfrakturen (die wir in keinem Fall beobachten konnten), ebenso wie individuelle Fehler des Operateurs, sind nicht dem Verfahren oder dem System anzulasten, sondern Problemen der Planung oder Nicht-Beherrschung des Geräts.

MR Management der akuten Kniegelenksdistorsion mit Beteiligung des vorderen Kreuzbandes

M. Dickob (Bielefeld)

Die angemessene Therapiewahl bei der akuten Kniegelenksdistorsion hängt von der frühhzeitigen vollständigen Erfassung des Verletzungsumfanges ab. Anhand einer klinisch prospektiven Studie wurde untersucht, inwieweit die MRT die diagnostische Arthroskopie ersetzen kann.

Vom 1. 1. 1996 bis 31.12.1998 wurden 78 Patienten mit frischen Kniedistorsionen nach ausführlicher klinischer Untersuchung einer MRT zugeführt. Es handelte sich um 52 Männer und 26 Frauen, das Durchschnittsalter betrug 31,6 Jahre die Befundung der MRT's wurde vom Behandler durchgeführt. Die Therapiewahl erfolgte nur bei akut zu versorgenden Verletzungen primär operativ, ansonsten konservativ. 35 der 78 Patienten wurden einer operativen Therapie zugeführt, davon 12 akut 43 Patienten wurden konservativ therapiert.

61,5% der Verletzten zeigten eine frische Schädigung des vorderen Kreuzbandes im MR. 14 von 48 Patienten hatten jedoch klinisch einen festen Anschlag beim Lachman Test ohne Instabilität und wurden trotz Hämarthros nach Ausschluß von operationspflichtigen Begleitverletzungen im MR mit sehr gutem Ergebnis konservativ behandelt. 2 im MRT vermutete veraltete vordere Kreuzbandrupturen zeigten bei der arthroskopischen Kontrolle in Übereinstimmung mit dem klinischen Befund keine mechanische Insuffizienz. Die operative Intervention erfolgte hier wegen zusätzlicher Meniskusrupturen.

Bei 55,1 % der Patienten konnten Begleitverletzungen festgestellt werden. Von 54 Verletzungen entfielen 23 auf den medialen Meniskus, 14 auf das mediale Seitenband und 8 auf den lateralen Meniskus. 2 im MR diagnostizierte basisnahe Innenmeniskusrupturen erwiesen sich bei der Arthroskopie als Einrisse der medialen Kapsel und des meniskofemoralen Bandes ohne Instabilisierung der Memiskusbasis. Am Außenmeniskus wurde im MRT ein arthroskopisch gesicherter Radiärriß von 1 cm Länge nicht festgestellt.

Die vorliegende Untersuchung zeigt, daß die MRT als sehr sensitives Verfahren im Zusammenhang mit der klinischen Untersuchung die Therapiewahl bei der akuten Kniegelenksdistorsion absichert. Bei verzögerter Versorgung vorderer Instabilitäten entfällt damit die Indikation zur diagnostischen Arthroskopie

Überlegungen zur Therapiewahl bei Kreuzbandverletzungen mit Meniskusbeteiligung

G. Metak (München), M.A. Scherer

Nach der Literatur ist im Durchschnitt jede zweite vordere Kreuzbandläsion mit einer Meniskusläsion vergesellschaftet. Die Problematik der Kombinationsverletzung ergibt sich daraus, daß vorderes Kreuzband und Innenmeniskus zum Teil synergistisch wirken. Der Ausfall einer der beiden Strukturen führt zu zusätzlichen Aufgaben für die jeweils intakt gebliebene Struktur. Die Folgen und deren therapeutische Konsequenzen sollen anhand experimenteller Ergebnisse und der Literatur dargestellt werden.

An 21 Merinoschafen mit 12 Monaten Beobachtungszeit wurde entweder das vordere Kreuzband oder der Innenmeniskus oder beide Strukturen reseziert. Zusätzlich wurden ex vivo 104 Kniegelenke schrittweise wie oben geschädigt und biomechanisch untersucht. Im Gegensatz zu Tieren mit Innenmeniskusresektion kommt es nach Resektion des vorderen Kreuzbandes erst zu einem wesentlich späteren Zeitpunkt zu radiologischen Veränderungen. Von 7 Tieren mit Kombinationsverletzung zeigen 5 eine viertgradige Arthrose. Bei allen Tieren mit Durchtrennung des vorderen Kreuzbandes treten regelhaft sekundäre Meniskusläsionen auf. Der Gelenkknorpel zeigt nach Kreuzbandresekion höchstens aufgeweichte Knorpeloberflächen, der Knorpelschaden ist bei der Kombinationsverletzung deutlich ausgeprägter als bei der alleinigen Meniskektomie. Die biomechanischen Untersuchungen der Kombinationsverletzung zeigen bei der ex-vivo Simulation einen überproportionalen Anstieg der anterioren und posterioren Translation gegenüber der Situation bei alleiniger Meniskektomie oder isolierter vorderer Kreuzbandresektion. In der klinischen Literatur ist die Heilung von Meniskusnähten in instabilen Kniegelenken deutlich schlechter als bei stabilen. Bei instabilen Knien sind hohe Rerupturraten zu erwarten. Nach sekundär wieder instabil gewordenen Kreuzbandrekonstruktionen steigt auch wieder die Rate sekundärer Meniskusläsionen (bis 53%). Die unausweichliche Folge der Meniskektomie ist die Arthrose. Die isolierte vordere Kreuzbandruptur zeigt bei kürzerem Beobachtungsintervall eine deutlich geringere negative Beeinflussung des Kniegelenkes. Im Analogschluß kann auch eine Kombinationsverletzung, bei der zwar das vordere Kreuzband rekonstruiert, der Meniskus aber entfernt wurde, letztlich nur in die Arthrose führen. Das Endergebnis nach vorderer Kreuzbandverletzung hängt entscheidend vom Zustand des mitverletzten Meniskus ab, das Arthroserisiko korreliert direkt damit. Dies unterstreicht ganz besonders die Bedeutung des Meniskuserhaltes oder der Meniskusrekonstruktion bei Kombinationsverletzungen des Kapsel-Band-Apparates mit Meniskusbeteiligung. Somit gilt für die Therapiewahl folgendes: Meniskusverletzungen können in instabilen Knien nicht heilen, weswegen die Rekonstruktion der zentralen Stabilisatoren (Kreuzbänder) notwendig ist. Es müssen größtmögliche Anstrengungen mit allen Möglichkeiten moderner Meniskuschirurgie unternommen werden, den verletzten Meniskus z.B. durch Naht möglichst vollständig zu erhalten, evtl sogar zu ersetzen. Letzteres sollte derzeit noch klinischen Studien vorbehalten sein.

Die Verletzungskombination bewirkt eine überproportionale Zunahme der negativen Folgen der Einzelverletzung für das Kniegelenk. Die Indikation zur Kreuzbandrekonstruktion ist hier weiter zu stellen, da Meniskusläsionen in instabilen Knien nicht heilen können. Meniskusresektionen sind aber unbedingt zu vermeiden, da der Verlust dieser sekundären Stabilisatoren und Synergisten des vorderen Kreuzbandes zur Dekompensation des Kniegelenkes führt.

18.11.99

9:45–
11:45

Saal 3

Schlußfolgerungen für die Rekonstruktion des vorderen Kreuzbandes aus der Magnet Resonanz Kinematographie von intakten und rekonstruierten vorderen Kreuzbändern

M. Jagodzinski (Heidelberg), K. Lerch, M. Nerlich, H. H. Pässler

Hyperextension, Impingement, VKB, Notch

Fragestellung

Mittels kinematographischer Magnetresonanztomographie (MRT) wurde untersucht, ob es beim gesunden Kniegelenk in der Extension zu einem Impingement kommt. Es wurden Faktoren bestimmt, welche das Impingement des gesunden VKB beeinflussen. Die Ergebnisse am gesunden Kollektiv wurden mit Kreuzbandimplantaten verglichen, welche mit und ohne ein postoperatives Extensionsdefizit einhergingen.

Material und Methoden

MRT-Bilder von 15 Kniegelenken mit unterschiedlicher maximaler Extension wurden bei verschiedenen Extensionsgraden aufgenommen. Diese wurden mit je 10 Patienten, die eine Ersatzplastik des vorderen Kreuzbandes (VKB) mit und ohne postoperativem Extensionsdefizit erhalten hatten, verglichen. Als Impingementvariable wurde die Differenz des Extensionswinkels zwischen dem Extensionsgrad bei Kontakt des VKB mit der Interkondylennotch (IKD) und der maximalen Hyperextension definiert. Die Korrelationen zwischen Impingement und dem Neigungswinkel des IKD, der vorderen Schublade (KT-1000(r)-Messung) und maximalem Hyperextensionswinkel wurden untersucht. Die Lageposition theoretischer, impingement-freier Bohrkanäle wurden als Prozentanteil der anteroposterioren Tibiaplateauweite errechnet. Analog wurden die gleichen Parameter an den Patienten mit VKB Rekonstruktionen erhoben.

Ergebnisse

Bei allen Kniegelenken in dieser Studie konnte ein Kontakt zwischen VKB und IKD nachgewiesen werden. Dabei betrug der mittlere Extensionswinkel -6,3 Grad (Standardabweichung (SA): 3,8 Grad). Es ergaben sich signifikante Beziehungen zwischen der Impingementvariablen und dem vorderen Displacement der Tibia (R=0,77; p<0,001), sowie der maximalen Extension (R=0,67; p=0,007) und dem

Neigungswinkel des IKD (R=-0,73; p=0,002).Die errechnete Lage eines impingement-freien Bohrkanals lagen in 14 von 15 Fällen im Bereich der tibialen Insertion des VKB. Bei den Patienten mit postoperativem Extensionsdefizit kam es bereits bei einer mittleren Extension von 12,6° zum Impingement (SA: 4,6°). Implantate ohne postoperatives Extensionsdefizit erreichten das IKD im Durchschnitt erst bei -2,6° (SA: 4,8°).

Schlußfolgerung

Ein Kontakt zwischen VKB und IKD in der Hyperextension ist physiologisch. Kniegelenke mit laxem Morphotyp neigen neben Hyperextension und einem hohen KT-1000 Wert zum Impingement des VKB in der Hyperextension. Zudem ist das IKD steiler gestellt als bei Kniegelenken mit durchschnittlicher Überstreckbarkeit.Eine impingementfreie Lage des tibialen Bohrkanals ist in den meisten Fällen ohne Notchplastik möglich. Je größer der Hyperextensionsgrad ist, umso mehr muß der tibiale Bohrkanal nach dorsal rücken.Um ein klinisch gutes Ergebnis bei der VKB Rekonstruktion zu erzielen, sollte durch die Lage des tibialen Bohrkanals das Impingementverhalten des gesunden VKB imitiert werden.

Bei welcher Gelenkbeugung soll ein vorderes Kreuzbandtransplantat fixiert werden?

J. Höher (Köln/Pittsburgh), A. Kanamori, T.D. Rudy, C.B. Ma , F.H.Fu, S.L-Y. Woo

vorderes Kreuzband, vordere Kreuzbandrekonstruktion, OP-Technik, Biomechanik

Ziel

Es war das Ziel dieser biomechanischen Studie, den Effekt verschiedener Tibiapositionen zum Zeitpunkt der Transplantatfixation bei der Rekonstruktion des vorderen Kreuzbandes auf die Gelenklaxizität und die Transplantatspannung zu untersuchen. Problembeschreibung: In der Literatur findet man unterschiedliche Empfehlungen zur „idealen" Tibiaposition zum Zeitpunkt der Transplantatfixation bei der Rekonstruktion des vorderen Kreuzbandes. Einige Autoren empfehlen die Fixation bei voller Gelenkstreckung, andere befürworten die Fixation bei leichter Gelenkbeugung.

Material

Zehn Leichenkniegelenke (52-86 Jahre) wurden mit Hilfe eines kombinierten Testsystems aus einem Roboter und einem Kraftaufnehmer getestet. Die Meßapparatur erlaubt die gleichzeitige Bestimmung der Gelenklaxizität in 5 Freiheitsgraden und der Ligament-/Transplantatspannung unter definierten äußeren Lasten.

Methode

Zur VKB-Rekonstruktion wurde das zentrale Patellarsehnentransplantat verwendet, welches femoral mit einer Interferenzschraube fixiert wurde. Eine speziell entworfene, tibiale Klemmbacke gestattete die wiederholte tibiale Fixation, einmal bei voller Gelenkstreckung und bei 30° Gelenkbeugung bei identischer Vorspannung von 44N. Die Gelenklaxizität und die Transplantatspannung wurden unter einem ventralen Tibiaschub von 134 N im intakten und rekonstruierten Kniegelenk bei vier ausgewählten Gelenkwinkeln (0°, 15°, 30°, 90°) gemessen. Zur statistischen Analyse des Einflusses der Tibiaposition auf die Gelenklaxizität und die Transplantatspannung erfolgte eine Varianzanalyse (p<0,05).

Ergebnisse

Die ventrale Tibiatranslation unter einem ventralen Tibiaschub bei Transplantatfixation in voller Gelenkstreckung war signifikant größer als bei Fixation in 30° Beugung (13,6±5,4mm gegenüber 10,9±4,5 mm bei 30° Gelenkbeugung, p*0,05). Die Fixation bei 30° Beugung resultierte in einer Wiederherstellung der normalen Knielaxizität (10,1±4,1mm). Die Transplanatatspannung unter einem simulierten Lachmantest war bei Fixation in Gelenkstreckung signifikant kleiner als die des intakten VKB, die Transplantatspannung nach Fixation bei 30° Beugung war vergleichbar mit der des intakten VKB.

Schlußfolgerungen

Das Ergebnis unterstreicht die Bedeutung der Tibiaposition bei der Fixation eines VKB-Transplantats. Eine Transplantatfixation bei voller Gelenkstreckung konnte in der vorliegenden Untersuchung die Laxizität des intakten Kniegelenks unter einem simulierten Lachmantest nicht wiederherstellen und war signifikant schlechter als die Fixation bei 30° Gelenkbeugung.

Computerassistierter Ersatz des vorderen Kreuzbandes mit dem CASPAR System

J. Petermann (Marburg), R. Kober, P. Heinze, L. Gotzen

VKB, CASPAR System, Computerassistierte Ersatzplastik

Um eine korrekte und impingementfreie Positionierung des Ersatztransplantates für den vorderen Kreuzbandersatz zu sichern, wurde eine computerassisterte Operationstechnik entwickelt. Die computerassistierte Ersatzplastik des VKB erlaubt eine exakte Plazierung.

　　Entscheidend für eine beschwerdefreie Ausheilung nach der vorderen Kreuzbandersatzplastik ist die exakte arthrometrische Platzierung des Transplantates. Eine alleinige Orientierung bei der Plazierung an den Weichteilstrukturen des Kniegelenkes führt neueren Analysen zufolge bei ca. 15-20% zu einer nicht korrekten Positionierung und bedarf wegen Bewegungseinschränkungen sowie mechanischer Transplantatschädigung mit sekundärer Instabilität einer Revision. Als Referenz für die Planung sollten daher die Knochenstrukturen verwendet werden. Da die dreidimensionalen knöchernen Strukturen des Kniegelenkes die Basis für die Planung der Isometriepunkte des Kreuzbandersatzes darstellen, bildet die CT Analyse den Ausgangspunkt für die Planung mit dem CASPAR – System. Femur und Tibia werden zur Referenzierung mit Pins markiert und nach Einlesen des CT-Datensatzes in die Planungsstation können die Bohrkanäle entweder durch freie Navigation im dreidimensionalen Datensatz oder mit Hilfe von den Knochen anzupassenden Schablonen bestimmt werden. Während des chirurgischen Eingriffes bohrt ein Operationsroboter die Bohrkanäle mit frei wählbaren Tools in arthro-metrischer Plazierung in den passager immobilisierten Knochen. Hierüber sind wir in der Lage, hochpräzise die gewünschte arthrometrische Plazierung zu erzielen. Postoperativ ist eine exakte Dokumentation gewährleistet.

Eine dreidimensionale CT-Analyse ermöglicht in Verbindung mit dem Einsatz eines Operationsrobotors (CASPAR-System) eine hochpräzise Positionierung der Kanäle für die vordere Kreuzbandersatzplastik.

Ersatzplastik des vorderen Kreuzbandes mit CASPAR – Funktionsprinzip und erste klinische Erfahrungen

M. Bernard (Berlin)

Zielsetzung

Die sichere Vermeidung von Fehlinsertionen bei vorderen Kreuzbandplastiken durch Einsatz eines Operationsroboters bei der Schaffung der femoralen und tibialen Bohrkanäle.

Problemstellung

Die Fehlplazierung der femoralen oder tibialen Bohrkanäle ist die mit Abstand häufigste Ursache für die Insuffizienz einer vorderen Kreuzbandersatzplastik – unabhängig von dem Operationsverfahren und der Transplantatwahl. Zur Zeit gebräuchliche Verfahren wie rein visuelle Kontrolle, Zielgeräte, intraoperative Röntgenkontrolle oder Navigationsgeräte konnten das Problem der Fehlpositionierung noch nicht zufriedenstellend lösen. Das hat im wesentlichen 2 Gründe:
1. Die korrekte Positionierung hängt vom Zusammenspiel vieler Faktoren ab, wie der femoralen Insertion, tibialen Insertion, dem Roof-Impingement, dem Notch-Impingement, der Transplantatdicke, u.a., die sich gegenseitig beeinflussen und eine große individuelle Variabilität aufweisen.
2. Die endgültige Kontrolle der korrekten Positionierung war bislang nur **nach** der Implantation der Ersatzplastik möglich.

Lösungsmöglichkeit

Eine Lösung dieses Problems besteht in der präoperativen Computersimulation der Positionierung und in der nachfolgenden intraoperativen Umsetzung dieser Simulation durch einen Roboter.

Material und Methode

Es wird ein Operationsroboter der Firma OrthoMaquet verwendet mit einem speziell für die Kreuzbandchirurgie entwickelten Softwareprogramm.

Operationsablauf

Pin-Markierung von Femur und Tibia und anschließendes CT beider Beine in maximaler Streckstellung, Computersimulation der Transplantatpositionierung an der Planungsstation: Die femorale Insertion wird anhand radiologischer Referenzpunkte mit der Quadrantenmethode ermittelt, anschließend Matching des stabilen Knies (Gegenseite) auf das instabile Knie und Ermittlung der tibialen Insertion durch den Schnittpunkt der Blumensaat-Linie mit dem Tibiaplateau. Durch diese Kombination von statischen Insertionsparametern (Quadrantenmethode) mit dynamischen Insertionsparametern (Projektion der Blumensaatlinie) aufgrund der Bandverhältnisse im gesunden Knie (Matching) wird eine maximale Genauigkeit bei der Wiederherstellung der normalen, individuellen Kniegelenkskinematik erreicht werden. Diese Planung wird intraoperativ an den Operationsroboter CASPAR übertragen, der anhand dieser Daten mit Diamanthohlschleifen die Bohrkanäle fräst.

Ergebnisse

Bislang wurden 9 Patienten nach dieser Methode operiert und röntgenologisch und computertomographisch nachkontrolliert Es wurden hierbei ausnahmslos die geplanten Insertionen fehlerfrei von dem Operationsroboter am Kniegelenk umgesetzt. Bei 2 Patienten musste jedoch intraoperativ der Roboter gestoppt werden und je 1 femorale und 1 tibiale Bohrung von Hand vorgenommen werden, da präoperativ Planungsfehler gemacht wurden.

Folgerung

Das Robotersystem CASPAR ist in der Lage, Positionierungsprobleme bei der vorderen Kreuzbandersatzplastik zuverlässig zu lösen. Es kann die theoretische Planung exakt in die Praxis umsetzen und bei diesem Operationsschritt den Menschen als Fehlerquelle ausschalten. Ein Problem liegt jedoch noch in der Planung selbst, da die Eintrittsbahn der Fräsen im Kniegelenk noch nicht hinreichend standardisiert ist, und die Festlegung der Insertionsflächen noch Fehlermöglichkeiten bietet.

18.11.99

9:45–
11:45

Saal 3

Computerunterstützte Kreuzbandchirurgie

L. Dürselen (Ulm), M. Sati, S. Gillner, H. Mannel, L. Claes

Computerunterstützte Chirurgie, Kreuzband

Ziel der Studie

Für die operative Kreuzbandplastik existieren verschiedene Verfahren, die sich in Transplantatart, Bohrkanal- und Verankerungstechnik unterscheiden. Allen Methoden eigen ist jedoch die Schwierigkeit, optimale Insertionsorte aufzufinden und standardisiert Bohrkanäle zu erstellen. Das hier vorgestellte computerunterstützte Verfahren ermöglicht die intraoperative Planung und Kontrolle von Transplantatinsertionsorten und Bohrkanallagen, sowie die Erfassung der Kniegelenkskinematik Darstellung des Verfahrens: Die rechnergestützte Navigation im Kniegelenk erfolgt mit einem CAS-System (Computer Assisted Surgery, Stratec Medical, Umkirch), welches mit Hilfe eines optischen Trackingsystems die Lage von Femur, Tibia und von Operationsinstrumenten im Raum bestimmt. Nach Digitalisierung mittels Tasthaken von verschiedenen anatomischen Landmarken wie Umrissen der Notch, Gelenkflächen von Femur und Tibia (soweit arthroskopisch einsehbar) und Kreuzbandinsertionsflächen können vom Chirurgen ebenfalls mit dem Tasthaken geplante Transplantatinsertionsorte und je nach Verfahren äussere Bohrkanalaustritte digitalisiert werden. Auf einem Monitor werden dann ein virtuelles Transplantat einstellbarer Dicke und die zu erwartenden Bohrkanäle in die zuvor digitalisierten Gelenkstrukturen eingeblendet. Wird nun das Kniegelenk vom Operateur durchbewegt, so kann auf dem Monitor in Echtzeit die Bewegung des Kniegelenks verfolgt und z.B. ein eventuelles Impingement des Transplantats an der Notch detektiert werden. Eine Isometrieanzeige gibt Aufschluss über die voraussichtliche Längenänderung des Transplantats während der Flexions-Extensionsbewegung. Durch einfaches neues Digitalisieren der geplanten Insertionsorte kann die Lage des Transplantats solange verändert werden, bis eine dem Chirurgen optimal erscheinende Lage erreicht ist. Ein zusätzliches Programmmodul erfasst die Kniegelenkskinematik. Hiermit kann mittels dreidimensionaler Schraubachsendarstellung prä- und postoperativ überprüft werden, ob eine physiologische Relativbewegung zwischen Femur und Tibia vorliegt.

Diskussion

Das vorgestellte computerunterstützte Verfahren erlaubt es dem Kreuzbandchirurgen, die Lage von Kreuzbandtransplantaten intraoperativ zu planen und zu optimieren. Hierdurch könnten standardisierte Operationsergebnisse erzielt werden.

Kreuzbandersatzplastik im Wachstumsalter – Ergebnisse einer experimentellen Untersuchung

R. Hilgert (Hamburg), M. Dallek, M. Morlock, J.M.Rueger

ACL replacement, growth plates, leg length discrepancy, tendon graft, biomechanical testing

18.11.99

9:45–
11:45

Saal 3

Experimentelle Fragestellungen zum Kreuzbandersatz bei offenen Fugen:
1. Einfluß unterschiedlich großer fugenkreuzender Bohrungen.
2. Biomechanische Veränderung körpereigener Kreuzbandtransplantate während des Längenwachstums.

Bei 48 Kaninchen im Alter von 8 Wochen (Wachstumserwartung noch 25%) wurde eine Kreuzbandersatzplastik mit fugenkreuzenden Bohrkanälen durchgeführt. Bei 24 Tieren wurde mit 2 mm gebohrt, bei den anderen 24 mit 3,5 mm. Als Transplantat diente das 2 mm starke mittlere Drittel der kontralateralen Achillessehne.

Die Tiere mit 2 mm-Bohrung zeigten keinerlei Wachstumsbeeinträchtigung, die Tiere mit 3,5 mm-Bohrung dagegen regelhaft eine leichte Verkürzung des Oberschenkels und eine deutlichere des Unterschenkels. Zu den drei Untersuchungszeitpunkten 12., 18. und 30. Woche (Epiphysenfugen mit 26 Wochen geschlossen) hatten alle 3,5 mm-Tiere intakte Transplantate, während bei 5 von 24 2 mm-Tieren kein Transplantat mehr nachweisbar war. Die intakten Transplantate zeigten nach 4 Wochen bei den 3,5 mm-Bohrungen eine um 50% höhere Reißkraft als bei den 2 mm-Bohrungen. Nach Wachstumsende zeigte die Transplantatreißkraft in der 2 mm-Gruppe nur eine leichte (57% Zuwachs), die der 3,5 mm Tiere dagegen eine erhebliche Verbesserung (130% vom Ausgangswert, 122% besser als 2mm-Gruppe).

Bei sonst identischen Versuchsbedingungen erklären sich die Unterschiede in der biomechanischen Testung vermutlich dadurch, daß die Transplantate der 2 mm-Gruppe in der vulnerablen Phase des Umbaus einer zusätzlichen Dehnung durch das Längenwachstum unterworfen sind, während bei den wachstumsbehinderten Beinen mit 3,5 mm diese Dehnung nicht stattfindet.

Bei kleinen Fugendefekten und kompletter Ausfüllung durch Transplantatgewebe sind Kreuzbandersatzplastiken bei offenen Fugen prinzipiell möglich. Die wachstumsbedingte Transplantatdehnung führt jedoch zu einer erheblich verschlechterten Transplantatqualität mit wesentlich verminderter Reißkraft.

Ligamentäre und ossäre Kreuzbandverletzungen im Kindesalter

M. Seif El Nasr (Freiburg), H. v. Essen, F. Bonnaire, W. Schlickewei

children, anterior cruciate ligament, rupture

In einem Zeitraum von 5 Jahren (1993-1998), wurden an der Abteilung Unfallchirurgie der Chirurgischen Universitätsklinik Freiburg. i. Br. 29 Kinder mit ligamentären oder knöchernen Kreuzbandverletzungen operativ versorgt. Dabei handelte es sich um 17 Mädchen und 12 Buben. Das Durchschnittsalter lag bei 13,5 Jahren (6-16 Jahre). Die Klassifikation der ligamentären Verletzungen erfolgte nach Fowler, basierend auf der Rupturlokalisation. Die Klassifikation der Eminentiaausrisse erfolgte nach Meyers und McKeever, nach Dislokationsgrad der Fragmente. Bei den 29 Verletzungen des vorderen Kreuzbandes handelte es sich um 7 femorale Ausrisse, 6 interstitielle Rupturen und 16 tibiale Läsionen. Bei den tibialen Läsionen lag 1 Verletzung ohne Avulsion der Eminentia und 15 mit Avulsion der Eminentia vor. Alle operativ versorgten Eminentiaausrisse waren Grad II oder III Verletzungen nach Meyers und McKeever. Grad I Läsionen mit minimaler Dislokation des Eminentiafragmentes wurden konservativ behandelt und gingen nicht in diese Studie ein. Verletzungen des hinteren Kreuzbandes haben wir in diesem Kollektiv nicht gesehen. Intra- und periartikuläre Begleitverletzungen lagen in 31% der Fälle vor, andere Begleitverletzungen in 13,8%. Alle Kinder wurden zunächst diagnostisch arthroskopiert. In 6 Fällen erfolgte die anschließende Versorgung arthroskopisch, in 23 Fällen offen. In 15 Fällen erfolgte eine transossäre Refixation (ligamentäre und Avulsionsverletzungen), 4 mal mit PDS-Augmentation (ligamentäre Verletzungen). Die Schraubenrefixation knöcherner Ausriße erfolgte bei 9 Kindern. Intraligamentäre Rupturen wurden 2-mal debridiert und VKB-Elongationen oder -Teilrupturen 3-mal lediglich arthroskopisch diagnostiziert und konservativ behandelt. Alle Patienten wurden zur Nachuntersuchung einbestellt. Das Nachuntersuchungsintervall lag im Durchschnitt bei 4,3 Jahren (4 Monate – 6,2 Jahren) nach der Operation. Die Beurteilung der Behandlungsergebnisse erfolgte anhand subjektiver, klinischer und radiologischer Kriterien. Hierfür erfolgte die Erhebung des Lysholm-Scores, die subjektive Einschätzung für Kraft und Stabilität auf einer 10 Punkte Skala, die Beurteilung in Anlehnung an den OAK-Score (Schweizerische Orthopädische Arbeitsgruppe Knie) und das Ergebnis der Arthrometrie mit dem KT 1000, sowie die radiologische Kontrolle. Anhand dieser Ergebnisse wird unser Konzept zur Therapie der ligamentären und knöchernen Kreuzbandverletzung im Kindesalter vorgestellt.

Operatives Vorgehen bei Komplexverletzungen des Kniegelenks

T. Krackhardt (Tübingen), J. Gröber, Ch. Eingartner, K. Weise

Knieluxation, kombinierte Kreuzbandrupturen, Instabilität

Problembeschreibung, Material und Methode

Bei gleichzeitigem Vorliegen einer Ruptur des vorderen (VKB) und des hinteren Kreuzbandes (HKB) liegt in den meisten Fällen eine schwere Form der Knieluxation vor, da zwangsläufig der mediale oder der laterale Kapsel-Band-Apparat ebenfalls verletzt sein muß. Meist sind es Rasanztraumen (Verkehrsunfälle), die zu diesen schwersten Verletzungen des Kapselbandapparates und der Menisken führen.

In dem Beitrag soll das Therapiekonzept zur Behandlung dieser Komplexverletzungen aufgeführt werden.

Zwischen 1995 und 1998 wurden 21 Patienten mit obengenannter Kombinationsverletzung behandelt. In 81% der Fälle erfolgte wegen der Schwere der Verletzung und wegen Begleitverletzungen die Erstbehandlung mit einem Fixateur externe, bei 28 % der Patienten mußte primär eine Kompartmentspaltung erfolgen. Bei 15 % der Patienten erfolgte primär eine Gefäßrekonstruktion.

Die definitive Versorgung erfolgte in den meisten Fällen nach abgeschwollenen Weichteilen, in allen Fällen innerhalb einer Woche. Operationsziel war in allen Fällen die Stabilisierung des dorsalen Pfeilers und die gleichzeitige Rekonstruktion entweder des lateralen oder das medialen Kollateralbandapparates. Voraus ging eine Arthroskopie des Kniegelenkes zur Diagnostik und zur Behandlung von Meniskusschäden (Teilresektion, Naht). Anschließend erfolgte die Rekonstruktion des HKB über Miniarthrotomie entweder durch transossäre Naht mit PDS-Augmentation oder durch eine HKB-Ersatzplastik. Bei augmentierter Naht des HKB wurde zur Rekonstruktion des VKB gleichzeitig eine VKB-Ersatzplastik mittels Patellasehne durchgeführt. Der Kollateralbandapparat wurde anatomisch rekonstruiert.

Die postoperativen Ergebnisse wurden anhand einer standardisierten Nachuntersuchung erhoben.

Zusammenfassung

21 Patienten wurden bei vorliegendem schweren Kniebinnentrauma mit gleichzeitiger Verletzung des vorderen und hinteren Kreuzbandes operativ versorgt. Das angewandte Therapiekonzept zur operativen Versorgung wird vorgestellt und Alternativen anhand der postoperativen Ergebnisse werden diskutiert werden.

Versorgungsstrategie und Ergebnisse nach Kniegelenkluxation

M. Reuter (Mainz), M. Runkel, P. M. Rommens

Überprüfung eines Konzeptes zur Behandlung von Knieluxationen

Problembeschreibung

Kniegelenkluxationen sind sehr schwere Verletzungen. Daher ist zur optimalen Behandlung ein Behandlungskonzept notwendig.

Material und Methoden

Zwischen 1. 1. 1996 und 30.10.1999 wurden 10 Patienten mit 11 Kniegelenkluxationen behandelt. Die Ursachen waren PKW(3), Motorrad(1), Sport(4) und Arbeitsunfälle (2), wobei 6 Patienten polytraumatisiert waren, bei den übrigen handelte es sich um Einzelverletzungen. In sechs Fällen lagen manifeste Luxationen vor, die reponiert wurden, in den übrigen wurde dies aufgrund des Unfallherganges und der klinischen Untersuchung angenommen. Wesentliche Zusatzverletzungen waren Nerven (6) und Gefäßverletzungen (3). Bandverletzungen lagen wie folgt vor: Vorderes und hinteres Kreuzband (VKB, HKB) (9), hinteres Kreuzband (1), laterales Seitenband (7), mediales Seitenband (5), Lig.patellae (2). Bei 2 Patienten war die Bizepssehne ausgerissen, Patella- und Tibiakopffrakturen lagen je einmal vor. In 3 Fällen war zur primären Therapie eine arterielle Rekonstruktion notwendig, fünfmal wurde wegen Gefäßverletzung oder Reluxationstendenz ein Fixateur externe angelegt, die übrigen sechs Patienten erhielten eine Gipsruhigstellung. Zur Abschätzung des Ausmaßes der Verletzung und zur Planung der Rekonstruktion wurde in 10 von 11 Fällen eine Kernspintomographie durchgeführt. Die verzögert primäre Versorgung erfolgte mit VKB-Plastik und Naht des HKB (7), Naht HKB (1) oder keine (3). Sekundär war keine Therapie (7), ein Peronaeus Interponat (2) oder unbekannt (2) notwendig.

Ergebnisse

Bei einer mittleren Nachuntersuchungszeit von 16,7 Monaten (7haben wir 8/10 Patienten mit 9/11 Knieluxationen) gesehen. Bei guter Stabilität der Gelenke (2 klinisch instabil) lag der OAK im Mittel bei 67 Punkten (75= 2; 50= 5; 0= 1) und der Lysholm bei 68 Punkten (75= 3; 50= 5; 0= 1). Im differenzierteren IKDC ergibt sich folgendes Bild: sehr gut (0), gut (2), befriedigend (4), schlecht (3). Bei den N.peronaeus Paresen ergab sich je einmal eine vollständige oder partielle Remission, in 3 Fällen verblieb sie unverändert, unbekannt verblieb einer.

Insgesamt zeigte sich für die Schwere der Verletzungen ein befriedigendes Behandlungsergebnis. Die Zusatzverletzungen (Nerven und Weichteilschäden) bestimmen stark das Outcome. Eine Verbesserung der Stabilität könnte durch eine augmentierte Naht oder Ersatzplastik für das HKB erzielt werden.

Läßt die offene Komplexverletzung bei einer Kniegelenkluxation schwerste Funktionsstörungen erwarten?

U.-J. Gerlach (Hamburg), H.-W. Kranz, S. Fuchs, D. Wolter

offene Luxation, temporäre Transfixation, Fixateur externe

Zielsetzung

Klärung der Folgen nach der operativen Versorgung offener Kniegelenkluxationen.

Problembeschreibung

Die offene Kniegelenkluxation ist nicht selten neben Zerreißungen von Band- und Kapselstrukturen mit zusätzlichen Nerven- und Gefäßschäden verbunden. Dies läßt schwerwiegende Funktionsstörungen als Folge der Verletzung erwarten.

Material und Methoden

Zwischen 1992 und 1998 wurden 5 Patienten mit offener Luxation des Kniegelenkes behandelt. In 4 Fällen bestand eine hintere, in einem eine vordere Luxation, in einem Fall lag eine zusätzliche Verletzung der A. poplitea und in 3 Fällen Nervenschäden vor. Das operative Vorgehen bestand in einer temporären Transfixation des Gelenkes nach Revision und Septopal-Ketteneinlage sowie Naht der Band-und Kapselstrukturen. Nur in einem Fall erfolgte bei günstiger Ausgangslage die Naht des hinteren Kreuzbandes. Die übrigen Kreuzbandstrukturen blieben ansonsten unversorgt. Nach 6 Wochen erfolgte die Entfernung des Fixateur externe-Systems und die anschließende Übungsbehandlung.

Ergebnisse

Alle Patienten wurden nachuntersucht. Erstaunlich war, daß alle Patienten fast vollständig beschwerdefrei waren. Die Beweglichkeit betrug in der Streckung zwischen 0 und 10 Grad und in der Beugung im Mittel um ca. 100 Grad. Eine zusätzliche Schienenversorgung war nur postoperativ erforderlich. Die Nachuntersuchung, durchschnittlich 2,3 Jahre nach dem Unfallereignis, ergab zu diesem Zeitpunkt keine Schienenbedürftigkeit mehr. Die klinische Untersuchung zeigte eine deutliche Instabilität, die muskulär kompensiert wurde.

Schlußfolgerungen

Trotz der schwerwiegenden Verletzungen kommt es bei der offenen Kniegelenkluxation zu einem günstigen Behandlungsresultat. Im Vergleich zur Literatur findet sich auch bei fehlender Rekonstruktion der Kreuzbänder keine Verschlechterung der Stabilitätssituation. Die Benutzung des Fixateur externes erscheint, gerade aus Gründen der Infektionsprophylaxe gegenüber der Gipsschienenbehandlung Vorteile aufzuweisen.

18.11.99

**9:45–
11:45**

Saal 3

Knieluxation – Langzeitergebnisse nach operativer Therapie

M. Richter (Hannover), P. Lobenhoffer, H. Tscherne

Traumatische Knieluxation, Kreuzbandrekonstruktion, Langzeitergebnisse, Prognostische Faktoren

Zielsetzung

Die traumatische Luxation ist die schwerste ligamentäre Verletzung des Kniegelenks. Es wird noch immer kontrovers diskutiert, ob und wann ein operatives Vorgehen empfehlenswert ist und wie dieses aussehen soll. Die von uns operativ behandelten Fälle der Jahre 1974-1996 wurden retrospektiv analysiert, um die Prognose der Verletzung (Arthroseentwicklung, Funktion, Aktivität inkl. Sport) im Langzeitverlauf zu beurteilen. Bestimmende Faktoren auf die Spätresultate sollten dann isoliert werden um zukünftige Entscheidungskriterien für Operationsindikation und Therapiewahl zu schaffen.

Material und Methode

36 Patienten wurden 2-16 Jahre (Mittelwert: 8,6 Jahre) nach operativer Behandlung einer eindeutig mit Foto und/oder Röntgen dokumentierten Kniegelenkluxation nachuntersucht (Röntgen, KT 1000, Lysholm- / Tegner-Score, IKDC, Sportfähigkeit, Selbsteinschätzung). Durch Einteilung in Gruppen mit verschiedenem Alter zum Zeitpunkt des Unfalls, Geschlecht, Gewicht, Unfallart, OP Zeitpunkt, Art der operativen Versorgung und Nachbehandlung wurden prognostische Faktoren auf das Langzeitergebnis, vor allem bezüglich Lysholm Score und Sportfähigkeit isoliert.

Ergebnisse

Röntgen: 22% (n=8) entwickelten eine Gonarthrose vom Stadium 3 oder 4 nach Wirth. 50% (n=18) erreichten Stadium 2. KT 1000: Bei 90% der Patienten wurde eine gute Kniestabilität ermittelt (vordere und hintere Schublade <10mm mit 20lb). Lysholm-Score: 35% (n=13) zeigten sehr gute bis gute Ergebnisse (mindestens 77 Punkte) und 65% (n=23) mäßige bis schlechte. Tegner-Score: Vor der Verletzung betrug der mittlere Score 5,1 (3-8); zum Zeitpunkt der Nachuntersuchung 3,6 (0-6). IKDC: Kein Patient erreichte Gruppe A und ein Patient Gruppe B. 7 Patienten wurden in Gruppe C eingestuft und 23 in Gruppe D. Für die Einstufung in Gruppe C und D waren in den meisten Fällen Bewegungseinschränkungen verantwortlich. In der Hälfte dieser Fälle bestand weitgehende Schmerzfreiheit.

Selbsteinschätzung

9 Patienten (25%) waren mit dem Ergebnis ihres Kniegelenks nicht zufrieden und beurteilten die Funktion als mangelhaft oder ungenügend (sehr gut: n=5, gut: n=8,

befriedigend: n=10, ausreichend: n=4, mangelhaft: n=5, ungenügend: n=4) Sportfähigkeit: Die Hälfte der Patienten konnte wieder Sport treiben. Ein Patient trieb intensiver als zuvor Sport, drei gleich intensiv und 14 weniger intensiv. 18 trieben keinen Sport mehr, vor dem Unfall waren es 4.

18.11.99

9:45–11:45

Saal 3

Als wesentliche prognostische Faktoren erwiesen sich

Alter

Alle Patienten, die zum Unfallzeitpunkt bereits älter als 40 Jahre (n=7) waren erreichten schlechte funktionelle Ergebnisse (Lysholm Score < 68 Punkte), keiner erreichte wieder die Sportfähigkeit. Die unter 40 Jahre alten Patienten (n=29) erreichten einen mittleren Lysholm Score von 78 Punkten und 18 (62%) wurden wieder sportfähig.

Unfallart

Die 6 Sportverletzten hatten nach dem Lysholm Score deutlich bessere funktionelle Ergebnisse (Mittelwert: 81 Punkte), als die 30 Verkehrsunfallverletzten (69 Punkte). 5 (83%) Sportverletzte trieben wieder Sport und 13 (42%) Verkehrsunfallverletzte.

OP-Zeitpunkt

Bei Versorgung innerhalb von 10 Tagen wurde im Schnitt ein Lysholm Score von 76 erreicht, während Patienten mit OP-Zeitpunkt von 3 Wochen und mehr nach Unfall nur einen Lysholm-Score von 58 erreichten.

Art der operativen Versorgung

Die zwei Patienten mit primärem Kreuzbandersatz erreichten den höchsten Lysholm Score (82/87 Punkte), wurden beide wieder sportfähig und hatten keine Bewegungseinschränkung. Von den Patienten ohne Kreuzbandersatz oder -rekonstruktion (n=5) trieb keiner mehr Sport (Lysholm Score Mittelwert: 53 Punkte, mittlere Bewegungseinschränkung: Streckung 4°, Beugung 28°). Die 29 Patienten mit Kreuzbandrekonstruktion lagen bezüglich des Lysholm Scores (78 Punkte) dazwischen und konnten in 55% (n=16) der Fälle wieder Sport treiben (mittleres Streck-/Beugedefizit 2/12°).

Nachbehandlung

Die Gruppe der frühfunktionell nachbehandelten Patienten (n=8) erreichte einen mittleren Lysholm Score von 79 Punkten und Sportfähigkeit in 75% der Fälle (n=6). Die Patienten nach 6 wöchiger postoperativer Ruhigstellung (n=28) erreichten im Schnitt im Lysholm Score 61 Punkte und konnten in 43% der Fälle wieder Sport treiben.

Schlußfolgerung

Die frühzeitige Kreuzbandrekonstruktion ermöglicht bei der Knieluxation im Langzeitergebnis eine gute Wiederherstellung der Kniegelenksfunktion bei Patienten unter 40 Jahren vor allem bei Traumen mit geringer Rasanz. Mit dem primären Kreuzbandersatz als Behandlungsoption läßt sich bei Anwendung minimal invasiver Techniken eine vergleichbar gute Stabilität bei geringerer Bewegungseinschränkung erreichen. Wir streben heute eine übungsstabile Versorgung unter Verwendung augmentierter Nähte oder auch primärer Plastiken an und führen dann eine frühfunktionelle Nachbehandlung durch.

<table>
<tr><td>

18.11.99

9:45– 11:45

Saal 4/5

</td><td>

Donnerstag, 18. Nov. 9:45 – 11:45 Saal 4/5

Arthrolyse Ellenbogen, Arthrodese (I) – Hand

</td></tr>
</table>

Nutzen der Arthrolyse bei posttraumatischem Funktionsdefizit des Ellenbogengelenkes

R. Wagner (Würzburg), T.R. Blattert, A. Weckbach

Zielsetzung

Die operative Arthrolyse des Ellenbogengelenkes ist heikel und erfordert eine aufwendige Nachbehandlung, so daß sich die Frage stellt, ob am Ende einer oft langwierigen Prozedur für den Patienten ein bleibender Nutzen steht.

Kurzfassung

Von Mai 86 bis Dez 97 führten wir bei 49 Patienten im Alter von 15 – 74 Jahren (Median 30 Jahre) eine operative Arthrolyse des Ellenbogengelenkes – meist in Kombination mit frühzeitiger ME – durch, überwiegend beim Schweregrad III und IV der Gelenksteife. In 32 Fällen war eine Resektion periartikulärer, heterotoper Ossifikationen (PAHO) nötig, in 9 Fällen eine „erweiterte" Arthrolyse. Die zur Arthrolyse führenden Primärverletzungen waren vor allem „Komplexverletzungen" (n = 18), gefolgt von proximalen Unterarmfrakturen (n = 13). 20 Patienten waren polytraumatisiert, davon 16 mit Schädelhirntrauma.

Die im Median 26 Monate (12 – 108 Monate) nach Arthrolyse gemessenen Bewegungsamplituden zeigten in der Extensions-/Flexionsebene einen relativen Gewinn (erzielter Gewinn/möglicher Gewinn = relativer Gewinn-%) von 51 % und einen absoluten Gewinn von 43 Grad, in der Pronations-/Supinationsebene war der Relativgewinn 49 %, der Absolutgewinn 49 Grad.

Trotz der Tatsache, daß in der Extensions-/Flexionsebene ca. 40 % der intraoperativ gewonnenen Amplitude postoperativ wieder verloren ging (in der Pronations-/

Supinationsebene ca. 50 %) zeigten mehr als die Hälfte der Patienten ein sehr gutes (mehr als 70 % relativer Bewegungsgewinn) oder gutes (zwischen 40 und 70 % relativer Bewegungsgewinn) Endergebnis.

Schlußfolgerungen

Da über die Hälfte der 49 Patienten nach operativer Arthrolyse zu einem guten oder sehr guten Endergebnis kamen, lohnt sich unseres Erachtens der Aufwand trotz des (im Vergleich zum intraoperativen Bewegungsgewinn) hinzunehmenden, postoperativen Bewegungsverlustes auf alle Fälle.

Ellbogensteifen – Ergebnisse nach arthroskopischer Arthrolyse

K. Riel (München), M. Henne

Prospektiv wurden Ergebnisse nach arthroskopischen Arthrolysen des Ellbogengelenkes erfaßt.

Patienten und Methode

Von 1990 bis Ende 1998 wurden 32 arthroskopische Arthrolysen durchgeführt, 27 Männer und 5 Frauen, im Durchschnittsalter von 52 Jahren (min. 32 und max. 60 Jahre), 17-mal am rechten Ellbogen. Indikation war die therapieresistente schmerzhafte Steife. Das Streckdefizit betrug $30° \pm 15°$ (min. 10° und max. 50°) und das Beugedefizit $60° \pm 25°$ (min. 30° und max. 100°). Als Diagnosen fanden sich: posttraumatische Arthrofibrosen (8), posttraumatische freie Gelenkkörper (12), freie Gelenkkörper bei Chondromatose (7), Arthrofibrosen nach Immobilisation (5). Die Arthroskopie erfolgte in Vollnarkose, in Bauchlage, ohne Blutsperre. Der anteromediale Zugang und der posterolaterale Zugang dienten dem Arthroskop, für die Instrumente wurde der anterolaterale und transligamentäre Trizepszugang benutzt: Osteophyten wurden abgefräst, freie Gelenkkörper entfernt, die vordere Kapsel gelöst und bei 3 Patienten die Fossa olecrani perforiert. Postoperativ wurde in 5 Fällen eine Quengel angelegt. Praeoperative und postoperative Röntgenbilder wurden angefertigt. Die Messung der Beweglichkeit erfolgte mit einem Winkelmesser.

Ergebnisse

32 Patienten wurden nach 5 Jahren (min. 1 bis max. 8 Jahre) untersucht. Unmittelbar postoperativ verringerte sich das Streckdefizit auf $10° \pm 5°$ (min. 0° und max. 20°), 12 Patienten hatten eine volle Streckung. Das Beugedefizit verringerte sich auf $25° \pm 10°$ (min 0° und max. 30°). Im weiteren Verlauf hatte sich das Beugedefizit, nicht aber das

Streckdefizit meßbar verringert. Die Schmerzen waren gelindert. Ein Patient wurde rearthroskopiert.

Die arthroskopische Arthrolyse ist bei schmerzhaften Ellbogensteifen indiziert. Der Streckgewinn wird in der postoperativen REHA gehalten, aber nicht verbessert; die Beugung kann verbessert werden. Schmerzlinderung kann versprochen werden.

Die Arthrolyse des Ellenbogengelenkes als Herausforderung an die operative und die Physiotherapie

P. Stankovic (Göttigen), T. Rudy, M. Rothe, T. Rack

Das Ziel dieser Eingriffe ist es, dem Verletzten den unbehinderten Einsatz der Hand zu ermöglichen bzw. diese in die Gebrauchsstellung bringen zu können. Die intraartikulären Brüche, aber auch die schweren kapsuloligamentären Verletzungen des Ellenbogengelenkes, operativ oder konservativ behandelt, können erhebliche Einschränkungen der Gebrauchsfähigkeit der Hand zur Folge haben. Eine erfolgreich durchgeführte Arthrolyse bedeutet eine Verbesserung der Beweglichkeit der Hand und des Armes, wie beispielsweise beim Essen, Schreiben, An- und Entkleiden, bei der Körperpflege und schließlich kann sie dem Verletzten eine Rückkehr auf seinen Arbeitsplatz ermöglichen.

In der Zeit von 1980 bis 1998 wurden 32 Arthrolyse des Ellenbogengelenkes durchgeführt. Das Verhältnisse Männer : Frauen entsprach 22 : 10. Der jüngste Patient war 18, der älteste 69 Jahre alt.

Die Indikation für den Eingriff wurde in der Regel einige Monate nach primärer operativer Versorgung des Gelenkes gestellt, zu einem Zeitpunkt als der Stillstand bezüglich einer Bewegungszunahme eingetreten war bzw. die physiotherapeutischen Maßnahmen ausgeschöpft wurden.

Wenn intraoperativ, wie in vielen Fällen, eine beinahe freie passive Beweglichkeit erreicht wurde, so konnte diese nicht auf die Dauer gehalten werden. Dennoch war eine Verbesserung des Bewegungsumfanges bei 26 Nachuntersuchten um durchschnittlich 55° zu erreichen.

Es hat sich bewährt, den intraoperativ erreichten maximalen Bewegungsausschlag fotographisch festzuhalten – am besten durch die Polaroidfotos – um dem Patienten unmittelbar postoperativ klarzumachen, was sein Ziel sein muß – auch wenn dies in der Regel nicht zu erreichen sein wird.

Die Voraussetzung für die Durchführung einer Arthrolyse ist der reizlose Zustand der Weichteile, knöchern konsolidierte Fraktur, die Möglichkeit der postoperativen Übungen lückenlos zu überwachen – am besten durch den Operateur selbst – und notfalls analgetische Maßnahmen zu nutzen. Die aktive Mitarbeit des Patienten muß gewährleistet sein.

Ellenbogengelenksartholyse – eine rein chirurgische Aufgabe?

18.11.99

9:45–
11:45

Saal 4/5

Ina Simon (Berlin)

Bahnung angeborener Reflexmuster durch definierte Ausgangsstellungen und Auslösezonen im Sinne einer isometrischen Muskelarbeit zum Erreichen einer Gelenkbeweglichkeit mit Freiheitsgraden in allen Ebenen nach operativer Ellenbogengelenksarthrolyse

Die operativen Techniken der Ellenbogengelenksarthrolyse und üblichen krankengymnastischen Nachbehandlung sind bekannt.; dennoch finden sich in der Literatur oft nur mäßige bis unzureichende Spätresultate. Dagegen bietet das Vojta-Prinzip aufgrund der schon in der motorischen Ontogenese angelegten Bewegungsmuster die Möglichkeit, pathologische Ausweichbewegungen zu vermeiden, weil der Mensch während der Bahnung mittels definierter Ausgangsstellungen und Auslösezonen automatisch auf angeborene Bewegungsmuster zurückgreift. Diese angeborene Idealmotorik ist die prinzipielle Voraussetzung für das freie Bewegungsspiel eines jeden Gelenkes. Im Zeitraum von Sept. 1997 – März 1998 wurden 16 Patienten, davon 12 Frauen und 4 Männer mit einem Altersdurchschnitt von 43 Jahren , erfolgreich operativ bei posttraumatischen Ellenbogensteifen arthrolysiert. Neben einer kontinuierlichen Plexuskatheteranlage und Bewegungen auf der Motorschiene ab dem 1. postop. Tag wurde die Krankengymnastik speziell auf neurophysiologischer Grundlage nach dem Vojta-Prinzip täglich 2-malig a 30 min. durchgeführt. 11 Patienten wurden durch die Behandlung nach dem Vojta-Prinzip schmerzfrei im Rahmen des intraoperativ erreichten Ergebnisses frei beweglich; bei 3 Frauen verblieb ein Bewegungseinschränkung von jeweils 25° für die Extension und Flexion; bei 2 weiteren ist die ambulante Behandlung noch nicht abgeschlossen. Operativ verursachte Instabilitäten oder neurologische Defizite fanden sich nicht. Obwohl bei der kleinen Fallzahl nicht statistisch auswertbar, ist die Reduktion der Schmerzen während der KG Behandlung und auch im freien Intervall deutlich. Außerdem erlaubt die Bahnung der Bewegungsautomatismen eine herausragende Qualität im Muskelgleichgewicht. Dadurch wurde bei allen nachuntersuchten Patienten eine Harmonisierung der Bewegung erreicht, welches vor allem durch den Wegfall von Muskeldysbalancen und Ausweichbewegungen erklärbar ist.

Das Vojta-Prinzip der Bahnung angeborener Reflexmuster bietet insbesondere nach Arthrolysen großer Gelenke eine effektive und effiziente krankengymnastische Therapieform, welche abgestimmt zwischen Chirurg und Therapeut nachweislich und dauerhaft zu einem harmonischen schmerzfreien Bewegungsablauf der betroffenen Gelenke führt.

18.11.99

9:45–
11:45

Saal 4/5

Die Behandlung der Ellenbogensteife durch geschlossenen Distraktion mit einem Bewegungsfixateur

D. Pennig (Köln), K. Mader, Th. Gausepohl

Als Alternative zur offenen Arthrolyse sollte der Einsatz der Gelenkdistraktion (Arthrodiatasis) zur Behandlung der posttraumatischen Ellenbogensteife untersucht werden.

Zur Behandlung der posttraumatischen Ellenbogensteife wird sowohl die Mobilisation in Narkose als auch die offene Arthrolyse empfohlen. Wir haben zur allmählichen Aufdehnung des kontrakten Bandapparates die Arthrodiatasis mit einem humero-ulnaren Bewegungsfixateur durchgeführt und dabei eine zusätzliche Druckentlastung der Gelenkflächen angestrebt. Bei 15 Patienten im Alter von 5-74 Jahren (Mittelwert 27,3 Jahre) wurde eine Distraktion des humero-ulnaren Gelenkes mit konsekutiver Mobilisation vorgenommen. Eine offene Arthrolyse wurde in keinem Fall durchgeführt, heterotope Ossifikationen mit funktionsbehindernder Lokalisation jedoch entfernt. Die präoperative Beweglichkeit des Ellenbogengelenkes betrug 25 - 65° (Mittelwert: 38,7°). Das Intervall zwischen Verletzung und operativer Intervention betrug 1-36 Monate (Mittelwert: 6 Monate). Der Fixateur verblieb zwischen 5-7 Wochen (Mittelwert: 6 Wochen). Als zusätzliche Maßnahmen wurden eine subkapitale Radiuskopfkorrekturosteotomie, vier Neurolysen des Nervus ulnaris, eine Distraktion des proximalen Radioulnargelenkes sowie eine Verplattung bei zum Operationszeitpunkt nicht verheilter proximaler Ulnarfraktur vorgenommen. An Komplikationen wurde zweimal ein Ausriß der ulnaren Fixateurschrauben beobachtet, die erneut eingebracht wurden. Die Nachuntersuchung im Mittel nach 22 Monaten (12-54 Monaten) zeigte eine Verbesserung der humeroulnaren Gelenkbeweglichkeit auf 65 bis 120° (Mittelwert: 100°). Der Bewegungszugewinn betrug somit im Mittel 62°.

Die kontrollierte Gelenkdistraktion scheint uns ein geeignetes Instrument in der Behandlung der Ellenbogensteife zu sein.

Einsatz des dynamischen Ellenbogenfixateurs zur funktionellen Behandlung einer veralteten Luxationsfraktur

H. Albersdörfer (Ingoldstadt), A. Kölling, R. Ascherl

Anhand einer Fallstudie werden die Vorteile des neuen unilateralen Ellenbogenfixateurs bei der funktionellen Nachbehandlung instabiler Verletzungen aufgezeigt.

Bei einem 16-jährigen Fußballspieler wurde alio loco eine Luxationsfraktur des linken Ellenbogengelenkes mit Schraubenosteosynthese des Radiusköpfchens versorgt. Die Luxationsstellung im Ellenbogengelenk wurde nicht behoben. Bei der ersten Vorstellung des Patienten, zehn Wochen postoperativ, ist das Ellenbogengelenk praktisch eingesteift. Zusätzlich zeigen sich sensible Reizerscheinungen im Versorgungsgebiet des Nervus ulnaris.

Die operative Versorgung umfaßte die offene Reposition und Arthrolyse des Ellenbogengelenkes über einen radialen und ulnaren Zugang, die Ventralverlagerung des Nervus ulnaris, die Ersatzplastik des insuffizienten ulnaren Kollateralbandes mit Fascia und die Transfixation des Ellenbogengelenkes mit einem unilateralen, humeroulnaren Fixateur externe. Dieser Fixateur gestattet durch das integrierte Gelenkteil eine freie Beweglichkeit im Ellenbogengelenk sowohl in Extension und Flexion als auch in der Unterarmumwendbewegung. Gleichzeitig wird in jeder Gelenkposition die korrekte Stellung der Ulna gegen den Humerus gesichert. Die postoperative Nachbehandlung erfolgte frühfunktionell (aktive und passive Krankengymnastik, Motorschiene). Zur Prophylaxe heterotoper Ossifikationen wurden nicht steroidale Antiphlogistika gegeben. Drei Monate postoperativ wurde der Fixateur entfernt. Bei stabiler Kapsel ist die Beweglichkeit im Ellenbogengelenk bis auf ein Streckdefizit von 5° frei und der Patient subjektiv beschwerdefrei.

Der neue dynamische Ellenbogenfixateur erlaubt die frühfunktionelle Nachbehandlung und eignet sich daher hervorragend zur Behandlung instabiler Luxationen und Frakturen des Ellenbogengelenkes.

18.11.99

9:45–11:45

Saal 4/5

Resultate der GSB-III-Ellbogenprothese beim posttraumatischen „stiff elbow"

G.M.J. Plötz (Kiel), J.F. Löhr, H.-K. Schwyzer, B.-R. Simmen, N. Gschwend

Ellbogen, stiff elbow, Arthoplastik

Zielsetzung

In einer retrospektiven Studie untersuchten wir die Resultate der GSB-III-Ellbogenprothese in der operativen Therapie des posttraumatischen „stiff elbows".

Material und Methode

Die GSB-III-Prothese wurde im Zeitraum von 1981 bis 1994 an unserer Klinik bei 18 Patienten mit einem Durchschnittsalter von 47,6 Jahren (24 bis 66 Jahre) implantiert. Es wurden nur Patienten mit einem Bewegungsausmaß kleiner /gleich 40 ° in die Studie miteingeschlossen. Die Indikation zur Arthroplastik wurde bei 6 Patienten aufgrund starker Schmerzen, bei 7 Patienten aufgrund der ausgeprägten Bewegungseinschränkung und bei 5 Patienten wegen einer Kombination von Schmerz und Bewegungseinschränkung gestellt. 14 Patienten (77,7 %) konnten durchschnittlich 83,8 Monate postoperativ (36 bis 177 Monate) nachkontrolliert werden. 3 Patienten waren verstorben und 1 unbekannt verzogen. 16 Patienten (88,8 %) waren durchschnittlich 2,3 mal (1 bis 12 mal) am betroffenen Ellbogen voroperiert worden. Bei 6 Patienten war zum Operationszeitpunkt ein deutlicher Knochenverlust im Bereich der Humeruskondylen vorhanden. Das präoperative Bewegungsausmaß betrug durchschnittlich 81,5 ° Flexion und 60,6 ° Extensionsdefizit (ROM 20,9 °).

Resultate

Nach dem Score von Morrey wurde in 10 Fällen ein gutes, in 3 Fällen ein zufriedenstellendes und in einem Fall ein schlechtes Ergebnis erzielt. Das Bewegungsausmaß
besserte sich gegenüber präoperativ auf durchschnittlich 132,3 ° Flexion und 41,9 °
Extensionsdefizit (ROM 90,4 °). 7 Patienten waren völlig beschwerdefrei, während 7
Patienten noch Schmerzen im operierten Ellbogen angaben (durchschnittliche
Schmerzstärke 3 auf einer Skala von 0 bis 10). Bei 1 Patienten wurden diskrete Anzeichen für eine Lockerung des Implantates gefunden. Komplikationen traten bei 6 Patienten auf: ein low-grade-Infekt, eine Entkoppelung beider Komponenten nach Sturz
auf den Ellbogen, eine Verklemmung des Gelenkscharniers und eine Lockerung der
Humeruskomponente in je einem Fall und mit einer Bewegungseinschränkung verbundene periartikuläre Ossifikationen in 2 Fällen. 4 Patienten wurden deswegen im
Verlauf einmal und 1 Patient dreimal reoperiert. Ein Wechsel der Humeruskomponente, eine Verblockung der Prothese, eine Synovektomie und eine Ulnaris-
vorverlagerung wurde je einmal, eine Arthrolyse dreimal durchgeführt.

Diskussion

Patienten mit posttraumatischem „stiff elbow" können mit gutem Ergebnis mit der
GSB-III-Ellbogenprothese versorgt werden. Das Bewegungsausmaß sowie die
Komplikations- und die Reoperationsrate sind gegenüber Patienten, bei denen eine
Ellbogenarthroplastik aufgrund einer posttraumatischen Arthrose durchgeführt
wurde, günstiger. Bei Fehlschlagen der primären Arthroplastik bleiben darüberhinaus die Optionen für einen Prothesenwechsel, eine Resektions- oder Interpositions-
arthroplastik oder eine Arthrodese erhalten, so daß wir diese Möglichkeiten als
sekundäre therapeutische Optionen ansehen.

Die arthroskopisch assistierte minimalinvasive Arthrodese (MIAD) des Daumensattelgelenks

R. Retsch (Marburg), G. Böhringer, M. Schädel-Höpfner, L. Gotzen

Etablierung einer neuen Technik zur Arthrodese des Daumensattelgelenkes

Die technische Durchführung wurde zuvor an Leichenpräparaten geübt und ausgewertet. Zusätzlich wurden biomechanische Teste durchgeführt. Bei den Patienten handelte es sich um Stadium 2 und 3 der Sattelgelenksarthrose nach Eaton und Littler.
Zunächst wird in standardisierter Technik eine Arthroskopie des Sattelgelenkes
durchgeführt. Die Operationstechnik beinhaltet eine arthroskopische Knorpelabrasio
mit der Kugelfräse. Anschließend wird eine Arthrodese mit 2 kanülierten Herbert-
Schrauben oder kanülierten AO-Schraube (3,5mm) durchgeführt. Auf diese Weise

wurden seit Januar 1997 insgesamt 18 Patienten behandelt. In 2 Fällen, die mit kanülierten Herbert-Schrauben versorgt wurden, mußte bei fehlender knöcherner Durchbauung eine offene Arthrodese durchgeführt werden. Auch die biomechanische Testung ergab eine verminderte Stabilität der Arthrodese mit der Herbert-Schraube im Vergleich zur kanülierten AO-Schraube. Die klinische Nachuntersuchung ergab nach 6 Monaten bei den restlichen 16 Patienten nahezu völlige Beschwerdefreiheit.

Erste Ergebnisse der arthroskopisch assistierten minimalinvasiven Arthrodese des Sattelgelenkes zeigen bei Verwendung der kanülierten AO-Schraube gute bis sehr gute Ergebnisse

18.11.99
9:45–
11:45
Saal 4/5

Langzeitergebnisse nach kompletter Handgelenksarthrodese – ein überbewertetes Verfahren?

R. Hierner (Hannover), L. Kleinschmidt, Z.-L. Shen, A. Berger

Problemstellung

Ziel der Arbeit ist es die aktuellen Indikationen und Kontraindikationen, Operationstechnik sowie Ergebnisse und Komplikationen der kompletten Handgelenksarthrodese mit der 8-oder 10-DC-Platte der Arbeitsgemeinschaft Osteosynthese (Ao) darzustellen.

Material und Methode

In einer retrospektiven klinischen Studie mit einem Beobachtungszeitraum von mindestens 5 Jahren (5 – 12 Jahre) wurden 30 Patienten (Handarbeiter) nachuntersucht. Untersuchungskriterien waren, Alter, aktive Gelenkbeweglichkeit, Immobilisationsdauer, Schmerzreduktion, Dauer der Arbeitsunfähigkeit, Rückkehr in den alten Beruf und Komplikationen.

Ergebnisse

Das Durchschnittsalter betrug 40,1 (27 59 Jahre). Die mittlere Handgelenksbeweglichkeit präoperativ betrug für Extension/Flexion 33/0/32, Radialabduktion/Ulnarabduktion 10/0/24 und Pronation/Supination 72/0/72. Bei 28 Patienten konnte primär eine knöcherne Konsolidierung erreicht werden. Die Immobilisationsdauer betrug durchschnittlich 7,2 Wochen. Eine signifikante Schmerzreduktion trat bei etwa 80% der Patienten auf. Postoperativ konnte mit der operierten Hand durchschnittlich 72,5% der Grobkraft der nicht operierten kontralateralen Seite erreicht werden. Die mittlere Dauer der Arbeitsunfähigkeit betrug 31 Wochen. 50% der Patienten konnten an ihren ursprünglichen Arbeitsplatz zurückkehren, 30% führen eine leichtere Tätigkeit an ihrem alten Arbeitsplatz durch und jeweils drei Patienten sind entweder in den vorzeitigen Ruhestand getreten oder arbeitslos.

Zusammenfassung

Bei adäquater Indikationsstellung und Operationstechnik führt die komplette Handgelenksarthrodese zu reproduzierbaren Ergebnissen. Sie bietet jene Stabilität und Schmerzreduktion, die für das feste Zupacken notwendig sind. Sie stellt jedoch keine Garantie dar, daß Handarbeiter nach der Operation in ihrem alten Beruf wieder arbeiten können.

Die radioscapholunäre Arthrodese als Alternative zur vollständigen Handgelenkversteifung bei posttraumatischer Zerstörung des Radiokarpalgelenkes

Kirsten Beyermann (Bad Neustadt), K.-J. Prommersberger, H.Krimmer, U. Lanz

Darstellung der funktionellen Ergebnisse nach radio-skapho-lunärer Versteifung im Vergleich mit einer vollständigen Handgelenksversteifung unter besonderer Berücksichtigung des DASH-Scores (Disability of Arm, Shoulder and Hand) der AAOS (American Academy of Orthopaedic Surgeons)

Zur Behandlung der posttraumatischen Radiokarpalarthrose stellt die vollständige Handgelenksarthrodese eine bewährte und sichere Methode dar. Um den Preis der Aufgabe der Handgelenksbeweglichkeit sichert sie eine deutliche Schmerzreduktion bis Schmerzfreiheit. Die RSL-Fusion (=radio-skapho-lunäre Versteifung) bietet den Vorteil der erhaltenen Beweglichkeit des Mediokarpalgelenkes bei gleichzeitiger Ausschaltung des zerstörten Radiokarpalgelenkes.

Im Zeitraum von 1992 bis 1998 wurde bei 22 Patienten mit posttraumatischer Destruktion des Radiokarpalgelenkes eine radiokarpale Arthrodese durchgeführt. Geschlechtsverhältnis: W: M = 5:17. Der jüngste Patient war 27 Jahre, der älteste 72. Ursache der Arthrose war 5-mal eine veraltete SL-Dissoziation, 2-mal eine Skaphoidpseudarthrose und 15-mal eine Radiusfraktur. Präoperativ zeigte sich die Beweglichkeit des Handgelenkes bereits erheblich eingeschränkt mit im Mittel 32-0-33° Extension/Flexion. Alte Patienten klagten präoperativ bereits über mittlere bis starke Ruheschmerzen. Der Nachuntersuchungszeitraum betrug zwischen 6 und 66 Monate. Die Beweglichkeit zeigte sich postoperativ auf im Mittel 24-0-21° Extension/Flexion reduziert. Ruheschmerzen wurden von allen Patienten postoperativ verneint, der Belastungsschmerz wurde mit einem durchschnittlichen Wert von 37 auf der visuellen Analogskala (100 Punkte) bestimmt. Die Auswertung nach dem DASH-Score ergab eine Punktzahl von 26 (0 Punkte = keine Einschränkung, 100 Punkte = maximale Einschränkung). Patienten mit einer vollständigen Handgelenksversteifung erzielten bei einer früheren Untersuchung (Patientengruppen in ihrer Zusammensetzung etc. vergleichbar) im Mittel 45 Punkte beim DASH-Score.

Die radio-scapho-lunäre Versteifung stellt somit bei intaktem Mediocarpalgelenk eine gute Alternative zur vollständigen Handgelenksversteifung bei isolierter posttraumatischer Radiocarpalarthrose dar, denn sie erhält dem Patienten eine wertvolle Restbeweglichkeit seines Handgelenkes.

<table>
<tr><td>

Donnerstag, 18. Nov.   9:45 – 11:45   Saal 7

Unfallchirurgie bei alten und uralten Menschen (I)

</td><td>

18.11.99

9:45–
11:45

Saal 7

</td></tr>
</table>

Unfallchirurgische Patientenaufklärung: Fakt und Fiktion – prospektive Untersuchung zu Patientenaufklärung und Dokumentationsqualität

Patrizia Galanakis (München), M.A. Scherer, S. von Gumppenberg, H. Förstl

Patientenaufklärung, Unfallchirurgie, Komplikationskatalog, Dokumentationsqualität

Fragestellung

Defizite in der Dokumentation der Aufklärung stellen eine der häufigsten Gründe für eine erfolgreiche Durchsetzung von Patientenansprüchen gegen den Behandler dar. Andererseits stehen unseres Wissens keine harten Daten über die Perzeption der Aufklärung bei Patienten mit beeinträchtigter kognitiver Leistung zur Verfügung.

Material und Methoden

Um eine Basis für eine patientengerechtere Aufklärung zu finden, wurde in der Unfallchirurgie ab Februar 1998 eine Befragung an über 60jährigen Patienten (n=40), die sich wegen einer hüftgelenksnahen Fraktur oder einer Coxarthrose einem alloarthroplastischen Hüftgelenksersatz unterziehen mußten, durchgeführt: Unter Berücksichtigung der Einschlußkriterien wurde ein nach juristischen Gesichtspunkten erforderlicher Komplikationskatalog entwickelt. In diesem Erhebungsinstrument wurden alle vom aufklärenden Chirurgen präoperativ handschriftlich festgehaltenen Komplikationen den vom Patienten noch erinnerlichen und genannten möglichen Komplikationen gegenübergestellt. Erhebungszeitpunkt war der 7. postoperative Tag. Die Patientenbefragung erfolgte durch eine nichtchirurgische Ärztin, so daß ein Bias in dieser Hinsicht ausgeschlossen werden konnte.

Ergebnisse

Aus dem definierten Komplikationskatalog mit n= 25 Items wurde von den aufklärenden Chirurgen, auch bei Verwendung von industriell gefertigten Aufklärungsbögen („perimed" aut simile) zwischen 4 und 15 Komplikationen dokumentiert (x=9,7; SD 2,2). Auf der Patientenseite war das Risiko von Infektionen und Bluttransfusion am häufigsten erinnerlich. Im Durchschnitt konnten die Patienten am 7. p.op. Tag 1,7 Komplikationen nennen (range 0-6). Eine signifikante negative Korrelation (p<0,05) zeigt sich zwischen zunehmendem Lebensalter und vorbestehenden kognitiven Defiziten gegenüber der Anzahl erinnerlicher Komplikationen.

Klinische Konsequenzen

Diese ohne Wissen der chirurgischen Assistenten durchgeführte interne Qualitätskontrolle der gesetzlich vorgeschriebenen und in den aktuellen juristischen Maximal-
forderungen festgeschriebenen Anforderungen an die Dokumentationspflicht weist
offenbar verbesserungswürdige Mängel auf, die durch geeignete Instrumentalisierung
wie eine Aufklärungsvisite oder Hinzuziehen Dritter beim Aufklärungsgespräch,
behoben werden könnte. Auf der anderen Seite handelt es sich aber bei dem über 60
Jahre alten Patientenkollektiv um eine Patientengruppe mit zum Teil beeinträchtig-
ten kognitiven Leistungen, bei denen ein erniedrigter Score im Mini-Mental State
(kognitive Testuntersuchung) mit einer geringeren Anzahl von erinnerten Items korreliert ist. Fakt bei der unfallchirurgischen Patientenaufklärung ist eine verbesserungswürdige Instrumentalisierung, Fiktion bei der untersuchten Patientengruppe
ist ein weitreichendes Verständnis und Erinnern der aufgeklärten Sachverhalte.

Trauma surgery in nonagenarians

M.P. van de Kerkhove (Amsterdam), J.G.M Tinnemans , S. Sivro, E.L.F.B. Raaymakers

Evaluation of short-term (mortality) and long-term (survival) results after surgery
in trauma patients of 90 years of age and above.

In very old patients often the question arises as to whether surgery is still worth
while.

Since the Western population is aging and the aging bone is prone to fractures,
the trauma surgeon is increasingly confronted with this dilemma.

In a retrospective study we reviewed the charts of 122 subsequent patients of 90
years and above who underwent trauma surgery at our University Hospital from 1982-
1996: 22 male (mean age 94.3, range 90-100) and 100 female (mean age 93.2, range
90-101). Subgroups were analyzed according to fracture site, ASA-classification and
age as shown in the table below.

Table. mortality (in %) and survival (in months) per subgroup

	total	fn	pf	df	II	III+	90-95	96+
total (n)	122	56	58	8	48	72	105	17
total (%)	100	46	47	7	40	60	86	14
48 h (%)	2	0	3	0	0	3	2	0
30 d (%)	13	9	16	25	10	15	13	12
survival	13.3	15.0	9.5	n.a.		13.3	18.1*	8.2

total (n)= total number of patients per subgroup; 48 h = 48-hours mortality;
30 d = 30-days mortality;
survival = median survival in months (Kaplan-Meier); fn = femoral neck fracture; pf = proximal femur fracture; df = distal femur fracture; II and III+ = ASA-classifications; 90-95 and 96+ = age-groups;
n.a.= not applicable; * = significant (p< 0.05) log-rank test.

The early postoperative mortality , both at 48 hours and after 30 days, did not differ between the subgroups (Fishers exact test).

The median survival of the whole group, excluding the early postoperative mortality within 30 days, was 13,3 months while the mean survival was 24,8 months (range 1-168).There was no significant difference in late survival between patient groups with different fracture sites. The ASA II patients had a significantly longer median survival than the ASA III+ patients . The age-group 90 95 lived significantly longer than patients aged 96+.

The mean late survival of ASA II patients aged 90 95 was 3.10 years (in ASA III + patients 1.86 years), which matches well with the mean life expectancy of the Dutch population which is 3.55 years at the age of 90 and still 2.51 years at the age of 95.

Trauma surgery in nonagenarians can be performed with an acceptable early mortality within 30 days. The life expectancy of the survivors is comparable (at least for ASA II patients) with the life expectancy of the general population at that age.

18.11.99

9:45–
11:45

Saal 7

Analyse von 946 operativ behandelten Frakturen im hohen Alter

M. Keller (Bochum), F. Kutscha-Lissberg, E. Kollig, G. Muhr

In einer retrospektiven Analyse werden die Verteilung von Komplikationen (Infektion, Implantatversagen in Kombination mit Infektion und alleiniges Implantatversagen) in Abhängigkeit von Frakturlokalisation, Primärversorgung, Alter und Geschlechtsverteilung überprüft.

Zielsetzung der Frakturenbehandlung im hohen Alter ist die möglichst rasche Reintegration in die häusliche Umgebung bei größtmöglichem Mobilisationsgrad. Ein operatives Vorgehen ist immer dann indiziert, wenn die konservative oder frühfunktionelle Therapie in der speziellen Situation des alten und uralten Menschen nicht geeignet erscheint, diesen Ansprüchen zu genügen. Operative Therapiekonzepte müssen eine rasche Mobilisierung möglichst ohne Folgeeingrifff gewährleisten. Von 1994 bis 1998 wurden 946 Frakturen bei 888 Patienten mit einem Durchschnittsalter von 83,7 Jahren (75a-97a) und einer Geschlechtsverteilung von 1:4,8 mit Überwiegen der weiblichen Patienten, operativ und stationär behandelt. Das Risiko für eine unabhängig auftretende Zweitfraktur lag bei diesem Patientengut bei 5,1%. Insgesamt wurden an der oberen Extremität (OE) 126 und an der unteren Extremität (UE) 788 Frakturen versorgt. Im Bereich der Wirbelsäule wurden 30 und im Bereich des Beckens 2 Eingriffe durchgeführt. Insgesamt wurden 132 Patienten (14%) 170-mal reoperiert. In 35 Fällen (3,7%) wurden störende Implantate nach Frakturheilung entfernt, in 29 (3,1%) Fällen wurden 40 Weichteilrevisionen wegen eines Infektes durchgeführt. Bei 68 (7,2%) Pat. wurden 90 Revisionseingriffe aufgrund fehlender Knochenbruchheilung oder Entwicklung einer posttraumatischen Arthrose notwendig, wobei in 19 (2,0%) Fällen eine infizierte Osteosynthese bzw. Prothese vorlag (34 Reoperationen). Während 4,2% der Infekte an der OE, 4,2% am Stammskelett und 91,6% an der UE auftraten, entfielen auf die OE 24%, auf die UE 62% und auf das Stammskelett 3% der biomechanischen Komplikationen. Die Gesamtkomplikationsrate für die primäre prothetische Versorgung lag bei 3,6%, für die Verriegelungsnagelung bei 11,5% und für die Plattenoseosynthese bei 33,3%. In diesem Kollektiv waren die Komplikationen bezüglich des Patientenalters gleichmäßig verteilt. Die Frakturregionen, bei denen der weibliche Patientenanteil überwog, wiesen vermehrt mechanische Komplikationen auf. Dies trifft vor allem für die OE zu mit einer weiteren Akzentuierung der Geschlechtsverteilung hinsichtlich der Komplikationen. Die Bedeutung der Osteoporose ist als ein wesentlicher Cofaktor anzuführen: Je größer der Einfluß der Osteoporose für Entstehung und Art des Bruches ist, desto häufiger sind Frauen betroffen und umso höher ist die Rate an biomechanischen Komplikationen. Im diesem Fall zieht das Auftreten einer Komplikation mehrere chirurgische Interventionen nach sich. In unserem Krankengut kamen auf jede Komplikation im Schnitt 1,8 Reoperationen.

Bei der operativen Frakturversorgung des alten und uralten Menschen zeigen geschlossene Repositionstechniken und gedeckte Stabilisierungsverfahren neben dem primären endoprothetischen Ersatz die niedrigsten Komplikationsraten. Die Osteoporose spielt bei der Entstehung und Art von Knochenbrüchen des alten Menschen eine wesentliche Rolle, insbesondere gilt dies für Frauen.

Zementloser Hüftgelenkersatz bei medialer Schenkelhalsfraktur bei alten und uralten Menschen

L. Schroeder (Schleswig)

Der Hüftgelenkersatz ist bei der Schenkelhalsfraktur im Alter das Mittel der Wahl. Die zementlose Implantation des Schaftes durch Press-Fit stellt eine „biologische" Verankerung dar. Eine Osteointegration ist nachgewiesen. Ist die zementlose Hüftimplantation bei alten und uralten Menschen möglich und sinnvoll ?

Seit 13 Jahren wurden an der Klinik über 1650 Hüftendoprothesen zementlos implantiert. Es handelt sich dabei um 393 Männer und 1262 Frauen im Alter von 27 bis 103 Jahren. Die Indikation ergab sich bei 752 Patienten wegen einer Coxarthrose und bei 729 Patienten wegen einer medialen Schenkelhalsfraktur. Im gleichen Zeitraum wurden 174 Wechseloperationen zementlos durchgeführt. 67,5 % der Patienten waren über 70 Jahre alt, 31,5 % über 80 Jahre und sogar 5 % über 90 Jahre. Bei allen Patienten konnte eine Mobilisation unter Vollbelastung erfolgen. Bei 2 Patienten mußte der Schaft gewechselt werden. Ursache hierfür war ein zu kleines Implantat bei der Erstimplantation, so daß keine Primärstabilität erreicht wurde. Bei 2 Patienten mußte ein Schaftwechsel nach erneuter Femurfraktur durchgeführt erden. Bei einer 88jährigen Patientin erfolgte dieser Prothesenwechsel 7 Wochen nach Erstimplantation. Trotz erheblicher Osteoporose und verminderter Knochendurchblutung zeigte sich schon nach diesem kurzen Zeitraum ein vollständiges Einwachsen der Titanprothese.

Auch beim alten und uralten Menschen ist der zementlose Hüftgelenkersatz bei medialer Schenkelhalsfraktur trotz schlechter Knochenqualität bei Osteoporose möglich und bietet Vorteile:

1. Kurze Operationszeit,
2. Die toxische Wirkung des Knochenzementes entfällt,
3. Knochendestruktionen durch den gelockerten Knochenzement treten nicht auf,
4. Durch Einbringen von Spongiosa und Komprimierung kein vermehrter Blutverlust, Prothesenwechsel oder Osteosynthesen bei erneuter Fraktur sind operationstechnisch deutlich einfacher.

Der zementlose Hüftgelenkersatz bei medialer Schenkelhalsfraktur bei alten und uralten Patienten hat sich bewährt. Durch Press-Fit ist eine Frühmobilisation unter Vollbelastung möglich mit nur kurzer Hospitalisation.

18.11.99
9:45–
11:45
Saal 7

Perkutane Schenkelhalsverschraubung versus Hüftgelenkprothese. Vorteile und Nachteile der minimalinvasiven Osteosynthese beim frischen Schenkelhalsbruch

F. Karoly (Budapest), J. Manninger, G. Vámos, I. Czermann

Zielsetzung

Die Frage der beiden bewährten Methoden zur operativen Behandlung von Schenkelhalsfrakturen, kopferhaltende Operation, d.h. Osteosynthese oder Prothetisierung, ist in Europa und auch weltweit umstritten. Von Jahr zu Jahr nimmt die Zahl dieser Patienten permanent zu, was den medizinischen Dienst ernsthaft belastet. Die minimalinvasive Methode erhöht die Chancen der Osteosynthese. Deshalb möchten wir die Vorteile der kanülierten Schenkelhalsverschraubung präsentieren.

Kurzfassung

Bei 70 % der Schenkelhalsfrakturen ist es überflüssig, den greisen Patienten der großen Belastung einer primären Hüftgelenkprothese auszusetzen. Auf der Palette der Osteosynthesen gibt es auch für die Schenkelhalsfraktur die MIO.

Problembeschreibung, Material, Methode, Ergebnisse

Die perkutane Verschraubung der Schenkelhalsfrakturen mit kanülierter Schraube und Spezialplatte führen wir seit November 1990 durch. Anhand unserer Erfahrungen bei der Behandlung von 2027 Patienten stellen wir die Vor- und Nachteile der Osteosynthese denen der primären Prothetisierung gegenüber. Zur Nachuntersuchung

der Früh- und Spätkomplikationen wurde eine repräsentative Gruppe 3 Jahre lang
kontrolliert. Die Letalität im Krankenhaus und innerhalb von 4 Monaten betrug 6,1 %
bzw. 17,6 %, innerhalb eines Jahres weitere 24,7 %. Das ist eine bedeutend niedrigere
Rate als bei den früher mit Nagelung oder Prothese behandelten Patienten. Die
operative Belastung ist sowohl für den Patienten als auch für das Personal geringer.
Was die finanzielle Seite betrifft, so kostet die kanülierte Verschraubung nur ein Viertel
des Preises einer Prothetisierung.

Schlußfolgerungen

Jede operative Behandlungsmethode hat ihre Vor- und Nachteile. In der Studie wird
nachgewiesen, daß man bei mehr als 2/3 der greisen Patienten mit Schenkelhalsfraktur
mit der Prothetisierung eine zu große Operation wählt.

Die perkutane Schraubenosteosynthese der medialen Schenkelhalsfraktur des alten Menschen – eine Alternative zur Endoprothese?

A. Seekamp, U. Bosch, K. Fekete, H. Tscherne (Hannover)

Die Versorgung der medialen Schenkelhalsfraktur beim alten Menschen mit einer im
Vergleich zur Endoprothese weniger invasiven und kostengünstigeren perkutanen
Schraubenosteosynthese.

Problem

Die mediale Schenkelhalsfraktur ist eine der häufigsten Frakturen des alten Menschen.
Im Hinblick auf die Multimorbidität und Chronizität der Erkrankungen des betag-
ten Menschen kommt ihrer Therapie eine besondere Bedeutung zu. Das oberste
Therapieziel ist die Wiederherstellung eines belastungsfähigen coxalen Femurendes
mit möglichst geringem Risiko, um den alten Menschen früh mobilisieren zu können. In der Mehrzahl der Fälle wird dieses Ziel mit einer endoprothetischen Versorgung erreicht. Nicht zuletzt unter sozioökonomischen Aspekten (Verhältnis der
Implantatekosten ca. 1:7) stellt sich die Frage, ob dieses Therapieziel auch mit einer
perkutanen Schraubenosteosynthese erreicht werden kann.

Methodik

Im Zeitraum vom 01.06.1997 bis 31.05.1998 wurden 60 mediale Schenkelhalsfrakturen (re/li = 22/38) bei 59 Patienten (m/w = 14/45; $\varnothing$Alter: 79.5 $\pm$ 12.9 Jahre)
prospektiv in einer Beobachtungsstudie aufgenommen. Frakturklassifikation nach

Garden: I=10x, II=2x, III= 47x, IV=lx. Operative Versorgung im Mittel 14,8h nach dem Unfallereignis (22x < 6h, 15x > 6 <12h, 23x >12h), in der Mehrzahl der Fälle in Spinalanästhesie. Nach geschlossener Reposition wurden 54 Frakturen mit 2 speziellen, kanülierten Schenkelhalsschrauben (Gewinde: Ø=8mm, L=25mm; Schaft: Ø=7mm) perkutan fixiert, 6 Frakturen wurden mit 3 Schrauben fixiert. Postoperative Mobilisation an 2 Unterarmgehstützen ohne Belastungsvorgabe ab 1. Tag postoperativ.

18.11.99

9:45–
11:45

Saal 7

Ergebnisse

Wundinfektionen wurden nicht beobachtet. Bis zum Zeitpunkt der Evaluation (12/98) waren 14 Patienten verstorben, 6 innerhalb 30 Tage postoperativ, davon 2 während des stationären Aufenthaltes. 11 Patienten (18.6 %) wurden inzwischen endoprothetisch versorgt (Dislokation 5x, Pseudarthrose/Kopfnekrose 6x), 9x waren indikatorische oder operative Fehler ursächlich mitverantwortlich. 5 Patienten waren nicht zu erreichen bzw. waren aufgrund ihrer Grunderkrankung in stationärer Behandlung. Von den restlichen 30 Patienten hatten zum Zeitpunkt der Nachuntersuchung 70% keine oder nur gelegentlich Schmerzen, bei 60% änderte sich der Mobilitätsgrad im Vergleich zu präoperativ nicht, 34% hatten eine unbegrenzte Gehstrecke, 44% konnten normal Treppensteigen, 40% benutzten keinen oder gelegentlich einen Stock. Die Mehrzahl konnte in das gewohnte soziale Umfeld zurückkehren.

Bei korrekter Indikationsstellung und operativer Technik führt die perkutane Schenkelhalsverschraubung als minimalinvasives und kostengünstiges Verfahren beim alten Menschen zu reproduzierbar guten Ergebnissen. Sie eignet sich insbesondere auch für sehr alte und polymorbide Patienten und ist damit eine Alternative zur Endoprothese – insbesondere auch unter sozioökonomischen Aspekten.

Ist der primäre endoprothetische Gelenkersatz bei pertrochantären Femurfrakturen in Kombination mit einer Coxarthrose auch bei alten Menschen gerechtfertigt?

H.J. Andreß (München), P. Gierer, M. Grubwinkler, H. Hertlein, G. Lob

In einer prospektiven Studie soll geklärt werden, welche Ergebnisse die endoprothetische Versorgung der pertrochantären Femurfraktur in Kombination mit einer Coxarthrose im Vergleich zur osteosynthetischen Stabilisierung mittels Gammanagel beim alten Menschen zeigt.

Durch die zunehmende Lebenserwartung der Bevölkerung steigt auch die Anzahl an pertrochantären Femurfrakturen. Die Versorgung mit Osteosynthesen, z. B. dem Gammanagel, zeigt dabei gute Ergebnisse. Ein Problem der Verfahrenswahl stellt jedoch die Kombination dieser Fraktur mit der Coxarthrose dar.

Methode

In der Zeit vom 1.1.97 bis 1.8.98 wurden alle pertrochantären Femurfrakturen (n=72) durch einen Gammanagel (GN) stabilisiert. Zeigte das Röntgenbild die Kombination mit einer Coxarthrose, so erfolgte der primäre Gelenkersatz durch die modulare Hüftprothese (MHP) Helios (n=28). Komplikationen, Verlauf und klinische und radiologische Nachuntersuchungsergebnisse nach 6-18 Monaten wurden prospektiv erfasst.

Ergebnisse

Trotz längerer Operationszeit in der MHP Gruppe bestand kein Unterschied an Komplikationen und Letalität (<5%) während des stationären Aufenthaltes. Zum Zeitpunkt der Nachuntersuchung zeigten beide Gruppen einen vergleichbaren Harris-Hüftscore. In jeder Gruppe waren drei operationstechnische Komplikationen (im wesentlichen Femurfissuren) nachweisbar, und jeweils ein Patient (Sinterung im Frakturbereich, Prothesenlockerung) mußte operativ revidiert werden.

Der GN stellt ein sicheres Implantat zur Stabilisierung pertrochantärer Femurfrakturen des alten Menschen dar. Besteht die Kombination mit einer Coxarthrose, so kann bei vergleichbaren Ergebnissen einzeitig der endoprothetische Ersatz durch eine MHP durchgeführt werden.

Wandel und Herausforderung – Pertrochantäre Frakturen in der Alterstraumatologie und ihre Versorgung im Verlauf eines Jahrzehnts

K. Fischer (Detmold), D.-Th. Schraeder, J.A. Sturm

Pertrochantäre Frakturen, Operationsmethoden, Komplikationen

Einleitung

In den letzten Jahren entstand der klinische Eindruck, daß bei den pertrochantären Frakturen älterer Patienten der Anteil der instabilen Mehrfragmentbrüche deutlich zugenommen hat. Gleichzeitig stieg die Zahl der intertrochantären Frakturen, die den subtrochantären Bereich einbeziehen. Diese Frakturformen fanden sich sonst eher bei jüngeren Patienten nach höherenergetischen Traumen. Die Verwendung der üblichen extramedullären Implantate bei instabilen Frakturformen, z.B. Pohl'sche Laschenschraube o.ä., führte entsprechend zu höheren Komplikationsraten (Schaftmedialisierung, Rotation des Kopfhalsfragmentes). und forderte die Verwendung anderer, intramedullärer Implantate.

Methodik

18.11.99

9:45–
11:45

Saal 7

Das Krankengut der Klinik für Unfall- und Wiederherstellungschirurgie des Klinikums Lippe-Detmold der Jahre 87/88 und 97/98 wurde einer retrospektiven Analyse unterzogen. Dabei wurden nur Patienten im Rentenalter berücksichtigt. Deren Röntgenbilder wurden von zwei unabhängig voneinander tätigen Ärzten der Unfallchirurgie ausgewertet, die Frakturen wurden nach AO sowie nach Evans klassifiziert. Die angewandten operativen Methoden sowie die Komplikationen der verwendeten Implantate wurden erfaßt.

Der Vergleich der Gruppen erfolgte mit dem Chi²-Test (Signifikanzniveau: p < 0,05%).

Ergebnisse

epidemiologische Daten:

	n	Männer	Frauen	mittl.Alter	Altersmax.	Altersmin.
1987/88	150	18	132	83,8	97	67
1997/98	173	46	127	84,7	98	67

Fraktureinteilung:

Typ	31.A1	31.A2	31.A3	32.A/B
1987/88	56	92	0	2
1997/98	23	134	14	2

Frakturversorgung:

	Pohl/DHS	Pohl/DHS +Cerclage	Pohl/DHS +ARS*	Material-kombination	Nagel**	Platte
1987/88	74	40	18	16	0	2
1997/98	58	9	18	7	81	0

* = Antirotationsschraube. ** = intramedulläre Versorgung (Gleitnagel oder PFN)

Implantatbezogene Komplikationen:
(überwiegend: Medialisierung des Schaftes, Rotation des Kopfhalsfragmentes).

	Pohl/DHS allein	Übrige extramedulläre Implantate	Intramedulläre Implantate	Komplikationen insgesamt
1987/88	18	16	entfällt	34
1997/98	22	4	2	28

Diskussion und Zusammenfassung

Innerhalb eines Jahrzehnts hat die Zahl instabiler pertrochantärer/subtrochantärer Frakturen bei älteren Patienten bei gleichbleibendem mittleren Alter signifikant zugenommen. Bereits in der Patientengruppe 87/88 gab es eine Reihe von implantatbezogenen Komplikationen. Dabei stand die Medialisierung des Schaftes und der Verlust der Rotationssicherung bei Sinterung der Fraktur mit nachfolgender Dislokation im Vordergrund. Die Komplikationsrate in dieser Gruppe war mit höherer Instabilität der Fraktur zunehmend. Durch den Einsatz intramedullärer Implantate blieb bei der Patientengruppe 97/98 trotz Zunahme der schwierigen Frakturformen die Komplikationsrate gleich und war extramedullären Implantaten zuzuordnen. Intramedulläre Implantate zeigten nur in zwei Fällen eine implantatbezogene Komplikation. Die nachweisbare Zunahme schwieriger Frakturformen der pertrochantären Region führte zu geänderten operationstechnischen Anforderungen und zum zwingenden Einsatz neuer Implantate. Diese müssen gezielt und frakturgerecht eingesetzt werden. Die präoperative Auswahl des geeigneten Implantates zur Vermeidung kostenträchtiger Komplikationen ist mit den gegenwärtigen diagnostischen Möglichkeiten schwierig und sollte im Sinne der Qualitätsverbesserung Ziel weiterer Studien sein.

Analyse verschiedener Osteosyntheseverfahren zur Versorgung von Frakturen des coxalen Femurendes beim alten und uralten Patienten

A. Thannheimer (Traunstein), R. Ketterl

Die Analyse unseres Krankengutes bei mehr als 80 Patienten mit Frakturen des coxalen Femurendes sollte die Wertigkeit der kopferhaltenden Osteosynthese mit dynamischer Hüftschraube (DHS), dynamischer Condylenschraube (DCS) und proximalem Femurnagel (PFN) nachweisen.

Im Zeitraum 1990 bis 1998 wurden 1.021 Patienten älter als 80 Jahre (640 Frauen und 381 Männer, mittleres Alter 88,3 (80-101) Jahre) wegen einer Fraktur des coxalen Femnurendes mit einer DHS (n= 729) oder einer DCS (n=114) oder einem PFN (n=178) operativ versorgt. Die Analyse unseres Krankengutes erfolgte durch die Auswertung der Röntgenbilder, der Krankenakte und Ambulanzkarten sowie durch die Nachuntersuchung bei 519 Patienten (Nachbeobachtungsdauer durchschnittlich 36 Monate), mit Bestimmung der Hüftfunktion nach dem Schema von Merle d'Aubigne, wobei Gangbild, Mobilität und Schmerzen mit jeweils 0 bis 6 Punkten bewertet wurden.

Ergebnisse

Eine durchschnittliche Operationsdauer von 57 Minuten für die DHS, von 79 Minuten für die DCS und 41 Minuten für der PFN verdeutlicht die technisch einfache Hand-

habung der angwandten Implantate. Die mittlere stationäre Aufenthaltsdauer betrug
14,3 Tage; die Krankenhausletalität 3 %. Die Komplikationen sind in der nachfolgenden Tabelle 1 aufgelistet.

Tabelle 1

Komplikationen	DHS (n 729)		DCS (n=114)		PFN (n=178)	
	n	%	n	%	n	%
Infektion (tief u. overflächlich	14	1,9	3	2,7	3	1,7
Hämatom (revisiorisbedürftig)	8	1,1	3	2,7	2	1,1
Hüftkopfnekrose	8	1,1	1	0,9	1	0,6
Rotationsfehlstellung (< 10Grad)	12	1,6	3	2,7	4	2,3
Ausgepr. Knochensinterung >1 cm	62	8,5	0	0,0	1	0,6
sekundäre Dislokation	18	2,5	6	5,4	4	2,3
Kopf	5	0,7	0	0,0	0	0,0
Pseudarthrose	2	0,3	1	0,9	1	0,6
Plattenbruch/Nagelbruch	0	0,0	10	8,8	0	0,0

Die Ergebnisse der 519 nachuntersuchten sind in der Tabelle 2 dargestellt.

Tabelle 2

Hüftfunktion	DHS (n=365)		DCS (n=72)		PFN (n=91)	
	n	%	n	%	n	%
sehr gut (17Punkte)	183	51,4	30	41,7	4,8	52,8
gut (12Punkte)	119	34,4	32	44,4	3,2	35,3
mäßig (6 Punkte)	39	11,0	8	11,1	9	9,9
schlecht (0 Punkte)	15	3,6	2	2,8	2	2,2

Die DHS und der PFN eignen sich als einfache und schnelle Operationsverfahren mit
geringer Komplikationsrate für die Akutversorgung nahezu aller hüftgelenksnaher
Femurfrakturen. Pseudarthrosen und Implantatperforationen traten bei beiden
Osteosyntheseverfahren nur sehr selten auf. Die DCS zeigte eine zu große Rate an
sekundären Dislokationen und an Implantatkomplikationen und wurde deshalb den
letzten 30 Monaten durch die DHS in Kombination mit einer Trochanterabstützplatte
oder den PFN abgelöst.

18.11.99

**9:45–
11:45**

Saal 7

Ist die DHS zur Osteosynthese bei allen pertrochantären Femurfrakturen geeignet?

G. Taeger (Essen), C.Schmid, D.Nast-Kolb, L-Schweiberer

DHS, pertrochantär, Komplikationen

Zielsetzung

Kritische Analyse der operativen Frakturversorgung durch die dynamische Hüft-schraube (DHS) bei geriatrischem Krankengut mit pertrochantären Femurfrakturen zur Beurteilung der Komplikationen, der Morbidität und Mortalität in Abhängigkeit der Schwere der Fraktur. Bewertung der Eignung der DHS bei unterschiedlichen Frakturtypen.

Kurzfassung

Bei 122 mit DHS operierten Patienten waren perioperative Komplikationen, Morbi-dität und Mortalität häufiger bei instabilen als bei stabilen pertrochantären Fraktu-ren zu beobachten, gleichermaßen unterschied sich das funktionelle Ergebnis.

Problembeschreibung

Besonders im geriatrischen Krankengut definiert die belastungsstabile Osteosynthese mit minimalem Operationstrauma das Therapieziel. Es stellt sich die Frage, ob die DHS bei den als „instabil" einzustufenden pertrochantären Frakturen diese Versorgungsqualität bietet.

Material und Methode

Über einen Zeitraum von drei Jahren wurden alle Patienten mit pertrochantären Frak-turen (n=122, Altersdurchschnitt=76Jahre) mit DHS operiert. Es handelte sich dabei um 49 Typ A-, 63 Typ B-, und 10 Typ C-Frakturen. Das peri-und postoperative Ma-nagement (Monitoning, OPMobillsation und Physiotherapie), wie auch alle klinischen und radiologischen Kontrolluntersuchungen erfolgten standardisiert. Gleiches gilt für die Nachuntersuchung die jeweils mindestens 1 Jahr postoperativ nach der traumatic hip rating scale (THRS) erfolgte. Die Frakturen wurden bis Typ A2 als stabil, darüber als instabil bewertet.

Ergebnisse

Bei allen 122 analysierten Datensätzen waren Operationszeiten, Blutverlust, intra- und postoperative Komplikationen bei der Gruppe mit instabilen Frakturen signifikant höher (Chi-Quadrat-Test) auch die Morbidität und Mortalität war trotz annähernd gleichem Risikoprofil (ASA-Klassifikation 2,5P) bei instabilen Frakturen erhöht. 41% aller Patienten wurden 2 Jahre postoperativ nachuntersucht, 32% der Patienten waren zwischenzeitlich verstorben. Bei der Gruppe der stabilen Frakturen war die THRS im Durchschnitt um 3 Punkte, bei 71% der Patienten mit instabilen Frakturen dagegen um 20 Punkte vermindert. Analog dazu waren bei instabilen Frakturen 25% mit dem funktionellen Resultat nicht zufrieden gegenüber 4% mit stabilem Frakturtyp.

18.11.99

9:45–
11:45

Saal 7

Schlußfolgerung

Da im untersuchten Krankengut die Versorgung der instabilen gegenüber den stabilen pertrochantären Frakturen eine signifikant höhere Morbidität und Mortalität aufweist, muß in Kenntnis neuerer, operationstechnisch und biomechanisch optimierter Implantate (PFN) die Osteosynthese instabiler Frakturen mit der DHS kritisch überdacht werden.

Kann der Proximale Femurnagel (PFN) die DHS mit Trochanterabstützplatte ablösen ?

S. Wagner (Augsburg), K. Kundel, E. Mayr, A. Rüter

Proximaler Femurnagel, Dynamische Hüftschraube, Vergleich

Für die Versorgung von pertrochantären A2.2-, A2.3- und A3- Frakturen ist die DHS anerkanntermaßen das Implantat der ersten Wahl. Zur Prävention einer Trochanter major- Dislokation wird sie häufig durch eine Trochanter- Abstützplatte ergänzt. Der PFN vereinigt die dynamischen Eigenschaften der DHS mit den Vorteilen der „biologischen" Nagelosteosynthese unter Vermeidung der Femurexposition. Ist der PFN das bessere Implantat?

Von 1/1997 bis 7/1998 wurden 149 Patienten mit o.g. Frakturtypen 69 mal mit DHS und der Abstützplatte und 80 mal mittels PFN versorgt. Das Durchschnittsalter betrug 80 Jahre. Der postoperative radiologische und klinische Verlauf wurde ab 1/1998 prospektiv, vorher retrospektiv dokumentiert. 61 DHS- und 64 PFN- Patienten konnten durchschnittlich 4 Monate postoperativ radiologisch und klinisch nachuntersucht werden.

Der entscheidende Vorteil des PFN fand sich in einer signifikanten Minderung der OP- Dauer (durchschnittlich 15 Min., p < 0.01) für alle Frakturtypen und einer um durchschnittlich 2 Tage verkürzten Hospitalisierung. Die Vollbelastung konnte in beiden Gruppen zu 90% unmittelbar postoperativ aufgenommen werden. Wegen sekundärer Varusfehlstellung, Implantatperforation und Infektion mußte bei 4 DHS- und 3 PFN- Patienten eine Reosteosynthese bzw. endoprothetische Versorgung durchgeführt werden. Nach DHS- Versorgung ergaben sich 2 Infektionen, 2 Thrombosen,

1 verzögerte Bruchheilung und 2 Pneumonien. Die PFN- Implantation war mit 1 postoperativen Infektion, 1 Thrombose und 7 Pneumonien belastet. Die relativ häufige Lateraldislokation des Trochanter major bei den A3- Frakturen (5 Pat. = 6%) führte in allen Fällen dennoch zum knöchernen Durchbau und erbrachte keine klinischen Nachteile. Die klinische Beurteilung erfolgte anhand des Merle d'Aubigné- Scores (1-6). Beim Vergleich der Durchschnittswerte für Schmerzintensität, Beweglichkeit und Gehfähigkeit fand sich zwischen den beiden Kollektiven kein wesentlicher Unterschied.

Für alte, häufig multimorbide Patienten mit pertrochantären A2- und A3- Frakturen stellt der proximale Femurnagel eine technisch häufig deutlich einfachere, zugleich zeitsparende und „minimalinvasive" Alternative zur gängigen DHS dar.

Ergebnisse nach Versorgung 140 pertrochantärer Oberschenkelfrakturen mit dem proximalen Femurnagel bei Patienten ab dem 70. Lebensjahr

Katrin Richter (Leipzig), P. Verheyden, H. Lill , Ch. Josten

Pertrochantäre Femurfraktur, Proximaler Femurnagel, alter Mensch

Zielstellung

Ergebnisse nach Implantation von 140 Proximalen Femurnägeln bei Patienten ab dem 70. Lebensjahr werden bezüglich der Operationsdauer, der Mobilisierung, der Hospitalisierungszeit, der Komplikationen und der technischen Schwierigkeiten dargestellt. Nachuntersuchungen dokumentieren die postoperativen Resultate.

Methode

In dem Zeitraum vom 1.1.1996 bis 31.12.1998 wurden 140 Patienten mit einer pertrochantären Oberschenkelfraktur, bei einem Lebensalter von mindestens 70 Jahren mit einem proximalen Femurnagel versorgt. Das Durchschnittsalter betrug 85 Jahre, die älteste Patientin war 98 Jahre. 84 % waren Frauen und 16 % Männer Nach der AO-Klassifikation teilten wir die Verletzungen in 15 % A1-Frakturen, 62 % A2-Frakturen und 23 % A3-Frakturen ein.

Ergebnisse

Die Operationsdauer betrug im Mittel 59 Minuten. 13 % der Patienten mußten intraoperativ, 57 % postoperativ transfundiert werden. Postoperativ verbrachten 75 % der Patienten durchschnittlich 1 Tag auf einer Intermediate – Care. Die mittlere Hospitalisierungsdauer lag bei 16 Tagen. 8 % der Patienten verstarben während des stationären Aufenthaltes. Alle Patienten durften das operierte Bein voll belasten. Der erste Belastungsversuch fand durchschnittlich 3 Tage, der erste Gehversuch 4 Tage nach der Operation statt.

Intraoperativ traten bei 11,3 % der Operationen technische Schwierigkeiten auf: Ein sehr enger Markraum wurde bei 3 Patienten (2,1 %) aufgebohrt, die Antirotationsschraube konnte bei 2 Patienten (1,4 %) nicht eingedreht werden, ein Vorbiegen der Nagelspitze war wegen starker Antetorsion des Femurs 3-mal (2,1%) erforderlich. 8-mal (5,7 %) wurde offen reponiert.

Intraoperative Komplikationen ergaben sich 3-mal (2,1 %): Bei 2 (1,4 %) Patienten mußte infolge unzureichender Reposition eine Zweitoperation durchgeführt werden und einmal (0,7 %) wurde die Antirotationsschraube zu weit eingedreht. Postoperative Komplikationen registrierten wir bei 15 Patienten (10 %): 1 (0,7 %) Femurschaftfraktur, 2 (1,4 %) Implantatausbrüche, 2 (1,4 %) dislozierte Antirotationsschrauben, 8 (4,2 %) revisionsbedürftige Serome bzw. Hämatome, 2 (1,4 %) tiefe Wundinfektionen, davon 1 (0,7 %) mit kompletter Implantatlockerung. Nach der Entlassung konnten 63 % der Patienten in das vorher bestehende Milieu zurückkehren, 22 % wurden direkt zur AHB, zur Kurzzeitpflege bzw. in ein anderes Krankenhaus verlegt, 6 % waren definitiv neu pflegebedürftig. Ein Follow up wurde in dem Zeitraum von 3 und 12 Monaten bei 78 Patienten (56 %) durchgeführt. 3 Monate postoperativ konnten 78 Patienten (56 %) nachuntersucht werden. Nach Merle d'Aubigne wurde der Zustand von 12 % der Patienten als „Sehr gut", 37 % als „Gut", 40 % als „Mäßig" und 4 % als „Schlecht" eingeschätzt. Die Sterblichkeit betrug 7 %. 6-12 Monate postoperativ bewerteten wir den Zustand nach Merle d' Aubigne von insgesamt 50 untersuchten Patienten (36 %) bei 19 % mit „Sehr gut", 58 % mit „Gut", 9 % mit „Mäßig" und 2 % mit „Schlecht". 12 % der Patienten verstarben in diesem Zeitraum.

Zusammenfassung

Der Proximale Femurnagel ist ein intramedulläres biomechanisch günstiges Implantat, das sich durch leichtes Handling, kurze Operationszeiten, geringe Traumatisierung und sofort mögliche Vollbelastung mit schneller Resozialisierung auszeichnet. Damit ist diese Osteosyntheseform für die Versorgung der beim alten Menschen häufig auftretenden pertrochantären Fraktur gut geeignet.

Intramedulläre Frakturstabilisierung im hohen Alter

Julia Seifert (Berlin), D. Stengel, A. Ekkernkamp, P. Ostermann

Datenevaluation eines mit einem Prototypenimplantat versorgten Patientenkollektives

Proximale Femurfrakturen sind überwiegend Verletzungen des älteren Menschen oder seltener Ausdruck eines Hochrasanztrauma junger Patienten bzw. Polytraumata.

Das Osteosyntheseverfahren muß daher im Hinblick auf Funktionalität, Stabilität und Minimalinvasivität den Ansprüchen dieser Patientengruppen gerecht werden.

Während die „Dynamische Hüftschraube" für die Versorgung von pertrochantären Femurfrakturen weit verbreitet ist, hat sich die Stabilisierung subtrochantärer Femurfrakturen durch intramedulläre Kraftträger etabliert.

Der von Russell und Taylor entwickelte Rekonstruktionsnagel wurde für die Versorgung proximaler Femurfrakturen durch ein kurzes Nagelmodell (kanüliert, 200x10mm, Schenkelhalsverriegelung) ergänzt, das die biomechanischen Nachteile kurzer, „dicker" und rigider Implantate (Streßfraktur kaudal des Implantates) bzw. langer, aufgebohrter Implantate (Blutverlust, endostale Durchblutungsstörungen) ausschließt.

Seit November 1997 wurden 31 kurze Rekonstruktionsnägel für die unaufgebohrte Marknagelung von 20 instabilen pertrochantären und 11 subtrochantären Femurfrakturen verwendet.

Das Durchschnittsalter betrug 84 Jahre (18 weiblich, 13 männlich).

Alle Patienten wurden innerhalb der ersten 12 h definitiv versorgt. 12 Patienten waren adipös mit einem durchschnittlichen Body-Massindex von 31. 17 Patienten waren multimorbide (Karnofski Index 40, ASA >/= 3), ein Patient polytraumatisiert.

Zwei Patienten verstarben im Rahmen eines progressiven Multiorganversagens bei vorbestehender Multimorbidität.

Wir sahen in 20 Fällen eine zeitgerechte Frakturkonsolidierung (14 Wochen) sowie eine MRSA septische Pseudarthrose. Der präoperative Mobilitätsgrad konnte bei 28 Patienten innerhalb des Krankenhausaufenthaltes wiederhergestellt werden.

Die durchschnittliche OP-Zeit betrug 58 Minuten, der perioperative Blutverlust lag bei 240ml.

Schwierigkeiten wurden von den Operateuren bei der distalen Verriegelung insbesonderer adipöser Patienten angegeben, so daß diese in 2 Fällen in Freihandtechnik durchgeführt wurde.

Vorraussetzungen zur Versorgung proximaler Femurfrakturen multimorbider Patienten im hohen Alter ist ein operatives Management, das den individuellen Risikofaktoren und Ansprüchen dieser Patienten nach frühzeitiger, stabiler und schonender Frakturversorgung gerecht wird. Dabei verbindet der kurze R die positiven biomechanischen Eigenschaften der intramedullären Frakturstabilisierung mit einfacher Handhabung und minimiert somit intra- und postoperative Komplikationen.

Donnerstag, 18. Nov. 9:45 – 11:45 Saal 8

Experimentelle Unfallchirurgie (I) – Knochenneubildung

Rekombinantes Wachstumshormon bewirkt eine starke Beschleunigung der Heilung von tibialen Knochendefekten beim Minischwein

S. Kolbeck (Berlin), H. Bail, G. Schmidmaier, F. Remmler, K. Raun ,
M. Raschke

Wachstumshormon, Frakturheilung, Biomechanik, Computertomografie

Ziel der vorliegenden Untersuchung war es, den Effekt von rekombinantem Wachstumshormon bei der sekundären Frakturheilung in einem Defektmodell am Minischwein zu überprüfen.

Problem

Bezüglich der Wirkung von Wachstumshormon (GH) auf die sekundäre Frakturheilung zeigen tierexperimentelle Kleintier-Studien widersprüchliche Ergebnisse [1, 2]. In einer vorausgegangenen Studie wurde bei der Applikation von rekombinantem Wachstumshormon (rGH) in einem Distraktionsmodell am Minischwein eine starke Beschleunigung der Regeneratreifung festgestellt [3]. In der vorliegenden Untersuchung wurde die Wirkung von rekombinantem Wachstumshormon auf die sekundäre Fakturheilung in einem Defektmodell am Großtier untersucht.

Material und Methode

24 Yucatan-Minischweine wurden nach Alter und Gewicht auf zwei Gruppen verteilt. Bei den Tieren der Studiengruppe wurde über den Zeitraum von 6 Wochen einmal täglich 100 µg/kg KG rekombinantes porcines Wachstumshormon (r-pGH) subcutan appliziert, während die Tiere der Kontrollgruppe 1 ml NaCL als Plazebo erhielten. Bei allen Tieren wurde unter Erhaltung des Periostes ein 1 cm großer standardiserter Defekt der rechten Tibia gesetzt, der mit einer Plattenosteosynthese (3,5 mm DCP) stabilisiert wurde. Postoperativ erfolgte eine Vollbelastung der operierten Extremität. Während des Studienzeitraumes wurden im 4-tägigen Abstand Röntgenkontrolluntersuchungen durchgeführt.

6 Wochen postoperativ erfolgte die Tötung der Tiere. Post mortem wurden die Weichteile der Tibiae abpräpariert und die Platten demontiert. Die anschließenden CT Untersuchungen wurde an einem hochauflösenden CT im Spiralmodus mit 1 mm Schichtdicke im transversalen Strahlengang durchgeführt. Zur Analyse des neugebildeten Kallus im Defektbereich erfolgte die Berechung der mittleren Knochendichte im Defekt (BMD) und des Gesamtkallus in der Defektzone (BMC).

Im Anschluß erfolgte die biomechanische Testung der Tibiae in einer Materialtest-
maschine (Zwick 1455) im torsionalen Modus. Neben dem maximalen Drehmoment
(Fmax) wurde die torsionale Steifigkeit (Tst) der Tibiae gemessen. Die Überprüfung auf
Unterschiede zwischen den beiden Gruppen erfolgte mit dem U-Test nach Mann-Whitney.

Ergebnisse

Ein Tier aus jeder Gruppe mußte aufgrund eines Infektes ausgeschlossen werden. Die
mit Wachstumshormon behandelten Tiere zeigten ein signifikant höheres maximales Drehmonent (GH: Fmax = 18,06 ± 5,91 Nm; Plazebo: Fmax = 10,62 ± 5,2 Nm,
p=0,005). Die torsionale Steifigkeit im Vergleich zur Gegenseite war mehr als doppelt so hoch (GH: Tst = 135% ± 68%; Plazebo: Tst = 65% ± 30%, p<0,05). Die CT-Messungen zeigten einen signifikant höheren Gesamtkallus in der Defektzone (GH: BMC
= 2832,6 ± 678,6 mg; Plazebo: BMC = 2214,5 ± 636,0 mg, p<0,05), während die mittlere Knochendichte des neugebildeten Kallus im Defekt in beiden Gruppen vergleichbar war (GH: BMD = 668 ± 60 mg/ml; Plazebo: BMD = 629 ± 52 mg/ml, p=0.12)

Schlußfolgerungen

Die Applikation von rekombinantem Wachstumshormon führte im vorgestellten
Defektmodell zu einer deutlichen Beschleunigung der sekundären Frakturheilung. Die
CT-Messungen zeigen, daß dies auf eine gesteigerte Kallusproduktion zurückführen
ist. Der tierexperimentell nachgewiesene Effekt der Applikation von rekombinantem
Wachstumshormon könnte zukünftig neue klinische Perspektiven bei der Behand-
lung von Problemfrakturen aufweisen.

Literatur

1. Bak et al.; Bone 11:233,1990.
2. Carpenter et al., JBJS-A 74:356, 1992.
3. Raschke et al., Bone 24: 81,1999.

Identifikation des Transkriptionsfaktor Cbfa1 als essentiellem Aktivator
der Knochenneubildung: Bedeutung für die Frakturheilung

M. Amling (Hamburg), M. Priemel, W. Linhart, J. M. Rueger

Frakturheilung, cbfa1, Knochenneubildung, Osteoblasten

Die Osteosynthese von Frakturen dient neben der Primärstabilisierung besonders
dem Ziel, eine ungestörte Knochenbruchheilung zu ermöglichen. Trotz angemesse-

ner osteosynthetischer Versorgung kommt es im Einzelfall und gehäuft bei Patienten mit vorbestehender Osteopenie zu einer verzögerten oder ausbleibenden Frakturheilung. Diese Patienten würden besonders von einer gezielten osteoblastären Knochenneubildung profitieren. Im Gegensatz zur Kontrolle der osteoblastären Differenzierung durch den Transkriptionsaktivator Cbfa1 sind die molekularen Mechanismen der Osteoblastenfunktionsregelung unbekannt. Da Cbfa1 auch in differenzierten Osteoblasten exprimiert wird und die Expression von Osteocalcin reguliert, gingen wir der Frage nach, ob Cbfa1 die Osteoblastenfunktion steuert. Wir generierten ein transgenes Mausmodell, in dem nach der Geburt die dominant-negative Form von Cbfa1 spezifisch in differenzierten Osteoblasten exprimiert wird. Die Tiere sind bei Geburt phänotypisch normal, weisen aber bereits im Alter von zwei Wochen deutlich kürzere Röhrenknochen und eine deutliche Osteopenie auf. Die histomorphometrische Analyse zeigt in den transgenen Mäusen eine um 70% signifikant verminderte Knochenformationsrate. Im Kontrast dazu war die Osteoblastenzahl unverändert. Dieses Ergebnis verdeutlicht die Rolle von Cbfa1 als Regulator der Funktion differenzierter Osteoblasten. In der molekularen Analyse stellte sich ein nahezu kompletter Expressionsausfall aller wesentlichen Knochenmatrixproteine einschließlich Collagen Typ I dar. Diese Studie zeigt, daß Cbfa1, neben seiner Rolle in der osteoblastären Differenzierung, der bis heute erste identifizierte Aktivator osteoblastärer Funktion und damit der Knochenneubildung ist. Somit eröffnet sich erstmals die Möglichkeit zu einer genetisch gesteuerten Knocheninduktion, die auch im Bereich der Knochenheilung neue Perspektiven für die Zukunft aufzeigen.

18.11.99
9:45–
11:45

Saal 8

Gentherapie mit Ad-sTNY-aR und Ad-IL-IRa verringert die osteoklastäre Knochenresorption

A. Baltzer (Düsseldorf), P. Rohbuis, C. Evans

Die Zytokine Interleukin- 1, Interleukin-6 und Tumor Nekrose Faktor-alpha aktivieren bei der Osteoporose, aber auch bei aseptischen Endoprothesenlockerungen die Knochenresorption. Es wurde untersucht ob durch die Methode des adenoviralen Gentransfers Zytokin-Inhibitoren dauerhaft produziert werden und die osteoklastäre Knochenresorption wirkungsvoll reduzieren.

Problematisch sind im therapeutischen Ansatz mit rekombinanten Zytokin-Inhibitoren die kurzen Halbwertzeiten.

Um den Ansatz der Gentherapie im Mausmodell zu evaluieren, wurden verschiedene Gruppen von Balb/C-Mäusen mit adenoviralen Vektoren transduziert, die für die Markergene LacZ und Luciferase kodieren. Der Expressionsnachweis erfolgte im ersten Fall durch immunhistochemische Färbung, im zweiten durch den enzymatischen Nachweis der Enzymproduktion. Die Eignung der intrafemoralen Applikationsform wurde durch Vergleich mit einer intrafemoralen Vektorenapplikation anhand eines ELISA-Testes auf systemische IL-1Ra-Spiegel überprüft. Die therapeutische Wirkung des Zytokin-Inhibitors IL-1Ra wurde nach Ovarektomie der Mäuse anhand einer Bestimmung des Trockengewichtes von Humeri, Tibiae und Fibulae untersucht.

Nach intrafemoraler Applikation der Vektoren läßt sich eine Expression der Markergene über die gesamte Dauer des Versuches (21 Tage) nachweisen. Die intrafemorale Transduktion ist der intravenösen Applikation sowohl in Bezug auf die Höhe der Expression der Transgene, als auch in Bezug auf die Dauer der Transgenexpression überlegen. Immunhistochemisch kann gezeigt werden, daß verschiedene intramedulläre Zellpopulationen durch die adenoviralen Vektoren erreicht werden können. Durch die Ovarektomie (ovx) wurde ein Verlust von ca. 10% des Trockengewichtes von Humeri, Tibiae und Fibulae nach bereits 12 Tagen induziert. Die Gabe von Ad-IL-IRa konnte diesen Knochenverlust um ca. 50% verringern. 5 Wochen nach Ovarektomie betrug der histomorphometrisch bestimmte Knochenverlust im Humeruskopf bis zu 70%. Durch die prophylaktische Gabe von Ad-sTNF-R ließ sich der Knochenmasseverlust signifikant um 70% (p<0,0005), durch Gabe von Ad-IL-1Ra ebenfalls signifikant um 60% (p<0,0005) verringern.

Die verlängerte Expression von sTNF-R und IL-IRa hat eine therapeutische Wirkung auf die gesteigerte osteoklastäre Knochenresorption nach Ovarektomie. Dadurch ergeben sich neue Behandlungsoptionen für die Therapie lokaler, möglicherweise auch systemischer knochenresorbierender Erkrankungen.

Expression von ß-Galaktosidase nach adenoviralem Gentransfer in einem Frakturmodell der Ratte

T.Gerich (Hannover), T. Adrian, J. Zeichen, P. Schandelmaier, A. Barke. P. Lobenhoffer

Gentherapie, Ratte, Knochen, Reportergen, Adenovirus

Zielsetzung

Die lokale Expression von Wachstumsfaktoren (z.B. BMP) könnte künftig die Frakturheilung signifikant beschleunigen. Eine Möglichkeit zur Produktion ist der lokale Gentransfer durch adenovirale Vektoren. Das Ziel der vorliegenden tiexperimentellen Studie war die Bestimmung der Zellen, die bevorzugt transduziert werden sowie der Expressionsdauer im Kallus bis zur Ausheilung der Fraktur.

Problembeschreibung

Posttraumatische Knochensubstanzdefekte beeinträchtigen die Verfahrenswahl und das funktionelle Ergebnis; aus Revisionseingriffen resultieren erhebliche Folgekosten. Neben etablierten mechanischen Verfahren zur Defektüberbrückung wird in kontrollierten Studien isoliertes bzw. gentechnisch hergestelltes BMP (Bone Morphogenetic Protein) eingesetzt. Über virale Vektoren können diese Faktoren an der Verletzungsstelle gentechnisch in situ synthetisiert werden. Der Tropismus im Kallus und die zeitliche Expression sind allerdings nicht bekannt.

Material /Methodik

Der von uns entwickelte adenovirale Vektor ist ein replikationsdefizientes Virus, dem zur Vermehrung erforderliche Genomabschnitte fehlen (Ad5CMVlaczDE1/DE3) und das nur in 293-Zellen vermehrt werden kann. Das Adenovirus kann bis zu einer Konzentration von 1012PFU/ml angereichert werden; tierexperimentell kann das Virus in einem in vivo Ansatz direkt in das Zielgewebe appliziert werden. Die DNA verbleibt episomal und verliert sich nach einigen Teilungszyklen. In einer in vitro Studie haben wir die Expression eines Reportergens (Ad5CMVlaczDE1/DE3) in verschiedenen Zellen untersucht. ß-Galaktosidase konnte in Fibroblasten und Osteoblasten (Saos2 und RCJ3.1) nachgewiesen werden. In einem tierexperimentellen Ansatz wurde der Femur bei 25 Ratten mit einem Kirschner-Draht stabilisiert, die Diaphyse wurde anschließend langstreckig destruiert. Am jeweils 3. Tag nach dem Eingriff wurde dann 1ml Ad5CMVlaczDE1/DE3 in die Frakturzone injiziert. Fünf Tiere aus der Gruppe dienten als Kontrolle und wurden mit einem Kontrollvirus DE1A infiziert. Die Versuche werden unter Berücksichtigung der erforderlichen Sicherheitsmaßnahmen unter einem S-2 Standard durchgeführt.

Ergebnisse

In Abständen von 3 Tagen sowie 1, 2 und 4 Wochen wurde der Femur entnommen. In allen Fällen war es radiologisch zu einer komplikationslosen Ausheilung der Fraktur gekommen. Eine Dislokation des Kirschner-Drahtes fand sich in 4 Fällen. Die Präparate wurden anschließend histologisch auf Expression des Enzyms ß-Galaktosidase untersucht. Bereits während der ersten Woche kam es zur Ausbildung von Granulations- und Kallusgewebe. Sowohl Fibroblasten in dem narbig strukturierten Granulationsgewebe als auch Osteoblasten im Kallus zeigten eine hohe Expression. Die angrenzende Muskulatur zeigte keine ß-Galaktosidaseaktivität. Ein Abfall der Expression war über den 4-wöchigen Zeitraum zu beobachten. Die Kontrollgruppe zeigte eine nur geringe Hintergrundfärbung.

Schlußfolgerungen

In der vorliegenden tierexperimentellen Studie haben wir gezeigt, daß sämtliche Zellen des primären Kallus und des Granulationsgewebes transduziert werden können. Die Grundlage für ein Effektorgen, z.B. BMP ist damit gegeben. Welche Bedeutung die nicht-selektive Transduktion im Hinblick auf eine unkontrollierte Ossifikation hat, muß in weiteren Experimenten überprüft werden.

18.11.99

**9:45–
11:45**

Saal 8

Genexpression extrazellulärer Matrixproteine in einem Rattenmodell mit lokal stimulierter Frakturheilung

M. Hüning (Berlin), J. Weber, G. Schmidmaier, H.-J. Bail, S. Bachmann, M.J. Raschke

stimulierte Frakturheilung, Wachstumsfaktoren, extrazelluläre Matrixproteine, in-situ-Hybridisierung

Einleitung

Tierexperimentelle Modelle der Frakturheilung mit Stimulation durch Wachstumsfaktoren sind bis heute sowohl uneinheitlich gestaltet, als auch unzureichend molekularbiologisch charakterisiert. Vor dem Hintergrund einer späteren klinischen Übertragbarkeit ist ein standardisiertes Modell zu fordern, das eine Analyse der modulierten, zellulären Mechanismen zuläßt. Mit Zelltyp-spezifischen Gensonden können der Differenzierungsgrad der Zellen und das Niveau ihrer Genexpression dargestellt werden. Ziel dieser Studie ist es, das Verteilungsmuster für ausgewählte, an der Frakturheilung beteiligter, extrazellulärer Matrixproteine (ECMP) zu definieren. Solche Erkenntnisse sind klinisch außerordentlich bedeutsam, wenn die Frakturheilung, entsprechend dem zellulären Feedback, gezielt beeinflußt werden soll.

Methoden

An der jeweils rechten Tibia ausgewachsener, weiblicher Sprague-Dawley Ratten (n=18) wurde eine geschlossene, standardisierte Tibiaschaftfraktur unter Schonung der umliegenden Weichteile erzeugt. Nach Reposition wurden die Frakturen mit Kirschner-Drähten intramedullär stabilisiert. Es wurden 3 Gruppen (n=6) gebildet, die mit unterschiedlich vorbehandelten K-Drähte versorgt wurden. Die Tötung erfolgte am 10. postop. Tag.

Gr. I :   unbeschichtete K-Drähte
Gr. II :   Poly- (D, L- laktid) beschichtete K-Drähte
Gr. III :   Poly- (D, L- laktid) beschichtete K-Drähte mit rekomb. hum.-TGF
            beta 1 + rh-IGF-I

Die Tibiae wurden nach der Entnahme in Formalin fixiert, mit EDTA entkalkt und in Paraffin eingebettet. Auf 4 µm dünnen Serienschnitten wurden mit Digoxigenin-markierten RNA-Sonden in-situ-Hybridisierungen (ISH) durchgeführt. Die hybridisierte RNA-Sonde wurden anschließend mit anti-Digoxigenin Antikörpern und alkalischer Phophatase als Reporterenzym durch Immunzytochemie detektiert. Dargestellt wurde die mRNA vier ausgewählter ECMP, die bei der Frakturheilung von Bedeutung sind. Verwendet wurden einerseits a1 Kollagen Typ I (COL1) und II (COL2) als Gensonden für osteogene respektive chondrogene Zellen, außerdem Osteopontin (OPN), als Marker aktiv ossifizierender Zellen und Osteocalcin (OC), ein Genprodukt osteoblastärer Zellpopulationen.

Ergebnisse

Bei allen Tieren zeigte sich eine starke mRNA-Expression für COL1 in aktiven Osteoblasten des harten Kallus und des neugebildeten endostalen Knochens. Subperiostal lokalisierte Osteoprogenitorzellen waren ebenso signalreich und formierten einen Saum zwischen Periost und frischem Geflechtknochen. Die zentral im weichen Kallus gelegenen mesenchymalen Zellen zeichneten ein heterogenes Bild mit wechselnder Signalintensität. Nahezu ohne COL1 Genexpression waren chondrozytäre Zellpopulationen, die den Frakturspalt als blasse Inseln flankierten. Auffällig waren einige positive Chondrozyten im Randbereich der Knorpelinseln. Anhand der Serienschnitte konnten wir bei diesen Zellen eine simultane COL2 mRNA-Expression nachweisen, allerdings deutlich schwächer als bei den übrigen Chondrozyten, in denen sich starke COL2 Signale fanden. Auch zahlreiche Osteoblasten und mesenchymale Zellen wiesen eine COL2 Genexpression auf, so daß stellenweise ein dichteres Signalmuster um den ehemaligen Frakturspalt herum entstand als für COL1. Die mRNA für OPN war in Osteoblasten und Chondrozyten ossifizierenden Arealen zu finden, darüberhinaus in Osteozyten des lamellären Knochens. Für OC kodierende mRNA konnten wir in aktiven Osteoblasten des harten Kallus darstellen. Im Vergleich zu den osteoblastären COL1-Signalen waren die Signale für OC kleinflächiger verteilt und reichten nicht bis an das weiche Kallusgewebe heran. Im Gruppenvergleich fand sich bei den Tieren der Gr. III. für beide Kollagentypen eine deutlich stärkere Genexpression. Weiterhin auffällig war in dieser Gruppe die größere Anzahl mesenchymaler Zellen in Frakturspaltnähe, die COL1 und COL2 exprimierten. Die Genexpression für beide Kollagene war bei den Tieren der Gr. II gegenüber denen der Gr. I erhöht. Für OPN zeigte sich nur in der Gr. III gegenüber den beiden anderen eine stärkere Genexpression. Bei OC zeigten sich keine deutlichen Unterschiede zwischen den Gruppen.

Schlußfolgerung

Wir haben mit dieser Studie ein geeignetes Modell zur experimentellen Untersuchung der stimulierten Frakturheilung vorgestellt. Nach den vorliegenden Ergebnissen ist es wahrscheinlich, daß TGF beta 1 und IGF-I ihren stimulierenden Effekt, neben einer gesteigerten Synthese der ECMP, durch eine beschleunigte Zelldifferenzierung von Vorläuferzellen zu Matrix-produzierenden Zellen ausüben. Das erhöhte Expressionsniveau der Tiere der Gr. II ist möglicherweise ein Effekt des veränderten lokalen Milleus. Weitere in-vivo Studien sind nötig, um zu klären, inwieweit diese durch Wachstumsfaktoren induzierten Veränderungen der ECMP-Synthese in neuartige Therapiekonzepte der Frakturbehandlung einfließen können.

Dies könnte insbesondere für Problemsituationen der Knochenheilung z.B. Pseudarthrosen, Defektheilung oder Osteoporose von Bedeutung sein.

18.11.99

9:45–
11:45

Saal 8

Die Wirksamkeit von systemischer Gabe von Wachstumshormon (GH) im Vergleich zur lokalen Applikation von Wachstumsfaktoren auf die Frakturheilung

M. Raschke (Berlin), G. Schmidmaier, H. Bail, S. Kolbeck, A. Stemberger, N.P. Haas

Frakturheilung, Wachstumshormon, Wachstumsfaktoren

Einleitung

Der bekannte positive Effekt auf die Frakturheilung von systemisch appliziertem GH, erklärt sich u.a. durch die Stimulation der endogenen Produktion von Wachstumsfaktoren (WF), wie dem Insulin like growth factor I (IGF-I) (1). Die lokale Applikation von IGF-I in Kombination mit Transforming growth factor beta I (TGF-ß1) zeigte einen deutlichen Effekt auf den Knochenstoffwechsel und die Frakturheilung (2). In einem standardisierten Tiermodell wurde die systemische GH-Gabe sowie die direkte Applikation von Wachstumsfaktoren von einer biodegradierbaren Poly-D,L-laktid (PDLLA) Beschichtung in den Frakturspalt einzeln und in Kombination miteinander verglichen.

Methoden

Bei n=96 adulten weiblichen Sprague Dawley Ratten wurde eine standardisierte Fraktur der rechten Tibia erzeugt und intramedullär mit unbeschichteten (Gruppe I/II) und PDLLA + r-IGF-I + r-TGF-b1 beschichteten (Gruppe III/IV) Titan-K-Drähten stabilisiert. Gruppe II und IV erhielten 1/tägl. 2mg/kg rekombinantes species-spezifisches GH; Gruppe I und III 0,9% NaCl. Es erfolgten Röntgenuntersuchungen in 2 Ebenen im zeitlichen Verlauf. Nach 6 Wochen wurden die Implantate entfernt und die frakturierten Tibiae im Vergleich zur unbehandelten Gegenseite biomechanisch (torsional) getestet.

Ergebnisse

Radiologisch zeigten sich bei den Gruppen III und IV nach 6 Wochen vollständig konsolidierte Frakturen, während bei der unbehandelten Gruppe I noch deutlich ein Frakturspalt einsehbar war. Gruppe II zeigte nach 6 Wochen ein Bild, wie es bei den Gruppen III und IV bereits nach 4 Wochen erkennbar war.

Die biomechanischen Untersuchungen ergaben ein signifikant (p<0,05) höheres maximales Drehmoment (mD) und höhere torsionale Steifigkeit (tS) der mit Wachstumsfaktoren alleine und in Kombination mit GH behandelten Gruppen im Vergleich zu den nur mit GH behandelten Tieren und der Kontrollgruppe. Die Kombination von lokalen Wachstumsfaktoren mit systemischer GH-Gabe ergab geringere Werte im Vergleich zur Applikation von r-IGF-I + r-TGF-ß1 alleine.

Gruppe I   (unbeschichtet, systemisch Placebo):   51% mD; 61% tS   n=24
Gruppe II   (unbeschichtet, systemisch GH):   85% mD; 85% tS   n=24
Gruppe III   (IGF-I/TGF-ß1 lokal, systemisch Placebo):   121% mD; 170% tS   n=24
Gruppe IV   (IGF-I/TGF-ß1 lokal, systemisch GH):   98% mD; 132% tS   n=24

(Prozentangaben in Vergleich zur unfrakturierten Gegenseite)
(Standardabweichungen < 20%)

18.11.99

9:45–
11:45

Saal 8

Schlußfolgerung

Sowohl die systemische GH-Gabe, als auch die lokale Applikation von Wachstumsfaktoren, wie r-IGF-I und r-TGF-b1 sind beides geeignete Methoden, die Frakturheilung signifikant zu stimulieren. Die lokale Applikation von Wachstumsfaktoren in
den Frakturspalt zeigt dabei einen stärkeren stimulierenden Effekt, als die systemische
GH Gabe.

Auf welche Art und Weise die systemische GH-Gabe die Wirksamkeit lokaler WF
beeinflußt, muß in weiteren Studien zur lokalen WF-Expression untersucht werden.

Systemische Beeinflussung des Knochenstoffwechsels durch Immunsuppression – Experimentelle Untersuchungen an der Ratte

G. Voggenreiter (Essen), St. Assenmacher, E. Kreuzfelder, D. Nast-Kolb, F. U. Schade

Neben den bisher untersuchten Verfahren der lokalen Stimulation der Frakturheilung
durch direkte Einflußnahme in Form von osteogenetischen Ansätzen, osteo-
konduktiven Verfahren und osteoinduktiven Methoden wäre eine systemische Stimulation der Knochenheilung wünschenswert. Ob die Knochenneubildung durch
Immunsuppression gesteigert werden kann, sollte in der vorliegenden Untersuchung
am Modell der Osteoinduktion durch demineralisierte Knochenmatrix (DBM) überprüft werden.

Material und Methoden

DBM wurde aus den Diaphysen erwachsener Lewis Ratten (isogene DBM; iDBM) und
erwachsener Kaninchen (xenogene DBM; xDBM) gewonnen. Je 50 mg der DBM wurden in i.m. Allgemeinnarkose (Ketamin/Xylazin) in die Bauchmuskulatur von erwachsenen Lewis implantiert (7 Tiere pro Gruppe; Versuchsdauer 28 Tage). Folgende
4 Gruppen wurden untersucht: iDBM und xDBM (Kontrolle); iDBM und xDBM unter Immunsuppression mit FK506 (1 mg/kg KG ip. tgl.). Blutabnahmen erfolgten an
den Tagen 0, 7 und 28. Zu diesen Zeitpunkten wurde die in vitro Zytokinsynthesefähigkeit nach Vollblutstimulation mit LPS mittels TNF-Elisa und die Lymphozyten-

subpopulationen (CD3+, CD4+, CD8+, CD14+ Zellen sowie BLA-Expression auf CD3+ und CD14 Zellen) mittels Durchflußzytometrie bestimmt. Die nach 28 Tagen entnommenen Ossikel (2 je Tier) wurden zur Bestimmung der alkalischen Phosphatase und nach Kunststoffeinbettung für die quantitative morphometrische Analyse (Mikroradiographie, Dünnschnitthistologie) verwendet. Ferner erfolgte die quantitative morphometrische Analyse des Knochenremodeling in der Tibiametaphyse. Die statistische Analyse erfolgte mittels Varianzanalyse.

Ergebnisse

FK506 führte im Vergleich zu den Kontrollgruppen [iDBM: 2,1 ± 0,3 mm^3 (MW±SEM); xDBM=0 mm^3] zu einer signifikanten Erhöhung des Knochenvolumen (iDBM: 10,8 ± 0,9 mm^3 xDBM: 4,7 ± 0,8 mm^3). Sowohl bei iDBM wie auch bei xDBM führte FK,506 zu einer signifikanten Zunahme der Knochentrabekel (80 ± 14 vs. 367 ± 29) und des Trabekelumfangs (78 ± 11 mm vs. 3 85 ± 40mm). Die mittlere Trabekelgröße und der mittlere Trabekelumfang waren aber im Vergleich zur Kontrolle unverändert. Ferner konnte durch FK506 die prozentuale (proz.) Osteoidfläche bei iDBM (3,0 ± 1,6% vs. 8,8 + 0,8%) und xDBM (0% vs. 3,6 ± 1,5%) gesteigert werden. Während die TNF-Synthese-Fähigkeit des Vollblutes weder durch iDBM noch durch xDBM beeinflußt wurde, führte FK506 in beiden Fällen sowohl nach 7 wie auch 28 Tagen zu einer signifikanten ca. 50%igen Reduktion. Ferner war unter FK506 eine Abnahme der CD8+Zellen und eine Reduktion der HLA-DR Expression auf CD3+Zellen zu verzeichnen. FK506 führte auch in der Tibiametaphyse zu einer Steigerung des Remodeling mit Erhöhung der Knochenneubildung und Knochenresorption, wobei es aber bei Überwiegen der resorptiven Komponente zu einem Nettoverlust an Knochenmasse im Sinne einer „highturnover" Osteoporose kam. So führte FK506 zu einer signifikanten Erhöhung der proz. Osteoidfläche (0,83 ± 0,32% vs. 3,28 ± 0,88%), des mit Tetrazyklin doppelmarkierten Umfangs (6,05 ± 1,04% vs. 24,91 ± 3,41%) und der Knochenappositionsrate (0,78 ± 0,15 μm/Tag vs. 1,99 ± 0,29 μm/Tag). Die gesteigerte Knochenresorption (proz. erodierter Umfang: 2,18 ± 0,55% vs. 8,99 ± 1,39%) führte aber zu einer Reduktion der trabekulären Knochenfläche (0,87 vs. 0,45+^{2}) und zu einer Zunahme der Trabekelseparation (145 ± 20 μm vs. 225 ± 23 μm).

Schlußfolgerung

Am Beispiel nicht isogener DBM konnte erstmals gezeigt werden, daß durch Suppression des Immunsystems eine Steigerung der Knochenneubildung erreicht werden kann. Gleichzeitig führt ein erhöhtes Remodeling aber auch zu einem Knochenverlust in der Tibiametaphyse. Welche Auswirkung die Immunsuppression auf die Frakturheilung hat, müssen weitere Untersuchungen zeigen.

Verminderte Knochenbildung und progressive Osteopenie bei Fehlen des Knochenmatrixproteins Osteonectin / SPARC

M. Priemel (Hamburg), J. M. Rueger, M. Amling

Knochenbildung, Frakturheilung, Osteopenie, Osteonectin

18.11.99

9:45–
11:45

Saal 8

Knochen wird in Reaktion auf mechanische und physiologische Reize kontinuierlich umgebaut. Dieser Umbau, das sogenannte Remodeling, erlaubt die lebenslange Erneuerung des Skeletts und damit seine Adaptation an veränderte Belastungen. Die Regulationsmechanismen dieses, für die Aufrechterhaltung der biomechanischen Kompetenz des Knochens bzw. Wiederherstellung derselben nach Frakturen, Prozesses sind nur unzureichend geklärt. Remodeling besteht aus Resorption und Synthese von kollagenen und nicht-kollagenen Knochenmatrixproteinen. Knochenresorption erfolgt durch Osteoklasten, während Osteoblasten für die Synthese verantwortlich sind. Eine Dysbalance zwischen beiden Prozessen führt zu Erkrankungen des Skeletts wie Osteopetrose und Osteopenie. Es gibt Hinweise darauf, daß Osteonectin/SPARC eine Rolle in der Regulation des Remodeling zukommt. Dieses 43 kilodalton extrazelluläre Matrixglycoprotein ist eines der häufigsten nicht-kollagenen Proteine der Knochenmatrix und wird darüberhinaus in Bereichen aktiven Gewebeumbaues außerhalb des Skelettssystems exprimiert. In vitro Untersuchungen deuten daraufhin, daß Osteonectin Kollagen binden kann, sowie regulative Funktionen in der Angiogenese, Expression von Metalloproteinasen, Zellproliferation und Zell-Matrix-Interaktion hat. In der vorliegenden Studie haben wir den skelettalen Phänotyp von Mäusen mit einer Null-Mutation im Osteonectin-Gen charakterisiert. Diese Mäuse zeigen ein signifikant vermindertes Remodeling, mit einer deutlich negativen Knochenbilanz, die in einer progressiven Osteopenie resultiert. Unsere Studie deutet zum ersten Mal auf eine mögliche Rolle und Funktion von Osteonectin/ SPARC im Knochen hin.

Generierung von Osteoklasten aus menschlichen CD34+ Stammzellen und peripheren Blutzellen: Zwei neue Modelle zur in vitro Untersuchung der Knochenresorption

A. Schilling (Hamburg), D. Briem, W. Linhart, J. M. Rueger, M. Amling

Osteoklasten, Zellkultur, Frakturheilung, Knochenresorption

Um die morphologische und biomechanische Integrität eines frakturierten Knochens wiederherzustellen, bedarf es einer geregelten Steuerung von Knochenneubildung und Knochenresorption. Während sich die meisten Ansätze bisher mit einer Optimierung der Knochenneubildung befassen, wurde die Rolle der Resorption bis heute wenig beachtet. Osteoklasten sind die einzigen Zellen des Körpers mit der Fähigkeit zur Knochenresorption. Damit kommt dieser Zelle eine besondere Rolle bei allen reparativen und remodellierenden Prozessen des Skelettsystems zu, sowie bei jedem Knochenverlust, z.B. Osteolysen im Knochen-Implantat-Interface. Die Entwicklung möglicher neuer therapeutischer Konzepte für Knochenheilungsstörungen, pathologische Frakturen und Knochenmasseverlustsyndrome wird daher wesentlich davon abhängen, die zell- und molekularbiologischen Grundlagen des Osteoklasten und seiner Funktionen zu erarbeiten. Da Osteoklastenzellinien nicht zur Verfügung stehen, sind Untersuchungen der Biologie der osteoklastären Resorption durch Fehlen geeigneter Zellressourcen limitiert. Dies gilt in besonderer Weise für die Untersuchung menschlicher Osteoklasten, die naturgemäß jedoch von größter klinischer Relevanz sind. Wir berichten hier über die Entwicklung einer Methode in unserem Labor, in vitro humane Osteoklasten zu generieren. Diese Zellen zeigen eine positive Expression der osteoklastenspezifischen Marker TRAP, avß3, und sind in der Lage Dentin zu resorbieren. Damit steht uns heute ein in vitro Modell zur Untersuchung der Zellbiologie des humanen Osteoklasten und der Mechanismen der zellulären Umstrukturierung des menschlichen Skeletts zur Verfügung.

Makrophageneinstrom in den Kallus intramedullär geschienter, stabiler oder instabiler Ratten-Tibiae

A. Probst (Münster), S. Hankemeier, D. Palmes, G. Plenz, H.-U. Spiegel

Zielsetzung

Makrophagen spielen eine zentrale Rolle in der Heilung mesenchymaler Wunden. Unbekannt ist jedoch seine Bedeutung bei der Heilung des mesenchymalen Gewebeknochens, dessen Heilung je nach Stabilität der Frakturfixierung mit einem unterschiedlichen Ausmaß an Kallusbildung einhergeht. An einem Modell der unterschiedlich stabil intramedullär geschienten Unterschenkelfraktur der Ratte soll überprüft werden, ob die Frakturstabilität die Immigration von Makrophagen in den Kallus beeinflußt.

Material und Methode

Standardisierte Knochenbrüche der Ratte, bei denen die Tibia entweder mit Stahlstiften (Steifheit: 0,2 ± 0,04 N/mm oder mit Polypropylenstiften (Steifheit: 3,2 ± 0,43 mm) stabilisiert wurden, wurden am 1., 2., 4., 8., 10. und 12. Tag entnommen. Die Unterschenkel wurden entweder formalinfixiert, entkalkt und mit Azan gefärbt oder der Kallus wurde exzidiert, schockgefroren und mit Hämatoxilin-Eosin (HE) oder mit Antikörper ED2 gegen ein makrophagenspezifisches Oberflächenantigen (Serotec Ltd, Oxford, UK) angefärbt. Die Makrophagen wurden an mindestens 3 Präparaten ausgezählt.

Ergebnisse

Am 8. Tag fand sich im Kallus, der sich bei den stabileren Osteosynthesen ausgebildet hatte Knorpel und Knochen, während im Kallus der instabileren Osteosynthesen neben unreifem Knorpel Bindegewebe sichtbar war. Bei den stabileren Osteosynthesen immigrierten die Makrophagen in den ersten 4 Tagen ausgeprägter als bei den instabileren Osteosynthesen (2. Tag: 70,8 ± 41,3 Makrophagen pro Sichtfeld gegen 20,2 ± 14,4 Makrophagen pro Sichtfeld), am 8. Tag dagegen waren keine Makrophagen mehr nachweisbar. Makrophagenfrei war der Kallus bei den instabiler versorgten Osteosynthesen am 10. Tag (8.Tag: Osteosynthesen 45,8 ± 13,7 Makrophagen pro Sichtfeld)

Schlußfolgerungen

Offensichtlich wird die Reifung des mesenchymalen Reparaturgewebes und die Immigration von Makrophagen in den Frakturkallus von der Stabilität der Frakturversorgung beeinflußt. Weiteren Versuchen bleibt es vorbehalten, einen direkten Einfluß der Makrophagen auf die Bindegewebsneubildung zu belegen, z.B. über die Freisetzung von Wachstumsfaktoren.

Humane Mesenchymale Stammzellen erzeugen biomechanisch hochwertigen Knochen in experimentellen Knochendefekten

A.A. Kurth, D. Hollander, L. Hovy, S. Bruder (Frankfurt/Baltimore)

Mesenchymale Stammzellen, Knochenregeneration, Biomechanik,

Verschiedene Ansätze der Unterstützung der Frakturheilung und der Auffüllung von großen Knochendefekten wurden entwickelt, experimentell untersucht und klinisch angewandt. Ein neuer Weg ist der Einsatz von osteogen potenten Zellen, die in jüngster Zeit erfolgreich in tierexperimentellen Studien eingesetzt wurden. Der Zweck dieser Studie war es zu zeigen, daß humane Mesenchymale Stammzellen (MSC) in der Lage sind experimentelle Knochendefekte in athymischen Ratten suffizient zu regenerieren.

Methode

MSC wurden durch ein Knochemarksaspirat von einem gesunden Freiwilligen gewonnen und bei OSIRIS separiert, kultiviert und in-vitro expandiert. HA/TCP Implantate wurden mit Zellen einer 7.5×10^6 cell/ml Lösung einer zweiten Zellpassage von MSC für 2 Stunden bei 37° C imprägniert. Beide Femora von Harland Naked Rats (325g) wurden durch einen anterolateralen Zugang eröffnet und ein 8 mm osteoperiostales Segment der Diaphyse wurde entfernt. Jedem der Versuchstiere wurde in einen Femur ein zellfreies Implantat eingebracht und die contralaterale Seite erhielt ein MSC-imprägniertes Implantat und der aufgefüllte Defekt wurde anschließend mit einer Polyäthylen Fixationsplatte und 4 K-Drähten stabilisiert. Zwölf Wochen nach der Operation wurden 6 Tiere der experimentellen Gruppe und 6 einer nicht operierten Kontrollgruppe getötet. Die Fixationsplatten und das Weichteilgewebe wurden entfernt, das distale und proximale Ende der Knochen eingebettet und in Torsion getestet, um die maximale Belastungfähigkeit und die Torsionssteifigkeit zu bestimmen. Die Belastungsparameter des selbstentwickelten Torsionstesters basierten auf Standard-Torsionstest-Methoden. Jeder Knochen wurde in Außendrehung bis zur maximalen Bruchbelastung rotiert. Die maximale Torsion und die Steifigkeit wurden mit einer Graphiksoftware ermittelt und statistisch mit einer One-Way-ANOVA und einem post-hoc Vergleich nach Student-Newman-Keuls analysiert. Nach dem mechanischen Test wurden die Knochen für nicht decalcifizierte Histologie vorbereitet

Ergebnisse

Die maximale Torsionsbelastung war bei der MSCs Gruppe signifikant um 128% ($p<0.05$) höher als bei der Gruppe ohne MSCs, aber nur 39% ($p<0.001$) der Belastungsfähigkeit von intakten Knochen. Bei der Torsionsteifigkeit zeigte sich ein ähnliches Ergebnis mit einer Zunahme von 128% ($p<0.001$) im Vergleich zu der Gruppe ohne MSCs, aber nur 32% ($p<0.001$) von der Steifigkeit intakter Knochen. Die Histomorphometrie erbrachte, daß nach 12 Wochen bei der Gruppe mit MSC 47% des verfügbaren Raumes im Implantat mit Knochen ausgefüllt war, während MSC-freie Implantate nur 27% Knochen enthielten ($p<0.05$).

Diskussion

Diese Studie zeigte deutlich, daß purifizierte und in-vitro expandierte humane Mesenchymale Stammzellen in der Lage sind, in einem segmentalen Knochendefekt in athymischen Ratten biomechanisch stabilen Knochen zu bilden. Die Fraktur verläuft durch den zentralen Anteil des Implantates, der nur gering mit Knochen aufgefüllt war. Der Grund dafür scheint die xenogene Natur der Stammzellimplantate zu sein. Bei einer Serie von autologen Implantaten zeigte sich nach 12 Wochen eine durchgehende knöcherne Durchbauung des gesamten Implantates im diaphysealen Defekt und damit eine Eliminierung der mechanischen Streßkonzentration im Zentrum des Implantates. Wir sind überzeugt, daß eine autologe Stamm-Zell-Therapie eine Alternative für Patienten mit vezögerter Knochenbruchheilung oder großen Knochendefekten darstellen wird.

Expression von Zytokinen und Wachstumsfaktoren in terminal differenzierenden Osteoblasten

C. Gaissmaier (Tübingen), W. Aicher, C. Eingartner, K. Weise

Osteoblasten, Differenzierung, Zytokine, Expression

18.11.99

9:45–11:45

Saal 8

Frage- und Problemstellung

In der Regulation der Osteogenese besitzen mito- und morphogen wirkende Faktoren eine zentrale Funktion. Die meisten der heute bekannten und zum Teil in der Knochenmatrix abgelegten Faktoren werden von den knochenbildenden Zellen – den Osteoblasten – selbst exprimiert. Welche Veränderungen der Zytokinexpression im terminalen Differenzierungsprozeß osteogener Zellen eintreten, ist für das Verständnis der faktorenvermittelten osteogenen Stoffwechselregulation von großer Bedeutung. Zur Untersuchung dieser Fragestellung haben wir aus humaner femoraler Spongiosa Knochenzellen isoliert und durch den Streßfaktor Serumentzug den Differenzierungsprozeß eingeleitet.

Methodik

Knochenzellen der ersten Subkultur wurden für 24h in 0,1% FCS/Vollmedium, danach für 3 Tage in 20% FCS/Vollmedium inkubiert. Kontrollzellen wurden über die gesamte Versuchsdauer in 20% FCS-Vollmedium inkubiert. Nach Serumentzug wurden die Zellen, nach 24h, 48h und 72h mit 20% FCS/Vollmedium mit Trypsin/EDTA abgeerntet und die mRNA extrahiert. Zum Screening veränderter Gentranskription wurde die mRNA in cDNA umgeschrieben und mittels der Polymerase Chain Reaction (PCR) nachgewiesen. Der Differenzierungsnachweis wurde über die Bestimmung der alkalischen Phosphatase- und Osteocalcinaktivität geführt.

Material/Kollektiv

Nach vorheriger Einverständniserklärung wurden die Knochenzellen von jeweils 2 männlichen und weiblichen Patienten aus Femurschaftspongiosa isoliert. Die Spongiosa wurde im Rahmen der Implantation einer Hüfttotalendoprothese entnommen.

Ergebnisse

Wir konnten zeigen, daß BMP-7, TGF-ß1 und IGF-2 in humanen Knochenzellen nach Serumentzug transkribiert werden. In der Kontrolle waren diese mRNAs per RT/PCR nicht nachweisbar (n=4). Die Transkriptionsmuster von PDGF und BMP-2 zeigten keine Veränderungen. Für BMP-4, TGF-ß2, FGF-1 und -2 wurden bei den verschiedenen Patienten unterschiedliche Transkriptionsmuster gefunden. Die Zahl der bisher untersuchten Patienten läßt noch keine genauen Aussagen zu.

Diskussion, Schlußfolgerung, Relevanz

Aus unseren derzeitigen Ergebnissen schließen wir, daß PDGF und BMP-2 konstituiv von Osteoblasten verschiedener Reifungsstufen exprimiert werden. Im Gegensatz dazu, ist in vitro die für BMP-7, TGF-ß1 und IGF-2 codierende mRNA in nativen Osteoblasten nicht nachweisbar. Die codierende mRNA dieser Faktoren ist erst nach Induktion des Differenzierungsvorganges durch RT/PCR nachweisbar.

BMP-7 trägt nach dem heutigen Kenntnisstand wesentlich dazu bei, dass mesodermale Vorläuferzellen in die Richtung der chondro- und osteoblastischen Differenzierung eingehen. TGF-ß1 ist ein multifunktionelles Zytokin, dessen hauptsächliche in-vivo Effekte die Regulation von Chemotaxis und Zellwachstum, Stimulation zur Matrixproduktion, Inhibition des Immunsystems (Osteoklasten?) und im Zusammenspiel mit BMPs eine modulierende Funktion im Knochenremodelling sind. Die Funktion von IGF-2 im osteogenen Stoffwechsel ist noch unklar. Mengenmäßig stellt es jedoch eines der bedeutensten Zytokine in der Knochenmatrix dar. Unsere Ergebnisse deuten daraufhin, daß den Osteoblasten in späteren Reifungsstadien, durch die veränderte Zytokinausschüttung eine zentrale Rolle in der Osteoneogenese zukommt.

Die Rolle der Zytokine in der Osteoblastenaktivierung

M. van Griensven (Hannover), J. Zeichen, H.C. Pape, A. Seekamp

heterotope Ossifikation, Osteoblasten, Zytokine, Polytrauma

Der Einfluß von inflammatorischen und anti-inflammatorischen Zytokinen auf die Osteoblastenaktivierung in vitro. Könnten diese Zytokine eine Rolle spielen in der Pathogenese der heterotopen Ossifikation?

Die heterotopen Ossifikationen führen zu einer funktionellen Einschränkung bishin zur Ankylose großer Gelenke. Die Pathophysiologie der heterotopen Ossifikation ist weiterhin nicht völlig geklärt. Eine Rolle der Osteoblasten wird vermutet. Auffallend ist eine Korrelation mit Schädel-Hirn-Trauma und langer Beatmungsdauer zum Beispiel bei polytraumatisierten Patienten. Bei diesen Patienten lassen sich erhöhte Serumspiegel von pro-inflammatorischen Zytokinen und im weiteren Verlauf auch von anti-inflammatorischen Zytokinen nachweisen. Dementsprechend wurde in dieser Studie der Einfluß dieser Zytokine auf die Osteoblastenaktivierung, gemessen anhand der Aktivität der alkalischen Phosphatase (AP), untersucht.

Methode

Osteoblasten wurden aus Knochen isoliert, die bei elektiven Operationen reseziert wurden. Nach Kultivierung der Osteoblasten während zweier Passagen, wurden 2,5 x 10^5 Zellen der dritten Passage in 6-Well Platten ausgesät. Nach drei Tagen wurde die

Serumkonzentration auf 1% reduziert. Die Osteoblasten wurden vier Stunden mit 10pg/ml IL-1b, IL-6, IL-10 oder TNFa stimuliert. Als Negativkontrolle erfolgte keine Stimulation. Anschließend wurde das Medium abgenommen und die Zellen bis zur Analyse eingefroren. Die Bestimmung der AP erfolgte, sowohl im Zellüberstand als auch im Zellhomogenisat, mittels Messung der Extinktionsabnahme bei 405 nm nach Zugabe von p-Nitrophenylphosphat über drei Minuten.

Ergebnisse

Die Aktivität der AP der Negativkontrolle wurde auf 100% gesetzt. Grundsätzlich war die Aktivität in dem Überstand größer als im Homogenisat. In dem Überstand wurde die höchste Aktivierung bei TNFa gesehen (316%). Die Werte der anderen Zytokine lagen um die 250% Aktivierung. Im Zellhomogenisat jedoch, konnte keine Erhöhung nach Stimulation mit TNFa gemessen werden (103%). IL-1b führte zu einer maximalen AP Aktivität im Zellhomogenisat von 203%. Die Aktivität der AP nach Stimulation mit IL-6 oder IL-10 lag bei 140% im Zellhomogenisat. TNFa und IL-6 führen demnach lediglich zu einer erhöhten Sekretion der AP, während IL-1b sowohl eine erhöhte Sekretion als auch eine erhöhte Produktion der AP bewirkt.

Sowohl pro- als auch anti-inflammatorische Zytokine führen zu einer erhöhten AP Aktivität von Osteoblasten. Da diese Zytokine bei polytraumatisierten Patienten erhöht sind, kann diesen Mediatoren eine pathogenetischen Bedeutung im Rahmen der heterotopen Ossifikation zugeschrieben werden.

<table>
<tr><td>Donnerstag, 18. Nov.   9:45 – 11:45   Saal 14.2</td><td>18.11.99</td></tr>
<tr><td>Polytrauma (II) – klinisch</td><td>9:45– 11:45

Saal 14.2</td></tr>
</table>

Effizienz der Luftrettungszentren in den neuen Bundesländern unter logistischem und notfallmedizinischen Aspekt

A. Biewener (Dresden), M. Reuter, M. Schäfer, H. Handschak, S. Lederer, B. Ulle, A. Veitinger, M. Holch

Polytrauma, Luftrettung, präklinische Therapie

Einleitung

Nach der Wiedervereinigung explodierte in den neuen Ländern die Zahl der Verkehrsunfallopfer (1989: 112 versus 1991: 237 / 1.000.000 Einw.). Auch 1997 ist die Getötetenrate noch fast doppelt so hoch wie in den Altbundesländern (161 versus 91).

Die rasche Zuführung eines gut versorgten Patienten an ein auch weiter entferntes Traumazentrum durch die primäre Luftrettung kann das Outcome sowohl hinsichtlich der Letalität als auch der Prognose der Einzelverletzungen deutlich verbessern [1, 2, 3]. Um den Versorgungstandard schwerverletzter Patienten zu verbessern, wurde daher in den neuen Bundesländern rasch mit hohem finanziellen Aufwand die flächendeckende primäre Luftrettung aufgebaut.

Fragestellung

Wie erfolgreich ist der Aufbau der Luftrettung in den neuen Ländern? Welche Erkenntnisse bezüglich der Luftrettung Polytraumatisierter ergeben sich über den regionalen Aspekt hinaus?

Methoden

2 Studienanteile werden vorgestellt:

1. Ergebnisse einer Umfrage zur Einsatzentwicklung, Einsatzschwere (NACA- Score) und Koordination der beteiligten Leitstellen (Hausleitstelle versus auswärtige Leitstellen) 1993 versus 1997 bei bis jetzt fünf ostdeutschen Stützpunkten, Auswertung von insgesamt 9338 Einsätzen, Vergleich mit etablierten westdeutschen Stützpunkten.
2. Prospektive Überprüfung der notfallmedizinischen Qualität des eigenen Luftrettungszentrums im Vergleich zum bodengebundenen Rettungsdienst (Auswertung SPSS/PC+, t-Test, Excel).

Ergebnisse

ad 1:
93-97 deutliche Zunahme der Zahl der Gesamteinsätze (von 3680 auf 5658) bei steigender Primäreinsatzrate (93: 67,4 ± 5,1 %; 97: 77,4 ± 3,2 %), konstant niedriger Fehleinsatzrate (93: 6,6%; 97: 7,9%), aber sinkendem Trauma-Anteil (von 47,0 ± 9,7% auf 38,6 ± 6,9%).

Ergebnisse für 97:
Anteil schwerer Primäreinsätze (NACA-Score 4-6) 9,0 ± 1,8 % (= 73,0 ± 14,6 Einsätze pro Jahr und Station). Primäreinsatz des RTH zu 73,5 ± 15,2 % durch die Hausleitstelle, 26,5 ± 15,5% durch umliegende Leitstellen. Durchschnittliche Flugzeit (Start-Landung) 10,3 min pro Einsatz.

ad 2:
Vergleich der präklinischen Maßnahmen RTH versus NAW (n= 88, Zeitraum 96-98): ISS der NAW-versorgten Pat. 31,2 ± 9,6 versus 35,9 ± 12,2 der RTH- Patienten. Signifikant intensivere Volumentherapie durch das RTH-Team (3050 ml RTH, 1546 ml NAW, p < 0,01). Intubationsrate RTH 90,9%, NAW 78,2%. Thoraxdrainage im Schockraum erforderlich bei 27,3% der NAW- Pat. und zu 12,1% bei RTH- Patienten. Einfluß der präklinischen Erstversorgung auf die Letalität bei initial hypotonen (RR < 90 mm/Hg)

und bewußtlosen Pat. (GCS < 8, n=91): I. Keine Intubation erfolgt, Infusionsmenge <1000 ml: 6,6% Überlebende II. Intubation erfolgt, Infusionsmenge >1000 ml: 23,3% Überlebende (p < 0,01).

18.11.99

9:45–
11:45

Saal 14.2

Diskussion

Die Einsatzentwicklung der bislang ausgewerteten RTH- Stützpunkte ist insgesamt positiv zu bewerten. Der Anteil der schweren Trauma-Einsätze (NACA 4-6), bei denen die Vorteile der Luftrettung in Hinsicht auf das Outcome und die Prognose der Einzelverletzungen besonders zum Tragen kommen, liegt allerdings nur bei 9% (= 73 Einsätze pro Jahr und RTH- Station). Ein wesentlicher Grund scheint in der Diskrepanz der erreichten Einbindung der Luftrettung in den Prozeßablauf der Haus- bzw. der auswärtigen, im Einzugsbereich liegenden Leitstellen zu liegen. Deutliche Hinweise sind die relativ kurze Flugzeit und das niedrige Anforderungsniveau durch auswärtige Leitstellen trotz größerem Versorgungsgebiet im Vergleich zur Hausleitstelle. Der große Aktionsradius des RTH wird daher nicht ausgenutzt. Hier scheint für die nahe Zukunft noch ein erhebliches Verbesserungspotential für die präklinische Versorgung zu liegen. Bei insgesamt höherer Effizienz sind ähnliche Probleme auch bei etablierten RTH- Stützpunkten bekannt.

Im Einzugsbereich des eigenen RTH ist die Erstversorgung durch das RTH- Team konsequenter als durch das NAW- Team. Ein wesentlicher Grund könnte in der deutlich höheren Frequenz schwerer Trauma -Einsätze beim RTH und damit in der größeren Routine des RTH- Teams in der Erstversorgung des polytraumatisierten Patienten liegen. Das Outcome hypotoner Patienten mit schwerem SHT zeigt erneut die große Bedeutung der intensiven Erstversorgung auf.

Die Bedeutung der Luftrettung für das Qualitätsmanagement nach Polytraumatisation

Chr. K. Lackner (München)

Der Einfluß der Luftrettung auf das Qualitätsmanagement nach Polytraumatisation wurde unter den Aspekten der Struktur- und Prozeßqualität untersucht.

Material und Methode

Die Auswertungen bzgl. Struktur- und Prozeßqualität erfolgten auf der Grundlage der LIKS-Daten von 18219 Einsätzen der Luftrettungsstationen der ADAC-Luftrettung gGmbH im Beobachtungszeitraum vom 1.1.98-21.9.1998.

Im Bereich der Strukturqualität wurden die vorhandenen Ressourcen bzgl. Standort, Einsatzgebiet, Reaktionsintervallen sowie Fachrichtung und Einsatzhäufigkeit der eingesetzten Ärzte untersucht.

Die Prozeßqualität wurde bie Polytraumatisation hinsichtlich der praeklinisch durchgeführten Maßnahmen, der Aufenthaltsdauer am Unfallort sowie eines schnellen Transportintervalls in die nächst geeignete Klnik analysiert.

Ergebnisse

Im Bereich der Strukturqualität konnte gezeigt werden, daß die Einsatzradien der einzelnen Luftrettungsstationen im Median von 10 bis 32 km variieren. Insgesamt beträgt der reale Einsatzradius bei Primäreinsätze im Median 18 km.

Das Reaktionsintervall beträgt dabei im Median insgesamt 9 Minuten. Die stationsweise Betrachtung zeigt jedoch erhebliche Abweichungen mit 7 bis 14 Minuten (Median).

Im Beobachtungszeitraum waren bei den beteiligten Notärzten die Fachrichtungen Anaesthesie mit 71%, Chirurgie mit 11%, Innere Medizin mit 9% uns Sonstige bzw. ohne Angaben mit 9% vertreten. Die Einsatzhäufigkeit der einzelnen Notärzte lag im Median bei 31 Einsätzen, wobei die Einsatzhäufigkeit in Vergleich der einzelnen Stationen aufgrund der Einflußgrößen wie Gesamtzahl der Einsätze sowie Anzahl der eingesetzten Ärzte von 16 bis 88 Einsätze im Median variierte.

Am Beispiel der Polytraumatisierten mit einem Schädel-Hirn-Trauma konnte gezeigt werden, daß entsprechend der Leitlinien zur Primärversorgung vo Patienten mit schwerem Hädel-Hirn-Trauma 95% der Patienten intubiert und beatmet und 99 % der Patienten in eine Klinik mit Neurochirurgie bzw. Neurotraumologie transportiert wurden.

Reduktion der „door to treatment time" durch einen neuen Schockraum-Algorithmus – Effizienz in der Diagnostik und Behandlung beim Polytrauma

J. Scherer (München), K. Wiesend, A. Maass, E. Höcherl

Polytrauma-Algorithmus, Schockraum-Diagnostik

Zielsetzung

Darstellung des Zeitbedarfes der Schockraumdiagnostik anhand eines neu entwikkelten Schockraum-Algorithmus bei im Schockraum integriertem modernen Computertomographen. Prospektive Auswertung der Polytrauma-Fälle (ISS > 16) vom 01.01.98 bis 31.12.98.

Problembeschreibung

Bei präklinischen Rettungszeiten über 60 Minuten ist die Stabilisierungs- und Diagnostikphase im Schockraum mit zusätzlich 35–90 Minuten nicht zu vertreten.

Hierbei hat sich die konventionelle Diagnostik beim Polytrauma als invasiv (Lavage), zeitaufwendig (Röntgen), untersucherabhängig (Sonographie) und mit eingeschränkter Aussagekraft im Vergleich zur primären CT-Untersuchung ergeben. Neben der Belastung der Patienten durch mehrfaches Umlagern sowie Warte- und Wegezeiten wird konsekutiv die Therapieentscheidung verzögert.

18.11.99

9:45–
11:45

Saal 14.2

Methodik

Nach Eröffnung eines Schockraumes mit integriertem Spiral-CT der neuesten Generation am 10.10.1997 wurde bei allen Schwerverletzten gemäß einem modifiziertem Schockraum-Algorithmus nach klinischer Untersuchung primär eine Spiral-CT-Untersuchung (Toposcan, Schädel, HWS, Thorax, Abdomen, Becken) durchgeführt. Der Zeitbedarf für die Schockraum-Stabilisierungs- und Diagnostikphase wie auch die Letalitätsrate der Patienten wurden prospektiv ermittelt.

Ergebnisse

Vom 01.01.98 bis 31.12.98 wurden von insgesamt 200 als „Polytrauma" angemeldeten Patienten 118 Schwerverletzte mit einem ISS > 16 prospektiv erfasst. Gemäß einem modifizierten Schockraum-Algorithmus wurde die „door to treatment time" (Zeit zwischen Ankunft des Patienten in der Klinik bis zum Therapieentscheid) ermittelt. Diese belief sich auf 15 Minuten.

Die 24-Stunden- sowie die Krankenhausletalitätsrate errechneten sich für die 118 Patienten mit 11,0% bzw. 17,8%. Beim Vergleich mit den Angaben der DGU-Studie, Stand Oktober 1998, zeigen sich bei Ausschluß der primär im Schockraum nicht stabilisierbaren, bei Aufnahme reanimationspflichtigen Patienten ensprechende Werte von 5,4% bzw. 12,6%. Diese zeigen sich vergleichsweise deutlich niedriger (9,6% bzw. 18,6%) bei höheren ISS-Werten im unserem Krankengut (49,2 bzw. 43,8 versus 31,4 bzw. 31,7).

Tabelle. Letalität Polytraumatisierter mit/ohne Schockraum(SR)-Diagnostik

Patienten	Anzahl	Verstorbene	24-h-Letalität%	KH-Letalität%
ohne SR-Diagnostik	7	7	5.6	5.2
mit SR-Diagnostik	111	14	5.4	12.6
Gesamt	118	21	11.0	17.8

Die Todesfälle in der Gruppe 24-Stunden-Letalität waren mit einer Ausnahme durch Schädel-Hirn-Traumen bedingt. Bei der Krankenhaus-Letalität waren zu je 37,5% Schädel-Hirn-Traumen sowie Multiorganversagen ursächlich. In je 12,5% vestarben die Patienten durch pulmonale Insuffizienz bei ausgedehntem Thoraxtrauma wie auch hohe komplette Plegie (C1).

Schlußfolgerung

Durch einen modifizierten Polytrauma-Algorithmus mit primärer CT-Diagnostik ist eine raschere Therapieentscheidung bei simultaner Erfassung des Verletzungsmusters zu treffen. Durch die frühzeitige Therapie ergibt sich eine Minimierung der 24-Stunden- wie auch der Krankenhaus-Letalitätsrate. Insbesondere ist in zweiter Gruppe das Multiorganversagen als Todesursache prozentual deutlich herabgesetzt.

Polytrauma beim alten Menschen

M. Bardenheuer (Essen), U. Obertacke, S. Ruchholtz, AG Polytrauma der DGU

Polytrauma, Alter, Letalität

Zielsetzung

Die schwere Mehrfachverletzung ist, auch wenn sie bei Patienten über 65 Jahren nicht die führende Todesursache darstellt, nicht nur aufgrund der hohen Letalität von großer Bedeutung. Da in Zukunft mit einer weiteren Zunahme der Zahl älterer Mehrfachverletzter zu rechnen ist, sollten die Besonderheiten dieser Patienten untersucht werden.

Methode

Deskriptive Analyse der Daten über 65jähriger Patienten der prospektiv und multizentrisch erfaßten Schwerverletzten des DGU-Traumaregisters.

Ergebnisse

2069 Patienten wurden von 1993 bis 1997 erfaßt, 241 waren über 65 (11,7%), 99 hiervon über 75 Jahre alt. Personen unter 18 Jahren (n=162) wurden vom Vergleichskollektiv Erwachsener (18-64 Jahre) ausgeschlossen. Alte Menschen verunfallen häufig als Fußgänger (20,7%, > 75 Jahre 27,3%). Die dominierende relevante Verletzungsregion (Abbreviated Injury Scale, AIS der Region >2 Pkte.) war das Schädel-Hirn-Trauma (SHT). Es zeigte sich eine hohe Letalität (35,7%), davon verstarben 46,5% der Patienten in den ersten 24h nach Trauma. Die überlebenden Patienten hatten zu je 38,1% schwere SHT und Extremitätentraumen (AIS > 2 Pkte.). 18,3% der alten Patienten waren vorerkrankt (18-64J.: 5,9%, p<0,001), häufig mit mehreren Organsystemen. Patienten > 65 Jahre zeigten eine höhere Inzidenz von Kreislaufversagen (n. Goris, 1985) und eine niedrigere Inzidenz für die Sepsis (n. Bone, 1991) als die 18-64jährigen.

Altersgruppe	18-64 Jahre	> 65 Jahre	Signifikanz
Injury Severity Score ISS (Pkte.)	22,6	21,4	n.s.
(MW ± StdAbw.)	± 13,5	± 13,2	
Unfallursache: Verkehr (%)	57,3	45,2	p<0,001
Fußgänger (%)	5,8	20,7	p<0,001
Pkw/Lkw (%)	35,8	16,6	p<0,001
Sturz (%)	14,4	13,7	n.s.
Suizid (%)	7,9	6,2	n.s.
sonstige (%)	15,1	27,4	p<0,001
unbekannt (%)	5,3	7,5	
Schädel-Hirn-Trauma (AIS >2) (%)	37,4	47,3	p<0,05
Thoraxtrauma (AIS >2) (%)	46,8	35,7	p<0,01
Abdominaltrauma (AIS >2) (%)	20,0	11,6	p<0,05
Extremitätentrauma (AIS >2) (%)	43,2	34,9	p< 0,05
Therapie: Beatmung (Tage ±SEM)	9,7 +/- 0,34	7.7 +/- 0,82	p<0,001
Intensivbehdlg.	12,8 +/- 0,41	9,9 +/- 0,92	p<0,001
Stationär	28,9 +/- 0,75	20,0 +/- 1,67	p<0,001
Entlassung: Nach Hause (%)	38,3	14,8	p<0,001
Reha/AHB (%)	29,6	31,6	n.s.
Krankenhaus(%)	24,7	38,1	p<0,05
sonstige (%)	7,4	15,5	p<0,05
Letalität (ohne Frühverstorbene) (%)	16,3 (8,7)	35,7 (22,9)	p<0,001
Gesamt Altersgruppe (n)	1666	241	

18.11.99
9:45–
11:45
Saal 14.2

Schlußfolgerung

Das Polytrauma des alten Menschen zeigt aufgrund einer hohen Rate an Schädel-Hirn-Traumen eine hohe Letalität. Alte Patienten verunfallen überwiegend im Straßenverkehr als Fußgänger. Fast jeder fünfte Patient hat Vorerkrankungen. Wenige Patienten können primär nach Hause entlassen werden. Mehr als ein Drittel der Überlebenden zeigt für die Rehabilitation wesentliche Beeinträchtigungen (Schweres SHT und Extremitätentrauma).

Kostenanalyse Polytrauma

C. von Fournier (Berlin), A. Tempka, D. Witt, T. Sommer, W. Esswein, N. Haas

Polytrauma, Kostenanalyse, Prozeßmanagement, Kostenermittlung

Zielsetzung

Die Entwicklung eines Systems zur genauen Darstellung der Behandlungsabläufe. Durch diese Leistungs- und Kostentransparenz werden schwerstverletzte Patienten in Zukunft kalkulierbar und finanzierbar, sowie deren stationärer Aufenthalt optimierbar.

Einleitung

Der Kostendruck im Krankenhaus macht neue Konzepte der Vergütung notwendig. Die Einführung von Fallkostenpauschalen deckt komplexe Behandlungsabläufe, wie beim polytraumatisierten Patienten nur ungenügend ab. Die Berechnungen aus der Literatur geben durchschnittliche Kosten von 64.000,- bis 107.000,- DM pro Polytrauma an. Derzeit steht noch kein System zur Verfügung, patientenorientierte Kostenermittlung im klinischen Alltag und Prozeßabläufe zu realisieren.

Material und Methoden

In Kooperation einer unfallchirurgischen mit einer wirtschaftswissenschaftlichen Abteilung wurden 100 polytraumatisierte Patienten prospektiv mit allen diagnostischen und therapeutischen Abläufen in Form von Prozessen dargestellt. Um den unterschiedlichen Ansprüchen der beteiligten Fachrichtungen gerecht zu werden, wurde ein neues Modell, das Vorgangs-Zeit-Diagramm (VZD), entwickelt.

Ergebnisse

Die durchschnittlichen Kosten eines Polytraumas betragen in unserem Patientengut 90.666,- DM. Jedoch unterliegen die ermittelten Prozeßkostenanalysen einer großen Varianz. Das „günstigste" Polytrauma kostete 7.517,- DM, das teuerste 320.000,- DM. In klinikinternen Controlling Werkzeugen variieren die Kosten sogar von 6.973,- DM bis 845.482,- DM. Die finanziellen Abweichungen zwischen der Prozeßkostenanalyse und dem Klinik Controlling betrug bis zu 373%, im Durchschnitt 53%. Bei den 100 Patienten ergab diese Form der prozeßorientierten Leistungsdokumentation, verglichen mit den Einnahmen, einen Verlust von 1,35 Mio. DM. Bezogen auf die Tagespauschalen ergab die Analyse von 2212 Tage Intensivstation aller Patienten, eine Unterdeckung von 352,- DM pro Tag. Durch die auf den Patienten bezogene Darstellung wurde eine Gruppeneinteilung möglich, mit der prospektiv Kosten ermittelt werden können.

Diskussion

Durch weitere Kostenreduktionen im Gesundheitswesen stehen Krankenhäuser der Maximalversorgung vor dem Problem der Finanzierbarkeit schwerstverletzter Patienten. Fallkostenpauschalen sind auch für dieses Krankheitsbild in der Diskussion. Es konnte gezeigt werden, daß die Variabilität in den Polytraumakosten diesen Bestrebungen eindeutig entgegensteht. Zusätzlich wurde gezeigt, daß die Vergütung zeitgemäßer Polytraumaversorgung derzeit nicht kostendeckend ist. Neue Methoden zur Leistungsdarstellung ermöglichen Ablaufoptimierung und Kostenreduktion bei gleichem Qualitätsanspruch. Die Prozeßkostenanalyse ist ein patientenorientiertes System, das Behandlungsabläufe transparent gestaltet. Dadurch ergibt sich die Möglichkeit Leistungen darzustellen und interne Ablauforganisationen zu optimieren.

Schlußfolgerung

Die patientenorientierte Prozeßanalyse stellt eine Lösung für die zukünftige Finanzierbarkeit des Polytraumas dar. Eine Integration des VZD in moderne Klinikinformationssysteme ermöglicht die leistungsgerechte Finanzierung des komplexen stationären Aufenthaltes. Ein Polytrauma-Sonderentgelt ist zur Kostendeckung notwendig. Die prospektiv dynamische Kostenermittlung ist in diesen Fällen einer Fallkostenpauschale deutlich überlegen.

Standardisierte Erfassung der Behandlungsergebnisse 2 Jahre nach Polytrauma

M. Stalp (Hannover), H.C. Pape, C. Koch, AG Polytrauma der DGU

Polytrauma, Rehabilitation, Untersuchungsinstrument, Trauma Register

Zielsetzung

Um die prospektive Erfassung des Poytraumatisierten im Rahmen der AG Polytrauma der DGU vollständig abzurunden, sollte ein Instrument entwickelt werden, mit dem sowohl eine subjektive als auch eine objektive Beurteilung des Patienten möglich ist. Zusätzlich sollten international übliche Scores eingebunden werden, um eine Vergleichsmöglichkeit zu schaffen.

Einleitung

Seit 1993 wird im Rahmen der AG Polytrauma der DGU jeder schwerverletzte Patient prospektiv dokumentiert und in einer zentralen Datenbank anonymisiert gespeichert. Um nicht nur einen Datensatz über den akuten klinische Verlauf, sondern auch über das spätere Rehabilitationsergebnis zu erhalten, werden alle erfaßten Patienten nachuntersucht. Bisher existierende Instrumente zur Rehabilitationserfassung haben als Zielgruppe jedoch in keinem Fall speziell den polytraumatisierten Patienten. Es sollte eine Erfassung des Behandlungsergebnisses polytraumatisierter Patienten unter Berücksichtigung internationaler Untersuchungsscores entwickelt werden.

Methodik

Es wurde ein zweiteiliges Rehabilitationserfassungsinstrument unter Einarbeitung von anerkannten Scores (MFA, FIM, SF 12, Tegner Activity, Olerud/Karlström, Merle d'Aubigne u.a.) zur Anwendung 2 Jahre nach Trauma erstellt. Im ersten Teil wird der Patienten in einem zu beantwortenden Fragebogen über seine subjektive Einschätzung seines Rehabilitationszustandes und über sozioökonomische Veränderungen nach Trauma befragt. Teil 2 stellt einen objektiven Untersuchungsabschnitt dar, welcher Aufschluß über den Rehabilitationszustand des Patienten durch eine ärztliche Untersuchung der verletzten Körperteile gibt. Gängige o.g. Untersuchungsscores wurden hierbei eingearbeitet. Der vollständige Fragenpool umfaßt 336 Fragen.

Ergebnisse

Insgesamt wurden 254 von 312 zwischen dem 01.01. und 31.12.96 verunfallten und in der Datenbank der AG Polytrauma gespeicherten Patienten an 5 unfallchirurgischen Zentren nachuntersucht. Der Nachuntersuchungszeitraum lag zwischen dem 01.01. und dem 31.08.98. Das mittlere Alter betrug 36 ± 13 Jahre, die mittlere Verletzungsschwere im ISS betrug 24 ± 6, der mittlere GCS 11 ± 4 Punkte. Die regionenbezogenen AIS Werte waren: Kopf 3,3 ± 1,1, Gesicht 1,4 ± 0,1, Thorax 3,0 ± 0,8, Abdomen 1,7 ± 0,6, Extremitäten 3,4 ± 0,8. Der SF 12 ergab: I 9%, II 25%, III 29%, IV 25%, V 6%, VI 6%. Nach der Neutral-Null Methoden erreichten in % vom Normalen:

	0-20%	20-50%	>50%		0-20%	20-50%	>50%
Schulter	11,7	13,5	74,8	Hüfte	7,0	16,2	75,4
Ellenbogen	5,4	18,0	77,0	Knie	3,9	8,4	87,7
Handgelenk	10,8	12,6	77,9	OSG	13,4	20,7	65,9

Mittlere oder schwere Einschränkungen ergab der MFA in 41% bei Verletzung der unteren und in 16% der oberen Extremitäten. An der unteren Extremität waren in 51% der Einschränkungen bei Verletzung des Fußes/ OSG, in 31% des Knies und in 27% des Femurs/der Hüfte.

Schlußfolgerung

Die Lebensqualität ist nach schwerem Trauma angemessen und wird durch komplexe Einzelverletzungen limitiert. Objektive und subjektive Einschränkungen finden sich im Bereich der unteren Extremität insbesondere bei Verletzungen unterhalb des Knies.

18.11.99

9:45–
11:45

Saal 14.2

Therapie der Ventilations-Perfusionsstörung nach schwerem Thoraxtrauma mit dem „Open Lung Konzept"

D. Schreiter (Leipzig), D. Abitzsch, Ch. Schmidt, Ch. Josten

Open Lung Konzept, Thoraxtrauma, Oxygenierungsstörung, Beatmungsstrategie

Einleitung

Das pathophysiologische Korrelat der Lungenkontusion stellt durch Parenchymeinblutungen, Ödem und resultierenden Surfactantschaden ein Ventilations-Perfusions-Mißverhältnis dar. Typischerweise verhält sich die daraus resultierende, oftmals dramatische Hypoxie therapieresistent gegenüber einer FiO_2-Erhöhung.

Methodik

Seit Dez.97 erfolgte bei bisher 42 polytraumatisierten Patienten (ISS: 52, PTS: 46) mit erheblicher thorakaler Beteiligung (AIS: 5, PTST: 19) und resultierender Oxygenierungsstörung (Horowitz-Quotient: 102) die Rekrutierung der betroffenen Lungenabschnitte mit dem „Open Lung Concept". Bei diesem von Lachman entwickelten und von uns modifizierten Konzept erfolgt die Öffnung der atelektatischen Lungenabschnitte mit einem definierten temporären „Öffnungsdruck" von 50-65 mbar. Das „Offenhalten" dieser Lungenabschnitte mit langsamer Zeitkonstante wird durch den Aufbau eines Intrinsic-PEEP von 16-23 mbar gesichert, der durch durch eine extrem kurze Exspirationsdauer bei hochfrequenter druckkontrollierter IRV-Ventilation realisiert wird.

Ergebnisse

Mit dem „Öffnungsmanöver" und der Rekrutierung der ventilationsgestörten Alveolen wurde der Oxygenierungsindex von 102 auf 548 mm/Hg hoch signifikant (p = 0,0015) angehoben. Innerhalb von 6h konnte bei allen Patienten der FiO_2 auf mindestens 0,5 reduziert werden. Auch bildmorphologisch wurde in gleichen Zeitintervallen eine deutliche Regredienz der pulmonalen Verdichtungsherde beobachtet. Nach durchschnittlich 34 Stunden (6 – 96h) erfolgte die Deeskalation des Beatmungsregimes auf ein konventionelles Ventilationsmuster. Kein Patient entwikkelte ein manifestes ARDS. 2 Pat. verstarben an extrapulmonaler Ursache. Die durchschnittlichen Beatmungs- und ICU-Tage lagen in der Therapiegruppe unter einer retrospektiv analysierten Kontrollgruppe, wurden aber vorwiegend von den Begleitverletzungen bestimmt, so daß ein signifikanter Zusammenhang nicht nachgewiesen werden konnte.

Mögliche Nebenwirkungen hinsichtlich längerfristiger Organminderperfusionen wurden laborchemisch und in ausgewählten Fällen dopplersonographisch (Aa. cerebri mediae, V.portae) ausgeschlossen.

Schlußfolgerung

Diese bisher wenig etablierte, aber kausale Beatmungsstrategie hat sich auf unserer ITS bei Patienten im frühen ARDS-Stadien und insbesondere bei schweren Thoraxtraumata bewährt.

Besonderheiten der Behandlung polytraumatisierter Kinder (<11 Jahre) mit schwerstem Thoraxtrauma (AIST3)

O.Asbach (Essen), N.Brockhaus, M.Aufmkolk, U.Obertacke

Polytrauma, Kinder, Thoraxtrauma, retrospektive Studie

Retrospektive Erfassung spezifisch kindlicher Besonderheiten im akuten posttraumatischen Verlauf nach schwerstem Polytrauma / Thoraxtrauma.

In einem Zeitraum von 22 Jahren wurden 26 Kinder (3 -11 Jahre, ∅ 6,9 Jahre) mit einem Mindestverletzungsschweregrad von 16 Punkten nach dem ISS (16-66 Punkte, ∅ 28,8 Punkte) und einem gleichzeitig bestehenden wertigen Thoraxtrauma mit mindestens 3 Punkten nach dem AIST behandelt. Der intensivmedizinische Behandlungsverlauf wurde retrospektiv aus einer Datenbank ausgewertet (SPSS Windows).

Als Vergleich konnten die Verläufe von 91 Kindern mit gleicher mittlerer Verletzungsschwere (und gleichen Eingangskriterien), aber ohne relevantes Thoraxtrauma ausgewertet werden. In 18/26 Fällen handelte es sich im Untersuchungskollektiv um eine Fußgängerkollision mit motorisierten Verkehrsmitteln, in 2 Fällen war die Unfallursache ein Absturz, der Rest verteilt sich auf diverse Ursachen.

Nur bei 7 Kindern wurden Rippenserienfrakturen festgestellt, alle Kinder erlitten eine schwere Lungenkontusion mit Störungen im Gasaustausch. An Begleitverletzungen wurden 4-mal ein SHT, 10- mal ein OP-bedürftiges abdominelles Trauma und 19 Extremitätenfrakturen gezählt. 4 Kinder erreichten mit kurzzeitig nicht mehr meßbaren Kreislaufparametern den Schockraum, bei 19 Kindern mußten innerhalb von 6 Stunden primär aufwendigere Operationen durchgeführt werden.Die Behandlungsdauer auf der Intensivstation betrug im Mittel 9,6 Tage (1-51), die Beatmungsdauer 7,8 Tage (1-46), 7 Kinder wurden operativ tracheotomiert, 2 wurden dorsoventral wechselgelagert. An Komplikationen erlitten 5 Kinder ein „severe ARDS", 5 eine Pneumonie und 6 eine über Tage behandlungsbedürftige Bronchospastik. 5 Kinder starben an den Folgen des Unfalls – im Mittel am 5. Tag – , 2 aufgrund der SHT-Folgen, 2 im ARDS und 1 Kind im protrahierten hypovolämisch-traumatischen Schock. Die mittlere Verletzungsschwere der verstorbenen Kinder betrug 49 Punkte (ISS). Die auffälligen Unterschiede im Untersuchungskollektiv (im Vergleich zu den nicht-thoraxtraumatisierten Kindern) betreffen die Letalität, die Beatmungsdauer und das Komplikationsmuster. Schwer mehrfachverletzte Kinder mit begleitendem wertigen Thoraxtrauma sind überwiegend Opfer von Fußgängerunfällen. Besondere pädiatrische Aspekte sind retrospektiv im Behandlungsverlauf nicht erkennbar, das Komplikationsmuster (akute bronchiale Obstruktion) ist zumindestens im eigenen Kollektiv speziell.

18.11.99

**9:45–
11:45**

Saal 14.2

Die ultraschall- und bronchoskopisch kontrollierte perkutane Tracheotomie auf der traumatologischen Intensivstation

U. Heydenreich,(Bochum) E. Kollig, G. Muhr

perkutane Tracheotomie, Sonographie, Komplikationen, Kostenanalyse

Die Tracheotomie gilt als integriertes Element im Behandlungskonzept von langzeitbeatmeten Patienten. Im Zuge der minimalinvasiven Chirurgie hat dabei in den letzten Jahren die perkutane Dilatationstracheotomie (PDT) erhebliche Bedeutung gewonnen, wenn auch nicht unumstritten, im Hinblick auf die beschriebenen Komplikationen. Ziel der hier vorgestellten Untersuchung war die Evaluierung der Minimierung von Komplikationen einer standardisierten PDT und die Darstellung der Wirtschaftlichkeit des Verfahrens für eine vorwiegend traumatologisch ausgerichtete operative Intensiveinheit.

Methode

Von 600 per annum behandelten Patienten sind ca. 74% traumatisiert mit einem durchschnittlichen ISS-Score von 35 bei einem Durchschnittsalter von 52 Jahren. Bei 7% dieser Patienten wird eine Tracheotomie erforderlich, insbesondere bei dauerbeatmeten Fällen mit hoher Paraparese. Vom 01.01.1997 bis zum 31.08.1998 wurde im Rahmen einer offenen, prospektiven Studie die PDT bei 72 Patienten durchschnittlich 5 Tage nach Aufnahme in standardisierter Technik als bedside-procedure durchgeführt. Bei jedem Patienten wurde eine Ultraschalluntersuchung der prae- und paratrachealen Halsweichteile vorweggenommen. Die exakte Punktion der Trachea, die anschließenden Dilatationsmanöver und die Plazierung der Trachealkanüle erfolgten unter bronchoskopischer Sicht bei fortgesetzter Beatmung. Über die neue Trachealkanüle wurde eine abschließende Kontrollbronchoskopie durchgeführt.

Resultate

Wir überblicken 72 perkutane Tracheostomien mit dem Ciaglia Cook- und dem Portex-System. Folgende Komplikationen traten auf: Eine Perforation der dritten Trachealspange, eine Blutung einer subcutanen Vene und zwei Punktionen des Bronchoskops. Insbesondere ereignete sich kein Displacement der Trachealkanüle, keine Perforation der hinteren Trachealwand und keine intratracheale Blutung. Die Nachbeobachtung der entlassenen oder verlegten Patienten zeigte keine interventionspflichtigen Probleme im Bereich der Trachea. Bei der kompletten Kostenkalkulation erwies sich die PDT im Vergleich zum konventionellen Verfahren in Abhängigkeit vom verwendeten Set erheblich wirtschaftlicher (DM 1028,80 vs. DM 568,24 resp. DM 491,86). Folgerung: Die standardisierte ultraschall- und bronchoskopisch kontrollierte PDT erweist sich als sicheres, einfaches und wirtschaftliches Verfahren zur Anlage eines Tracheostomas auf der Intensivstation. Durch die vorweggenommene Ultraschalluntersuchung und die bronchoskopische Führung können die Sicherheit deutlich erhöht und die Rate an Komplikationen minimiert werden.

Beeinflussung der Sauerstoffspannung des M. tibialis anterior und der Impulsfortleitung des N. peronaeus profundus nach Anlegen der Antischockhose

H.-U. Völker (Ulm), J. Sterk, H. Gerngroß , C. Willy

Druckmessung, Sauerstoffpartialdruckmessung, Antischockhose

Ziel der Studie

Die Antischockhose (ASH) ist Bestandteil des notärztlichen Maßnahmenkataloges. Bisher liegen keine objektiven Informationen zu einem kritischen, die Vitalität der unteren Extremität gefährdenden, pneumatischen Druck der ASH vor. Ziel der Arbeit ist, den kritischen Druckbereich und die Anwendungszeit der ASH zu definieren, ab dem sich eine Muskelischämie und eine Nervenfunktionsstörung an der unteren Extremität entwickelt.

Methodik

Prospektive, klinisch-experimentelle Studie (pos. Votum der Ethikkommission). Externer Druck mit ASH-Beinsegment im M. tibialis anterior (n=22 normotensive gesunde Freiwillige; 0, 10, 20, ... 90, 100 mm Hg). Über einen Zeitraum von bis zu 6 Stunden Messung des Muskelgewebedruckes, der Sauerstoffspannung und des Muskelsummenaktionspotentials (MSAP) des N. peronaeus profundus.

Ergebnisse

Ausgangsdruckwert im M. tibialis anterior im Median 12.0 mm Hg (Q25% / Q75%: 8,9 / 17,3), pO2: 14,8 mm Hg (Q25% / ,Q75%: 11,5 / 22,0). Übertragung des pneumatischen Druckes zu 97,7 % (Q25% / Q75%: 89,2 / 99,8) auf den Extremitätenmuskel. Bereits bei niedrigen ASH-Druckwerten (20 – 40 mm/Hg) trat im Einzelfall eine schwere Hypoxie auf. Eine Reduktion des MSAP war ab einem ASH-Druck von 10 mm/Hg zu beobachten. ASH-Druckwerte von 60 mm Hg (n = 6) führten in 5 Fällen innerhalb von 5 – 20 Minuten zum Abfall des pO2 auf pathologische Werte. Inflationsdruckwerte über 60 mm Hg resultierten nahezu ausnahmslos in einer Anoxie des Muskels und im Verlust des MSAP.

Schlußfolgerungen

Bereits niedrige ASH-Inflationsdrucke von 20–40 mm Hg führen zu einer Verminderung der muskulären Sauerstoffspannung und zu einer Nervenfunktionsstörung. Die in den USA bisher üblichen Druckwerte resultieren regelmäßig in einer sofortigen Anoxie. Der ASH-Einsatz erscheint nur dann gerechtfertigt, wenn bei einem Polytraumatisierten im schweren hämorrhagischen Schock das Risiko einer sich auch systemisch auswirkenden lokalen Gewebeischämie bewußt in Kauf genommen werden muß.

Die Versorgung der Oberschenkelfraktur beim polytraumatisierten Patienten

K.F. Hopf (Aachen), F. Kutscha-Lissberg, E. Kollig, G. Muhr

Retrospektive Analyse der Auswirkungen der Oberschenkelnagelung beim polytraumatisierten Patienten mit und ohne Thoraxtrauma auf die Beatmungsdauer, die Behandlungsdauer auf der Operativen Intensivstation und die Überlebensrate.

Problem

Das Verfahren der Wahl und der optimale Versorgungszeitpunkt von Oberschenkelfrakturen (OSF) des Polytraumatisierten wurde in den letzten Jahren kontrovers diskutiert. Es wurden erhöhte pulmonale Komplikationsraten bei verzögerter Frakturstabilisierung angegeben. Das zusätzliche operative Trauma wurde in der Frühphase nach dem Unfall ursächlich für die Entstehung von respiratorischen Komplikationen verantwortlich gemacht, vor allem bei intramedullärer Frakturstabilisierung.

18.11.99
9:45–
11:45

Saal 14.2

Methode

Von 1993 bis 1997 wurden 55 polytraumatisierte Patienten mit 58 OSF intensivmedizinisch primärbehandelt. Dabei galten als polytraumatisiert Patienten, bei denen zusätzlich zur OSF mindestens eine signifikante Körperhöhlenbeteiligung (AIS > 2) und eine weitere Fraktur eines langen Röhrenknochens, oder eine wesentliche Verletzung zweier Körperhöhlen vorlagen. Ausgeschlossen wurden alle Patienten, die später als 24 Stunden oder nach auswärtiger chirurgischer Anbehandlung zuverlegt wurden. Patienten mit einem schweren SHT und Kinder wurden ebenfalls nicht berücksichtigt. Alle OSF wurden innerhalb von 24 Stunden operativ versorgt. Voraussetzungen für die definitive Versorgung der OSF waren:

1. Stabile Kreislaufparameter nach Volumentherapie,
2. Ausschluß einer Gerinnungsstörung und
3. Kein Katecholaminbedarf zur Kreislaufstützung zum Operationszeitpunkt.

Bei 39 Patienten (Gruppe I) wurden 41 Oberschenkelfrakturen mittels Verriegelungsnagel in ungebohrter Technik und bei 21 Patienten (Gruppe II) 11 metaphysäre Frakturen mittels Platte und 5 Frakturen mittels Fixateur externe (F.E.) versorgt. Der F.E. wurde 4-mal aufgrund des Weichteilschadens und 1-mal wegen therapieresistenter hämodynamischer Instabilität notwendig. Die Verletzungsschwere (ISS) in Gruppe I betrug mit Thoraxtrauma (TT) 31,5, ohne TT 26,8. In Gruppe II wurden 27,2 (mit TT) bzw. 26,1 Pkt (ohne TT) ermittelt. Die durchschnittliche Beatmungsdauer in Gruppe I mit TT betrug 5,9,d, ohne TT 3,2 d und in Gruppe II mit TT 4,8 d bzw. 3,1 d. Die Pat. der Gruppe I (mit TT) wurden 11,4 d bzw. 7,2 d (ohne TT), jene der Gruppe II 9,2 d bzw. 6,2 d auf der Operativen Intensiveinheit (OPI) behandelt. Insgesamt verstarben 4 Patienten, 3 aus Gruppe I (2 mit TT; 1 ohne TT) und ein Pat. aus Gruppe 2 (ohne TT). Als Todesursache lag in allen 4 Fällen ein septisches Multiorganversagen (MOV) vor. In 2 Fällen (Gruppe I mit TT) war das respiratorische Versagen führend, wobei als Beginn der 7. bzw 9. postoperative Tag ermittelt wurde. Die tendenziell verlängerte Beatmungszeit und der längere OPI-Aufenthalt ist unserer Meinung nach auf die größere Verletzungsschwere, bezogen auf den ISS zurückzuführen. Das Entstehen des MOV wird der Schwere des Thoraxtraumas und nicht dem zusätzlichen Operationstrauma zugeordnet, da die pulmonale Verschlechterung nicht innerhalb von 5 Tagen nach der Extremitätenversorgung eingetreten war.

Die Versorgung der OSF des polytraumatisierten Pat. mittels Verriegelungsnagelung in ungebohrter Technik innerhalb von 24 Stunden stellt kein relevantes zusätzliches Trauma auch bei Vorliegen eines Thoraxtraumas dar, wobei die Einhaltung der Operabilitätskriterien eine conditio sine qua non darstellt.

Erste Erfahrungen mit der retrograden Marknagelung von Femurfrakturen bei mehrfach schwerverletzten Patienten

K.W. Wendt (Groningen), H.J. ten Duis

Polytrauma, retrograde Nagelung, Femurfrakturen

Die frühzeitige operative stabile Versorgung von Femurfrakturen ist ein wichtiger Aspekt bei der Behandlung des Polytraumas. Die Inzidenz des ARDS und des Multiorganversagens können hierdurch gesenkt werden (Goris).

In unserem Hause werden seit dem Ende der achtziger Jahre Femurfrakturen beim Polytrauma primär intramedullär versorgt. Seit 1995 ist der ungebohrte Nagel der AO (UFN) unser Standardimplantat. Hierbei kann auf einen Extensionstisch verzichtet werden und der Patient in Seitenlage operiert werden.

Bei Begleitverletzungen des Beckens, des Thorax, der Wirbelsäule oder der kontralateralen Extremität können jedoch sowohl der Extensionstisch als auch die Seitenlagerung eine Gefährdung der Begleitverletzung darstellen.

Die retrograde Stabilisierung des Femurs mit dem ACE-Titaniumnagel hat die folgenden Vorteile gegenüber der antegraden Methode. Der Patient kann in Rückenlagerung operiert werden. Der transarticuläre Zugang ist einfach und wenig zeitraubend. Weiterhin kann durch die gleiche Inzision eine ipsilaterale Unterschenkelfraktur intramedullär versorgt werden. Der Marknagel behindert nicht die Schraubenosteosynthese einer ipsilateralen Schenkelhalsfraktur. Der Nachteil besteht in der Eröffnung des Kniegelenkes mit der Gefahr einer Arthritis und in der Beschädigung des Gelenkknorpels. Aufgrund der oben beschriebenen Vor- und Nachteile der retrograden Stabilisierung von Femurfrakturen haben wir die folgenden Indikationen für diese Methode festgelegt:
- Kombination einer Femurschaftfraktur mit einer Beckenfraktur, einer Wirbelsäulenverletzung oder einer Thoraxverletzung, bilaterale Femurschaftfraktur
- Kombination einer Femurschaftfraktur mit einer ipsilateralen Unterschenkelfraktur
- Kombination einer Femurschaftfraktur mit einer ipsilateralen Schenkelhalsfraktur.

Von November 1997 bis August 1998 wurden 14 Femurfrakturen bei 13 Patienten retrograd intramedullär stabilisiert. Es handelte sich um 12 Männer und 2 Frauen mit einem Durchschnittsalter von 35 Jahren. Begleitverletzungen waren Thorax-, Becken- und Wirbelsäulenverletzungen sowie eine bilaterale Femurfraktur, 4 ipsilaterale Unterschenkelfrakturen und eine ipsilaterale mediale Schenkelhalsfraktur. Die Frakturen wurden gemäß der AO-Klassifikation eingeteilt (2 A Frakturen, 5 B Frakturen, 6 C Frakturen). 2 Patienten verstarben im postoperativen Verlauf. Eine Arthritis des Kniegelenkes trat nicht auf. Ein Patient klagte über eine 10° eingeschränkte Extension des Kniegelenkes. Verletzungen der Arteria oder des Nervus femoralis wurden nicht festgestellt. Pseudarthrosen wurden nicht beobachtet.

Schlußfolgerung

Die retrograde intramedulläre Stabilisierung von Femurfrakturen scheint aufgrund der ersten Erfahrungen Vorteile bei der Behandlung von mehrfach schwerverletzten Patienten zu bieten. Mögliche Knieprobleme müssen noch weiter untersucht werden.

18.11.99

9:45–
11:45

Saal 14.2

<table>
<tr><td>

18.11.99

**9:45–
11:45**

Saal 14.2

</td><td>

Einfluß von Verletzungsmuster, primär operativer Versorgung und Intensivverlauf auf das Outcome nach isoliertem SHT und Polytrauma mit SHT – eine prospektive klinische Studie

U. Lehmann (Hannover), E. Rickels, M. Winny, H.C. Pape

Polytrauma, SHT, Organversagen, ICP, CPP

</td></tr>
</table>

Problemstellung

Den Einfluß von Verletzungsmuster, primärer operativer Versorgung und Einschränkungen der Organfunktionen während der Intensivphase auf das Outcome nach schwerem SHT aufzuzeigen.

Einleitung

Das Ausmaß der sekundären Hirnschädigung wird einerseits durch spezifische Verletzungen und andererseits durch therapeutische Maßnahmen mit nachfolgender Dysfunktion einer oder mehrerer Organsysteme, beeinflußt.

Methodik

Von 9/95 bis 7/97 wurden 83 Patienten prospektiv untersucht. Die Verletzungsschwere und das -muster wurden durch den Injury Severity Score (ISS) erfaßt, Einschlußkriterium für die Studie war eine Kopfverletzung mit AIS 3. Es wurde in eine Gruppe mit isoliertem SHT (SHT) und eine Gruppe polytraumatisierter mit SHT (PT+SHT), d.h. mindestens einem zusätzlichen AIS Wert 3 in einer oder mehreren Regionen unterteilt. Die Spätergebnisse wurden mit der Glasgow Outcome Scale (GOS) 12 Monate nach Trauma beurteilt mit GOS 1, 2 u. 3 für schlechtes Outcome (Gr. 2 = SHT; Gr. 4 = PT+SHT) und GOS 4 u. 5 für gutes (Gr. 1 = SHT; Gr. 3 = PT/SHT). Hämodynamische Parameter wurden erfaßt, Einschränkungen der Organfunktionen an Gehirn, Lunge, Herz-, Kreislauf, Leber, Niere und Blut wurden durch den Multiple Organ Dysfunction Score (MODS) von Marshall im Verlauf beurteilt. Ein Gruppenvergleich erfolgte durch univariate Varianzanalyse.

Ergebnisse

Der ISS war zwischen den Gruppen signifikant verschieden (p < 0,001; Gr.1: 29,9 ± 9,6; Gr. 2: 19,9 ± 6,7; Gr. 3: 40,6 ± 8,8; Gr. 4: 30,8 ± 9,1), der AIS Kopf differenzierte signifikant zwischen Patienten mit gutem und schlechtem Outcome (p < 0,001: Gr.1 vs Gr.2; p < 0.004: Gr.3 vs Gr.4). Die bis zum Ende der OP verabreichte Blutmenge fiel in Gr. 3 (2485 ± 674 ml) vergleichsweise signifikant (p < 0,03) höher aus. Perioperativ war in allen Gruppen ein Abfall des mittleren arteriellen Blutdrucks zu beobachten, ohne signifikante Unterschiede zwischen den Gruppen. Der intracranielle

Druck (ICP; p < 0,001; Gr.1 23,2 ± 3,8; Gr.2: 21,2 ± 2,2; Gr.3: 23,8 ± 3,8; Gr.4: 16,7 ± 4,7) und der cerebrale Perfusionsdruck (p < 0,02) waren signifikant verschieden zwischen den Gruppen. Während der Intensivphase zeigte der MODS signifikante Unterschiede (p < 0,001) zwischen den Gruppen (Gr.1: 4,9 ± 1,0; Gr.2: 3,4 ± 0,3; Gr.3: 5,9 ± 1,6; Gr.4: 5,2 ± 0,3) und trennte signifikant zwischen gutem und schlechtem Outcome.

Verletzungsschwere und -muster sowie hämorrhagische Komponente unterscheiden zwischen isoliertem SHT und SHT mit Polytrauma. Sie stellen die entscheidenden Determinanten für das Outcome dar und beeinflussen maßgeblich im weiteren Verlauf die Funktionen einzelner Organe.

18.11.99

9:45–
11:45

Saal 14.2

Versorgungsstrategien beim penetrierenden Trauma des Körperstammes im Vergleich zur schweren stumpfen Mehrfachverletzung

B. Zintl (München), S. Eich, K.-G. Kanz, E. Wiedemann

Penetrierende Verletzung, Load-and-go, Versorgungszeiten

Ziel dieser Analyse ist es das penetrierende Trauma am Körperstamm in seiner Bedeutung für prä- und frühklinische Versorgungsstrategien von der schweren Mehrfachverletzung abzugrenzen.

Problembeschreibung

Sowohl das penetrierende Rumpftrauma, als auch die schwere Mehrfachverletzung werden in Deutschland in der Regel präklinisch durch den Notarzt versorgt und dann in der Notaufnahmeeinheit (Schockraum) einer chirurgischen Klinik weiterbehandelt. Trotzdem sind nach der heute gültigen Literatur differente Versorgungsstrategien für ein jeweils optimales Behandlungsergebnis zu fordern. Insbesondere muß das Ziel beim schweren penetrierenden Trauma des Körperstammes eine möglichst schnelle operative Versorgung der entsprechenden Läsion sein.

Methodik

Im Rahmen eines Qualitätsmanagementsystems zur Optimierung der frühen klinischen Behandlungsphase an unserem Haus stehen prospektiv erfaßte Daten aus Präklinik und Klinik für alle Schockraumpatienten von 6/96 bis 12/98 (31 Monate) zur Verfügung. Für primär in unserer Klinik aufgenommene Patienten mit wertigen penetrierenden Verletzungen an Thorax oder Abdomen (AIS > 3) und schwere, stumpf Mehrfachverletzte (ISS > 16) wurden Versorgungszeiten für wichtige Behandlungsabschnitte analysiert.

Ergebnisse

Von 335 untersuchten Patienten zeigen 27 (8,1%) wertige penetrierende Körperstamm-
verletzungen (Kollektiv 1). 152 (45,3%) waren schwer polytraumatisiert nach stumpfen
Trauma (Kollektiv 2). Die Versorgungszeiten für die einzelnen Abschnitte sind bei Kollektiv 1 z.T. signifikant kürzer (siehe Tabelle). Dies entspricht zum einen dem Bestre-
ben nach einer möglichst schnellen operativen Versorgung, zum anderen ist es Ausdruck des geringeren diagnostischen Aufwandes bei diesen Patienten.

Tabelle

	Penetrierende Rumpfverletzungen	Stumpfe Mehrfachverletzungen
1. Notärztliche Versorgungszeit (Eintreffen Notarzt bis Aufnahme Schockraum)	30 ± 18 min *	59 ± 36 min
2. Zeit bis zu einer Notoperation (Aufnahme Schockraum bis zum Beginn einer lebenserhaltenden Operation mit Abbruch der Diagnostik)	19 ± 14 min	75 ± 37 min
3. Zeit bis zu einer Frühoperation (Aufnahme Schockraum bis zum Beginn einer notwendigen Operation nach Abschluß der Diagnostik	61 ± 33 min *	118 ± 43 min* p< 0,01

Es gibt signifikante zeitliche Unterschiede in den einzelnen Versorgungsabschnitten
beim penetrierenden Trauma und der schweren Mehrfachverletzung, die das Prinzip einer schnellstmöglichen operativen Versorgung bei erstgenanntem unterstreichen. Um aber präklinische Versorgungszeiten bei lebensbedrohlichen Situationen
unter 10 Minuten, wie von amerikanischen Autoren beschrieben zu erreichen, muß
das „load and go-Prinzip" konsequenter durchgeführt werden.

Das offene Komplextrauma des Beckens mit Enddarmverletzung

H. Rieger (Münster), D. Wetterkamp, A. Joist, U. Joosten

Darstellung der Therapie und Prognose eines seltenen Verletzungsmusters.

Die anorektale Zerreißung bei einer Beckenfraktur ist ein sehr seltenes, potentiell
lebensbedrohliches Verletzungsmuster, dessen Behandlung eine Herausforderung darstellt. Die Letalität wird in der Literatur mit 50% und mehr angegeben, über die Langzeitprognose gibt es bisher kaum Mitteilungen.

Wir berichten über 18 Patienten, 15 waren männlichen und 3 weiblichen Geschlechts, Durchschnittsalter 19,4 Jahre. Am häufigsten ereignete sich das Trauma im Straßenverkehr (n=14). Die mittlere Punktzahl nach dem Injury Severity Score betrug 43,6 (Spannweite 29 bis 75). Nach der AO-Klassifikation handelte es sich um 2 stabile Typ A- und 5 rotatorisch instabile Typ B-Verletzungen. 10 Frakturen wurden als rotatorisch und vertikal instabile Typ C-Verletzungen klassifiziert, 1 Patient erlitt eine offene Acetabulumfraktur.

1 Unfallopfer mit einer subtotalen Hemipelvektomie starb bei der Primäroperation im hämorrhagischen Schock. Bei den anderen Patienten ergaben sich zahlreiche Komplikationen, am häufigsten war die Wundheilungsstörung (n=13). 3 mal entwickelte sich eine Sepsis.

Die 17 Überlebenden konnten nach durchschnittlich 8,5 Jahren klinisch und röntgenologisch, z.T. mittels Endosonographie des Rectums, nachuntersucht werden. Bei 9 Patienten ergab sich eine dauerhafte Störung der Defäkation, wobei 6 von ihnen mit einem permanenten Anus praeter versorgt waren. Es wurden weitere Dauerschäden festgestellt, die auf pelvine oder extrapelvine Begleitverletzungen zurückzuführen waren, z.B. sexuelle Dysfunktion (n=6), Miktionsstörungen (n=4) oder Gangbildanomalien (n=6).

Bei einer Beckenfraktur mit Enddarmverletzung sind die aktive Blutungskontrolle, die frühzeitige Stabilisierung bei instabilen Frakturen und die primäre Anlage eines Anus praeter von Bedeutung. In unserem Krankengut konnte durch ein standardisiertes Behandlungskonzept die Letalität gesenkt werden. Die Langzeitmorbidität war erheblich.

Donnerstag, 18. Nov.   9:30 – 11:45   Saal 15.2 | 18.11.99

Kallusdistraktion / Knochentransplantation
Allogener Knochenersatz (I)

9:30–11:45

Saal 15.2

Aufbau langstreckiger Knochendefekte mit Spongiosa bzw. Segmenttransport

H.G.K. Schmidt (Hamburg), S. Fuchs, M. Wurm, M. Wenzl

Knochendefekt, Spongiosa, Segmenttransport

Einleitung

Ist der Aufbau langstreckiger Knochendefekte mit Spongiosa oder Segmenttransport effektiver?

Material und Methode

Der Wiederaufbau langstreckiger, infizierter Knochendefekte wird an zwei Patienten-kollektiven untersucht. Beim Spongiosaaufbau (SP) handelte es sich um 34 Tibia- und 8 Femurdefekte bei 38 Männern und 4 Frauen (Durchschnittsalter 31,9 Jahre) bei einer Defektlänge am US von insgesamt 153,2 cm (pro Patient 4,5 cm), am OS von insgesamt 54,5 cm (pro Patient 6,8 cm). Beim Segmenttransport (ST) wurden 22 Tibia- und 13 Femurdefekte bei 30 Männern und 5 Frauen (Durchschnittsalter) 31,0 Jahre mit einem Gesamtdefekt von 200,0 cm am US (pro Patient 9,1 cm) und 172,0 cm am OS (pro Patient 13,2 cm) therapiert.

Ergebnisse

Für die Gesamtbehandlung (stationär und ambulant) wurden bei SP am US 189,0 Tage pro cm Defektaufbau, am OS 227,1 Tage benötigt. Bei ST waren dafür am US 90,5 Tage, am OS 95,5 Tage pro cm Defektaufbau erforderlich. Allein beim Knochendefektaufbau beobachteten wir bei SP 1 Komplikation (1 x Infekt in der Entnahmeregion), bei ST 24 Probleme und Komplikationen (8 x Segmentfehllage, 6 x Zugdrahtriß, 3 x vorzeitiger Durchbau, 3 x Weichteiltasche, 3 x Blockierung durch Septopal, 1 Spongiosainfektion). Alle Komplikationen wurden beherrscht.

Zur Beseitigung der Komplexproblematik (Stabilisierung, Infektionsberuhigung, Weichteildefektverschluß, Knochendefektaufbau) waren bei SP am US 3,4, am OS 3,9 Eingriffe pro Patient nötig, bei ST 7,0 am US, 6,8 am OS. Pro Eingriff (Knochendefektaufbau und Komplikationsbeseitigung) konnten bei SP am US 1,0 cm, am OS 0,8 cm Knochen aufgebaut werden, bei ST am US 2,2 cm, am OS 3,0 cm.

Bei der Nachuntersuchung (40 von 42 Patienten) belasteten bei SP 37 Patienten (92,5%) voll (2 x führende Orthese), 1 Patient war amputiert, 12,5% hatten eine Fistel, 31,3% rezidivierende Ulcera. Bei ST belasteten 28 Patienten (80%) frei voll, 5 Patienten (14,3%) voll in Orthese, 1 Patient (2,9%) teil in Orthese, 1 Patient war amputiert, keiner hatte eine Fistel, 5,7% rezidivierende Ulcera. Bei 14 Patienten beobachteten wir bei SP am US 22 Spätkomplikationen (7 × Reinfektion, 2 × Ulcus, 13 × Refraktur), am OS bei 3 Patienten, 7 Refrakturen. Bei ST hatten am US 3 Patienten 3 Komplikationen (1 × Ulcus, 2 × Refraktur), am OS 2 Patienten 2 Refrakturen.

Schlußfolgerungen

Der Aufbau langstreckiger Knochendefekte nach Infektion mit autologer Spongiosa ist zwar mit kleinerem operativen Aufwand und weniger Komplikationen möglich; der Segmenttransport führt jedoch zu vollständigerem Knochenaufbau, ist rascher und langfristig sicherer, da weniger Refrakturen und Reinfektionen zu beobachten sind.

Ergebnisse der Kallusdistraktion am Unterschenkel

C. Burger (Köln), A. Prokop, K.E. Zirbes, A. Jube, K.E. Rehm

bone distraction, segmental transport, bone defect, limb lengthening

18.11.99

**9:30–
11:45**

Saal 15.2

Bei Unterschenkelfrakturen über vier Zentimeter ist eine Spongiosaplastik oder Span-anlage zur Überbrückung nicht ausreichend. In diesen Fällen führen wir seit 1988 eine Kallusdistraktion nach Ilisarov unter Verwendung des AO-Fixateurs durch. Bis Ende 1998 erfolgte die Behandlung bei 19 Patienten. 15 hatten zweit- oder drittgradig offe-ne Frakturen, vier erhielten eine Tumorexstirpation mit Segmenttransport. Das Durchschnittsalter der dreizehn Männer und sechs Frauen betrug 28,3 Jahre (7-73), die durchschnittliche Defektgröße sieben Zentimeter. Im Mittel waren 5,3 Operatio-nen zum Aufbau erforderlich. In elf Fällen konnte die volle Beinlänge erreicht wer-den. Es traten 1,2 Komplikationen pro Patient auf: acht Kabelbrüche, acht Pininfekte, zwei Distraktionsstops, ein Regeneratversagen, zwei Pseudarthrosen der Andockstelle und ein tiefer Infekt. Zwei Behandlungen sind noch nicht abgeschlossen, ein Patient erschien nicht zur Nachuntersuchung, ein anderer starb an seinem Tumorleiden. Bei einer Patientin mußte wegen eines Tumorrezidivs die Amputation der Extremität durchgeführt werden. Bei allen abgeschlossenen Behandlungen, im Mittel 2,2 Jahre später, waren die Ergebnisse exzellent und gut. Notwendig ist eine gute Compliance des Patienten. Das Verfahren ermöglicht bei schwerem Weichteil- und Knochen-schaden in vielen Fällen den Extremitätenerhalt.

Sekundäre Marknagelung bei Callusdistraktion

I.Melcher (Berlin), M.Raschke , C.Khododadyan, , M. Hünerbein, N. Haas

Marknagel, Callusdistraktion,Verfahrenswechsel, Fixateur Externe

Zielsetzung

In einer prospektive Studie sollten die Möglichkeiten eines frühzeitigen Wechsels auf die unaufgebohrte Marknagelung im Rahmen einer Callusdistraktion analysiert wer-den. Die Probleme des externen Fixationsverfahrens sollten durch den Verfahrens-wechsel minimiert werden.

Problem

Die Callusdistraktion mit dem Ilizarov- Verfahren besitzt einen festen Platz in der Unfallchirurgie im Rahmen von Segmenttransporten sowie Verlängerungen. Problematisch bleibt die lange Behandlungsdauer mit dem Ilizarov Fixateur und die mit dem externen Fixationsverfahren assoziierten Probleme (Pinproblematik, Patientenakzeptanz). Hier scheint eine Abkürzung der externen Fixationszeit durch den frühzeitigen Umstieg auf einen intramedullären Kraftträger erfolgversprechend.

Material und Methode

Von 1/97 bis 7/98 wurde bei 8 Patienten eine sekundäre Marknagelung im Rahmen einer Callusdistraktion durchgeführt. Die Indikation zur Callusdistraktion war im Rahmen von Segmenttransporten bei Defektstrecken über 4 cm nach O IIIb (Gustilo-Anderson) Frakturen am Unterschenkel gegeben. Weiterhin wurden nur Patienten in die Studie aufgenommen, bei denen bisher keine Marknagelung vorausgegangen war. Zudem mußte es sich um eine sekundär nagelbare Defektsituation handeln, d.h. die entsprechenden Verriegelungsoptionen im distalen Dockingsegment mußten vorhanden sein. Die durchschnittliche Größe der Defektstrecke betrug 6 cm (4-12 cm). Nach Ende der Distraktions- bzw. Transportphase erfolgte durschnittlich nach 80 Tagen der Wechsel auf einem Marknagel. Als Marknagel wurde der solide unaufgebohrte AO -Nagel (9-11 mm Durchmesser) oder der Russel- Taylor Nagel (13 mm Durchmesser) verwendet, wobei eine spezifische Verriegelungsoption für das Transportsegment angebracht wurde. Das Alter der Patienten variierte zwischen 21 und 50 Jahren bei einem Durchschnitt von 36 Jahren (1x weiblich, 7x männlich). Im Rahmen der Marknagelung konnte gleichzeitig eine Achskorrektur sowie die Stellungskorrektur des Transportsegmentes und der Docking Region durchgeführt werden.

Ergebnisse

Bei allen Patienten konnte der Verfahrenswechsel auf den intramedullären Kraftträger problemlos durchgeführt werden. Trotz einer praeoperativen Fixateurtragedauer von durchschnittlich 105 Tagen wurde keine Markraumphlegmone beim einzeitigen Wechsel beobachtet. Die Nagelung durch den Callus hatte keinen negativen Effekt auf die Regeneratbildung. Die durchschnittliche OP- Dauer betrug 102 min.. Der durchschnittliche Krankenhausaufenthalt betrug 11 Tage. Vollbelastung konnte im Durchschnitt nach 80 Tagen erreicht werden. Danach erfolgte die schrittweise Dynamisierung. In sämtlichen Fällen erfolgte die knöcherne Durchbauung der Distraktionsstrecke und Dockingregion. Eine Spongiosaplastik an der Docking side war in keinem Fall notwendig. Wesentliche Komplikationen wie Implantatbrüche etc. wurde während der Behandlung nicht beobachtet.

Schlußfolgerung

Die sekundäre Implantation eines intramedullären Kraftträgers ist eine sinnvolle Erweiterung im Rahmen der Callusdistraktion mit dem Ilizarov- Verfahren, um die mit dem externen Fixationsverfahren assoziierten Probleme zeitlich zu limitieren. Vorteilhaft ist ferner die Option, im Rahmen der sekundären Marknagelung gleichzeitge Stellungskorrekturen, sowie eine optimale Fragmentpositionierung in der Docking Region durchführen zu können.

Knochenersatz durch Kallusdistraktion unter Chemotherapie – eine Alternative nach En-bloc-Resektion maligner Knochentumore?

R. Baumgart (München), C. Zeiler, M. Kettler, L. Schweiberer

Knochenersatz, Kallusdistraktion, maligne Knochentumore

18.11.99

9:30–
11:45

Saal 15.2

Bedingt durch die beachtlichen Erfolge der Chemotherapie hat sich die Prognose maligner Knochentumore entscheidend gewandelt. Während vor 15 Jahren die 5-Jahresüberlebensquote noch unter 20% lag, haben derzeit über 80% der meist jugendlichen Patienten eine Aussicht auf Heilung. Dieser Entwicklung muß im Rahmen des interdisziplinären Behandlungskonzepts auch das operative Vorgehen Rechnung tragen. Die Methode der Kallusdistraktion nutzt in einzigartiger Weise das natürliche Regenerationspotential des körpereigenen Knochens und ist inzwischen in der Traumatologie zur Rekonstruktion bei großen Knochendefekten etabliert. Eröffnen sich auch Perspektiven nach Tumorresektion?

Zwei Möglichkeiten bieten sich an, mit dieser Methode Defekte nach En-bloc-Resektion maligner Knochentumore zu überbrücken:
1. Stabilisierung der Hauptfragmente auf Distanz, bis die Chemotherapie abgeschlossen ist und anschließende Durchführung der Kallusdistraktion (Segmenttransport).
2. Kallusdistraktion (Segmenttransport) unmittelbar nach der Resektion noch unter Chemotherapie.

Bei 10 Patienten wurde der Knochendefekt nach Resektion hochmaligner Knochentumore (2 × Humerus, 3 × Femur, 5 × Tibia) mit der Kallusdistraktionsmethode behandelt. Bei 5 Patienten erfolgte die Stabilisierung der Hauptfragmente auf Distanz, die onkologische Therapie wurde nach Schema durchgeführt, anschließend erfolgte der Segmenttransport, um die Defektstrecke zu schließen. Bei 5 Patienten wurde ein sofortiger Segmenttransport noch unter Chemotherapie begonnen, ohne daß wesentliche Verschiebungen im onkologischen Zeitplan auftraten. In allen Fällen konnte eine knöcherne Überbrückung der Defektstrecke (10-18cm) und ein gutes funktionelles Ergebnis erreicht werden. Pinprobleme traten in beiden Gruppen nicht in erhöhter Inzidenz auf. Aufgrund der unterschiedlichen Ausgangssituationen sind statistische Aussagen nicht zulässig.

Folgende Besonderheiten gilt es zu beachten:
Die operative Tätigkeit ordnet sich prinzipiell dem onkologischen Zeitplan unter, d.h. Operationen werden nur in therapiefreien Intervallen durchgeführt.

Temporär gelenküberbrückende Fixateure in Hybridausführung sind dazu geeignet, auch über viele Monate während der gesamten Chemotherapie selbst millimeterdünne verbleibende subchondrale Knochenscheiben nach gelenknaher Resektion zu stabilisieren.

Durch Anpassung der Distraktionsgeschwindigkeit an die Chemotherapiezyklen läßt sich ein Regeneratversagen weitgehend vermeiden. Es muß bei der Zeitkalkulation davon ausgegangen werden, daß höchstens mit der halben Distraktionsgeschwindigkeit gezogen werden kann, wie es dem Altersdurchschnitt entspricht.

Während früher aufwendige Rekonstruktionsverfahren aufgrund der limitierten Lebenserwartung wenig Berechtigung hatten, gilt es heute dank der onkologischen Therapieerfolge nicht nur den Extremitäten- sondern auch den Funktionserhalt anzustreben. Die Kallusdistraktion ist ein langwieriges Verfahren, sie offeriert aber die Chance eines optimalen Knochenersatzes mit weitgehendem Funktionserhalt und könnte eine Behandlungsalternative darstellen.

In vivo Vitalitätsnachweis der Knochenneubildung mit dynamischer Fluor-PET nach Transplantation allogener kryokonservierter Spongiosa am Beispiel der azetabulären Rekonstruktionschirurgie

E. Winter (Tübingen), M. Piert, K. Weise, S. Weller

In vivo Vitalitätsnachweis der Knochenneubildung mit dynamischer Fluor-PET nach Transplantation allogener kryokonservierter Spongiosa am Beispiel der azetabulären Rekonstruktionschirurgie.

Vor dem Hintergrund zunehmender logistischer Probleme bei Verwendung allogener kryokonservierter Spongiosa wird vermehrt deren Wertigkeit diskutiert. Diskussionsgrundlage sind zumeist subjektive Erfahrungen. Ziel dieser Studie ist die Objektivierung der Wertigkeit dieser Transplantate. Es besteht weitestgehende Einigkeit darüber, daß mit konventionellen biplanaren radio-und szintigraphischen Methoden die Vitalität von Knochentransplantaten unzureichend erfaßt werden kann. Liegen Metallimplantate im Tx Lagerbereich ein, so sind auch MPI und CT zur Vitalitätsdiagnostik nicht geeignet. SPECT ist wegen mangelndem Auflösungsvermögen ebenfalls limitiert geeignet.

Mit der „dynamischen Fluor PET" ist unter Verwendung eines 3-Kompartment nach Hawkins eine exakte Quantifizierung des Knochenmetabolismus im Transplantat möglich. Dieser Metabolismus läßt sich dann mit dem in genuinem Knochen vergleichen. Der ossäre Metabolismus wird dabei von den Mikroparametern K_1K_4 und dem daraus errechenbaren Makroparameter IC Influx charakterisiert. Weitere eigene Studien haben darüberhinaus gezeigt, daß der Mikroparameter K_1 mit dem ossären Blutfluß gleichzusetzen ist. Es wurden 3 Patientengruppen gebildet:

Gruppe A und B hatten azetabuläre Defekte > Katthagen 4.
Gruppe A (n = 9): Untersuchung nach durchschnittlich 4,3 Wochen nach Tx allogener. kryokons. Spongiosa.
Gruppe B (n = 8): Untersuchung nach durchschnittlich 2,3 Jahren nach Tx allogener kryokons. Spongiosa.
Gruppe C (n = 7): = Kontrollgruppe. In allen 3 Gruppen wurde die IC als Ausdruck des ossären Metabolismus in ROI's im Tx bestimmt und mit korrespondierenden ROI's im kontralateralen, genuinen Azetabulum verglichen. (Statistische Vergleichsmethode: paariger t Test)

Ergebnisse

18.11.99

9:30–
11:45

Saal 15.2

(durchschnittliche Influx Constant (IC))
Gruppe A im Spong.0,067 ml/min/ml im genuinen Azetabulum: 0,056 ml/min/ml
Gruppe B im Spong.0,034 ml/min/ml im genuinen Azetabulum: 0,048 mI/min/ml
Gruppe C in dem Areal des Azetabulums, das dem Tx entspricht: 0,023 ml/min/ml

Insbesondere ist hervorzuheben, daß in dem Bereich, in den das allogene Tx eingebracht wurde, auch nach durchschnittlich 2,3 Jahren postop. ein aktiver Knochenmetabolismus nachzuweisen ist.

Mittels der „dynamischen Fluor PET" lässt sich der Knochenmetabolismus in Azetabulumdefektarealen > Katthagen 4, in welche allogenes, kryokonserviertes Spongiosa eingebracht wurde, exakt quantifizieren. Diese Transplantate führen auch auf lange Sicht zu einem vitalen Knochenstock.

Klinische Anwendung thermisch desinfizierter Knochentransplantate

U. Schlegelmilch (Suhl), W. Arnold

Zielsetzung

Auswertung von 115 allogenen thermodesinfizierten Knochentransplantaten

Problembeschreibung

Welche Einsatzmöglichkeiten von thermodesinfizierten Knochentransplantaten bestehen bei einem gemischt orthopädisch/unfallchirurgischem Krankengut und wo liegen die Komplikationsmöglichkeiten?

Material und Methode

An unserer Klinik wurden im Zeitraum von 1995 – 1998 115 Hüftköpfe bei Implantation einer zementfreien Hüft-TEP für die Knochenbank gewonnen. Es erfolgte eine thermische Desinfektion der Knochentransplantate entsprechend dem Marburger Knochenbank-System.

Die Transplantatspender (männl. 49, weibl. 66) waren im Durchschnitt 64 Jahre alt (min. 33, max. 74).

Ergebnisse

Von 115 gewonnenen Transplantaten konnten 91 entsprechend der vorgeschriebenen Richtlinien freigegeben werden. Dies entspricht einer Verwerfungsrate von 20,8%. Die Transplantatempfänger (männl. 32, weibl. 59) waren im Durchschnitt 59,8 Jahre alt (min. 1, max. 87).

Der Einsatz der thermodesinfizierten Knochentransplantate schlüsselt sich in unserem orthopädisch/unfallchirurgischem Krankengut wie folgt auf:

Primärimplantation einer Hüft-TEP bei Pfannenprotrusion	7
Hüfte-TEP-Wechsel	50
Primärimplantation einer Knie-TEP	1
Knie-TEP-Wechsel, temporäre Knie-TEP-Entfernung	12
Spondylodesen	8
Defektauffüllung von Zysten/Osteolysen	8
sonstige (Arthrodese, Knochentransplantation bei Refraktur)	5

An Komplikationen fanden wir eine tiefe Infektion bei dorsaler Spondylodese. Bei 2 Patienten mit temporärer Entfernung einer Knie-TEP wurden Tibia und Femurdefekte mit allogenen Knochentransplantaten aufgefüllt. Nach 12 Wochen konnte keine Osteo-Integration festgestellt werden.

Diskussion

In der Auswertung der klinischen Anwendung findet sich der vorrangige Einsatz von thermisch desinfizierten Knochentransplantaten in der operativen Orthopädie. In unserem gemischten Krankengut lag der unfallchirurgische Anteil unter 10 %. Als Problem unserer Knochenbank sehen wir die relativ hohe Verwerfungsrate von 20.8 %. Diese ist durch ein verbessertes Knochenbankmanagement und durch die strenge, erst intraoperative Indikationsstellung zur allogenen Knochentransplantation zu senken.

Schlußfolgerung

Das Marburger-Knochenbank-System zur thermischen Desinfektion allogener Hüftköpfe von Lebendspendern ist eine effiziente, risikoarme Möglichkeit der Knochentransplantation.

Klinische Erfahrungen mit der Verwendung thermisch desinfizierter, allogener Knochentransplantate – eine Analyse von 785 Knochentransplantationen

T. von Garrel (Marburg), H. Knaepler, A. Junge, M. Schabel, L. Gotzen

Allogene Knochentransplantation, thermische Desinfektion, Knochenbank,

Zielsetzung

Die klinische Wirksamkeit thermisch desinfizierter Knochentransplantate soll durch eine radiologische und klinische Untersuchung an 785 Transplantatempfängern evaluiert werden.

Problembeschreibung

Die thermische Desinfektion allogener Femurkopftransplantate bei 80°C zur Eliminierung von HIV, Hepatits-Viren und bakterieller Kontaminationen hat sich als
Standardverfahren im Knochenbanking durchsetzen können. In den letzten fünf
Jahren wurden über 40.000 thermisch desinfizierte Transplantate weltweit an über
350 Kliniken verwendet. Über die klinische Wirksamkeit dieser Transplantate liegen
bislang nur wenige Erfahrungsberichte vor.

18.11.99

**9:30–
11:45**

Saal 15.2

Material und Methode

Im Zeitraum 1992 bis Ende 1998 wurden bei 785 Patienten thermisch desinfizierte,
allogene Femurkopftransplantate bei Operationen in der Akuttraumatologie und
Wiederherstellungschirurgie verwendet. Hauptindikationen waren Auffüllung und
Überbrückung von ossären Defekten bei Mehrfragment- und Trümmerfrakturen sowie bei Kompressions-und Berstungsbrüchen im spongiösen Bereich, ventrale und
dorsale Stabilisierung nach Wirbelfrakturen sowie die Verwendung in der posttraumatischen Wiederherstellungschirurgie bei Pseudarthrosen und Korrektur von Fehlstellungen. Die Patienten wurden prospektiv erfaßt und der klinische und radiologische Behandlungsverlauf dokumentiert und auf das Einwachsverhalten sowie das
Auftreten von Komplikationen analysiert. Bei 632 von 785 Patienten (480 m, 305 w;
Altersdurchschnitt 48,6 Jahre, range 14 – 98 Jahre) betrug der klinische und radiologische Nachuntersuchungszeitraum mindestens ein Jahr. Der durchschnittliche Nachbeobachtungszeitraum betrug 15,3 Monate. 92 Patienten konnten aus unterschiedlichen Gründen nicht nachuntersucht werden. Die klinische Funktion sowie der
radiologische Einbau der Transplantate wurde in einem 4-Punkte Schema erfaßt.

Ergebnisse

Bei der klinischen Untersuchung fanden sich in 56,1 % sehr-gute und gute Ergebnisse,
in 29,4 % wurde das Behandlungsresultat als befriedigend und in 14,7 % als schlecht
bewertet. Radiologisch fanden sich in 67,1 % sehr-gute und gute Ergebnisse, in
20,9 % befriedigende und in 12,8 % schlechte Resultate. In 9.3 % der Fälle konnten
Komplikationen beobachtet werden. So fand sich eine verzögerte Frakturheilung oder
Pseudarthrosenausbildung in 3.2 %. In 2.9 % konnten Refrakturen oder Osteosyntheseversagen beobachtet werden. Tiefe Infekte fanden sich in 3,1 % der Anwendungen.

Schlußfolgerungen

Bei der Verwendung thermisch desinfizierter Knochentransplantate in der Akuttraumatologie und Wiederherstellungschirurgie ergeben sich hinsichtlich der
Komplikations- und Infektrate keine Nachteile gegenüber unbehandelten allogenen
Transplantaten. Radiologisch ist das Einwachsverhalten dieser Transplantate nicht
verlangsamt.

Donnerstag, 18. Nov.   13:45 – 15:00   Saal 3

Kniebandverletzung (II) - Revisionsoperation

Arthrofibrose nach autologer Patellarsehnenersatzplastik des vorderen Kreuzbandes

S. Pokar (Ulm), G. Hehl, Th. Wißmeyer, L. Kinzl

Evaluation der Gewichtung der Faktoren Operationszeitpunkt vs. Nachbehandlungsregime zur Entwicklung einer Arthrofibrose nach autologer Patellarsehnenersatzplastik des vorderen Kreuzbandes am eigenen Patientengut zweier äquivalent operierter, aber unterschiedlich nachbehandelter Gruppen.

Die Arthrofibrose nach autologer Patellarsehnenersatzplastik des VKB mit konsekutiver Bewegungseinschränkung ist ätiologisch nicht schlüssig geklärt. Dabei wird unter anderem auch (z.B.Zytokinanstieg) die primäre Versorgung der frischen ACL Ruptur innerhalb von 14 Tagen nach Trauma als Hauptrisikofaktor für die Entwicklung einer Arthrofibrose angeschuldigt. Auch gibt es in der Literatur Hinweise auf einen Einfluß des Nachbehandlungsregimes auf die Arthrofibroserate. Es fehlt jedoch bisher an Studien zur vergleichenden Gewichtung der Faktoren OP-Zeitpunkt vs. Nachbehandlungsregime.

Bei 119 Patienten mit Ruptur des vorderen Kreuzbandes (27 frische = Grp.Ia, 92 veraltete Rupturen = Grp. Ib führten wir von 05/91 bis 10/93 ebenso eine arthroskopisch gestützte autologe Patellarsehnenersatzplastik des VKB durch, wie bei 97 Patienten von 03/95 bis 12/97 (28 frische = Grp. IIa, 69 veraltete Rupturen = Grp. IIb). In Gruppe 1 erfolgte bei 88.9% (n=24) der Fälle die Rekonstruktion primär, also innerhalb der ersten 14 Tage nach Trauma (= Grp. Iap), bei 11.1% (n=3) frühsekundär, also ab der 7. Woche nach Trauma (=Grp. Ias). In der Gruppe IIa wurden 82.1% (n=23) primär (=Grp. IIap) sowie 17.9% (n=5) frühsekundär (=Grp. IIas) rekonstruiert. Kriterium für eine frühsekundäre ACL-Operation bei frischer Ruptur war dabei eine praeoperativ deutlich schmerzhafte Bewegungseinschränkung. Die Nachbehandlung erfolgte für die Gruppen Ia und Ib mittels orthesengeführter Bewegungslimitierung von 0° und 20 kg Teilbelastung für 6 Wochen p.o. sowie 0° in der 7.und 8. Woche, für die Gruppen IIa und IIb orthesenfrei mit 0-90° für 8 Wochen und Vollbelastung nach Schmerz und Ergußfreiheit.

Aus Gruppe I(orthesenlimitiert) entwickelten insgesamt 30 Patienten (= 25.2%), aus Gruppe 2 (orthesenfrei) 5 Pat. (=5.2%) eine revisionsbedürftige Streckhemmung > 10° (= mind. Typ 2 nach Shelbourne), davon aus Gruppe Ia (frische ACLRuptur) 10 Pat. (= 37.0%), von denen 8 (= 29.6%) primär (Grp. Iap) und 2 (= 7.4%) frühsekundär rekonstruiert worden waren. Aus Gruppe IIa waren dies 3 Pat. (= 10.7%), davon 2 (= 7.1%) nach primärer (Grp. IIap) und einer (= 3.6%) nach frühsekundärer Rekonstruktion. Bei den chronischen Instabilitäten zeigten 20 Patienten (= 21.7%)der Gruppe Ib sowie 2 (= 2.9%) der Gruppe IIb eine entsprechende Bewegungseinschränkung. Durch die orthesenfreie und nicht mehr strecklimitierte Nachbehandlung konnte die Arthrofibroserate nach autologer Patellarsehnenersatzplastik des VKB sowohl insgesamt (5.2% vs. 25.2%) als auch bei Rekonstruktion nach frischer ACL-Ruptur (10.7% vs. 37.0%) deutlich gesenkt werden, dies ebenso für die primäre Rekonstruktion (7.1% vs. 29.6%) als auch für die frühsekundäre (3.6% vs. 7.4%).

In der orthesenlimitierten Nachbehandlungsgruppe nach BTB wegen veralteter VKB-Ruptur war die Arthrofibrosenquote mit 21.7% fast dreimal so hoch wie die der frühsekundär rekonstruierten frischen ACL-Rupturen (7.4%), dagegen in der orthesenfreien Gruppe ungefähr gleich hoch (2.9% vs. 3.6%). Außerdem konnte mit Hilfe der modifizierten Nachbehandlung die Arthrofibroserate nach primärer Rekonstruktion frischer ACL-Rupturen auf ca. 1/4 (7.1% vs. 29.6%) gesenkt werden.

Der Versorgungszeitpunkt scheint somit für das Arthrofibroserisiko eine geringere Rolle zu spielen als das Nachbehandlungsregime, das im Rahmen der notwendigen Schutzmaßnahmen für das Graft so freifunktionell wie möglich gestaltet werden sollte. Das im Einzelfall entscheidende Kriterium für eine primäre autologe Patellarsehnenersatzplastik bei frischer ACL-Ruptur ist unseres Erachtens eine praeoperativ möglichst freie Beweglichkeit ohne relevante Schmerzen.

Ergebnisse der offenen Gelenksmobilisierung (nach Judet) zur Wiederherstellung der Kniegelenksbeweglichkeit

O. Kwasny (Wien), M. Fuchs, St. Hadju, V. Vécsei

Indikation und Durchführung sowie die postoperativ und im weiteren Verlauf erzielbaren Ergebnisse der offenen Gelenksmobilisierung nach Judet sollen dargestellt werden.

Therapieresistente Bewegungseinschränkungen führen zu deutlichen funktionellen Einschränkungen. Die arthroskopische Arthrolyse hat sich inzwischen bewährt und liefert bei entsprechender Indikationsstellung gute Ergebnisse. Liegen allerdings auch Verwachsungen bzw. Vernarbungen im Bereich der Oberschenkelstreckmuskulatur vor, ist meist eine zusätzliche offene Gelenksmobilisierung und Quadrizepssehnenplastik notwendig. Von 1994-1997 wurden 7 offene Gelenksmobilisationen durchgeführt wobei ursächlich für die Bewegungseinschränkung weit distal liegende Oberschenkelfrakturen bzw. primär mit Fixateur externe versorgte Oberschenkelfrakturen vorgelegen haben. Über einen antromedialen Zugang Lösung der Verwachsungen des Gelenkes selbst und der suprapatellären Bursa (in 4 Fällen auch arthroskopisch), lateraler Zugang zum Oberschenkelschaft und Mobilisierung des Vastus lateralis bzw. Mobilisierung / Resektion des Vastus intermedius. Überprüfung der Beweglichkeit, ev. Desinsertion des Muskulus rectus femoris (1x), ev. Kerbung des Tractus iliotibialis (1x). Bei einem Ausgangswert von durchschnittlich 42,8° Gelenksbeweglichkeitsamplitude konnte intraoperativ eine Beweglichkeit von durchschnitt-

lich 115° erzielt werden. Bei der Nachkontrolle von durchschnittlich 17,5 Monaten
(4 Monaten) ergab sich eine Bewegungsamplitude von durchschnittlich 96° (80°-120°),
dies entspricht einem relativen Bewegungsgewinn (nach Cauchoix) von durchschnittlich 50,8% (30,7%).

Bei gegebener Indikationsstellung und etappenweiser Durchführung kann die
Gelenksmobilisation nach Judet die Kniegelenksfunktion deutlich verbessern wobei
die intraoperativ gewonnenen Mobilitätswerte meist nicht komplett gehalten werden
können.

Behandlung chronischer Streckdefizite des Kniegelenks durch limitierte offene anteriore Arthrolyse und posteriore Kapsulotomie – Technik und Ergebnisse

P. Lobenhoffer (Hannover), J. Tausendfreund, J. Zeichen, U. Bosch

Zielsetzung

Persistierende Bewegungseinschränkungen des Kniegelenks sind typische Komplikationen von Traumen, Infekten und Bandoperationen. Besonders problematisch ist
die Behandlung chronischer Streckdefizite. Die therapeutische Palette reicht von
arthroskopischen Verfahren bis zur ausgedehnten offenen Arthrolyse, ohne daß die
Indikationen klar definiert wären. Wir stellen ein reduziert-invasives Konzept zur
Therapie von Streckdefiziten des Kniegelenks vor, welches die Pathophysiologie berücksichtigt und eine hohe Erfolgsrate aufweist.

Methode

Zunächst anteromediale Mini-Arthrotomie, offene Resektion des fibrotischen
Hoffa'schen Fettkörpers, Befreiung der Patellarsehne, Inzision der peripatellaren
Retinaculae, ggf. Debridement der Interkondylärgrube, ggf. halboffenes Release des
oberen Recessus. Anschließend posteromediale Arthrotomie über kleinen separaten
Hautschnitt, Darstellen des posterioren Kapselansatz am Femur und komplette Desinsertion der posterioren Kapsel unter Sicht. Posteriore Adhäsiolyse bis nach lateral
unter Durchtrennung des zentralen Septums, ggf. Ablösung der Kaplan'schen Fasern.
Postoperativ dynamische Quengelbehandlung, aktive Bewegungsübungen, CPM, Teilbelastung bis zur Wundheilung.

Ergebnisse

31 Patienten wurden von 1996 bis 1998 in der beschriebenen Technik operiert. Das
präoperative Streckdefizit betrug im Mittel 20° und bestand zwischen 1 und 7 Jahre.
Alle Patienten wurden postoperativ mindestens 3 Monate klinisch nachbeobachtet,

zusätzlich erfolgten bei den längeren Verläufen Evaluationen mittels Lysholm-, Tegner-
und AOSSM-subjective-outcome-Score. Der mittlere Gewinn an Streckung betrug
postoperativ bei der letzten Kontrolle 17°, kein Patient wies bei der Nachkontrolle noch
ein Streckdefizit von mehr als 5° auf. Nachoperationen oder Narkosemobilisationen
waren nicht erforderlich, die Schmerzbehandlung konnte auf orale Medikation beschränkt bleiben. Der Tegner-Score stieg von präoperativ 1,9 auf postoperativ 4,0, der
Lysholm-Score betrug bei der Kontrolle 87 Punkte. Komplikationen über Erguß-
bildungen hinaus wurden nicht verzeichnet.

18.11.99

13:45–
15:00

Saal 3

Schlußfolgerung

Durch diese Technik mit anteriorem Debridement und posteriorer Kapsulotomie
können mit hohen Sicherheit auch langwierig bestehende Streckdefizite des Kniegelenks therapiert werden. Der operative Aufwand bleibt begrenzt, der objektive und
subjektive Funktionsgewinn ist erheblich. Diese Methode sollte der im Ergebnis un-
sicheren arthroskopischen Technik und der operativ aufwendigen klassischen
Arthrolyse vorgezogen werden.

Welche subjektiven und objektiven Defizite bestehen bei Patienten nach VKB- Ersatz mit Fehlplazierung des femoralen Insertionspunktes der VKB- Plastik?

A. Michel (Göttingen), K.H. Frosch , K.M. Stürmer

Knee ligament injuries, Complications, Outcome

Zielsetzung

In einer retrospektiven Studie untersuchten wir das klinische Outcome der Patien-
ten nach VKB-Ersatz mit radiologisch gesicherter Fehlplazierung der femoralen
Insertionsstelle des VKB-Ersatzes im Vergleich zu einer Kontrollgruppe mit exakter
Transplantatlage.

Material und Methodik

Von Januar 1995 bis Juni 1997 wurden 52 Patienten bei isoliertem Knietrauma mit einer
VKB-Plastik aus dem mittleren Drittel der Patellarsehne operiert. Alle Patienten waren
nach demselben Operationsverfahren – Miniarthrotomie und transtibialer Technik –
versorgt worden. Bei 45 Patienten war die femorale Insertionsstelle des VKB-Ersatzes anhand der postoperativen Nativröntgenkontrolle exakt in der Zone IV (Blumensaat-Linie im seitlichen Strahlengang) positioniert, somit ist bei diesen Patienten die

möglichst isometrische Lage des VKB-Ersatzes gegeben. In der radiologischen Kontrolle konnten 4 ventrale Fehllagen (1x Zone II, 3x Zone III) sowie 3 dorsale Fehlplazierungen des Transplantates (5- 6mm dorsal Zone IV) bestimmt werden. Bei der Nachuntersuchung kamen neben der klinischen Untersuchung drei Scores (Activityscore Tegner/ Lysholm, Lysholm/ Gillquist-Score und OAK-Score), die Stabilitätsmessung mit dem KT 1000-Arthrometer und zur Bestimmung der propriozeptiven Funktion des Gelenkes, ein passiver Winkelreproduktionstest nach Barret, zur Anwendung.

Ergebnisse

5 Patienten äußerten völlige Beschwerdefreiheit, 1 Patient klagte über gelegentliche Einklemmungserscheinungen des Gelenkes und 1 Patient war mit dem erreichten Ergebnis nicht zufrieden. Der Aktivitätsindex nach Tegner/ Lysholm lag zwischen 3 und 6 und entsprach der Kontrollgruppe mit exakter femoraler Transplantatinsertion. Der überwiegend objektive OAK-Score ergab ebenfalls ein vergleichbares Ergebnis zur Kontrollgruppe. Etwas schlechter fiel der überwiegend subjektive Lysholm/ Gillquist-Score aus. Bei der Stabilitätsuntersuchung mit dem KT 1000- Arthrometer konnten deutliche Transplantatinstabilitäten für die ventrale Tibiatranslation des Gelenkes bei dorsaler Fehlplazierung gemessen werden (bis 6 mm im Vergleich zur unverletzten Seite). Für die ventralen Fehlplazierungen wurden stabile Transplantatverhältnisse gemessen, die auch den Ergebnissen der Kontrollgruppe entsprechen (bis max. 3 mm Differenz zur unverletzten Seite). Eine zu ventrale Lage des Transplantates kann zu bleibenden Streckdefiziten des Gelenkes führen und bedarf dann einer operativen Revision (Zyklopssyndrom) und muß daher auf jeden Fall vermieden werden.Die Ergebnisse der propriozeptiven Funktion der Gelenke mit femoraler Transplantatfehlplazierung entsprechen weitgehend den Werten der Kontrollgruppe.

Schlußfolgerungen

Die Patienten mit femoraler Transplantatfehllage geben, wie auch in der Kontrollgruppe, weitgehende Beschwerdefreiheit im täglichen Leben und bei sportlichen Aktivitäten an. Der Aktivitätsindex sowie die Ergebnisse der klinischen Scores decken sich weitgehend mit den Resultaten der Kontrollgruppe. Die Stabilitätsuntersuchung zeigt eine deutliche Instabilität für die ventrale Tibiatranslation bei dorsalen Fehlplazierungen. Die weitgehend vergleichbare Stabilität der ventralen Fehlplazierungen zur Kontrollgruppe ist aber mit einem eventuellen Streckdefizit verbunden und muß daher ebenso vermieden werden.

Verbliebene Instabilität nach vorderer Kreuzbandplastik mit Patellarsehne? Was tun?

M. Faschingbauer (Hamburg), C. Jürgens, D. Wolter

insuffiziente Kreuzbandersatzplastik, transplantaterhaltende Stabilisierung

18.11.99

13:45–
15:00

Saal 3

Zielsetzung

Beurteilung der Ergebnisse nach sekundärer Straffung/Versetzung bei insuffizienter vorderer Kreuzbandplastik

Problembeschreibung

Häufige Ursache für eine instabile Kreuzbandplastik ist einmal das primär lockere Transplantat bei korrekter Lage der Knochenblöcke. Zum anderen die Fehllage der femoralen oder tibialen Insertionspunkte bzw. das Transplantatversagen.

Material und Methoden

Die Therapie der primär lockeren Transplantate ist durch gezieltes Überbohren und Nachspannen möglich. Bei fehlerhafter Plazierung der Knochenblöcke wird nach Überbohren des Knochenblockes und Mobilisation der Defekt mit autologem Knochen aufgefüllt und ein neuer Bohrkanal in korrekter Lage gebohrt. Für die Überbohrung des Knochenblockes wird zentral ein K-Draht in das Implantat eingebracht und durch einen Führungszylinder mit der Diamant-Hohlfräse mobilisiert. Der entstandene knöcherne Defekt wird zur Stabilisierung des neu zu legenden Kanals knöchern aufgefüllt. Dieses Verfahren ist indiziert bei Fehlinsertion mit deutlicher Instabilität – aber nur bei guter Qualität des Transplantates.

Ergebnisse

Bei 147 Revisionseingriffen nach vorderer Kreuzbandplastik von 1989 bis 1998 wurden 13 Insertionskorrekturen vorgenommen. Dabei handelt es sich um 6 tibiale Distalisierungen. 4-mal wurde tibialseitig und 3-mal femoralseitig eine Transposition vorgenommen. Das Alter der Patienten war durchschnittlich 30,5 Jahre, der Zeitraum zwischen Primäroperation und Revision betrug im Mittel 32,6 Monate (7 Monate bis 9 Jahre). Die Nachuntersuchungen (13 Patienten) erfolgte nach 7 bis 62 Monaten. Dabei war 5-mal eine deutliche Instabilität (++(+)) nachzuweisen und in 8 Fällen war die Stabilität sehr gut (+ oder gut (+)) bei freier Beweglichkeit. Interessant war, daß bei 9 Patienten von diesen 13 Patienten eine 2. Nachuntersuchung in einem Abstand von ca. 16 Monaten stattfand (erste Nachuntersuchung 6 bis 24 Monate, zweite Nachuntersuchung 27 bis 42 Monate). Hierbei fand sich überraschenderweise eine deutliche Verschlechterung der Stabilität bei 4 Patienten, welche nach anfänglicher sehr guter bis guter Stabilität in einer ausgeprägten Insuffizienz mündeten.

Schlußfolgerungen

Durch Korrektur der Insertionspunkte nach BTB-Plastiken bzw. Nachspannen kann bei guter Qualität des Transplantates eine zweite Transplantatentnahme vermieden werden. Es zeigte sich allerdings, daß sichere Kriterien zur Qualitätsbeurteilung derzeit noch nicht verfügbar sind. Selbst nach anfänglicher guter Stabilität kommt es relativ rasch in einigen Fällen zu einer erneuten Insuffizienz.

Transplantatversagen nach vorderer Kreuzbandplastik – einzeitiger Transplantatersatz mittels Quadricepssehne mit arthroskopischer Pressfit-Technik

U. Becker (Stuttgart), E. Lang, R. Schmidt-Wiethoff, G. Bauer

Die Reruptur bzw. Insuffizienz des vorderen Kreuzbandtransplantates ist aufgrund der Vielzahl an Kreuzbandoperationen eine zunehmende chirurgische Herausforderung. Beschrieben werden erste Ergebnisse einer speziellen arthroskopischen Pressfit-Technik mittels Quadricepssehne, die den einzeitigen Ersatz des vorderen Kreuzbandes nach vorausgegangener Kreuzbandplastik ermöglicht.

Der Ersatz des vorderen Kreuzbandes mittels autologer oder heterologer Transplantate ist ein inzwischen weitverbreitetes Verfahren zur Therapie der vorderen Kreuzbandruptur. Patienten mit Transplantatrupturen kommen deshalb jetzt um so häufiger in die Klinik. Allgemein üblich ist hierbei ein zweizeitiges Verfahren mit zunächst Ausbau von Transplantat und Metall und anschließend in einer zweiten Operation die erneute Kreuzbandersatzplastik, häufig durch die Entnahme eines Patellasehnentransplantates von der Gegenseite. In unserer Klinik wurde eine arthroskopische Pressfit-Technik des Quadricepssehnentransplantates etabliert, welche es ermöglicht, das insuffiziente Transplantat einzeitig zu ersetzen. Hierbei wird ein 5 cm langer, 1 cm breiter und ca. 5 mm dicker Quadricepssehnenstreifen präpariert und am patellaren Ansatz mittels einer speziellen Hohlsäge entnommen. Das patellare Blöckchen wird nun so konfektioniert, daß eine femorale Pressfit-Implantation möglich wird. Die Bohrung des femoralen Bohrkanales erfolgt über das mediale Arthroskopieportal, so daß es auch bei durch die Voroperation bedingten größeren knöchernen Defekten praktisch immer gelingt im lateralen Femurkondylus eine isoanatomische Verankerung des Knochenblöckchens zu erzielen. Der sehnige Anteil des Quadrizepstransplantates wird mit Terilenefäden armiert und tibial über einer Ankerschraube fixiert.

In unserer Klinik wurden inzwischen 19 Patienten (12 x Z.n. Patellarsehne, 4 x Z.n. Semitendinosussehne, 2 x Zustand nach Treviraband und 1 x Zustand nach Patella- und Semitendinosussehne) mit dieser Technik operiert. Die Voroperationen lagen zwischen 1 und 5 Jahre zurück, in allen Fällen gelang ein einzeitiger Ersatz mittels Quadricepssehne. Alle Kniegelenke zeigten bei der Revision bereits deutliche Vorschäden im Sinne von II.- bis partiell auch IV.- gradigen Arthrosen sowie Z.n.

Meniscusteilresektionen. Bisher zeigten die 19 primär einzeitig versorgten Patienten bei der ersten Nachuntersuchung nach 6 Monaten stabile Bandverhältnisse und trotz mehrfach vorausgegangener Operationen kam es bei keinem Patienten zu oberflächlichen oder tiefen Infekten.

Die Stabilisierung des Kniegelenkes nach fehlgeschlagener vorderer Kreuzbandersatzoperation kann unter Verwendung der Quadricepssehne mittels einer speziellen arthroskopischen Pressfit-Technik in der Regel einzeitig erfolgen. Die Frühergebnisse zeigen eine ausgezeichnete Primärstabilität bei minimaler Einbringung von Fremdmaterial.

18.11.99

13:45–
15:00

Saal 3

Sekundäre Kreuzbandplastik bei vorderer Kreuzbandinsuffizienz nach Naht und Kreuzbandplastik

V. Musahl (Berlin), T. Cierpinski, H. Hornung, P. Hertel

Reruptur, vorderes Kreuzband, Revisionseingriff, Patellasehne

Zielsetzung

Eine Reruptur des operativ versorgten vorderen Kreuzbandes (VKB) bzw. eines Transplantates zu versorgen, verlangt besondere Überlegungen beim Revisionseingriff, besonders wenn es sich nicht um die erste Revision handelt. Die Auswahl des Spendengebietes ist eingeschränkt, liegende Implantate bzw. restliche Bandprothesen sowie knöcherne Defekte sind zu berücksichtigen. Mit dieser retrospektiven Studie wollten wir die Ersatzplastik nach Naht und Primärplastik nachuntersuchen und gegenüberstellen.

Methodik

39 Patienten mit einem Revisionseingriff des VKB wurden mittelfristig nach durchschnittlich 36 Monaten (15-96) subjektiv, objektiv und radiologisch eingestuft. Hierzu wurden IKDC Standard Evaluation Form, Tegner- und Lysholm- Scores, sowie die Klassifizierung der Arthrose nach Jäger und Wirth verwandt. Die Primärversorgung des VKB erfolgte im Mittel nach 20 Monaten (0 Tage – 20 Jahre) mittels Kreuzbandersatzplastik (30, davon 13 Semitendinosussehnen) und Adaptationsnaht (10). Ein Revisionseingriff wurde im Durchschnitt nach 54,3 Monaten notwendig. Dabei war die Ursache einer erneuten VKB-Insuffizienz traumatisch (11) oder für den Patienten nicht erinnerlich (primäre oder sekundäre Lockerung, 29). Die Revision erfolgte mit autologer Patellarsehne (26), Quadrizepssehne (5) oder Semitendinosussehne (1) als Sekundäreingriff und mit autologer Patellarsehne (6) oder Quadrizepssehne (2) als Tertiäreingriff.

Ergebnisse

Nach dem Revisionseingriff konnten 34 von 39 Patienten ihren Aktivitätslevel (n. Tegner) gegenüber dem der Primärversorgung von durchschnittlich 4,2 auf 5,2 (nach Naht: von 4,3 auf 5,4) steigern, bzw. halten und der Lysholm Score stieg analog von 56 auf 76 (nach Naht: von 64 auf 89). Von 39 untersuchten Knien wurden in der KT 1000-Manual-Maximum Messung 37 mit festem Anschlag gemessen (durchschnittliche Seitendifferenz von 2,8 mm; nach Naht: 1,8 mm). Im IKDC Score lagen zum Zeitpunkt der Nachuntersuchung 19 Patienten bei B und 12 Patienten bei C. In der radiologischen Untersuchung verschlechterten sich 17 von 39 Patienten um einen Arthrosegrad gegenüber dem Zeitpunkt der Reruptur. Dennoch war zum Zeitpunkt der Nachuntersuchung keine Höhenminderung des Knorpels zu verzeichnen (durchschnittliche Gelenkspalthöhe medial: 6,1 mm, retropatellar: 5,7 mm).

Schlußfolgerung

Durch Revisioneingriffe ist eine gute durchschnittliche Festigkeit zu erwarten. Die subjektive Einschätzung ist schlechter als objektive Kriterien. Sekundärplastiken sind nach Naht erfolgreicher als nach Primärplastik. Patellarsehne und Quadrizepssehne sind hochwertige autologe Gewebe für Revisionsplastiken nach fehlgeschlagener primärer oder sekundärer Operation am vorderen Kreuzband.

<table>
<tr><td>

18.11.99

**13:45–
15:00**

Saal 4/5

</td><td>

Donnerstag, 18. Nov.   13:45 – 15:00   Saal 4/5

Arthrodese (II) – Knie / OSG

</td></tr>
</table>

Indikation und Behandlungsergebnisse der Kniegelenksarthrodese

C. Eingartner (Tübingen), C. Kramer, J. Gröber, K. Weise

Arthrodese, Kniegelenk, Infekt, Knie-Totalprothese

Fragestellung

Die Kniegelenksarthrodese erfuhr in den letzten Jahren eine indikatorische Wandlung und erfolgt heute häufig unter ungünstigen Ausgangsvoraussetzungen am Ende einer komplikationsreichen Vorbehandlung. Die Behandlungsverläufe unter diesen

Bedingungen sollten hinsichtlich des operativen Vorgehens, der postoperativen Komplikationen, der Zeitdauer bis zur Konsolidierung sowie der Konsolidierungsrate analysiert werden.

18.11.99

13:45–
15:00

Saal 3

Methodik

In einer retrospektiven Auswertung wurden die 90 Kniegelenksarthrodesen der Jahre 1984 bis 1997 evaluiert. Die Ergebnisqualität wurde mittels Fragebogen erhoben.

Ergebnisse

Bei 45 Patienten fand sich in der Vorgeschichte ein Trauma, bei 30 war zuvor eine Kniegelenksendoprothese implantiert und bei 74,4 % aller Patienten bestand zum Zeitpunkt der Arthrodese ein Infekt. Bei 92,2 % der Patienten erfolgte die Arthrodese mittels Resektion und Stabilisierung mit dem dreidimensionalen Fixateur externe, bei 61,1 % zusätzlich eine Spongiosaplastik. Bei 89 % aller Patienten mit einer infizierten Ausgangssituation trat eine zumeist infektassoziierte Komplikation auf, wohingegen nur 10 % der Patienten ohne primären Infekt eine Komplikation erlitten. Die mittlere Konsoldierungszeit betrug 19,2 Wochen, wobei deutliche Unterschiede zwischen Patienten mit primärem Infekt (20,1 Wochen) und ohne Infekt (15,1 Wochen) sowie Patienten mit einer Knieendoprothese (25,6 Wochen) zu verzeichnen waren. Bei 7 Patienten mußte eine Rearthrodese durchgeführt werden, bei 3 Patienten erfolgte bei nicht beherrschbarem Infekt schlußendlich die Amputation. Subjektiv waren bei der Nachbefragung 87 % der Patienten mit dem Ergebnis der Arthrodese zufrieden oder sehr zufrieden.

Schlußfolgerung

Die Resektions-Kompressions-Arthrodese am Kniegelenk mit dem Fixateur externe, gegebenenfalls zusammen mit einer Spongiosaplastik, stellt auch bei schwierigen Ausgangssituationen mit Infekt und ossären Defekten ein aussichtsreiches Verfahren dar, mit dem sich zumeist der Erhalt des Beines und der Gehfähigkeit erreichen läßt.

Gesundheitsbezogene Lebensqualität (SF-36) von Patienten mit einer Arthrodese nach septischer Kniealloarthroplastik

Susanne Fuchs (Münster), J. Jerosch, A. Mersmann

Die bakterielle Infektion ist nach wie vor eine der Hauptkomplikationen in der Kniealloarthroplastik. Ziel der vorliegenden Untersuchung ist die Evaluation der gesundheitsbezogenen Lebensqualität von Patienten mit einer Kniegelenksarthrodese nach septischer Lockerung einer Knieendoprothese.

Material und Methodik

Bei 30 Patienten wurde zwischen 1966 und 1995 eine Arthrodese nach Ausbau einer septischen Knieendoprothese durchgeführt. Das durchschnittliche Alter betrug zum Zeitpunkt der primären TEP-Implantation 63,2 Jahre. Die Arthrodese erfolgte durchschnittlich 34 Monate nach der Primärimplantation. Die Hälfte der Primärimplantationen erfolgten im eigenen Haus. Der Zeitraum zwischen der Arthrodese und der Nachuntersuchung betrug durchschnittlich 62 Monate. Zwei Patienten konnten weder postalisch noch telefonisch erreicht werden, drei Patienten waren in der Zwischenzeit verstorben. Die Nachuntersuchung erfolgte entweder im Rahmen einer ambulanten Vorstellung oder im Rahmen eines Hausbesuches. Die Arthrodese wurde 5-mal einzeitig und 25-mal zweizeitig durchgeführt. Hierbei wurden 9-mal ein Fixateur externe, 8-mal eine Plattenosteosynthese und 13-mal ein spezielles Arthrodese-Implantat (Knie-Implantat) dokumentiert. Die präoperativen Daten hierzu wurden anamnestisch oder anhand der vorliegenden Aktenunterlagen erhoben.

Ergebnisse

Lediglich bei zwei Patienten konnte der Infekt nicht zu Ausheilung gebracht werden, in 28 Fällen war die Infektsanierung erfolgreich. 21% der Patienten waren zum Zeitpunkt der Nachuntersuchung in der Lage, mehr als 1000 m zu gehen; 31,6% konnten lediglich eine Strecke von bis zu 1000 m zurücklegen und 5,3% waren leider nicht fähig zu gehen. 10,5% konnten sich nur innerhalb des Hauses bewegen. Eine Gehstrecke von 50–100 m außerhalb des eigenen Hauses war für 21% möglich und 10,5% erreichten hier eine Distanz von 500 m. 5,3% der Patienten benötigten keine Hilfsmittel beim Gehen, 36,8% gebrauchten regelmäßig einen Handstock. Zwei Handstöcke wurden von 5,3% benutzt, eine Unterarmgehstütze verwendeten 15,8% und 10,5% gebrauchten zwei Unterarmstützen. Ein Gehbock wurde von 10,5% benutzt und 15,8% waren auf den Rollstuhl angewiesen. Körperliche Funktionsfähigkeit (SF– diese Skala beurteilt körperliche Aktivitäten wie Gehen, Treppensteigen, Selbstversorgung, Ankleiden, Bükken, Heben, anstrengende oder mittelschwere Tätigkeiten. Bei der präoperativen Betrachtung erreichen 77,8% maximal 20 Punkte, 5,6% erreichten 70 Punkte. In der Verteilung der postoperativen Gruppe beträgt die Punktzahl der körperlichen Funktionsfähigkeit in 50% maximal 20 Punkte, 11,1% haben über 80 Punkte erreicht. Zum Zeitpunkt der Nachuntersuchung erreichen 55,6% 30 Punkte, eine Punktzahl von über 30 haben 44,5% erreicht. Die Mittelwerte steigen im Laufe der Zeit an, liegen aber unter den Werten der Bevölkerung über 70 Jahren.

Schlußfolgerung

Die aufgrund der infizierten Knieendoprothese erheblich reduzierte, durchschnittliche, gesundheitsbezogene Lebensqualität der Patienten konnte durch die Arthrodese wieder erheblich verbessert werden. Sie liegt jedoch auch nach erfolgreicher Arthrodese noch unter der einer altersentsprechenden Vergleichsgruppe. Trotz Arthrodese war die Mobilität der Patienten zufriedenstellend. Die Ergebnisse zeigen, daß eine Arthrodese nach Explantation einer infizierten Knieendoprothese bei ausgeprägten Knochen und Weichteildefekten aus Sicht der Patienten eine durchaus anzustrebende Lösung sein kann.

18.11.99

13:45–
15:00

Saal 3

Custom-made Arthrodesestäbe – eine Rückzugsalternative in der septischen Kniegelenkschirurgie

S. von Gumppenberg (München), M.A. Scherer

Arthrodesestab, Kniegelenk, septische Chirurgie, Arthrodese

Einleitung

Eine Rückzugsmöglichkeit bei tiefen, komplizierten Kniebinneninfektionen, die auf Grund der Gesamtkonstellation wie Mischinfektion, Zahl der Voroperationen, Patientenpersönlichkeit oder Grunderkrankung den Extremitätenerhalt in Frage stellen, könnte eine intramedulläre Osetosynthese darstellen.

Material und Methode

Ausgehend von früheren Erfahrungen, bei denen überlange Marknägel zur Arthrodese verwendet wurden, berichten wir über die Entwicklung von indivuell angefertigten, anatomischen, allen Krümmungsachsen des Femur und der Tibia folgenden Titan-Arthrodesestäben an bisher 6 Patienten (24 bis 85 Jahre), die bis zur Einweisung zwischen 2 und 8-mal voroperiert waren. Die Nachuntersuchungszeit beträgt bis dato zwischen 6 und 21 Monate.

Ergebnisse

Das Design des Arthrodesestabes ist faktisch erst seit dem 4. Werkstück konstant geblieben. Initiale Designfehler betanden zum einen in der einfachen Transposition der Konstruktionskriterien eines UFN bzw. UTN auf das gesamte Achsenskelett der unteren Extremität, zum anderen in nicht vorhersehbaren topographischen Stabilitäts- und Lastübertragungsanforderungen am Implantat-Knochen-Interface. Als Komplikationen mußten wir einen Implantatbruch (Therapieversager, lost to follow-up), eine Schenkelhalsfraktur neben dem Implantat (11. p.op. Tag) und eine verzögerte Arthrodese-Heilung beobachten. Der Arthrodesestab dynamisiert sich bei den erforderlichen Gesamtlängen (570 – 640 mm) auch bei Verwendung von Langlöchern nicht.

Klinische Konsequenzen

In stark selektierten Fällen stellt dieses neue Implantat eine reelle Alternative zur Fixateur externe Arthrodese des Kniegelenkes dar, wobei die minimierte Invasivität und Weichteilschonung im (ehemals) infizierten Operationsgebiet mit den mechanischen Vorteilen der intramedullären Osteosynthese verbunden wird.

Ist die Arthrodesenbehandlung im Kniegelenk und Sprunggelenk im Ringfixateur möglich?

M. Wurm (Hamburg), H.G.K. Schmidt, D. Wolter

Arthrodese, Ringfixateur, Kniegelenk, Sprunggelenk

Zielsetzung

Darlegen der Möglichkeit einer Arthrodesenbehandlung im Ringfixateur bei Vorliegen von Infekt- und Defekt-Situationen an der unteren Extremität.

Problembeschreibung

Ungünstige Weichteilverhältnisse, Durchblutungsstörungen, aber auch Infekt-, Defekt-Situationen erschweren die notwendige Durchführung einer Arthrodese erheblich und erfordern ein spezielles Management.

Material und Methode

In den letzten 8 Jahren erfolgte bei 40 Patienten die Durchführung einer Arthrodesenbehandlung der unteren Extremität. In 36 Fällen war die Behandlung abgeschlossen und die Patienten konnten nachuntersucht werden. 9 Patienten erhielten eine Kniegelenks-, und 27 Patienten eine Sprunggelenksarthrodese. Bei 12 Patienten lag ein großer Defekt von durchschnittlich 12,1 cm vor, so daß ein Segmenttransport zur Arthrodese notwendig war. Bei 6 Patienten fand sich eine Verkürzung. Hier wurde durchschnittlich 4,4 cm verlängert. Bei 8 Patienten wurde parallel zur Arthrodesenbehandlung eine Fußfehlstellung nach der Methode von Ilisarow korrigiert.

Ergebnisse

In 28 Fällen konnte mit dem Ringfixateur trotz der häufig schwierigen Ausgangssituation ein knöcherner Durchbau erzielt werden. 3-mal war eine Amputation aufgrund der fortgeschrittenen Infektsituation notwendig. In den Fällen, bei denen ein sicherer knöcherner Durchbau nicht erzielt werden konnte, ergab sich jedoch durch die Versorgung mit einem Gehapparat eine gebrauchsfähige Extremität.

18.11.99

13:45–
15:00

Saal 3

Schlußfolgerungen

Der Ringfixateur ist zur Arthrodesenbehandlung im Bereich der unteren Extremität bei Vorliegen von Infekt-, und Defekt-Situationen unverzichtbar. Die Methode von Ilisarow, durch Segmenttransport neue Heilungschancen zu eröffnen, ist eine entscheidende Bereicherung des Therapieangebotes zur Beherrschung dieser schwierigen Situationen.

Die Seilarthrodese des oberen Sprunggelenkes

M. Upmeyer (Schwerte), R. Labitzke, M. Umari

Zielsetzung

Beschreibung einer elastischen Arthrodese für posttraumatische Arthrosen

Kurzfassung

Entsprechend dem primären Knorpelschaden und nach kunstlos durchgeführten Osteosynthesen nach bi-und trimalleolären (Luxations-) Frakturen des oberen Sprunggelenkes resultieren in einem kleinen Prozentsatz schmerzhafte Arthrosen, die durch tibiotalare Arthrodesen mit guter Funktion schmerzfrei werden können.

Die gängigen Osteosynthesetechniken mit Verplattung oder reiner Verschraubung sind biomechanisch ungünstig, der Fixateur ist durch eine hohe Infektrate und geringen Tragekomfort gekennzeichnet. Die Durchbauungszeiten liegen zwischen 2 und 6 Monaten.

Der Seilzug wird durch 2 bilaterale doppelte Seilverspannungen realisiert. Die hoch zugfesten Drahtseile (die hohe elastische interfragmentäre Kompression garantieren) werden zwischen Schraubenköpfen auf der einen und in Gewindetälern der überstehenden Schrauben der Gegenseite angelegt. Zusätzliche Gipsbehandlung ist nicht vonnöten. Festes Schuhwerk oder eine Aircast-Schiene für 6 Wochen genügen völlig. Die Arthrodesen bauen in der Regel in 6 Wochen knöchern durch.

Diese „biologische" Arthrodese wird an etwa 25 Fällen dokumentiert. Die Komplikationsrate ist extrem klein.

18.11.99

**13:45–
15:00**

Saal 3

Vier-Schrauben-Arthrodese des oberen Sprunggelenkes

K. Herzmann (Dresden), R. Grass, J. Heineck, H. Zwipp

Arthrose, Arthrodese, Oberes Sprunggelenk

Anhand einer retrospektiven Studie soll aufgezeigt werden, daß der Patient nach Arthrodese des oberen Sprunggelenkes mit einer signifikanten Schmerzreduktion und einem guten bis sehr guten funktionellen Ergebnis rechnen darf.

Für ein gutes Resultat der Arthrodese sind folgende Bedingungen entscheidend: Frühzeitige Operation vor Ausbildung von Anschlußarthrosen, physiologische Rechtwinkelstellung des oberen Sprunggelenkes, Korrektur von Achsfehlstellungen, Osteosynthese mit Zugschrauben und eine funktionelle Nachbehandlung.

Im Zeitraum vom 01.01.94 bis 30.01.98 führten wir bei 44 Patienten eine 4-Schrauben-Arthrodese des oberen Sprunggelenkes durch. 26 Patienten – 15 Frauen (eine Patientin mit beidseitiger Operation im Intervall) und 11 Männer – mit insgesamt 27 Arthrodesen konnten nachuntersucht werden. 16 Patienten litten an einer posttraumatischen, 9 an einer idiopathischen Arthrose (1 Patientin mit beidseitiger idiopathischer Arthrose). Das Durchschnittsalter der Patienten betrug 50,6 Jahre (16-82). Zwischen Operation und Nachuntersuchungszeitpunkt lagen minimal 1 Jahr und maximal 4,8 Jahre. Röntgenologisch waren zum Nachuntersuchungszeitpunkt alle Arthrodesen knöchern konsolidiert, Anschlußarthrosen konnten nicht objektiviert werden. Ein Knochen- oder Weichteilinfekt wurde nicht beobachtet. Ebenso fand sich kein Varus/Valgus- oder Rotationsfehler.

Entsprechend den Bewertungskriterien nach Kitaoka konnte in 14 Fällen ein sehr gutes, in acht Fällen ein gutes und in drei Fällen ein befriedigendes Ergebnis erreicht werden. Bei einem Patienten muß das Operationsergebnis als schlecht eingestuft werden (Patient mit dekompensiertem Pes plano valgus und bereits vorbestehender schwerer Arthrose des Lisfranc-Gelenkes). Bei einem Patienten mit hereditärer Neuropathie und neuropathischen Schmerzen konnte das Ergebnis der Arthrodese nicht eingeschätzt werden. Kriterium für die Einstufung „befriedigend" war im wesentlichen eine subtalare Schmerzsymptomatik ohne daß röntgenologisch Arthrosezeichen objektiviert werden konnten. Schmerzfreie Patienten wiesen eine kompensatorische Hypermobilität des Chopart-Gelenkes (15 ± 2 Grad) und Rückfußes mit gelegentlichem Instabilitätsgefühl des unteren Sprunggelenkes auf.

Schmerzhafte Arthrosen des oberen Sprunggelenkes bedingen nicht selten einen langen Leidensweg. Die Mehrzahl der Patienten gewinnt durch eine sofortige Schmerzlinderung und damit verbundene deutliche Aufwertung mehr Lebensqualität. Eine befürchtete funktionelle Einschränkung unterbleibt (alle Patienten, die präoperativ einer sportlichen Betätigung (Bergwandern, Skifahren, Tanzen) nachgingen, konnten diese wiederaufnehmen. Alle Patienten, auch die mit einem befriedigendem Ergebnis, waren mit dem Ergebnis der Operation zufrieden und bedauerten, daß ihnen diese Operation erst so spät als Alternative angeboten und empfohlen wurde.

Operationstechnik und erste Ergebnisse der Knochen-Dübel-Arthrodese (KDA) des oberen und unteren Sprunggelenkes mit gekühlter Diamantfräse in Pressfit-Technik

K. Dresing (Göttingen), K.M. Stürmer

press-fit, dowel-arthrodesis, ankle joint, subtalar joint

18.11.99
13:45–
15:00
Saal 3

Die Arthrodese von oberem oder unterem Sprunggelenk (OSG, USG) ist auch heute eine notwendige Operation bei schmerzhafter posttraumatischer Arthrose und nach Funktionsausfall nach Kompartmentsyndrom, da die Alloplastik der Sprunggelenke noch nicht überzeugen kann. Verfahren mit minimaler oder ausgedehnter Resektion der Gelenkflächen, mit oder ohne Knochentransplantation werden beschrieben. Wir stellen die erste Pressfit Dübel-Arthrodesetechnik vor.

Material

Seit Oktober 1997 wurden 10 Patienten (2 Frauen, 8 Männer) mit der KDA operiert (7 OSG [Alter 33,6 ± 9 Jahre], 3 USG [Alter 38 ± 10,9 Jahre]). In 9 Fällen bestand eine fortgeschrittene aseptische posttraumatische Arthrose, in 1 Fall ein vollkommener Funktionsverlust nach Kompartmentsyndrom. Intraoperative Komplikationen traten nicht auf. Die Arthrodesen waren klinisch und radiologisch nach 8,1 ± 1,3 Monaten fest, die Patienten beschwerdefrei. Beinverkürzungen im Vergleich zum präoperativen Status bestanden nicht.

Methoden

In die Gelenkflächen werden mit einer Diamanthohlfräse Kanäle geschliffen, in die Knochendübel vom Beckenkamm, die einen 1/10 mm größeren Durchmesser haben, Pressfit eingebolzt werden. Die interne Osteosynthese erfolgt mit Kompressionsschrauben am OSG von medial und lateral durch die Knöchel, am USG von plantarseitig.

Ergebnisse

Intraoperative und postoperative Probleme traten nicht auf. Durchschnittlich wurden 4,9 ± 1,2 Dübel eingebracht. Die Mobilisation an Unterarmgehstützen mit minimal belastendem Gang wurde im Durchschnitt nach 4,5 Tagen erreicht. Teilbelastender Gang wurde ab der 4. Woche erlaubt. Vollbelastender Gang war zwischen der 7. Bis 10. Woche möglich. Die Arthrodesen waren klinisch und radiologisch nach 8,1 ± 1,3 Monaten fest. Beinverkürzungen im Vergleich zum präoperativen Status wurden nicht gemessen. Von den 10 Patienten gingen 6 nach vollständiger Durchbauung der Arthrodese wieder ihrer beruflichen Tätigkeit oder Beschäftigung nach, bzw. schulten um.

Schlußfolgerungen

Die Knochendübelarthrodese führt zu einer Versteifung ohne Beinlängenverkürzung. Die Beckenschaufelkontur wird nicht verändert. Der Durchbau der Arthrodese wird durch die autogene Spongiosa induktiv beschleunigt. Die Weichteile werden geschont. Auf eine äußere Fixation kann im allgemeinen verzichtet werden. Die Schraubenosteosynthese transossär durch Innen- und Außenknöchel stabilisiert suffizient. Insbesondere bei jungen Patienten nach komplexen Sprunggelenkszerstörungen minimiert diese Technik die Morbidität der Arthrodese.

Die septische Arthrodese des OSG mit dem Hybridfixateur – geeignetes Konzept oder ultima ratio?

O. Russe (Bochum)

Evaluation des Konzeptes Hybridfixateur als sicheres und komplikationsarmes Verfahren zur Fusion des OSG bei Infekt und kritischer Weichteilproblematik

Einleitung

Bei problematischer Weichteilsituation im Infekt und bei diabetogener Osteopathie treten nach konventionellen Arthrodeseverfahren am OSG hohe Komplikationsraten und Fehlschläge auf. Betroffene Patienten sind häufig mehrfach voroperiert mit entsprechenden Folgen für die lokalen Knochen- und Weichteilverhältnisse. Der Hybridfixateur bietet sich hier als eine wertvolle Erweiterung des therapeutischen und operativen Spektrums an, wie anhand der Erfahrungen am eigenen Patientengut aufgezeigt werden soll.

Methode

Im Zeitraum vom 01.12.1995 bis zum 30.11.98 wurde bei 15 Patienten zur Arthrodese des OSG ein Hybridfixateur verwendet. Es handelte sich um 4 Frauen und 11 Männer mit einem Durchschnittsalter von 55,5 Jahren (28 – 84). Bei 14 Patienten lag eine posttraumatische Arthrose / Fehlstellung des OSG zu Grunde, bei einer Patientin ein PCP-bedingte Gelenkdestruktion. Es bestand bei 13 Patienten eine Infektsituation, bei 5 Patienten war eine konventionelle Arthrodese fehlgeschlagen, bei 1 Patienten die OSG-Endoprothetik. In der Vorgeschichte waren die Patienten durchschnittlich jeweils 7-mal voroperiert worden.

Resultate

Bei 14 Patienten konnte bislang die knöcherne Fusion dokumentiert werden, dabei in 2 Fällen mit stabiler Fistelung. Bei einem Patienten persistiert die Infektpseudarthrose. Die erfolgreich abgeschlossenen Arthrodesen können voll belastet werden, davon 3 in einer Orthese.

Folgerung

Die Anwendung des Hybridfixateurs erweist sich als ein zuverlässiges Verfahren zur Fusion des OSG im Infektfall und nach fehlgeschlagener Arthrodese.

Lebensqualität bei einer Arthrodese des oberen Sprunggelenkes – Ergebnisse nach mehr als 20 Jahren

Chr. Chylarecki (Duisburg), H. Scheele , T. Mumme

Lebensqualität, Arthrodese, oberes Sprunggelenk

Zielsetzung

Überprüfung der Lebensqualität und Arbeitsfähigkeit bei Patienten mit Arthrodesen am oberen Sprunggelenk, mehr als 20 Jahre postoperativ.

Problemstellung

Die Arthrodese stellt eine anerkannte Methode zur Behandlung von schmerzhaften posttraumatischen Arthrosen und chronischen Infekten des OSG dar. Überprüft werden soll der langfristige Einfluß einer Arthrodese auf Lebens- und Arbeitsqualität.

Material und Methode

In einer retrospektiven klinischen und radiologischen Studie werden 18 Patienten (17 Männer, 1 Frau) mehr als 20 Jahre (MW 23 J., Min 20 J., Max 33 J.) nach Arthrodese des OSG untersucht. Neben einer umfassenden klinischen und radiologischen Untersuchung wird der aktuelle körperliche und psychische Gesundheitszustand mit Hilfe des SF-36-Scores (deutsche Version, Bullinger 1995) des Medical Outcomes Trust (Boston) ermittelt. Der Score beinhaltet die acht wichtigsten Gesundheitskonzepte (körperliche Funktionsfähigkeit, Rollenfunktion und Schmerz, allgemeine Gesundheit, Vitalität, soziale Funktionsfähigkeit sowie emotionale Rollenfunktion) und erlaubt psychometrisch, effizient den Gesundheitszustand zu beurteilen. Bei 11 Patienten erfolgte die Arthrodese wegen einer posttraumatischen Arthrose, bei 5 Patienten bei einem chronischen Infekt, einmal wegen einer Fehlstellung und einmal unmittelbar nach einer Mehrfragmentfraktur des Pilon tibiale. Die Patienten waren zum Zeitpunkt der Arthrodese 37 ± 8 (MW ± SD) Jahre und sind heute 61 ± 8 (MW ± SD) Jahre alt. Das Intervall Unfall-Arthrodese betrug durchschnittlich 6 Jahre (Min. 0; Max. 21 J.)

Ergebnisse

Alle Patienten sind mit der erfolgten Operation zufrieden. 50% der Patienten sind im Alltag durch die Arthrodese nicht oder nur unwesentlich eingeschränkt. 44% der Patienten setzen ihren ursprünglichen Beruf weiter fort, die übrigen schulten um und bleiben weiter in handwerklichen Berufen tätig; nur ein Patient wurde wegen Begleitverletzungen berentet. Jeweils ein Drittel der Patienten bewertet die berufliche Einschränkung als stark bzw. mäßig. Die Analyse der Ergebnisse des SF-36-Scores ergibt im Vergleich zu den alters- und geschlechtsentsprechenden Gruppen der deutschen Bevölkerung keine statistische Differenzen in der körperlichen Rollenfunktion (63 vs. 79 Pkt., p = 0,154), allgemeinen Gesundheit (57 vs. 61 Pkt., p = 0,442) und Vitalität (62 vs. 63 Pkt., p = 0,899). Beim psychischen Wohlbefinden (80 vs. 77 Pkt., p = 0,601) und in der sozialen Funktionsfähigkeit (91 vs. 89 Pkt., p = 0,154) erreichen die Arthrodesepatienten sogar tendenziell bessere Ergebnisse. Bei der körperlichen Funktionsfähigkeit (77 vs. 82 Pkt., p = 0,018), emotionalen Rollenfunktion (52 vs. 91 Pkt., p = 0,001) und körperlichen Schmerzen (56 vs. 75 Pkt., p=0,002) weisen die untersuchten Patienten signifikante Defizite auf (jeweils Vorzeichen-Rangtest, zweis.)

Schlußfolgerungen

Nach mehr als 20 Jahren sind Patienten mit einer Arthrodese des OSG zufrieden. Sie gehen ihren alten oder veränderten aber körperlichen Tätigkeiten nach. Durch die Arthrodese wird allerdings die Fähigkeit, körperliche Arbeit zu bewältigen, schmerzbedingt beeinträchtigt.

<table>
<tr><td>

Donnerstag, 18. Nov.   13:45 – 15:00   Saal 6

Pro & Contra (V)

*Nachbehandlung von Unfallpatienten –
muß eine EAP erfolgen oder reicht
"einfache" verordnete Heilmitteltherapie?*

</td><td>

18.11.99

13:45–
15:00

Saal 6

</td></tr>
</table>

Ist die EAP nach vorderer Kreuzbandersatzplastik rerechtfertigt? Vergleich von Kosten und Nutzen

F. Habermann (Göttingen), K-H. Frosch, A. Michel, A. Niklas, K-M. Stürmer

Kreuzbandersatzplastik, EAP,KG

Problemstellung

Bei einer Gegenüberstellung von Kosten und Nutzen der EAP versus KG nach vorderer Kreuzbandersatzplastik stellt sich die Frage, ob die höheren Kosten der EAP durch bessere klinische Ergebnisse gerechtfertigt werden können.

Methodik

Der VKB-Ersatz wurde über Miniarthrotomie in transtibialer Technik (Sacklochtechnik) durchgeführt. Grundlage für die Beurteilung des klinischen Ergebnisses waren die körperliche Untersuchung, die Scores nach Lysholm, Tegner und OAK, das KT-1000, die Winkelreproduktionsfähigkeit und der Figure-of-eight Sprungtest. Voroperationen am betroffenen Knie oder Frakturen waren Ausschlußkriterien.

Patienten

31 Patienten (13 weiblich) mit vorderer Kreuzbandersatzplastik (18 rechtsseitig) wurden prospektiv mindestens 37,7 Jahren erhielten postoperativ KG (A), 21 Patienten mit einem mittleren Alter von 34,1 Jahren eine EAP (B), 71% letzterer zusätzlich KG.

Ergebnisse

Die 1. Nachuntersuchung erfolgte im Mittel nach 6,2 Monaten, die 2. nach 12,6 Monaten. Der Anteil an Begleitverletzungen lag in Gruppe A bei 55%, in B bei 60%. Nach

12,6 Monaten erzielte Gruppe A in den Scores durchschnittlich 93,6 Punkte (Lysholm), 5,1 (Tegner) und 93,8 (OAK), Gruppe B 95 (Lysholm), 5,8 (Tegner) und 94,4 (OAK) Punkte. Im KT 1000 war nach 12,6 Monaten in Gruppe A die axiale Translation im Mittel um 18,3% niedriger als in Gruppe B. Die Propriozeption wurde mit der Winkelreproduktionsfähigkeit (modifiziert nach Barrett) evaluiert. In Gruppe A fand sich eine mittlere Winkelgradabweichung von 7,53° im Seitenvergleich, bei B 6,48°. Die Arbeitsunfähigkeit lag in Gruppe B im Durchschnitt mit 36,6 Tagen um 48,5% niedriger als in Gruppe A mit 71 Tagen. Alle Patienten aus Gruppe B waren nach 12,6 Monaten voll berufsfähig, aus Gruppe A gaben 3 Patienten Einschränkungen im Beruf an. Bei Gruppe A waren durchschnittlich 23,1 Einheiten KG nötig, bei B 20,2 Einheiten EAP mit zusätzlich 21,1 Einheiten KG. Für die Kostenrechnung wurden die derzeitigen Kassensätze verwendet. Dies verursachte bei Gruppe A einen Gesamtkostenaufwand im Mittel von DM 622 pro Patient, bei B von DM 2339.

Schlußfolgerung

Obwohl die Patienten, die eine EAP erhalten hatten, mehr Begleitverletzungen am betroffenen Kniegelenk aufwiesen, war das klinische Resultat der Patientengruppe mit EAP gegenüber alleiniger Anwendung von KG deutlich besser. Trotz der 3- bis 4-fach höheren postoperativen Behandlungskosten pro EAP-Patient rechtfertigen unserer Meinung nach das funktionelle Outcome und die fast doppelt so schnell erreichte Arbeitsfähigkeit die Anwendung einer EAP-Maßnahme.

<table>
<tr><td>18.11.99

13:45–
15:00

Saal 7</td><td>

Donnerstag, 18. Nov.   13:45 – 15:00   Saal 7

Unfallchirurgie bei alten und uralten Menschen (II)

</td></tr>
</table>

Welche Bedeutung hat die mediale Gefäßgruppe des Humeruskopfes?

C. Meyer (Gießen)

Fotografische Darstellung der Humeruskopfarterien im Korrosionspräparat und Erarbeitung der klinischen Relevanz der Untersuchungsergebnisse.

In der Frakturversorgung wird der Knochendurchblutung zunehmend Beachtung geschenkt.

Bei der Behandlung von Humeruskopffrakturen spielt dieser Gesichtspunkt insbesondere bei der primären Entscheidung zwischen konservativem, osteosyntethischem oder prothetischem Vorgehen eine entscheidende Rolle.

Diese Arbeit stellt das charakteristische Gefäßversorgungsmuster des proximalen Humerus an Leichenpräparaten mittels Korrosionstechnik bildlich dar. Des weiteren werden unter dem Aspekt der unterschiedlichen Frakturtypen die Auswirkungen der Verletzung auf die Gefäßversorgung des Knochens betrachtet.

Die Knochenarterien des Humeruskopfes entspringen aus den beiden Aa. circumflexae humeri. Diese umgreifen den Oberarmknochen auf Höhe des Collum chirurgicum und entsenden ihre Äste nach proximal.

Das Hauptgefäß ist ein Ast der A. circumflexa anterior, der lateral der langen Bizepssehne nach cranial strebt, und durch ein sehr konstant vorkommendes Foramen das Tuberculum majus penetriert. Wegen des intraossär bogenförmigen Verlaufs unterhalb der Gelenkfläche wird das Gefäß als A. arcuata bezeichnet und ernährt auf diesem Wege einen Großteil des Humeruskopfes.

Neben kleinen Gefäßen, die unter anderem regelmäßig das Tuberculum minus versorgen, ist eine Gefäßgruppe von großer Bedeutung, die aus der A. circumflexa humeri posterior entspringt. Diese Gefäßgruppe ist in der Literatur erst seit kurzem beschrieben. Ähnlich der Situation am Hüftkopf, erfolgt der Blutzufluß zum Caput humeri über zahlreiche feine Äste, die entlang des Collum chirurgicum verlaufen. Sie penetrieren unmittelbar an der Knochen-Knorpelgrenze und anastomosieren intraossär mit den Endgefäßen der A. arcuata.

Bei einer Humeruskopffraktur kann den medialen Knochengefäßen eine ausgesprochen große Bedeutung zukommen, denn nach Unterbrechung des Blutflusses aus der A. arcuata scheint über diese mediale Gefäßgruppe die wichtigste verbleibende Restdurchblutung des Kopffragmentes zu erfolgen.

Die Behandlung der Mehrfragmentfraktur des proximalen Humerus bei alten und uralten Menschen

O. Holbein (Ulm), G. Hehl, P. Keppler, L. Kinzl

Fraktur, Humerus proximal, Osteosynthese, Humeruskopfprothese

Einleitung

Um die Leistungsfähigkeit des primären prothetischen Humeruskopfersatzes mit dem etablierten Verfahren der Minimalosteosynthese vergleichen zu können, führten wir eine prospektive Studie in der Behandlung der Humeruskopfmehrfragmentfraktur des alten und uralten Menschen durch.

Material und Methode

In einer prospektiv randomisierten Studie wurden dislozierte Neer V- und VI-Frakturen erfaßt und entweder mit Minimalosteosynthese oder primär mit Schulterprothese (Typ Global shoulder, Modularsystem, zementiert) versorgt. Seit Dezember 1994 konnten bis Oktober 1997 insgesamt 39 Patienten (Durchschnittsalter 72 Jahre, 6 Männer und 33 Frauen) mit 40 Frakturen in die Studie aufgenommen werden. In jeweils 20 Fällen wurde eine Minimalosteosynthese durchgeführt oder eine primäre Humeruskopfprothese implantiert. Alle Patienten wurden in ein individuelles aktives Übungsprogramm einbezogen. Über einen Zeitraum von 2 Jahren wurden halbjährliche klinische und radiologische Untersuchungen durchgeführt, die Evaluation der Ergebnisse erfolgte nach dem Constant-Score.

Ergebnisse

Bei allen Patienten konnte inzwischen die Abschlußuntersuchung durchgeführt werden. Zwei Patienten aus jeder Gruppe waren verstorben. In der Gruppe der primären Schulterprothesen traten keine Infekte oder Prothesenlockerungen auf, es mußte kein Revisionseingriff durchgeführt werden. Nach Minimalosteosynthese traten bei 2 Patienten revisionsbedürftige Infekte auf. In einem weiteren Fall wurde nach sekundärer Dislokation eine Prothese implantiert, einmal wurde eine Arthrolyse durchgeführt. In insgesamt 9 Fällen dieser Gruppe wurde eine Metallentfernung durchgeführt. Die Beurteilung der Nachuntersuchungsergebnisse nach den Constant-Score ergab für beide Gruppen ein vergleichbares Ergebnis im Bezug auf Schmerzen und Alltagsaktivitäten.Die Beweglichkeit und Kraft waren nach Minimalosteosynthese besser als nach Implantation einer Humeruskopfprothese. In der subjektiven Beurteilung des OP-Ergebnisses durch die Patienten waren beide Kollektive wiederum vergleichbar.

Schlußfolgerung

Der primäre prothetische Gelenkersatz bei dislozierten Mehrfragmentfrakturen des Humeruskopfes ist beim alten und uralten Menschen funktionell vergleichbar mit der Minimalosteosynthese. Da nach unserer Erfahrung die Notwendigkeit eines Zweiteingriffes geringer ist, stellt die primäre Implantation einer Prothese eine komplikationsarme Alternative zur Minimalosteosynthese dar.

Funktionelle Ergebnisse nach proximalen Humerusfrakturen bei über 80 jährigen Patienten

Jaquline Eichorn-Sens (Hamburg), W. Linhart, A.H. Rücker, J.M. Rueger

proximale Humerusfrakturen, alter Mensch, frühfunktionelle versus operative Therapie

18.11.99

13:45–
15:00

Saal 7

Einleitung

Die proximale Humerusfraktur gehört zu den häufigsten Verletzungen des alten Menschen. Die zumeist multimorbiden Patienten sind auf eine freie Funktion der oberen Extremität angewiesen. Auf Grund der Begleiterkrankungen besteht in der Regel ein deutlich erhöhtes Narkoserisiko. Die Verankerung der üblichen Implantate ist meist durch die bestehende Osteoporose erschwert.

Material und Methode

In den Jahren 1997/98 wurden in unserer Klinik 49 Patienten (6 männlich / 43 weiblich) jenseits des 80. Lebensjahres mit proximalen Humerusfrakturen(AO 11) behandelt. Davon waren 29% älter als 90 Jahre. Alle Patienten zogen sich die Verletzung bei Stürzen im Haus oder auf der Straße zu. Es wurde eine retrospektive Nachuntersuchung durchgeführt. Es fanden sich in 31 Fällen Typ A – Frakturen. Davon wurden aufgrund grober Dislokation 6 Frakturen operativ mit T-Platte versorgt. In 3 Fällen fanden sich Typ B – Frakturen, welche konservativ behandelt werden konnten. Von den 15 Typ C – Frakturen mußten 7 Fälle mit Zuggurtung oder Kirschnerdraht-Osteosynthesen stabilisiert werden. Insgesamt wurden 27% der Patienten operativ versorgt. Die konservativ behandelten Frakturen wurden alle durch Anlage eines Gilchrist-Verbandes und frühfunktionelle Mobilisation behandelt. Zum Untersuchungszeitpunkt (durchschnittlich nach 1,2 Jahren) waren 21 Patienten (43%) verstorben, 7 Patienten (14%) konnten aufgrund ihres sehr schlechten Allgemeinzustandes nicht nachuntersucht werden. Die konservativ behandelten Patienten (AO-Typ A: 25, Typ B: 3, Typ C: 8) erreichten im Neer-Score durchschnittlich 79 Punkte – 4 erreichten ein sehr gutes, 5 ein gutes und 4 ein unbefriedigendes Ergebnis –, im Constant-Score wurden durchschnittlich 74 % erreicht. In der operativ behandelten Gruppe (AO-Typ A: 6, Typ C: 7) wurden nach Neer durchschnittlich 59 Punkte, nach Constant 52 % erreicht (1 sehr gutes, 6 unbefriedigende Ergebnisse).

Diskussion

Bei den häufig multimorbiden Patienten muß das Therapiekonzept an das zu erwartende funktionelle Ergebnis angepaßt werden, so daß auch im Falle von dislozierten bifokalen oder Mehrfragmentfrakturen die Indikation zur operativen Therapie sehr eng zu fassen ist, da auch die operative Versorgung dieser Frakturen häufig zu unbefriedigenden Ergebnissen führt.

18.11.99

**13:45–
15:00**

Saal 7

Primäre Schulterendoprothetik zur Versorgung der proximalen Humerustrümmerfraktur des alten Menschen

R. Hower (Murnau), O. Gonschorek, R. Beickert, V.Bühren

Überprüfung der Ergebnisse nach primären Schulterendoprothesen beim alten Patienten nach Frakturen. Wie stellt sich Funktion und Patientenzufriedenheit vergleichsweise dar?

Die Indikation zur Schulterprothese wird primär bei dislozierten Humerusmehrfragmentfrakturen gesehen, um frühzeitig eine funktionelle Nachbehandlung zu ermöglichen und die Folgen der Kopfnekrose zu vermeiden. Über eine prospektiv angelegte Studie soll geklärt werden, inwieweit die Spätergebnisse denen nach sekundärer Endoprothetik entsprechen.

Von Januar 1997 bis Dezember 1998 erhielten 32 Patienten (22 Frauen, 10 Männer, Durchschnittsalter 72 ± 13) eine Humeruskopfprothese (Typ Neer II). Die Indikation wurde gestellt bei schmerzhaften Omarthrosen (Gruppe A, n=7) sowie bei frischen (B, n=12) bzw. veralteten (C, n=13) proximalen Humerusmehrfragment- und Trümmerfrakturen. Die Patienten wurden 3 – 27 Monate postoperativ befragt und nachuntersucht. Die Patienten gaben auf einer Skala von 0 bis 100 Punkten (Visual-Score) ihre subjektive Zufriedenheit mit dem Operationsergebnis an. Die Einschätzung des funktionellen Ergebnisses erfolgt gemäß dem Constant-Murley-Score. Die Ergebnisse werden als Mittelwerte + Standardabweichung angegeben. Zum Vergleich der Gruppen untereinander wurden der Kruskall-Wallis-Test und der Student-Newman-Keul-Test angewendet. Signifikante Unterschiede wurden bei p<0,05 angenommen.

Ergebnisse

Der Constant-Murley-Score zeigte bei Omarthrosen (61 ± 15 Punkte) signifikant höhere Werte als bei Frakturen (49 ± 18 bzw. 42 ± 13 Punkte). Die Angaben zur subjektiven Zufriedenheit ergaben nach Omarthrosen (77 Punkte) signifikant bessere Werte als bei verspätet therapierten Frakturen (55 Punkte), nicht jedoch im Vergleich zu frühzeitiger Prothesenimplantation nach Frakturen (67 Punkte). Tendenziell wurden nach frühzeitiger Prothesenimplantation zur Frakturbehandlung bessere funktionelle und subjektive Ergebnisse im Vergleich zur verspäteten Endoprothetik beobachtet.

Durch frühzeitigen Entschluß zum prothetischen Ersatz bei Humerusmehrfragmentfrakturen können dem älteren Patienten mehrfache Eingriffe erspart werden. Das funktionelle und vor allem subjektive Endergebnis ist besser als bei sekundärer Indikationsstellung und kommt der Arthrosechirurgie nahe.

Analyse von unfallabhängigen und unfallunabhängigen Komplikationen bei Patienten über 60 Jahre mit operativ versorgten Ellenbogenfrakturen

T. Klapperich (Bochum), C. Dollriess, M.-P. Hahn, G. Muhr

Im Rahmen einer retrospektiven Studie sollte Aufschluß über die Ergebnisse und Komplikationen operativ versorgter Ellenbogengelenksfrakturen bei Patienten über 60 Jahre gewonnen werden.

Hierzu wurden operativ versorgte Ellenbogenfrakturen von 25 Patienten über 60 Jahre mit 25 Patienten gleichartiger Frakturen im Alter von 16 bis 30 Jahren verglichen. Es wurden neben den funktionellen Ergebnissen ein besonderes Augenmerk auf die spezifischen und unspezifischen Komplikationen während des stationären Aufenthaltes gelegt. Bei den 25 Patienten über 60 Jahre handelt es sich um 19 weibliche und 6 männliche Patienten mit einem Durchschnittsalter von 73 Jahren. Es lagen 13 Olekranon- und 12 distale Humerusfrakturen vor. Es konnte bei einen mittleren Nachuntersuchungsintervall von 19 Wochen folgende durchschnittliche Bewegungsausmaße für Extension / Flexion von 0/25/105 und für Pronation / Supination von 60/0/65 gefunden werden. In dieser Gruppe traten präoperativ 4 Nervenläsionen und insgesamt 9 verletzungsassoziierte Komplikationen (2 Pseudarthrosen, 1 Ankylose, 2 Infekte, 3 Osteosynthesenlockerungen und eine Reluxation) auf. Insgesamt waren 7 Folgeeingriffe nötig. Außerdem kam es während des stationären Aufenthalts zu 5 nicht verletzungassoziierten Komplikationen. In der Vergleichsgruppe mit 25 Patienten im Alter von 16 bis 30 Jahren (Durchschnittsalter 24,9 Jahre) befanden sich 21 männliche und 5 weibliche Patienten. Bei einen mittleren Nachuntersuchungintervall von 20 Wochen wurde eine durchschnittliche Beweglichkeit für Extension/ Flexion von 0/10/120 und für Pronation /Supination von 75/75 gefunden. Es lagen insgesamt 11 Olekranon- und 14 distale Humerusfrakturen vor. Wir sahen 2 verletzungsbedingte Komplikationen (1 Pseudarthrose und 1 Osteosyntheselockerung) und führten 2 Folgeeingriffe durch.

Eine operative Versorgung von Ellenbogenfrakturen im hohen Alter ist mit einer hohen Zahl an Komplikationen verbunden. Osteoporose sowie erschwerte Wund- und Frakturheilungsverhältnisse führen häufig zu postoperativen Problemen. Des weiteren erschweren die altersbedingten Begleiterscheinungen die frühe krankengymnastische Beübung, was sich in schlechteren Ergebnissen wiederspiegelt.

18.11.99

13:45–
15:00

Saal 7

18.11.99

13:45–
15:00

Saal 7

Prognose der distalen intraartikulären Humerusfraktur des alten Menschen

J. Korner (Leipzig), H. Lill , Ch. Josten

distale Humerusfraktur, Osteoporose, Gelenkbeteiligung

Problem

Intraartikuläre distale Humerusfrakturen des alten Menschen stellen für den behandelnden Chirurgen nach wie vor eine therapeutische Herausforderung dar. Aufgrund des meist geringeren funktionellen Anspruchs sowie fortgeschrittener osteoporotischer Veränderungen ist bei verbleibenden Funktionsdefiziten der Nutzen von Revisionseingriffen im Alter fraglich.

Methode

Im Zeitraum von 1/89 bis 12/96 wurden an unserer Klinik 47 Patienten (Alter Median 46; Min.18, Max. 83 Jahre) mit intraartikulären Frakturen des distalen Humerus versorgt und nachuntersucht (mittlerer Nachuntersuchungszeitraum 54 Monate, Min. 24, Max. 90). 19 Patienten (40,4%) wiesen ein Alter von mindestens 60 Jahren (G>60; Alter Median 67; Min. 60, Max. 83 Jahre) auf. 28 Patienten (59,6%) waren jünger als 60 Jahre (G<60; Alter Median 39; Min.18, Max. 59 Jahre). Entsprechend der AO- Klassifikation handelte es sich in der G>60 in 4 Fällen um 13 C1- Frakturen, in 8 Fällen um Frakturen vom Typ 13 C2 und in 7 Fällen um Frakturen vom Typ 13 C3. In der G<60 fanden sich in 7 Fällen 13 C1- Frakturen, in 9 Fällen 13 C2- Frakturen und in 12 Fällen um Frakturen vom Typ 13 C3. In allen Fällen erfolgte die operative Versorgung durch ORIF. Die Evaluierung der Ergebnisse beider Altersgruppen erfolgte nach dem Leipziger Ellenbogen- Score (LES), der neben klinischen und subjektiven Kriterien auch den radiologischen Befund berücksichtigt (max. Punktzahl 100).

Ergebnisse

In der Gruppe der G>60 (n = 19) erreichten 3 Patienten „sehr gute", 5 Patienten „gute", 5 bzw. 6 Patienten „mäßige" oder „schlechte" Ergebnisse im verwendeten Score. Patienten der G<60 (n = 28) erreichten in 6 Fällen „sehr gute", in 8 Fällen „gute" und in je 7 Fällen „mäßige" bzw. „schlechte" Ergebnisse. Die subjektiven Ergebnisse waren in der in der G>60 in 12 Fällen (63%) und in der G<60 in 11 Fällen (39%) „gut" und „sehr gut". Revisionseingriffe waren in der G<60 in 6 Fällen (21%) und in der G>60 in 4 Fällen (21%) erforderlich, wodurch der Punktwert im Score in der G<60 um median 18 Punkte bzw. in der G>60 um median 9 Punkte verbessert wurde.

Schlußfolgerung

Patienten, die im Alter von über 60 Jahren eine intraartikuläre distale Humerusfraktur erleiden, erreichen vergleichbare Ergebnisse wie jüngere Patienten. Trotz gleicher klinischer und radiologischer Befunde, ist die subjektive Einschätzung des Ergebnisses durch den Patienten im Alter deutlich günstiger. Im Vergleich zu jüngeren Patienten ist der Nutzen funktionsverbessernder Revisionseingriffe bei Patienten von über 60 Jahren gering.

18.11.99

13:45–
15:00

Saal 7

Gelenknahe Tibiafrakturen – Der Ilisarov-Fixateur bei hochbetagten Patienten

St. Trabhardt (Berlin), C. Voigt, R. Rahmanzadeh

Unterschenkelbruch-geriatrischer Patient-Ilisarov-Fixateur-biologische Osteosynthese

Gelenknahe Unterschenkelfrakturen sind oftmals Komplexe Frakturen, deren ausgedehnter Weichteilschaden lange Heilungsverläufe erwarten läßt. Infekte und Pseudarthrosen, sowie Arthrosen der angrenzenden Gelenke sind häufige Komplikationen. Das Heilungsresultat wird beim alten Menschen aufgrund der zumeist erheblichen Osteoporose nicht allein durch die Schwere des Weichteilschadens beeinflußt. Das anzustrebende Osteosyntheseverfahren muß zudem die mangelnde Kooperationsfähigkeit der geriatrischen Patienten berücksichtigen und daher voll belastungsfähig sein. Nach dem heutigen Kenntnisstand über biomechanistische Prinzipien sollte ein möglichst minimalinvasives Operationsverfahren ausgewählt werden.

In den vergangenen zwei Jahren wurden 11 Patienten, die eine Unterschenkelfratur erlitten und über 75 Jahre alt waren in unserer Klinik mit dem Ilisarov-Fixateur behandelt. Die Erfassung des Patientenkollektives erfolgte retrospektiv, die Fraktureinteilung wurde nach der AO Klassifikation vorgenommen, der Weichteilschaden nach Tscherne/Oestern (geschlossen) und Gustilo (offen) eingeteilt. Zur Fixation wurde das Ilisarov-Ringfixateursystem verwendet mit 2,0 mm Stahlbohrdrähten. Im Verlauf, trat bei einer Patientin eine Lockerung mit korrekturbedürftiger Fehlstellung auf, so daß eine Stellungskorrektur mit erneuter Ilisarov-Fixateur Anlage erfolgen mußte. Alle anderen Frakturen heilten aus, der Fixateur wurde nach durchschnittlich 14 Wochen entfernt. Pininfekte traten bei drei Patienten in den gelenknahen Zonen auf und konnten lokal erfolgreich behandelt werden.Die Nachuntersuchungsergebnisse (zwischen 4 Monaten und 1 3/4 Jahren) zeigten gute Ergebnisse hinsichtlich der Mobilität und schmerzfreien Beweglichkeit der angrenzenden Gelenke. Osteitiden, Pseudarthrosen oder Refrakturen traten nicht auf.

Zusammenfassend stellt der Ilisarov-Fixateur in der Versorgung gelenknaher Unterschenkelfrakturen bei geriatrischen Patienten eine gute Alternative zu den aufwendigeren inneren Stabilisierungssystemen dar und sollte somit nicht nur sekundär wie bisher bei kompliziertem Verlauf sondern primär eingesetzt werden. Denn minimale Traumatisierung führt zu maximalem Erfolg.

18.11.99

**13:45–
15:00**

Saal 7

Stellenwert der Minimalosteosynthese bei Versorgung der Tibiakopffrakturen bei Patienten über 70 Jahre

S. Frenyó (Budapest), J.Szita, I.Czermann, P.Vancsó

Anhand eines Fallkollektivs von 37 operativ versorgten Tibiakopffrakturen bei Patienten über 70 Jahre wird der Frage nachgegangen, welche Formen der MIO bei dieser Altersgruppe eingesetzt werden können.

In Betrachtung der Endergebnisse und Hospitalisationsdauer von 37 operativ behandeltenTibiakopffrakturen bei Patienten über 70 Jahre, von denen 20 mit MIO-Techniken, und 17 mit offenen Repositionen, autologen Spongiosaplastiken und Kondylenplatten versorgt wurden, erscheint der Einsatz minimalinvasiver Techniken gerade bei alten Menschen erfolgsversprechend. Die operative Therapie von Tibiakopffrakturen bei alten Menschen ist besonders problematisch: Die relativ hohe Komplikationsrate der offenen Techniken bereitet ein immer höheres Risiko als bei jungeren Patienten. Anderseits, nicht operativ behandelte instabile Tibiakopffrakturen können zur permanenten Invalidität und einer verminderten Lebensqualität führen. Zwischen 01.01.93 und 12.31.99 wurden 227 Tibiakopffrakturen operativ behandelt. 37 Patienten waren über 70 Jahre, von denen 17 mit offenen Techniken (offene Reposition, autologe Spongiosaplastik und Kondylenplatten) und 20 mit MIO-Reposition unter BV-Defektauffüllung mit Palacos oder homologer Spongiosa und Stabilisierung mit AO-Schrauben) versorgt wurden. 3 Patienten in der MIO wurden wegen der transkondylären Komponente der Fraktur zusätzlich mit einer Orthese in der postop. Phase versorgt. Nachuntersuchung nach 16 Monaten im Durchschnitt. Durchschnittliche Verweildauer: 18 Tage in der offenen Gruppe und 11 Tage in der MIO-Gruppe.

Komplikationen

2 septische Komplikationen wurden in der offenen Gruppe beobachtet (einmal sollte eine Kniearthrodese durchgeführt werden), und keine in der MIO.

Endergebnis

Gehfähigkeit wurde bei allen Patienten in der MIO (mit 1 oder 2 Stöcken) hergestellt. In der offenen Gruppe verstarb 1 Patient wegen Pulmonalembolie, eine Patientin brauchte einen Gehwagen, und die anderen wurden auch mit 1 oder 2 Stöcken gehfähig. Eine Knieendoprothese wurde im Untersuchungszeitraum in keinem Fall notwendig.

Bei alten Menschen soll das Therapieverfahren möglicherweise mit verringerter Invasivität auch bei Tibiakopfbrüchen angewandt werden. Es soll aber betont werden, daß die Minimalisierung des operativen Eingriffes keinen Einfluß auf die Genauigkeit der Gelenkreposition haben darf.

<table>
<tr><td>

Donnerstag, 18. Nov.   13:45 – 15:00   Saal 8

Experimentelle Unfallchirurgie (II) –
Implantate / Oberflächen

</td><td>

18.11.99

13:45–
15:00

Saal 8

</td></tr>
</table>

Oberflächenstrukturierung von Titanimplantaten mit dem Kupferdampflaser – tierexperimentelle Untersuchungen der Biokompatibilität und der geeigneten Porengeometrie

R. Stangel (Erlangen)

Optimierung der Oberflächenstruktur von Endoprothesen mit dem Ziel einer verbesserten Osseointegration. Gibt es eine bevorzugte Porengeometrie?

Einleitung

In der vorgelegten Untersuchung wird der Einsatz des Kupferdampflasers für Oberflächenstrukturierungsmaßnahmen in der Hüftgelenksendoprothetik in vivo untersucht. Die in vivo Untersuchungen wurden an einem belastungsarmen, intramedullären Kaninchentiermodell (New Zealand white rabbits) durchgeführt.

Material und Methode

Bei 60 adulten, männlichen new zealand white rabbits wurden vier $TiAl_6V_4$ Rundimplantate mit unterschiedlicher Oberfläche (25µm, 50µm, 200µm, edelkorund-rauhgestrahlt Ra 7,25µm) in die Femora und in die Humeri in randomisierter Weise intramedullär und damit weitestgehend belastungsfrei implantiert. Postoperativ konnten sich die Kaninchen frei bewegen. Drei Kaninchengruppen mit 3, 6 und 12 Wochen Überlebenszeit erhielten regelmäßig eine polychrome Sequenzmarkierung und wurden einer histologischen, histomorphometrischen, fluoreszenzmikroskopischen und einer mikroradiographischen Analyse zugeführt. Eine 4. Gruppe mit 12 Wochen-Überlebenszeit wurde biomechanisch mittels Pull-out Test auf die jeweiligen Ausziehkräfte untersucht. Die Humeri und Femora wurden in der Dünnschliffsägetechnik nach Donath aufbereitet. Die statistische Auswertung erfolgte mit dem Statistikpaket SPSS unter Verwendung des Testes nach Kruskal-Wallis.

Ergebnisse

5 Kaninchen verstarben intraoperativ, früh postoperativ an einer Fraktur bzw. aus ungeklärter Ursache. Die histomorphometrische Überprüfung des Knochenimplantatkontaktes und des Knochenimplantatporenkontaktes erbrachte Vorteile für die edelkorund-rauhgestrahlten und die 200 µm Implantate. Dieser Effekt konnte

18.11.99

13:45–
15:00

Saal 8

fluoreszenzmikroskopisch bestätigt werden, da in den 25 und 50µm Poren kein lamellärer Knochen nachweisbar war. Die 200µm Poren hingegen zeigten eindeutig lamellären Knochen in den Poren. Mikroradiographisch zeigten sich Vorteile für die 25 und 50µm Porengeometrie. Biomechanisch (Pull-out) lies sich ein statistisch signifkanter Vorteil zugunsten der edelkorund-rauhgestrahlten und der200µm Implantate nachweisen. Darüberhinaus zeigte sich ein vermehrter Knochenimplantatkontakt bei kortikaler gegenüber spongiöser Verankerung.

Schlußfolgerung

Der Kupferdampflaser eignet sich zur schädigungsarmen Mikrostrukturierung von Oberflächen. Die edelkorund-rauhgestrahlten Implantate und die 200 µm Porengeometrie zeigen das günstigste Anwachsverhalten.

Proliferation und Differenzierung humaner Osteoblasten auf Titan und Stahl

Carla Schmidt (Ulm), A. Ignatius, L. Claes

in vitro, Osteoblasten, Titan, Stahl

Zielsetzung

Das Ziel der Studie war, Unterschiede in der Differenzierung und Proliferation von humanen Osteoblasten bei Kultivierung auf Reintitan, Ti-6Al-7Nb und rostfreiem Stahl zu bestimmen, um die Materialien hinsichtlich ihrer Biokompatibilität zu vergleichen.

Problem

Rostfreier Stahl und Titan sind häufig verwendete Implantatwerkstoffe. Derzeit gibt es erneut Diskussionen über die Biokompatibilität dieser Materialien, da mehr und mehr dazu übergegangen wird, den Patienten Zweitoperationen zu ersparen und Implantate, selbst wenn sie nicht mehr benötigt werden, im Körper zu belassen.

Material und Methoden

Primäre humane Osteoblasten wurden auf Scheibchen aus Reintitan, Ti-6Al-7Nb, rostfreiem Stahl und Zellkulturplastik (ThermanoxO) ausgesät. Die Materialien besaßen die gleiche Oberflächenbearbeitung wie klinische Implantate. Nach 3, 7, 11, 15 und 19 Tagen wurden die Zellen gezählt (Coulter Counter) und aus den Lysaten die Aktivität der Alkalischen Phosphatase (ALP) spektrophotometrisch bestimmt. Die Bestimmung des Osteocalcins erfolgte mittels ELISA (Novocalcin, DPC Biermann GmbH) aus den Zellüberständen. Zur Bestimmung der statistischen Signifikanz wurden die Daten mittels Varianzanalyse und Tukey-Kramer-Test analysiert.

18.11.99

13:45–
15:00

Saal 8

Ergebnisse

Alle Wachstumskurven zeigten eine ähnliche Kinetik. Die Osteoblasten proliferierten am besten auf rostfreiem Stahl und am langsamsten auf der Titanlegierung. Die Unterschiede waren nicht groß aber statistisch signifikant ($p < 0,05$). Auf rostfreiem Stahl und ThermanoxO konnte zum Ende der Kulturdauer ein leichter Anstieg der ALP beobachtet werden (67% bzw. 95% Veränderung der ALP nach 19 Tagen gegenüber dem Meßwert nach 3 Tagen). Auf Ti-6Al-7Nb wurden die geringsten Werte für die ALP gefunden, die sich auch über den gesamten Kultivierungszeitraum nicht änderte (2-4 U/l*100.000 Zellen). Im Gegensatz dazu waren die Osteocalcinwerte auf Stahl und der Kontrolle niedriger als auf Reintitan und der Titanlegierung.

Schlußfolgerungen

Keines der Materialien hat starke inhibitorische Effekte auf die Zellproliferation. Aufgrund der gegensätzlichen Ergebnisse bezüglich Osteocalcin und ALP könnte es sein, daß die Materialien sich unterschiedlich auf die Osteoblastendifferenzierung auswirken. Stahl und Reintitan scheinen die Proliferation und Bildung einer Extrazellulärmatrix zu fördern während Ti-6Al-7Nb ebenso wie Reintitan eine Mineralisierung begünstigen.

Einwachsverhalten humaner Zellkulturosteoblasten in definierte Porenkanäle von Titan und Aluminiumoxidkeramiken

K.-H. Frosch (Göttingen), K. Dresing, T. Rudy, F. Kauer, J. Breme, K.M. Stürmer

Osteoblasten, Zellkultur, Titan, Aluminiumoxid

Problemstellung

Bekannt ist, daß die Oberlächenbeschaffenheit eines Implantates neben Proliferation und Differenzierung der Osteoblasten auch die extrazelluläre Proteinmatrix beeinflußt. Wie Osteoblasten in Porenkanäle definierter Größe morphologisch einwachsen und ob sie ein charakteristisches Wachstumsverhalten in Abhängigkeit von der Porengröße zeigen, ist Gegenstand der vorliegenden Untersuchungen in der Zellkultur.

Methodik

Titanimplantate und Aluminiumoxidkeramiken wurden als inertes Material zu humanen Osteoblastenkulturen gegeben, und das Einwachsverhalten der Osteoblasten in die Porenkanäle mit den Durchmessern 600, 400, 300, 250 und 160µm mit dem Durchlichtmikroskop ausgewertet. Die Osteoblasten wurden 2 x passagiert und auf eine Zellzahl von 30000/cm² eingestellt.

Kollektiv

Insgesamt wurden jeweils 21 Porenkanäle mit den oben genannten Durchmessern mit Osteoblasten von 5 gesunden Traumapatienten inkubiert und die Ergebnisse statistisch ausgewertet.

Ergebnisse

Die Osteoblasten wachsen unter Ausbildung von füßchenartigen Fortsätzen vom Boden der Zellkultur in die Porenkanäle des Implantates ein. Bei einem Durchmesser von 600µm findet sich ein randständiges circuläres Wachstum im Kanal, wobei ein zentrales Areal von 150 – 200µm frei bleibt. Bei einem Durchmesser von 250 bis 400µm richten sich die Osteoblasten an den Wänden diagonal aus, sodaß ein netzartiges Wachstum entsteht. Bei 160µm Durchmesser zeigten von 21 ausgewerteten Kanälen 8 ein netzartiges Wachstumsmuster, 13 ein Bälkchenmuster, welches jedoch den Porenkanal nach 3 Wochen nur unvollständig ausfüllt. Die Wachtumsgeschwindigkeit der Zellen in die Porenkanäle der Aluminiumoxidkeramik beträgt bei einem Durchmesser von 600µm in den ersten 20 Tagen im Mittel 300µm, bei einem Porendurchmesser von 400µm 714µm, bei den 300-µm-Bohrungen 550µm und bei den 160-µm-Kanälen 328µm. Nahezu gleiche Ergebnisse fanden sich für die Titanimplantate. Unter Stimulation mit ß-Glycerophosphat und Vit. C kommt es nach 3 Wochen zur Mineralisation in den Porenkanälen unabhängig von Durchmesser und Material. Werden die Osteoblasten nach 3 Wochen mit destilliertem Wasser vom Implantat abgelöst, so bleibt auf dem Implantat eine stark haftende Proteinschicht zurück, die immunhistochemisch vor allem aus Kollagen Typ I besteht.

Schlußfolgerung

Humane Osteoblasten zeigen bei Porenkanaldurchmessern von 250 bis 400 µm das schnellste und dichteste Wachstum. Aus biologischer Sicht erscheint dies sinnvoll, da Howship-Lakunen einen änlichen Durchmesser besitzen und möglichst schnell und effktiv mit neuer Knochensubstanz aufgefüllt werden müssen. Bei einem Porendurchmesser von 600µm reicht die Länge des Osteoblasten nicht aus um diese Strecke zu überbrücken, sodaß es zu einer randständigen, peripheren Anheftung kommt. Die Materialien Titan und Aluminiumoxid erweisen sich in der Osteoblastenkultur als gleichwertig.

Eine biodegradierbare Poly-D,L-Laktid-Beschichtung für Endoprothesen zur lokalen Applikation von Wirksubstanzen

C. Förster (Berlin), G. Schmidmaier, H. Gollwitzer, A. Stemberger, M. Raschke, N.P. Haas

biodegradierbare Beschichtung, Endoprothese, lokale Applikation von Substanzen

18.11.99

13:45–
15:00

Saal 8

Zielsetzung

Eine lokale Applikation von Wirksubstanzen, wie z.B. Antibiotika oder Wachstums-faktoren, die in eine biodegradierbare Poly-(D,L-Laktid)-Beschichtung (PDLLA) ein-gearbeitet sind, könnte Komplikationen, wie Infekte oder Prothesenlockerung redu-zieren. Voraussetzung für eine solche Methode ist ein Beschichtungsverfahren in sogenannter „Kalttechnik", mit dem Wirksubstanzen in einem Trägermaterial (PDLLA) auf Prothesen aufgetragen werden können. Die Beschichtung müßte hier-bei eine hohe mechanische Stabilität aufwiesen, um nicht bei der Implantation der Prothese abgerieben zu werden. Um dies zu untersuchen, wurden Versuche mit be-schichteten Prothesen an humanen Kadaverfemora durchgeführt.

Material und Methode

14 Prothesen (Fa. ESKA Implants, Lübeck) wurden in einer kalten Beschichtungs-technologie mit PDLLA und einem Farbstoff (Sico Fettschwarz in 0,001 %iger Konzen-tration) beschichtet. Um die Beschichtungsmenge vor und nach dem Implanta-tionsvorgang zu ermitteln, wurde ein photometrisches Meßverfahren zum indirekten Mengennachweis angewendet, da eine Gewichtsbestimmung durch Wiegen der Prothe-sen wegen den großen Massenunterschiede zwischen der Prothese (ca. 800g) und der ca. 10µm dicken Beschichtung nicht möglich war. Nach Photometrie einer Verdünnungs-reihe des Farbstoffs bei 591,5 nm wurde eine Eichkurve erstellt. An Hand der Kurve kann indirekt die auf die Prothese aufgetragenen Beschichtungsmenge bestimmt werden.

Es wurde bei der Hälfte der Prothesen (n=7) die PDLLA Beschichtung mit einem or-ganischen Lösungsmittel vollständig von der Prothese entfernt und die Beschichtungs-masse quantifiziert. Die zweite Hälfte der beschichteten Prothesen (n=7) wurde unter standardisierten Bedingungen in humane Femora implantiert. Nach radiologischer Lage-kontrolle wurden die Prothesen mittels Osteotomie explantiert. Der Abrieb der Beschich-tung wurde indirekt durch o.g. photometrisches Meßverfahren ermittelt.

Ergebnisse

Die Beschichtungsmasse auf den Prothesen betrug im Mittel 116,44 mg (Standard-abweichung 18,65 mg). Nach der Implantation fanden wir im Mittel 111,82 mg (Standardabweichung 18,33 mg). Aus den gewonnen Daten ergibt sich ein Abrieb der Beschichtung von 3,79%. Mikro- und makroskopisch zeigte sich eine gleichmäßige Verteilung der abgriebenen Farbpartikel entlang den Kortikalisinnenseiten. Es fand sich kein verstärkter Abrieb im Bereich der Einschlagstelle.

Diskussion

Es konnte gezeigt werden, daß die verwendete PDLLA-Beschichtung eine hohe mechanische Stabilität aufweist. Selbst unter extremer mechanischer Beanspruchung beim Einschlagen der Prothesen zeigte sich ein Verlust von weniger als 4 % der Beschichtungsmasse. Der Abrieb fand sich nahezu gleichmäßig verteilt an der Kortikalisinnenseite. In die Beschichtung eingearbeitete Wirkstoffe wären somit zu ca. 96 Prozent im Knochen verfügbar.

Die Beschichtung von Prothesen mit dem Trägermaterial PDLLA und eingearbeiteten Wirksubstanzen eröffnet Möglichkeiten, die Resultate in Bereich der Endoprothetik zu verbessern.

Beschleunigung der Frakturheilung durch eine bioaktive Poly-D, L-laktid Beschichtung von Implantaten mit kontinuierlicher Freisetzung von Wachstumsfaktoren r-IGF-I und r-TGF-ß1

G. Schmidmaier (Berlin), M. Raschke, H. Bail, R. Stange, A. Stemberger, N.P. Haas

Wachstumsfaktoren, Polylaktid, Frakturheilung

Einleitung

Die kontinuierliche lokale Applikation wirksamer Wachstumsfaktoren von einem beschichteten Osteosynthesematerial, könnte das Ergebnis der Frakturheilung günstig beeinflussen. Hierbei werden lokal hohe Wirkstoffkonzentrationen erreicht, bei gleichzeitiger Reduzierung systemischer unerwünschter Wirkungen. In vitro Studien untersuchten die Eigenschaften einer biodegradierbaren Poly-D, L-laktid (PDLLA)-Beschichtung, die als Trägermaterial für die Wirksubstanzen dient. Es konnte gezeigt werden, daß die Beschichtung unter sterilen Bedingungen durchgeführt werden kann und eine hohe mechanische Stabilität aufweist. Die eingearbeiteten Wachstumsfaktoren r-IGF I (Insulin like growth factor I) und r-TGF-ß1 (Transforming growth factor beta I) zeigten eine kontinuierliche Freisetzung von 80% über einen Zeitraum von 6 Wochen in vivo und in vitro (1,2). Der Effekt dieser Beschichtung auf die Frakturheilung wurde in einem standardisierten Tiermodell untersucht.

Methoden

Bei 5 Monate alten weiblichen Sprague Dawley Ratten (n=144) wurde eine standardisierte geschlossene Fraktur der rechten Tibia mit einer Frakturmaschine erzeugt und mit Titan-K-Drähten intramedullär stabilisiert. Hierbei wurden folgende Gruppen miteinander verglichen:

Gruppe I   (n=48):   Implantat unbeschichtet (Kontrollgruppe)
Gruppe II (n=48):   Implantat beschichtet mit PDLLA
Gruppe III (n=48):   Implantat beschichtet mit PDLLA + r-IGF-I + r-TGF-ß1

18.11.99

13:45–
15:00

Saal 8

Es erfolgten Röntgenuntersuchungen in 2 Ebenen im zeitlichen Verlauf. Nach 4 bzw.
6 Wochen wurden die Implantate entfernt und die frakturierten Tibiae im Vergleich
zur unbehandelten Gegenseite biomechanisch getestet. Die histomorphometrischen
Untersuchungen der Kalli wurden mit einem Bildanalysesystem (Zeiss KS 400) quantifiziert. Die radiologischen Befunde wurden qualitativ mit einem eigenen Score und
quantitativ anhand eines Aluminium-Phantoms mit der Bildanalyse bewertet.

Ergebnisse

In der radiologischen Auswertung zeigten sich bei der Gruppe III nach 4 und 6 Wochen vollständig konsolidierte Frakturen mit signifikant ($p<0,05$) höheren Score-
Werten und größeren Alumininiumäquivalenten, während bei der unbehandelten
Gruppe I noch deutlich ein Frakturspalt erkennbar war. Bei der nur mit dem Trägermaterial PDLLA behandelten Gruppe waren signifikant höhere Werte im Vergleich
zu Gruppe I zu finden.Die biomechanischen Untersuchungen ergaben ein signifikant
höheres maximales Drehmoment (mD) und torsionale Steifigkeit (tS) der Gruppe III
im Vergleich zu den Gruppen II und I. Die Gruppe I zeigte ein signifikant geringeres
maximales Drehmoment und torsionale Steifigkeit im Vergleich zur PDLLA behandelten Gruppe II.
Gruppe III: 4 Wochen: 83% mD; 139% tS /   6 Wochen: 121% mD; 170% tS
Gruppe II: 4 Wochen: 63% mD; 85% tS /   6 Wochen: 86% mD; 88% tS
Gruppe I: 4 Wochen: 47 % mD; 53% tS /   6 Wochen: 51% mD; 61% tS
(Prozentangaben in Vergleich zur unfrakturierten Gegenseite)
(Standardabweichungen <20%)

Die histomorphometrischen Untersuchungen zeigten nach 6 Wochen in der Gruppe
I signifikant ($p<0,05$) mehr Bereiche mit Fibroblasten und hypertrophen Knorpelzellen, in der Gruppe II nur noch vereinzelte Inseln von Bindegewebszellen und in
der Gruppe III vollständig durchbaute Frakturen.

Schlußfolgerung

Die radiologischen, biomechanischen und histomorphologischen Untersuchen belegen übereinstimmend, daß eine Beschichtung von PDLLA + r-IGF-I + r-TGF-ß1 einen deutlich steigernden Einfluß auf die Frakturheilung nimmt. Das Trägermedium
PDLLA alleine wirkt bereits stimulierend. Der Mechanismus für dieses Phänomen
ist Gegenstand derzeitiger Untersuchungen. Die Beschichtung von Implantaten mit
PDLLA und eingearbeiteten Wachstumsfaktoren (r-IGF-I + r-TGF-b1) beschleunigt
die Frakturheilung und könnte als neues Behandlungskonzept in der traumato-
logischen und orthopädischen Chirurgie die Therapieerfolge deutlich steigern.

18.11.99

13:45–
15:00

Saal 8

Experimentelle Untersuchungen zum elektrochemischen Korrosionsverhalten metallischer Endoprothesenwerkstoffe

D. Wirtz (Aachen), K.-D. Heller, N. Jacobi, W. Dott

Der in situ Verschleiß von metallischen Endoprothesenwerkstoffen ist sowohl durch elektrochemische als auch mechanische Korrosionsprozesse bedingt. Beide Vorgänge führen zu einer lokalen und systemischen Schwermetallbelastung des Körpers, können aber unter in vivo Bedingungen nicht voneinander differenziert werden. Daher war es das Ziel dieser in vitro Studie, die Freisetzungsrate von Metallionen aus handelsüblichen Implantatlegierungen unabhängig von mechanischen Einflüssen bei Kontakt mit Körperflüssigkeiten zu evaluieren.

Material und Methode

Jeweils sechs zylindrische, vor Untersuchungsbeginn im Ultraschallbad gereinigte Prüfkörper aus Legierungen von TiA16V4 (ISO 5832/3), CoCr29Mo (ISO 5832/12), FeCrNiMoN (ISO 5832/9) und reinem Ti (ISO 5832/2) wurden in inertem Polysteren so verklemmt, daß keine Reibung zwischen der Prüfkörperoberfläche und der Reagenzglasinnenfläche auftreten konnte. Die Prüfkörper (Oberfläche 4.71 cm²) wurden vollständig von je 1ml Poolserum (pH 7.4) umgeben und auf einer rotierenden Schüttelmaschine kontinuierlich bewegt. Für jeden Legierungstyp wurde eine Testreihe angesetzt mit vorgegebener Auslagerungszeit der Prüfkörper von 24h, 72h, 120h, 168h, 336h und 720h. Nach Ablauf der jeweiligen Auslagerungszeit wurden die Metallionenkonzentration im Serum von Titan (Ti), Aluminium (Al), Vanadium (V), Kobalt (Co), Chrom (Cr), Molybdän (Mo) und Eisen (Fe) mittels Graphitrohrofen (Zeeman 4100 ZL , Fa. Perkin Elmer) gemessen. Die Kalibrierung erfolgte für jedes Element über matrixbezogene Eichkurven. Alle Messungen wurden in standardisierten Dreifachbestimmungen durchgeführt. Die Prüfkörperoberflächen wurden nach der Auslagerung mittels Rasterelektronenmikroskopie (REM) untersucht. Die statistische Auswertung erfolgte mittels Student-t-Test.

Ergebnisse

Im Poolserum waren keine der zu messenden Metallionen (Ausnahme Al 15.0 μg/l) nachweisbar. Dagegen waren in allen Serumproben deutlich erhöhte Ionenkonzentrationen der jeweiligen Legierungsbestandteile meßbar. In den Serumproben der Reintitan und TiA16V4 stiegen die Ti innerhalb von 168h Auslagerung kontinuierlich an [TiA16V4: 295.5μg/1 (24h) 399.0μg/1 (168h); Ti: 244.5g/l) (24h) 346.5μg/l (168h)], verblieben dann aber nahezu unverändert auf dem gleichen Konzentrationsniveau nach 336h [TiA16V4: 399.6μg/l; Ti: 345.3μg/l] und 720h [TIA16V4: 352.35μg/l; Ti: 344.85μg/l]. Damit scheint nach 168h Auslagerung die Sättigungskonzentration von Ti in 1 ml Serum erreicht zu sein.

Die Al stieg innerhalb von 24h um das 7-fache an, veränderte sich nachfolgend jedoch nicht mehr signifikant (p>0.05). Vanadium zeigte nach einem „in Lösung

Gehen" von 60% innerhalb von 24h einen weiteren kontinuierlichen Anstieg über den gesamten 720h Auslagerungszeitraum. Ähnliche Konzentrationsverläufe waren in den Serumproben der CoCr29Mo und FeCrNiMoN für Co, Cr, Mo und Fe mit Freisetzungsraten von 55% bis 70% innerhalb der ersten 24h Auslagerung nachweisbar. Die Sättigungskonzentration in 1ml Serum war bei diesen Metallionen im Gegensatz zu Ti nicht innerhalb des Gesamtauslagerungszeitraumes von 720h erreicht.

In der REM konnten keine Veränderungen hinsichtlich der Oberflächenrauhigkeit, Riß- oder Spaltbildung nachgewiesen werden.

Alle Legierungsbestandteile gingen durch elektrochemische Korrosion bedingt zu 55% bis 80% innerhalb der ersten 24h in Lösung. Bezogen auf cm² benetzbare Metalloberfläche kann eine Freisetzungsrate von Ti pro Tag aus TiA16V4 von 62.74µg/l und aus reinem Titan von 51.91µg/l, von Cr pro Tag aus CoCr29Mo von 4.46 µg/l und aus FeCrNiMoN von 0.64 µg/l, sowie von Co pro Tag aus CoCr29Mo von 228.59 µg/l berechnet werden.

Tribologie von Hüftkopfhemiendoprothesen

L.P. Müller (Mainz), H. Hely, D. Mateja, J. Degreif, P.M. Rommens

Hemiendoprothesen – Reibung – Tribologie

Vorgestellt wird ein Tribomeßgerät zur Überprüfung des Verhaltens unterschiedlicher Hüftkopf-Hemiendoprothesensysteme (Keramik- Metall- und Duokopfendoprothesen) gegen Leichenacetabulum bezüglich:
– Reibungskoeffizienten
– Relevanz des Spiels zwischen Hemiendoprothesen-Kopfgröße und Acetabulum
– Kinematisches Verhalten von Duokopfprothesen

In dem Tribomeßgerät werden die unterschiedliche Hemiendoprothesenköpfe einem Spezialkonus aufgesteckt und gegen in PMMA eingegossenes menschliches Leichenacetabulum getestet. Die Bewegungsebene der Apparatur ist uniaxial mit einer Schwenkbewegung von +/- 30 Grad (hydraulische Krafterzeugung bis 5 kN), als Schmiermedium wird new born calf serum verwendet. Drehmoment-Kraft- und Winkelsensor Daten können online ausgewertet werden (software: lab view / National instruments). Die Reibungskoeffizienten bei verschiedenen Belastungen werden über das gemessene Drehmoment bestimmt, der Einfluß der Kopfgröße wird durch Testung aufsteigender Kopfdurchmesser eines Prothesentypes gegen ein Acetabulumpräparat ermittel. Die Kinematik von Duokopfprothesen (innere und äußere Schale) kann an dem offenen System visuell beurteilt werden. Vorgestellt werden die Ergebnisse bezüglich einer Literaturrecherche nach tribologischen Daten unterschiedlicher in der Hemiendoprothetik verwendeter Materialien, der Aufbau des Tribomeßgerätes mit ersten Ergebnissen.

18.11.99

13:45–
15:00

Saal 8

Abriebuntersuchungen bei Stahl- und Titanimplantaten für die Osteosynthese

M. Jessel (Hamburg), D. Wolter, U. Schümann, K. Seide, A. Weidtmann

Bestimmung Internes Plattenfixationssystem, Winkelstabilität, Reintitan, Abrieb

Zielsetzung

Bestimmung des Metallabriebs bei internen Titanfixationssystemen und bei herkömmlichen Stahlplattensystemen.

Problembeschreibung

Bei einem internen Titanfixationssystem wird intraoperativ ein Gewinde in das Plattenloch eingeformt. Durch den gewindetragenden Schraubenkopf wird Winkelstabilität gewährleistet. Hierbei entsteht eine geringe Menge von Titanspänen. Vor dem Hintergrund, daß auch von Titanpartikeln Unverträglichkeitsreaktionen ausgehen können, ist die Untersuchung dieser Späne im Vergleich zu Spänen, die bei herkömmlichen Stahlplattenimplantaten entstehen, von Bedeutung.

Material und Methode

Die Abriebmengen von Reintitanpartikeln wurde bestimmt und gemittelt. In gleicher Weise erfolgte die Bestimmung von Partikeln, die bei der Implantation herkömmlicher Plattensysteme aus Stahl anfallen. Weiterhin wurde versucht, durch Spülen und Saugen die entstandenen Abriebpartikel entscheidend zu vermindern.

Ergebnisse

Die Gewindeformungen in 0°- Winkelstellung ergaben einen Titanabrieb von gemittelt 102 µg, die Gewindeformungen in 10°- Winkelstellung im Mittel 145 µg. Eine signifikant höhere Spanmenge wurde bei einer Gewindewinkelformung von 20° erzeugt (557 µg). Ein Teil des Abriebs verschweißte mit dem Gewindeformer und trat somit nicht am Plattenlager zum Vorschein. Ebenfalls signifikant erhöhte Messwerte gegenüber der Titan 0°- und 10°- Gruppe ergaben sich bei der Schraubeneinbringung in die Stahl-LCDCP bei 20° (315 µg). Versuchsreihen mit 0°- und 10°- Winkelstellung konnten keinen sicht- und meßbaren Metallabrieb beim Stahl erzeugen.

Schlußfolgerung

Neuere Untersuchungen zeigen, daß auch Titanpartikel lokale Gewebereaktionen hervorrufen können. In dieser Arbeit konnte gezeigt werden, daß die anfallenden Titanpartikelmengen, die insgesamt als nur sehr gering angesehen werden können, durch ein zusätzliches Spülen und Absaugen weiter auf ein Minimum reduziert werden können. Bisherige klinische Erfahrungen zeigen, daß das Plattenlager der Fixateur-Interne-Systeme nur eine sehr geringe metallotische Reaktion hinterläßt.

18.11.99

13:45–15:00

Saal 8

Ein neues ex vivo Modell zur Untersuchung von Flüssigkeits-verschiebungen im Knochen nach Endoprothesenimplantation

C.Gatzka (Davos, CH), U. Knothe, P. Niederer, E. Schneider, M. Knothe-Tate

Flüssigkeitsverschiebungen, Endoprothetik, Tracer, Osteoinduktive Faktoren

Zielsetzung

Zum Verständnis und Nachweis von belastungsabhängigen Flüssigkeitsverschiebungen im Knochen nach Prothesenimplantation steht bisher kein geeignetes Versuchsmodell zur Verfügung. Ziel dieser Arbeit ist es einen Versuchsaufbau zu finden, mit welchem diese Vorgänge unter kontrollierten und reproduzierbaren Bedingungen nachgewiesen werden können.

Problembeschreibung, Material, Methode, Ergebnisse

Knochenumbauprozesse folgen möglicherweise belastungsabhängigen Flüssigkeitsverschiebungen. In der initialen Phase nach Prothesenimplantation kommt es im Knochen zu Umverteilungen gemäß der veränderten Krafteinleitung. Ein Verständnis dieser Vorgänge, auch in Hinblick auf die Verteilung von auf die Prothesenoberfläche aufgebrachten osteoinduktiven Substanzen, könnte neue Einsichten in Umbauvorgänge an der Knochen-Implantatgrenze ermöglichen. Alpine Schweizer Schafe (Alter: 4-7 Jahre, Gewicht 40-75 kg) dienten als Versuchstiere für den Modellaufbau. Axiale Belastung wurde über eine Belastungsmaschine (RUMUL, Russenberger und Müller, CH-8200 Schaffhausen) erzeugt. Als Perfusionsmarker fungierten Procion Rot und fluoreszenzmarkierte Dextrane. Die histologische Auswertung erfolgte mit epifluoreszenz Methoden sowie unter dem Konfokal- und Lichtmikroskop. Nach Euthanasie der Schafe wurden beide Vorderläufe in Höhe des Radio-Humeralgelenkes abgesetzt. Im Anschluß erfolgte die Gefäßpräparation und initiale Perfusion mit 0,9%iger NaCl Lösung über einen Infusomat. Über einen medialen Zugang zum Metacarpo-Carpalgelenk wurde eine speziell angefertigte Titanprothese in die Markhöhle des proximalen Metacarpus unter „press-fit" Bedingungen implantiert. Durch Aufkleben eines Dehnungsmeßstreifens auf die ventrale diaphysäre Corticalis des Metacarpus konnten während der Belastung auftretende Dehnungen kontrolliert werden. Die Fixation des Vorderlaufs zur Belastungsmaschine erfolgte proximal über den Radius und distal über den Huf. Die über die Belastungsmaschine erzeugten axialen Lasten variierten zwischen Belastungsgrößen, welche unter physiologischen Bedingungen am Schafsmetacarpus auftraten (ermittelt in einem in vivo Vorversuch). Mit Beginn der Belastung wurde die NaCl Lösung durch die entsprechenden Tracerlösungen ersetzt. Die Frequenz der Belastung variierte zwischen 1 und 20 Herz, die Versuchsdauer zwischen 5 und 60 Minuten. In Abhängigkeit vom verwendeten Tracer, der Belastungsdauer und -frequenz zeigten sich in der histologischen Auswertung deutliche Unterschiede im Verteilungsverhalten der Tracer, was Rückschlüsse auf belastungsinduzierte Flüssigkeitsverschiebungen zuläßt.

Schlußfolgerung

Der von uns entwickelte Versuchsaufbau ermöglicht Untersuchungen zu belastungsfrequenz- und zeitabhängigen Flüssigkeitsverschiebungen an der Knochen-Implantatgrenze unter kontrollierten Bedingungen. Die Ergebnisse mögen zur Oberflächenoptimierung von Prothesen und zum Verständnis von Verteilungsmustern osteoinduktiver Substanzen im Knochen von Bedeutung sein.

<table>
<tr><td>18.11.99

13:45–
15:00

Saal 14.2</td><td>Donnerstag, 18. Nov.   13:45 – 15:00   Saal 14.2

Polytrauma (III) – Organsysteme / Sepsis</td></tr>
</table>

Pulmonale Zytokinausschwemmung als Ursache von SIRS und MODS bei polytraumatisierten Patienten mit Lungenkontusion

Ch. Schmidt (Leipzig), D. Schreiter, M. Werner, Ch. Josten

Zytokine, SIRS, Polytrauma, Lungenkontusion

Einleitung

Bei über 60 % der polytraumatisierten Patienten liegt eine thorakale Beteiligung vor. Die damit verbundene Lungenkontusion spielt aufgrund der Induktion von Entzündungsmediatoren eine entscheidende pathogenetische Rolle in der Entstehung eines SIRS. Untersuchungen zur Zytokinproduktion des Lungengewebes im Rahmen chronisch entzündlicher, aber auch akuter Lungenerkrankungen haben die Lunge als immunologisch aktives Organ charakterisiert. Durch den Vergleich der Zytokinkonzentration im Serum und in der BAL bei polytraumatisierten Patienten mit schwerer Thoraxkontusion soll der Zusammenhang zwischen Lungenparenchymschaden und SIRS objektiviert werden.

18.11.99

13.45–
15:00

Saal 14.2

Methodik

Seit März 1997 haben wir bei 18 polytraumatisierten Patienten die Konzentration der Immunparameter IL-6, IL-8, IL-10, TNF-a, Endotoxin und Procalcitonin im Serum und in der bronchoalveolären Lavage gemessen. Einschlußkriterien stellten im CT gesicherte Lungenkontusionszonen und klinisch gesicherte Lungenfunktionsstörungen (Horowitz-Oxygenierungsquotient < 200) dar. Bei diesen Patienten erfolgte im Rahmen therapeutischer Bronchoskopien eine BAL kontusionierter und nichtkontusionierter Areale innerhalb der ersten 24 Stunden posttraumatisch. Da Verlaufskontrollen der BAL nur bei Patienten mit sekundären pneumonischen Komplikationen durchgeführt wurden, haben wir diese Werte in unseren Untersuchungen nicht berücksichtigt. Um standardisierbare Werte zu erhalten, führten wir die BAL nach den Richtlinien der Deutschen Gesellschaft für Pneumologie und Tuberkulose durch. Die Quantifizierung der Zytokininduktion erfolgte durch die Berechnung der Konzentration je ml ELF (epithelial lining fluid). Bei einem Teil der Patienten wurden zusätzlich zur Serum- und BAL-Quantifizierung der Zytokine auch die Konzentration im pulmonalarteriellen und im lungenkapillären Blut (Swan-Ganz-Katheter) untersucht.

Ergebnisse

Alle untersuchten Patienten zeigten innerhalb der ersten 24 Sunden nach dem Polytrauma ausgeprägte Interleukinanstiege für IL-6 (259,5 pg/ml) und IL-8 (24,5 pg/ml) im Serum. Bei einem Teil der Patienten ließen sich initiale Endotoxinanstiege im Serum im Rahmen einer Translokation bei schweren allgemeinen Minderperfusionen nachweisen. Patienten mit initial in der BAL erhöhtem Endotoxin wurden aufgrund des Aspirationsverdachtes aus der Untersuchung ausgenommen. Bei allen untersuchten Patienten zeigten sich in der BAL aus den kontusionierten Lungenarealen gegenüber dem Serum und der BAL aus nichtkontusionierten Arealen deutlich erhöhte Interleukinkonzentrationen (IL-6: 1467 pg/ml; IL-8: 256 pg/ml).

Schlußfolgerung

Die bisherigen Untersuchungen ergeben die Lungenkontusionszonen als Ursprung der proinflammatorischen Zytokine und somit als pathogenetischen Ausgangspunkt eines SIRS.

18.11.99

13.45–15:00

Saal 14.2

Kompartimentspezifische Reaktionen mononukleärer Zellen (Blut/Lunge) gesunder Probanden und polytraumatisierter Patienten

Tatjana Heukamp (Essen), M. Majetschak, G. Sailer, Th. Hirsch, F. U. Schade, U. Obertacke

Mononukleäre Zellen, BAL, Polytrauma, Lungenkontusion

Für das mononukleäre Zellsystem sind verschiedene Aktivitätsmuster in den kompartimenten Lunge (Alveolarmakrophagen) und peripherer Blutkreislauf (mononukleäre Zellen des peripheren Blutes) bei z.B. chronischen Krankheiten (TBC, Sarkoidose) bekannt. Da möglicherweise die Entstehungssequenz eines posttraumatischen Organ- bzw. Multiorganversagens in Abhängigkeit vom Schädigungsmuster mit kompartimentspezifischen inflammatorischen Reaktionen einhergeht, hatte die vorliegende Studie zum Ziel, kompartimentspezifische posttraumatische Reaktionen am Beispiel Blut und Lunge nachzuweisen.

Bei 9 polytraumatisierten Patienten (Verletzungsschwere nach dem ISS: > 16 Punkte) wurde innerhalb der ersten 5 Tage Blut entnommen und zeitgleich eine bronchoalveoläre Lavage durchgeführt. Für 5 Patienten waren die ersten o.g. Abnahmen innerhalb von 8 Std. nach Trauma möglich („Früh-Trauma-Gruppe"). 5 gesunde Probanden dienten als Kontrolle (Blutabnahme und BAL). BAL-Zellen (BAL) und mononukleäre Zellen des peripheren Blutes (MNC) wurden isoliert, je 2x106 Zellen mit 100 ng/mL LPS (S. Friedenau) unter Zusatz von 10% autologem Serum stimuliert und für 24 Std. inkubiert. Im Zellkulturüberstand wurden TNF-a und IL-6 mittels ELISA bestimmt. Die statistische Auswertung erfolgte mit dem Wilcoxon Matched-Pairs Signed-Ranks Test bzw. dem Mann-Whitney U Test. Als Signifikanzniveau wurde ein $p < 0,05$ (2-seitig) gewählt.

Bei gesunden Probanden zeigte sich eine wesentich höhere Stimulationsfähigkeit von MNC im Vergleich zu BAL sowohl für TNF-a (BAL: $0,03 \pm 0,04$ ng/mL; MNC: $4,8 \pm 1,1$ ng/mL, $p = 0,043$) als auch für IL-6 (BAL: $0,05 \pm 0,09$ ng/mL; MNC: 55 ± 17 ng/mL). Patienten der Früh-Trauma-Gruppe wiesen innerhalb der ersten 8 Stunden nach Trauma ebenfalls eine stärkere TNF-a und IL-6 Produktion von MNC gegenüber BAL auf. Verglichen mit der Stimulationsfähigkeit der BAL gesunder Probanden, war jedoch die TNF-a und IL-6 Produktion in der Frühphase nach Trauma 6-10-fach erhöht (n.s.), andererseits die Reaktionsfähigkeit der MNC für TNF-a ($p = 0,01$) und IL-6 2-3-fach gegenüber Probanden reduziert. Bei dem Vergleich von 5 Patienten mit Lungenkontusion (LK) gegenüber 4 Patienten ohne LK (Abnahmetage 0-5) zeigte sich für die BAL der LK-Patienten gegenüber Patienten ohne LK eine 7-fach höhere TNFa -($p = 0,049$) und eine 20-fach höhere IL-6 -Produktionfähigkeit ($p = 0,049$). Die TNFa- und IL-6 Produktionsfähigkeit von MNC unterschied sich zwischen Patienten mit und ohne LK hingegen nicht.

Die „Kompartimentalisation", d.h. eine unterschiedliche Stimulationsfähigkeit und Reaktion mononukleärer Zellen aus verschiedenen Kompartimenten, ist in der Frühphase nach schwerem Trauma und auch bei direkter Lungenschädigung nachweisbar. (DFG Schm 74/13-2)

Reduktion der Endotoxin-assoziierten Hepatotoxizität durch Hemmung der Kaspase-Aktivität

G. Wanner (Zürich), L. Mica, O. Trentz, W. Ertel

Sepsis, Kaspasen, Lebermikrozirkulation, Leukozyten

Es war das Ziel dieser Studie, die Bedeutung der Apoptose-induzierenden Kaspasen-Kaskade für das mikrovaskuläre Perfusionsversagen und die leukozytäre Antwort im Endotoxinschock zu untersuchen.

Das schwere Trauma prädisponiert zur Entwicklung septischer Komplikationen. Die Leberdysfunktion trägt wesentlich zur hohen Morbidität und Letalität im Rahmen einer posttraumatischen Sepsis bei. Der Endotoxin-vermittelte Leberschaden ist sowohl mit der Aktivierung des TNF/TNFR I als auch des CD95/CD95 Liganden-Systems verbunden. Beide „Todesrezeptoren" können die Apoptose von parenchymatösen und nicht-parenchymatösen Leberzellen über intrazelluläre Enzyme, genannt Kaspasen, vermitteln. Jüngste Studien zeigen, daß die Aktivierung von Kaspasen via CD95 zur Apoptose sinusoidaler Endothelzellen und nachfolgendem mikrovaskulären Perfusionsversagen führt. Darüberhinaus stellen apoptotische Vorgänge in der Leber eine starkes Signal für die Migration neutrophiler Granulozyten dar, was zur Verstärkung des Leberschadens beitragen kann. Um die Bedeutung der Kaspasen für den Endotoxin-vermittelten mikrovaskulären Schaden in der Leber zu untersuchen, wurde C3H/HeN Mäusen LPS (10 mg/kg KG) oder NaCl (Kontrolle) intravenös appliziert.

Weitere Tiere wurden nach LPS-Applikation mit dem Kaspase-Inhibitor z-VAD-fmk behandelt. Nach 6 Std. wurden die Tiere (n = 6/Gruppe) unter Rompun/Ketanest Narkose (90/25 mg/kg KG) laparotomiert und der linke Leberlappen zur Untersuchung der Leber-Mikrozirkulation ausgelagert. Diese umfaßte die quantitative Analyse der sinusoidalen Perfusion (Na+-Fluorescein) und die Leukozyten-Adhärenz in postsinusoidalen Venolen (Rhodamine-6G). Der Leberschaden wurde anhand der Transaminasen im Plasma quantifiziert. Mittelwerte ± SEM; ANOVA und Student-Newman-Keuls Test. Die Mikrozirkulation der Leber war 6 Std. nach LPS-Injektion durch eine ausgeprägte Reduktion der sinusoidalen Perfusion gekennzeichnet (22,6 ± 10,1 % nicht-perfundierte Sinusoide vs Kontrolle: 4,2 ± 1,5 %; p < 0,01). Parallel war die Adhärenz von Leukozyten in postsinusoidalen Venolen signifikant (p < 0,05) gesteigert (166,9 ± 31,4 Zellen/mm2 Endothelzelloberfläche vs Kontrolle: 23,6 ± 5,2 Zellen/mm2). Die Behandlung mit z-VAD-fDie Ergebnisse zeigen, daß die Aktivierung von Kaspasen wesentlich zur Endotoxin-assoziierten Hepatotoxizität beiträgt. Die Blockade von Schlüsselenzymen der Apoptose durch repetitive Applikation von Kaspase-Hemmern stellt möglicherweise ein neues therapeutisches Konzept zur Reduktion des Endotoxin-vermittelten Leberschadens dar.

18.11.99

13.45–
15:00

Saal 14.2

18.11.99

13.45–
15:00

Saal 14.2

Gibt es präklinisch relevante biochemische Mediatoren für die Prognose nach Polytrauma?

F. Gebhard (Ulm), U.B. Brückner, H. Pfetsch, W. Strecker, L. Kinzl

Polytrauma, Mediatoren, Prospektive Studie

Trotz optimierter Rettungssysteme versterben in den ersten Tagen nach einem Unfall immer noch viele Patienten. Der Organismus reagiert sofort und heftig auf das Trauma, indem sehr rasch und ausgeprägt proinflammatorische Mediatoren aktiviert und produziert werden. Initiale Therapiemaßnahmen beeinflussen diese Reaktionen und entscheiden so mit über das weitere Los. Insbesondere für die präklinische Phase gibt es bislang jedoch kaum systematische Untersuchungen.

Ein **Ziel** unserer prospektiven Traumastudie war daher die Analyse von Freisetzungsreaktionen unterschiedlicher, bisher überwiegend klinisch erfaßter Zytokine und Mediatoren frühestmöglich nach Trauma, d.h. bereits an der Unfallstelle und noch vor Beginn der notärztlichen Volumensubstitution.

Methodik

95 Patienten (18-65 Jahre) mit Traumen unterschiedlichen Schweregrades (ISS: 10-75, $\varnothing$ 27) wurden erfaßt [ein positives Votum der Ethikkommission lag vor]. Die erste Blutentnahme geschah an der Unfallstelle vor Beginn der notärztlichen Primärversorgung, weitere Zeitpunkte waren bei Ankunft im Schockraum, dann zunächst stdl. Abstände, später täglich bis Tag 10. Die Proben wurden unverzüglich (4°C) zentrifugiert. Folgende Mediatoren wurden u.a. bestimmt: TNFα, IL-1α, IL-6, NO, Prostazyklin, Thromboxan, PGE$_2$, Elastase, Lipidperoxidationsprodukte. Die Patienten wurden eingeteilt nach Traumaschweregrad, Schwerpunktverletzung und Versterben. Die Plasmaspiegel der Mediatoren wurden nach Bereinigung des Verdünnungseffektes dazu in Relation gesetzt.

Ergebnisse

Behandlungsbedürftige Versagen einzelner oder mehrerer Organe traten im Beobachtungszeitraum nicht auf. Ursache der 17 letalen Ausgänge während der ersten 36 Std. war in der Mehrzahl ein fulminant verlaufendes Schädelhirntrauma. Während TNFα und IL-1α bei keinem Patienten und zu keinem Zeitpunkt prägnant verändert waren, ließen die anderen Parameter bereits an der Unfallstelle und teilweise sogar anhaltend, deutlich erhöhte Plasmaspiegel erkennen. Dabei war bei Patienten mit letalem Verlauf zwar eine mehrheitlich betonte Freisetzungsreaktion festzustellen, eine prognostische Bedeutung bislang jedoch statistisch nicht ableitbar.

Schlußfolgerung

Da bereits an der Unfallstelle deutliche Freisetzungreaktionen von Mediatoren zu Tage treten, beweist dies, daß entscheidende systemische (Re)Aktionen oft schon vor Klinikaufnahme stattfinden. Das blieb bisherigen Studienkonzepten verborgen. Die Kenntnis solch früh nachweisbarer Kinetiken proinflammatorischer Parameter ist in punkto einer „geplanten" mediator-orientierten Therapie von maßgeblicher Bedeutung, um etwa zu vermeiden, daß ein noch nicht bzw. nicht mehr nachweisbarer Faktor anvisiert würde.

18.11.99

13.45– 15:00

Saal 14.2

Die Inzidenz von septischen Komplikationen nach Polytrauma ist geschlechtsspezifisch

A. Oberholzer (Zürich), M. Keel, O. Trentz, W. Ertel

Beeinflußt das Geschlecht die Häufigkeit septischer Komplikationen in der posttraumatischen Phase polytraumatisierter Patienten?

Sexualhormone sind potente Regulatoren von verschiedenen immunologischen Funktionen. Während Androgene immunsuppressiv wirken, zeigen Östrogene eine immunstimulierende Wirkung. In dieser Studie wurde der Einfluß des Geschlechtes auf die Häufigkeit posttraumatischer Komplikationen und die Letalität von polytraumatisierten Patienten untersucht. Von 1991 bis 1996 wurden 371 polytraumatisierte Patienten (ISS > 25 Pkt) erfaßt. Hinsichtlich Traumaschweregrad und Verletzungsmuster bestanden keine Unterschiede zwischen Männern (n = 265, Alter: 35,1±1,6 Jahre, ISS: 35,0± 1,1 Pkt, APACHE II: 14,3±0,8 Pkt) und Frauen (n = 106, Alter: 39,6±2,4 Jahre, ISS: 31,8±1,5 Pkt, APACHE II: 14,7±1,4 Pkt). Die Patienten wurden bezüglich Auftreten von schwerem SIRS (alle 4 Kriterien positiv), Sepsis und Multiorgan Dysfunktionssyndrom (MODS) untersucht. Zusätzlich wurden Interleukin (IL-6) und Procalcitonin (PCT) im Plasma als Parameter für die Sepsis gemessen. Mittelwert ± SEM; *p < 0,05 Mann versus Frau (MannWhitney U-Test; Chi^2-Test)

	Inzidenz				PCT(ng/ml)	IL(U/ml)
	SIRS	Sepsis	MODS	Letalität		
Männer (n = 265)	57,4%	29,4%*	73,8%*	17,4%	11,1 ± 3,1*	517,9 ± 56,5*
Frauen (n = 106)	56,6%	16,0%	46,3%	10,4%	3,4 ± 0,8	366,0 ± 56,3
P	0,979	0,048	0,039	0,193	0,033	0,018

Die Inzidenz von posttraumatischer Sepsis und MODS ist bei polytraumatisierten Männern im Vergleich zu polytraumatisierten Frauen signifikant erhöht. Der inflammatorische Status polytraumatisierter Männer wird durch die signifikant erhöhten IL-6- und PCT-Spiegel bestätigt.

Sexualhormone scheinen die Morbidität und Letalität von polytraumatisierten Patienten wesentlich zu beeinflussen. Die Ergebnisse weisen auf einen möglichen immunmodulatorischen Effekt von Östrogenen bei polytraumatisierten Patienten hin.

Geschlechterabhängige Unterschiede der Leukozytenfunktion nach Polytrauma und Bezug zur posttraumatischen Sepsisentstehung

M. Majetschak (Essen), U. Obertacke, C. Waydhas, D. Nast-Kolb, F.U. Schade

Zytokinsynthese, Geschlechtsunterschiede, Sepsisentstehung, Polytrauma

Zielsetzung

In einer prospektiven Studie wurde untersucht, ob nach Polytrauma geschlechterabhängige Unterschiede der Zytokinsynthesefähigkeit von Leukozyten nachweisbar sind und diese mit der Entwicklung posttraumatischer Sepsis einhergehen.

Einleitung

Tierexperimentelle Untersuchungen zeigten, daß männliche gegenüber weiblichen Tieren eine erhöhte Empfänglichkeit für Sepsis aufweisen. Eine erste klinische Untersuchung legte zudem nahe, daß geschlechterabhängige Unterschiede in der Sepsis bestehen, die mit einer besseren Prognose für Frauen verbunden sind und auf geschlechtsspezifische immunologische Reaktionen zurückgeführt wurden. Da polytraumatisierte Patienten ein hohes Risiko der Sepsisentwicklung aufweisen, wurde in einer prospektiven klinischen Studie untersucht, ob nach Polytrauma geschlechtsabhängige Leukozytenfunktionsänderungen nachweisbar sind und diese für vorgenannte Befunde verantwortlich sein könnten.

Patienten und Methoden

Bei 84 Patienten (25w/59m) mit einem ISS > 16 Pkt. wurde Blut unmittelbar nach Klinikaufnahme (< 8 h nach Trauma; Tag 0) sowie an den folgenden Tagen (1,2,4,6,8,14) entnommen (Kontrolle: 21 Probanden). Altersverteilung und Verletzungschwere von Männern und Frauen waren vergleichbar. Die Leukozytenfunktion wurde am Beispiel der Endotoxin-(S. Friedenau; LPS, 100 ng/ml) stimulierten Zytokin-Synthesefähigkeit im Vollblutassay ermittelt. TNFa, Interleukin (IL)-6 und IL-8 wurden im ELISA bestimmt. Schwere Sepsis wurde anhand der ACCP/SCCM-Konsensus Konferenz Kriterien 1992 diagnostiziert. Der Vergleich der Gruppen erfolgte durch Mann-Whitney U bzw. Kruskal-Wallis H-Test. Als Signifikanzniveau wurde $p < 0,05$ (2-seitig) gewählt.

Ergebnisse

Sieben (28%) von 25 weiblichen Patienten und 16 (27%) von 59 männlichen Patienten entwickelten eine schwere posttraumatische Sepsis. Sowohl bei dem Vergleich aller Männer und Frauen als auch bei dem Vergleich von Frauen mit und ohne schwerer posttraumatischer Sepsis bestanden keine Unterschiede in der Zytokinsynthesefähigkeit über 14 Tage nach Trauma. Im Gegensatz dazu war die innerhalb von

24 h nach Trauma ermittelte Synthesefähigkeit für TNFa, IL-6 und IL-8 bei Männern mit Entwicklung einer schweren Sepsis (TNFa: 1,8 ± 0.35 ng/mL; IL-6: 12,9 ± 2,9 ng/mL; IL-8: 11,0 ± 1,0 ng/mL) gegenüber Männern mit komplikationsloser Rekonvalszenz (TNFa: 0,85 ± 0,16 ng/mL; IL-6: 7,7 ± 1,6 ng/mL; IL-8: 6,6 ± 0,7 ng/mL) signifikant erhöht.

18.11.99

**13.45–
15:00**

Saal 14.2

Schlußfolgerungen

Eine initial nach Trauma gesteigerte Zytokinsynthesefähigkeit ist eine geschlechtsspezifische Regulation der Leukozytenfunktion, die mit der späteren Entwicklung einer schweren Sepsis einhergeht. Da eine Beteiligung von Geschlechtshormonen an der Regulation dieser Leukozytenfunktion naheliegt, könnten sich hieraus neue pharmakologische Ansatzpunkte zur Reduktion der Sepsisinzidenz nach Polytrauma ergeben.

Dehydroepiandrosteron: Neuer therapeutischer Ansatz zur Senkung der mit Sepsis und SIRS assoziierten Mortalität?

F. Dahlweid (Stendal), J.R. Oberbeck, H.C. Pape, J. Schaper, M. Breddin, H. Tscherne

dehydroepiandrosterone, sepsis, immunmodulation, mice

Zielsetzung

Neue Therapieansätze zur Behandlung posttraumatisch-hyperinflammatorischer Dysfunktionen wie SIRS und Sepsis beinhalten zunehmend Maßnahmen der Immunmodulation. Für das Nebennierenandrogen Dehydroepiandrosteron (DHEA) konnte bei einer Reihe von Erkrankungen, die mit einer gestörten Immunfunktion einhergehen, positive Effekte gezeigt werden. Die vorliegende Studie untersucht an einem standardisierten Sepsismodell der Maus den Einfluß der systemischen Applikation von DHEA auf die Mortalität, die Tieraktivität und auf die Ausschüttung proinflammatorischer Zytokine.

Methoden

Bei männlichen, 35-45g schweren NMRI-Mäusen wurde unter tiefer Ketamin/Xylazin-Narkose mittels Coecumligatur und -punktion (CLP) ein standardisiertes polymikrobielles Sepsismodell induziert. Bei Kontrolltieren wurde lediglich eine Laparotomie ohne Coecumalteration durchgeführt. Einer Sepsis- und einer Kontrollgruppe wurde täglich 40 mg/kg KG DHEA s.c. appliziert, während die anderen Tiere äquivolar NaCl erhielten. Nach 48h wurde die Mortalität, die individuelle Tieraktivität (Ausdruck der Morbidität) sowie die Level der Cytokine TNFa und ILib (ELISA-Tests) im peripheren Blut ausgewertet. Zur Prüfung des Signifikanzniveaus von p<0,01 wurde der Wilcoxon-Rangsummentest verwendet.

Ergebnisse

Alle scheinoperierten Tiere überlebten und wiesen 48h post op keine Veränderung ihrer Aktivität auf. Unbehandelte CLP-Tiere zeigten 48h nach der Sepsis-Induktion eine Mortalität von 35%, während bei den überlebenden Tieren die Aktivitätslevel auf 42,4% reduziert waren. Die Ausschüttung von TNFa und ILıb war bei den unbehandelten Sepsistieren im Vergleich zu scheinoperierten Tieren signifikant erhöht. Die systemische Applikation von DHEA führte bei CLP-Tieren zu einer signifikanten Verringerung der Mortalität, zu einer Verbesserung des Aktivitätsniveaus, sowie zu einer signifikanten Reduktion des pathologischen Cytokinfreisetzungsmusters.

Tabelle. DHEA- induzierte Verbesserung von Mortalität, Aktivität und Cytokinmuster

	Mortalität [%]	Aktivität [%]	TNFa [pg/ml]	ILıb [pg/ml]
CLP+NaCL	35*	42,4+22,6#	30,7+15,8+	25,7+19,5°
CLP+DHEA	19*	70+25,5#	20,6+3,2+	20,9+5,2°

Wilcoxon-Test

Schlußfolgerung

Unbehandelt geht die Sepsis als eine mögliche posttraumatische Komplikation mit einer hohen Mortalität und Morbidität einher, wobei als Ausdruck für die Alteration des Immunsystems die proinflammatorischen Cytokine TNFa und ILıb vermehrt ausgeschüttet werden. Die systemische Applikation von DHEA vermag die Mortalitäts- und Morbiditätsrate signifikant zu senken und reduziert die TNFa- und ILıb-Ausschüttung. DHEA erscheint als neuer therapeutischer Ansatz zur Senkung der Sepsis-assoziierten Mortalität und Morbidität geeignet, wobei ursächliche immunmodulatorische Eigenschaften zu diskutieren und exakter zu untersuchen sind.

Die HLA-DR+-Expression der Monozyten als Prognoseparameter bei polytraumatisierten Patienten mit SIRS oder Sepsis – therapeutische Beeinflußbarkeit durch Immunglobuline ?

L. Scheibner (Leipzig), D. Schreiter, M. Werner, Ch. Josten

Polytrauma, Immunglobuline, Prognoseparameter, Monozyten

Einleitung

In besonders schwerwiegenden Fällen septischer Krankheitsbilder bei polytraumatisierten Patienten kann es zu einer Beeinträchtigung des Immunsystems bis hin zur sogenannten Immunparalyse kommen. Dies findet seinen Ausdruck in einem deutlich erniedrigten Wert der HLA-DR+-Expression der Monozyten.

18.11.99

**13.45–
15:00**

Saal 14.2

Methodik

Im Rahmen der umfassenden Diagnostik bei polytraumatisierten Patienten im Zustand von SIRS und Sepsis wird die HLA-DR+-Expression der Monzyten bestimmt. Wir stellen ab Werten unter 75 % die Indikation zur Therapie mit Pentaglobin i.v.. Seit März 1996 wurden 10 polytraumatisierte Patienten mit Pentaglobin in einer täglichen Dosierung von 10 ml/kg Körpergewicht über mindestens drei Tage behandelt.

Ergebnisse

Der mediane zur Pentaaglobintherapie veranlassende Ausgangswert der HLA-DR+-Expression der Monzyten betrug 61,8 % (48,7-72,1), der Ausgangs-Apache II-Score lag bei 22 (17-28). Nach einer durchschnittlichen Therapiedauer von 4 (3 – 6 Tagen) konnte der HLA-DR+- Wert auf 86,3 % (62,8-95,3) und der Apache II-Score auf 17 (10-24) verbessert werden. Kein Pat. dieser Gruppe verstarb. Exemplarisch ist der Fall eines 24jährigen polytraumatisierten Patienten zu nennen, der insgesamt in drei Therapiephasen mit Pentaglobin behandelt wurde. Im ersten Zyklus wurde die HLA-DR+- Expression von 60,5 % auf 88,2 % verbessert, der Apache II-Score von 28 auf 24 gesenkt. Ähnlich gute Therapieergebnisse konnten auch in der zweiten und dritten Behandlungsphase erreicht werden.

Schlußfolgerungen

Die deutlich erniedrigte HLA-DR+-Expression der Monozyten ist Ausdruck einer kritischen Situation des polytraumatisierten Patienten. Die Behandlung mit Pentaglobin beeinflußt die immunologische Zell- und Mediatorsituation, eine klinische Effizienz konnte jedoch nicht festgestellt werden. Ob diese auch kostenintensive Therapiemethode generell ins Behandlungskonzept aufgenommen werden sollte, muß an größeren Fallzahlen geprüft werden.

Donnerstag, 18. Nov.   13:45 – 15:00   Saal 15.2

Knochenersatz (II)

Sind osteokonduktive Knochenregenerate funktionell belastbar?

F. König (Göttingen), V. Schmandt-Jakobs, A. Schmid, J. Dörner

Knochenersatz, Mikrohärte, Osteokonduktivität

Zielsetzung

Messung der biomechanischen Belastbarkeit (d.h. Härte, elastische und plastische Deformierbarkeit) osteokonduktiv induzierter Knochentrabekel bei verschiedenen Knochenersatzmaterialien im Vergleich zu Normtrabekeln als Kriterium für die funktionelle Belastbarkeit des Knochenregenerates.

Abstract

Kriterium für eine erfolgreiche osteokonduktive Heilung eines Knochendefektes war bisher die morphometrisch bestimmte Menge der Knochenregenerate. In der Diskussion steht die tatsächliche Belastbarkeit der knöchernen Regenerate.

Als Knochendefektmodell wurde ein 6 mm durchmessender Bohrlochdefekt am Femurcondylus von Kaninchen gewählt. 64 Tiere wurden in 8 Gruppen a 8 Tiere eingeteilt, je 32 Tiere nach 2 Wochen und 3 Monaten getötet. Der Defekt wurde mit den Keramiken Endobon, Pyrost, Algipore und Frialit, sowie autologer Spongiosa behandelt. An 0,1 mm in PMMA eingebetteten Knochenschliffen wurde die Härte sowie die elastische und plastische Deformierbarkeit osteokonduktiv induzierter Knochentrabekel gemessen und mit definierten Normtrabekeln verglichen. Eingesetzt wurden die Methoden der Vickershärtemessung und der Rillhärtemessung nach Gabriel.

Ergebnisse

Die Vickershärte der osteokonduktiv induzierten Knochenregenerate ist bei allen untersuchten Versuchsgruppen nach 3 Monaten Versuchsdauer größer als nach 2 Wochen, entsprechend der zunehmenden Mineralisation. 3 Monate postoperativ beträgt die Regenerathärte nach autologer Spongiosaplastik 120%, die Regenerathärte nach Einsatz der Keramiken 60 – 80 % der Härte der Normtrabekel.

Schlußfolgerungen

Mit den gewonnenen Daten kann das mikromechanische Verhalten osteokonduktiv induzierter Knochenregenerate durch Vergleich mit Normtrabekeln quantitativ beurteilt werden. Die Frage der funktionellen Belastbarkeit osteokonduktiver Knochenregenerate und die Qualität der eingesetzten Knochenersatzmaterialien kann fundiert beantwortet werden.

18.11.99

13:45–
15:00

Saal 15.2

Biomechanische und histologische Untersuchung autologer Spongiosa-Transplantate in einem teilbelasteten Transplantationsmodell

O.Betz (Ulm), P.Augat, A. Ignatius, L. Claes

Autologe Spongiosa, teilbelastetes Transplantationsmodell, Histologie, Biomechanik

Zielsetzung

Ziel dieser Studie war es zu ermitteln, wie schnell sich autologe Spongiosa-Transplantate, als Ersatzmaterial für knöcherne Defekte in einem teilbelasteten, epiphysären Transplantationsmodell, biomechanisch und histologisch an ihre Umgebung anpassen.

Material/Methoden

In den rechten Tibiae von 18 erwachsenen, weiblichen Schafen wurden dreieckige Defekte mittels standardisierter Osteotomie 3 mm unterhalb und parallel zum medialen Tibiaplateau geschaffen. Diese füllten wir mit autologer Spongiosa auf, welche zuvor aus dem Beckenkamm entnommen und mechanisch zerkleinert wurde. Je 6 Schafe wurden nach einer Transplantationsdauer von 6, 12 und 24 Monaten getötet und die Tibiae für histologische und biomechanische Untersuchungen entnommen. Entsprechende Bereiche der kontralateralen Tibiae dienten als Kontrolle. Wir untersuchten die Druckfestigkeit der Spongiosaproben mit Hilfe einer Materialprüfmaschine. Das Knochenvolumen und die trabekuläre Orientierung wurden durch Auswertung von Mikroradiographien mit Hilfe der elektronischen Bildverarbeitung ermittelt. Zum Nachweis signifikanter Unterschiede zwischen den Spongiosa-Transplantaten und der Kontrolle, sowie zwischen den Transplantationszeiten wurden Tukey-Kramer- und Anova-Tests angewandt.

Ergebnisse

Das Knochenvolumen der Spongiosa-Transplantate lag zwischen 47,3. Das Knochenvolumen der Kontrolle betrug 54.4 % ± 7,9. Ein signifikanter Unterschied der

Spongiosa-Transplantate im Knochenvolumen bestand daher weder zwischen den Tötungszeitpunkten, noch gegenüber der Kontrolle. Die mechanische Festigkeit der Transplantate lag nach 12 Monaten mit 19,5 N/mm² ± 3,2 noch signifikant unter der der Kontrolle mit 43,9 N/mm² ± 12.6. Auch nach 24 Monaten erreichte die trabekuläre Ausrichtung mit einer Exzentrizität von 0,40 ± 0,17 nicht den Grad der kontralateralen Kontrolle mit 0,65 ± 0,12.

Schlußfolgerungen

Unsere Ergebnisse legen nahe, daß die vollständige mechanische Anpassung autologer Spongiosa in teilbelasteten Transplantationsmodellen länger als 24 Monate dauert. Obwohl das Knochenvolumen der Spongiosa-Transplantate im Bereich der Kontrollen lag, war die trabekuläre Orientierung und die mechanische Belastbarkeit auch nach 24 Monaten noch nicht vollständig wieder hergestellt.

Biobon – ein Calciumphosphat-Zement zur Auffüllung knöcherner Defekte. Ergebnisse der klinischen Pilotstudie mit 49 Patienten

M. Sakar (Ulm), F.C. Bakker, J.P. Stahl, R. Schnettler

Zielsetzung

Erste klinische Prüfung eines resorbierbaren Calciumphosphat-Zementes als Knochenersatzmaterial im Rahmen einer prospektiven, nicht randomisierten multizentrischen Pilotstudie. Bei 49 Patienten mit Frakturen und bevorzugt spongiösen knöchernen Defekten anderer Genese wurden Handling, Einheilung, Verträglichkeit und Resorption der Substanz bewertet.

Kurzfassung

Das Problem der Auffüllung knöcherner Defekte ist bisher nicht befriedigend gelöst. Autogener und allogener Knochen werden klinisch häufig eingesetzt, sind aber mit dem Nachteil eines Zweiteingriffes resp. einem Infektionsrisiko behaftet und zudem nicht unbegrenzt verfügbar. Bisher erhältliche Ersatzstoffe erfüllen meist nur einen Teil der an sie zu stellenden Anforderungen hinsichtlich Gewebeverträglichkeit, Osteokonduktion, Osteoinduktion, mechanischer Belastbarkeit und Resorbierbarkeit. Mineralische Ersatzstoffe wie Hydroxylapatit sind osteokonduktiv und biokompatibel, werden aber aufgrund ihrer Kristallstruktur langsam und unvollständig abgebaut und verbleiben deshalb länger als erforderlich im Körper. Biobon ist ein neuartiges resorbierbares Calciumphosphat von weitgehend amorpher Kristallstruktur, der nach dem Anmischen eine pastenartige Konsistenz aufweist und bei ca. 37°C aushärtet. Im Zeitraum zwischen 01.06.1997 und 15.02.1998 wurde bei 49 Patienten im Alter von 22 -73 Jahren mit therapiebedürftigen knöchernen Defekten 0,5 20 g Biobon (Mittelwert 5,5 g) mit einer Spritze oder von Hand appliziert, bei zwei Patienten an zwei Lokalisationen. In 39 Fällen war der Defekt traumatisch entstanden (12 x Calcaneus, 10 x dist. Radius, 8 x Tibiakopf, 9 andere), bei den anderen Patienten handelte es sich um benigne Knochentumoren, Cysten oder Hebedefekte nach Autograftentnahme am Becken. Alle Frakturen wurden zusätzlich osteosynthetisch stabilisiert. Die Patienten wurden nach 1, 3, 6 und 12 Monaten klinisch und radiologisch nachuntersucht. Anläßlich von Implantatentfernungen wurden bisher von sieben Patienten Biopsien gewonnen.

Irritationen der Weichteile oder Störungen der Frakturheilung durch das Knochenersatzmaterial wurden nicht beobachtet. Die Wundheilung verlief bis auf einen tiefen Infekt und eine oberflächliche Wunddehiszenz primär. Eine Schraubenlockerung am Humeruskopf war nicht durch das Ersatzmaterial bedingt. Lediglich einmal beobachteten wir eine sekundäre Dislokation des Materials, Osteolysen wurden nicht beobachtet. Radiologisch zeigten sich die Konturen des Materials zunehmend unscharf, was als Hinweis auf eine fortschreitende Osteointegration gewertet wurde.

Schlußfolgerungen

Das Knochenersatzmaterial Biobon stellt eine interessante Alternative zur Auffüllung spongiöser Knochendefekte dar. Aufgrund des geringen Kristallisationsgrades scheint die Resorbierbarkeit gegenüber derzeit eingesetzten HA-Knochenersatzmaterialien verbessert. Die hierdurch bedingte niedrige Festigkeit erfordert eine Entlastung des Ersatzmaterials durch geeignete Osteosynthesen.

Ergebnisse der Anwendung des Knochenersatzstoffes Norian SRS bei spongiösen Knochendefekten

A. Jubel (Köln), J. Andermahr, K. Tsironis, K.E. Rehm

Spongiosadefekt, Norian SRS, Knochenzement

Zielsetzung

Das Ziel dieser prospektiven Untersuchung ist es, die Indikationen des Knochenersatzstoffes Norian SRS für die einzelnen anatomischen Regionen herauszuarbeiten, die Schwierigkeiten und Grenzen der Anwendung festzustellen und die Ergebnisse klinisch und (stichprobenartig) histologisch zu überprüfen.

18.11.99

13:45–
15:00

Saal 15.2

Problembeschreibung

Das derzeitige Standardverfahren zur Auffüllung spongiöser Knochendefekte ist die autologe Spongiosatransplantation. Diese ist mit einer hohen Morbidität behaftet. Ferner ist das transplantierte Material plastisch verformbar, so daß eine langfristige Entlastung der betroffenen Extremität erforderlich ist um einen sekundären Repositionsverlust zu vermeiden.

Material und Methode

Seit April 1997 haben wir Norian SRS bei insgesamt 39 Patienten eingesetzt. Es handelte sich um 18 Männer und 19 Frauen. 9 Patienten waren polytraumatisiert. Alle Patienten wurden klinisch und radiologisch prospektiv nachuntersucht. Im einzelnen wurde Norian SRS bei 4 proximalen Humerusfrakturen, bei 1 distalen Humerusfraktur, bei 9 distalen Radiusfrakturen (bei einer Patientin beidseits), 1 pertrochantären Oberschenkelfraktur, sowie bei 11 Tibiakopffrakturen und 17 Calcaneusfrakturen (bei 3 Patienten beidseits) angewandt. Die technische Anwendung des Knochenzementes erfolgte in 4 Schritten: 1. Reposition der Fraktur, 2. evtl. Stabilisation mit metallischen Implantaten, 3. Kastenförmige Präparation der Defekthöhle, 4. Injektion des Zements unter Bildwandlerkontrolle. Zum Zeitpunkt der Metallentfernung konnte bei vier Patienten eine PE zur histologischen Begutachtung gewonnen werden.

Ergebnisse

Durch die Auffüllung spongiöser Defekte bei Tibiakopf und Calcaneusfrakturen war eine Änderung der Nachbehandlung möglich. Eine Vollbelastung des operierten Beines konnte bereits nach Abschluß der 4. postoperativen Woche durchgeführt werden ohne daß ein Repositionsverlust auftrat. Unabhängig von der anatomischen Region war das Material im Verlauf der ersten 12 Monate radiologisch unverändert ohne Lysezonen nachweisbar. Erst nach 18 Monaten war radiologisch, vom Rand her, ein zunehmender Ersatz durch körpereigenen Knochen erkennbar. Die histologischen Präparate zeigten keine Fremdkörperreaktionen. An Komplikationen beobachteten wir bei einer Patientin mit einer distalen Radiusfraktur eine sekundäre Dislokation. Bei einer Patientin mit einer Calcaneusfraktur entwickelte sich eine tiefe Frühinfektion. Bei einem Patienten mit einer proximalen Humerusfraktur beobachteten wir einen tiefen Spätinfekt mit nachfolgender Sepsis.

Schlußfolgerungen

Die Anwendung des injizierbaren Knochenersatzstoffes Norian SRS erspart dem Patienten die Spongiosaentnahme am Beckenkamm. Der Einsatz setzt eine sorgfältige präoperative und intraoperativ kontrollierte Indikationsstellung voraus. Die Anwendung selbst ist technisch anspruchsvoll und muß die mechanischen Eigenschaften des Materials berücksichtigen. Die Druckstabilität des Materials erlaubt eine vorzeitige Vollbelastung von Tibiakopf und Calcaneusfrakturen, so daß diese Patientengruppe besonders profitiert. Der Ersatz des Zements durch körpereigenen Knochen vollzieht sich langsam.

Die distale Radiusfraktur mit Spongiosadefekt beim alten Menschen. Die Behandlung mit einem injizierbaren, resorbierbaren Knochenzement

P. Grützner (Ludwigshafen), F. Holz, B. Vock, A. Wentzensen

Verbesserung der Behandlung des körperfernen Speichenbruches beim knöchernen Defekt und osteoporotischen Knochen durch die stabile Defektauffüllung im Sinne einer Verbundosteosynthese. Lassen sich eine Verkürzung der Ruhigstellung, eine Vermeidung der Spendermorbidität bei Spongiosaentnahme und geringere Korrekturverluste erzielen?

Der körperferne Speichenbruch geht gerade beim älteren Menschen häufig mit einem knöchernen Defekt einher. Dieser Defekt führt unaufgefüllt in vielen Fällen zu einem Korrekturverlust. Die Therapie der Wahl ist daher in der Regel die allogene oder autologe Spongiosaplastik, in Ergänzung zur Osteosynthese. Nachteile der autologen Spongiosaplastik sind die Morbidität der Spongiosaentnahme und beim osteoporotischen Knochen die Qualität. Allogener Knochen ist nicht unbegrenzt verfügbar und weist die bekannten Probleme bezüglich biologischer, bzw. biomechanischer Wertigkeit und Infektionssicherheit auf.

In einer prospektiv angelegten Untersuchung wurde zwischen Februar und November 1998 bei 10 Patienten über 65 Jahre (65J- 91J) mit einer distalen Radiusfraktur AO A3 (3 Pat.) oder AO C2 (7 Pat.) der Spongiosadefekt mit einem resorbierbaren Knochenzement (Norian SRS) aufgefüllt. Bei 4 Patienten erfolgte eine zusätzliche Kirschnerdrahtosteosynthese, bei 6 die Behandlung mit einem Fixateur externe. Postoperativ wurden die Handgelenke computertomographisch untersucht. Nach 4 Wochen wurde das Osteosynthesematerial entfernt und die Verletzten einer intensiven Physiotherapie zugeführt. Nachuntersuchungen erfolgten nach 2, 4, 6 und 12 Wochen.

Infekte, lokale oder systemische Unverträglichkeiten wurden nicht beobachtet. Bei 3 Patienten zeigte die postoperative Computertomographie eine unzureichende Defektfüllung. Bei zwei dieser drei Patienten kam es zu einem vollständigen Korrekturverlust mit dorsaler Dislokation der Fraktur und Einschränkung der Beweglichkeit nach 3 Monaten zwischen 30° und 40° der Volarextension. Bei den übrigen 8 Patienten war der Bewegungsumfang nach 3 Monaten frei, beziehungsweise weniger als 20° des Gesamtbewegungsumfanges eingeschränkt. Insgesamt war die Zufriedenheit der Patienten, im besonderen bezüglich der frühen Wiedererlangung der Funktion und somit der Selbständigkeit im Alltag sehr hoch.

Den Vorteilen mit verkürzter Ruhigstellungszeit, früher Belastbarkeit, rascher Rehabilitation durch die stabile Defektauffüllung im Sinne der Verbundosteosynthese ohne Spendermorbidität durch Spongiosaentnahme stehen die Nachteile der Methode mit einer anspruchsvollen Applikationstechnik, der Verwendung von Fremdmaterial und dem Kostenaufwand gegenüber.

18.11.99

13:45–
15:00

Saal 15.2

18.11.99

13:45–
15:00

Saal 15.2

In vitro Charakterisierung der Biokompatibilität neuer Knochenersatzmaterialien aus Polyglycolid und definierten Calciumphosphaten

W. Linhart (Hamburg), W. Lehmann, K. Schwarz, F. Peters, M. Epple, J. M. Rueger

Knochenersatz, Polyglycolid, Osteoblasten, Zellkultur

Die Auffüllung von Knochensubstanzdefekten stellt nach wie vor ein ungelöstes Problem dar. Die gegenwärtig kommerziell vertriebenen Knochenersatzmaterialien können die an sie gestellten klinischen Erwartungen hinsichtlich Kombination von Bioverträglichkeit und biomechanischer Kompetenz nicht vollständig erfüllen. Materialien, die sich durch eine hohe Stabilität auszeichnen, werden häufig nur partiell knöchern integriert und in der Regel nur unzureichend ins „Remodeling" einbezogen und nicht durch körpereigenen Knochen ersetzt. Andererseits sind resorbierbare Werkstoffe neben fehlender Stabilität häufig zusätzlich durch ungewünschte Fremdkörperreaktionen gekennzeichnet.

Ziel unserer Untersuchung war die Herstellung eines neuartigen Komposits aus Polyglycolid und einer Calciumphosphatphase, das die erwünschten Eigenschaften Resorbierbarkeit, hohe Stabilität und fehlende Fremdkörperreaktion vereint.

Durch ein besonderes festkörperchemisches Herstellungsverfahren kann die Porosität des Werkstoffes gezielt manipuliert werden. Definierte Porengrößen zwischen 300 µm und 2 mm sollen das Einwachsen von Knochenzellen erleichtern und gleichzeitig die vom Körper zu resorbierende Stoffmenge minimieren. Unter Verwendung autentischer Osteoblasten konnten wir im Bioassay die Zusammensetzung von sauren (Polyglycolid) und basischen (Calciumphosphate) Werkstoffen so optimieren, daß die Degradationsdynamik des Implantes mit Hydrolyse des Polyglycolids und Freisetzung des Phosphatpuffers pH neutral verlief. Das Zellproliferationsverhalten dokumentiert die fehlende Zelltoxizität. Dies zeigt sich ebenfalls in der typischen in vitro Knochenbildung (nodule formation) nach Supplementierung des Mediums mit b-Glycerolphosphat. Rasterelektronenmikroskopisch läßt sich eine Besiedelung der Implantate mit Osteoblasten und damit ein direkter Verbund von Werkstoff und Zellen nachweisen. Diese Ergebnisse rechtfertigen die weitere Charakterisierung unseres Knochenersatzmittels in vivo.

„Engineering" des Knochengewebes: Demineralisierte Knochenmatrix als Trägersubstanz für homologe Osteoblasten zur Herstellung eines Knochentransplantats mit autologen Eigenschaften

A.Hofmann (Marburg), Ch. Hofmann, L.Konrad, L. Gotzen

Knochentransplantation, Gewebeengineering, Osteoblasten

18.11.99

13:45–
15:00

Saal 15.2

Zielsetzung

Im Experiment wird die Möglichkeit der Verwendung der demineralisierten Knochenmatrix als Trägersubstanz für Osteoblasten überprüft. Es sollen Unterschiede zum Hydroxylapatit und autoklaviertem Knochen als Trägersubstanz aufgezeigt werden. Die Bildung von Knochengewebe nach Implantation von vitalen, in-vitro vermehrten Osteoblasten in knöcherne Defekte oder heterotope Stellen erfolgt durch enchondrale oder appositionelle Ossifikation in einer sehr kurzen Zeit. Es wurde bereits gezeigt, daß transplantierte Osteoblasten oder Knochenmarkszellen ein starkes osteogenes Potential an der Implantationsstelle besitzen. Als Trägermaterialien für Osteoblasten wurden verschiedene synthetische und nicht synthetische Materialien verwendet. Wie die Ergebnisse verschiedener Arbeitsgruppen bestätigen, ist die richtige Wahl des Trägermaterials für die schnelle Proliferation und Differenzierung der Osteoblasten von großer Bedeutung. Wir untersuchten die Möglichkeit der Herstellung eines vitalen Knochentransplantats mit humanen Osteoblasten, indem wir die demineralisierte Knochenmatrix im Vergleich zur Hydroxyllapatitkeramik (HA) und autoklaviertem Knochen als Trägermaterial verwendeten.

Material und Methode

Primäre humane periostale Osteoblasten wurden nach einer etablierten Methode isoliert und bis zur Präkonfluenz kultiviert. Die Zellen wurden anschließend auf demineralisierte Knochenmatrix-, autoklavierte Knochen- und HA-Zylinder ($\varnothing$1cm, 1cm Höhe) ausgesät und in einer Perfusionskammer für 10 Tage weiter kultiviert. Die Auswertung der Wachstumsgeschwindigkeit der Zellen erfolgte in HE-gefärbten Schnitten. Weiterhin wurden semiquantitative molekularbiologische Analysen wie folgt durchgeführt. Die totale mRNA wurde aus hergestellten Transplantaten isoliert und mittels RT-PCR in cDNA umgeschrieben. Die semiquantitative PCR für Osteocalcin, Osteopontin, BMP-2a und knochenspezifische alkalische Phosphatase wurde mit sequenzspezifischen Primern nach einem GAPDH-Abgleich durchgeführt. Weiterhin erfolgte eine Northern-blot-Analyse für o.g. Faktoren.

Ergebnisse

Die Ergebnisse zeigten, daß humane Osteoblasten auf der demineralisierten Knochenmatrix wesentlich schneller wachsen und innerhalb von 10 Tagen den Träger vollständig besiedeln. Die Osteoblasten auf der demineralisierten Knochenmatrix zeigten eine wesentlich höhere Expression der mRNA für OC, OP, BMP-2a und AP. Die demineralisierte Knochenmatrix eignet sich besser als Trägermaterial zur Herstellung eines Knochentransplantats mit autologen Eigenschaften in einer wesentllich kürzeren Zeit.

<table>
<tr><td>18.11.99

15:15–
16:15

Saal 3</td><td>**Donnerstag, 18. Nov.   15:15 – 16:15   Saal 3**

Kniebandverletzung (III) – OP-Technik, Ergebnisse</td></tr>
</table>

Kreuzbandersatzplastik mit Patellarsehnendrittel, Bioresorbierbare Interferenzschraube versus Titaninterferenzschraube, eine prospektive randomisierte klinische Untersuchung

F.D. Wagner (Murnau), G.O. Hofmann, R. Beickert, V. Bühren

bioabsorbable interference screw, LCA, clinical, long term

Die Verwendung einer bioabbaubaren Interferenzschraube aus Polylactid bei der Fixierung eines Patellarsehnentransplantates zum Ersatz des vorderen Kreuzbandes verspricht eine bessere Knochenblockeinheilung bei gleichzeitigem Verzicht auf eine spätere Materialentfernung.

In einer prospektiven randomisierten klinischen Studie werden über einen Zeitraum von zwei Jahren die Tauglichkeit und Verträglichkeit der Implantate bezüglich der Handhabung, den funktionellen und klinischen Ergebnissen und insbesondere dem Verhalten des intraarticulären Milieus aufgezeichnet. Es wurden klinische, laborchemische und radiologische Untersuchungen im Zeitraster 6 Wochen, 6 Monate, 1 und 2 Jahre durchgeführt und analog dem IKDC Score aufgezeichnet. Die Studie ist für 30 Patienten abgeschlossen. Beide Techniken zeigen excelente Ergebnissse, die Auswertung erfolgte bezüglich Stabilität, Ergußbildung, körperliches Aktivitätsniveau, Patientenzufriedenheit und Komplikationen. Einen signifikanten Unterschied zwischen der Operationstechnik mit Polilactidinterferenzschraube oder Titaninterferenzschraube konnten wir nicht feststellen.

Vordere Kreuzbandersatzplastik mit Semitendinosus 4-fach Transplantat versus Patellarsehnentransplantat

T. Bach (Köln), J. Höher, C. Schütz, T. Tiling

Vordere Kreuzbandersatzplastik, Lig. Patellae, Semiteninosussehne, randomisiert

Ziel der Studie ist der randomisierte Vergleich von zwei arthroskopischen Kreuzbandersatztechniken: 4-fach Semitendinosussehne gegen Patellarsehnentransplantat.

Die Transplantatwahl bei der vorderen Kreuzbandersatzplastik wird derzeit kontrovers diskutiert. Die am häufigsten verwendeten Transplantate sind die Patellarsehne und die Semitendinosussehne, mit denen von zahlreichen Autoren gute Ergebnisse berichtet werden.

Vom 01.01.1996 bis zum 31.12.1997 wurden 79 Kreuzbandersatzplastiken durchgeführt. Ausschlußkriterien waren komplexe Bandinstabilitäten, Revisionseingriffe und eine Kreuzbandverletzung der Gegenseite. Unter Berücksichtigung dieser Kriterien konnten 56 Patienten in die Studie eingeschlossen werden. Es erfolgte eine Blockrandomisierung in zwei Gruppen. Gruppe I (n=29) erhielt ein Semitendinosus 4-fach Transplantat mit Endobutton/ Tape und Faden/ Suture disc Fixierung. In Gruppe II (n=27) erfolgte der Ersatz mit einem zentralen Patellarsehnentransplantat und Fixierung mittels Interferenzschraube in 1-Tunnel Technik. Endpunkte der Studie waren die Stabilitätsmessung mittels KT 1000, der IKDC Score und ein subjektiver Kniefragebogen (modifiziert nach Flandry). Mittels univariater Analyse wurde der Einfluß der Operationstechnik auf die oben genannten Endpunkte überprüft.

Nach 2 Jahren konnten bisher 23 Patienten (Gruppe I: n=11, Gruppe II: n=12) nachuntersucht werden. Die Stabilitätsmessung zeigte in Gruppe II eine mittlere Seitendifferenz von 1,7 mm, wogegen Gruppe I eine Differenz von 3,4 mm aufwies. Die IKDC Ergebnisse beider Gruppen waren mit 8 von 11 normal / fast normal gegen 8 von 12 normal / fast normal vergleichbar. Die Ergebnisse des subjektiven 100 Punkte Fragebogens waren mit 89 gegen 87 erreichten Punkten ebenfalls vergleichbar.

Obwohl die Stabilitätsmessung einen Vorteil von 1,7 mm in der Gruppe der Patellarsehnentransplantate zeigte waren die objektiv/ subjektive Bewertung durch den IKDC bzw. den Kniefragebogen identisch.

Die vordere Kreuzbandersatzplastik mit dem medialen Patellasehnendrittel-Technik und 10-Jahresergebnisse der Pressfit-Technik

P. Hertel (Berlin), G. Widjaja, Th. Cierpinski

Es soll dargestellt werden, daß das mediale Patellasehnentransplantat in schraubenfreier Verankerung ein sicheres Transplantat ist.

Die femorale und mit geringen Einschränkungen auch die tibiale Verankerung eines autologen Transplantates aus der Patellasehne ist ohne metallische oder bioresorbierbare Fixationsschrauben mit einfachen technischen Mitteln möglich. Sowohl die elastische Spongiosa als auch die Abwinkelung des Ligament gegenüber dem Knochenblock des Transplantates sichern die Fixation ab (z.B. beträgt die Abwinkelung des Patellasehnentransplantates in Strecknähe ca. 70 Grad). Eine Kreuzbandersatzplastik in der beschriebenen Technik wurde zwischen 1987 bis 1990 bei insgesamt 71 Patienten durchgeführt (ein Operateur). Die Nachuntersuchung von 33 Patienten mit einer mittleren Nachuntersuchungszeit von 9,8 Jahren ergab folgende Daten: Streckdefizit (Seitendifferenz) bis 3 Grad 47 %, 3- 5 Grad 47 %, Beugedefizit unter 5 Grad

80%, 6-15 Grad 13%, KT1000 bis 2 mm Differenz 70%, 3- 5 mm Differenz 30 %. Gesamtergebnis IKDC Gruppe A 10 %, Gruppe B 70 %, Gruppe C 17 %, Gruppe D 3 %. Arthrosegrad 0, gleiches Niveau 58 %, Verschlechterung um 1 Grad 42 %. Keine signifikante Differenz zwischen akut und chronisch operierten Patienten.

Die nach anatomischen Gesichtspunkten durchgeführte Kreuzbandersatzplastik mit dem medialen Patellasehnendrittel in Pressfit führt zu guten Langzeitergebnissen hinsichtlich Stabilität, Beweglichkeit und zeigt nur geringe arthrotische Veränderungen.

Die direkte Interferenzschraubenverankerung der „Hamstring" Sehnen beim Kreuzbandersatz – Erste experimentelle und klinische Erfahrungen

N.P. Südkamp (Berlin), R.F.G. Hoffmann, M. Wagner, A. Weiler

hamstring tendons, vorderes Kreuband, Interferenzschrauben, OP-Technik

Einleitung

Die direkte Interfenzschraubenverankerung der Hamstring Sehnen beim Kreuzbandersatz hat zunehmend an Interesse gewonnen, da so eine anatomische Verankerung auf Höhe des Gelenkspaltes möglich wird. Eine anatomische Verankerung erhöht die Kniestabilität und die Transplantatisometrie und verhindert Transplantat-Tunnel Bewegungen, wodurch die ossäre Integration des freien Sehnentransplantates beschleunigt wird.

Vorarbeiten

Zunächst wurde die initiale Verankerungsfestigkeit biomechanisch unter statischen und dynamischen Bedingungen untersucht und zu anderen Techniken verglichen. Zusätzlich wurden Variablen, wie die Schraubengeometrie, die zusätzliche Knochenblockentnahme und die Tunnelpräparation untersucht. Im Tierversuch konnte ein zügiges Einheilen des Transplantates und erstmalig die Ausbildung einer direkten

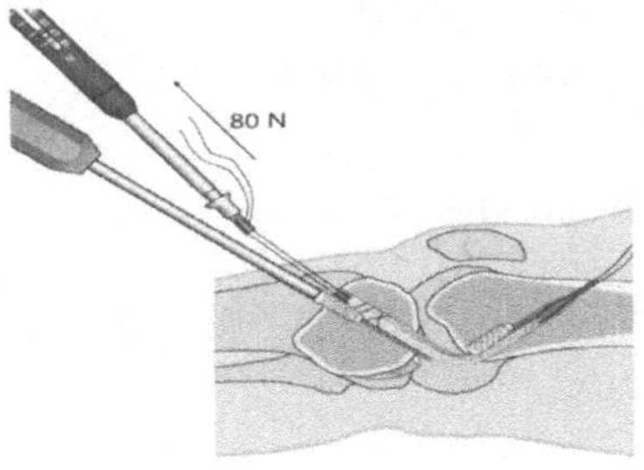
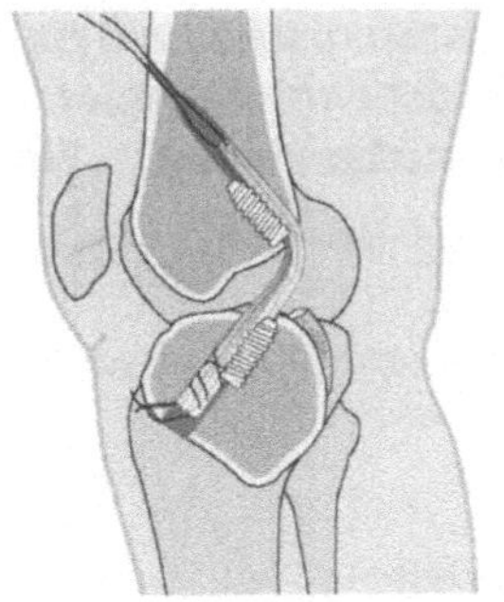

Bandinsertion beobachtet werden, wie dies bisher nur für native Bänder gefunden wurde. Diese Befunde haben uns veranlaßt eine korrespondierende Technik zu entwickeln und klinisch einzusetzten.

Technik

Die Transplantatverankerung erfolgt mit einer 8 x 23 mm biodegradierbaren Poly-(D,L-Laktid) Interferenzschraube (Sysorb, Sulzer Orthopedics Ltd., Münsingen Schweiz).

Erste klinische Erfahrungen

Diese neue Technik wurde bis Februar ´99 an 110 Patienten eingesetzt. Alle Patienten wurden prospektiv nach IKDC dokumentiert. Patienten mit isolierter VKB Verletzungen, gesunder Gegenseite, Primäreingriff und mind. 6 Monate follow-up, wurden mit einem vergleichbaren, prospektiv dokumentierten Kollektiv von Patienten mit Patellasehnentransplantat (N = 76) zum Zeitpunkt 6 Monate verglichen. In der Hamstring-Gruppe erfüllten 32, in der Patellarsehnengruppe 48 Patienten die o.g. Kriterien. Die mittlere Seitendifferenz im KT-1000 (manuelles Maximum) betrug in der Hamstring-Gruppe 2,9 mm und in der Kontrollgruppe 2,1 mm. Das Endergebnis nach IKDC in der Hamstring-Gruppe zeigte 2 x A, 22 x B, 7 x C & 1 x D. In der Patellasehnengruppe fand sich 5 x A, 16 x B, 15 x C & 11 x D. Ursächlich für das schlechtere Ergebnis der Kontrollgruppe zu diesem frühen Zeitpunkt war die schlechtere Funktionalität (one-leg-hop Test, Kniebeugen etc.).

Schlußfolgerung

Die Interferenzschraubenverankerung der Hamstring Sehnen verbindet minimal invasive Aspekte der Transplantatauswahl mit biomechanischen Vorteilen der Interferenzschraubenverankerung. Die vorliegenden 6-Monatsergebnisse zeigen den deutlichen Rehabilitationsvorsprung der Hamstring-Patienten auf. Langzeitergebnisse müssen jedoch noch abgewartet werden.

18.11.99

**15:15–
16:15**

Saal 3

Histologische Analyse der Knochen-Sehnenheilung nach Knochenblock-freier Interferenzschraubenverankerung beim Kreuzbandersatz – Eine zwei-Jahres Studie am Schaf

A. Weiler (Berlin), O. Rehm, R.F.G. Hoffmann, N.P. Südkamp

Kreuzbandersatz, Knochen-Sehnenhheilung, Tiermodell, Interferenzschrauben

Einleitung

Die direkte Knochenblock-freie Semitendinosus- oder Quadrizepssehnenverankerung beim Kreuzbandersatz hat zunehmendes Interesse geweckt, da eine anatomische Fixierung auf Höhe des Gelenkspaltes möglich ist. Eine anatomische Fixierung erhöht die Transplantatisometrie (Morgan 1995) und Kniestabilität (Ishibashi 1997). Zusätzlich wird angenommen, daß die Interferenzschraubenverankerung auftretende Scherkräfte („bungee cord" und „winshield whiper effect") neutralisieren kann und so die Transplantateinheilung beschleunigt. Dies könnte die Probleme der Tunnelaufweitung und der verzögerten Transplantateinheilung bei der Verwendung der Semitendinosussehnen lösen.

Methoden

36 ausgewachsenen Merino Schafen wurde das VKB durch die halbe ipsilaterale Achillessehne ersetzt und das Transplantat ursprunsnah mit zwei biodegradierbaren Poly-(D,L-Laktid) Interferenzschrauben (Sysorb, Sulzer Orthopedics Ltd, Münsingen, Schweiz) verankert. Eine polychrome Sequenzmarkierung (Tetrazyklin, Xylenol Orange, Calcein Grün) wurde durchgeführt und die Präparate nach 6, 9, 12, 24, 52 und 104 Wochen unentkalkt in Polymethylmetacrylat gebettet und histologisch untersucht. Es wurden serielle Präzisionsschnitte (6 m) und Schliffe (90 m) zur fluoreszenzoptischen Untersuchung angefertigt.

Ergebnisse

Nach 6 Wochen lag das Transplantat dem Knochentunnel direkt an und eine fibröse Zwischenschicht war nur partiell ausgebildet. Die fluoreszenzoptische Untersuchung zeigt, daß eine frühzeitige knöcherne Überbrückung der fibrösen Zwischenschicht schon nach 2 bis 6 Wochen stattfindet. Zwischen Transplantat und Tunnelwand war eine große Anzahl Sharpey-Fasern vorhanden. Nach 9 und 12 Wochen fand sich eine reife Transplantat-Knochenverbindung mit einer hohen Anzahl ausgerichteter Sharpey-Fasern. Am Tunneleingang wurde nach 12 Wochen eine erste partielle Kalkknorpel Einlagerung am Transplantat gefunden. Nach 24 Wochen zeigte sich eine reguläre direkte vierschichtige (Knochen-Kalkknorpel-Faserknorpel-Band) Bandinsertion die zur 52. Wochen weiter ausreifte. Die Schraube war nach 24 Wochen degradiert, nach 52 Wochen zeigte sich ein intensives Einwachsen von Trabekeln in das ehemalige Implantatlager und nach 104 Wochen war das Implantat in den meisten Fällen ossär ersetzt.

Diskussion

Alle bisherige Arbeiten, in denen die Knochen-Sehnenheilung untersucht wurde, fanden eine fibröse Zwischenschicht zwischen Transplantat und Tunnelwand, die in einigen Arbeiten selbst nach 26 Wochen noch sichtbar war (Rodeo 1993, Grana 1994, Liu 1997, Blickenstaff 1997). In diesen Untersuchungen wurde beschrieben, daß während der Einheilung die Transplantat-Knochenverbindung durch Sharpey-Fasern hergestellt wird. Dies entspricht den eigenen Beobachtungen in der Frühphase des Experimentes, wobei eine fibröse Zwischenschicht nur partiell gefunden wurde. Die Transplantat-Knochenverbindung über Sharpey-Fasern entspricht einer indirekten Bandinsertion wie sie bei der periostalen Übergangszone gefunden wird (Sharpey 1856, Benjamin 1986) und erlaubt Scherbewegungen. Im Rahmen der Transplantat-Knochenheilung entspricht dies einer prinzipiell instabilen Situation (Fu 1999). Die reguläre direkte Bandinsertion hingegen zeigt zur graduelllen Kraftübertragung einen vierschichtigen Aufbau mit einer Zwischenschicht aus Kalkknorpel (Benjamin 1986). Diese typische vierschichtige Insertion hat sich in der vorliegenden Untersuchung nach 24 Wochen gebildet und wurde in allen bisherigen Arbeiten nicht beschrieben. In diesen Untersuchungen wurde das Transplantat jeweils extra-kortikal verankert, so daß es zu typischen Scherbewegungen im Tunnel kommt.

Schlußfolgerung

Die auffälligen Befunde der eigenen Untersuchung, die im starken Gegensatz zu den bisherigen Arbeiten stehen, lassen erstmalig darauf schließen, daß die direkte Interferenzschraubenverankerung eines Knochenblock-freien Sehnentransplantates die Scherkräfte im Tunnel neutralisiert und somit die Transplantateinheilung beschleunigt und zur Entwicklung einer regulären direkten Bandinsertion führt.

Die vordere Kreuzbandoperation mit der Semitendinosus- und Gracilissehne in einer implantatfreien press-fit-Technik

H.H. Pässler (Heidelberg), D. Mastrokalos, C.O. Tibesku

Kniegelenk, vorderes Kreuzband, Kreuzbandplastik, press-fit

Die Verwendung der Semitendinosussehne für den Kreuzbandersatz erfreut sich zunehmender Beliebtheit. Die bisherige weit von den intraartikulären Tunneleingängen entfernte Fixation führt über den Scheibenwischereffekt zu einer Bohrkanalaufweitung und zu einer Elongation durch den sogenannten Bungee-Effekt. Die Folge kann eine frühzeitige Transplantatlockerung sein. Mit einem neuen Verfahren ist es uns gelungen, Nachteile der bisherigen Verfahren zu überwinden.

18.11.99

15:15–
16:15

Saal 3

Die Semitendinosus- und Gracilissehne werden entnommen. Die Enden der präparierten Sehnen werden jeweils durch einfaches Verknoten miteinander zu einer geschlossenen Schlinge geformt. Maximales Festziehen der Knoten unter zyklischer Belastung und Fixierung mittels 4 divergierender U-förmiger Ethibond-Nähte. Belegen jeder Schlinge mit einem Mersilenetape. Die das Transplantat aufnehmenden Knochenkanäle werden nicht gebohrt, sondern mit speziellen Hohlstanzen geschaffen, wodurch zwei bis zu 4 cm lange und 5-7 mm durchmessende kräftige Spongiosazylinder gewonnen werden. Lediglich die Kortikalis wird durchbohrt. Über eine kleine Hilfsinzision wird der femorale Tunnel von lateral um 3 bis 4 mm aufgebohrt und die darunter liegende Tunnelspongiosa mit Impaktoren bis dicht an den inneren Tunneleingang dilatiert. Das Transplantat wird sodann von lateral durch den femoralen Tunnel eingezogen, wobei die knotenförmige Verdickung des Transplantatendes nicht den engeren inneren, flaschenhalsartigen Tunneleintritt passieren kann. Das Knie wird zur Konditionierung der beiden Schlingen zwanzigmal unter maximalem manuellen Zug durchbewegt. Am tibialen Tunnelausgang wird distal eine kurze Knochenbrücke geschaffen, über der die Haltefäden des distalen Transplantatendes verknotet werden. Die Spongiosazylinder werden sodann ventral des Transplantats in den tibialen Tunnel bis an das Tibiaplateau eingeschlagen, wodurch eine Pressfit Fixierung auch im tibialen Anteil resultiert. Biomechanische Untersuchungen unter zyklischer Belastung haben ergeben, daß diese Pressfit Fixierung herkömmlichen Fixierungstechniken mindestens ebenbürtig ist.

Die bisherigen klinischen Ergebnisse an über 60 Patienten im Rahmen einer prospektiven und randomisierten Studie (Vergleichsgruppe Patellarsehne) haben gezeigt, daß dieses Verfahren sicher, einfach und kostengünstig ist. Durch die Pressfit Verankerung des Transplantats unmittelbar in Höhe der intraartikulären Tunneleintritte werden der Bungee-Effekt und der Scheibenwischereffekt vermieden, wodurch eine Auslockerung des Transplantates verhindert werden kann.

<table>
<tr><td>18.11.99

15:15–
16:15

Saal 4/5</td><td>Donnerstag, 18. Nov.   15:15 – 16:15   Saal 4/5

Arthrodese (III) – Fuß</td></tr>
</table>

Die subtalare Arthrodese nach Fersenbeinfraktur

J. Heineck (Dresden), K. Herzmann, T. Zawadski, R. Grass

Fersenbein, Arthrodese

Im Zeitraum 1/95 bis 6/98 wurden in unserer Klinik 32 subtalare Arthrodesen nach isolierter Fersenbeinfraktur durchgeführt. 28 Fälle wurden prospektiv erfaßt. Es handelte sich um 23 Männer und 5 Frauen, das Durchschnittsalter betrug 42 Jahre. Die Nachuntersuchung erfolgte im Mittel 17 Monate postoperativ. 20 Fälle waren konservativ, 8 operativ vorbehandelt. Die Indikation zur Arthrodese wurde im Mittel 23 Monate nach dem Unfall gestellt. In 23 Fällen war eine reorientierende Arthrodese mit Interposition von Spongiosaspänen erforderlich, in 5 Fällen wurde lediglich das Gelenk versteift. Eine zusätzliche Korrekturosteotomie des Fersenbeines wurde in 5, eine Versteifung des Calcaneocuboidgelenkes in 3 Fällen vorgenommen. Als Zugang wurde ein Ollier Zugang in 5, ein ausgedehnter lateraler Zugang in 11, ein dorsolateraler in 8 und ein bilateraler Zugang (Korrekturosteotomie) in 4 Fällen gewählt. Komplikationen traten in 5 Fällen auf: 2 Arthrodesen kamen nicht zur knöchernen Ausheilung, einmal kam es zur Spandislokation, einmal zu einer plantaren Exostose und einmal zu einem Weichteilinfekt. Bis auf zwei Fälle gelang eine gute Aufrichtung des Fersenbeines sowie eine gute Korrektur der Varus/ Valgusfehlstellung.

Die Auswertung nach dem Maryland-Foot-Score ergab gute und sehr gute Ergebnisse in 18, befriedigende in 8 und schlechte Ergebnisse in 2 Fällen. Die operativ erreichte Stellungskorrektur blieb erhalten. In der Auswertung der Ganganalyse zeigte sich in allen Fällen eine deutliche Annäherung der Belastungsverteilung und des Abrollens an die Verhältnisse auf der gesunden Seite. Subjektiv beurteilten die Patienten das Operationsergebnis 20-mal als gut oder sehr gut, 7-mal als befriedigend und 2-mal als schlecht.

Zusammenfassend kann die subtalare Arthrodese, insbesondere die reorientierende, bei der die ursprünglichen biomechanischen Verhältnisse wiederhergestellt und die präarthrotische Fehlstellung insbesondere des Talus beseitigt werden, als ein zuverlässiges Verfahren zur Ausschaltung der regelhaft nach fehlverheilten Calcaneusfrakturen auftretenden Schmerzen bezeichnet werden.

18.11.99

15:15–
16:15

Saal 4/5

Führt die subtalare Korrekturarthrodese zu einer veränderten Druckverteilung im Bereich der Fußsohle?

A. Tiemann (Leipzig), M. Jacob, Ch. Josten , G. Muhr

subtalare Korrekturarthrodese, Fußsohlenstatik, Druckverteilung

Problem

Die Korrekturarthrodese bei isolierten posttraumatischen Fehlstellungen des Subtalargelenkes hat die summarische Rekonstruktion von Fehlstellungen im Rückfußbereich zur Aufgabe, mit dem Ziel, dem Verletzten einen annähernd normalen, schmerzfreien Gang zu ermöglichen. Durch die Arthrodese kommt es zu einer Änderung der Statik des Fußgewölbes. Daraus resultieren Änderungen der benutzten Fläche der Planta pedis, der Maximaldruckverteilung an Vorfuß und Ferse sowie der

Tragachse am Fuß. Mittels der Pedobarographie können diese Änderungen nachgewiesen werden und ihnen beispielsweise bei der Schuhzurichtung Rechnung getragen werden.

Patienten

In einem Zeitraum von 5 Jahren wurden 91 Arthrodesen des Subtalargelenkes vorgenommen, 27 davon als Korrekturarthrodesen. Der Altersdurchschnitt der Verletzten lag bei 41 Jahren. Durchschnittlich 5 Jahre und 6 Monate nach dem Trauma erfolgte die Arthrodese. 5 Patienten litten an einer Valgus-/Varusfehlstellung > 5 Grad im Subtalargelenk, 10 wiesen eine Abflachung des Tubergelenkwinkels auf und bei 12 Patienten lag eine komplexe Fehlstellung mit Valgus-/Varusabweichung > 5 Grad und Abflachung des Tubergelenkwinkels vor.

Ergebnisse

Nach durchschnittlich 1 Jahr und 2 Monaten wurden die Patienten nachuntersucht. Dabei zeigte sich, daß bei 12 Patienten eine physiologische Stellung des Rückfußes erreicht worden war, 8 wiesen eine Abflachung des Tubergelenkwinkels von 5 Grad auf, bei 5 Patienten lag eine Valgus-/Varusfehlstellung von 5 Grad vor. Bei 2 Patienten bestand eine Kombination aus Valgus-/Varusfehlstellung und Abflachung des Tubergelenkwinkels. Die belastete Kontaktfläche des operierten Fußes wies keinen signifikanten Unterschied zur gesunden Seite auf (90,6 cm² zu 89,90 cm² gemittelt). Der Anteil der Ferse an der Gesamtkontaktfläche lag sowohl bei der operierten, als auch bei der gesunden Gegenseite bei 30%. Auch der Anteil des Vorfußes an der Gesamtkontaktfläche unterschied sich mit 25% gemittelt sowohl bei der operierten, als auch bei der gesunden Seite nicht. Ein signifikanter Unterschied konnte beim Vergleich der Spitzendrücke über dem Vorfuß ermittelt werden (operierte Seite 3305,40 g/cm² gemittelt, gesunde Seite 2390,67 g/cm² gemittelt). Dieser Trend ließ sich ebenso für den Spitzendruck an der Ferse nachweisen (operierte Seite 2945,54 g/cm² gemittelt, gesunde Seite 2499,34 g/cm² gemittelt), wobei der Unterschied hier nicht so ausgeprägt war wie am Vorfuß. Bei der Bestimmung der Tragachse wurden in 73,3% der Fälle am operierten Fuß regelrechte Werte ermittelt.

Schlußfolgerung

Die Korrekturarthrodese des Subtalargelenkes bei isolierten posttraumatischen Fehlstellungen kann die Funktion des Fußes mit regelrechtem Auftritt, erhöhter Gangsicherheit und regelrechter Tragachse sichern. Eine Restitutio ad integrum ist jedoch nicht möglich. Insbesondere bei den Spitzendrücken an Vorfuß und Ferse treten signifikante Erhöhungen auf, denen beispielsweise durch Anpassung spezieller Einlegesohlen oder orthopädischen Schuhwerks Rechnung getragen werden muß.

Sprunggelenksarthrodesen unter Einsatz des Ilizarov-Composite-Hybrid Fixateurs

M.Rahmanzadeh (Berlin), C. Khodadadyan-Klostermann, M. Raschke, N. Haas

Hybrid-Fixateur, Ilizarov, distale Unterschenkelfraktur, Pilon-Fraktur,

18.11.99

15:15–
16:15

Saal 4/5

Zielsetzung

In einer prospektiven Studie sollten die klinischen Einsatzmöglichkeiten des Ilizarov Composite Fixateur als Salvage-Verfahren nach gescheiterter Sprunggelenksarthrodese untersucht werden.

Problem

Die gescheiterte Sprunggelenksarthrodese stellt eine der großen Herausforderungen für den Chirurgen dar. Bei den meist prekären Ausgangsbedingungen erscheint ein minimalinvasives Verfahren mit hoher Primärstabilität und sämtlichen sekundären Korrekturoptionen vorteilhaft.

Material und Methode

Von 1/94 bis 9/98 wurde bei 15 Patienten eine Sprunggelenksarthrodese mit einem Ilizarov Composite Fixateur durchgeführt. Bei der Composite Fixation wird die Ring-Fixation auf das destruierte Gelenk beschränkt. Am restlichen Abschnitt des Unterschenkels kommt eine monolaterale Fixation zum Einsatz. Bei 12 Patienten wurde eine Arthrodese des oberen Sprunggelenkes, bei 3 zusätzlich noch eine Arthrodese des Subtalargelenkes durchgeführt. Das Alter der Patienten variierte zwischen 18 und 82 Jahren bei einem Durchschnitt von 53 Jahren (9x weiblich, 6x männlich).

Die Indikationen zur Sprunggelenksarthrodese waren in 8 Fällen eine gescheiterte primäre Arthrodese mittels interner Verfahren. Weitere Indikationen waren septische Komplikationen nach gescheiterter osteosynthetischer Versorgung von Pilon Frakturen. Bei weiteren drei Patienten erfolgte eine primäre Arthrodese bei Talus- bzw. Pilon tibial Trümmerfrakturen mit begleitendem schweren Weichteilschaden. Bei 6 Patienten wurde ein rein geschlossenes Vorgehen gewählt. Bei 9 Patienten erfolgte ein offenes bzw. arthroskopisch assistiertes Vorgehen.

Ergebnisse

Bei allen Patienten konnte eine erfolgreiche Fusion des betroffenen Gelenkes mit Hilfe des Ilizarov Composite Fixateurs erreicht werden. In sämtlichen Fällen wurde die knöcherne Durchbauung ohne zusätzliche Spongiosaplastik erreicht. Für eine Sprunggelenksarthrodese konnte der Fixateur durchschnittlich nach 17 Wochen entfernt werden (13 -24 Wochen). Außer der für externe Fixationsverfahren üblichen Pin-

Problemen traten keine weiteren Weichteilprobleme auf. Im Rahmen der Nachbeobachtung waren 13 von 15 Patienten schmerzfrei bei radiologisch kompletter Konsolidierung. Achsfehlstellungen über 10° wurden bei 3 Patienten beobachtet. In sämtlichen Fällen wurde eine Konsolidierung der Weichteilsituation erzielt. Microvasculäre Lappenplastiken waren dabei nicht nötig. Auch die 3 Patienten mit vorausbestehender tiefer Infektion, z.T. mit Fistelung, zeigten keinen Anhalt für eine fortbestehende Infektion.

Die durchschnittliche OP-Dauer zur Sprunggelenksarthrodese betrug 105 min. (65–135 min.). Die durchschnittliche Krankenhausaufenthaltsdauer betrug durchschnittlich 12 Tage (8–23 Tage). Die Vollbelastung wurde im Durchschnitt nach 1 Woche nach Weichteilkonsolidierung erreicht (5–12 Tage).

Schlußfolgerung

Zusammenfassend stellt die Composite Fixation ein minimalinvasives, sicheres und erfolgreiches Verfahren zur Arthrodese im Sprunggelenk dar. Vorteilhaft erweist sich die dynamische Kompression im Rahmen der Kallusmassage, um auch ohne Spongiosaplastik eine knöcherne Durchbauung zu induzieren. Insbesondere nach vorausgegangener gescheiterter Arthrodese. Bei prekären posttraumatischen Ausgangsbedingungen, Infektion, Osteoporose oder anderen Weichteilproblemen erweist es sich als eine wertvolle Methode, um die sonst drohende Amputation zu vermeiden.

Therapie sekundärer Komplikationen nach Sprunggelenksverletzungen mit der TCNC-Arthrodese und simultaner Unterschenkelverlängerung

E. Schwer (Aachen), C.H. Siebert, D.C. Wirtz, M. Weber

Beschreibung und klinische Anwendung einer neuen Arthrodesentechnik am oberen Sprunggelenk zur Therapie septischer Komplikationen.

Fokussanierung bei sequestrierender Talusosteomyelitis durch Talusresektion, tibiotarsale Fusion unter Retention im Ringfixateur mit proximaler Unterschenkelverlängerung. Sekundäre Talusinfektionen entwickeln sich aus septischen Komplikationen nach para-/intraartikulären OSG-Frakturen und Osteomyelitiden nach aseptischer OSG-Arthrodese. Die Infektberuhigung ist aufgrund der geringen Vaskularisation des Talus problematisch, eine Fokussanierung jedoch erforderlich.

Posttraumatische Talusnekrosen führen zu einer Destruktion des oberen und unteren Sprunggelenkes mit schmerzhafter Belastungsinsuffizienz. Als modifiziertes Therapiekonzept wird die Technik der Tibio-Calcaneo-Naviculo-Cuboidalen Arthrodese (TCNC-Arthrodese) nach kompletter Talusresektion vorgestellt.

Material und Methode

Es wurden 6 Patienten im Alter von 26 bis 65 Jahren (Durchschnittsalter 45 Jahre) behandelt. Drei Patienten mit einer chronisch-sequestrierenden Talusosteomyelitis nach OSG-Arthrodese sowie drei Patienten mit posttraumatischer Destruktion des oberen und unteren Sprunggelenkes bei Talusnekrose wurden therapiert. Über einen lateralen Zugang wurde nach Talusresektion und Entfernung der Tibia sowie tarsalen Gelenkflächen eine primäre tibiotarsale Arthrodese unter Retroposition des Fußes durchgeführt. Die Fixation des Fußes erfolgte in einem Ilizarov-Ringfixateur, das resultierende Beinlängendefizit wurde durch eine proximale Unterschenkelverlängerung simultan ausgeglichen.

Ergebnisse

Bei allen Patienten gelang eine Konsolidierung der primär instabilen Infekt-Defekt-Situation bei schmerzfreier Vollbelastbarkeit. Drohende Amputationen wurden vermieden. In allen Fällen kam es zu einer sicheren knöchernen Konsolidierung. Durch Retroposition des Fußes wurde eine Verbesserung der Gangabwicklung im Vergleich zur plantaren Arthrodese erreicht. Beinlängendefizite wurden durch die proximale Unterschenkelverlängerung ausgeglichen.

Schlußfolgerung

Die TCNC-Arthrodese mit proximaler Unterschenkelverlängerung ermöglicht die Rekonstruktion und Konsolidierung instabiler Infekt-Defekt-Situation mit Belastungsinsuffizienz. Dabei werden Beinlängendefizite ausgeglichen. Amputationen und orthetische Versorgungen können somit vermieden werden. Durch Retroposition des Fußes ist eine optimierte Gangabwicklung möglich.

Die tibiocalcaneare Infektarthrodese

U.C. Liener (Ulm), G. Suger, A. Schmelz, L. Kinzl

Infekt, Rückfuß, Arthrodese, Tibiocalcanear

Einleitung

Septische Nekrosen des Talus entstehen nach offenen wie geschlossenen Luxationsfrakturen des Talus und des oberen Sprunggelenks sowie nach vorausgegangen operativen Eingriffen. Die tibiocalcaneare Infektarthrodese ist als salvage procedure häufig die einzige Alternative zur Amputation. Da sich interne Verfahren verbieten, kann eine weichteilschonende und rigide Fixation nur durch externe Verfahren erzielt werden. Aufgrund seiner minimalinvasiven Fixation verwenden wir seit 1990 den Ilisarov Ringfixateur. Zusätzlich läßt sich durch die Kallusdistraktion der nach Talektomie entstandene Längenverlust ausgleichen, eine exakte Einstellung der Arthodesengeometrie mit der Möglichkeit der postoperativen Korrektur ist zudem möglich.

Material und Methoden

Zwischen 1986 und 1998 wurde bei 16 Patienten (11 Männer/ 5 Frauen) eine tibiocalcaneare Infektarthrodese durchgeführt. In allen Fällen bestand ein zusätzlicher Weichteilinfekt. Das durchschnittliche Alter zum Zeitpunkt der Operation betrug 42,3 J. (19- 66 J.). In 8 Fällen kam ein Ilisarov Ringfixateur zu Einsatz, 8-mal wurde ein Fixateur externe der AO verwendet. Bei 4 Patienten erfolgte ein Ausgleich der Beinlängenverkürzung durch Kallusdistraktion. Die Ursache der Talusnekrose lag in 12 Fällen in einer vorausgegangen Talus- bzw. OSG-Luxationsfraktur. Zur Sanierung der Infektherde waren insgesamt 47 Eingriffe notwendig. Hierbei handelte es sich in erster Linie um Revisionseingriffe. Eine Weichteildeckung erfolgte in 10 Fällen (9 Spalthaut, 2 Lappenplastiken). Die Gesamtdauer der Behandlung betrug durchschnittlich 10,6 Mo. (5- 22 Mo.). Es traten 7 operationsbedürfige Komplikationen auf, hierbei handelte es sich in 2 Fällen um eine delayed union der Arthrodesezone. Eine Patientin entschloß sich für eine Unterschenkelamputation, da sie mit der Länge der Behandlung nicht zurecht kam. Nach durchschnittlich 31 Mo. (13- 86 Mo.) konnten 12 Patienten nachuntersucht werden. In allen Fällen bestand Infektfreiheit und ein knöcherner Durchbau der Arthrodese. Die durchschnittliche Beinlängenverkürzung betrug 3,6 cm (2,5- 6 cm). In einem dem Kitaoka Score angelegten klinischen Bewertungsschema erzielten 8 Patienten ein sehr gutes und gutes Ergebnis.

Schlußfolgerung

Obwohl es sich bei den mit dieser Methode behandelten Patienten um eine Selektion von Problemfällen handelt, sind die Ergebnisse als gut zu bezeichnen. Ein Extremitätenerhalt war in 15 von 16 Fällen möglich. Bedacht werden muß jedoch, daß es sich bei der tibiocalcanearen Infektarthrodese um ein sehr aufwendiges und langwieriges Verfahren handelt. Nicht immer ist hier das technisch Machbare auch sinnvoll.

Funktionelle Langzeitergebnisse nach Versteifungsoperationen der tarsometatarsalen Gelenkreihe

H.-E. Schratt (Hannover), H. Thermann, S. Fröhlich, R. Meier, M. Richter, B. Wippermann

Lisfranc, Arthrodese, funktionelles Ergebnis, Langzeitanalyse

18.11.99

15:15–
16:15

Saal 4/5

Ziel der vorliegenden retrospektiven Analyse war es, mittels objektiver und subjektiver Scores das funktionelle Langzeitergebnis bei Arthrodesen der Lisfranc-Reihe zu untersuchen und Vor- bzw. Nachteile partieller bzw. kompletter Fusionen zu analysieren.

Problembeschreibung

Die Versteifung stellt bei schweren posttraumatischen Arthrosen der tarsometatarsalen Gelenkreihe meist die alleinige Operationsmöglichkeit dar. Bislang ist jedoch nur wenig über die Langzeitresultate solcher, die Fußstatik erheblich verändernder Eingriffe, bekannt. Patientengut: Es wurden in der vorliegenden Studie nur Patienten erfaßt, bei denen als Folge einer isolierten Fußverletzung bei posttraumatischer Arthrose eine Arthrodese in der Lisfranc-Reihe durchgeführt wurde. Von den insgesamt 43 Patienten, die zwischen 1975 und 1995 an unserer Klinik operiert wurden und dieses Kriterium erfüllten, konnten 38 nachuntersucht werden. Von letzteren erfolgte bei 17 eine Fusion der kompletten Lisfranc-Reihe (LF), bei 15 wurde lediglich der mediale Anteil (1-3) versteift (MS), bei 6 Patienten (LS) isoliert die laterale Fußsäule (4/5). Die Nachbeobachtungszeit betrug im Mittel 5,3 Jahre (3 – 19 Jahre).

Methode

Die Patienten wurden anhand des Clinical Rating Systems der AOFAS klinisch und radiologisch untersucht. Außerdem wurde eine subjektive Einschätzung des Operationsergebnisses durch die Patienten anhand eines „Outcome-Scores" ermittelt. Zusätzlich wurde bei 14 Patienten eine pedobarographische Analyse der Fußstatik und des Abrollvorgangs mittels des EMED-SF2 Systems durchgeführt.

Ergebnisse

Die Patienten mit isolierter lateraler Arthrodese (LS) wiesen objektiv (63,3 Pt.) und subjektiv (77,3 Pt.) deutlich bessere Ergebnisse (max: 100 Pt.) auf als bei medialer Fusion (obj: 58,3 Pt., subj.: 70 Pt.) und kompletter Fusion (obj.: 49,2 Pt., subj.: 49,3 Pt.). Schwere Anschlußarthrosen traten nur bei kompletter Lisfranc-Fusion auf (6/17), funktionelle Beeinträchtigungen ergaben sich bei allen Arthrodesen, v.a. im unteren Sprunggelenk. Das „Steifigkeitsgefühl" war bei kompletter Fusion bei 3/4 der Patienten, bei lateraler Fusion nur bei 1/3 vorhanden. Treppensteigen war bei der LF-

Gruppe bei allen Patienten erschwert, bei partieller Fusion nur bei 12/21. Identische Resultate ergaben sich für den Barfußgang,

Schlußfolgerung

Arthrodesen der Lisfranc-Reihe führen zu erheblichen Veränderungen der Fußstatik, erbringen für die Patienten aber überwiegend befriedigende Ergebnisse. Bei partiellen Arthrosen sollten isolierte Arthrodesen der medialen und lateralen Fußsäule bevorzugt werden, da diese funktionell der kompletten Fusion überlegen sind.

Die Luxationsfraktur der Lisfrancschen Gelenkreihe: primäre anatomische Rekonstruktion mit temporärer Arthrodese vs. sekundäre Korrekturarthrodese

S. Rammelt (Dresden), H. Schikore, T. Randt, M. Holch

temporäre Arthrodese, Korrekturarthrodese, Lisfranc-Gelenkreihe

Problemstellung

Dislokationen der Lisfranc'schen Gelenkreihe werden aufgrund ihrer geringen Inzidenz häufig unterschätzt oder übersehen. Die Versorgung frischer Lisfranc-Luxationsfrakturen erfolgt als temporäre Arthrodese, wobei von einigen Autoren aus Gründen der höheren Stabilität die Schraubenosteosynthese gegenüber der Kirschner-Drahttransfixation favorisiert wird. Ziel dieser vergleichenden Studie ist die Gegenüberstellung der Ergebnisse nach Primärversorgung mit temporärer Arthrodese und sekundärer Korrekturarthrodese nach Fehlverheilung.

Patienten, Methoden

An unserer Klinik wurden von 10/93 bis 07/98 45 Lisfranc-Luxationsfrakturen bei 44 Patienten (32 Männer, 12 Frauen, Durchschnittsalter 36 Jahre) behandelt. Im ersten Kollektiv wurden 22 Patienten (17 Männer, 5 Frauen, Durchschnittsalter 35 Jahre) mit 23 frischen Frakturen primär offen reponiert und temporär transfixiert. Im zweiten Kollektiv wurden 22 Patienten (15 Männer, 7 Frauen, Durchschnittsalter 37 Jahre) aufgrund erheblicher Funktionseinschränkungen und persistierender Schmerzzustände einer Korrekturarthrodese im Mittel 27 Monate nach dem Unfall zugeführt. Die prospektive Erfassung und Nachuntersuchung erfolgte anhand klinischer, funktioneller (Maryland Foot Score), radiologischer und pedobarographischer Daten (EMED SF System, Novel GmbH München). Die Therapie frischer Frakturen bestand in der offenen Reposition und Schraubenosteosynthese (n=10) bzw. Kirschnerdrahtosteosynthese (n=13) der betroffenen tarsometatarsalen Gelenke. Die Nachbehandlung erfolgte funktionell unter Teilbelastung, ggf. unter Protektion eines Gipsschuhes (Lopresti-Slipper) für 6 Wochen. Das Osteosynthesematerial wurde nach 8 Wochen entfernt, die Vollbelastung nach 8-12 Wochen erreicht. Die Korrekturarthrodese erfolgte über 1-3 dorsale Zugänge mit Ausräumung, Achsen- und Längenkorrektur der betroffenen Strahlen und anschließender Fusion z. T. unter Zuhilfenahme von autologer Spongiosa bzw. corticospongiösen Spänen. Die Nachbehandlung erfolgte funktionell unter Teilbelastung für 6-10 Wochen.

18.11.99

15:15– 16:15

Saal 4/5

Ergebnisse

37 Patienten konnten im Mittel 15 Monate postoperativ nachuntersucht werden, davon 20 mit primär und 17 mit sekundär durchgeführter Arthrodese. Der mittlere Maryland Foot Score (Maximum: 100 Punkte) betrug für die Gruppe der primären Versorgung mit temporärer Arthrodese 84,5 , in der Gruppe der sekundären Korrekturarthrodesen 76,8 ($P<0,05$). Der Scorewert lag in dieser Gruppe präoperativ bei 38,9 ($P<0,01$). Folgende Komplikationen wurden beobachtet: tiefer Infekt (n=1), oberflächliche Wundrandnekrose (n=1) und persistierende Hypästhesie am Fußrücken (n=1) nach primärer Versorgung; partielle non-union (n=1) und komplette non-union (n=1) nach sekundärer Arthrodese. Wenngleich die funktionellen Ergebnisse nach Korrekturarthrodese erwartungsgemäß hinter denen bei primärer Versorgung zurückblieben, berichteten 16 von 17 Patienten zum Nachuntersuchungszeitpunkt über eine deutliche Besserung der Beschwerden. In der dynamischen Pedobarographie zeigte sich in 10 von 12 erfaßten Fällen eine Normalisierung des Abrollverhaltens und der Druckverteilung über Mittel- und Vorfuß.

Schlußfolgerung

Die offene Reposition und primäre, temporäre Arthrodese nach Lisfranc-Luxationsfrakturen ist bezüglich funktionellem Resultat, Behandlungsaufwand und Dauer der Arbeitsunfähigkeit einer primär konservativen Therapie mit sekundärer Arthrodese überlegen. Die technisch aufwendige Korrektur-Arthrodese des Lisfranc-Gelenkes ermöglicht jedoch die Rehabilitation der Patienten mit schmerzhaften Funktionseinschränkungen.

Donnerstag, 18. Nov.　　15:15 – 16:15　　Saal 6

Vasculartransplantate / Knochentransplantation

Überbrückung von Knochendefekten durch autologe Fibulatransplantation und Allograftaugmentation

B. Lehner (Heidelberg), J. Henne, L. Bernd

Zielsetzung

Die Rekonstruktion großer Knochendefekte an Femur und Tibia erfordert sowohl ein biologisch aktives als auch mechanisch belastbares Interponat. Hierfür kombinierten wir ein autologes Fibula-Transplantat mit einem stabilen cortikalen Allograft.

Kurzfassung

Bei großen Knochendefekten an Femur und Tibia nach extremitätenerhaltender Resektion von Knochentumoren besteht das Problem der Defektüberbrückung. Ideal ist hierbei ein sowohl biologisch aktives als auch mechanisch belastbares Interponat.

Bei 12 malignen Tumoren der unteren Extremitäten wurde zwischen 1994 und 1998 eine Resektion des Tumors unter Erhalt der Extremität durchgeführt. Die Überbrückung der Defektzone erfolgte durch eine autologe Fibulatransplantation in Verbindung mit einem corticalen Allograft. Hierzu wurde das Allograft entweder als Mantel über die Fibula geschoben oder die Fibula seitlich in das Allograft eingefalzt. Bei 10 Patienten erfolgte zusätzlich der microvasculäre Anschluß des von der Gegenseite entnommenen Fibulasegmentes. Zur Fixierung des Grafts führten wir bei 10 Patienten eine Plattenosteosynthese und bei 2 Patienten eine Marknagelung durch. Die durchschnittliche Nachbeobachtungszeit betrug 22 Monate. Nach durchschnittlich 11 Monaten zeigte sich bisher bei 9 der 12 Patienten eine sichere ossäre Integration, sowohl des Allografts als auch des Autografts. Bei diesen Patienten bestand eine volle Belastbarkeit und Gebrauchsfähigkeit der operierten Extremität. Die Beurteilung der Integration erfolgte durch die radiologische Klassifikation, sowie durch die Beurteilung der Stoffwechselaktivität des Grafts in der Positronen-Emissions-Tomographie. Bei 3 der 12 Patienten kam es zu einer operationspflichtigen Komplikation. Bei 1 Patienten war die Revision einer Pseudarthrose im distalen Anteil erforderlich, bei einem ausgedehnten Infekt und einem Lokalrezidiv war die Ablatio erforderlich. Eine Fraktur des Grafts ist bisher nicht aufgetreten.

Schlußfolgerung

Die Kombination von autologer, biologisch aktiver Fibula und Allograft als Lastträger ermöglicht die Überbrückung großer ossärer Defekte an Femur und Tibia. Eine stabile Osteosynthese ist zur Vermeidung einer Fraktur des Grafts sowie zur Gewährleistung einer ossären Integration erforderlich.

18.11.99

15:15–16:15

Saal 6

Fingergelenkersatz durch vasculatisierte Gelenktransplantation aus dem Hand- und Zehenbereich

R. Hierner (Hannover), A. Berger, Z.-L. Shen

Einleitung

Die Transplantation eines vaskularisierten kompletten Gelenkes aus dem Hand- oder Fingerbereich bietet die Möglichkeit einen Gelenkdefekt im Daumen- und Fingerbereich mit autologem Material, welches bei Kindern die volle Wachstumstendenz behält, funktionell befriedigend zu ersetzen.

Material und Methoden

Im Zeitraum von 1981-1994 haben wir in 12 Fällen eine vaskularisierte Gelenktransplantation vorgenommen. In 9 Fällen war der Gelenkdefekt postraumatisch, in 2 Fällen infektiös und in 1 Fall kongenital bedingt. Die Serie umfaßt 10 Männer und 2 Frauen. Das Durchschnittsalter lag bei 26 Jahren (2 – 42 Jahre).

Ergebnisse

Die aktive Gelenkbeweglichkeit, gemessen mit der Neutral-o-Methode nach mindestens 1 Jahr Nachuntersuchungszeit, betrug Extension/Flexion nach DIPPIP betrug die aktive Beweglichkeit 0/20/60, und nach PIP-Transposition 0/30/50 und nach MPMP 0/20/57. Nach mikrovaskulärer PIP- Gelenktransplantation aus dem Bereich der 2. Zehe zum Ersatz des PIP im Fingerbereich betrug die aktive Beweglichkeit Extension/Flexion 0/30/60 für dem MP im Fingerbereich 0/15/70. Bei 8 von 12 Patienten trat eine Komplikation auf. In vier Fällen war eine Tendolyse im Strecksehnenbereich notwendig. Bei vier Patienten besteht eine Achsfehlstellung (3 x Sagittalebene, 1 x Rotation). Bei einem Patienten mußte zusätzlich eine Ringbandrekonstruktion zur Therapie eines Bogenschnursyndroms durchgeführt werden. Bei drei von vier Patienten mit partieller vaskularisierter Gelenktransplantation sind röntgenologisch Anzeichen einer Arthrose zu diagnostizieren. Bei allen kompletten Gelenktransplantaten besteht kein röntgenologischer Anhalt für eine frühzeitige Gelenkabnützung. Bei den beiden Patienten mit noch offenen Wachstumsfugen zum Zeitpunkt der Operation besteht ein normales Wachstumsverhalten verglichen mit den entsprechenden Skelettanteilen der Gegenseite.

Zusammenfassung

Bei Kindern ergibt sich die Indikation zur vaskularisierten Gelenktransplantation aus Mangel an anderen vernünftigen Therapieoptionen aufgrund fehlender Wachstumspotenz, beim Erwachsenen aus den Kontraindikationen für den prothetischen Gelenkersatz und/oder der Arthrodese. Wenn immer möglich sollte ein Gelenkdefekt unter Anwendung der „Gewebebank" rekonstruiert werden.

Behandlung größerer Knochendefekte der proximalen Tibia bzw. des distalen Femur mit vascularisiertem Knochentransfer zur Vorbereitung auf eine TEP-Implantation

Akiko Ishida (Murnau), G. Fromberg, R. Beickert, A. Schmidt

Kurzfassung

Patienten mit ausgedehnter Trümmerzone oder Knochendefekten des Tibiaplateaus bzw. der Femurcondylen sind hochgradig gefährdet, die Funktion ihres Kniegelenks zu verlieren. Um diesen Patienten die Möglichkeit einer Endoprothese bieten zu können, sind aufwendige Verfahren zum Ersatz des fehlenden Knochens erforderlich.

Seit 1994 behandelten wir 11 Patienten mit dieser Problemstellung, 8 Männer und 3 Frauen im Alter zwischen 18 und 67 Jahren (Durchschnittsalter 35,7 Jahre). Die Rekonstruktion betraf 8-mal die proximale Tibia und 3-mal die distale Femurregion. Verwendet wurde in 3 Fällen ein vaskularisiertes Fibulatransplantat. In allen anderen Fällen erfolgte die Tranplantation eines Spans der lateralen Scapula, vaskularisiert über einen Ast des Gefäßstiels eines Latissimus dorsi oder Parascapularlappens. In keinem der Fälle kam es zum Verlust des Weichteilknochentransplantates. Entgegen unseren Erwartungen war die erzielte Restbeweglichkeit und Funktion des Kniegelenks so zufriedenstellend, daß bislang bei diesem relativ jungen Patientengut noch keine Endoprothese implantiert werden mußte.

Vorgestellt werden die Nachuntersuchungsergebnisse bezüglich knöcherner Konsolidierung der Transplantate, Belastbarkeit und Beweglichkeit des Kniegelenkes sowie der subjektiven Zufriedenheit der Betroffenen.

Schlußfogerungen

Der vaskularisierte Knochenersatz stellt eine wirksame Behandlung zum Erhalt des Kniegelenks dar, bzw. ermöglicht eine Prothesenimplantation in Fällen, die früher durch eine Arthrodese des Kniegelenkes oder Amputation des Beines behandelt wurden. Einen zusätzlichen Gewinn stellt die gleichzeitige Sanierung der in diesen Fällen meist insuffizienten Weichteile dar.

18.11.99

15:15–
16:15

Saal 6

Ersatz ausgedehnter Kniegelenkdefekte durch vaskularisierte allogene Transplantate – auf neuen Wegen zum Extremitäten – und Funktionserhalt

M. Kischner (München, Murnau), O. Gonschorek, V. Bühren, G. Hofmann

Zielsetzung

Als Behandlungsalternative nach schweren Traumen des Kniegelenkes, insbesondere nach offenen Frakturen, sollte die allogene vaskularisierte Gelenk-Transplantation (Tx) unter Immunsuppression als biologischer Gelenkersatz in die Klinik eingeführt werden.

Problembeschreibung

Im Bereich der unteren Extremität können primärtraumatisch oder sekundär durch Komplikationen langstreckige Knochen-und Gelenkinfekte des Kniegelenkes entstehen. Verschiedene Therapieverfahren stehen zur Verfügung, um den Verlust der Extremität zu verhindern. Der frische allogene vaskularisierte Transfer ganzer Gelenke ist ein Verfahren, das klinisch-experimentell von unserer Gruppe in der Klinik inauguriert werden sollte.

Methodik

Seit 4/96 wurden bei 5 Patienten mit ausgedehnten Knochendefekten im Bereich des Kniegelenkes und Beteiligung des Streckapparates, gefäßgestielte allogene Kniegelenkstransplantationen durchgeführt. Die Transplantate werden von Multiorganspenden gewonnen. Zur in-situ-Perfusion werden 4l UW-Lösung verwendet. Nach Entnahme und back-table-Präparation wird binnen 24 Stunden transplantiert. Die Osteosynthesen am Oberschenkel werden anterograd mit Interlocking Compression Nails (IC-N) durchgeführt. Für die retrograde Tibia-Marknagelung ist ein IC-N mit besonderem Design entworfen worden.Durch diese Kombination wird eine sofortige Übungsstabilität und Teilbelastung erreicht. Die Gefäßanastomosen werden in End-zu-Seit-Technik genäht (Spender-Gefäße auf A.+V. femoralis), die Immunsuppression als Vierfachtherapie (Cyclosporin A (CyA), Azathioprin (AZA), ATG, Cortison) für 3

Tage begonnen und als Zweifachtherapie (CyA, AZA) fortgesetzt. Das postoperative Monitoring zur Evaluierung der Transplantatfunktion beinhaltet die klinische Untersuchung, Labor, Angiographie, Duplex-Sonographie, 99mTc DPD Szintigraphie (inklusive SPECT) und cytoimmunologisches Monitoring.

Ergebnisse

Vier transplantierte Kniegelenke heilten fest ein. Bei einem Patienten wurde die Entfernung des Kniegelenkes wegen eines Reinfektes unter Immunsuppression erforderlich. Die verbliebenen Transplantate ermöglichten einen zügigen Belastungsaufbau der entsprechenden Gliedmaßen und eine rasche Beweglichkeit. 2 der verbliebenen Kniegelenktransplantate sind mit Total-Endo-Prothesen versorgt worden. Alle Patienten haben eine Mindestbeweglichkeit von 0-0-90 und sind beruflich rehabilitiert. 3 Patienten stehen nicht mehr unter Immunsuppression.

Schlußfolgerungen

Die Verpflanzung gefäßgestielter Gelenktransplantate ist technisch und mit entsprechendem Benefit für die betroffenen Patienten möglich. Sie läßt den Wechsel auf ein anderes Verfahren jederzeit zu. Die Indikation muß für den Einzelfall sehr sorgfältig gestellt werden und bleibt auf den Ausnahmefall beschränkt. Sie ist nur dann gegeben, wenn andere Verfahren nicht (z.B. TEP) oder mit einem wesentlich schlechteren Ergebnis (z.B. Arthrodese + Ilizarov-Maneuver, Amputation) zur Anwendung kommen würden. Ungelöste Probleme wie geeignete Perfusionslösung, Ischaemiezeit, Lagerungstemperatur etc. bedürfen der intensiven Grundlagenforschung.

Die vaskularisierte Knochentransplantation

A. Berger (Hannover), R. Hierner, Z.-L. Shen, L. Kleinschmidt

Eine Standortbestimmung. Ergebnisse und aktuelle Indikationen

Problemstellung

Ziel dieser Übersichtsarbeit ist es den aktuellen Stellenwert des (frei) vaskularisierten Knochentransplantates bei der differentialtherapeutischen Überlegung zur Überbrückung eines Knochendefektes im Extremitätenbereich und bei der Neovaskularisation von aseptischen Knochennekrosen darzustellen und durch Entscheidungskriterien die Wahl des therapeutischen Vogehens nicht aufgrund subjektiver „klinischer Erfahrung" sondern durch objektive Kriterien transparenter zu machen.

Material und Methode

In einer retrospektiven Studie wurden 50 Patienten mit einem frei mikrovaskulär transplantierten Knochentransplantat nachuntersucht. Untersuchungskriterien waren Konsolidierungsrate, -dauer, Art und Anzahl von Komplikationen.

Ergebnisse

Durch die eigene permanente Vaskularisation und der erhaltenen Vitalität des vaskularisierten Knochentransplantates zeigen sie im Empfängergebiet
1. eine schnellere Einheilung,
2. eine stärker ausgeprägte Anpassung an die neuen mechanischen Gegebenheiten (z.B. Transplantathypertrophie),
3. eine höhere Überlebens- und Einheilungsrate bei ersatzunfähigen und ersatzschwachen Lagen (Infektion, schlechte Vaskularisation) und
4. eine geringe Neovaskularisierungspotenz auf das umliegende Gewebe.

Aufgrund der genannten Eigenschaften, die das vaskularisierte Knochentransplantat eindeutig von seinem nicht-vaskularisierten Analogon unterscheidet, war es nun möglich, einen großen segmentalen Knochendefekt, der durch die bisherigen nicht-vaskularisierten Knochentransplantate nicht mehr, oder nur durch viele Operationen rekonstruiert werden konnte, durch wenige Operationen schnell und sicher zu überbrücken. Der anfänglichen Euphorie, alle komplizierten Knochen-Weichteildefekte jetzt mit einem frei vaskularisierten „composite- flap" decken zu können, folgte schnell die Ernüchterung durch Komplikationsraten von 40 bis 60% in den 80er Jahren. Durch große klinische Studien konnten verschiedene Indikationsbereiche exakt definiert und die Komplikationsrate auf etwa 10 % gesenkt werden.

Zusammenfassung

Wegen der aufwendigen und manchmal langen Operationsdauer und der absoluten Notwendigkeit der Beherrschung mikrochirurgischer Operationstechniken bleiben diese Transplantate aber nur Spezialzentren vorbehalten.

Donnerstag, 18. Nov.   15:15 – 16:15   Saal 7

Unfallchirurgie bei alten und uralten Menschen (III)

Ausgedehntes Decollement –
eine lebensbedrohliche Verletzung des alten Menschen ?

R. Klose (Duisburg), Chr. Chylarecki, H.-R. Kortmann

Decollement, alte Menschen, Komplikationen

Zielsetzung

Neben der Ätiologie und dem klinischen Bild einer ausgedehnten Decollement-Verletzung soll das Therapieregime unter Berücksichtigung der Komplikationen dargestellt werden.

Problemstellung

Eine ausgedehnte Decollement-Verletzung stellt ein eher seltenes und daher wenig bekanntes Verletzungsmuster dar, welches primär entsprechend seiner Schwere oft nicht erkannt wird.

Material und Methode

In einer klinischen Studie werden 10 Patienten mit ausgedehnten Decollement-Verletzungen retrospektiv ausgewertet und die Verläufe analysiert. Von 1989 bis 1995 wurden 10 ältere Patienten (8 Frauen, 2 Männer) im Alter 60-88 Jahre mit ausgedehnten Decollement-Verletzungen operativ behandelt. Die Decollement-Verletzung betraf vorwiegend die unteren Extremitäten mit einem Ausmaß von durchschnittlich 23% der Körperoberfläche. Als Ursache der Verletzung stand an erster Stelle das Überrolltrauma.

Ergebnisse

Das primäre klinische Bild ist bei allen Patienten durch einen progredienten Schock gekennzeichnet. Bei 50% der Patienten wird das Ausmaß der Verletzung im Schockraum weitgehend unterschätzt und als „Weichteilläsion" eingestuft. Bei 6 Patienten bestehen knöcherne bzw. Kapselband-Verletzungen. Die primäre Diagnostik mit der Suche nach einer Höhlenverletzung bleibt ausnahmslos erfolglos und kann den Schockzustand nicht klären. Unter fortlaufender Schocktherapie (Hb MW < 8 g/dl) erfolgt bei allen Patienten notfallmäßig eine operative Revision, die erst das Ausmaß der Weichteilverletzung mit ausgedehnten Blutungen im Bereich der abgelederten Haut ergibt. Die primäre Therapie besteht in einem radikalen Debridement der Weichteile und einer externen Stabilisierung der Frakturen. Bei den „second-look"-Operationen muß bei allen Patienten der primär abgelederte und belassene Weichteilmantel entfernt werden. Bei drei Patienten sind wegen der fortbestehenden Blutungen Extremitätenamputationen erforderlich, zwei Patienten versterben sekundär an Folgen einer Gerinnungsstörung. Ein primärer Weichteilverschluß an den Extremitäten, eine Tamponade oder die externe Kompression (AST) bewähren sich bei keinem Patienten. Bei allen Überlebenden sind sekundär ausgedehnte und mehrfache plastische Deckungen erforderlich, die letztlich zu zufriedenstellenden funktionellen Ergebnissen führen.

18.11.99

15:15–16:15

Saal 7

Schlußfolgerungen

Das komplexe klinische Bild einer Decollement-Verletzung ist wenig bekannt, das Problem der Erstbehandlung besteht in der Erkennung der Schwere der Verletzung. Die chirurgische Behandlung muß radikal erfolgen. Die Morbiditätrate ist, insbesondere bei Patienten im Alter hoch und erfordert eine chirurgische Maximaltherapie, um persistierende Blutungen aus dem Weichteilmantel zu verhindern.

Die Beckenringverletzung im Alter – eine Datenbankanalyse

H. Pape (Hannover) A. Gänsslen, Pohlemann, H. Tscherne

Retrospektive Auswertung der Operationsinzidenz und der Überlebensrate bei Beckenringverletzungen in Abhängigkeit vom Verletzungsschweregrad.

Einleitung

Beckenringfrakturen im Alter gelten als häufige, meist konservativ zu behandelnde Verletzungen. Wir überprüften diese These anhand einer Datenbank mit 934 beckenverletzten Patienten.

Methodik

Retrospektive Auswertung, Dokumentationszeitraum 1990 Gesamtpatientenzahl mit Beckenverletzungen:

n= 934. Einschlußkriterien: > 65 Jahre, Verletzung des Beckenrings, keine Begleitverletzung des Hüftgelenkes. Parameter: Verletzungsschweregrad des Beckens nach AO Abkürzungen: Fix: ventraler supraacetabulärer Fixateur externe, Sym.: Plattenosteosynthese Symphyse. 3 Hauptgruppen nach AO (Typ A,B,C). Untergruppen: A1-3, B 1-3, C-3 nach klinischem und radiologischem Befund.

Ergebnisse

Von 934 Patienten waren 165 >65 Jahre, 137 hatten eine Beckenringverletzung und wurden ausgewertet. Bagatellsturz: Typ A-Verletzung: n=94.

AO	Typ A	Typ B	Typ C
Anzahl (n)	113	15	9
AOUntergrupp. (n)	A2:113	B 1:3, B2: 10, B3:2	C 1: 7, C2:2
Verkehrsunfall (n)	19/113	12/15	6/9
PTS (Punkte)	25,6	38,5	43,1
OP (n)	0	3	4
OP ventral (n)	0	2Fix, 1 Sym.	3Fix,1Sym
OP dorsal (n)	0	0	0
Letalität (n)	6/113	4/15	7/9

Letalität bei Patientenalter > 75 Jahre: 100%. Todesursache Typ A: unabhängig von der Beckenverletzung n=6, Typ B: Organversagen n=4, Typ C: Häm. Schock n=T

Eine Typ A-Verletzung nach Bagatellstürzen stellt die häufigste, quoad vitam günstige Beckenringverletzung im Alter dar. Im Verletzungsausmaß über Typ A hinausgehende Frakturen bedeuten eine akut vitale Bedrohung und wurden bei Patienten > 75 Jahren in keinem Fall überlebt.

Verlauf und Prognose des uralten Patienten mit schwerer Unfallverletzung

M. Aufmkolk (Essen), G. Voggenreiter, M. Majetschak, Ch. Waydhas

Polytrauma, Alter, Outcome, Organversagen

Durch die zunehmend längere Lebenserwartung in den letzten Jahren ist der Anteil Älterer deutlich angestiegen. Durch Anstieg der Mobilität und Veränderungen im Freizeitverhalten einerseits und durch nachlassende körperliche Fitness andererseits steigt das Risiko für die älteren Menschen eine Verletzung zu erleiden. Vorerkrankungen und allgemeine physiologische Einschränkungen bedingen aber gerade im Alter eine höhere Morbidität und Mortalität. Ziel dieser Untersuchung ist die Darstellung der Ursachen, die die höhere Mortalität und Morbidität beeinflussen.

Patienten und Methode

Retrospektiv wurden 72 Patienten mit einem Alter von mehr als 75 Jahren und einer Verletzungsschwere von mehr als 16 Punkte im Injury severity score (ISS) untersucht, die zwischen 1975 und 1997 behandelt wurden. Die statistischen Berechnungen wurden mit Hilfe eines Computer-Programms (SPSS 7.5.2) durchgeführt, wobei ein p<0,05 als signifikant galt.

18.11.99

15:15–
16:15

Saal 7

Ergebnisse

Das Alter betrug 80±1 Jahre (75-89 J), die Verletzungsschwere im ISS (29±1 Punkte (16-66 Punkte). Hinsichtlich des Alters zeigte sich kein Unterschied zwischen Überlebenden (L) und Verstorbenen (T) (L: 79±4; T: 80±4 Jahre, p=0,7) und der Geschlechtsverteilung (L: 43/57; T:43/47 m/w (%), p=0,9), bei einer signifikant höheren Verletzungsschwere der verstorbenen Patienten (L: 23±6; T: 33±12 Punkte, p<0,001). Insgesamt verstarben 44 der 72 Patienten (61%). Todesursache war bei 16 Patienten ein schweres SHT, bei 13 Patienten ein Organversagen, bei 10 Patienten eine Sepsis und bei je 3 Patienten ein hämorrhaghischer Schock bzw. ein kardiales Versagen. Alle 18 Patienten mit einem SHT III° verstarben, davon 15 Patienten an den primären Folgen des SHT. Ebenso verstarben 15 von 16 Patienten, die ein Organversagen entwickelten (ARDS n=9; MOV n=8; Leberversagen n=5; Nierenversagen n=9). Lediglich 1 Patient mit akutem Nierenversagen überlebte. Ebenso wiesen Patienten mit Sepsis (n=22) eine signifikant höhere Sterblichkeit auf (L: 50%; T: 86%, p=0,004). Patienten mit Pneumonie (n=16) dagegen verstarben nicht signifikant häufiger (L: 57%; T: 75%, p=0,2).

Schlußfolgerung

Die Mortalität des älteren polytraumatisierten Patienten ist in der Frühphase durch die Schwere des SHT oder dem nicht beherrschbaren hämorrhaghischen Schock bestimmt. Ziel der operativen und intensivmedizinischen Therapie muß die Verhinderung des Organ- oder Multiorganversagens sein, da diese die Prognose ebenso wie die Entwicklung septischer Komplikationen negativ beeinflussen.

<table>
<tr><td>

18.11.99

15:15–
16:15

Saal 7

</td><td>

Gibt es sinnvolle Alternativen zur ventralen Schraubenosteosynthese der Typ II-Frakturen des Dens im höheren Lebensalter?

R. Roth (Fulda), W. Schratz, O. Wörsdörfer

Densfrakturen-ventrale Schraubenosteosynthese

</td></tr>
</table>

Zielsetzung

Darstellung der Ergebnisse der ventralen Schraubenosteosynthese einschließlich Komplikationsmöglichkeiten und alternativen operativen Verfahren bei Kontraindikationen und Therapieversagern, Verdeutlichung der Vorteile gegenüber der konservativen Therapie.

Kurzfassung

Hohe Pseudarthrosenrate mit gravierenden neurologischen Spätkomplikationen, Weichteilpropbleme, lange Behandlungsdauer beim Halo-Fixateur oder Minervagips und höherer Patientenanspruch sind Gründe um gerade beim Patient im höheren Alter die operative Stabilisierung der nichtdislozierten Densfrakturen des Types II nach ANDERSON anzuwenden. Die anatomische Rekonstruktion der verletzten Strukturen, die erhaltene Funktion des atlantoaxialen Drehgelenkes und die ausbleibende Rotationsbehinderung des Kopfes sind neben dem zu erwartenden Frakturdurchbau nach 6-8 Wochen und der patientenfreundlichen postoperativen Nachbehandlung mit einer Kunststoffkrawatte entscheidende Vorteile. Die von uns angewandte Ein-Schrauben-Technik zeigte keine Stabilitätsnachteile. Von 1989-1998 wurden 20 Patienten (70-87 J., durchschnittlich 75,8 Jahre) operativ stabilisiert. Bei 4 Patienten wurde primär die atlantoaxiale Verschraubung durchgeführt, bei 2 Patienten erfolgte sie unmittelbar nach ventraler Verschraubung bei unzureichender Stabilität. Ein 87jähriger Patient verstarb unmittelbar postoperativ an einer Pneumonie, eine 87jährige Patientin nach zusätzlicher Laparotomie wegen Dickdarmileus bei Strahlenfibrose. Neurologische Komplikationen traten nicht auf. Bei den mittelfristigen Kontrollen nach 3 Monaten fand sich 1 Pseudarthrose, die einer zusätzlichen dorsalen Stabilisierung bedurfte. Nichtreponierbare Dislokationen, Flexionsfrakturen mit schräger Bruchfläche, hochgradige Osteoporose, intraoperative Probleme mit unzureichender Stabilisierung und Typ-III-Frakturen sind Indikationen für die dorsale transartikuläre atlantoaxiale Verschraubung nach MAGERL.

Schlußfolgerung

Die operative Stabilisierung von Densfrakturen des Typs II ist aufgrund des wesentlich besseren Patientkomforts, der kürzeren Behandlungszeiten und des Ausbleibens der bei der konservativen Therapie bekannten schwerwiegenden Komplikationen gerade im höheren Lebensalter indiziert. Nur die hochgradige Osteoporose und die Schrägfraktur sind echte Kontraindikationen für die ventrale Schraubenosteosynthese. Die Behandlung mit Halo-Fixateur oder Minerva-Gips sind nach unserer Meinung keine echten Alternativen zur operativen Stabilisierung.

Zum Stellenwert der operativen Stabilisierung in der Therapie von Verletzungen der thorakolumbalen Wirbelsäule beim alten Menschen

E. Brück (Marburg), A. Junge, I. Celik, L. Gotzen

Thorakolumbale Wirbelsäule, operative Versorgung, alter Mensch

18.11.99

15:15–
16:15

Saal 7

Zielsetzung

Instabile Verletzungen der thorakolumbalen Wirbelsäule beim alten Menschen sind selten. Wegen des oft schlechten Allgemeinzustandes der Patienten und häufig relevanter Begleiterkrankungen sowie der meist vorliegenden Osteoporose wird daher die Indikation zur operativen Versorgung zurückhaltend gestellt. Anhand einer retrospektiven Analyse des eigenen Krankenguts soll der Stellenwert der operativen Therapie von Verletzungen der thorakolumbalen Wirbelsäule beim alten Menschen kritisch dargestellt werden.

Patientengut

Von den 1038 in den Jahren 1986-1998 stationär in unserer Klinik behandelten Patienten mit frischen Wirbelsäulenverletzungen waren 218 Patienten 65 Jahre alt oder älter, davon 177 mit Läsionen der Brust- oder Lendenwirbelsäule. 30 Patienten wurden operativ versorgt. Es handelte sich um 17 Männer und 13 Frauen mit einem Durchschittsalter von 72,6 (65-91) Jahren. Ursache der Instabilität waren überwiegend Stürze im häuslichen Milieu, keine Hochrasanztraumata. Bei lediglich einem Patienten lagen relevante Begleitverletzungen nach Sturz aus einem Baum vor (Rippenserienfraktur, Lungenkontusion). Die meisten Verletzungen waren im Bereich des thorakolumbalen Übergangs lokalisiert (13 x BWK12, 10 x LWK1).

Verletzungstypen, Therapie und Ergebnisse

29 Patienten wiesen Läsionen eines Wirbels auf (21 x inkomplette oder komplette Berstungsfraktur, 7 x Keilkompressionsfraktur, 1 x Luxationsfraktur), bei einem Patienten bestand eine Berstungsfraktur LWK 2 und LWK 4. Es wurden 4 ventrale Spondylodesen durchgeführt, 26-mal erfolgte die dorsale Instrumentation. Diese wurde in 14 Fällen monosegmental durchgeführt, in 12 Fällen erfolgte die Instrumentation mehrerer Bewegungssegmente, einmal von 4 Segmenten. Zur dorsalen Instrumentation kam 7-mal die Platten-Spondylodese zum Einsatz, in den letzten Jahren der Fixateur interne (n = 19). In 7 Fällen war aufgrund des sehr osteoporotischen Knochens eine Verbundspondylodese mit Knochenzement erforderlich. An relevanten Komplikationen sahen wir 2 Schraubendislokationen, die einmal bei noch nicht durchbauter Fraktur die operative Revision erforderlich machten, sowie eine lateral fehlplazierte Pedikelschraube, die problemlos korrigiert werden konnte. Keiner der Patienten, die vor dem Unfall noch zu Hause lebten, wurde nach Abschluß der Rehabilitation zu einem Pflegefall in einem Heim.

Schlußfolgerungen

Bei ausgewählten Indikationen läßt sich auch beim älteren Menschen die operative Stabilisierung der verletzten Wirbelsäule komplikationsarm durchführen. Die Verfügbarkeit leistungsfähiger Instrumentationssysteme, wie des Fixateur interne, ermöglicht stabile Instrumentationen bei Minimierung des operativen Eingriffs, so daß die Indikation in unserer Klinik zunehmend weiter gestellt wird.

<table>
<tr><td>

18.11.99

**15:15–
16:15**

Saal 8
</td><td>

Donnerstag, 18. Nov   15:15 – 16:15   Saal 8

Experimentelle Unfallchirurgie (III) – Modelle / Allergie – Implantate
</td></tr>
</table>

Ein muskuloskelettales Modell der hinteren Schafsextremität zur Optimierung und Einschränkung tierexperimenteller Studien

M. Pohl (Ulm), G. N. Duda, M. Heller , L. Claes

Computersimulation, Frakturheilung, interfragmentäre Bewegung, Fixateur externe

Zielsetzung

Die biomechanischen Bedingungen bei der Testung von Implantaten zur Osteosynthese und Prothetik in tierexperimentellen Modellen sind wichtig, aber häufig unzureichend bekannt. Ziel dieses Projekts war die Erstellung eines graphischen 3D Computermodells der hinteren Schafsextremität zur Simulation der lokalen mechanischen Bedingungen bei der Frakturheilung. Es wurden die Belastungen der langen Röhrenknochen und die interfragmentären Bewegungen für verschiedene Osteosyntheseverfahren berechnet und der Einfluß von gekrümmten Muskelschwerpunktslinien und realer Gelenkkinematik auf die Ergebnisse untersucht.

Material, Methoden, Ergebnisse

Aus CT Aufnahmen und digitalisierten Muskelansatzflächen wurde ein Computermodell der hinteren Schafsextremität rekonstruiert. Bodenreaktionskraft und Gelenkwinkel bei einem normalen Gang wurden im Rahmen einer Ganganalyse gewonnen. Aufbauend auf einer vereinfachten Beschreibung der Anatomie wurde der Einfluß von gekrümmten Muskelverläufen durch Berücksichtigung der Muskelvolumina und einer genauen Beschreibung der Kinematik im tibiofemoralen bzw. patellofemoralen Gelenk auf die berechneten

Belastungen der langen Röhrenknochen und auf die interfragmentäre Bewegung nach Fixation von Frakturen untersucht. Während bei der vereinfachten Beschreibung der Muskelverläufe Muskelspannungen berechnet wurden, die z.T. um das bis zu 10-fache (M. tibialis caudalis) über dem Maximalwert von 1 N/mm² [1] lagen oder sogar negativ waren (M. tibialis cranialis), führte die korrekte Beschreibung zu Muskelspannungen in einem physiologisch sinnvollem Fenster. Da die Beanspruchung der knöchernen Strukturen zu einem großen Teil durch muskuläre Aktivität hervorgerufen wird, ist damit eine wichtige Voraussetzung zur Berechnung physiologischer Belastungen erfüllt. Die Berücksichtigung der 3D Patellabewegung führte zu einer veränderten zeitlichen Entwicklung der Kraft im M. quadriceps mit einer erhöhten Aktivität zu Beginn und am Ende der Stützphase. Tibia und Metatarsus sind hauptsächlich durch axiale Kräfte und in Gelenknähe durch Scherkräfte belastet. Die axiale Belastung ist um ca. 35% gegenüber dem vereinfachten Modell verringert und entspricht nun in etwa dem einfachen Körpergewicht. Das größte Moment ist ein Moment um eine mediolaterale Achse und steigt von distal nach proximal an. Bei bekannter Steifigkeit eines Fixationssystems kann aus der Belastung auf die initiale interfragmentäre Bewegung geschlossen werden [2]. Für einen monolateralen AO-Fixateur werden die Scherbewegungen in einer diaphysären Metatarsusfraktur durch eine ventrolaterale Montage reduziert. Die axiale Bewegung liegt bei etwa 1 bis 1.5 mm.

Schlußfolgerung

Die Beschreibung der Muskelschwerpunktlinien hat in Modellen des Bewegungsapparates einen nicht zu vernachlässigenden Einfluß auf die berechneten Belastungen und interfragmentären Bewegungen. Durch die realistischere Beschreibung der Anatomie sind zuverlässigere Aussagen über diese Größen und damit über die mechanischen Gegebenheiten bei der Frakturheilung möglich. Das Verfahren soll dazu genutzt werden, tierexperimentelle Studien besser zu planen und in ausgesuchten Fällen sogar zu ersetzen. Die Erkenntnisse bei der Erstellung des Tiermodells werden darüber hinaus zur Zeit dazu benutzt, ein Modell der unteren humanen Extremität aufzustellen, das direkt die prä- als auch postoperative Bewertung klinisch relevanter Operationen am Bewegungsapparat zulassen wird.

Ein neues Modell für die Erzeugung einer standardisierten Schaftfraktur mit ausgedehntem Weichteiltrauma an der Schafstibia

M.J. Kääb (Berlin), K. Schaser, K. Ito, S. Rupp, A. Schmeling, M. Schütz

Tibiaschaftfraktur, Weichteiltrauma, Perfusion

Zielsetzung

Die mikrovaskuläre Perfusion und Sauerstoffversorgung im frakturierten Knochen ist wesentlich abhängig von der Ausdehnung des assoziierten Weichteiltraumas. So zeigt die klinische Erfahrung, daß im Falle eines ausgedehnten Weichteiltraumas die Toleranz der Weichteile und des Knochens im Bezug auf ein zusätzliches operatives Trauma deutlich herabgesetzt und die Komplikationsrate höher ist. Diese Erfahrung ist Grundlage der biologischen Osteosynthese und insbesondere der Entwicklung minimalinvasiver Osteosynthesetechniken. Ziel dieser Arbeit war es ein standardisiertes Fraktur- und Weichteiltraumamodell zu entwickeln, das die Simulierung eines klinisch relevanten Hochrasanztraumas und die Evaluierung von Operationstechniken und Implantaten erlaubt.

Material und Methode

Für die Erzeugung eines definierten Weichteiltraumas im lateralen Kompartment der Schafstibia wurde ein höhenverstellbarer pneumatischer Zylinder (Durchmesser 25 mm, Eindringgeschwindigeit 6m/s) verwendet. Die Einschlagkraft wurde mit einem Zeit/Weg Transducer gemessen. Auf Höhe des Weichteiltraumas wurde von medial eine 1/3 Osteotomie als Sollbruchstelle über eine distale 2 cm lange Inzision angelegt. Über den selben Zugang wurde eine 4-Punkte-Biege Vorrichtung epiperiostal eingeschoben, mittels derer eine Querfraktur erzeugt wurde. Die Vorrichtung besteht aus 2 äußeren Auflagepunkten, zwei monokortikal inserierenden Schanz'schen Schrauben und einer Verbindungsstange. Es wurde eine Vorspannung von 280N angelegt. Die Fraktur wurde durch Schlagen eines mit der Vorrichtung verbundenen Gewichtes erzeugt. Zur Untersuchung dienten beide Hinterläufe von 12 Schafen. 6 Tiere (Gruppe I) erhielten ein Trauma mit 140% Eindringtiefe des Bolzens, bezogen auf die Weichteildicke des lateralen Kompartments und wurden mit einem Fixateur interne versorgt. An einer Tibia erfolgte der Zugang minimalinvasiv (MIS) und an der anderen Tibia konventionell offen (ORIF). Die 6 Tiere der Gruppe II erhielten ein 160% Trauma und wurden mit dem Fixateur interne oder einem unaufgebohrten Marknagel versorgt. Spezielle Sonden dienten zur Messung des intramuskulären Sauerstoffpartialdruckes (pO2). Der Kompartmentdruck wurde mit einem Stryker Schlitzkatheter gemessen. Beide Sonden wurden im lateralen tibialen Kompartment plaziert und dort belassen. Die Messungen erfolgten vor dem Trauma, 3 h und 9 h postop. und alle 24 Stunden postoperativ bis zum 7. Tag. Vor der Tötung der Tiere wurde eine intravitale Färbung mit Protion-Rot und eine postmortale Tusche-Injektion zur Bestimmung der Knochen- und Weichteilperfusion durchgeführt.

Ergebnisse

Mit der beschriebenen Frakturvorrichtung konnte in 79% der Fälle eine einfache Querfraktur (42-A3), in 17% eine einfache Schrägfraktur (42-A2) und in 4% der Fälle eine Biegungskeilfraktur (42-B2) erzeugt werden. In allen Tieren kam es zu einem deutlichen geschlossenem Weichteilschaden (Tscherne G II). Der pO2-Wert war im Vergleich zum Basiswert vom 1. bis zum 2. Tag post Trauma (p=0.02) signifikant erhöht und war für insgesamt 3 Tage erhöht (p=0.08). Der pO2-Wert war 3-9 Stunden nach dem Trauma 2,5-fach gesteigert und fiel 3-4 Tage nach dem Trauma auf Normalwerte zurück. Der Unterschied des pO2 Anstieges zwischen Gruppe I und II war statistisch nicht signifikant. In Gruppe II war jedoch die Rückkehr auf Normalwerte vergleichsweise prolongiert.

Der posttraumatische Kompartmentdruck war lediglich in Gruppe I im Vergleich zu den Basiswerten signifikant erhöht. Der postoperative Spitzenwert war in Gruppe I weniger ausgeprägt als in Gruppe II.

18.11.99

15:15–
16:15

Saal 8

Schlußfolgerungen

Das vorgestellte standardisierte Fraktur- und Weichteiltraumamodell erlaubt die definierte Erzeugung einer kurzen Querfraktur über einen minimal invasiven Zugang zusammen mit einem standardisiertem Weichteiltrauma an der Schafstibia. Mit diesem klinisch relevantem Modell ist es möglich Frakturheilung und deren Beeinflussung durch verschiedene operative Zugangswege und Implantate, sowie die Wechselbeziehungen von Weichteiltrauma und Frakturheilung zu analysieren.

Ein neues standardisiertes Frakturmodell an der Ratte

J.-E. Hoffmann (Berlin), G. Schmidmaier, G.-N. Duda, M. Raschke

Frakturmodell, Ratte, Weichteilschaden, Biomechanik

Um grundlegende Mechanismen der Frakturheilung und Möglichkeiten der systemischen und lokalen Stimulation zu untersuchen, wurde ein standardisiertes Frakturmodell mit reproduzierbarem Weichteilschaden an der Ratte nach dem Prinzip der Dreipunktbiegung erarbeitet. Bisher publizierte Modelle (1,2) wurden in Vorversuchen getestet, führten jedoch durch eine undefinierte Krafteinleitung zu keinem reproduzierbaren Frakturergebnis oder erzeugten große Weichteiltraumen mit stark variierenden Kompartmentdrücken und teilweise offenen Frakturen.

Nach Anästhesie einer weiblichen Sprague Dawley Ratte mit einem Gemisch aus Ketaminhydrochlorid und Xylazin 2%, wurde der rechte Hinterlauf rasiert. Das außenrotierte Bein wurde gegen eine Begrenzung auf zwei 20 mm entfernte abgerundete Auflagen gelegt. Das abgerundete Schlagstück mit Führungsstange wird mittig auf die Tibia aufgesetzt und trägt das Gewicht (650g), als Vorkraft. Durch den Fall des Gewichtes aus 15 cm Höhe auf den Anschlag der Führungsstange wird ein Frakturimpuls p=1,12 Ns mit max. Eindringtiefe von 5 mm ausgelöst. Die erzeugte Querfraktur in Schaftmitte bei 24 Ratten wurde anschließend intramedullär mit K-Drähten (d= 1,0 mm) von proximal stabilisiert. Um den entstandenen Weichteilschaden zu quantifizieren, wurde bei 12 Tieren zum Zeitpunkt t = 0, 6h, 12h und 48h in der anterioren Tibialisloge mit einem Mikrosensor (Codman- microsensor) der Kompartmentdruck ermittelt. Der Heilungsverlauf wurde radiologisch in zwei Ebenen bis zu 6 Wochen dokumentiert. Nach dem Beobachtungszeitraum wurden die K-Drähte entfernt und die frakturierten und kontralateralen Tibiae mechanisch torsional getestet.

Die radiologischen Kontrollen ergaben, daß bei 23 (96%) der Versuchstiere eine standardisierte geschlossene Querfraktur, in Schaftmitte (±1,5mm Varianz) erzeugt werden konnte. In Folge der intramedullären Stabilisierung war bei einem Tier eine distale Schaftsprengung und bei einem weiteren eine Tibiakopffraktur zu verzeichnen. Die ermittelten Kompartmentdrücke ergaben: t=0: 7,3 ± 2,8mm/Hg; t=6h: 13,4 ± 4,8 mm/Hg; t=12h: 17,2 ± 3,2 mm/Hg; t= 24h: 14,6 ± 2,5 mm/Hg. Radiologische Verlaufsuntersuchungen zeigten bei 2 Tieren eine Dislokation des K-Drahtes nach proximal und bei einem Tier einen Rotationsfehler der hinteren Extremität innerhalb von 4 Wochen. Die biomechanischen Untersuchungen von 24 Tibiae ergaben nach 4 Wochen ein max. Drehmoment (MD) von 47% ± 12% und eine torsionale Steifigkeit (TS) von 53% ± 16% und nach 6 Wochen ein MD von 51% ± 13% und eine TS von 61% ± 17% im Vergleich zur nicht frakturierten Gegenseite.

Die Untersuchungen zeigten eine reproduzierbares Frakturergebnis mit definiertem Weichteilschaden. Die biomechanischen Untersuchungen ergaben ein Frakturheilungsergebnis mit geringer Standardabweichung. Die Komplikations- bzw. Ausfallraten waren im Vergleich zu existierenden Modellen gering. Die verwendete Frakturmaschine erzeugt eine standardisierte Fraktur an der Ratte ohne dabei pathologische Kompartmentdrücke zu erzeugen. Die Mechanismen der Frakturheilung, sowie neue Therapiekonzepte können durch dieses standardisierte Modell untersucht werden.

Tierexperimentelles Modell zur Untersuchung der Frakturbehandlung beim osteoporotischen Knochen

C. Lill (Freiburg), U. Gerlach, R. Schnettler, E. Schneider

Eine Pilotstudie zeigte, daß eine Abnahme der BMD von bis zu 60 % nur mit einer Kombinationsbehandlung aus OVX, Steroiden und Ca/Vit D reduzierter Diät möglich ist. Jetzt sollen an einer grösseren Tierzahl mit laborchemischen, histomorphometrischen, densitometrischen und mechanischen Tests die Osteoporose des Schafes mit der des Menschen verglichen werden.

Aufgrund der ständig steigenden Anzahl von osteoporoseassoziierten Frakturen und den zum Teil erheblichen Problemen in der adäquaten Versorgung besteht großer Bedarf neue Möglichkeiten der Frakturversorgung zu entwickeln und die Knochenheilung beim osteoporotischen Knochen besser zu verstehen. Ein dafür benötigtes Tiermodell mit ausgeprägter Osteoporose gemäß den WHO ist noch nicht etabliert.

Es wurden 32 Schafe in diese Studie aufgenommen (Dauer 8 Monate).
- Gruppe 1 (n = 16): OVX + Kortikosteroide + Calcium/Vit D reduzierte Diät, Alter 7 Jahre
- Gruppe 2 (n = 16): Kontrollgruppe, nicht behandelt, Alter 3 Jahre

Am Anfang und Ende der Studie wurden Beckenkammbiopsien entnommen und nach double labelling histomorphometrisch sowie im Mikro-CT untersucht. Es wurden die Strukturparameter Tb.N, Tb.Th, Tb.Sp, BV, BS, und DA bestimmt. Alle 2 Monate wurde an der distalen Tibia, dem distalen Radius und dem Calcaneus beidseits die Knochenmineraldichte mit der quantitativen Computertomographie (pQCT) ermittelt. Einmal pro Monat wurden Östradiol, Vit. D, Ca, OC, PICP, Krea, P, bALP, PYR, DPYR bestimmt. An Femurkopf- und Wirbelkörperbiopsien wurden Mikro-CT Untersuchungen und Kompressionstests durchgeführt. Die Tibiae beidseits wurden auf Torsion getestet.

Die vor dem Abschluß stehende Studie zeigt bis jetzt folgende Resultate: In der behandelten Gruppe hatte die Knochenmineraldichte des spongiösen Knochens um 21, die BMD des kortikalen Knochens um 3 abgenommen. In der Kontrollgruppe blieb die BMD unverändert. Im Kompressionstest fand sich in der osteoporotischen Gruppe eine Abnahme der Versagenslast von 33 im Vergleich zur Kontrollgruppe. Im Torsionstest lag die Versagenslast in der osteoporotischen Gruppe 2534% unter der Kontrollgruppe. Die Knochenstrukturparameter veränderten sich osteoporosetypisch (Abnahme der Tb.N, Tb.Th, BV, BS und Zunahme der Tb.Sp, DA).

Dieses Modell zeigt eine Abnahme der Knochendichte, und Veränderungen der Knochenstrukurparameter und der mechanischen Eigenschaften des Knochens, die einer ausgeprägten Osteoporose beim Menschen entsprechen. Schafe eignen sich als Modell zur Untersuchung der Frakturbehandlung beim mechanisch schwachen Knochen.

18.11.99

15:15–
16:15

Saal 8

Erhöhte Leukozyten-Reaktivität gegen Titanoberflächen bei Patienten mit Implantat-Lockerung

L.-U. Lahoda (Bochum), M. Köller, G. Kalkofen, G. Muhr

Leukozyten, Titan, Cytokine, aseptische Implantat-Lockerung

Ziel der Studie war es, die Reaktivität mononukleärer Leukozyten (PBMC) von 9 Normalspendern im Vergleich zu 9 Titanimplantat-Trägern mit nachgewiesener Implantatlockerung und mindestens einer Revisionsoperation in vitro gegen Titanprobekörper zu analysieren.

In der Literatur ist eine Lockerungsrate von bis zu 25% im Sinne eines aseptischen Prozesses beschrieben. Die aseptische Lockerung wurde als radiologisch nachweisbarer Lysesaum und auftretendem Schmerz bei Belastung diagnostiziert. Die pathophysiologischen Mechanismen der aseptischen Implantatlockerung sind noch nicht geklärt.

Periphere mononukleäre Leukozyten (PBMC) wurden über diskontinuierliche doppelte Ficoll-Gradienten aus EDTA-Blut isoliert und in An- oder Abwesenheit von Titan-Probekörpern (Reintitan, Titan-Aluminium-Niob- und Titan-Aluminium-Vanadium-Legierung) mit Toxic-Schock-Syndrom Toxin-1 (TSST-1, 10 ng), Staphylokokken-Enterotoxin B (SEB, 10 ng) und Concanavalin-A (ConA, 2μg) für 24 h in Kultur genommen (1 x 106 /ml RPMI1640 supplementiert mit 10% FCS und 25 mM HEPES). Die Freisetzung von IL-2, IL-6 und IL-12 (p40) wurde mittels ELISA bestimmt.

Die spontane und nach Zellstimulation induzierte Freisetzung von IL-2 aus Lymphozyten war in Anwesenheit der Titanprobekörper in der Patientengruppe signifikant zum Normalspenderkollektiv erhöht. Im Gegensatz dazu blieb die Bildung von

IL-12(p40) und IL-6 aus Monozyten unverändert oder war in der Patienten-Gruppe vermindert.

Diese Ergebnisse belegen eine verstärkte Reaktion von Patienten-Lymphozyten auf Titanprobekörper und geben Hinweise auf einen immunpathophysiologischen Mechanismus der aseptischer Implantatlockerung.

Kontaktallergische Reaktion (Typ IV) bei Stahl- vs. Titanimplantaten

J. Rakoski (München), R. Kretschmer, M. Thewes, B. Ring, C. Englert, M. Nerlich

Stahl, Titan, Implantate

Einleitung

Allergische Reaktionen auf Implantatmaterialien sind bekannt. Abstoßungsreaktionen von Stahlimplantaten (V4A-Typ) wurden intensiv untersucht. Titan als Osteosynthesematerial weist klinisch eine vielfach bessere Biokompatibilität auf. In unserer klinischen allergologischen und immunhistochemischen Untersuchung im Rahmen einer prospektiven randomisierten Studie soll die bessere Titanverträglichkeit klinisch und auf zellulärer Ebene dargestellt werden.

Material und Methoden

Nach Studiendesign (prospektiv und randomisierte Studie) wurden Patienten >18 Jahren, ohne atopische Vorgeschichte mit Luxationsfrakturen des oberen Sprunggelenkes nach Einwilligung zwischen 3/95-1/98 eingeschlossen. Der klinische Verlauf wurde standardisiert erfaßt. Tests wurden bei Studieneinschluß sowie zusammen mit der Entnahme einer Gewebeprobe aus dem Plattenlager bei Implantatentfernung durchgeführt. Dieses Gewebe wurde schockgefroren und mittels Immunhistochemie untersucht. Getestet wurden die Antikörper CD1a Langerhanszellen, CD 4 T-Helferzellen, CD8 Suppressorzellen, CD11c Monozyten, CD 45 RO Memoryzellen, CD45 RA naive Zellen, ECP, neutrophile Elastase und HLA-DR.

Befund

Es wurden 51 Patienten in der Studie randomisiert operiert. Zur allumfassenden Auswertung kamen 23 Patienten mit Titan- und 8 Patienten mit Stahlimplantaten. Im klinischen Verlauf kam es in den Untersuchungsgruppen zu einer zeitgerechten Wundheilung innerhalb von 10 Tagen. Es traten keine klinischen Entzündungsreaktionen auf. Das Implantatmaterial wurde zwischen dem 12 und 14 Monat post trauma entfernt. Intraoperativ war in der Stahlgruppe eine Bindegewebsschicht gut abgrenzbar zum Implantat vorhanden. In der Titangruppe bestand bei allen 23 Implantat-

entfernungen eine feste Anheftung des Bindegewebes an das Implantat. Im Implantat-
bett im Bereich der Schraubkanäle war in 20 von 23 Fällen eine Schwarzfärbung des
Bindegewebes erkennbar. Der postoperative Verlauf war in allen 31 Fällen komplikationslos; die Wunden heilten reizfrei. Die Patienten erreichten nach 5 Tagen die freie
Vollbelastung. In der immunhistochemischen Auswertung konnten 145,2 +/- 43,16
Zellen in der Titan und 151,3 +/- 52,46 Zellen in der Stahlgruppe nachgewiesen werden. Vom Zelltyp bestand keine signifikante Differenz der beiden Gruppen.

18.11.99

15:15–
16:15

Saal 8

Ergebnisse und Schlußfolgerung

Im klinischen Verlauf konnte kein Unterschied zwischen Titan und Stahl erkannt
werden. Bei Implantatentfernung bestand eine bindegewebige Abkapselung des Stahl-
implantates in Form einer Kapsel, welches als biotolerant gewertet wurde. Titan dagegen wurde vom Gewebe integriert, so daß sich das Bindegewebe am Titan anhefte-
te, im Sinne einer Biointegration.

Es ergab sich, daß im perivaskulären Gewebe des Implantatslagers die gleichen
Zelltypen vorkommen, die sich auch in der Haut befinden und dort für die Entstehung einer allergischen Kontaktreaktion (Typ IV) verantwortlich sind. Es sind in
unserer Untersuchung bei klinisch unauffälligem Verlauf keine Allergien aufgetreten. Der Nachweis von immunreaktiven Zellen in der Nähe des Titans sowie bei Stahl
läßt auf eine mögliche allergische Reaktion auf Titan als wahrscheinlich schließen.

Intraindividueller prospektiver Vergleich der inflammatorischen Weichteilreaktion in der Umgebung von perkutanen Stahl- und Titanschrauben: Eine immunhistochemische Studie

H. Bail (Berlin), K. Schaser, G. Krummrey, M. Schuetz, R.Schavan, M. Raschke

Stahlimplantate, Titanimplantate, Immunhistologie, prospektiv intraindividuell

Ziel dieser Studie war es, die durch unterschiedliche Implantatmaterialien (Stahl vs. Titan)
induzierte Gewebereaktion im Grenzgebiet von Implantat (Fixateurpins) zu anliegenden
Weichteilen direkt zu vergleichen und auf zellulärer Ebene zu quantifizieren.

Methode

Untersucht wurden 30 Patienten (14 weibl., 16 männl., mittleres Alter: 41 Jahre, 16-83 Jah-
re), welche aufgrund einer Fraktur im oberen Sprunggelenk oder Unterschenkel mit ei-
nem Fixateur externe (AO-Standard, Ilizarov-Hybrid) temporär stabilisiert wurden. Bei
Fixateuranlage wurden in jedem Patient SELDRILL-Schrauben aus Stahl und Titan am
Unterschenkel an standardisierter Position (prox. und dist. 1/3 der Tibia) implantiert. Die
Implantation der Stahl- und Titanschrauben am prox. bzw. distalen Tibiaschaftdrittel er-

folgte randomisiert. Um die durch unterschiedliche Metallmaterialien ausgelösten galvanische Ströme und deren potentielle Einflußnahme auf das Gewebe zu vermeiden, wurden zur Transfixation des Unterschenkels ausnahmslos Carbonstangen verwendet. Patienten mit lokalen oder systemischen allergischen Reaktionen sowie manifesten Pin-Infekten wurden ausgeschlossen. Entsprechend der Implantatverweildauer wurden 2 Gruppen gebildet (Gruppe 1 (n=16): 1-20 Tage, Gruppe 2 (n=11): >20 Tage). Nach Implantatentfernung wurde um die Eintrittsstelle der SELDRILL-Schrauben die unmittelbar angrenzende Haut mit subkutanem Bindegewebe exzidiert. Von den routinemäßig formalinfixierten, paraffineingebetteten Präparaten wurden 3 µm dicke Gewebeschnitte angefertigt und mit immunhistochemischen Methoden untersucht. Zur Detektion der bei akuten und chronischen Entzündungen und Fremdkörperreaktionen auftretenden verschiedenen Subtypen von Immunzellen kamen 5 monoklonale Antikörper (mAk) zum Einsatz.: Anti-CD3 (T-Lymphozyten); Anti-CD15 (neutrophile polymorphkernige Granulozyten); Anti-CD68 (Makrophagen). Weiterhin wurde zur Bestimmung der zellulären Proliferation der mAk MIB-1 verwendet, der das nur in proliferierenden Zellen vorkommende humane Ki-67-Antigen erkennt. Zur immunhistochemischen Markierung der materialabhängig unterschiedlich induzierten Kapillarisierung wurde der mAk Anti-CD31 verwendet, der spezifisch das auf humanen Endothelien und Thrombozyten exprimierte PECAM-1 Molekül erkennt und somit zuverlässig die Identifizierung von Gefäßen und Zellen vaskulären Ursprungs erlaubt.

Die Auswertung erfolgte quantitativ mittels digitaler Bildanalyse. Dabei wurden randomisiert mindestens 1000 Zellen bzw. die Anzahl von Kapillaren pro mm² in mindestens 4 Bildausschnitten pro Schnitt histomorphometrisch hinsichtlich der o.a. Antigenexpression analysiert, die Immunreaktivität wurde durch den prozentualen Anteil positiver Zellen an der Gesamtzellzahl angegeben. Die statistische Auswertung erfolgte mit dem Wilcoxon-Test für verbundene Stichproben.

Resultate

Material von 3 Patienten mit manifestem Pin-Infekt (2 Titanschrauben, 1 Stahlschraube) wurde verworfen. Die mittlere Implantatliegedauer betrug 34 Tage (6-175 Tage). Immunhistochemisch zeigten sich weder insgesamt, noch in den Untergruppen 1 und 2 signifikante Unterschiede in der Expression der Granulozyten- (CD15) und Makrophagenmarker (CD68). Auch in der Proliferationsaktivität (MIB-1) Stahl vs. Titan konnte kein signifikanter Unterschied ermittelt werden. In Gruppe 1 zeigte sich jedoch eine signifikant erhöhte Infiltration von T-Zellen (CD3) in den die Titanimplantate umgebenden Weichteilarealen. Außerdem fand sich in den stahlumgebenden Weichteilen eine über den gesamten Untersuchungszeitraum (unabhängig von der Implantatliegedauer) signifikant erhöhte CD31-Immunreaktivität (dargestellt sind die absoluten Differenzen der prozentualen Immunreaktivität).

Diskussion

Die Ergebnisse zeigen, daß im Gegensatz zu Untersuchungen an Knochen und implantatumgebendem Gewebe bei geschlossenen Verfahren (Ungersböck et al.), im Fixateur-Pin umgebenden Weichteilgewebe keine signifikant unterschiedliche

Granulozyten- und Makrophagenaktivität durch Stahl- und Titan induziert wird. Auch bestehen offensichtlich keine nennenswerte Unterschiede in der zellulären Proliferationsfraktion zwischen den beiden Implantatmaterialien. Eine gesicherte pathophysiologische Begründung für die in Titan angrenzenden Weichteilen deutlich erhöhten T-Zellinfiltration im Vergleich zu Stahl läßt sich bisher nicht angeben. Möglicherweise sind hierbei die unterschiedlichen Entzündungszellinteraktionen in Stahl und Titanmaterialien angrenzendem Bindegewebe und deren Zytokinexpressionsmuster involviert. Die in den Stahl-umgebenden Weichteilgewebe höhere CD31-Expression läßt auf eine zu Titan vergleichsweise vermehrte Gefäßeinsprossung als Ausdruck eines möglicherweise höheren Bedarfes an Sauerstoff und nutritiver Perfusion schließen. Bezüglich der Weichteilreaktion erscheint es daher bei perkutanen Implantaten nicht notwendig zu sein, das kostenintensivere Material Titan einzusetzen. Ob der Werkstoff Titan bei der Osteointegration vor allem bei lange liegenden Fixateurschrauben Vorteile bietet, muß in weiteren Untersuchungen überprüft werden.

Donnerstag, 18. Nov.   15:15 – 16:15   Saal 14.2

Polytrauma (IV) – Immunologie / Entzündungsreaktion

18.11.99

15:15–16:15

Saal 14.2

Granulozytendysfunktion nach Polytrauma: Die Rolle von Vorstufenzellen

M. Köller (Bochum), T. Schildhauer, M.P. Hahn, G. Muhr

Polytrauma, Granulozyten, Leukotriene, Lipoxygenase

Ziel der Studie war es, posttraumatisch veränderte Zellfunktionen gemessen an der Leukotrien-Synthesekapazität und der Expression der 5-Lipoxygenase mit der hämatopoetischen Reifestufe der Granulozyten zu korrelieren.

Polymorphkernige neutrophile Granulozyten (PMN) bilden die erste Abwehrlinie gegen mikrobielle Kolonisierung und Invasion. Die zellbiologischen Mechanismen der trauma-assoziierten Granulozytendysfunktion sind erst wenig bekannt. PMN sind Hauptproduzenten von Lipidmediatoren (Leukotriene, LT) gebildet über die 5-Lipoxygenase (5-LO). Leukotriene sind hochpotente proinflammatorische und immunregulatorische Moleküle und essentielle Faktoren für z.B. Chemotaxis oder Adhärenz der PMN.

Wir analysierten die Synthesekapazität für Leukotriene aus PMN von Polytraumapatienten (n=23, ISS 16-75) im Vergleich zu PMN gesunder Spender (n=17). PMN wur-

den über einen doppelten diskontinuierlichen Ficoll-Gradienten aus peripherem EDTA-Vollblut isoliert und für 20 min bei 37 °C mit 1 µM Ca-Ionophor A23187 stimuliert. Synthetisierte Leukotriene wurden extrahiert und über hochauflösende Flüssigkeitschromatographie (reversed-phase HPLC) mittels synthetischer Standards identifiziert und quantifiziert. Die Expression der 5-Lipoxygenase (5-LO) wurde über Western-Blot bestimmt. 5-LO-spezifische mRNA wurde mittels Polymerase-Kettenreaktion (PCR) analysiert. Begleitend wurden alle PMN-Fraktionen hinsichtlich Reifestufe lichtmikroskopisch differenziert (modifizierte Pappenheim-Färbung).
Nach Polytrauma kommt es individuell zu einer verminderten Leukotrien-Synthesefähigkeit der Granulozyten. Die verminderte Leukotriensynthese korrelierte nicht zum Schweregrad der Traumata (ISS) aber eng zum Auftreten von stabkernigen Granulozyten (r=0.907). Die Expression der 5-Lipoxygenase war in den PMN von Trauma-Patienten mit geringer LT-Freisetzung vermindert. PMN-Fraktionen mit hohem Anteil von Vorstufenzellen zeigten eine laufende mRNA-Synthese für die 5-LO.

Diese Ergebnisse zeigen eine von der Maturationsstufe abhängige verminderte funktionelle Fähigkeit der Granulozyten von Polytrauma-Patienten und belegen die Bedeutung der Vorstufenzellen bei der erworbenen posttraumatischen Granulozytendysfunktion.

Standardisierte Methode zur HLA-DR Bestimmung auf Monozyten

T. Maseizik (Würzburg), U. Beutner, U. Mittelkötter, H.B. Reith, K.Ulrichs, A. Thiede

HLA-DR, Prognose, Standardisierung, Schock

Die Expression von MHC Klasse II Antigenen auf Monozyten ist zur Präsentation von Fremdantigenen für T-Helfer-Lymphozyten unbedingt erforderlich. Es wurde berichtet, daß die Expression des Humanen Leukozyten Antigen (HLA)-DR bei Patienten nach Schock, Trauma und Sepsis deutlich vermindert ist. Dieser Niederregulierung wird eine prognostische Relevanz für den Verlauf der Erkrankung zugesprochen.

In unserer Studie wurde untersucht, unter welchen Bedingungen eine zuverlässige Bestimmung der HLA-DR Expression auf Monozyten möglich ist. Da sich häufiger eine deutliche Diskrepanz zwischen den gemessenen Werten und der klinischen Situation der Patienten ergab, die kritischen Werte für eine schlechte Prognose von Klinik zu Klinik differieren und ein Standardprotokoll nicht existiert, fragten wir uns, unter welchen Bedingungen eine zuverlässige Bestimmung der HLA-DR Expression auf Monozyten möglich ist.

Methode

31 kritisch kranke Patienten, 9 gesunde freiwillige und 5 Patienten, die sich von einer schweren Sepsis erholten wurden untersucht. Es wurde eine 2-Farbenimmunfluoreszenzmessung von Oberflächenantigenen auf Monozyten durchgeführt.

Ergebnisse

Die Bestimmung der HLA-DR Expression auf Monozyten gegen die Autofluoreszenz
ergibt keine validen Werte, da die unspezifische Bindung der Monozyten erheblich
variieren kann, bis zum 10-fachen des Hintergrundes (Autofluoreszenz). Um zu testen,
ob die unspezifische Bindung isotypabhängig ist, wurde ein Panel von 10 verschiedenen HLA-DR monoklonalen Antikörpern aus insgesamt 3-Maus- und 1-Ratten
Isotypen untersucht. Es zeigte sich, daß die unspezifische Bindung isotypen-
unabhängig ist. Unter den untersuchten Antikörpern zeigte der Klon L 243 die stärkste Fluoreszenz, so daß wir ihn für die weiteren Untersuchungen auswählten. Zur Verbesserung der Methode und Umgehung des Problems der unspezifischen Bindung
diskutierten wir weitere Methoden:

1. Messung gegen die Isotypkontrolle: Hierbei ergibt sich der Nachteil, daß die unspezifische Bindung erhebliche interindividuelle Unterschiede zeigt.
2. Die Nutzung von F(ab')2 oder Fab Fragmenten von HLA-DR Antikörpern: Diese
   sind nicht leicht erhältlich und kostenintensiv.

Wir untersuchten einen alternativen Ansatz, bei dem zunächst die unspezifische Bindung mit einem ungefärbten Isoantikörper blockiert wurde, diese mit einem anderen PE-konjugierten Antikörper kontrolliert wurde und dann die Messung erfolgte.
Dabei zeigte sich:

1. Die Diskrimination zwischen gesund und krank erfolgte eindeutig besser.
2. Wir beobachteten immer eine Population von Monozyten, daher ist die Angabe
   der HLA-DR positiven Monozyten nicht korrekt, sondern ein entsprechender
   Expressionslevel.
3. Da das geometrische Mittel sehr stark abhängig ist von einer Vielzahl von Faktoren benutzten wir ein sehr standardisiertes Protokoll.
4. Um Variationen im Instrumentensetting auszugleichen, berechneten wir den Quotienten des geometrischen Mittels der HLA-DR Expression und dem geometrischen Mittel der Isotypkontrolle.
5. Dabei konnten Referenzwerte für Gesunde, Kranke und Rekonvaleszente deutlich
   unterschiedlich gewonnen werden.

Wir empfehlen die vorgestellte Methode zur zuverlässigen Bestimmung der HLA-DR
Expression auf Monozyten, was die Vergleichbarkeit von Daten zwischen verschiedenen Zentren und denkbare Studien zur Immunstimulation mit z.B. Interferon g
erleichtern würde.

18.11.99

15:15–
16:15

Saal 14.2

<table>
<tr><td>

18.11.99

**15:15–
16:15**

Saal 14.2

</td><td>

Regulierung der „inflammatory response" durch Transkriptionsfaktoren bei Polytraumapatienten – eine klinische Studie

</td></tr>
</table>

T. Zimmermann (Dresden), G. v. Gagern, S. Albrecht, L. Bachmann, H. Zwipp

Die Transkriptionsfaktoren NF-κB und AP-1 sind die wichtigsten regulierenden Moleküle bei der An- und Abschaltung von Entzündungsgenen. Die überschießende Aktivierung von NF-κB hat einen entscheidenden Einfluß auf die Letalität von S.I.R.S.-Patienten. AP-1 kann die inflammatorische Antwort in der Leber nach IL-6 und TNFα-Stimulierung beeinflussen. In vivo Untersuchungen zur Rolle von AP-1 in der „inflammatory response" existieren noch nicht. In einer klinischen Studie untersuchten die Autoren 35 Patienten mit Polytrauma hinsichtlich der Aktivierung der Transkriptionsfaktoren AP-1 und NF-κB und deren Regulierungsmechanismen. Der Beobachtungszeitraum betrug 28 Tage. Proben wurden vom 1. bis zum 6., am 8., 10., 14., 21. und 28. Tag entnommen.

Labormonitoring

- Bestimmung der NF-κB- und AP-1-Bindungsaktivität in mononukleären Blutzellen mittels EMSA
- Zytoflowmetrische Detektion des intrazellulären respiratory burst in Monozyten und Granulozyten.
- NO-Detektion im Plasma mittels CL
- PLA_2, TNFα, IL-6, IL-10 im Serum

Ergebnisse

Alle Patienten boten eine initiale Erhöhung der NF-kB- und AP-1-Bindungsaktivität. Im Verlauf zeigten beide Transkriptionsfaktoren jedoch einen gegenläufigen Trend. Je höher die NF-κB-Aktivität anstieg, um so niedriger wurde die AP-1 Bindungsaktivität. Bei überlebenden Patienten normalisierten sich beide Werte im Verlauf, wobei die Aktivität des AP-1 im Beobachtungszeitraum zum Ausgangswert signifikant anstieg. Verstorbene Patienten wiesen eine ungehemmte NF-κB-Aktivierung bei gleichzeitigem AP-1-Abfall auf. Die AP-1-Bindungsaktivität fiel bei diesen Patienten auf mehr als die Hälfte des Ausgangswertes ab. Verstorbene Patienten zeigten außerdem einen signifikant wesentlich höheren respiratory burst in Monozyten und Granulozyten als die Überlebenden (O_2-Radikale als Aktivatoren von NF-κB!).

Schlußfolgerungen

Beide Transkriptionsfaktoren scheinen die „inflammatory response" bei Polytraumapatienten zu beeinflussen. Während NF-κB wahrscheinlich für die unkontrollierte Freisetzung von Mediatoren verantwortlich ist, scheint AP-1 gegenregulatorisch zu wirken. Ein Ungleichgewicht der Aktivität beider Transkriptionsfaktoren kann zur unkontrollierten Entzündungsantwort und letztendlich zum Exitus letalis führen.

Unterscheidung pro- und antiinflammatorischer Reaktionstypen anhand der leukozytären Zytokinsynthesefähigkeit nach Trauma

U. Krehmeier (Essen), M. Majetschak, M. Bardenheuer, U. Obertacke, D. Nast-Kolb, F.U. Schade

inflammatorische Reaktion, Prädisposition, Reaktionstypen, Zytokinsynthese

18.11.99

15:15–16:15

Saal 14.2

Zielsetzung

In einer prospektiven klinischen Studie wurde am Beispiel der leukozytären Zytokinsynthesefähigkeit untersucht, ob nach Trauma distinkte Reaktionstypen nachweisbar sind, die eine individuell prädisponierte inflammatorische Reaktion erklären können.

Einleitung

Überschießende inflammatorische Reaktionen werden für die Entstehung von Sepsis verantwortlich gemacht. Da eine initial (R24h nach Trauma) gesteigerte Zytokinsynthesefähigkeit des Blutes mit der Entwicklung einer späteren posttraumatischen Sepsis einhergeht, könnte eine individuelle Prädisposition für dieses immunologische Reaktionsmuster bestehen. In einer prospektiven klinischen Studie wurde daher untersucht, ob nach Trauma distinkte Änderungen der leukozytären Zytokinsynthesefähigkeit nachgewiesen werden können.

Methoden

Bei 43 Patienten (m/w 22/21; Alter: 48 $\pm$ 18 J.), die sich einer sekundären (>6 Tage post Trauma) bzw. elektiven Operation am Skelettsystem unterzogen (Osteosynthesen, Gelenkprothesen, Implantatentfernung) wurde heparinisiertes Blut präoperativ und 24 h postoperativ entnommen. Die Leukozytenfunktion wurde am Beispiel der Endotoxin- (S. Friedenau; LPS, 100 ng/mL) stimulierten Zytokinsynthese im Vollblutassay ermittelt. TNFa, Interleukin (IL) 6, IL8 wurden im ELISA bestimmt. Die statistische Auswertung erfolgte mit dem Mann-Whitney-U bzw. dem Wilcoxon Matched-Pairs Signed-Ranks Test. Als Signifikanzniveau wurde p < 0,05 (2-seitig) gewählt.

Ergebnisse

Im Gesamtkollektiv nahm die TNFa Produktion bei 34 Patienten, die IL6 Produktion bei 21 und die IL8 Produktion bei 20 der 43 Patienten perioperativ ab. Die im Mittel nachweisbare perioperative Abnahme der TNFa Produktion war hoch signifikant (p=0,005). Eine Einteilung der Patienten aufgrund der Änderung ihrer perioperativen TNFa Produktion in Patienten mit Abnahme (TNFa-A) und Zunahme (TNFa-Z) der TNFa Produktion ergab folgendes Ergebnis:

Tabelle

Gruppe	TNFa prä	TNFa post	p	IL6 prä	IL 6 post	p	IL8 prä	IL 8 post	p
TNFa-A	$3,7 \pm 0,3$	$2,3 \pm 0,3$	$<,001$	$18 \pm 1,6$	$17 \pm 1,5$	ns	$6,7 \pm 0,8$	$6,8 \pm 0,8$	ns
TNFa-Z	$3,5 \pm 0,8$	$5,9 \pm 1,3$	$0,007$	$18 \pm 3,4$	$33 \pm 4,7$	$0,007$	$7,8 \pm 1,4$	$10,4 \pm 1,9$	ns

Mittelwerte $\pm$ SEM. Prä: Präoperativ, Post: 24 h postoperativ. NS: Nicht signifikant. p: Prä vs. Post
Während sich die präoperative Zytokinsynthesefähigkeit der beiden Gruppen nicht voneinander unterschied, war die postoperative TNFa und IL6 Produktion der Gruppe TNFa-Z gegenüber der Gruppe TNFa-A signifikant gesteigert (IL8: $p = 0,06$).

Schlußfolgerungen

Die Ergebnisse legen nahe, daß zumindest zwei verschiedene Reaktionstypen der leukozytären Zytokinsynthesefähigkeit nach Trauma unterschieden werden können:
1. Antiinflammatorischer Reaktionstyp (Reduktion bzw. keine Änderung der Zytokinsynthesefähigkeit) und
2. Proinflammatorischer Reaktionstyp (Steigerung der Zytokinsynthesefähigkeit). Aufgrund bisher vorliegender Ergebnisse zur posttraumatischen Leukozyten-funktion könnten diese Reaktionstypen Patienten mit hohem (proinflammatorischer Typ) und niedrigem Sepsisrisiko (antiinflammatorischer Typ) entsprechen.

Glycin reduziert die systemische und lokale immuninflammatorische Antwort in einem Two-Hit MOF- Modell der Ratte

M. Grotz (Hannover), H.C. Pape, M. Stalp, H. Tscherne

Polytrauma, MOV, enterale Ernährung, Glyzin

Ziel dieser tierexperimentellen Untersuchung war es den Einfluß der Vorfütterung einer Glyzin supplementierten Ernährung auf die Letalität sowie die systemische und lokale immuninflammatorische Antwort in einem two-hit MOV-Modell (intestinale Ischämie/Reperfusion (I/R) / Endotoxin (ET)) in der Ratte zu klären.

Problem- und Fragestellung

Ein positiver Einfluß einer enteralen Enährung mit Aminosäure supplementierten Ernährungsformeln nach schwerem Trauma wird diskutiert. Glycin ist die einfach-ste nicht essentielle Aminosäure und zeigte nach intraperitonealer Injektion in einem

24 Std. Letalität: KON: 5/12; GLY: 5/12; nicht instrumentierte Kontrollgruppe: 0/6

	TNF			IL-6			IL-10		
	1 Std.	3 Std.	24 Std.	1 Std.	3 Std.	24 Std.	1 Std	3 Std	24 Std.
KON	16.6±1.3	1.4±0.5	§	0.33±0.99	0.63±0.14	0.02±0.01	0.79±0.41	0.17±0.02	0.11±0.06
GLY	9.6±2.6*	0.8±0.3*	§*	0.11±0.07	0.66±0.18	§	0.41±0.04*	0.15±0.02	0.05±0.01*

	TNF mRNA (1 Std.)			IL-1ß mRNA (1 Std.)			IL-10 mRNA (1 Std.)		
	Lunge	Leber	Ileum	Lunge	Leber	Ileum	Lunge	Leber	Ileum
KON	18.7±5.9	5.3±6.3	21.4±16.1	29.5±15.9	7.4±4.2	2.1±0.4	49.8±9.9	28.1±1.6	1.8±0.6
GLY	13.3±2.6	6.3±4.6	19.0±14.2	11.7±4.8	5.2±1.9	2.7±1.0	18.4±5.0*	5.3±1.4*	0.6±04

Modell zur Leber I/R eine Reduktion der Letalität, des Leberschadens und der immuninflammatorischen Reaktion. Eine Untersuchung in einem praxisrelevanten two-hit Modell zur intestinalen I/R und ET-Gabe liegt bisher nicht vor.

Methodik

S/D Ratten wurden für 3 Tage mit einer Kontrollformel (KON) bzw. einer Glyzin (5%) supplementierten Ernährungsformel (GLY) vorgefüttert. Unterbindung der A. mesenterica superior für 45 Minuten (SMAO) und Gabe von ET (1,5mg/kgKG) 6 Stunden später intraperitoneal; nicht instrumentierte Kontrollgruppe. Dokumentation der 24 Std. Letalität. Bestimmung von TNF, IL-6, IL-10 (ng/ml) im Serum mit ELISA nach 1, 3, 24 Stunden sowie der Expression von mRNA von TNF, IL-1ß, IL-10 (ag/fg GAPDH mRNA) in Lunge, Leber, Ileum mit kompetitiver RT-PCR nach 1 Stunde. Statistik: Mittelwerte ± SEM; t-Test, ANOVA;* p<0,05; unterhalb der Nachweisgrenze.

Ergebnisse

Glyzin reduziert die systemische immuninflammatorische Antwort nach intestinaler I/R und ET-Gabe. Die Reduktion der lokalen immuninflammatorischen Antwort durch Glyzin findet im wesentlichen in der Lunge statt. Bei der nachgewiesenen verminderten Freisetzung von proinflammatorischen Zytokinen braucht das antiinflammatorische Zytokin IL-10 nicht hochreguliert zu werden. Die Letalität wird in diesem Modell nicht beeinflußt.

Ausmaß, Verlauf und Lokalisation posttraumatischer Entzündungsreaktionen nach Polytrauma mit und ohne Schädelhirntrauma

I. Marzi (Homburg/Saar), B. Maier, J. Frank, S. Rose, K. Schwerdtfeger, W.-I. Steudel

Polytrauma, SHT, Zytokine, Multiorganversagen

Zielsetzung

Analyse der systemischen und lokalen zerebralen posttraumatischen Entzündungsreaktionen nach Polytrauma (PT) mit und ohne zusätzlichem Schädelhirntrauma (SHT)

Kurzfassung

Inflammatorische Zytokine sind sowohl am Ort der Verletzung als auch an systemischen Entzündungsreaktionen (SIRS) nach Trauma regulativ beteiligt. Die gegenseitige Beeinflußung der organbezogenen und der systemischen Inflammation (SIRS und Multiorganversagen) wurde jedoch aus praktischen Gründen bisher wenig untersucht. In einer prospektiven klinischen Studie (97/98, BMBF 01KO9707) wurden 111 Patienten mit den Diagnosen isoliertes SHT (GCS < 8), PT (ISS > 18) oder PT mit SHT hinsichtlich der Spiegel der Interleukine 6, 8 und 10 im Plasma und Liquor über 14 Tage sowie der klinischen Befunde (CCT, MOV-Score) erfaßt. Die relevanten Stammdaten der Gruppen waren ISS Score (SHT 24.5 ± 1.4; PT/SHT 34.8 ± 1.6; PT 27.5 ± 2.1 Punkte), Alter (SHT 46.3 ± 3.2, PT/SHT 39.9 ± 2.5, PT 36.8 ± 3.1 J), 28-Tage Letalität (SHT 9/39; PT/SHT 6/38, PT 4/34). In den ersten Tagen nach Trauma fanden sich signifikante Erhöhungen der Plasmawerte von Interleukin 6 (Tag 1: SHT 330 ± 91, PT/SHT 366 ± 329, PT 417 ± 55 pg/ml), Interleukin 8 (Tag 1: SHT 38 ± 14, PT/SHT 84 ± 38, PT 59 ± 12 pg/ml) und Interleukin 10 (Tag 1: SHT 87 ± 13, PT/SHT 274 ± 56, PT 355 ± 54 pg/ml). Systemisch folgte diesem initialen Anstieg ein signifikanter Abfall bis zum 5. Tag nach Trauma. In dem über eine ventrikuläre Hirndrucksonde (Spiegelberg 3) gewonnen Liquor konnten anhaltend hochsignifikant erhöhte Liquorwerte für IL6 (SHT 5017 ± 1729, PT/SHT 4261 ± 1934 pg/ml) und IL 8 (SHT 4353 ± 1373, PT/SHT 2673 ± 727 pg/ml), jedoch nicht für IL10 (SHT 239 ± 158, PT/SHT 241 ± 154 pg/ml) festgestellt werden. Statistik: ANOVA und post hoc rank test).

Schlußfolgerungen

Klinisch ist nach Polytrauma systemisch und noch ausgeprägter auf der Organebene eine Inflammationsreaktion unter Beteiligung der Interleukine 6, 8 und 10 nachweisbar. Eine Modulation der multiplen Entzündungsreaktionen nach Polytrauma erscheint daher zur Reduzierung sekundärer Organkomplikationen von erheblicher Bedeutung.

<table>
<tr><td>Donnerstag, 18. Nov.</td><td>15:15 – 16:15</td><td>Saal 15.2</td><td>18.11.99
15:15–
16:15
Saal 15.2</td></tr>
<tr><td colspan="3">Knochenersatz (III)</td><td></td></tr>
</table>

Histologische Untersuchungen zur Einheilung der Hydroxylapatitkeramik Endobon

S. Assenmacher (Essen), G. Voggenreiter, L. Olivier, D. Nast-Kolb

Die osteokonduktive Wirkung von Endobon ist tierexperimentell bewiesen. Klinisch problematisch ist die Frage ob Endobon knöchern integriert wird, da es noch keine Nichtverfahren gibt, die diese Frage schlüssig klären können. Ziel der Arbeit war es, die knöcherne Integration von Endobon durch histologische Untersuchungen von Probeentnahmen zu untersuchen.

Material und Methoden

Seit 1993 wurden 121 Knochendefekte bei Patienten mit Endobon aufgefüllt. Zwanzig bzw. fünfzehnmal wurde nach Aufstößelung der Gelenkflächen Endobon bei Tibiakopf und Kalkaneusfrakturen zur Auffüllung der entstandenen Defekte bei gleichzeitiger osteosynthetischer Versorgung implantiert. Vierzigmal diente Endobon zur Unterfütterung rekonstruierter Oberarmkopffrakturen, die ebenfalls mittels Osteosynthese stabil versorgt wurden. In 17 Fällen erfolgte die Auffüllung von Defekten nach Resektion benigner Knochentumoren und in 29 Fällen wurde Endobon augmentiert mit autogener Spongiosa zur transpedikulären Auffüllung aufgerichteter Wirbelkörperkompressionsfrakturen eingesetzt. In 6 Fällen [Oberarmkopffrakturen (n=5), Tibiakopffraktur (n=1)] konnten wir in Einverständnis mit den Patienten im Rahmen der Metallentfernungen Proben aus ehemals implantiertem Endobon entnehmen (im Mittel 1,5 Jahre nach der Primäroperation). Bei zwei Patienten mußte das Implantatmaterial frühzeitig entfernt werden (4 Monate nach Spätinfekt bzw. 6 Monate nach Implantatlockerung). Das entnommene Gewebe wurde in Methylmetacrylat eingebettet, dicke Serienschnitte angefertigt und die knöcherne Einheilung anhand von Mikroradiographien und histologischen Schnitten untersucht.

Ergebnisse

Die Mikroradiographien und histologischen Präparate zeigen bei den Knochenproben, die bei komplikationslosen Verläufen und bei knöcherner Konsolidierung im Rahmen der fristgerechten Metallentfernung gewonnen wurden eine nahezu vollständige knöcherne Integration der Hydroxylapatitkeramik. Auch das Zentrum der implantierten Endobonblöcke war knöchern erschlossen. Nur in Arealen mit vermutlich implantationsbedingter Zerstörung der spongiösen Struktur des Knochenersatzstoffes blieb eine Knochenneubildung aus. Ebenfalls konnte in den zwei Fällen bei denen das Osteosynthesematerial aufgrund einer Spätinfektion bzw. einer Metallockerung frühzeitig entfernt werden mußte, keine Knochenneubildung in der Keramik nachgewiesen werden.

Schlußfolgerung

Wie wir anhand unserer Untersuchung zeigen konnten ist für die knöcherne Integration und Durchbauung von Endobon
1. ein ersatzstarkes Lager,
2. die stabile Implantation der Formkörper und
3. das Vorhandensein der spongiösen Makrostruktur der Hydroxylapatitkeramik von ausschlaggebender Bedeutung.

Knöcherne Integration von Hydroxylapatitkeramik nach Defektauffüllung in Lendenwirbelkörpern

M. Müller (Kiel), H.-J. Egbers, W. Schnell, G. Brinckmann, M. Heller

18.11.99
15:15–
16:15

Saal 15.2

Das osteokonduktive Verhalten von Knochenersatzmaterialien spielt bei der Defektauffüllung in der Frakturbehandlung die entscheidene Rolle. Durch die vorliegenden Untersuchungen sollte gezeigt werden, ob anhand von MRT das Einheilungsverhalten von HAK nach Defektauffüllung qualitativ und quantitativ verifiziert werden kann.

Ist die knöcherne Integration des Knochenersatzmaterials nach Implantation in den Wirbelkörpern mit der nach Defektauffüllung in spongiösen Anteilen von Röhrenknochen und im Fersenbein zu vergleichen?

In einer Pilotstudie wurden 18 Patienten mit Frakturen im Bereich BWS/LWS, Tibiakopf, Humeruskopf und Calcaneus nach Defektauffüllung mit HAK nachuntersucht. In der analysierten Gruppe fanden sich 10 Frauen und 8 Männer im Alter von 17 bis 65 Jahren, bei einem Durchschnittsalter von 49 Jahren. Die Wirbelkörperbrüche waren mit HAK aufgefüllt worden, die Defekte an den Extremitäten in Pressfit HAK Das Einheilungsverhalten wurde nach 3 und 6 Monate postoperativ, zur Materialentfernung nach 9 Monaten bei Wirbelsäulenfrakturen und 1 Jahr nach operativer Versorgung beurteilt. Neben röntgenologischen Meßtechniken wurde die Auswertung anhand von MRT unter Kontrastmittelgabe vorgenommen. Postoperativ entstanden keine Komplikationen wie Wund- oder Knocheninfektionen und Haematome. Das HAK im Bereich der LWS intrakorporell implantiert, war nach 6 bis 9 Monaten eingebaut. Die knöcherne Integration der HAK war im Wirbelkörper nicht homogen, im Gegensatz zu den Extremitätenabschnitten. Hier war eine intensive Perfusion und entsprechende KM- Anreicherung im MRT zu erkennen. Die Randbereiche des Knochenersatzmaterials waren in allen Regionen besser perfundiert als die zentralen Abschnitte. Es trat kein mechanisches Versagen auf. Die Sinterung der Wirbelkörper und damit der Repositionsverlust war mit durchschnittlich 3,5° gering.

1. Verlaufsbeobachtungen bestätigen die Biokompatibilität und Osteokonduktion der HAK.
2. HAK behält nach Implantation von Formkörpern oder Granulat die Stützfunktion bei.
3. HAK war nach 6 bis 9 Monaten im Wirbelkörper eingebaut.
4. Durch MRT kann die knöcherne Integration qualitativ und quantitativ bewertet werden

Behandlungsergebnisse nach Implantation von Tricalciumphosphat-Keramiken

C. Siebert (Aachen), C. Niedhart, M. Weber, F. Niethard

Die Darstellung der klinischen Ergebnisse einer prospektiven Anwenderstudie von Biosorb soll zur Vorstellung dieses resorbierbaren Knochenersatzstoffes dienen.

Mit Einführung von Biosorb (Aesculap) in unserer Klinik Anfang 1998 wurde dieses Tricalciumphospat in Granulat, Block und Keilform einer ersten klinischen Erprobung unterzogen.

Insgesamt kam das Präparat im Rahmen dieser Anwendung während der 12 Monate bei 21 Patienten zum Einsatz. Bevorzugt wurden die Blöcke bei Kindern, bei denen eine Beckenosteotomie nach Salter erfolgte, angewandt, um somit eine zusätzliche Traumatisierung durch die Spanentnahme, sowie die Konturveränderung des Beckens zu vermeiden. Die Blöcke und Keile bieten eine zum Teil erheblich bessere Stabilität als dünne autologe bicorticale Späne. Zum „Strecken" von Spongiosaplastiken im Rahmen von Wirbelsäuleneingriffen, Pseudarthrosenrevisionen und bei Defektauffüllungen wurde das Granulat eingesetzt. Anhand einzelner Falldokumentationen wird das Resorptionsverhalten der verschiedenen Verabreichungsformen über durchschnittlich 12 Monate dargestellt.

Das Tricalciumphosphat weist in der Granulatform bereits nach 3 Monaten eine fortgeschrittene Resorption auf, während die Blöcke ca. 12 Monate benötigen um nicht mehr radiogologisch nachweisbar zu sein. Das Einbauverhalten ist insgesamt gut, wobei die massiveren Keile ein schlechteres Resorptionsverhalten, verbunden mit einer entsprechend länger wirksamen Stützfunktion, aufweisen. Fremdkörperreaktionen oder Infekte wurden nicht beobachtet. Als Anwender bleibt kritisch anzumerken, daß weder die Blöcke noch die Keile sich mit K in situ gut fixieren lassen. Da der Werkstoff recht spröde ist, zerbricht die Keramik gerne bei diesem Fixationsversuch. Auch eine paßgerechte Modellierung gestaltet sich z.T. recht mühsam. Über eine adäquate Verklemmung läßt sich z. T. aber auch eine implantatfreie Verankerung erreichen. Unabhängig davon ist dieser Knochenersatzstoff aus Tricalciumphoshat v.a. in Verbindung mit autologem Knochen vielseitig einsetzbar und weist ein gutes Resorptionsverhalten auf.

Auch wenn das Handling z.T. mühsam ist, sind die Biosorb Präparate aufgrund ihrer Größe und Härte als Platzhalter gut geeignet. Eine vollständige Resorption des Tricalciumphosphat ist nach ca. 3 Monaten, bei den Blöcken nach 12 Monaten radiologisch zu dokumentieren.

Beeinflussung des Resorptionsverhaltens von β-TCP-Keramiken in-vivo durch Beschichtung mit rekombinantem BMP-2

G. Herr (Giessen), U. Schmid, U. Holz

BMP, β-TCP, Resorption

Einleitung

Die bisher verwendeten keramischen Trägermaterialien für rekombinante osteoinduktive Faktoren wie BMP-2 oder OP-1 zeigen eine zu geringe Biodegradierbarkeit in-vivo. Wir haben deshalb β-TCP-Keramiken mit abgestuft unterschiedlicher Porosität mit und ohne BMP-2-Beschichtung vergleichend untersucht, um den Einfluß der Porosität auf die Schnelligkeit der Materialresorption und des Gewebedurchbaus zu bestimmen.

Material und Methoden

β-TCP-Keramikwürfel á 5 mm Kantenlänge mit 10, 30, 60 und 80% Porenvolumen (PV) wurden mittels REM, EDX und Pulverdiffraktometrie untersucht und ihr Proteinaufnahmevermögen und -durchdringbarkeit mit kolloid Gold-markiertem IgG bestimmt. Die Hälfte der Proben wurde mit je 23 µg rekombinantem BMP-2 beschichtet und ebenso wie die BMP-freien Kontrollimplantate in Form verbundener Stichproben in die Bauchmuskulatur von Ratten implantiert (4 Materialarten mit je n=16). Nach 30 Tagen Liegedauer wurden die Explantate makroskopisch und histologisch auf Knochenneubildung untersucht. Der bindegewebige und knöcherne Durchbau sowie Art und Ausmaß der Biodegradation der β-TCP-Würfel wurde histomorphometrisch an Explantatschliffen bestimmt.

Ergebnisse

Bei fast allen BMP-Implantaten konnte bereits makroskopisch eine Knochenneubildung in Form einer knöchernen Schale um die β-TCP-Würfel festgestellt werden. Die Explantate mit 60 und 80% Porosität imponierten durch große Volumina an Blutmark und die Knochenneubildung erfolgte hier weitgehend kongruent zur ursprünglichen Würfelform. Die Kontrollimplantate waren von einer dünnen Bindegewebskapsel eingescheidet und erschienen völlig unauffällig und reizlos eingeheilt. Histologisch konnte bei allen BMP-Implantaten Knochenneubildung beobachtet werden, wobei die allseitige knöcherne Eindringtiefe von 0,35 mm bei 10% PV bis 2,2 mm bei 80% PV im Mittel reichte und damit dem bindegewebigen Durchbau der Kontrollimplantate gleichkam (0,24 mm bzw. 2,5 mm). BMP-beschichtete β-TCP-Würfel mit 80% PV zeigten mit nur noch 38%-Implantatrestmasse eine gegenüber den Kontrollen signifikant erhöhte Materialresorption, während alle anderen Materialien mit und ohne BMP nur noch einen maximal 16%igen Materialverlust aufwiesen.

Schlußfolgerungen

Die Penetrierbarkeit von β-TCP-Implantaten durch Bindegewebe und Knochengewebe bei BMP-Beschichtung zeigt eine gleiche exponentielle Zunahme mit steigender Porosität. Dies ist entscheidend auf das primäre Eindringen von Bindegewebe in BMP-haltige Implantate mit nachfolgend knöcherner Transformation durch BMP-Wirkung zurückzuführen. Nur bei hoch porösem β-TCP ist die Implantatresorption stark ausgeprägt und durch die Bildung von Knochen und Knochenmark wird diese signifikant beschleunigt.

18.11.99

15:15–
16:15

Saal 15.2

<table>
<tr><td>

18.11.99

15:15–
16:15

Saal 15.2

</td><td>

Wirbelkörperersatz aus Bioglas/ Polyurethan Komposit zur Behandlung von Metastasen an der Wirbelsäule- Klinische, radiologische und biomechanische Ergebnisse

M. Schultheiss (Ulm), M. Schulte, E. Hartwig, R. Sokiranski, L. Kinzl, L. Claes

Knochenersatz, Wirbelkörperersatz, Wirbelsäulenmetastasen

</td></tr>
</table>

Metastasen an der Wirbelsäule erfordern häufig einen Wirbelkörperersatz um das Rückenmark zu dekomprimieren und die Stabilität der Wirbelsäule wiederherzustellen. Bedingt durch eine Verbesserung der lokalen und systemischen Therapie werden Patienten mit verlängerter Lebenserwartung bei bisher angewendeten Wirbelkörperersatzsystemen mit Lockerungsproblematik an der Knochen-/Implantatgrenzfläche sowie Implantatversagen konfrontiert. Weiterhin wird eine postoperative Strahlentherapie, sowie die radiologische Nachsorge durch die Verwendung von Metallimplantaten erschwert.

In einer klinischen Pilotstudie wurde ein neues strahlendurchlässiges, biokompatibles Wirbelkörperersatzsystem bestehend aus einem Bioglas/ Polyurethan-Komposit-Ersatzkörper (PU-C), einer integrierten Platte und sechs Schrauben aus kohlefaserverstärktem Polyetheretherketon (CF-PEEK) zur Behandlung von solitären Wirbelkörpermetastasen (3 Mammakarzinommetastasen, 2 Hypernephrom-Metastasen) an der lumbalen Wirbelsäule eingesetzt. In allen Fällen wurde eine hohe Primärstabilität ohne Orthese erzielt. Der radiologische Follow up (Median 15 Monate) mit CT und Kernspintomographie zeigte zunehmende knöcherne Integration des PU-C Ersatzkörpers an den angrenzenden Deckplatten. Längste Follow up Dauer einer Patientin mit rezeptorpositivem Mammakarzinom und vollständiger Remission ist bis heute 27 Monate.

Die Resultate der bildgebenden Verfahren konnten durch die Explantation des betroffenen Wirbelsäulenabschnittes postmortem in einem Fall mit einer biomechanischen Stabilitätsuntersuchung bestärkt werden. Der Vergleich dieser Untersuchung mit einer initial durchgeführten biomechanischen in vitro Vergleichsuntersuchung demonstrierte verbesserte Stabilitätsparameter aufgrund knöchener Integration.

Das neue biokompatible, strahlendurchlässige Wirbelkörperersatzsystem ermöglicht suffiziente Langzeitstabilität bei Tumorpatienten mit verbesserter Lebenserwartung.

Hochstabile Verbundmarknagelung zur Stabilisierung langstreckiger Schaftdefekte unter Einsatz eines neu entwickelten, porösen Knochenersatzmaterials auf der Basis von Polymethylmetacrylat

T. Liebscher (Dresden), A. Biewener, T. Randt, R. Grass

18.11.99
15:15–
16:15

Saal 15.2

Einleitung

Bei großen diaphysären Defekten nach Tumorresektion oder posttraumatischem/postinfektiösen Knochenverlust kann ein hochstabiles Knochenersatzmaterial in Verbindung mit der Verriegelungsnagelung die Sofort- und Dauervollbelastbarkeit sichern. Besonders für Tumorpatienten mit Knochenmetasen und begrenzter Lebenserwartung kann dieses Verfahren von Vorteil sein.

Material/Methoden

PMMA-Plexe wurde zu einem Zylinder (Durchmesser 32mrn) mit exzentrischer Zentralbohrung (9mm) und interkonnektierender Porosität von 100-800pm geformt. Die biomechanische Testung erfolgte in Verbindung mit der unaufgebohrten Verriegehingsmarknagelung (UTN) an 26 Leichentibien. 2 Defektsituationen, Länge 30 und 60mm, wurden in 2 Gruppen untersucht: 1. Defektstabilisierung mittels PMMA-Iniplantat und Nagelung und 2. Stabilisierung nur durch Nagelung.Die Testung wurde an einer servohydraulischen Präfinaschine zunächst im elastischen Bereich mit einer axWen Last von 1200N und 70Nin 4-Punkt-Biegelast durchgefiffin. Die axiale Fmax wurde am Kraft-Wegdiagramni im Bereich der 1% Fließgrenze bestimmt.Die statistische Analyse wurde mittels Mann-Whitneyw-U-Test durchgeflihrt. Die in-vivo Testung erfolgte durch hnplantation eines Knochenmark-augnientierten. PMMA-Zylinders (Durchmesser 25mm) in einen 30mm osteoperiostalen Tibiadefekt, Stabilisienuig-mittels mod-UTN. Bei einem weiteren Tier wurde ein 60nun Defekt analog stabilisiert. Nach 6 Monaten wurden die Tibien explantiert und bioniechanisch (Torsion bis zum Versagen un Vergleich mit der gesunden Gegenseite) und histologisch untersucht. Klinische Studie: seit 9/98 wurden 4 Patienten mit Femurdefekten (30-60mm, 2x Tumorresektion, 2x posttraumatischer Knochenverlust) mit der beschriebenen Methode in Kombination mit der unaufgebohrten Verriegelungsmarknagelung operiert. Bei 3 Patienten wurde zusätzlich eine autologe Spongiosaplastik durchgeführt.

Ergebnisse

Biomechanik: Steifigkeitszuwachs für den 30nirn Defekt (Verbundnagelung versus Leerdefekt + Nagelung) axial 77,5%, 4-Punkt-Biegung 80,3%. F max axial 6742+-33 ION vs. 2406+664N (p<0,0 1). Analog für den 60mm Defekt: Steifigkeitszuwachs axial 50,0'/0, 4-Punkt-Biegung 47,61/0, Fmax 7385+- 1659 vs. 1250+-572N (p<0,01). Schafmodell: kein Osteosyntheseversagen. 5x knöcherne Überbrückung, 1 Pseudarthrose. Mittleres Drehmoment 35,0+-21,6% (min- 0%, max. 76,8%). Die Tibia mit dem 60mm Defekt erreichte 81,3% im Vergleich mit der kontralateralen Seite. Die histologische Aufarbeitung zeigte eine nur minimale knöcherne Infiltmtion des porösen PMMA mit deutlich besserer Osteoneogenese im Bereich des PMMA/Weichteilinterfaces, ausgelöst wahrscheinlich durch eine periosteum like'Bindegewebsmembran. Erste klinische Ergebnisse: alle 4 Patienten wurden direkt nach der Operation mit Vollbelastung mobilisiert. Das präoperative Bewegungsausmaß der angrenzenden Gelenke wurde innerhalb von 4 Wochen wieder erreicht. Die radiologischen Kontrollen zeigten eine kontinuierliche zum Untersuchungszeitpunkt noch nicht ausreichende knöcherne Uberbruckung des Defektes. Ein Osteosyntheseversagen trat bislang nicht auf.

Schlußfolgerungen

Die Verbundmarknagelung mittels eines porösen PMMA Implantates zeigt eine extrem hohe axiale Belastbarkeit und erlaubt die sofortige Vollbelastung der operierten Extremität. Das postoperative Schmerzniveau ist aufgrund der hohen Steifigkeit der Osteosynthese erstaunlich gering.Dieses ist besonders für Tumorpatienten von großer Bedeutung. Die knöcherne Neubildung um das finplantat wird wahrscheinlich durch eine penosteum like membrane unter geeigneter mechanischer Stimulation ausgelöst. Vorraussetzungen für den erfolgreichen Einsatz des Materials ist die Infektfreiheit und solide Weichteildeckung des PMMA- Zylinders.

Gerichtete Knochenregeneration durch Implantation von Glaskeramiken

C. Müller-Mai (Berlin), G. Berger, C. Voigt, B. Bakki, R. Rahmanzadeh, U. Gross

Vollsynthetische Kalzium-Glaskeramiken wurden entwickelt, die eine hohe Degradationsrate bei noch erhaltener Knochenbindung aufweisen sollten. Ziel war es, durch eine während der Degradation bereits stattfindende Knochenbildung eine gerichtete Knochenregeneration nach Defektfüllung zu erreichen.

Zwei Granulate mit einem Gehalt von Cao 30,67 % und Mgo 2,45 % (GB14) bzw. Cao 17,72% und Mgo von 12,75% (GB18) wurden nach Implantation in den trabekulären Knochen der distalen Kaninchen lichtmikroskopisch, histomorphometrisch, raster- und transmissionselektronenmikroskopisch nach 7, 28 und 84 d untersucht. Die Sterilisation erfolgte durch trockene Hitze bei 180°C für 30 Minuten. Die Granulate wiesen Durchmesser von 370 x 620 μm auf. Der Implantationsort zum Kniegelenk hin wurde durch Aufsetzen einer chondrokortikalen Scheibe aus dem Fräszylinder verschlossen. Pro Material und Liegezeit wurden 6 Implantate untersucht. Die statistische Bewertung erfolgte mit dem UTest nach Mann, Wilcoxon und Whitney. Beide Materialien heilten komplikationslos ein. Es wurde eine bei GB14 schneller zunehmende Knochenbindung an die Partikel als bei GB 18 gesehen (81 % zu 46 % nach 28 d und je 84 % nach 84 d). Während der Knochenneubildung wurden beide Materialien durch überwiegend passive Prozesse degradiert. In den Partikeln traten hierbei zwischen Glas und Keramikphase Spalten auf und sie zerfielen in kleine Untereinheiten, ohne daß die Knochenbindung verloren ging. Die Partikelfläche verringerte sich signifikant über die Zeit (0,11 mm^2 bzw. 0,12 mm^2/Partikel prä implantationem für GB 14 und GB 18, bzw. 0,03 und 0,04 mm^2 nach 84 d). In der histologischen Übersicht bestätigte sich, daß die Partikel über die Zeit kleiner wurden und langsam verschwanden. Ihre Zahl wurde geringer. Demgegenüber stand eine steigende Knochenmenge im Defekt. Der knöcherne Durchbau des Bohrlochs erfolgte von der Implantatperipherie zum Zentrum. Die Degradation der Partikel begann in den äußeren Bereichen des Bohrlochs und setzte sich zu den inneren Bereichen hin fort.

Beide Materialien zeigten somit bei erhaltener Knochenbildung eine starke Degradation, die im wesentlichen durch Auslaugungsphänomene und partikulären Zerfall induziert wurde. Nach 84 d war ein Großteil der Partikel verschwunden. Der Defekt war zum größten Teil knöchern durchbaut. Diese Ergebnisse zeigen, daß eine gerichtete Knochenregeneration nach Implantation synthetischer Materialien mindestens zum Teil möglich ist, wenn eine Balance zwischen Degradation und Knochenneubildung erreicht wird.

| **Freitag, 19. Nov.** | **9:45 – 11:45** | **Saal 3** |

*Minimal invasive Verfahren (I) –
obere Extremität / Rumpf*

Die Behandlung von Oberarmschaftfrakturen mit dem unaufgebohrten Humerusnagel (UHN)

A. Streidt (Leipzig), P. Verheyden, Th. Engel, Ch. Josten

Oberarmschaftfraktur, UHN, minimal invasiv

Zielstellung

Bewertung eines neuen intramedullären Kraftträgers (UHN) zur Behandlung der Oberarmschaftfrakturen.

Problem

Bei operativer Behandlung der Oberarmschaftfrakturen wird eine geringe Traumatisierung, rasche postoperative Belastbarkeit und Funktionalität gefordert. Seit Ende 1995 steht uns dafür der UHN zur Verfügung, welcher wenig invasiv über Stichinzisionen in den Humerusschaft eingebracht wird und dessen klinische und radiologische Behandlungsergebnisse dargestellt werden sollen.

Patienten und Methode

Im Zeitraum 11/95 bis 2/99 wurden an unserer Klinik 51 Patienten nach Oberarmschaftfrakturen mit einem UHN versorgt (Alter 18-80 Jahre). Die Einteilung erfolgte nach der AO- Klassifikation (A1 13,7%; A2 11,8%; A3 9,8%; B1 29,4%; B2 19,6%; C1 13,7%). Erfaßt wurden Op-Dauer, Op- Technik (antero- oder retrograde Insertion), peri- und postoperative Komplikationen, Schulter- und Ellenbogenfunktion am Tage der Entlassung, nach 1, 3 und 6 Monaten postoperativ, sowie radiologische Beurteilung der Frakturheilung. Technische Komplikationen im Umgang mit dem UHN werden diskutiert.

Ergebnisse

Bei 46 Pat. (90,2%) erfolgte die Primärversorgung der Fraktur mittels UHN, bei 5 Pat. (9,8%) erfolgte zunächst die Stabilisierung mittels Fixateur externe, danach der

Verfahrenswechsel zum UHN. 13,7 % anterograde, 86,3% retrograde Insertion des UHN. Die durchschnittliche Operationsdauer betrug 105,4 min. Bei zwei Patienten (3,9%) kam es durch Hebelwirkung bei der retrograden Insertion des UHN zur supracondylären Humerusfraktur, welche zusätzlich durch Platten- bzw. Schrauben-osteosynthese versorgt werden mußten. In 3 Fällen (5,9%) kam es zum Ausbruch eines kleinen dorsalen Knochenfragmentes an der retrograden Insertionsstelle ohne klinische Konsequenzen. In einem Fall (1,9%) kam es zur proximalen Schaftaus-sprengung bei der anterograden Insertion durch falsche Wahl des Eintrittspunktes. Es erfolgte die retrograde Reosteosynthese. Bei 4 Patienten bestand schon präoperativ eine Radialisparese, es traten keine zusätzlichen postoperativen Radialisparesen auf. Keine postoperativen Infektionen oder Wundheilungsstörungen. Bei einem Patienten entwickelte sich eine Pseudarthrose, die zusätzlich mittels Plattenosteosynthese über dem UHN stabilisiert wurde. Bei der Nachuntersuchung nach einem Monat waren 70,6% ohne Schmerzen, 29,4% gaben gelegentlich Schmerzen an. Bei allen Pat. war nach einem Monat die Abduktion im Schultergelenk sowie die Extension und Flexion im Ellenbogengelenk noch eingeschränkt. Bei der Nachuntersuchung nach 3 Monaten zeigte die Röntgenaufnahme in 94,1% eine konsolidierte Fraktur, 88,2% waren ohne Schmerzen und 11,8% gaben gelegentlich Schmerzen an. 13,7% zeigten Bewegungseinschränkungen in der Abduktion und Anteversion im Schultergelenk mit einem Defizit von mehr als 20° im Vergleich zur Gegenseite, 11,8% in der Extension im Ellenbogengelenk mit einem Defizit von 10° im Vergleich zur Gegenseite. Nach 6 Monaten hatten noch 3,9% der Pat. Einschränkungen im Schultergelenk, 1,9% Ein-schränkungen im Ellenbogengelenk. Alle Patienten waren zu diesem Zeitpunkt be-schwerdefrei.

Schlußfolgerung

Die klinischen Ergebnisse zeigen eine sichere Stabilisierung der Oberarmschaft-frakturen bei minimalinvasivem Vorgehen. Die sofortige funktionelle Weiterbehand-lung ohne immobilisierende Verbände garantiert einen besseren Patientenkomfort.

Zur Schulterfunktion nach minimalinvasiver antegrader Nagelung von Humerusfrakturen – zugangsbedingte Komplikationen nach Nagelung durch die Rotatorenmanschette

M. Markmiller (Augsburg), G. Konrad, A. Rüter

humerus fracture – intramedullary nailing – rotator cuff

Die intramedulläre Stabilisierung diaphysärer Humerusfrakturen hat heutzutage einen festen Platz im Repertoire der operativen Verfahrenswahl. Die aszendierende

19.11.99
9:45–
11:45
Saal 3

Nagelung bietet im Vergleich zur Plattenosteosynthese Vorteile hinsichtlich Zugangsmorbidität, iatrogenem Nervenschaden und Operationsdauer.

Nicht anwendbar ist die aufsteigende Endernagelung im Falle von Frakturen der distalen Humerusmetaphyse aus Gründen des Markraumzugangs und bei proximalen Humerusfrakturen wegen reduzierter Implantatverankerungsstabilität. Eine Erweiterung der Indikation bezüglich Frakturtyp und -lokalisation bietet die Marknagelung in minimalinvasiver antegrader Technik. Ein zugangsbedingter Schaden der Rotatorenmanschette mit daraus folgender Einschränkung der Schulterfunktion wird kontrovers diskutiert und zum Teil ausschließlich technischen Verfahrensmängeln (proximal überstehende Implantate mit Impingementproblematik) angelastet.

Aus einem Patientengut von 156 Humerusnagelungen in 7 Jahren wurden in einer ersten Serie von 01/96 bis 01/98 21 Patienten mit 22 meta- und diaphysären Frakturen durch eine minimalinvasive absteigende Endernagelung versorgt. Hauptindikationen waren bei 9 Patienten (43 %) eine subcapitale Humerusfraktur, bei 6 Patienten (29 %) pathologische Frakturen und bei 4 Patienten (19 %) langstreckige diaphysäre Frakturzonen entsprechend Typ 12 C3 nach AO–Klassifikation.

Die klinische und radiologische Metaanalyse nach durchschnittlich 16 Monaten zeigte in den Schulterscores nach NEER und CONSTANT in 89 % gute und sehr gute Ergebnisse. Schlechte Ergebnisse korrelierten streng mit einem subacromialen Implantatimpingement.

Die antegrade Endernagelung von Humerusfrakturen verbindet die Vorteile des minimalinvasiven, gedeckten Vorgehens mit stabiler Fixation unter Vermeidung der Komplikationen von Plattenosteosynthese und Braceverfahren. Die Belastung des Verfahrens durch einen zugangsbedingten Rotatorenmanschettenschaden mit Schulterfunktionseinschränkung ist bei korrekter OP–Technik vermeidbar.

Minimalinvasive Osteosynthese der schweren Oberarmkopffraktur

E. Aschauer (Salzburg), P. Povacz, K. Tomasi, H. Resch

Die Problematik von 3- und 4- Segmentfrakturen des Oberarmkopfes wird besprochen, die Technik der perkutanen Operation vorgestellt, und eigene Langzeitergebnisse werden präsentiert.

Die Oberarmkopffraktur ist eine der häufigsten gelenksnahen Frakturen, die in erster Linie ältere Menschen mit osteoporotisch verändertem Knochen betrifft. Bei den meist valgisch impaktierten 3- und 4- Segmentbrüchen mit dislozierten Tubercula ist eine Operation immer indiziert, will man schwere Funktionseinbußen der Schulter hintanhalten. Um Übungsstabilität erreichen zu können, ist es zwingend erforderlich, das Kalottenfragment stabil an den Schaft zu fixieren und die Tubercula an richtiger Stelle unterhalb des Kopfzentrums zu refixieren. Die Gefährdung der Gefäßversorgung von Kalottenfragment und oft nur schalenförmig abgerissenen Tubercula bei aufwendigen offenen Rekonstruktionen erklärt den Trend zu Minimalosteo-

  301

synthesen bis hin zur percutanen Technik. Dabei wird von einer Stichinzision aus unter Bildverstärkerkontrolle das Kalottenfragment mit einem Elevatorium unterfahren und angehoben. Nach Fixierung dieser Situation mit perkutan eingebrachten Bohrdrähten folgt die Reposition der Tubercula mit Hilfe von ebenfalls perkutan eingesetzten Knochenhäkchen und die gedeckte Verschraubung, wobei das Tuberculum majus idealerweise mit je einer kanülierten Schraube an das Kopf- und das Schaftfragment fixiert wird. Postoperativ erhalten die Patienten eine Schulterbandage für 3 Wochen und passive Heilgymnastik je nach intraoperativ erreichter Stabilität ab dem 1. Tag.

Zwischen 1993 und 1996 wurden 27 Patienten auf diese Art operiert und konnten nach durchschnittlich 24 Monaten (18 – 47) nachuntersucht werden. Die Reposition gelang in allen Fällen annähernd anatomisch bis zu einer verbliebenen Verschiebung von max. 3 mm. Sämtliche Patienten mit 3- Fragmentfrakturen wiesen ein sehr gutes funktionelles Ergebnis auf (Constant Score zwischen 84 und 100 % – durchschnittlich 91%), ohne Nekrosezeichen. Bei den 4- Fragmentfrakturen beobachteten wir eine partielle Kopfnekrose – allerdings ohne klinische Relevanz. Ein Patient mußte wegen sekundärer Dislokation mit einer Endoprothese versorgt werden. In diesem Fall handelte es sich aber primär um keinen impaktierten Valgusbruch, sondern das Kopffragment war disloziert (Luxationsfraktur). In einem anderen Fall einer dislozierten 4 – Segmentfraktur kam es zu einer kompletten Oberarmkopfnekrose, was einer Kopfnekroserate von 11 % entspricht. Der Constant Score bei den 4- Fragmentfrakturen betrug im Mittel 87 % (75 – 100).

Die perkutane Reposition und Stabilisierung von 3- und 4-Segmenthumeruskopffrakturen ist mit einem geringen Kopfnekroserisiko verbunden und führt außerdem zu hervorragenden funktionellen Ergebnissen, wenn ein zufriedenstellendes Repositionsergebnis erreicht und gehalten werden kann.

Die retrograde Markraumschienung von Radiushalsfrakturen

Melanie Arndt (Berlin), M. Raschke, V. Schönfelder, N.P. Haas

Radiushalsfrakturen, retrograde Nagelung, Unterarmfrakturen

Fragestellung

Die Behandlung von dislozierten und instabilen Radiushalsfrakturen stellt weiterhin ein Problem in der operativen Versorgung dar. Die offene Reposition und Stabilisierung mit internem Osteosynthesematerial ermöglicht einerseits die exakte anatomische Reposition, birgt jedoch zahlreiche Risiken wie die iatrogene Radialisläsion, herterotope Ossifikationen, sekundären Repositionsverlust und einen zusätzlichen Eingriff zur Implantatentfernung. Die retrograde Markraumschienung von Radiushalsfrakturen mit indirekter frakturferner Reposition könnte zu einer deutlichen Ver-

besserung der postoperativen Ergebnisse beitragen. Dieses neuartige Operations-
prinzip wurde im Rahmen einer prospektiven Studie untersucht.

Material und Methode

Im Zeitraum von 01/97 bis 03/99 wurden alle Patienten, bei denen das oben genannte
Verfahren eingesetzt wurde, untersucht. Indikation zur Verwendung der Markraumschienung waren isolierte, instabile, extraartikuläre Radiushalsfrakturen (AO-21-
A2 n= 5) und Frakturen mit Ulnabeteiligung (AO-21-A3 n= 3 und AO-21-B3 n= 2). In
die laufende Studie konnten bisher 10 Patienten (17 bis 79 Jahre) aufgenommen werden. Das Verfahren wurde von fünf Operateuren eingesetzt. Bei der retrograden
intramedullären Markraumschienung werden 2,5 – 3 mm dicke Drähte über einen
Zugang 2 cm proximal des Processus styloideus radii eingebracht. Die Fraktur wird
mit den Drähten aufgefädelt, welche im Radiusköpfchen subcortical verankert werden. Abhängig von der intraoperativ erreichten Stabilität kann nach 10- 14 Tagen mit
der frühfunktionellen Behandlung begonnen werden. Die Implantate werden nach
ca. 3 Monaten entfernt.

Ergebnisse

Bei allen 10 Patienten kam es innerhalb von 10 Wochen zu einer vollständigen knö-
chernen Konsolidierung der Fraktur. Es traten keine weichteil- oder infektbedingten
Komplikationen auf. Bei einem Patienten kam es nach Implantatentfernung zu einer
inzwischen regredienten Irritation des Ramus superficialis n. radialis. Bei 7 von 10
Patienten zeigte sich eine freie Pro- und Supination sowie Flexion und Extension im
Ellenbogengelenk. Bei 2 Patienten trat eine endgradige Bewegungseinschränkung
(<20°) bei Extension sowie bei Pro- und Supination auf. Bei einem Patienten mit einer
Kettenverletzung am Arm, bei dem die retrograde Markraumschienung in Kombination mit einer offenen Reposition eingesetzt wurde, kam es zur Brückenkallus-
bildung mit deutlicher Bewegungseinschränkung im Ellenbogengelenk.

Schlußfolgerung

Trotz der geringen Fallzahl scheint die retrograde Markraumschienung bei instabilen Frakturen des Radiushalses eine minimalinvasive Alternative zu offenen
Operationsverfahren darzustellen. Bei gutem funktionellem Ergebnis und geringer
Komplikationsrate ist die oben beschriebene Methode inzwischen zum Standardverfahren im eigenen Vorgehen geworden.

Die Unterarmnagelung- ein alternatives Behandlungskonzept zur minimalinvasiven Versorgung offener und geschlossener Unterarmbrüche

G. Möllenhoff (Bochum), M. P. Hahn, B. Clasbrummel, G. Muhr

Unterarmfraktur, intramedulläre Unterarmnagelung

19.11.99
9:45–
11:45

Saal 3

Ziel

Weichteilschonende minimalinvasive Versorgung offener und geschlossener Unterarmbrüche.

Einleitung

Die Plattenosteosynthese ist derzeit das Verfahren der ersten Wahl bei der operativen Behandlung von Unterarmfrakturen. Sie zwingt aber zu einer großzügigen Freilegung der Knochen mit möglicher Kompromittierung der Weichteile. Die Komplikationsrate steigt bei offenen Verletzungen. Die geschlossene Nagelung der Elle und Speiche mit einem rotationsstabilen Implantat bietet sich als Alternative an. Die entscheidende Frage ist, ob dieses Verfahren vergleichbar gute Spätergebnisse bei geringerer Komplikationsrate liefert.

Material und Methodik

Im Rahmen einer offenen prospektiven Studie wurden seit August 1994 24 Unterarmfrakturen mit dem True-Flex-Ulna und -Radiusnagelsystem versorgt. Die Implantate bestehen aus einer Ti/Al-Legierung. Der sternförmige Nagelquerschnitt bietet eine gute Rotationsstabilität. 7 Patienten erlitten eine geschlossene Unterarmfraktur, 4 Patienten eine isolierte Ellenfraktur, 6 Patienten eine erstgradig offene, 5 Patient eine zweitgradig offene und 2 Patienten eine drittgradig offene Unterarmfraktur. Alle Patienten konnten frühfunktionell behandelt werden. Eine Gipsruhigstellung war in keinem Fall notwendig.

Ergebnisse

Die geschlossenen Unterarm- und Ellenfrakturen waren nach 9 Wochen radiologisch knöchern verheilt. Die Konsolidierung der offenen Frakturen war entsprechend der Weichteildefekte mit 12 bis 16 Wochen verzögert. Einmal wurde eine Spongiosaplastik notwendig. Eine persistierende Pseudarthrose machte einen Verfahrenswechsel notwendig. 1 Reeingriff erfolgte wegen einer Nageldislokation. Die Beweglichkeit des Handgelenkes, der Fingergelenke und des Ellenbogens waren zum Zeitpunkt des Behandlungsabschlusses uneingeschränkt. Iatrogene Nervenläsionen sowie Wundinfekte traten nicht auf. Die offenen Frakturen heilten ohne Hinweis für einen

Knocheninfekt problemlos aus. Funktionsbehindernde Rotations- oder Achsfehlstellungen wurden nicht beobachtet.

Zusammenfassung

Das intramedulläre System für offene und geschlossene Unterarmfrakturen stellt nach unseren Erfahrungen ein alternatives Behandlungskonzept dar, das eine frühfunktionelle Nachbehandlung erlaubt. Der operationsbedingte Weichteilschaden ist deutlich geringer als bei Plattenosteosynthesen. Das Verfahren ist besonders geeignet bei offenen Frakturen mit erheblicher Weichteilschädigung. Im Gegensatz zur Fixateur externe Behandlung sind Verfahrenswechsel nicht notwendig.

Die kombinierte direkte und intrafokale Bohrdrahtfixation distaler Speichenbrüche – eine kritische Analyse

F. Kutscha-Lissberg (Bochum), E. Kollig, S. Schmück-Kolben, G. Muhr

An Hand einer retrospektiven Analyse von 192 Patienten werden Indikation, Technik, radiologische und funktionelle Ergebnisse sowie die Komplikationsrate der perkutanen Bohrdrahtfixation an der distalen Speiche dargestellt.

Von 1995 bis 1998 wurden 192 Patienten mit Frakturen der distalen Speiche mittels Bohrdrahtstabilisierung (BD) behandelt. Das Durchschnittsalter betrug 58,6a (18-96a) bei einer Geschlechtsverteilung von 1:2.5 mit Überwiegen weiblicher Patienten. In 127 Fällen war die Unfallursache ein Sturz in der Ebene, in 20 Fällen handelte es sich um Sportunfälle, 7 Pat. waren in Verkehrsunfälle verwickelt, 19-mal wurden andere Unfallursachen registriert. Bei allen Patienten erfolgte die Diagnostik in Form einer klinischen Untersuchung und Röntgenaufnahmen in 2 Ebenen. Alle Frakturen wurden geschlossen im Aushang reponiert. Die Retention erfolgte durch perkutane BD der Stärke 2 mm, wobei die von radial eingebrachten Stifte direkt über den Speichengriffelfortsatz eingebracht und die dorsalen BD intrafokal plaziert wurden. In 158 Fällen wurde die Fraktur in lokaler Bruchspaltanästhesie, in 26 Fällen in axillärer Plexusanästhesie und in 8 Fällen in Intubationsnarkose versorgt. 154 Frakturen wurden am Unfalltag und 25 innerhalb von 48 Stunden nach primär auswärtiger Versorgung operiert. 13 Frakturen wurden primär konservativ behandelt und nach Korrekturverlust innerhalb von 8 Tagen nach dem Ereignis operiert. Im Durchschnitt wurde bei 9,1 ambulanten Kontrollbesuchen 2,5-mal der Unterarmgips gewechselt, wobei die Metallentfernung nach durchschnittlich 34 Tagen erfolgte. Nach der AO Klassifikation lagen 99 A-Frakturen (27 A2; 72 A3), 8 B-Frakturen (5 B1; 2 B2; 1 B3) und 85 C-Frakturen (16 C1;22 C2; 47 C3) vor. Insgesamt traten 55 Komplikationen auf: 16 BD-Perforationen, 25 Korrekturverluste, 8 Läsionen des R. superf. N. rad., 6 BD Lokkerungen, 3 Strecksehnenrupturen, 4 Infekte, 2 Algodystrophien, 1 CTS und

1 Ellenpseudarthrose. Aufgrund dieser Komplikationen wurden 19 offene Repositionen mit Plattenosteosynthesen und 2 zusätzliche Fixateuranlagen vor knöcherner Konsolidierung durchgeführt. Bei 4 Patienten wurde eine Korrekturosteotomie durchgeführt. Bei 15 Patienten mußte zumindest 1 BD vor der 4. Woche entfernt werden. 3-mal wurden lange Daumenstrecksehnen rekonstruiert und 1-mal der Karpaltunnel 6 Monate nach dem Unfall gespalten. Von 73 A3-Frakturen mußten 5 (6,8%) und von 85 C-Frakturen 18 (21,2%) reoperiert werden. Es konnten 89 Patienten im Schnitt 24,3 (7-50) Monate nach dem Unfall entsprechend dem von Sarmiento vorgeschlagenem Schema bewertet werden. 49 Patienten zeigten excellente, 34 gute, 5 mäßige und 1 Patient ein schlechtes Ergebnis. Allerdings bewerteten die Patienten selbst das Behandlungsergebnis in 29 Fällen als sehr gut, in 32 Fällen als gut, in 23 Fällen als mäßig und in 5 Fällen als schlecht. Während die Perforation eines Drahtes und die Infektion an der Einbringungsstelle das funktionelle Ergebnis in diesem Kollektiv nicht beeinflußten und auch keiner Behandlung bedurften, stellen der Korrekturverlust und die Läsion eines peripheren, oberflächlichen Radialisastes funktionell bedeutsame Komplikationen dar. Die Analyse der Korrekturverluste zeigt, daß die Fehlerquellen sowohl im indikatorischen als auch im operationstechnischen Bereich begründet sind.

Die perkutane Stabilisierung distaler Speichenbrüche ist nur vermeintlich eine einfache Technik. Die Einbringstelle und die Lage der BD beeinflussen das Ergebnis entscheidend. C-Frakturen können nur nach strengster Indikationsstellung alleine durch diese Methode – ohne zusätzliche äußere Traktion – erfolgreich ausbehandelt werden.

Die osteosynthetische Versorgung der distalen Unterarmfrakturen – Vergleich von bioresorbierbarem Material und Kirschner Draht

K. Ruße (Wuppertal), D.v.d.Heyde, A. David

Fraktur, bioresorbierbar, distale Radiusfraktur, minimalinvasiv

Die distale Radiusfraktur ist die häufigste Fraktur des Erwachsenen. Die operative Versorgung dieser Fraktur ist immer wieder Gegenstand verschiedener Diskussionen. Wir stellen einige Ergebnisse einer vergleichenden Studie zwischen der Verwendung bioresorbierbarer Materialien und Kirschner-Drähten zur osteosynthetischen Versorgung handgelenksnaher Frakturen vor.

Patientengut

In der Zeit von Oktober 1998 bis Februar 1999 versorgten wir 25 Patienten innerhalb einer kontrollierten Studie. Ziel dieser Studie ist der Vergleich von bioresorbierbarem Material und Kirschner Drähten zur osteosynthetischen Versorgung der extra- (AO Klassifikation A2.1 – A3.2) bzw. intraartikulären (AO Klassifikation B1.1 – B1.3) Radiusfrakturen. Das Durchschnittsalter betrug 68,3 Jahre. 20 Frauen und 5 Männer waren betroffen. Es war 11-mal die linke und 14-mal die rechte Seite betroffen. Insgesamt verletzten sich 3 Patienten beim Sport und 1 Patient während der Arbeit. Die restlichen Patienten zogen sich die Verletzung während der Freizeit zu. Dabei war der Sturz auf die ausgestreckte Hand die Hauptverletzungsursache.

Material und Methode

Die Patienten wurden zur Festlegung des operativen Vorgehens randomisiert. Daraus ergab sich, daß 14 Patienten mit Reosorbstiften und 11 Patienten mit Kirschner-Drähten versorgt wurden. Als Operationsmethode wurde eine nach Kapandji modifizierte Technik angewendet. Postoperativ wurden radiologische und klinische Kontrollen nach 1 Woche, 5 Wochen, 6 Monaten durchgeführt. Weitere Kontrollen folgten nach 1 Jahr. Dabei werden die radiologischen Kriterien und Bewegungsumfänge bzw. Weichteilverhältnisse dokumentiert. Insbesondere interessierten die eventuelle dorsale Abkippung und die Fremdkörperreaktionen.

Ergebnisse

Die zur Zeit vorliegenden Ergebnisse zeigen keinen signifikanten Unterschied in der Therapie zwischen der Verwendung von bioresorbierbarem Material und Kirschner-Drähten.Der durchschnittliche dorsale Winkel betrug postoperativ 14,8 Grad. Es bestand kein signifikanter Unterschied der radiologischen Parameter zwischen der Verwendung der unterschiedlichen Materialien. Ein Patient erhielt bei fast vollständiger Abkippung nachträglich eine Schraubenosteosynthese. 5 Wochen postoperativ waren bei keinem Patienten Fremdkörperreaktionen vorhanden. 5 Patienten hatten persistente Schwellungen ohne lokale Entzündungszeichen. Die Bewegungsumfänge waren bei 5 Patienten hälftig und bei weiteren 4 Patienten endgradig eingeschränkt.

Schlußfolgerung

Aufgrund der dargestellten Ergebnisse erscheint die Verwendung von bioresorbierbaren Materialien eine sinnvolle Ergänzung der osteosynthetischen Versorgung der distalen Radiusfrakturen zu sein. Darüber hinaus kann bei der Verwendung von bioresorbierbaren Materialien auf eine zusätzliche Operation zur Metallentfernung verzichtet werden.

Die Kelch-Osteosynthese – Eine Alternative zum Fixateur externe bei der komplexen, distalen Radiusfraktur (C-Typ, AO-Klassifikation)

T. Fritz (Heidelberg), C. Laskowski, C. Krieglstein, P. Meeder

19.11.99

9:45–11:45

Saal 3

In den letzten Jahren haben wir eine Reihe von komplexen C-Frakturen des distalen Radius mit interner Osteosynthese und funktioneller Nachbehandlung therapiert. Dabei kam eine Kombination von Kapandji-Spickung, volarer Plattenosteosynthese und Spongiosaplastik zum Einsatz. In einer retrospektiven Analyse mit follow-up sollte geklärt werden, inwieweit diese interne Osteosynthese eine Alternative zum Fixateur darstellt.

Methodik

Es werden ausschließlich C-Typen berücksichtigt, bei denen eine offene Rekonstruktion der Gelenkfläche erfolgte und die Osteosynthese entweder durch volare Platte und intrafokale Spickung (Gruppe 1) oder durch Fixateur externe (Gruppe 2) vorgenommen wurde. Zeitraum: 1/92-6/96. Patienten n=50. Durchschnittsalter: 57 Jahre (17-83 Jahre). Geschlecht: 42% Männer, 58% Frauen. Frakturtyp: C 1 16%, C 2 63%, C 3 37%. Gruppe 1 n=34 (67%), Gruppe 2: n=17 (33%). Mittlere Nachuntersuchungszeit: 37 Monate (12 bis 65 Monate). Follow-up: Klinische Untersuchung, konventionelle Röntgendiagnostik (nach Lidström), Gelenkrekonstruktion: Score nach Knirk und Jupiter, funktionelles Resultat: Kongsholm Score, NYOH-Score. Statistik: T-Test, Chi-Quadrat-Test.

Ergebnisse

In Gruppe 1 fand sich ein signifikant höherer Anteil von weiblichen (p= 0,03) und älteren Patienten (p=0,05); ansonsten waren beide Gruppen, insbesondere von Seiten des Nachuntersuchungszeitraums und der Frakturtypen vergleichbar. Die Zahl der Notfalleingriffe war in Gruppe 2 signifikant größer (Gruppe 1: 41%, Gruppe 2: 70%, p=0,05). Damit war jedoch auch eine höhere operative Revisionsrate in Gruppe 2 verbunden (Gruppe 1: 0%, Gruppe 2: 36%, p=0,03). Die Handgelenksbeweglichkeit war in Gruppe 1 signifikant weniger eingeschränkt (p=0,31). Auch war die posttraumatische Arthroserate in Gruppe 2 signifikant erhöht (Gruppppe 1: 30%, Gruppe 2: 67%, p=0,029). Dies äußerte sich in einem besseren Kongsholm-Score (sehr gut und gut: Gruppe 1: 89%, Gruppe 2: 62%, p=0,09). Bezüglich Gelenkwinkel und Ulnarvorschub gelang in beiden Gruppen in der Regel eine Rekonstruktion in den anatomischen Normbereich. Der Repositionsverlust von OP bis follow-up war in Gruppe 2 leicht erhöht (z.B. Ulnavorschub, Gruppe 1: 0,8 mm, Gruppe 2: 2,2 mm). In Gruppe 1 war in 71 % eine frühfunktionelle Behandlung möglich. Ausnahmen ergaben sich durch Begleitverletzungen und unzureichende Compliance. In Gruppe 2 wurde das Handgelenk zwischen 6 bis 8 Wochen immobilisiert. Komplikationen: Gruppe 1: Infektion 3%, Algodystrophie 9%, Handgelenksarthrose 36%, Paraesthesie 24%. Gruppe 2: Pintract-Infekt 12%, Reosteosynthese 12%, Karpaltunnelsyndrom 12%, Algodystrophie

18%, Handgelenksarthrose 73%, Paraesthesie 29%. Die Kelch-Osteosynthese bei komplexen distalen Radiusfrakturen ist eine ernstzunehmende Alternative zum Fixateur externe. Sie zeigt in unserer Studie signifikant bessere Ergebnisse bzgl. Handgelenksfunktion, Gelenksarthrose, Kongsholm-Score und subjektiver Zufriedenheit. Ähnlich wie bei intraartikulären Frakturen anderer Lokalisation ermöglicht sie eine optimale Gelenkrekonstruktion und frühfunktionelle Behandlung.

Die arthroskopisch-gestützte Diagnostik und Versorgung der distalen Radiusfraktur

S. Rose (Homburg/Saar), J. Frank, I. Marzi

Radiusfraktur, Bandverletzungen, Arthroskopie, Osteosynthese

Zielsetzung

Evaluierung der Wertigkeit der Arthroskopie des Handgelenkes zur Rekonstruktion der Gelenkfläche und zur Diagnostik von ligamentären Begleitverletzungen bei distalen Radiusfrakturen.

Kurzfassung

Die Ergebnisse der Versorgung distaler Radiusfrakturen sind in Anbetracht der Häufigkeit der Verletzung unbefriedigend. Wesentliche Gründe liegen in der Problematik einer exakten Gelenkflächenrekonstruktion und oftmals unerkannter Verletzungen des intraartikulären Bandapparates. 27 Patienten (männlich: n=14, 48,3 ± 4 Jahre; weiblich: n=13, 56,6 ± 3 Jahre) mit distaler Radiusfraktur und dislozierter Gelenkfläche oder erheblicher primärer Dislokation (> 20°) wurden der Handgelenksarthroskopie zugeführt. AO-Klassifikation: A2 (n=1); B1 (n=6); C1 (n=10); C2 (n=5); C3 (n=5). Nach primärer Reposition und Abschwellung wurde nach 7,6 ± 0,5 Tagen arthroskopiert. Der durchschnittliche stationäre Aufenthalt aller Patienten betrug 8,0 ± 1 Tage. Die diagnostische Arthroskopie zeigte bei 5 Patienten eine scapholunäre Dissoziation, die in 4 Fällen einer dorsalen Kapsulodese und temporären scapholunocapitären Arthrodese zugeführt wurde. 15 Patienten zeigten z.T. Mehrfachverletzungen des triangulären Faserknorpels (Palmer-Klassifikation: 1A n=8; 1B n=7; 1D n=9), wobei arthroskopisch durch Shaving (n=8), Kirschner-Draht (KD, n=2) oder arthroskopische Naht (n=3) versorgt wurden. Zur Frakturstabilisierung wurden in der Mehrzahl Kombinationen aus kanülierten Titanschrauben (3,0 mm) + KD (n=10) eingesetzt, gefolgt von Schrauben allein (n=7), Kombinationsosteosynthesen mit Fixateur externe plus Schrauben/KD (n=4) oder KD allein (n=3). In zwei Fällen mußte nach arthroskopischer Bilanzierung auf eine volare Plattenosteosynthese umgestiegen werden, bei einem Patient wurde nur debridiert. Bis auf diese 3 gelang in 24 Fällen eine Rekonstruktion der Gelenkfläche und des distalen Radio-Ulnargelenkes mit Notwendigkeit zur Spongiosaplastik in nur zwei Fällen (Typ C2, C3). Die durchschnittliche OP-Zeit belief sich auf 94,0 ± 7 Minuten. Arthroskopiespezifische Komplikationen wurden nicht beobachtet. Reizungen des Ramus superficialis N. radialis (n=3) und sudeckartige Beschwerden (n=2) heilten folgenlos aus.

19.11.99

**9:45–
11:45**

Saal 3

Schlußfolgerungen

Die arthroskopische Versorgung distaler Radiusfrakturen ermöglicht wie kein anderes Verfahren die minimalinvasive Gelenkflächenrekonstruktion, diagnostiziert relevante Bandverletzungen und sollte bei Gelenkstufen über 2 mm und stark dislozierten Frakturen eingesetzt werden.

Minimalinvasive Therapie der Radiusfraktur

L. Schütz (Leipzig), G. Asche, R.H. Gahr, C. Sparwasser

Radiusfraktur, minimalinvasiv

Die Frakturen des distalen Radius sind zweifelsfrei die häufigsten Frakturen der oberen Extremität. Im Schrifttum wird dieser Frakturtyp mit einer Häufigkeit von 25 % angegeben. Bereits im Altertum wurde die Radiusfraktur durch Aristoteles und Galen beschrieben.

In der Neuzeit beginnt die Geschichte der Radiusfraktur mit der Erstbeschreibung durch Claude Pouteau 1783, der die Fraktur in dieser Region korrekt beschrieb. Durch die Häufigkeit dieser Fraktur angeregt beschrieb A. Colles 1814 die Extensionsfraktur, die nach ihm benannt wurde. Der Flexionstyp der Radiusfraktur wurde 1847 durch Smith beschrieben. Die Therapie der Radiusfraktur erfolgte früher konservativ mit unterschiedlichen Schienensystemen. Um ein einheitliches Behandlungsschema einzuführen, war es zunächst notwendig, eine einheitliche Klassifikation zu erstellen. Wir verwenden in unserer Klinik die AO- Klassifikation, die 1987 veröffentlicht wurde.

Die Therapie der Radiusfraktur kann konservativ oder operativ erfolgen. Anhand eines Indikationskataloges besteht, sowohl für eine konservative, wie auch eine operative Behandlung eine Indikation.

Ergebnisse

In einem Krankenhaus haben wir 1994-1996 133 Patienten, die eine Radiusfraktur erlitten, mit dem Fixateur externe versorgt. Bei der Aufschlüsselung des Patientengutes haben wir 103 weibliche und 30 männliche Patienten behandelt. In dem anderen Krankenhaus wurden 1995 -1996 121 Patienten mit dem Fixateur externe bei Radiusfrakturen behandelt. Bei der Altersverteilung zeigte sich bei der Gesamtheit ein Durchschnittsalter von 63,41 bzw. 55,83 Jahren, wobei der jüngste Patient 21 und die älteste Patientin 94 Jahre alt waren. Bei der Differenzierung nach Geschlecht zeigte sich in einem Krankenhaus für die weibliche Gruppe ein Durchschnittsalter von 65,48 bzw. 62,9 und für die männliche Gruppe ein Durchschnittsalter von 56,27 bzw. 41,7 Jahren. Die durchschnittliche OP- Zeit betrug 19 min. und die durchschnittliche Durchleuchtungszeit 0,20 min. Die Differenzierung der Frakturtypen in Anlehnung an die AO- Klassifikation zeigte, daß wir 28 A, 36 B und 69 C- Frakturen behandelt haben. Wir haben dann die Patienten zu einer Nachuntersuchung einbestellt und hierbei konnten 99 (74,44%) von 133 Patienten nachuntersucht werden. In dem anderen Krankenhaus wurden 81 von 112 Patienten nachuntersucht. Die Nachuntersuchung erfolgte in einem Krankenhaus mittels des DASH und der Klassifikation nach Lidström und in dem anderen Krankenhaus mit dem Gartland und Werley, bzw. Sarmiento-Schema. Die Dauer einer Nachuntersuchung betrug für jeden Patienten zwischen 15- 20 Minuten. Wir haben bei unserer Nachuntersuchung folgende Ergebnisse erheben können: In allen Wertungen erzielten über 85% der nachuntersuchten Patienten ein gutes bis sehr gutes Ergebnis. Durch die Fixateurbehandlung konnte eine gute Beweglichkeit nach vorangegangenem Trauma erzielt werden, dies mag auch in der sofort durchgeführten Physiotherapie und der guten Compliance des Patienten begründet sein. Wie in unserer Nachuntersuchung festgestellt und allgemein bekannt, ist die Radiusfraktur ein bei älteren Menschen häufig vorkommender Bruch, aber auch bei diesem Patientengut ist unseres Erachtens ein optimales Ausheilungsergebnis wichtig, da gerade ältere Menschen sich viel weniger an eine Funktionseinschränkung gewöhnen können. Zudem sind ältere Patienten, die häufig einen Stock benützen, auf eine volle Funktion ihre Handgelenke angewiesen. Eine eingeschränkte Beweglichkeit bei diesem Patientengut bedeutet ein Leben ohne Hilfe.

Minimalinvasive arthroskopisch kontrollierte Osteosynthese von Scaphoidfrakturen

G. Böhringer (Marburg), M. Schädel-Höpfner, J.Petermann, L.Gotzen

Evaluierung der perkutanen arthroskopisch assistierten Osteosynthese von Scaphoidfrakturen.

Um die nach konservativer Behandlung häufig auftretende Scaphoidpseudarthrose zu minimieren, wird in letzter Zeit immer mehr die operative Behandlung der Scaphoidfraktur favorisiert. Dabei findet die offene Reposition und Verschraubung die meiste Anwendung. Um die teilweise Zerstörung der wichtigen Durchblutungsverhältnisse durch das offene Vorgehen zu vermeiden, ist ein minimalinvasives Vorgehen sinnvoll. Durch eine Pilotstudie sollte der Stellenwert der Arthroskopie bei der Behandlung der Scaphoidfraktur geklärt werden. Seit 1995 wird in unserem Haus die geschlossene Reposition und minimalinvasive Verschraubung mit der kanülierten

Herbert-Whipple- Schraube durchgeführt. Die Reposition wird mittels einer Extensionsvorrichtung über Mädchenfänger am Daumen und wenn nötig mittels zweier als Joystick wirkender K-Drähte, die in beide Fragmente eingebracht werden, unterstützt. Begleitend wurde eine Arthroskopie des Radiokarpalgelenkes und Mediokarpalgelenkes durchgeführt. Auf diese Weise wurden bisher 20 frische Scaphoidfrakturen versorgt. Die Ergebnisse zeigen, daß alle Frakturen zur stabilen knöchernen Ausheilung kamen. Die Erfahrung zeigte, daß die Reposition meist durch Extension am Daumen ausreichend ist, in 4 Fällen mußte zusätzlich die Joysticktechnik verwendet werden. Die Methode ist im eigentlichen Sinne minimalinvasiv, da zur Einbringung der Herbert-Whipple-Schraube nur eine ca. 3 mm große Inzision nötig ist. Die Handhabung der kanülierten Herbert-Whipple-Schraube ist wesentlich einfacher als die der konventionellen Herbert-Schraube. Die arthroskopische Kontrolle der Reposition ist unserer Meinung nach nicht so aussagekräftig, da die Beurteilung des wichtigen scapholunaren Winkels nur über den Röntgenbildverstärker erfolgen kann und eine exakte Kontrolle der Reposition durch die Arthroskopie nicht möglich ist. Auch arthroskopische Fragmentmanipulationen sind wenig hilfreich. Die Arthroskopie konnte in 10 Fällen Begleitverletzungen aufdecken. So fanden wir 7 dynamische SL-Dissoziationen, 2 Rupturen des Meniskus ulnocarpalis und 1 Diskusläsion Typ Pahner IB, die arthroskopisch genäht wurde.

Zusammenfassend stellt die vorgestellte Methode eine gut erlernbare, zuverlässige und minimalinvasive Methode zur Osteosynthese der Scaphoidfraktur dar. Die Arthroskopie bei Scaphoidfrakturen hat ihren Stellenwert zur Entdeckung von Begleitverletzungen und sollte unserer Meinung zur Routine bei der operativen Therapie von Scaphoidfrakturen werden.

Thorakoskopisch assistierte ventrale Spondylodese bei Frakturen am thoracolumbalen Übergang

B. Hillrichs (Minden), E. Fecht, D. Hoffmeister, V. Echtermeyer

minimalinvasive Spondylodese, Thorakoskopie, dorsoventrale Wirbelsäulenstabilisierung, instabile Wirbelfrakturen

In Weiterentwicklung des bisherigen Behandlungskonzeptes der dorsoventralen Stabilisierung instabiler Wirbelfrakturen (118 seit 1989) wurde in der Zeit von April 1998 bis Oktober 1999 bei 15 Unfallverletzten mit Frakturen des thoracolumbalen Überganges (BWK 11 bis LWK 2) nach dorsaler Stabilisierung mit einem Fixateur interne, zweizeitig nach ca. 3 – 5 Tagen eine minimalinvasive ventrale mono- oder bisegmentale Spondylodese mit autogenem Beckenkammspan thorakoskopisch assistiert durchgeführt.

Die Operationsvorbereitung und -technik werden gezeigt und Fallbeispiele vorgestellt. Die Ergebnisse der minimalinvasiven Spondylodese werden dargestellt und mit der konventionellen Technik verglichen.

Schlußfolgerung

Das Ergebnis nach minimalinvasiver ventraler Spondylodese ist bei gleichem biomechanischen Ergebnis mit geringeren Beschwerden und verkürzter Rekonvaleszenz bei deutlich verringertem Operationstrauma zu erreichen.

Minimalinvasive Korrektur posttraumatischer Fehlstellungen und Instabilitäten der Wirbelsäule

M. Potulski (Murnau), R. Beisse, D. Maier, V. Bühren

thorakoskopische OP-Technik, posttraumatische Fehlstellung, Wirbelsäule

Zielsetzung

Minimierung der Zugangsmorbidität bei Korrektureingriffen nach fehlverheilten Wirbelfrakturen.

Problembeschreibung

Beschwerdeabhängig bedürfen persistierende Instabilitäten und Achsenfehlstellungen nach fehlverheilten Wirbelsäulenverletzungen der operativen Korrektur. Bei konventioneller Vorgehensweise erfordert dieser Eingriff ein überwiegend kombiniertes dorsoventrales Vorgehen mit bekannter Zugangsmorbidität. Auf Grund positiver Erfahrungen mit der thorakoskopischen Versorgungstechnik bei frischen Wirbelfrakturen ist es naheliegend, auch bei Korrektureingriffen den ventralen Op-Part endoskopisch durchzuführen. Gelingt unter Verwendung temporär perkutan transpedikulär eingebrachter Schanz'scher Schrauben zudem eine ausreichende Achsenkorrektur, kann der Eingriff gänzlich als minimalinvasive Maßnahme ausgeführt werden.

Material und Methode

Seit 1998 wurden an der BG-Unfallklinik Murnau bei 16 Patienten endoskopische Korrektureingriffe an der Wirbelsäule vorgenommen. Alle Versorgungen erfolgten einzeitig, wobei sich der OP-Ablauf an der bekannten offenen Technik orientiert. Bei 4 Patienten genügte der alleinige ventrale Eingriff, bei vier weiteren Patienten war eine ausreichende Achsenkorrektur über temporär eingebrachte Schanz'sche Schrauben zu erreichen. In 8 Fällen erforderte die knöchern fixierte WS-Fehlstellung zunächst eine dorsale Osteotomie. Der Zugang zur ventralen WS erfolgt über 4 Miniinzisionen. Nach Situseinstellung entspricht der weitere Ablauf der offenen Technik: der (Teil-) Korporektomie folgt die ventrale Spondylodese mit CS-Span und einem winkelstabilen Plattensystem (Z-plate / Tikom). Beendigung des Eingriffes durch Einbringen einer Thoraxdrainage und Verschluß der Zugangsinzisionen.

19.11.99

9:45–11:45

Saal 3

Ergebnisse

In allen Fällen konnte minimalinvasiv die Instabilität und/oder Fehlstellung beseitigt werden, die Span- und Implantatlage war CT-kontrolliert korrekt und der Neurostatus blieb unverändert. Thorakoskopiebedingte Komplikationen ließen sich nicht feststellen. Die bisherigen Kontrollen des Spaneinbaus ergaben keine Abweichungen gegenüber der offenen Technik.

Schlußfolgerung

Als schonende Alternative zum offenen Eingriff ist die thorakoskopische Technik auch bei Korrektureingriffen an der Wirbelsäule technisch möglich. Insbesondere beim einzeitig durchgeführten dorso-ventralen Eingriff zeigten die Patienten eine beschleunigte postoperative Erholung. Verfahrensbedingte Komplikationen wurden bisher nicht beobachtet.

Biologische Verplattung des hinteren Beckenringes

J. Szita (Budapest), A. Renner, T. Bodzay, R. Szödy

Die schweren Beckenverletzungen, Typ C, werden meistens durch „Hochenergie" Traumen verursacht, dadurch kommt es sehr häufig zu schweren Weichteilschäden, insbesondere im Bereich des hinteren Beckenringes. Aus diesem Grund soll der Zugang und das Osteosynthesematerial bei operativer Versorgung der Verletzungen weichteilschonend gewählt werden.

Methodik

Bei Luxationsfrakturen des SI-Gelenkes und bei Sacrumfrakturen mit Knochendefekt wählen wir eine transsakrale Verplattung. Der Zugang wird separat rechts und links etwa 6 cm lang in Sagittalrichtung neben der Spina iliaca posterior superior gewählt. Die Platte wird beidseits in der Spina iliaca etwa 1 cm versenkt und durch einen Weichteiltunnel geschoben. Nach Reposition wird die Platte beidseits an die Beckenschaufel modelliert und jeweils mit3 Schrauben fixiert.

Resultate

Seit 1.1.1990 waren 424 Beckenverletzte in Behandlung. Davon wurden 78 Patienten operativ versorgt. Transsakrale Frakturen mit Knochendefekt und Luxationsfrakturen des SI-Gelenkes haben wir in 17 Fällen mit einer sogenannten „biologischen" Platte fixiert. Bei 10 Patienten konnten wir ein Decollement im glutealen Bereich feststellen. Eine oberflächliche Infektion trat in einem Fall auf. Es konnte bei jedem Patienten eine Ausheilung erzielt werden. Metallockerungen haben wir nicht beobachtet.

Die Fixation der „biologischen" transsakralen Platte durch den minimalinvasiven Zugang und Versenkung der Platte ist eine weichteilschonende Methode und durch indirekte Reposition eine günstige biomechanische Lösung bei Frakturen des hinteren Beckenringes. Es kann auch eine Reposition des vorderen Beckenringes erreicht werden.

<table>
<tr><td>19.11.99

9:45–
11:45

Saal 4/5</td><td>Freitag, 19. Nov.   9:45 – 11:45   Saal 4/5

Schulter (I) – Schlüsselbein und Gelenke</td></tr>
</table>

Auswirkung der Schlüsselbeinverkürzung auf das Behandlungsergebnis nach Schlüsselbeinfraktur

N. Matis (Wien), O. Kwasny, C. Gäbler

Schlüsselbeinfraktur, Schulterfunktion

Viele Autoren sehen im Schlüsselbein nur ein „surplus", einen überflüssigen Knochen, der bestenfalls als Strebepfeiler dient und das ästhetische Grundgefühl der Proportionen an der Schulter herstellt.

Anhand einer retrospektiven Studie wurde die Schulterfunktion von 157 Patienten, die eine Schlüsselbeinfraktur erlitten hatten, durchschnittlich 5,2 Jahre nach dem Unfall evaluiert, unter besonderer Berücksichtigung auf Achsenknick und Verkürzung. Die Auswertung erfolgte mittels Vienna Shoulder Score und UCLA Score. 44% der Patienten (n=69) zeigten eine Schlüsselbeinverkürzung von 0,5 cm oder mehr. Bereits ab einer Verkürzung von 0,5 cm war klinisch eine signifikante Verschlechterung der Schulterfunktion zu bemerken (p < 0.01). Dies wurde jedoch bis zu einer Verkürzung von einem Zentimeter von der Mehrzahl der Patienten nicht perzipiert. Ab einer Verkürzung von mehr als einem Zentimeter kam es zu einer signifikanten Verschlechterung der Schulterfunktion (p < 0.001) und nur mehr die Hälfte der untersuchten Patienten war mit dem Behandlungsergebnis zufrieden. Und ab einer Verkürzung von mehr als zwei Zentimetern war die Schulterfunktion bei allen Patienten mäßig oder schlechter. Anhand unserer Ergebnisse ist eine Operation bei Patienten mit Schlüsselbeinfraktur und persistierender Verkürzung von mehr als einem Zentimeter zu erwägen, dies nach Aufklärung des Patienten hinsichtlich der potentiellen Komplikationen und der häufig sehr ausgeprägten Narbenbildung. Bei einer persistierenden Verkürzung von mehr als zwei Zentimetern ist die Operation zu empfehlen.

19.11.99
9:45–
11:45
Saal 4/5

Clavicula-Frakturen: Wann besteht die Indikation zur sekundären Osteosynthese bei verzögerter oder fehlender knöcherner Konsolidierung?

M. Wick (Bochum), E.J. Müller, G. Muhr

Clavicula-Frakturen, Operation

Gibt es einen bestimmten Typus von Clavikulafrakturen, der beim Vorliegen einer verzögerten Frakturheilung möglichst frühzeitig operativ versorgt werden sollte?

Während die Behandlung von Schlüsselbeinfrakturen die klassische Domäne der konservativen Therapie darstellt, ist die Indikationsstellung für eine sekundäre Osteosynthese Gegenstand kontrovers geführter Diskussionen.

In der vorliegenden retrospektiven Studie werden die Ergebnisse nach sekundärer Osteosynthese von 33 Claviculafrakturen aus den Jahren 1993-1997 mit verzögerter oder fehlender Frakturheilung präsentiert.

Das Durchschnittsalter betrug 41,4 Jahre bei den weiblichen und 36,6 Jahre bei den männlichen Patienten. Der mittlere Nachbeobachtungszeitraum belief sich auf 2,3 Jahre. Der Zeitraum zwischen Trauma und Osteosynthese betrug im Durchschnitt 10,2 Monate (6 Wochen bis 6,5 Jahre). 27 Frakturen (81,9%) waren vom Typ Allman I im mittleren Clavicula Drittel. 22 davon (81,5%) waren um mindestens 2 cm verkürzt. Alle 33 Patienten klagten präoperativ über Schmerzen im Bereich des Frakturspalts. Von den 27 Patienten mit einer Allman I Fraktur wurden 21 mit einer LCDC-Platte (77,8%) sowie 6 (22,2%) mit einer Rekonstruktionsplatte operativ versorgt. Ein Patient (3,03%) mußte sich wegen einer Pseudarthrose erneut einer Operation unterziehen. Ein Jahr postoperativ waren 32 Patienten (96,9%) bei freier Beweglichkeit beschwerdefrei, es fanden sich keine Gefäß- oder Nervenläsionen, störende Keloidbildung wurde ebenfalls bei keinem Patienten registriert.

Aufgrund der Pseudarthroseneigung und unter Berücksichtigung der klinischen Ergebnisse empfehlen wir bei Clavikula-Frakturen im mittleren Schaftdrittel und einer Verkürzung von mehr als 2 cm bei fehlender knöcherner Durchbauung die osteosynthetische Versorgung nach einem Zeitraum von 6 Wochen.

19.11.99

9:45–
11:45

Saal 4/5

Die „floating shoulder" – Behandlungsstrategie, Versorgungsprobleme und Langzeitergebnisse eines komplexen Verletzungsmusters des Schultergürtels

Th. Wißmeyer (Ulm), S. Pokar, G. Hehl, L. Kinzl

Schultergürtel, Fraktur, Polytrauma, Osteosynthese

Im Rahmen einer ausführlichen Nachuntersuchung wurden mit Hilfe des Constant-Scores die Operationsergebnisse im Verlauf unter Berücksichtigung funktioneller Befunde und subjektivem Befinden der Patienten ermittelt. Anhand dieser Ergebnisse werden Probleme der Diagnostik, der Operationstechnik und zusätzlicher Begleitverletzungen diskutiert.

In der Zeit von 10/1990 bis 7/1998 wurden an unserer Klinik 12 Patienten (9 Männer, 3 Frauen; zwischen 24 und 56, im Mittel 34 Jahre alt) mit dem Erscheinungsbild eines posttraumatisch instabilen Schultergürtels – einer sog. floating shoulder – bei gleichzeitig und -seitig vorliegender Clavicula- und Scapulafraktur behandelt. Den Verletzungen lagen in 11 Fällen Hochgeschwindigkeitstraumata im Rahmen des Straßenverkehrs zugrunde. Neun von 12 Patienten erlitten dabei eine Mehrfachverletzung: 6 Rippenserienfrakturen mit Lungenkontusion, 2 Wirbelsäulenverletzungen mit Querschnittssyndrom, 2 schwere Plexus-brachialis-Läsionen, davon zusätzlich ein schweres Gefäßtrauma. Die operative Versorgung des Schultergürtels erfolgte im Abstand von im Mittel 7,5 (1-25) Tagen. In 10 Fällen wurde solitär die Clavicula zumeist durch eine Plattenosteosynthese stabilisiert, bei zwei Patienten erfolgte zusätzlich die Versorgung der Scapulafraktur. Als Spätfolge mußte ein Patient nach sechs Jahren mit einer Schulterprothese versorgt werden, dieser Patient bot zusätzlich ein rezidivierendes Impingementsyndrom des N. suprascapularis, was insgesamt drei Revisionen notwendig machte. Bei einem Patienten mußte aufgrund einer Lockerung des Implantats nach vier Monaten eine vorzeitige Metallentfernung vorgenommen werden.

Von den 12 Fällen konnten elf im Schnitt 43,5 Monate (zwischen 8 Monaten und 8 Jahren) postoperativ nachuntersucht werden, ein Patient war unbekannt verzogen. Die Nachuntersuchung bestand in einer klinischen und radiologischen Untersuchung und im Erstellen des Constant-Scores (CS). Neun Patienten waren mit dem erreichten Operationsergebnis zufrieden und erzielten im alterskorrigierten CS mindestens 75 Punkte, damit ein gutes und sehr gutes Ergebnis. Ein Patient erzielte mit über 60 Punkten ein befriedigendes Ergebnis, ein Patient mit persistierender Plegie des betroffenen Armes erreichte mit 19 Punkten nur ein schlechtes Ergebnis. Die auf die Gebrauchsfähigkeit ihres Armes angewiesenen Querschnittspatienten wiesen mit 96 und 89 Punkten im alterskorrigierten CS ein sehr gutes und gutes Ergebnis auf. Probleme bereiteten den Patienten zum einen persistierende Schmerzen und zum anderen Kraftlosigkeit im betroffenen Schultergürtel, die Beweglichkeit und die allgemeine Gebrauchsfähigkeit des Armes waren jedoch zumeist nicht beeinträchtigt.

Die floating shoulder tritt zumeist im Rahmen einer Polytraumatisierung auf. Als Versorgung ist in der Regel die alleinige Plattenosteosynthese der Clavicula ausreichend. Das Ergebnis wird sehr vom Verlauf der Begleittraumata bestimmt, wobei zusätzliche Gefäß-/Nervenverletzungen der betroffenen Extremität prognostisch besonders schlecht sind. In der Folge muß mit Problemen im Rahmen einer vorzeitigen Glenohumeralarthrose gerechnet werden.

Vergleich unterschiedlicher coracoclavikulärer Stabilisationstechniken beim instabilen AC-Gelenk – eine experimentelle Untersuchung

M. Greig, J. Jerosch, T. Filler, E. Peuker

19.11.99
9:45–
11:45
Saal 4/5

Im internationalen Schrifttum zeigt sich der Trend, bei höhergradigen AC-Gelenk-instabilitäten (Tossy III, Rockwood V) eher eine coracoclavikulare als eine acromioclaviculare Stabilisation durchzuführen. Ziel der vorliegenden experimentellen Arbeit war es, die unterschiedlichen coracoclavikularen Fixationstechniken dahingehend zu vergleichen, welche die anatomischte Rekonstruktion erlaubt.

Material und Methodik

Vor und nach Durchtrennung aller passiven Stabilisatoren (cc/ac-Ligamente, deltotrapezoidale Faszie) wurden an 10 humanen Schulterpräparaten 4 verschiedene geometrische Parameter dokumentiert. Diese waren:
- die vertikale acromioclaviculare Distanz
- die horizontale acromioclaviculare Distanz
- die mediolaterale acromioclaviculare Distanz
- die Rotation der Klavikula

Anschließend erfolgte eine Stabilisation des ACG mit 8 unterschiedlichen coracoclavikularen Rekonstruktionstechniken.
Hierbei handelte es sich um:
1. einfache coracoclaviculare Schlinge
2. coracoclaviculare Achterschlinge
3. coracoidale Schlinge mit transossärem Verlauf in der Klavikula und ventraler Schlingenführung
4. coracoidale Schlinge mit transossärem Verlauf in der Klavikula und dorsaler Schlingenführung
5. Bosworth Schraube
6. coracoclaviculare Rekonstruction mit Knochenanker in der Basis des Proc. coracoideus und klavicularem Bohrloch in der Mitte der Klavicula unmittelbar oberhalb des Proc.coracoideus und ventraler Schlingenführung
7. coracoclaviculare Rekonstruction mit Knochenanker in der Basis des Proc. coracoideus und klavicularem Bohrloch in der Mitte der Klavicula 1,5 cm medial des Proc.coracoideus und ventraler Schlingenführung
8. Weaver-Verfahren

Ergebnisse

Die Ergebnisse zeigten eine gute Rekonstruktion der vertikalen acromioclaviculären Distanz mit nahezu allen Verfahren. Die meisten Techniken führten jedoch zu einer deutlichen anterioren Translation der Klavikula in Relation zur Skapula; dieses zeigte sich besonders deutlich bei Verfahren, die auf einer coracoidalen Schlinge beruhen sowie bei der Weaver-Technik. In einem geringeren Umfang kam es bei den meisten konventionellen Verfahren auch zu einer bisher noch nicht publizierten Rotation der Klavikula sowie zu einer Lateralisation des Acromions. Die anatomische Korrektur konnte mit der Knochenankertechnik erreicht werden; hierbei ist jedoch darauf zu achten, daß die Knochenanker weit dorsal in der Basis des Proc.coracoideus plaziert werden.

Die meisten konventionellen coracoclavikularen Rekonstruktionstechniken für das instabile Schultereckgelenk führen zu einer nicht anatomischen Situation. Es sollte ein Verfahren gewählt werden, welches die coracoidale Fixation weit dorsal in der Basis des Proc.coracoideus vorsieht.

Scoring zur Validierung des Operationserlebnisses nach kompletter Acromioclaviculargelenk-Sprengung – alltäglicher Lebenskomfort als Maß des Behandlungserfolges

D. Yakisan (Göttingen), E. Folwaczny, K.-M. Stürmer

Zielsetzung

Unabhängig von der gewählten Stabilisierungsmethode soll für Patienten mit kompletter Acromioclaviculargelensprengung ein Score entwickelt werden, der die subjektive Patientenbewertung und eine Beeinflussung des alltäglichen Lebens stärker berücksichtigt als vorhandene Scores.

Problemstellung

Die Behandlungsmethoden einer Acromioclavicular-(AC-) sprengung variieren stark. Weder die konservative noch die verschiedenen operativen Verfahren (PDS-Kordel, Zuggurtung, Platten) zeigen konsequent gute Ergebnisse. Insbesondere stimmt oftmals die Patientenbewertung (Schmerzen, alltägliche Einschränkungen, Kosmetik) nicht mit dem klinisch objektiven Befund (funktionell, sonographisch, radiologisch) überein. Es wird geprüft, ob ein Scoring, welches sich stärker an der Patientenbewertung und dem alltäglichen Lebenskomfort orientiert, das Behandlungsergebnis besser validiert, als vorhandene Scores.

Material und Methode

Bewertet wurden im Zeitraum von 6/90 bis 12/97 insgesamt 87 von 116 Patienten, 86,8 % Männer, 13,2 % Frauen, Durchschnittsalter 44.5 Jahre nach einer operativ stabilisierten AC-Sprengung (20x PDS, 10x Drahtcerclage, 57x Balser). Je nach Operationsmethode postoperativ sofortige physiotherapeutische Mobilisation oder Ruhigstellung der Schulter bis zu 3 Wochen. Nachuntersuchungszeitpunkt durchschnittlich

34,4 Monate postoperativ. Bewertung des funktionellen Befundes auf Bewegungs-einschränkungen und Instabilität, des ACG mit/ohne 10 kg Belastung auf arthroti-sche Veränderungen, Verkalkungen und Belastungsinstabilität und eines speziell ent-wickelten 18 Punkte-Scores (Beschwerden, alltägliche Einschränkungen).

19.11.99

9:45–
11:45

Saal 4/5

Ergebnisse

Ein sehr gutes Ergebnis (125P.) hatten 57,5%, ein gutes (95P.) 28,7%, ein befriedigen-des (50P.) 9,2% und ein schlechtes Ergebnis (< 50 P.) 4,6%. In der subjektiven Patientenbewertung betrugen die entsprechenden Werte 54,0%, 31,0%, 6,9% und 8,1%. Bei anderen Scores, meist allgemeine Schulter-Scores, ist die Korrelation zwischen Outcome und Patientenbewertung deutlich schlechter. Die Ursache ist eine Über-gewichtung der bildgebenden Verfahren und des klinischen Aspekts im Vergleich zum funktionellern Ergebnis im alltäglichen Gebrauch und den Beschwerden des Patien-ten. Degenerative Veränderungen im ACG und geringgradige Abweichungen der Gelenkmorphologie beeinflussen im Vergleich zu anderen Gelenken die Schulter-funktion wenig.

Schlußfolgerungen

Das Patienten-Scoring spiegelt durch stärkere Bewertung des alltäglichen Patienten-komforts das reale Behandlungsergebnis stärker wieder, als vorhandene Schulter-Scores, die objektive Kriterien, wie z. B. degenerative Veränderungen, eher überbewer-ten.

Operative und konservative Behandlungsergebnisse nach frischen Akromioklavikulargelenksverletzungen Typ Tossy III

A. Kolonja (Wien), R. Schuster, W. Machold, H. Seitz

AC-Gelenk, Tossy III, isokinetische Kraftmessung

Zielsetzung

Durch klinische, radiologische und apparative Erhebungen wurde die Qualität der gewählten Therapieverfahren (operativ oder konservativ) bestimmt und miteinan-der verglichen. Ziel war es, Richtlinien hinsichtlich der Behandlungsstrategien bei Akromioklavikular-(AC-) Gelenksverletzungen zu erarbeiten, insbesondere absolute und relative OP-Indikationen einzugrenzen.

Problembeschreibung

Die AC- Gelenksverletzung ist nach der Klavikulafraktur, der Schulterluxation und der Fraktur des proximalen Humerus die vierthäufigste Verletzung im Schultergürtelbereich. Nach wie vor werden die Behandlungsstrategien kontrovers diskutiert. Dies findet Ausdruck, sowohl in der Vielfalt der OP-Techniken, als auch in der unklaren Abgrenzung der Indikation zur operativen oder konservativen Therapie.

Material und Methode

Zwischen 1992 und 1998 wurden 177 Patienten (153 männliche und 24 weibliche) mit einer AC-Gelenksverletzung Typ Tossy III behandelt. In einer retrospektiven Studie wurden nach durchschnittlich 38 (10-82) Monaten 54 operativ und 52 konservativ versorgte Patienten mit frischen AC-Gelenksverletzungen (Grad III nach Tossy) klinisch (Constant-Score, Vienna-Shoulder-Score), radiologisch und mittels isokinetischer Kraftmessung (Cybex(r)-Dynamometer) nachuntersucht. In der operativen Gruppe wurde das AC-Gelenk durchschnittlich 6 Tage nach dem Unfall offen reponiert und mittels einer klavikulokorakoidal eingebrachten Schraube (Bosworth) in Kombination mit einem transartikulären (akromioklavikulären) Bohrdraht stabilisiert. Die Metallentfernung erfolgte 6-8 Wochen nach der Operation. Die konservative Behandlung bestand in einer Ruhigstellung im Gilchristverband (1-3 Wochen) bzw. in einer frühfunktionellen Behandlung mit Tapeverband (6 Wochen).

Ergebnisse

In der operativen Gruppe fanden sich bei 38 Patienten (70%) und in der konservativen Gruppe bei 11 Patienten (21%) anatomische Gelenksverhältnisse. Bei 16 operierten Patienten (30%) und bei 12 konservativ behandelten Patienten (23%) lag eine Subluxation des AC-Gelenkes vor. Bei 29 Patienten (56%) aus dem konservativen Klientel bestand eine Luxation des AC-Gelenks. 21 Patienten (39%) litten aus der postoperativen und 16 Patienten (31%) aus der konservativen Gruppe an einer posttraumatischen schmerzhaften Arthrose. Die isokinetischen Kraftmessungen zeigten keine wesentlichen Unterschiede zwischen beiden Behandlungsgruppen. Nach dem Constant-Score fanden sich bei 39 Patienten (72%) aus der operativen und bei 42 Patienten (81%) aus der konservativen Gruppe sehr gute und gute Ergebnisse. Die Resultate des Vienna Shoulder-Scores waren bei 48 operierten (89%) und bei 46 konservativ behandelten Patienten (88%) sehr gut und gut. Als Komplikationen der operativen Behandlung fand sich bei 15 Patienten (28%) eine hypertrophe Narbenbildung und bei 13 Patienten (24%) eine Implantatlockerung.

Schlußfolgerungen

Zusammenfassend läßt sich sagen, daß die Ergebnisse der nachuntersuchten operativ und konservativ versorgten Tossy-III-Verletzungen des AC-Gelenkes annähernd gleichwertig sind. Eine wiederhergestellte anatomische Reposition war vorwiegend bei der operativ versorgten Gruppe zu sehen. Allerdings konnten wir in den meisten Fällen keinen Zusammenhang zwischen den radiologischen Befunden und dem klinischen Ergebnis finden. Eine absolute Indikation zur operativen Behandlung von frischen AC-Gelenksläsionen besteht bei offenen oder ante perforationem-stehenden Verletzungen, bei begleitenden Plexus-brachialis-Läsionen und bei Grad IV-, V- und VI-Instabilitäten nach Rockwood. Eine relative Operationsindikation bei Grad III-Verletzungen sehen wir bei bestimmten Patientengruppen (Überkopfarbeiter, Leistungssportler) und bei ausdrücklichem Patientenwunsch (kosmetische Gründe). Alle übrigen Grad III- und Grad II-Verletzungen sind eine Domäne der konservativen Therapie.

19.11.99
9:45–
11:45
Saal 4/5

Die Versorgung von ACG-Bandverletzungen mit PDS-Banding in einer neuen OP-Technik

M. Brockmann (Koblenz), V. Fackelday

Durch ein geändertes PDS-Banding wird eine stabile Augmentation der Bandnaht erreicht und eine frühere Mobilisation ermöglicht.

In der Literatur werden eine Vielzahl operativer Behandlungsmöglichkeiten der Bandverletzung des Akromioklavikulargelenkes beschrieben. Neben den „klassischen" metallischen Implantaten werden zunehmend resorbierbare Materialien zur Augmentation der Bandnaht verwendet. Wesentlicher Vorteil ist der Wegfall einer Zweitoperation zur Implantatentfernung. Des weiteren lassen diese „flexiblen" Implantate Bewegungen im Gelenk zu, die sonst für Implantatbrüche verantwortlich gemacht wurden. Aus diesen Gründen bevorzugen auch wir die Versorgung mit resorbierbarem Material (PDS) und haben eine eigene OP-Technik entwickelt. Nach operativer Freilegung des ACG und ggf. Entfernung des zerstörten Discus articularis werden parallel verlaufende Bohrlöcher in Acromion und Clavicula so angelegt, daß sie in der caudalen Begrenzung der Gelenkfläche münden. Eine 1,3 mm starke PDS-Kordel wird U-förmig von cranial durch die akromialen und von caudal durch die claviculären Bohrkanäle gezogen und nach Reposition des Gelenkes straff auf der Clavicula geknüpft. Die Naht der Lig. coracoclaviculare und acromioclaviculare erfolgt mit vorgelegten PDS-Fäden. Seit 1995 wurden 71 Patienten mit Verletzungen des ACG Tossy III nach dieser Methode versorgt. In einer retrospektiven Untersuchung wurden 65 Patienten, deren Operation mindestens 6 Monate zurücklag, mittels Fragebogen befragt und 56 Patienten klinisch, sonographisch und radiologisch nachuntersucht. Komplikationen waren Wundheilungsstörungen bzw. Implantatunverträglichkeit in je zwei Fällen. Verkalkungen im Bandapparat traten in nahezu der Hälfte der Fälle auf. Die Schulterbeweglichkeit wurde hierdurch nicht beeinträchtigt. Mit einer Ausnahme waren alle Patienten mit dem Operationsergebnis zufrieden. Die Ergebnisse werden nach den Scores von TAFT und IMATANI vorgestellt.

Die vorgestellte OP-Technik ist komplikationsarm und ermöglicht eine frühzeitige Mobilisation des Schultergelenkes.

19.11.99

9:45–
11:45

Saal 4/5

Zentraler K-Draht und PDS-Augmentation des Lig. coracoclaviculare – ein gutes Verfahren bei ACG-Sprengungen?

Ch. Möckl (Augsburg), W. Braun, W. Eber, A. Rüter

Schultereckgelenk, Luxation, Tossy, ACG

Neben der generellen Diskussion, ob eine ACG-Sprengung operativ oder konservativ zu behandeln ist, stellt sich insbesondere immer wieder die Frage nach dem bestgeeigneten Operationsverfahren. Aus diesem Grund führten wir eine retrospektive Untersuchung unseres Patientengutes aus 5 Jahren durch.

Alle 82 Patienten waren mit einem zentral geführten Kirschnerdraht und einer PDS-Kordel-Augmentation des Lig. coracoclaviculare versorgt worden. 57 Patienten konnten nachuntersucht werden. In einem Punktescore wurden subjektive Zufriedenheit des Patienten, objektiver klinischer Befund und sonographische Beurteilung des Gelenkes bewertet. 71,9% der Patienten bewerteten das Behandlungsergebnis als sehr gut und gut, 21,9% als befriedigend und ausreichend und 6,2% als mangelhaft und schlecht. Lediglich 5,5% der Patienten hatten in der klinischen Untersuchung eine Bewegungseinschränkung von größer als 20°. In 16 Fällen (28,1%) zeigte das sonographische Spätergebnis eine Tossy II-Situation. Diese Patienten hatten ein signifikant schlechteres Gesamtergebnis als die Patienten mit anatomischer Rekonstruktion des Gelenkes. Dies spricht für die operative Behandlung der Tossy II-Verletzung. 6 Patienten wiesen eine klinische Instabilität des Gelenkes auf. Auch diese Gruppe hatte ein signifikant schlechteres Endresultat als anatomisch rekonstruierte Patienten, was für das operative Behandlungskonzept der Tossy III-Verletzung spricht. Patienten mit einem kosmetisch störenden Narbenkeloid (n=12) benoteten das Behandlungsergebnis nicht schlechter als jene mit unauffälligen Narbenverhältnissen, was gegen das Argument spricht, eine ACG-Sprengung wegen der zu erwartend störenden Narbenbildung nicht zu operieren. In insgesamt 12 Fällen (14,6%) mußten wir eine Komplikation (3 Infekte, 5 Drahtbrüche, 4 Draht-Dislokationen) hinnehmen. Es zeigte sich, daß insbesondere im Falle eines Infektes mit einem schlechten Ergebnis zu rechnen ist. Dieses ist allerdings nicht auf den objektiven Untersuchungsbefund oder die sonographische Beurteilung des Gelenkes, sondern vielmehr auf die schlechte subjektive Benotung durch den Patienten zurückzuführen.

Unsere Ergebnisse bestätigen das operative Behandlungskonzept von Tossy II- und III-Verletzungen. Die von uns durchgeführte OP-Methode kann aufgrund der Ergebnisse nicht 100%-ig zufriedenstellen, wobei das vorgestellte Verfahren im Literaturvergleich durchaus zu den guten Methoden gerechnet werden kann.

Modifizierte Hakenplatte zur Versorgung der posttraumatischen AC-Gelenkinstabilität Tossy III, Rockwood III – V

B. Dreithaler (Berlin), H.-H. Schauwecker

19.11.99

9:45–
11:45

Saal 4/5

Entwicklung einer anatomischen AC-Platte die wesentliche Vorteile unter Beibehaltung des Hakenprinzips aufweist. Nachuntersuchung von 25 Patienten mit 2 Jahresergebnissen

Ziel aller Operationen bei Tossy III Verletzungen am ACG ist die schmerzfreie und voll funktionsfähige Schulter nach Ausheilung der Bandstrukturen. Dabei sind bewegungsstabile Verfahren mit der Möglichkeit der frühfunktionellen Nachbehandlung den bewegungsinstabilen Verfahren vorzuziehen.

Als eine der gängigen Op hat sich unter anderem die Hakenplatte nach Balser bewährt. Als Nachteile der Balserplatte sind bei relativ langen Hautschnitten vor allem im medialen Bereich auftretende Wundheilungsstörungen, Sensibilitätsstörungen durch Verletzungen der N. supraclavicularis mediales et intermedii und subacromiale Impingementzeichen durch den großen Haken genannt worden. Ausgehend von dem guten Fixationsprinzip der Hakenplatte nach Balser wurde eine den anatomischen Gegebenheiten besser angepaßte AC-Platte entwickelt.

Durch ihre kurze breite Form paßt sich die Platte der Anatomie der lateralen Clavicula sehr gut an und bietet über drei ovale Bohrungen eine ausreichend stabile Fixierung. Durch die modifizierte Form sind lediglich Hautincisionen von 3 cm Länge notwendig, wodurch eine gute Weichteildeckung unter der Muskelfascie gewährleistet ist und Wundheilungsstörungen im medialen Bereich sowie Verletzungen des o.g. Nerven in der Regel nicht mehr auftreten. Der Haken der AC-Platte wurde so verändert, daß er durch einen Winkel von 15° Neigung dem anatomischen Winkels zwischen lateraler Clavicula und der Unterseite des Acromions angepaßt ist und außerhalb des Gelenkes dorsal unter dem Acromion plaziert wird.

Von 10/96-9/97 wurden 25 Patienten, 9 Frauen und 16 Männer mit einem Durchnittsalter von 33,5 Jahren operiert. Der Nachuntersuchungszeitraum beträgt 18-29 Monate, im Mittel 23,8 Monate.

Die Ergebnisse umfassen zu jeweils einem Drittel subjektive, objektive und radiologische Ergebnisse. Es fanden sich in 89 % sehr gute und in 11 % gute und mäßige Ergebnisse.

Überzeugt haben die einfache OP-Technik und die auch röntgenologisch nachgewiesene gute Implantatlage.

Es traten bisher keine Wundheilungs- und Sensibilitätsstörungen auf. Die überwiegende Mehrzahl der Patienten weist hinsichtlich Schmerzfreiheit und Funktion des ACG sowie bei den Rö.-Aufnahmen ein sehr gutes Ergebnis auf. Die Ergebnisse mit der neuen Platte bestätigen die positive Umsetzung der theoretischen Überlegungen.

19.11.99

**9:45–
11:45**

Saal 4/5

Ergebnisse nach operativer Versorgung der isolierten Schultereckgelenksprengung vom Typ TOSSY III mittels offener Reposition und BALSER-Platte

O. Turek (Frankfurt), M. Pröbstel, M. Börner

Zur Stabilisierung der Schultereckgelenk (ACG)-Sprengung vom Typ TOSSY III werden verschiedene Behandlungsmethoden sowohl konservativ als auch überwiegend operativ angewendet. Das in der hiesigen Klinik bevorzugte Verfahren der Stabilisierung mit BALSER-Platte sollte für den Zeitraum eines Jahres prospektiv erfaßt und nachuntersucht werden.

In einem Einjahreszeitraum wurden 47 Patienten mit isolierter ACG-Sprengung vom Typ TOSSY III einheitlich mittels offener Reposition und Stabilisierung mit BALSER-Platte operativ versorgt. Die Diagnostik erfolgte neben der klinischen und nativröntgenologischen Untersuchung durch Streßaufnahmen mit 10 kg Gewicht. Es handelte sich um 43 Männer und 4 Frauen im Alter von durchschnittlich 35,6 (16 bis 57 Jahren). 26 x war die rechte, 21 x die li. Seite betroffen. Die Ursachen lagen zu 76,6 % (36 x) in Sportunfällen, 5 x handelte es sich um die Folgen eines Verkehrsunfalles, 4 x um Arbeits-, 2 x um häusliche Unfälle. Die Stabilisierung mit BALSER-Platte und Kapsel-Bandnaht erfolgte innerhalb der ersten 5 Tage nach dem Unfallgeschehen über den horizontalen Zugang. Wie in einer Ausbildungsklinik üblich, wurden die Operationen sowohl von jüngeren Assistenten, Fach- und Oberärzten sowie vom Chefarzt durchgeführt mit einer durchschnittlichen Operationszeit von 37 (20 – 70) Min. Die Metallentfernung erfolgte nach durchschnittlich 53,4 Tagen. An postoperativen Komplikationen fand sich 2 x eine deutliche Hämatom- und 3 x eine Serombildung, die einmal eine Punktion erforderlich machte. Die Bakteriologie war dabei negativ. Wundinfektionen waren im gesamten Kollektiv nicht zu verzeichnen. In einem Fall fand sich präoperativ ein neurologisch bestätigter unfallbedingter N. axillaris-Schaden mit entsprechenden Ausfällen.

42 Patienten konnten zwischen 10 und 14 Monaten nach operativer Erstversorgung klinisch und teilweise radiologisch nachuntersucht werden, einige Patienten lehnten eine neuerliche Rö.-Untersuchung ab. Unter den Nachuntersuchten befand sich auch der Patient mit der primären N. axillaris-Läsion, der vom klinischen Ergebnis deutlich gegenüber den anderen herausfiel. Zur Evaluierung der Ergebnisse wurde der Score nach CONSTANT und MURLEY gewählt. 40 Patienten zeigten sich subjektiv ausgesprochen zufrieden, 2 nicht. Darunter war der Patient mit der Nervenläsion und ein sportlich hochambitionierter Handballer, der bei freier Funktion noch über Schmerzen bei intensiverer Belastung klagte. Das durchschnittliche Ergebnis lag bei 97,6 ± 3,75 Punkten. Der Großteil der Verletzten konnte sein präoperatives Aktivitätsniveau sowohl im Alltagsbereich als auch beim Sport beibehalten. 7 Patienten reduzierten die sportlichen Aktivitäten (Judo und Handball) bei subjektiver Zufriedenheit überwiegend aus Angst vor einer neuerlichen Verletzung. Möglicherweise aufgrund des gewählten horizontalen infraclaviculären Zuganges kam es 16 x zur kosmetisch störenden Keloidbildung, die jedoch eher dem Zugang als der Plattenstabilisierung zur Last gelegt werden muß. In 4 Fällen wurden Sensibilitätsstörungen im Narbenbereich geklagt.

Die Stabilisierung von ACG-Sprengungen vom Typ TOSSY III mittels BALSER-Platte ist eine technisch relativ einfache und rasch durchzuführende Operation mit ausgesprochen gutem funktionellen Ergebnis. Nachteilig sind die notwendige Zweitoperation zur Metallentfernung und die technisch bedingte Bewegungseinschränkung während der Tragezeit des Implantates.

19.11.99

9:45–
11:45

Saal 4/5

Die AC-Gelenkplatte bei der Schultereckverletzung

T. John (Berlin), K. Ipaktchi, S. Fahimi, R. Rahmanzadeh

AC-joint injury, joint plate, surgical technique

Zielsetzung

Darstellung der Indikationen und Operationstechnik sowie Ergebnisse bei der Therapie der Schulterecksprengung mit der AC-Platte – Gelenkplatte über einen Zeitraum von 10 Jahren.

Problemstellung

Die Schulterecksprengung gehört zu den häufigen Verletzungen der jüngeren aktiven Generation. Sowohl die Frage wann operiert werden sollte und besonders nach welcher Technik die Versorgung erfolgen sollte bietet auch heute noch ein offenes Feld der Diskussion. In diesem Rahmen sollen unsere Ergebnisse mit einem Implantatdesign präsentiert werden.

Material und Methoden

Bei der AC-Gelenkplatte handelt es sich um ein flexibles Implantat, welches beidseits implantiert werden kann und durch ein Gelenk auf Höhe des AC-Gelenkes Stress – Belastungen minimiert. Die Platte liegt über dem AC-Gelenk und führt zu keinem Impingement. Im Zeitraum von 1985-1996 wurden 124 Patienten im Alter von 18-56 Jahren, Altersmittel 28,5 Jahre, 85 männlich und 39 weiblich in einer Studie erfaßt. Die Indikation zur Operation waren überwiegend Tossy III und in geringerem Maß Tossy II-Verletzungen. Die Unfallursachen waren überwiegend direkte Sturztraumen auf die Schulter, überdimensional waren Fahrradstürze repräsentiert.

Ergebnisse

Standardisierte radiologische Primärdokumentation, die operative Versorgung erfolgte im Schnitt nach 2,3 Tagen. Poliklinische Weiterbehandlung durch uns und Erfassung von

Komplikationen, nach durchschnittlich 4,3 Monaten Materialentfernung und Funktionsbeurteilung nach dem Constant-Score. Nach durchschnittlich 13,8 Monaten erfolgte die abschließende Untersuchung mit Röntgenkontrolle. Wir sahen insgesamt 12 Wundheilungsstörungen, 6 eitrige Wundinfekte, die in 4 Fällen zur vorzeitigen Explantation zwangen. In 5 Fällen kam es zum Ausbrechen der Plattenhaken vom Akromion, in 2 Fällen sahen wir einen Implantatbruch. In der Nachuntersuchung nach 4,3 Monaten sahen wir mit einem Durchschnittsscore von 30-35 gut bis befriedigende Ergebnisse, nach 13,8 Monate überwiegend gute Ergebnisse.

Schlußfolgerung

Bei der AC-Platte handelt es sich um ein alternatives Implantat, mit dem wir überwiegend gute Erfahrungen bei der Versorgung der Schulterecksprengung gemacht haben. Sie stellt aufgrung ihres Designs und ihrer biomechanischen Vorzüge ein empfehlenswertes Implantat dar.

Operative Behandlung der Schultereckgelenksprengung mit Bandrekonstruktion, Augmentation und coracoclaviculärer Verschraubung

R. Ketterl (Traunstein), R. Eser, A. Tannheimer

Für die operative Versorgung von Schultereckgelenksprengungen werden eine Reihe von operativen Maßnahmen angegeben. Die Analyse unseres Krankengutes sollte die von uns seit 1994 durchgeführte Versorgung mit Bandrekonstruktion, Augmentation der Bandnaht mit PDS und zusätzlicher coracoclaviculärer Verschraubung hinsichtlich des operativen Aufwandes und der funktionellen Ergebnisse bewerten.

Patienten

Im Zeitraum 1994-1998 wurden an unserer Klinik 116 Patienten mit 117 Rupturen des Schultereckgelenkes nach der unten aufgeführten Operationstechnik versorgt. Es handelte sich dabei um 25 Frauen und um 81 Männer, mit einem Durchschnittsalter von 31,3 (70-64) Jahren. Die operative Versorgung erfolgte dabei bis auf eine Ausnahme bei Verletzungstypen III-VI nach Rockwood. Unfallursache Sport und Freizeit (n=93), Verkehr (n=19), Arbeitsunfall (n=4).

Operationstechnik

Als Zugangsweg wird eine säbelhiebartige Schnittführung über dem lateralen Claviculaende gewählt. Nach Darstellung der verletzten Bandstrukturen und des Diskus articularis erfolgt eine Reposition des Gelenkes. Das Lig.acromioclaviculare sowie das Lig. coracoclaviculare werden genäht. Über dem ACG wird zur Augmentation ein PDS-Band im Sinne einer 8 eingebracht. Als zusätzliche Sicherungsmaßnahme wird eine coracoclaviculäre Verschraubung durchgeführt, die nach 6 Wochen in L.A. entfernt wird.

19.11.99

9:45–11:45

Saal 4/5

Ergebnisse

In der nachfolgenden Tabelle sind die lokalen Komplikationen aufgelistet. An allgemeinen Komplikationen waren bei 2 Patienten kardiovasculäre Probleme und in 2 Fällen pulmonale Komplikationen aufgetreten.

Tabelle

	n	%
Infektion	3	2,6
Serom	3	2,6
Schraubendislokation	6	5,1
Narbenkelloid	4	3,4

Bei 73 Patienten konnte nach durchschnittlich 26 Monaten eine Nachuntersuchung durchgeführt werden.

	keine/frei		gelegentlich/geringe Einschr.		häufig/starke Einschr.	
	n	%	n	%	n	%
Beweglichkeit	67	91,8	6	8,2	0	0,0
Funktion	70	95,9	3	4,1	0	0,0
Sportfähigkeit	68	93,1	5	6,9	0	0,0

Radiologische Kontrollen:	normal		1 mm–5 mm		>5mm	
	n	%	n	%	n	%
Hochstand lat. Clavicula	60	82,2	11	15,1	2	2,7
Erweiterung AC	64	87,7	7	9,6	2	2,7
	n	%	n	%	n	%
Schmerz	67	91,8	5	6,9	1	1,3

Die Bandrekonstruktion, Augmentation durch Kunstband und coracoclaviculäre Verschraubung erlauben eine sichere Versorgungsmöglichkeit von Schultereckgelenksprengungen der Schweregrade III–VI nach Rockwood. Die doppelte Sicherung durch die Augmentation und die coracoclaviculäre Verschraubung lassen eine weitgehend störungsfreie Einheilung der rekonstruierten Bandanteile zu, was zu einem guten radiologischen und funktionellen Ergebnis führt.

19.11.99

**9:45–
11:45**

Saal 4/5

Die Gelenkplatte – ein zuverlässiges und risikoarmes Verfahren zur operativen Behandlung der frischen Luxation des Sternoclaviculargelenkes

A. Kotter (Augsburg), W. Braun, E. Mayr, A. Rüter

Ziel der Arbeit ist es, anhand der Aufarbeitung des eigenen Krankengutes ein geeignetes und reliables Verfahren zur Versorgung der Sternoclaviculargelenkssprengung vorzustellen.

SCG Sprengungen stellen seltene Verletzungen dar, die neben der Klinik, der Sonographie, den Standardröntgenaufnahmen sowie dem konventionellen Tomogramm sicher durch ein CT zu diagnostizieren sind.

Die wesentlich häufigere vordere Luxation, die schlecht retinierbar ist, sollte wegen der Reluxationstendenz operativ versorgt werden. Die seltene hintere Luxation kann bei gelungener Reposition konservativ behandelt werden, falls die Nachbarstrukturen unverletzt geblieben sind.

Bei der operativen Behandlung bestehen Schwierigkeiten bezüglich der Wahl des geeigneten OP-Verfahrens sowie der Wahl des Implantates, insbesondere deshalb, weil die meist angewandte Zuggurtung zu einer temporären Arthrodese des SC-Gelenkes führt, mit den bekannten Nachteilen der Schädigung der Gelenkflächen und den bis zum Tod reichenden Komplikationen des Materialbruches und anschließender Materialwanderung.

In dieser Situation hat sich bei uns ein spezielles Implantat bewährt. Dieses besteht aus zwei gelenkig miteinander verbundenen Drittelrohrplatten und vermeidet damit die Nachteile der starren Gelenküberbrückung.

Mit dieser Methode wurden in unserer Klinik zwischen dem 01.01.1982 und dem 31.12.1998 zweiundzwanzig Patienten mit frischer SCG-Luxation behandelt, davon 21 mit einer vorderen Luxation und 1 mit einer hinteren Luxation. Bei einer Nachuntersuchung konnten 13 Ergebnisse als sehr gut, 7 Ergebnisse als gut, je 1 Ergebnis als befriedigend bzw. schlecht bewertet werden.

Für die Versorgung von frischen SCG-Sprengungen stellt die operative Behandlung mit der Gelenkplatte ein zuverlässiges und komplikationsarmes Verfahren dar, welches im Vergleich zu den anderen OP-Techniken (Zuggurtungstarre Überbrückungsplatte) nicht arthrodesierend ist und somit die Gelenkfunktion nur in geringem Ausmaße behindert.

Die Sterno – Claviculargelenkluxation;
Stabilisierung mittels Balserplatte

W.M. Franck (Erlangen), R.H. Richter, R. Stangl, C.O.R. Grüneis, F.F.Hennig

Sterno-Clavicular-Luxation, Schultergürtel, Stabilisierung

19.11.99
9:45–
11:45
Saal 4/5

Zielsetzung

Durch die Stabilisierung mit der Balserplatte wird ein funktionelles Nachbehandlungskonzept bei anatomischer Rekonstruktion des Gelenkes ermöglicht.

Kurzfassung

Im Zeitraum vom 01.01.1997 bis zum 31.12.1999 versorgten wir insgesamt 9 Patienten mit einer Sternoclaviculargelenks-Sprengung (SC-Sprengung). In allen Fällen lag eine Verletzung des Schweregrades Allman III vor, wobei 9 Patienten eine vordere und 2 Patienten eine hintere Instabilität aufwiesen.

Die Balserplatte wird cranial auf der Clavicula plaziert und der gekürzte Rüssel im Manubrium sterni versenkt. Sofern der Diskus noch intakt ist, wird er dafür zentral inzidiert, ist er zerrissen, wird er reseziert. Ab dem 2. postoperativen Tag wird die Bewegung freigegeben. Die Metallentfernung erfolgt nach 3 Monaten.

Alle Patienten hatten zum Zeitpunkt der Metallentfernung einen frei beweglichen Schultergürtel. In keinem Fall lag eine Instabilität vor. 3 Patienten gaben noch Beschwerden beim Heben schwerer Gegenstände sowie bei Abduktionsbewegungen über 90° an.

Komplikationen

Bei 1 Patientin mit vorderer Instabilität bildete sich ein steriles Serom aus, weshalb schon nach 6 Wochen die Metallentfernung durchgeführt wurde. Bereits zu diesem frühen Zeitpunkt fanden sich stabile Verhältnisse. Der weitere Verlauf war komplikationsfrei.

Schlußfolgerung

Die Balserplatte stellt ein geeignetes Implantat zur Stabilisierung der seltenen SC – Gelenksverletzung dar, welches eine anatomische Rekonstruktion mit funktioneller Nachbehandlung erlaubt.

<table>
<tr><td>19.11.99

9:45–
11:45

Saal 6</td><td>**Freitag, 19. Nov.**   **9:45 – 11:45**   **Saal 6**

Innovation (II) – untere Extremität –
Marknagel / Fixateur / Navigation</td></tr>
</table>

Die minimalinvasive Technik der Femurnagelung mit dem RDS System: Vorstellung einer neuen Technik der Implantation retrograder Femurnägel

R. Stiletto (Marburg), M. G.Baacke

Zielsetzung

Vorstellung einer neu entwickelten minimalinvasiven Technik zur Femurnagelung

Kurzfassung

Minimalinvasive retrograde Femurnagelung

Problemstellung

In der Behandlung der Femurfrakturen hat sich die antegrade Marknagelung als eine der wesentlichen Versorgungsstrategien bewährt. Sowohl für die antegrade als auch für die vorzustellende retrograde Marknagelung sind minimalinvasive Techniken bisher nicht etabliert.

Material und Methode

Zur minimalinvasiven Versorgung von Femurfrakturen wurde ein neues Instrumentarium (RDS) entwickelt, welches eine gewebeschonende Implantation von Femurnägeln durch retrograde Insertion erlaubt. Von 1997 bis März 1999 wurden von 57 Patienten mit Femurfrakturen 20 mit einem retrograden Marknagel (ACE De Puy) versorgt. Selektionskriterium zur MIV Nagelung waren in der Testphase Patienten mit A (3 Fälle) und B (4 Fälle) Frakturen nach der AO Klassifikation. Ausschlußkriterien waren offene Frakturen und begleitende Knie-Weichteilverletzungen. Von 20 Patienten entsprachen 7 diesen Kriterien. In 3 Fällen wurden begleitende Kondylenfrakturen transcutan mitversorgt. Es wurden 2 Männer und 5 Frauen mit einem mittleren Alter von 49.4 ($\pm$ 22.8) Jahren behandelt. 2 Patienten waren polytraumatisiert (ISS 50), beide mit begleitenden Beckeninstabilitäten. In 2 Fällen wurden pathologische Frakturen genagelt. Der mittlere ISS des Gesamtkollektivs betrug 20,7 ($\pm$ 24,6). In 6 Fällen waren die Frakturen unilateral, in 1 Fall bilateral.

Technik

Nach Lagerung des Patienten auf dem Normaltisch in Steinschnittlage wird das betroffene Bein mit einem 45° Schaumstoffwinkel, welcher steril untergelegt wird, positioniert. Unter Bildwandlerkontrolle wird sodann transpatellar mit einem 2,5 mm langen Kirschnerdraht der in der Intercondylarregion liegende Insertionspunkt für den retrograden Nagel aufgesucht. Der Kirschnerdraht wird nach korrekter Positionierung mit dem Hammer vorsichtig eingeschlagen. Es erfolgte dann die transligamentäre Inzision von 1,5 cm Länge und vorsichtiges Einführen des RDS-Dilatators. Exakte Positionierungskontrolle unter Bildwandler. Über das RDS wird sodann nach Entfernen des zentralen Führungsinlays der Femurkanal eröffnet und falls notwendig, die gesamte Aufbohrung des Femur vorgenommen. Es erfolgt dann die Insertion des Nagels.

Ergebnisse

Von den von uns in dieser Weise operierten Patienten entwickelte kein Patient einen postoperativen Erguß. Beschwerden in der Intercondylarregion wurden nicht geklagt. Achsenfehlstellungen über 5° wurden nicht beobachtet, alle Patienten konnten rasch unter Vollbelastung mobilisiert werden. Bei den Patienten welche bereits eine längere follow up Zeit aufwiesen, wurde in 3 Fällen bereits eine komplette Konsolidierung nach einem Nachuntersuchungszeitraum von 9 Monaten festgestellt.

Die Durchführung der minimalinvasiven Technik mit dem RDS erlaubt eine gewebeschonende minimalinvasive Implantation retrograder Marknägel ohne wesentliche Schäden der ligamentären Strukturen des Kniegelenkes. Die Durchführung der Technik ist einfach und sicher. Im eigenen Vorgehen wurde die RDS auch für antegrade Marknagelungen und Metallentfernung mit Erfolg benutzt.

Operative Versorgung distaler Femurfrakturen mit dem DFN. Eine prospektive Studie

R. Grass (Dresden), R. Wagner, F. Mehlmann, H. Zwipp

DFN, distale Femurfraktur, retrograde Nagelung

Golden Standard-Versorgung extraartikulärer und kombiniert intra- und extraartikulärer distaler Femurfrakturen ist die Kondylenplattenosteosynthese. Eine eigene vorab durchgeführte vergleichende biomechanische Testung zeigte eine größere Stabilität des distalen Femurnagels (solider unaufgebohrter Titan-Nagel, retrograde Implantation über die interkondyläre Notch, zwei distale Verriegelungsoptionen) gegenüber der Kondylenplatte. Zielsetzung der Arbeit war es, im Rahmen einer prospektiven Studie die klinischen Ergebnisse nach Osteosynthese distaler Femurfrakturen mit dem DFN zu ermitteln.

19.11.99

9:45–
11:45

Saal 6

Im Zeitraum von 01.11.97 bis 01.08.98 wurden insgesamt 55 distale Femurfrakturen mittels DFN versorgt. Die klinische Studie betrifft 41 Patienten – 21 Frauen und 20 Männer mit einem Durchschnittsalter von 53 Jahren (17-83) – mit 43 Frakturen, für die zur Auswertung sämtliche prä- und postoperativen Röntgenbilder vorlagen. 16 Patienten waren polytraumatisiert (ISS=38). Gemäß AO-Klassifikation fanden sich 29 extraartikuläre A-Frakturen und 14 kombiniert extra- und intraartikuläre C-Frakturen. In 17 von 43 Fällen handelte es sich um offene Frakturen [Gustillo I. (6), II. (5), IIIA. (3) und IIIB. (3)]. Das durchschnittliche Intervall zwischen Unfall und operativer Versorgung betrug 2,3 Tage. Für A-Frakturen betrug die mittlere Operationszeit 79 min (30-210), für C-Frakturen 118 min (55-210). In 32 Fällen erfolgte die distale Verriegelung unter Verwendung zweier 6,0 mm Schrauben, bei 11 Patienten mittels Spiralklinge. Zum Zeitpunkt der Nachuntersuchung (6 Monate postoperativ) belasteten 38 Patienten mit insgesamt 40 Frakturen ihre verletzte Extremität voll, 23 Patienten waren schmerzfrei, 20 nannten gelegentlich Schmerzen bei Wetterwechsel oder nach längerer Belastung. Eine Beinverkürzung größer 10 mm wurde in 4 Fällen, eine Varus- oder Valgusfehlstellung größer 5 Grad oder eine Ante- bzw. Rekurvationsfehlstellung größer 10 Grad in 3 Fällen beobachtet. Bei 5 Patienten zeigte sich ein Streckdefizit von = 10 Grad. Die durchschnittliche Kniegelenksbeugung betrug 111 ± 22 Grad. Alle Frakturen waren zum Nachuntersuchungszeitpunkt knöchern konsolidiert, ein Verlust des primär erreichten Repositionsergebnisses nicht zu beobachten. An Komplikationen fanden sich ein Auslockern der distalen Verriegelungsschraube in 3 Fällen bzw. der Spiralklinge in einem Fall. Eine Infektion oder verzögerte Frakturheilung wurde nicht beobachtet. Entsprechend dem Neer-Score zeigten 38 Patienten ein exzellentes und 5 ein befriedigendes Ergebnis.

Zum einen wird durch eine geschlossene Reposition die erfahrungsgemäß prekäre Durchblutungssituation der suprakondylären Frakturfragmente nachweislich nicht weiter tangiert, zum anderen erwies sich experimentell der DFN im Vergleich mit der Kondylenplatte, insbesondere für Frakturen ohne mediale Abstützung, eindeutig als das mechanisch stabilere Implantat. Da Vaskularität und geeignete mechanische Stabilität als die beiden wichtigsten Faktoren der Knochenheilung gelten, und somit Repositionstechnik und die Wahl des Implantates die Weichen für die Frakturheilung stellen, muß zwangsläufig eine nachweislich geringere Implantatstabilität in Verbindung mit einer offenen Repositionstechnik für eine eventuelle Beeinträchtigung der Frakturheilung verantwortlich gemacht werden. Bei den in der Studie erfaßten Frakturen erfolgte immer eine geschlossene, die suprakondyläre Durchblutung nicht beeinträchtigende Frakturreposition. Unter diesem therapeutischen Vorgehen heilten auch medial nicht abgestützte Frakturen und schwere Bruchformen ohne primäre oder sekundäre Spongiosaplastik, Korrekturverlust, Infekt oder Pseudarthrose problemlos aus. Diese klinischen Resultate bestätigen unsere biomechanischen Erkenntnisse und lassen die Schlußfolgerung zu, daß der DFN, bei dem nachweislich eine „biologische" Repositionstechnik zur Anwendung kommt, für die Versorgung extraartikulärer und kombiniert extra- und intraartikulärer distaler Femurfrakturen ein geeignetes und empfehlenswertes Implantat ist.

Das TriGen System –
ein innovatives Marknagelsystem für die untere Extremität

A. Ekkernkamp (Berlin), P. Ostermann, D. Richter, J. Seifert

Schaffung eines neuen Marknagelsystems für die untere Extremität mit reduziertem Implantatersatz, verbesserte minimalinvasive Implantationstechnik, vereinfachten Verriegelungsbolzen und einem einzigen Implantationssieb.

19.11.99

9:45–
11:45

Saal 6

Die Marknagelsysteme für die untere Extremität wurden in den letzten Jahren kontinuierlich verbessert. Allerdings wurde an der Implantationstechnik wenig geändert. Ebenso sind häufig verschiedene Systeme notwendig um das gesamte Frakturspektrum an der unteren Extremität abzudecken. Dieses führt zu erhöhten Investitionskosten und einem großen Lagerbestand. Das neue TriGen System deckt mit einem einzigen Implantationsset und reduziertem Implantatesatz das gesamte Spektrum von Frakturen der unteren Extremität ab. Hiermit lassen sich sowohl pertrochantäre und subtrochantäre Femurfrakturen und Femurschaftfrakturen, distale Femurfrakturen mit und ohne Gelenkbeteiligung Tibiafrakturen und Tibiaschaftfrakturen sowie Arthrodesen im Bereich des oberen und unteren Sprunggelenkes durchführen. Es handelt sich um ein kanüliertes Titannagelsystem. Die Verriegelungsbolzen sind selbstbohrend und selbstschneidend. Generell sind die Nägel in einen Femurnagel und einen Knienagel unterteilt. Letzterer ist sowohl geeignet für die Versorgung distaler Femurfrakturen über einen retrograden Zugang als auch für die Versorgung von Tibiafrakturen über einen anterograden Zugang. Grundsätzlich werden die Nägel über Arbeitskanäle implantiert, so daß die Implantate nicht mit der Haut des Patienten in Kontakt kommen. An den Hülsen der Arbeitskanäle läßt sich ein Sauger anschließen, so daß die Gefahr der Kontamination mit Blut für den Operateur minimiert wird. Die antegraden Femurnägel sind in den Durchmessern 10, 11,5 und 13 mm vorhanden. Die Längen variieren jeweils zwischen 300 und 500 mm. Für juvenile Patienten mit noch offenen Wachstumsfugen gibt es einen Trochanternagel mit Durchmesser 8,5 mm, erhältlich in den Längen 260 bis 400 mm. Die sogenannten Knienägel sind in den Durchmessern 8,5, 10 und 11,5 mm erhältlich. Der 8,5 mm Nagel ist ausschließlich für die Tibia gedacht. Er ist erhältlich in den Längen 260 bis 400 mm. Die übrigen Nägel sind sowohl retrograd für den Femur als anterograd für die Tibia gedacht. Hier variieren die Längen zwischen 260 mm und 500 mm. In einer prospektiven Studie konnten mit diesen Marknagelsets 15 Femurfrakturen und 8 Tibiafrakturen erfolgreich stabilisiert werden. Die Operationszeit konnte durch die Tatsache, daß alle Arbeitsschritte über den Arbeitskanal durchgeführt werden und die vorhandenen selbstbohrenden und selbstschneidenden Verriegelungsbolzen deutlich verkürzt werden.

Das neue TriGen Marknagelsystem für die untere Extremität verkürzt die Operationszeiten, reduziert die Lagerbestände und besticht durch seine Funktionalität und Einfachheit (nur ein einziges Implantationsset für die gesamte untere Extremität).

„Rekonstruktive Massnahmen beim Knochen- und Weichteildefekt unter Anwendung eines voll implantierbaren Teleskopnagels"

A. Betz (Konstanz), M. Butsch

Entwicklung eines anatomischen, voll implantierbaren Teleskopnagels zur Distraktionsosteogenese

Im Rahmen der Rekonstruktion von Knochen und Weichteildefekten nach Trauma, Tumor und Infekt soll ein neues Implantat zur Distraktionsosteogenese vorgestellt werden.

Zur Distraktionsosteogenese wird der Knochen einer Gliedmaße durchtrennt, stabilisiert und anschließend der Osteotomiespalt langsam aufgedehnt. Es kommt ohne Knochentransfer zu einer knöchernen Überbrückung der künstlich geschaffenen Defektstrecke. Die Realisierung kann je nach Befund durch Segmentverschiebung oder Verlängerung erfolgen.

Das klassische Verfahren nach Ilisarov bringt unter Verwendung der Ringfixateure große Nachteile mit sich, wie Infektanfälligkeit, Mißkomfort und Narbenbildung. Monofixateure haben den Nachteil, daß sie aufgrund störender Biegekräfte bei Verlängerung zu Achsenfehlstellungen führen bzw. es zu einer Verklemmung des Transportsystems kommen kann.

Durch die Entwicklung eines voll implantierbaren Teleskopnagels läßt sich mittlerweile der Knochentransport biegemomentfrei realisieren und so die o.g. Nachteile externer Systeme eliminieren. Zielsetzung war eine deutliche Verbesserung des Wirkungsgrades der zentralen Distraktionseinheit unter gleichzeitiger Miniaturisierung aller Komponenten des Nagels und die Optimierung des stabilisierenden Marknagelrohrs im Hinblick auf dessen anatomisch richtige Krümmung und Festigkeit. Hierbei handelt es sich um einen elektromechanischen „Hydraulikzylinder" (Teleskop).

Die Realisierung einer extrem kurzen Baulänge des Teleskopes führte schließlich zum Einsatz im Bereich der Amputationschirurgie, wo gelegentlich aufgrund des verbliebenen kurzen knöchernen Stumpfes keine befriedigende prothetische Versorgung möglich ist. Anhand eines Fallbeispiels, wo nach traumatischer Oberschenkelamputation ein nicht prothesenfähiger Stumpf (Ausgangslänge Femur 10,5 cm) resultierte und trotz freier Funktion im Hüftgelenk die Exartikulation als einzige Möglichkeit zu einer sinnvollen prothetischen Versorgung empfohlen wurde, wird die Leistungsfähigkeit des Implantats durch Schaffung eines prothesenfähigen Amputationsstumpfes (Endlänge Femur 34,5 cm) dargestellt.

Die Entwicklung eines echten Teleskops zur Distraktionsosteogenese ergibt u.a. durch die Anpassung an die anatomischen Gegebenheiten und durch die Miniaturisierung mannigfaltige Möglichkeiten der Rekonstruktion nach Knochen- und Weichteildefekten.

Behandlung von Pseudarthrosen mit dem Telescopic Locking Nail

P.H. Breedveld (Maastricht, NL), M.L.M.J. Goessens, J.P.A.M. Verbruggen, J.W.J.L. Stapert

Pseudarthrose, Telescopic Locking Nail

19.11.99

9:45–
11:45

Saal 6

Seit 1994 wird der Telescopic Locking Nail (TLN) verwendet bei der Versorgung von Frakturen des Humerus, Femur und Tibia. Der Nagel hat Rotationsstabilität durch proximale und distale Verriegelungsbolzen. Gleichzeitig erhält der TLN durch den Teleskopmechanismus die Möglichkeit zur statischen oder dynamischen Verriegelung, oder zur Kompression der Frakturteile. Der Kompressionsmechanismus ist vielleicht am besten geeignet für die Behandlung von Pseudarthrosen und Delayed Unions.

In unserer Abteilung wurden von 1994 bis 1998, 27 Patienten mit Pseudarthrosen und Delayed Unions behandelt. Die Patienten wurde prospektiv analysiert. Es wurden 8 Humerus-, 8 Femur- und 11 Tibiapseudarthrosen behandelt, bei 18 Männer und 9 Frauen. Das Durchschnittsalter betrug 42. Die primären Frakturen waren 7 mal offen, die primäre Behandlung war 9 mal konservativ, 12 mal mit interner Fixation und 6 mal mit Fixateur externe. Der Zeitraum zwischen primärer Fraktur und Behandlung der Pseudarthrose betrug durchschnittlich 6-7 Monate. Dreimal war es die zweite Operation für die Pseudarthrose. Es wurde 25 TLN's verwendet, einmal mit zusätzlicher Cerclage bei einer proximalen Humerusfraktur. Zweimal wurde ein Gammanagel mit TLN- Modifikation verwendet im proximalen Femurbereich. Acht zusätzliche Spongiosaplastiken wurden verwendet, und zweimal eine Fibulotomie durchgeführt. Perioperative Komplikationen gab es einmal, es konnte die Kompressionsschraube nicht eingeführt werden. Der Humerus wurde unbelastet nachbehandelt, der Femur und die Tibia mit Vollbelastung. Spätere Komplikationen waren 3 tiefe Infekte, alle wurde behandelt mit PMMA-Ketten und Wechsel des Nagels. Einmal kam es zum Ausbruch eines Nagels bei eine Humeruspseudarthrose. Dieser wurde ersetzt durch einen langeren TLN. Ein Schraubenwechsel wurde in 5 Fällen durchgeführt, bei 3 Pat. wurde ein Verriegelungsbolzen entfernt. Ein Patient entzog sich der weiteren Behandlung. Von den übrigen 26 Pseudarthrosen heilten 23 primär. Das funktionelle Endergebnis war 20 mal gut, 6 mal mittelmäßig und niemals schlecht.

Der TLN bietet durch seine Kompressionsmöglichkeit bei gleichzeitiger Erhaltung von Rotationsstabilität und Dynamisierung die am meisten physiologische Behandlung von Pseudarthrosen im Bereich des Humerus, Femur und der Tibia. Die ersten Resultate bestätigen diese. Modifikationen des TLN sind verwendbar bei Pseudarthrosen im Bereich des proximalen Femurs und sogar für Pseudarthrosen des Olecranons.

19.11.99

9:45–
11:45

Saal 6

Minimal invasive Frakturstabilisierung von distalen Femurfrakturen mit dem LISS-System: Eine prospektive Multizenterstudie

M. Müller (Berlin), M. Schütz, M.J. Kääb, N.P. Südkamp, N.P. Haas

Minimal invasive Chirurgie, Weichteilschaden, Femur, Fixateur interne

Zielsetzung

Das LISS System DF (Less Invasive Stabilization System) ist ein neuer Fixateur interne zur Versorgung distaler Femurfrakturen, welcher mittels eines Zielbügels minimalinvasiv epiperiostal unter den Weichteilen über einzelne Stichinzisionen implantiert werden kann. Im Rahmen einer prospektiven klinischen Studie an 9 europäischen Traumazentren wurden die operative Handhabbarkeit und die klinischen Ergebnisse mit diesem neuen Fixateur interne untersucht.

Material und Methode

Während des einjährigen Studienzeitraumes (Implantationen bis November 1998) wurden insgesamt 119 distale Femurschaftfrakturen, suprakondyläre und distale intraartikuläre Femurfrakturen mit dem LISS System stabilisiert. Die klinische und radiologische Datenerhebung erfolgte prä- und postoperativ, sowie nach 6 Wochen, 3, 6 und 12 Monaten. Zusätzlich mußten die Studienteilnehmer jede Komplikation bzw. Reoperation unmittelbar dem Studienbetreuer mitteilen. Der Studienendpunkt war 12 Monate postoperativ oder zum Zeitpunkt sicherer Frakturkonsolidierung.

Ergebnisse

Die 119 LISS Implantationen wurden an 114 Patienten durchgeführt. Das durchschnittliche Patientenalter betrug 56 Jahre, 67 Patienten waren männlich, 47 weiblich. Bei 13 Fällen lagen periprothetische Frakturen vor. Neben 32 distalen Femurschaftfrakturen (AO 32), wurden 87 distale Femurfrakturen (AO 33) versorgt. Hierbei lagen insgesamt 49 33-C Frakturen vor. In 87 Fällen lag ein geschlossener, in 29 Fällen ein offener Weichteilschaden vor. Die Frakturreposition, die unbedingt vor der Applikation des Fixateur interne erfolgen sollte, wurde in der überwiegenden Anzahl manuell (67 %), in 21 % der Fälle durch temporäre Montage eines Fixateur externe und in 10 weiteren Fällen (8%) durch den Einsatz eines Distraktors erreicht. Abhängig vom Frakturtyp betrug die Operationszeit von 40 bis 300 min (im Durchschnitt 124 min). In der noch laufenden Studie mußten bisher insgesamt 16 Reoperationen vorgenommen werden. In 5 Fällen kam es zur Schrauben-/bzw. Implantatlockerung, die zumeist auf operationstechnische Fehler zurückzuführen waren. In 3 Fällen traten im Heilungsverlauf ein Infekt bzw. eine Pseudarthrose auf. In jeweils einem Fall mußte auf Grund falsch dimensionierter Implantatlänge bzw. signifikanter postoperativer Fehlstellung eine Reoperation durchgeführt werden. In 3 Fällen erfolgte eine sekundäre Spongiosaplastik bei Heilungsverzögerung. Bei den übrigen 92 Fällen verlief der Heilungsverlauf bislang komplikationslos.

Schlußfolgerung

Bei dem LISS Stabilisierungssystem ist die Umsetzung von intraoperativer Weichteil-schonung ohne Verlust an Stabilität realisiert. Die vorläufigen Studienergebnisse wei-sen eine niedrige Komplikationsrate auf, jedoch erfordert das neue

19.11.99
9:45–
11:45
Saal 6

Klinische Ergebnisse eines winkelstabilen Titan-Unterschenkel-Fixateur interne für die Behandlung von Unterschenkel-Pseudarthrosen und Frakturen

S. Fuchs (Hamburg), M. Wenzl, E. Chen, D. Wolter

winkelstabiler Tibiafixateur int., Unterschenkelpseudarthrose, minimalinvasive Operationstechnik

Zielsetzung

Verbesserung der Osteosynthesemöglichkeit im Tibiabereich unter besonderer Be-rücksichtigung der Durchblutungs- und Weichteilsituation.

Problembeschreibung

Die Plattenosteosynthese im Bereich des Unterschenkels wird aufgrund möglicher schwerwiegender Komplikationen nur noch selten angewandt. Ursächlich hierfür ist zum einen die ungenügende Weichteildeckung, zum anderen sind die herkömmlichen Schrauben-/Plattensysteme aufgrund fehlender Winkelstabilität der Marknagelung biomechanisch unterlegen.

Material und Methode

Zur Osteosynthese wurde daher ein winkelstabiler Tibia-Fixateur interne aus Rein-titan verwandt, welcher eine hohe Stabilität gewährleistet und die Vaskularisation im Pseudarthrosen-/Frakturbereich berücksichtigt. Die Winkelstabilität wird durch eine Gewindeverbindung des Schraubenkopfes und der Platte erzielt. Das Plattensystem selbst weist nur einen Punktkontakt zum Knochen auf. Der Weichteilsituation kann besonders Rechnung getragen werden, da das Implantat in minimalinvasiver Unter-tunnelungstechnik über kleine Inzisionen positioniert werden kann.

Ergebnisse

Von Oktober 1997 bis Februar 1999 wurden insgesamt 22 Patienten mit einem Tibia-Fixateur interne behandelt. Bei 15 Patienten bestand eine Pseudarthrose, bei 6 Patienten erfolgte eine Frakturstabilisierung nach vorheriger Fixateur-externe-Behandlung. In einem Fall erfolgte die Stabilisierung nach Umstellungsosteotomie. Bei den 15 Pseudarthrosen waren 2,3 Operationen im Durchschnitt (min.1, max. 4) vorher erfolglos durchgeführt worden. In 14 Fällen erfolgte eine autologe Spongiosaplastik. Bei 18 Pat. kam es zur knöchernen Ausheilung, bei 4 Pat. besteht eine fortschreitende Konsolidierung bei noch lfd. Behandlung. Implantatversagen oder sekundäre Korrekturverluste ließen sich nicht nachweisen. Bei einer bereits knöchern durchbauten Infektpseudarthrose erfolgte eine vorzeitige Materialentfernung.

Schlußfolgerungen

Die knöchernen Heilungsergebnisse bei schwierigen Ausgangssituationen weisen unseres Erachtens auf den hohen Stellenwert der Winkelstabilität hin. Des weiteren werden durch minimalinvasive schonende Operationstechniken die Heilungschancen verbessert.

(Mikro)Bewegungen im Knochenregenerat bei Kallusdistraktion der Tibia: Erste Ergebnisse einer innovativen Untersuchung

G.N.Jukema (Leiden-NL), A.Pommer, G.Muhr, O.T.Terpstra

Kallusbildung, Kallusdistraktion, Fixateur externe, Mikrobewegung

Fragestellung/Problemstellung

Bis jetzt ist das Bewegungsausmaß der Mikrobewegungen in Knochenregenerat im zeitlichen Verlauf bei Kallusdistraktion beim Menschen nicht erfaßt worden. Welches Fixateursystem ist zur Kallusdistraktion in Hinsicht auf die Rigidität zu bevorzugen? Bisherige tierexperimentelle Untersuchungen sind nicht ohne weiteres auf Menschen übertragbar.

Methodik

2 sehr leichte Elektroden (Gewicht 17 gr. Fa Polhemus Colchester) wurden an 2 Titan-Schanz'schen Schrauben befestigt. Eine Schraube wurde im proximalen Tibiaanteil, die zweite im Transportsegment jeweils mit Verankerung in der Gegenkortikalis befestigt. Unter Erfassung der Belastung der Extremität mittels Podogramm wurden dreidimensional Mikrobewegungen im Knochenregenerat im Zeitverlauf gemessen.

Material/Kollektiv

6 Personen (15-42 Jahre, mittl. Alter 29 J.) wurden vor, während und nach der Kallusdistraktion mittels der oben beschriebenen Messungen erfaßt. Bei 5 Per-

sonen wurde ein Reggazoni-Fixateur (RF,n=5, davon 1 zusätzl. mit UTN), bei einer Person ein Ilizarov-Ringfixateur (IF,n=1) verwendet. Bei einer Teilbelastung von 15-30 kg (Körpergewicht 48–84 kg) zeigten sich beim RF Mikrobewegungen von 0,2–0,6 mm, beim IR 0,2–7 mm. Je länger die Transportstrecke (max. 7 cm), desto geringer wurde das Bewegungsausmaß während der Kallusdistraktion im Zeitverlauf als Zeichen der fortschreitenden Mineralisation des Regenerates. Nach Andocken nahm das Bewegungsausmaß sofort weiter ab (bei RF zwischen 0–0,2 mm bei IF 0–0,9 mm).

19.11.99

9:45–
11:45

Saal 6

Ergebnisse

Ein relativ rigides Fixateur externe-System zeigte unter Teilbelastung relativ geringe Bewegungsausmaße (0,2–0,6 mm) und im Vergleich zu dem IR mit größerem Bewegungsausmaß, eine zügigere Mineralisation des Regenerates bei den radiologischen Kontrollen. Dies wurde wiederum bestätigt durch eine schnellere Abnahme der Größe des Bewegungsausmaßes von 0,2–0,6 mm bis 0–0,2 mm. Der IR benötigte eine deutlich längere Konsolidierungszeit.

Schlußfolgerung

Erstmals wurde im Rahmen einer innovativen Untersuchung bei Menschen das Bewegungsausmaß im Regenerat bei Kallusdistraktion zuverlässig erfaßt. Gezeigt wurde, daß bisherige tierexperimentelle Untersuchungen nicht ohne weiteres auf Menschen übertragbar sind. Ein relativ rigides Fixateur externe System mit erlaubten Bewegungsausmaßen von 0,2–0,6 mm unter Teilbelastung von 15–30 kg fördert eine zügige Regeneratbildung.

Kann eine dreidimensionale Kraftflußmessung im Fixateur externe (Hexapodensystem) das Fortschreiten der Frakturheilung objektiv darstellen?

K. Seide (Hamburg), D. Wolter, U. Schümann

Fixateur externe, intelligent, Kraftfluß, Hexapod

Zielsetzung

Erprobung eines Systems zur dreidimensionalen Kraftflußmessung im Fixateur externe in vivo.

19.11.99

9:45–
11:45

Saal 6

Problembeschreibung

Im Rahmen der Entwicklung eines „intelligenten" Fixateurs, welcher seine Form und seine elastischen Eigenschaften automatisch dem Heilungszustand des Knochens anpaßt, war es erforderlich, eine kontinuierliche Kraftflußmessung im Fixateur zu ermöglichen.

Material und Methode

Basis ist eine Hexapodkonstruktion. Bei dieser werden zwei Fixateurringe durch sechs Distraktoren im Sinne zirkulär angeordneter Dreiecke verbunden. Durch Einstellen der Distraktoren ist eine exakte dreidimensionale Reposition oder Korrektur möglich. Es wurden sechs uniaxiale Kraftmeßsensoren in Reihe mit den Distraktoren montiert. Aufgrund der kinematischen Eigenschaften des Hexapoden messen diese die Fixateurkräfte in sechs unabhängigen Freiheitsgraden. Mittels einer speziell entwickelten Software wurden aus den Meßwerten der Sensoren die axialen und Scherkräfte sowie Torsions- und Biegemomente im Fixateur errechnet. Messungen erfolgten bei 9 Patienten mit frischen Tibiafrakturen, jeweils 2, 4, 8, 12, (16) Wochen nach der Osteosynthese.

Ergebnisse

Die Messungen zeigten, daß es möglich ist, mit dem Hexapod-Fixateur die Fixateurbelastung und den Verlauf der Kalluseigenschaften kontinuierlich zu bestimmen. Es zeigte sich, daß unter axialer Belastung F(Boden) bei 7 gut reponierten quer- oder kurzen Schrägfrakturen bereits frühzeitig die axiale Kraft im Fixateur gering war (unter 0,1 x F(Boden)), bei einer Schrägfraktur von 0,3 x F(Boden) nach 8 Wochen auf 0,05 x F(Boden) abnahm und bei einer langstreckigen Trümmerzone von 0,7 x F(Boden) nach 12 Wochen auf 0,1 x F(Boden) abnahm. Demgegenüber wirkten auf den Fixateur bei axialer Belastung der Extremität im Falle der Trümmerfraktur kein, in den anderen Fällen deutliche Biegemomente – bezogen auf die Bodenkraft – von im Median M(Fixateur)/F(Boden) = 16Nmm/N. Diese nahmen nach 4 Wochen kontinuierlich ab. Die Indikation zur Metallentfernung (ME) wurde radiologisch gestellt, gleichzeitig wurden die Meßwerte ermittelt. Nach 12 Wochen fanden sich bei Patienten mit konsolidiertem Knochen Werte kleiner als 4 Nmm/N, bei Problemfällen deutlich größere Werte. Weiterhin konnten wichtige Hinweise dafür gefunden werden, daß die Muskulatur axiale Kräfte überträgt.

Schlußfolgerungen

Im Vergleich zu anderen in vivo Lastmessungen in externen Fixateuren bietet der Hexapod den Vorteil, alle Kräfte und Momente mit uniaxialen Kraftsensoren messen zu können. Die Meßwerte ermöglichen sowohl eine Beschreibung des Frakturtyps als auch der Frakturheilung. Damit ist unseres Erachtens eine wichtige Voraussetzung gegeben, äußere Fixationssysteme zu entwickeln, die kontinuierlich die Heilungsverläufe dokumentieren und auch den Patienten über die optimale Belastung seiner mit dem Fixateur versorgten Extremität zu informieren.

Chirurgische Navigation auf der Basis intraoperativer Fluoroskopieaufnahmen – klinische Erprobung bei der distalen Verriegelung des PFN.

N.Suhm (Basel), M. Slomczykowski, R. Hofstetter, L.A.Jacob, P. Regazzoni, P. Messmer

Fluoroskopiebasierte Navigation, distale Verriegelung, Strahlenbelastung

19.11.99

9:45–
11:45

Saal 6

Ziel

Klinische Erprobung eines auf intraoperativen Fluoroskopieaufnahmen basierenden Navigationssystems bei der distalen Verriegelung des proximalen Femurnagels (PFNR). Abschätzen der für die distale Verriegelung mit dem Navigationssystem erforderlichen intraoperativen Durchleuchtungszeit.

Problem, Material und Methode

Chirurgische Navigationssysteme erlauben die kontinuierliche intraoperative Darstellung des chirurgischen Vorgehens auf der Basis gespeicherter Bilddaten. Bislang war hierfür ein 3D Bilddatensatz (CT oder MR) erforderlich. Ein auf intraoperativen 2D Fluoroskopieaufnahmen basierendes Navigationssystem (SurgigateR, Medivision, Oberdorf, Schweiz) wurde im Rahmen einer Pilotstudie für die distale Verriegelung des PFNR klinisch erprobt. Der PFN ist – aus ethischer Sicht – ein geeignetes Testimplantat: Die distale Verriegelung wird üblicherweise mit dem mechanischen Zielbügel durchgeführt. Somit kann – ohne Schaden für den Patienten – jederzeit auf diese Technik zurückgegriffen werden, wenn beim Versuch der navigierten Verriegelung Probleme auftreten. Durch Anwenden dieser neuen Technik für die distale Verriegelung beim UFN oder UTN sollen die sonst of minutenlangen intraoperativen Durchleuchtungszeiten reduziert werden. Das Navigationssystem besteht aus Hard- und Softwareeinheit, Infrarotkamera, und Bildgebungseinheit. Um die intraoperative Positionsbestimmung der Instrumente durch das Navigationssystem zu erlauben, müssen außer den chirurgischen Instrumenten auch Bildverstärker und Einführbügel des PFN mit Infrarotleuchtdioden bestückt werden. Vor Beginn der distalen Verriegelung wird der Bildverstärker mit Hilfe des Navigationssystems ohne zusätzliches Durchleuchten so eingerichtet, daß das Verriegelungsloch exakt kreisrund abgebildet wird. Auf der Basis dieses Bilddatensatzes werden dann die Position von Bohrerspitze und Verriegelungsloch kontinuierlich dargestellt. Die Bohrung wird begonnen, wenn die Bohrerspitze exakt ins Zentrum des Verriegelungsloches projiziert wird. Jede Abweichung wird auf dem Bildschirm dargestellt und kann sofort korrigiert werden. Bislang wurden mit dem System 13 von 14 Verriegelungsbohrungen bei 7 Patienten erfolgreich durchgeführt. In einem Fall kam es zu einer Fehlbohrung bei der dynamischen Verriegelung. Alle Bohrungen wurden auf der Grundlage einer einzigen intraoperativen Fluoroskopie vorgenommen.

Folgerungen

Die mit dem System erreichbare Präzision genügt, um die distale Verriegelung intramedullärer Implantate unter minimaler Anwendung intraoperativer Fluoroskopie durchzuführen.

Bildwandler gestützte Navigation – Eine experimentelle Studie zu Beckenverschraubungen

U. Stoeckle (Berlin)

Becken, Acetabulum, Navigation

Zielsetzung dieser experimentellen Studie

Testung eines bildwandlergestützten Navigationsverfahren an 5 Beckenschrauben Positionierungen hinsichtlich Präzision und erforderlicher Bildwandlerzeit.

Problem

Perkutane Verschraubungen von Beckenverletzungen sind, wenn möglich, Stabilisierungen über ausgedehnten Zugängen vorzuziehen. Bildwandlergestützte Verfahren haben jedoch als Nachteil die lange Durchleuchtungszeit aufgrund der wiederholten Projektionswechsel. CT gestützte Navigationsverfahren wiederum erlauben keine nachträglichen Repositionsmanöver und sind deshalb nur limitiert einsetzbar.

Material und Methode

Mittels eines herkömmlichen Bildverstärkers und speziell entwickelter Medivision (Software) wurden bis zu vier Bildwandlerprojektionen aufgenommen und auf einem Monitor angezeigt. An 6 Beckenmodellen wurden die folgenden fünf Schraubenpositionen beidseits getestet:

Vorderer Pfeiler, Hinterer Pfeiler, SI Schraube in S1, SI Schraube in S2, Ilium Schraube.

Mit Hilfe des Navigationssystems wurden alle Verschraubungen entsprechend der Führungslinien auf den einzelnen Projektionen am Monitor durchgeführt. Die Genauigkeit wurde durch postoperatives Röntgen, CT und Dissektion bestimmt. Die erforderliche Bildwandlerzeit wurde erfaßt.

Ergebnisse

Bei den 60 Verschraubungen haben sich folgende Bildwandlerprojektionen als geeignet erwiesen:

Vorderer Pfeiler
Inlet 30 Grad ipsilateral, obturator outlet ipsilateral, obturator outlet kontralateral, obturator

Hinterer Pfeiler
Obturator outlet ipsilateral, obturator outlet kontralateral, outlet 20 Grad kontralateral

SI Schrauben
Inlet, outlet, lateral, lateral 20 Grad a.p.

Ilium Schraube
Inlet 30 Grad ipsilateral, obturator ipsilateral, obturator kontralateral

Die durchschnittliche Bildwandlerzeit betrug hiermit 6 Sekunden / Verschraubung. In 51 von 60 Fällen (85%) war die Schraubenposition absolut korrekt. In 5 Fällen lagen geringe Abweichungen vor ohne Corticalisdurchbruch. In 4 Fällen war die Corticalis durchbrochen bzw. wäre die Bandscheibe L5/S1 verletzt gewesen. Bei sechs der Fehlplazierungen lag eine ungenügende Visualisierung vor aufgrund bereits eingebrachter Schrauben. Dreimal waren die Darstellungen falsch interpretiert worden.

Schlußfolgerung

Mit einer bemerkenswert geringen Durchleuchtungszeit von 6 Sekunden / Verschraubung konnte in 85% ein korrektes Ergebnis erreicht werden. Bei weiteren Feinabstimmungen während des Bohrens, wie es das System zuläßt, sollte noch eine weitere Verbesserung der Präzision möglich sein. Dann wird das System für den klinischen Einsatz sehr hilfreich sein.

PC-basierte 3D-Software zur Operationsplanung in der rekonstruktiven Fußchirurgie

C. Dahlen (Dresden), H. Zwipp

CAOS, Op-Planung, 3D, VR

Die rekonstruktive Fußchirurgie stellt, insbesondere nach komplexen Verletzungen, hohe Anforderungen an die präoperative Darstellung der Verletzungsmorphologie und die Planung der Korrekturoperation dar. Oftmals handelt es sich um unübersichtliche dreidimensionale Fehlstellungen, die weder mit der erweiterten Standard-Röntgendiagnostik noch mit den zweidimensionalen Schnittbildverfahren wie CT und MRT ausreichend zu beurteilen sind. Gerätegebundene Software in der Hand des Radiologen generiert zwar 3D-Projektionen, bietet dem Chirurgen aber keine eigene Möglichkeiten zur Darstellung, Vermessung und Operationsplanung.

19.11.99

9:45–
11:45

Saal 6

Deshalb wurde für die präoperative Operationsplanung eine Software entwickelt, die durch einen schnellen Algorithmus die Visualisierung eines 3D-Volumendatenmodells auf einem handelsüblichen low-cost PC nahezu in Echtzeit ermöglicht und von jedem interessierten Chirurgen bedient werden kann. Über eine individuelle oder standardisierte Schnittstelle im Dicom III-Format können von jedem CT oder MRT Bilddatensätze eingelesen werden.

Nach der Segmentierung kann das 3D-Modell aus allen Richtungen betrachtet, durchleuchtet und vergrößert werden. Beliebige räumliche Schnitte und 2D-Rekonstruktionen (MPR) in frei zu wählenden Ebenen in Echtzeitdarstellung sind ebenso möglich wie die 3D-Betrachtung mit einer LCD-Shutter-Brille und die Erstellung von Animationen. Subsegmentierte Teile des Modells können in allen 6 Freiheitsgraden kontinuierlich mit einer 3D-Mouse bewegt oder mit einem gewichteten Snap-in-Verfahren plaziert werden. Alle Manipulationen werden vermessen und ein Planungsbericht erstellt.

Die Software ermöglicht es, Operationen am knöchernen Skelett wie Repositionen von Frakturen oder Korrekturosteotomien zu simulieren. Zur Orientierung im Raum dienen anatomische Landmarks, virtuelle Leitlinien oder Leitebenen. Auch Volumina von der gesunden ipsilateralen Seite können gespiegelt und als Korrekturhilfe verwendet werden.

Implantate lassen sich bereits präoperativ auswählen und plazieren. Nach der virtuellen Korrektur können aus dem Volumendatenmodell konventionelle Röntgenansichten synthetisiert werden, die zum Vergleich mit intraoperativen Aufnahmen herangezogen werden können. Die 3D-Volumendaten stehen auch über eine anpassungsfähige Schnittstelle für externe Anwendungen wie zur intraoperativen Navigation, Rapid Prototyping oder zur FE-Modellerstellung zur Verfügung.

Aufgrund ihrer leichten Handhabung und der modularen Ausbaufähigkeit kann die Software auch in anderen Gebieten, wie in der Forschung und Lehre, Anwendung finden.

Virtuelle Osteosynthese am dreidimensionalen Modell

P. Messmer (Basel), N. Suhm, G. Long, M. Hehli, P. Regazzoni, A.L. Jacob

Virtuelle Osteosynthese, präoperative Planung, Computer assistierte Chirurgie

Ziel

Verbesserung der präoperativen Planung in der Unfallchirurgie durch Frakturdarstellung, virtuelle Reposition und Simulation einer Osteosynthese am dreidimensionalen Modell.

Problem, Material und Methode

Die Osteosyntheseplanung mit der Durchpaustechnik (Tracing) auf Grundlage konventioneller Röntgenbilder ist unbefriedigend, da mit dieser Methode Fragmentrotationen nicht ausgeglichen werden können. Ueberdies kann die Implantatschablone nicht an die Knochenoberfläche angepaßt werden. Beides ist dadurch bedingt, daß die Planung in – einer oder mehreren – zweidimensionalen Ebenen erfolgt, während die Osteosynthese anschließend im dreidimensionalen Raum durchgeführt wird.

Daher wurde eine Datenbank mit 3D-Volumen-Datensätzen repräsentativer Knochen und chirurgischer Implantate als Grundlage für eine 3D-Osteosynthese-Planung und Simulation aufgebaut. Eine Planungs- und Simulationssoftware wurde in C++ unter Verwendung der IAPR Library (ISG Technologies Inc, Ontario) für die Benützung auf einem handelsüblichen PC programmiert.

19.11.99
9:45–
11:45
Saal 6

Resultate

Es wurde eine Zuordnungsvorschrift zwischen dem konventionellen, zweidimensionalen Frakturbild des Patienten und dem ähnlichsten 3D-Knochen-Datensatz aus der Datenbank definiert. Mit der von uns entwickelten Software kann die Fraktur auf dem 3D-Knochen eingezeichnet werden und in ihre Fragmente zerlegt werden. Die Manipulation der einzelnen Fragmente in 6 Freiheitsgraden ermöglicht nun zusätzlich zur Reposition der Fraktur bezüglich Länge und Achse auch die Korrektur von Rotationsfehlern der Fragmente. Die Osteosynthese wird durch Zusammenführen der reponierten Fraktur mit dem 3D-Datensatz eines geeigneten Implantates aus der Datenbank simuliert.

Schlußfolgerung

Eine virtuelle Osteosynthese ist auf Basis der von uns aufgebauten Datenbanken und Softwarekomponenten auf einem handelsüblichen PC möglich. Die dreidimensionale Darstellung erlaubt eine korrekte Reposition bezüglich Achse, Länge und Rotation.

Freitag, 19. Nov.   9:45 – 11:45   Saal 7

Experimentelle Unfallchirurgie (IV)
Weichteile, Nerven, Sehnen, Muskeln, Bänder

Quantitative Bestimmung und qualitative Analyse der Regeneration peripherer Nerven nach Axotomie und Wiederherstellung mittels Nervennaht, Nerventransplantat und Kunststoffkonduit

K. Tsironis (Köln), A. Valero Cabre, E. Skouras, J.Andermahr, W.F. Neiss, K.E. Rehm

Nervenregeneration, Nerventransplantation, Nervennaht

Problemstellung

Die Fehlinnervation von Motoaxonen in den falschen Zielmuskel ist bekannt als Ursache für ein schlechtes funktionelles Ergebnis nach Axotomie und konventioneller Nervennaht. Zusätzlich zu dieser Art von Fehlinnervation kommt es zu einer Spaltung des aussprossenden Axons, so daß ein Motoneuron zwei oder mehr Muskeln aktivieren kann. Diese axonale Bifurkation ist mitverantwortlich für funktionelle Massenbewegungen und das Autoparalyse-Syndrom. In dieser Studie am Ischiadicus-Modell der Ratte werden die Fehlinnervation und die Axonspaltung der aussprossenden Axone nach primärer Nervennaht, Defektüberbrückung mittels Nerventransplantat und Kunststoffkonduits (PLC-tubes, Silikon-tubes) quantifiziert.

Methode

Bei 8 Kontrolltieren (Wistar Ratten (HsdCpb:WU)) und jeweils bei 8 Tieren nach Rekonstruktion des N.ischiadicus im Hauptstamm mittels Nervennaht, Nerventransplantat und Kunststoffkonduits werden 12 Wochen später peripher die Nervenstümpfe des M. plantaris, M. peronaeus und des medialen M. gastrocnemius mit den Fluorescenztracern Fluorogold (FG), Fastblue (FB) und DiI markiert. Nach 10 Tagen werden die Tiere getötet und die unterschiedlich gefärbten Motoneurone in den 40 µm dicken Kryoschnitten des Rückenmarkes gezählt.

Ergebnis

In den Kontrolltieren waren über den Plantarisast 439*47 Motoneurone weiß (FG), 528*17 über den Peroneusast blau (FB) und 249*24 über den medialen Gastrocnemiusast rot (DiI) markiert. Es gab kein Doppel-oder Trippellabeling, d.h. ein Motoneuron wurde nicht von zwei retrograden Tracern markiert. Dies beweist, daß es nicht zu einer Kreuzdiffusion von Tracern bei der Applikation kommt. Bei den operierten Tieren lagen 12 Wochen nach der Ischiadicus-Rekonstruktion die FG, FB und DiI markierten Neuronen ohne somatotope Ordnung in der Ischiadicus Kernsäule des Rückenmarkes verteilt. Diese Fehlinnervation ist bekannt als Fehlinnervation erster Ordnung. Als neues Phänomen von Fehlinnervation zweiter Ordnung wurden doppeltmarkierte Zellen mit DiI plus FG oder DiI plus FB oder FG plus FB gezählt.

19.11.99

9:45–
11:45

Saal 7

Schlußfolgerung

Nach Nervennaht und abgeschlossener Regeneration des N. ischiadicus projizieren 2,5% der Motoneurone einen Axon in den medialen Gastrocnemiusast und gleichzeitig ein zweites Axon in den Plantarisast oder N. peronaeus. Nach Defektüberbrückung durch Nerventransplantate beträgt die Zahl der doppelmarkierten Neuronen 5,8% und bei Verwendung von Silicon-tubes 10,5%. Diese Aufzweigung der Axone des regenerierenden Nervs in Höhe des ehemaligen Nervenstumpfes führt dazu, daß eine motorische Einheit Muskelfasern von Agonisten und Antagonisten gleichzeitig innervieren kann. Eine solche „Fehlverdrahtung" führt zwingend zur Autoparalyse bei Aktivierung dieser motorischen Einheit.

Verlängerung peripherer Nerven durch kontrollierte, isolierte Distraktion: Eine experimentelle Studie am Ischiasnerv der Ratte

M. Kröber (Heidelberg)

Untersuchungen nach Verlängerung eines peripheren Nerven durch Distraktion könnten sowohl zur Verbesserung der Therapie peripherer Nervenläsionen mit großem Segmentverlust als auch zurVerbesserung der Ergebnisse von Gliedmaßenverlängerungen beitragen. Es soll durch Anwendung einer kontrollierten Nervenverlängerungstechnik eine funktionelle Wiederherstellung des durchtrennten Ischiasnerven erreicht werden.

Zur Erforschung der Distraktionsneurogenese haben wir ein einfaches und effektives Modell an der Ratte entwickelt, bei dem eine kontrolliert isolierte Ischiasnervenverlängerung durchgeführt wird. Das Modell ermöglicht die physiologische, makroskopische und histologische Untersuchung des isoliert distrahierten Ischiasnerven.

14 ausgewachsene Ratten (300-350g) wurden für die Versuche verwendet. Zunächst wurde ein 10mm langes Segment des rechten Ischiasnerven bei jedem Tier aus der Versuchsgruppe reseziert. Kontinuierliche Nervenverlängerung wurde durch tägliches Distrahieren des proximalen Nervenstumpfes über einen selbstgefertigten Verlängerungsapparat mit einer konstanten Rate von 1mm/d erzielt. Nach ca. 10 Tagen Nervendistraktion war der proximale Nervenstumpf auf die Höhe des distalen Nervenstumpfes zurückgewachsen. Die beiden Nervenstümpfe konnten dann in einem zweiten Eingriff mit einer direkten Nervenanastomose adaptiert weren. Auf

der linken Seite der Versuchstiere wurde als Kontrolle ein Nerveninterponat eingesetzt. Hierzu wurde das resezierte Nervensegment der rechten Seite verwendet. Nach
einer dreimonatigen Erholungsphase wurden zunächst EMG-Untersuchungen durchgeführt und anschließend die Ischiasnerven entnommen und sowohl makroskopisch
als auch histologisch untersucht.

Die EMG Untersuchung ergab gleiche Ergebnisse für die Distraktions- und die
Interponatgruppe. Makroskopisch fand sich eine vermehrte Neovaskularisierung entlang der distrahierten Nerven. Histologische Untersuchungen ergaben äquivalente
Ergebnisse bezüglich der Axonmorphologie. Eine erfolgreiche Nervenwieder-
herstellung konnte durch Anwendung der kontrollierten Nervenverlängerungstechnik
sowohl histologisch als auch elektromyograpisch nachgewiesen werden. Unsere
Ergebnisse weisen darauf hin, daß kontrollierte Distraktion die Nervenregeneration
stimuliert und dadurch eine Zunahme des Ischiasnerven an der Ratte von 1 cm erzielt
werden konnte. Die Nervenverlängerung durch isolierte, kontrollierte Distraktion
könnte somit eine alternative Operationstechnik zur Wiederherstellung peripherer
Nerven mit konventionellen Nerventransplantationstechniken darstellen und könnte
darüberhinaus die Technik der Gliedmaßenverlängerung optimieren.

Langzeitbeobachtung der funktionellen Eigenschaften chirurgisch versorgter Sehnenrupturen in Abhängigkeit zur postoperativen Belastung

D. Palmes (Münster), H.-U. Spiegel, H. Freise, A. Joist, A. Probst

Zielsetzung

Die Bedeutung postoperativer Belastung chirurgisch versorgter Sehnenrupturen wird
nach wie vor klinisch wie experimentell kontrovers diskutiert. Ziel dieser Studie ist
es deshalb, die Untersuchung des gesamten Heilungsverlaufes postoperativ belasteter und ruhiggestellter Sehnen nach funktionellen Aspekten in einem mikrochirurgischen Modell an der Maus.

Material und Methode

Bei 84 Mäusen wurde die linke Achillessehne durchtrennt und mikrochirurgisch mit
einer Kirchmayr-Kesslernaht versorgt. Durch eine Cerclage um das obere Sprunggelenk (OSG) konnte in der Immobilisationsgruppe ein völlige Fixierung der Achillessehne in Spitzfußstellung (Dorsalextension-Plantarflexion im OSG: 0°-50°-50°)
erreicht werden. In der Mobilisationsgruppe hingegen können in den Bewegungsausmaßen 0°-30°-50° kontrolliert Zugkräfte auf die heilende Sehne übertragen werden. Nach 4, 8, 12, 16, 35 und 112 Tagen (je n=7) wurden die operierten Achillessehnen
entnommen, die Zugstärke [N] und Dehnung [mm] untersucht und daraus der funktionelle Index Steifheit [N/mm] berechnet.

Ergebnisse

19.11.99

9:45–
11:45

Saal 7

Der Langzeitverlauf zeigt: 1. Mobilisiert versorgte Sehnen erreichen früher die Zugstärke gesunder Sehnen (8,4 ± 1,1 N) als immobil versorgte Sehnen bei einer in Relation zur ansteigenden Zugstärke gleichbleibenden Dehnung. 2. Nach 112 Tagen haben auch die immobil versorgten Sehnen die Zugstärke gesunder Sehnen erreicht. Ihre Dehnung liegt mit 2,9 ± 0,5 mm allerdings noch deutlich oberhalb der gesunder Sehnen (1,7 ± 0,4 mm). 3. Die Steifheit (6,3 ± 1,2 N/mm) gesunder Sehnen wird nach 112 Tagen von den mobilisiert geheilten Sehnen wiedererlangt (Steifheit 6,8 ± 1,5 N/mm), während die immobilisiert geheilten Sehnen mit 2,9 ± 0,2 N/mm nur die Hälfte der physiologischen Steifheit besitzen.

Alpha-Smooth Muscle Actin Expression in Fibroblasten des nativen vorderen Kreuzbandes und seines freien Sehnentransplantates während des späten Remodellings – Immunhistochemische 2-Jahresuntersuchung am Schaf

F. N. Unterhauser (Berlin), M. Hüning, K.D. Schaser, A. Weiler

alpha-smoth muscle actin, vorderes Kreuzband, Myofibroblasten, Tiermodell

Einleitung

Die Isoform alpha-Smooth Muscle Actin (ASMA) des kontraktilen Filamentes Aktin hat für die Bindegewebskontraktion im Rahmen der Wundheilung eine wesentliche Bedeutung (Eddy 1988, Darby 1990). Als exprimierende Zellen wurden Fibroblastenähnliche Zellen identifiziert, sog. Myofibroblasten (Oda 1988). Im Rahmen der Verletzung des medialen Kollateralbandes (MKB) traten Myofibroblasten in der frühen Heilungsphase auf und es wurde hypothetisiert, daß diese Zellen für die Wiederherstellung der in-situ Spannung des verletzen Bandes verantwortlich sind (Faryniarz 1996). Wir haben die Frage gestellt, ob sich derartig kontraktile Elemente auch im VKB und seinem remodellierenden Transplantat nachweisen lassen und daher die ASMA Expression in einem Langzeit-Tiermodell untersucht.

Methoden

36 ausgewachsenen Merino Schafen wurde das VKB durch die halbe ipsilaterale Achillessehne ersetzt. Je 6 Tiere wurden nach 6, 9, 12, 24, 52 und 104 Wochen getötet und der mittlere Anteil des Transplantates und des VKB entnommen. Paraffinschnitte wurden mit Pferdeserum geblockt und mit monoklonalen Mausantikörpern gegen humanes ASMA (Dako A/S Dänemark) über Nacht inkubiert (1:100). Nach Inkubation mit dem sekundär-Antikörper (biotinyliertes Pferde anti-Maus IgG, Vector

Laboratories Inc., USA) erfolgte die Farbreaktion mittels ABC Technik mit gebundener alkalischer Phosphatase und Neufuchsin als Chromogen. Die Gegenfärbung erfolgte mit Methylen-Grün. Da ASMA zusätzlich in adventitiellen Zellen von Gefäß-
wänden und Perizyten exprimiert wird (Skalli 1989), wurden in gleicher Technik
Endothelzellen mit anti-humanem Faktor VIII Antikörpern (Dako A/S, Dänemark)
dargestellt um die ASMA Expression in Myofibroblasten von der in Zellen vaskulären
Ursprungs zu differenzieren.

Ergebnisse

Im intakten Kreuzband fanden sich sowohl umschriebene Areale mit einer großen
Anzahl ASMA-immunreaktiver Zellen (bis zu 80% positive Zellen pro Ausschnitt) als
auch Areale ohne Signal. Die immunreaktiven Zellen waren hauptsächlich spheroid,
wobei auch vereinzelt positive fusiforme und ovoide Zellen gefunden wurden. Nach
6 und 9 Wochen fand sich ein diffus verteiltes Signal in hyperzellulären Reparations-
bereichen des Transplantates. In den gleichen Arealen zeigte sich auch eine deutlich
erhöhte Faktor VIII-Immunreaktivität, obwohl noch keine Gefäßlumina sichtbar
waren. Die typischen Zellformen wie im intakten VKB konnten nicht gefunden werden. Nach 12 Wochen waren ganz vereinzelt isoliert liegende fusiforme Zellen ASMA-
positiv. Nach 24, 52 und 104 Wochen nahm im Rahmen der Organisierung des
Transplantates auch die Anzahl der isoliert liegenden ASMA-immunreaktiven Zellen
zu, wobei nach 52 und 104 Wochen ein ähnliches Verteilungsmuster wie im nativen
Kreuzband vorzufinden war.

Diskussion

Myofibroblasten wurden in der Remodellingphase (6.-12. Woche) des heilenden MKB
nachgewiesen, jedoch nicht in seiner frühen Heilungsphase (2.-3. Woche) und im intakten MKB. Es wird daher angenommen, daß diese kontraktilen Zellen für die Wiedererlangung der in-situ Spannung des verletzten MKB wesentliche Bedeutung haben
(Faryniarz 1996). Die Präsenz von Myofibroblasten im nativen humanen VKB wurde kürzlich beschrieben (Murray 1999). Dies deckt sich mit unseren Beobachtungen im vorliegenden Modell und widerspricht den Beobachtungen zum MKB. Des weiteren wurden
die ASMA-Immunreaktivität als Migrationsfaktor von VKB-Fibroblasten in Zellkulturen
und auch im Narbengewebe rupturierter humaner VKBs gefunden (Murray 1999). In der
vorliegenden Arbeit zeigte sich in der Frühphase eine deutliche ASMA-Immunreaktivität
im hyperzellulären Reparationsgewebe, was auf die Bedeutung des ASMA für das
Migrationsverhalten hindeutet. Eine Differenzierung zu adventitiellen Zellen vaskulären
Ursprungs konnte jedoch nicht klar erbracht werden, da gleichzeitig eine massive Faktor
VIII-Expression als Zeichen der frühen Angiogenese gefunden wurde.

Schlußfolgerung

Wir beschreiben erstmalig das Auftreten ASMA exprimierende Myofibroblasten während des Remodellings beim VKB Ersatz. Diese kontraktilen Zellen finden sich in

ähnlicher Weise im remodellierten wie im nativen Kreuzband, was andeutet, daß kontraktile Elemente feste zelluläre Bestandteile des funktionstüchtigen VKB sind. Die Bedeutung und das Maß ihrer Kontraktilität für die Funktion des intakten VKB und ihr vergleichsweise frühes Auftreten im Transplantat sowie potentielle therapeutische Implikationen bedürfen weiterer Klärung.

19.11.99

9:45–
11:45

Saal 7

Modulation der Proliferation von humanen Fibroblasten durch zyklische mechanische Dehnung

U. Bosch (Hannover), J. Zeichen, M. Skutek, M. v. Griensven

Einfluß von definierter, zyklischer mechanischer Dehnung auf die Proliferation/DNA-Synthese von humanen Fibroblasten aus der Patellarsehne.

Problem

Bei der Behandlung von Verletzungen des Bewegungsapparates wird heute eine frühe Mobilisation und Belastung favorisiert. Bisher konnte nicht geklärt werden, wie viel mechanische „Belastung" für eine optimale Heilung notwendig – und wieviel sinnvoll ist. Die lokale Deformation von Geweben, d.h. die Dehnung von Zellen ist der zentrale Stimulus für eine Reihe von zellulären Reaktionen, die für die Adaptation an unterschiedliche Belastungen und für Heilungsprozesse von Bedeutung sind. Bei mechanischer Dehnung gelangen Signale über eine Serie komplexer Schritte von der Zellmembran in den Zellkern. Dort kann einerseits die Zellzyklusmaschinerie (DNA-Replikation/Zellteilung) aktiviert werden und andererseits die genetische Reprogrammierung der Zelle (Differenzierung) erfolgen. Das Ziel der in vitro Untersuchung war der Einfluß der Dauer einer definierten zyklischen mechanischen Dehnung auf die Proliferation von humanen Fibroblasten aus der Patellarsehne.

Methodik

Bei 8 Patienten (Alter 18-40J.) wurden bei Kniegelenksoperationen mit Genehmigung der Ethikkommission standardisiert Gewebeproben aus der unverletzten Patellarsehne entnommen. Die Kultivierung der Fibroblasten erfolgte in üblicher Weise (Dulbeccos Modified Eagle Medium, 37°C, 5% CO_2, 95% Luft). Zellen der 3. Passage wurden auf Silikonschalen transferiert (500 000 Zellen/Schale). Nach Subkonfluenz wurde zur Synchronisation der Zellen 24h vor mechanischer Dehnung die Serumkonzentration von 10 auf 1 % reduziert. 2h vor Stressbeginn wurde Bromodeoxyuridin (BrdU) dem Medium zugegeben. BrdU wird als Thymidinanalogon in die DNA inkorporiert und eignet sich als Messparameter für die DNA-Synthese, die wiederum als Maß für die Zellproliferation verwendet wird. 6, 12 und 24h nach Beginn der zyklischen Dehnung der Schalen in einem elektromechanischen Stimulationsgerät

(Dehnung 5%, Frequenz 1Hz, Dauer 30 und 60 min) wurden die Zellen fixiert (70% Äthanol in 0,5M HCl). Die Messung von BrdU erfolgte mit einem ELISA (Fa. Boehringer). Die Intensität der Farbreaktion wurde densitometrisch bei 405nm und 490nm (Referenzwellenlänge) bestimmt. Als Kontrolle dienten Fibroblasten aus gleicher Passage auf Silikonschalen ohne mechanische Dehnung.

Ergebnisse

Mittelwerte ± SD der Quotienten aus Experimentalwert und Kontrollwert.

Dauer/Zeitpunkt	6h	12h	24 h
30'	0.88:to.22	0.91:to.27	1.00±0.31
60'	1.34±0.53	0.83:to.18	1.16±0.41

Zyklische Dehnung über 30min führte nach 6h tendenziell zu einer Abnahme der Zellproliferation. 60min Dehnung führte dagegen zu einer Zunahme der Zellproliferation, gefolgt von einer Abnahme (12h) und einer erneuten Zunahme nach 24h (* $p<0.05$ im Vergleich zu 30'/6h, U-Test; # $p<0.05$ im Vergleich zu 60'/6h und 60'/24h, Kruskal- Walis).

Der Einfluss von zyklischer Dehnung auf die Zellproliferation ist u.a. abhängig von der Stressdauer. Der positive Einfluss einer längeren Stressdauer könnte auf der Aktivierung von Adaptationsprozessen und protektiven Mechanismen der Zellen basieren. *Unterstützt durch die AGA und Dr.hc.Robert Mathys Stiftung

Die endoligamentäre Revaskularisierung eines freien Sehnentransplantates nach vorderem Kreuzbandersatz – Immunhistochemische zwei-Jahres Untersuchung am Schaf

R. F. G. Hoffmann (Berlin), F.N. Unterhauser, H.J. Bail, A. Weiler

vorderes Kreuzband, Revaskularisierung, Immunhistochemie, Tiermodell

Einleitung

Die Revaskularisierung eines freien Sehnentransplantates ist wesentliche Voraussetzung für die Langzeitprognose des Kreuzbandersatzes (Arnoczky 1982). Obwohl dies in vielen experimentellen und klinischen Studien untersucht wurde, gibt es keine einheitlichen Daten über die Kinetik und Art der Revaskularisierung. Bisherige Studien verwendeten Untersuchungsmethoden (Spalteholz, Mikroangiographie, Laser-Doppler- Flowmetry, Tusche Injektion), die meist nur den „makroskopischen" Gefäßstatus oder den synovialen Blutfluß erfassen (Clancy 1981, Arnoczky 1979, Shino 1991, Benedetto 1986). Daten zur kapillären Endorevaskularisierung und deren Kinetik, als auch Langzeitergebnisse fehlen. Ziel dieser Studie ist es mit Hilfe der immunhistochemischen Endotheldarstellung (Faktor VIII) den Vorgang der endoligamentären Revaskularisierung auf kapillärer Ebene zu erfassen und ihre Kinetik darzustellen.

19.11.99
9:45–
11:45

Saal 7

Methoden

36 Merino Schafen wurde das VKB durch ein freies Sehnentransplantat ersetzt. Nach 6, 9, 12, 24, 52 und 104 Wochen wurden jeweils 6 Tiere getötet und der mittlere Teil des Transplantats und des kontralateralen VKB entnommen. Quere und longitudinale paraffineingebettete Schnitte wurden angefertigt. Nach Vorbehandlung mit Proteinase und Applikation von equinem Normalserum, wurden die Schnitte mit monoklonalen anti-human Antikörper vom Hasen (1:200) gegen Faktor VIII (Dako A/S, Glostrup, DK) über Nacht inkubiert. Anschließend wurden die Schnitte mit dem Sekundärantikörper (Pferde anti-Maus IgG, Vector Lab., USA) inkubiert und in der ABC-Technik (ABC-Kit, Vektor Lab., USA) mit gebundener alkalischer Phosphatase dargestellt. Als Chromogen wurde Neufuchsin verwendet und mit Methylen-Grün gegengefäbt. Zur Auswertung wurden die Präparatquerschnitte in 4 Zonen unterteilt (synovial, subsynovial, intermediär und zentral).

Ergebnisse

Das Transplantat war bereits nach 6 Wochen von einer stark vaskularisierten synovialen Hüllschicht umgeben und zeigte subsynovial eine große Gefäßdichte. Kleinere Gefäße und Kapillaren reichten von der synovialen Oberfläche ausgehend, bis weit in das Bandinnere. Im Zentrum und der Intermediärzone fand sich eine schwache Durchsetzung des Gewebes mit Gefäßen. Im Querschnitt stellte sich das Band hyperzellulär dar, jedoch waren stellenweise noch azelluläre Zonen vorhanden. Angrenzend an diese Zonen fand sich hyperzelluläres Reparationsgewebe, das stark Faktor VIII-immunreaktiv war, jedoch z.T. noch keine Gefäßlumina zeigte. Nach 9 und 12 Wochen schritt die Revaskularisierung weiter nach zentral voran und organisierte sich zunehmend in bindegewebigen Septen, wobei die synoviale und subsynoviale Durchblutung wieder abnahm. Nach 24 Wochen war der Gefäßstatus des orginalen VKB annähernd erreicht, mit einer mäßigen Vaskularisierung der Synovialis und nur noch vereinzelt in bindegewebigen Septen liegenden Gefäßen. Nach 52 und 104 Wochen konnte eine zunehmende Faszikulierung beobachtet werden und die intraligamentären Gefäße organisierten sich fast ausschließlich in Gruppen innerhalb der Septen.

Diskussion

In der vorliegenden Arbeit zeigt sich erstmalig nach 6 Wochen eine beginnende Revaskularisierung des Transplantates bis hin in seine zentralen Anteile. Es kann also davon ausgegangen werden, daß eine nahezu komplette vaskuläre Versorgung des Transplantates schon nach 6 Wochen vorhanden ist. Dies steht im Gegensatz zu bisherigen Arbeiten in denen Zeiten bis zu 20 Wochen angegeben werden (Arnoczky 1982). Als Ursprung der Gefäßeinsprossung wurde eindeutig die synoviale Hüllschicht identifiziert und damit die Ergebnisse früherer Arbeiten bestätigt. Weiterhin fanden sich Faktor VIII-immunreaktive Zellen unmittelbar an der Übergangszone zwischen alten azellulären Bandanteilen und neu einsprießendem Reparationsgewebe. Dies dokumentiert eindeutig die Bedeutung der Invasion von Zellen vaskulären Ursprungs für das frühe Remodeling des Transplantates und steht im Gegensatz zu anderen Arbeiten, die von einer fast ausschließlichen Ernährung des Transplantates via diffusionem ausgehen (Johnson 1993, Howell 1995). Eine, dem intakten VKB vergleichbare Gefäßarchitektur, war annähernd nach 24 Wochen erreicht und zeigte im Verlauf nach 52 und 104 Wochen keine wesentlichen Änderungen. Das vaskuläre Remodeling erscheint somit wesentlich früher abgeschlossen zu sein, als die Organisation der kollagenen Faserstruktur und der resultierenden Zugfestigkeit.

Schlußfolgerung

Es konnte erstmalig auf kapillärem Niveau eine frühe zentrale Revaskularisierung und Invasion von Zellen vaskulären Ursprungs beim Remodeling des VKB Transplantates demonstriert werden. Wir führen unsere Beobachtungen, die im Gegensatz zu bisherigen Arbeiten stehen, auf die verwendete immunhistochemische Technik zurück, die es uns erlaubt auf zellulärem Niveau Gewebe vaskulären Ursprungs zu identifizieren.

Die nicht augmentierte und synthetisch augmentierte transossäre femorale Reinsertion vorderer Kreuzbandrupturen – Biomechanische Befunde

H. Seitz (Wien), W. Pichl, B. Wielke, V. Vécsei

Reinsertion, Augmentation, Biomechanik

Ziel

Ziel der vorliegenden Studie war, die biomechanischen Veränderungen nach primärer transossärer Reinsertion des vorderen Kreuzbandes (VKB), ohne, sowie mit synthetischer Augmentation und funktioneller Nachbehandlung, am Schafmodell zu untersuchen.

Material und Methoden

Rupturen des VKB sind oft femoral ursprungsnahe lokalisiert. Die Reinsertion einer frischen femoralen VKB-Ruptur stellt die anatomiegerechteste Form der operativen Versorgung dar.

19.11.99
9:45–
11:45
Saal 7

Es wurden 40 zweijährige Bergschafe randomisiert, den Gruppen I und II zugeteilt und nach folgenden Techniken am rechten Kniegelenk operiert: Gruppe I: Offene Durchtrennung des VKB am femoralen Ursprung und anschließende transossäre Reinsertion mit vier USP 0 Ethibond Nähten nach der Marshall-Technik. Gruppe II: Wie Gruppe I mit zusätzlicher Implantation eines mit 60N vorgespannten und an beiden Enden rigid fixierten 3 mm PET-Bandes nach der Zweikanal- (TTC-) Technik. Die linken Kniegelenke wurden als Kontrollen verwendet. Postoperativ hatten die Tiere freien Auslauf in der Herde. 2, 6, 16, 26 und 52 Wochen postoperativ wurden jeweils 4 Tiere aus der Gruppe I und II getötet und Femur-VKB-Tibia- bzw. Femur-PET-VKB-Tibia-Präparate (FVKBT) angefertigt. Vor den biomechanischen Untersuchungen wurden die PET-Bandverankerungen aus den entsprechenden FVKBT entfernt. Nach Eingießen und Transfixation der FVKBT in Aluminium-Zylinder befestigte man diese Präparate in der Materialprüfmaschine (Instron) unter Bildung eines Femorotibialwinkels von 45° bei horizontal ausgerichteter Tibia. Unter Ausübung einer linearen vorderen Tibiatranslation erfolgte eine zyklische Belastung der FVKBT mit 5mm/min bis 50N. Der 5. Zyklus wurde dann zur Messung der AP-Laxität in mm herangezogen. Nach Messung der AP-Laxität wurden die FVKBT unter vertikaler Ausrichtung der VKB neuerlich in der Prüfmaschine befestigt und mit 100mm/min bis zum Reißen der VKB gedehnt. Es erfolgten die Messung der Reißkraft in N und die Bestimmung der Steifigkeit in N/mm. Die statistische Auswertung wurde mittels Varianzkomponenten- und Kovarianzanalyse durchgeführt.

Ergebnisse

Bis 16 Wochen postoperativ fand sich eine relevant vermehrte AP-Laxität in den Gruppen I und II. In der 2. und 6. postoperativen Woche war die AP-Laxität in der Gruppe II und ab der 16. postoperativen Woche in der Gruppe I signifikant erhöht. Initial war eine geringe VKB-Reißfestigkeit in den Gruppen I und II festzustellen. Von der 2. bis 16. postoperativen Woche kam in beiden Gruppen ein Anstieg der Reißfestigkeit zur Darstellung, wobei die jeweils erreichten Werte bis zur 52. postoperativen Woche konstant blieben. In der 2. und 6. postoperativen Woche waren die Reißfestigkeitswerte in der Gruppe I und ab der 16. Woche in der Gruppe II höher. Ab der 2. postoperativen Woche kam es in den Gruppen I und II zu einer kontinuierlichen Zunahme der Steifigkeit auf bis zu 81% der kontralateralen Kontroll-VKB. In der Gruppe II waren die Steifigkeitswerte 2 und 6 Wochen postoperativ niedriger und ab der 16. postoperativen Woche höher als in Gruppe I.

Schlußfolgerung

Die vorgespannte TTC-PET-Augmentation verhindert für mindestens 6 Wochen den Krafteinfluß auf das reinserierte VKB (stress-shielding). Ab der 6. postoperativen Woche bewirkt der Verlust der Augmentatvorspannung eine Lastverteilung zwischen VKB und Augmentat (stress-sharing) mit einer im Vergleich signifikanten Verbesserung der mechanischen VKB-Parameter in der augmentierten Gruppe. Unabhängig von der Operationstechnik ist bei physiologischer Belastung des Kniegelenks die mechanische VKB-Funktion 16 Wochen postoperativ gewährleistet.

<table>
<tr><td>

19.11.99

**9:45–
11:45**

Saal 7

</td><td>

Pressfit-Verankerung der Knochenblöcke bei der vorderen Kreuzbandersatzplastik

U. Simon (Berlin), H. Hornung, T. Cierpinski, P. Hertel

Kreuzbandplastik, Ligamentum patellae, Pressfit, biodegradierbarer Pin

</td></tr>
</table>

Fragestellung

1. Ist durch die Pressfit-Verankerung eine ausreichende Festigkeit des Implantates zu erreichen, die den Belastungen der frühen funtionellen Übungstherapie standhält?
2. Unsere klinischen Erfahrungen zeigen, daß bei nicht ausreichender Festigkeit der Spongiosa im Tibiakopf eine zusätzliche Fixationsschraube eingebracht werden muß. Kann diese Schraube durch einen biodegradierbaren Kunststoffpin (Polypin) ersetzt werden?

Methodik

30 Rinderknie werden präpariert und analog zur OP-Technik am menschlichen Kniegelenk operiert. (Dimensionen der Knochenblöcke, Winkel der Implantation und Zugwinkel, femoral 60°und tibial 15°, werden imitiert.) Schon unmittelbar nach dem Verblocken der Knochenblöcke wird die Festigkeit der Fixation eingeschätzt und dokumentiert.
In den Tibiakopf werden:
- 10 Präparate Pressfit,
- 10 Präparate Pressfit plus Metallschraube und
- 10 Präparate Pressfit plus Polypin implantiert.

In den lateralen Femurcondylus werden alle 28 Präparate Pressfit implantiert.
  (Bei 2 Präparaten war das Ligamentum patellae bereits bei der Entnahme auf dem Schlachthof verletzt worden, daher wurden nur 28 femorale Fixierungen getestet.)
  Tibiale und femorale Verankerung werden getrennt, im kontinuierlichen Zugversuch (50mm/min), an einem Hochpräzisionsprüfzylinder bis zum Ausriß getestet. Dabei werden Kraft/Weg Diagramme erstellt,aus denen Peak-Load und Steifigkeit bestimmt werden. Die Materialeigenschaften der einzelnen Rinderknie werden an spongiösen Knochenzylindern im Kompressionsversuch getestet, wodurch das E-Modul der jeweiligen Rinderspongiosa berechnet werden kann. Die statistische Auswertung erfolgt durch Spss mittels Man-Whitney-Test für unabhängige Stichproben.

Ergebnisse

Fixation	Peak-Load (N)	E-Modul (N/mm²)	Steifigkeit (N/mm)	n
Tibia Press-fit	585 ± 247	745 ± 311	97 ± 37	10
Tibia Schraube	918 ± 298	656 ± 249	163 ± 52	10
Tibia Pin	776 ± 185	818 ± 164	165 ± 63	10
Femur Press-fit	673 ± 261	763 ± 242	124 ± 51	28

Insgesamt wurden durch die alleinige Pressfit-Fixation Verankerungsfestigkeiten erzielt, die mit den in der Literatur angegebenen Festigkeiten am Rinderknochen vergleichbar sind. Die zusätzlich durch Schraube fixierten tibialen Blöcke sind im Vergleich zu den Pressfit fixierten statistisch signifikant fester (p= 0,011). Die Pin-fixierten Knochenblöcke sind statistisch tendenziell fester als die nur Pressfit fixierten (p= 0,049). Zwischen zusätzlicher Schrauben- und Pin-Fixation besteht statistisch kein signifikanter Unterschied (p= 0,427). Eine lineare Abhängigkeit zwischen E-Modul und Peak-Load scheint zumindest bei den Pressfit fixierten tibialen Knochenblöcken zu bestehen. Die intraoperative Einschätzung der Stabilität der Implantate korreliert mit dem Peak-Load,eine nur geringe Festigkeit des Knochenblockes läßt sich also intraoperativ bereits abschätzen und vorhersagen.

19.11.99

9:45–
11:45

Saal 7

Schlußfolgerung

Durch die Pressfit-Verankerung der Knochenblöcke bei der vorderen Kreuzbandersatzplastik wird eine ausreichende Stabilität erreicht, wenn die Spongiosa des Patienten fest genug ist. Im Falle einer zu weichen Spongiosa kann eine sichere Fixation auch durch den Polypin erfolgen.

Entzündungsreaktion am Skelettmuskel nach Kontusion: Leukozyten-Endothelzell-Interaktionen erhöhen die mikrovaskuläre Permeabilität im quergestreiften Muskel – ein Intravitalmikroskopiemodell an der Ratte

W. A. Menth-Chiari (Wien), T. L. Smith, W. W. Curl

Muskeltrauma, Intravitalmikroskopie, Pathophysiologie, Tierversuch

Zielsetzung

Adhärenz von Leukozyten (NECA = neutrophil-endothelial cell adhesion) am Endothel postkapillärer Venolen der Skelettmuskulatur mit deren anschließender Migration durch die Endothelmembran in das Interstitium ist eine normale physiologische Reaktion auf ein stumpfes Skelettmuskeltrauma. Wir nahmen als Hypothese an, daß dieser Prozeß die mikrovaskuläre Permeabilität erhöht, und daß dadurch die Ödembildung begünstigt wird. Ziel dieser tierexperimentellen Studie war es, den Einfluß einer Kontusion auf die mikrovaskuläre Permeabilität in der Skelettmuskulatur mittels Intravitalmikroskopie (IVM) nachzuweisen.

Methodik

Zwanzig Sprague-Dawley Ratten (männlich, 150 „ 10 g) wurden mit Rückenhaut-
kammern zum Studium der Mikrozirkulation am wachen Tier mittels IVM chronisch
instrumentiert. Gruppe T (n=10) wurde einem standardisierten „low energy-trauma"
ausgesetzt, Gruppe N (n=10) war eine Kontrollgruppe ohne Trauma. Die mikrovaskuläre Permeabilität wurde durch Bestimmung einer Transportrate von Makromolekülen ins Interstitium gemessen. Wir erfassten die Verteilungsunterschiede von i.v.
verabreichtem, fluoreszierenden (FITC-) Albumin (BSA, MW 77.000 Da, Sigma
Chemical Co., St.Louis, MO, USA) im intra- und extravasalen Raum mittels Grau-
wertanalyse der Helligkeit des Interstitiums (Index der integrierten Grauwerte pro
definierter Fläche intra- und extravasal=IGSV/area) in digitaler Bildverarbeitung
(MetaMorph 3.5 (r), Universal Imaging, West Chester, PA, USA) vor und unmittelbar
nach dem Trauma sowie nach weiteren 360 Minuten. Die Adhärenz von Leukozyten
am Endothel wurde quantitativ mittels manueller Auszählung in der IVM evaluiert.
Statistik: mean ± SD, p<0.05, ANOVA, Spearman rank-correlation.

Ergebnisse

Während der ersten Stunde nach der Kontusion beobachteten wir keine signifikanten Anstiege der IGSV/area-Werte in beiden Gruppen [IGSV (x 103) „Helligkeit"-
jeweils zum Zeitpunkt 0 Minuten: Trauma [T]: 0; Kontrolle [N]: 0]. Nach sechs Stunden kam es in Gruppe T jedoch zu einem signifikanten Anstieg (p=0.003) der
Grauwerte im Vergleich zum 360 Minuten-Wert von Gruppe N [IGSV (x 103) „Helligkeit"-jeweils zum Zeitpunkt 360 Minuten: Trauma [T]: 56.46 ± 2.04; Kontrolle [N]:
22.34 ± 1.28]. Die counts an adhärenten Leukozyten zum Ausgangzeitpunkt [0 Mi-
nuten] waren in beiden Gruppen [T & N] niedrig: adhärente Leukos Gruppe T: 1.2 ±
0.9; Gruppe N: 1.5±1.0. Während des Zeitraumes von 0 auf 360 Minuten stieg die Anzahl von adhärenten Leukozyten in der Gruppe T signifikant an (p=0.006) [adhärente
Leukos 360 min: 9 ± 2.2], während die Veränderung der adhärenten Leukozyten in
Gruppe N nicht signifikant war [adhärente Leukos 360 min: 1.9 ± 1]. Jene Stellen des
mikrovaskulären Endothels, die vermehrten Austritt von Makromolekülen aufwiesen, zeigten auch erhöhte Leukozytenadhärenz (positive Spearman rank-correlation).

Schlußfolgerungen

Basierend auf unseren vorangegangenen Arbeiten über die Mikrozirkulation der Skelettmuskulatur nach stumpfem Trauma liefert diese Studie weitere Hinweise auf die zentrale
Bedeutung der Mikrozirkulation bei der Entstehung eines posttraumatischen Gewebs-
schadens. NECA erhöht die mikrovaskuläre Permeabilität und begünstigt die Ödem-
bildung. Weiter zeigt diese Studie, daß sowohl die Analyse dynamischer Prozesse der
Mikrozirkulation des Skelettmuskels nach Trauma als auch die Dokumentation zellulären
Geschehens in einen Mikrozirkulationsmodell durchführbar sind. Die Anwendung solcher
Präparationen, die hochauflösende in vivo-Bilder der Mikrozirkulation ermöglichen, er-
öffnen weite Möglichkeiten (z.B. pharmakologische Beeinflussung des posttraumatischen
Entzündungsprozesses) in der Grundlagenforschung des Skelettmuskeltraumas.

Das chronisch funktionelle Kompartmentsyndrom – Diagnosekriterien

J. Sterk (Ulm), H. Gerngroß, C. Willy

Chronisch funktionelles Kompartmentsyndrom, Diagnose, Druckmessung, Sauerstoffpartialdruckmessung

19.11.99

9:45–
11:45

Saal 7

Einleitung

Die definitive Diagnose eines chronisch-funktionellen Kompartmentsyndroms (CFKS) des m. tibialis ant. basiert heute übereinstimmend neben der Anamneseerhebung und körperlichen Untersuchung auf der invasiven Messung des intrakompartimentellen Druckes. Kontovers wird jedoch die diagnostische Aussagekraft der aus Muskeldruckverlaufskurven abgeleiteten Diagnosekriterien diskutiert. Die Diskrepanz beruht auf verschiedenen Provokationstests und unterschiedlicher, teilweise ungeeigneter Meßtechnik.

Fragestellung

Können die bisher genannten Grenzwerte für die Diagnose empfohlen werden? Tritt bei Patienten mit einem CFKS während der Gehbelastung eine Gewebehypoxie auf?

Methodik

Prospektiv, klinische Studie (Positives Votum der Ethikkommission: LÄK-BW: 54/98) Standardisiertes Untersuchungsprotokolls (Laufband, 10 min 6 km/h 0%-Steigung; 10 min 6 km/h 10%-Steigung; 8 km/h 10%Steigung). 50 CFKS-Patienten, 15 Patienten mit anderer Schmerzgenese (Non-CFKS) und 20 Probanden. Druckmessung: 3 Sonden im Musk. tib. ant. (ARGUS, MIPM, Hattenhofen, 50 Hz), 1 Sonde für pO_2-Messung (LICOX, GMS, Kiel, 0.25 Hz). Statistik: Kruskal-Wallis-Test.

Ergebnisse

CFKS-Patienten zeigten erheblich höhere intrakompartimentelle Druckwerte als die beiden Kontrollgruppen: Mittelwerte bei Probanden: 51.7 mmHg (Q25%/Q75%: 42.5/61.8) bis 83.4 mmHg (Q25%/Q75%: 65.5/92.1), bei Patienten: 87.8 mmHg (Q25%/Q75%: 79.1/108.1) – 116.1 mmHg (Q25%/Q75%: 108.2/124.3) (p < 0.001; die letzten 5 Minuten: p < 0.01). Muskelkontraktionswerte (Maximalwerte) bei Probanden: 127.4 mmHg (Q25%/Q75%: 109.1/156.3) bis 186.0 mmHg (Q25%/Q75%: 159.1/212.4), bei Patienten: 201.1 mmHg (Q25%/Q75%: 173.9/227.5) bis 249.4 mmHg (Q25%/Q75%: 219.1/291.9) (zu allen Meßzeitpunkten: p < 0.001). Die statischen Parameter wie Ruhewert und in der Erholungsphase eigneten sich zur Unterscheidung infolge nur tendentieller Unterschiede nicht als diagnoseweisende Parameter. Aussagekraft der intrakompartimentellen Druckmessung unter Laufbelastung ist mit einer Spezifität von 100 % und einer

Sensitivität von 87.2 % sehr hoch (95% Konfidenzintervall: 69.9-100%). Der Sauerstoffpartialdruck der Patienten zeigte ebenfalls signifikante Unterschiede im Vergleich zu
den gesunden Probanden und den Non-CFKS-Patienten (Abfall während Gehbelastung: Probanden: 73%; Non-CFKS-Patienten: 69%, CFKS-Patienten: 38% des
Ausgangswertes, p<0.01 vs Probanden und Non-CFKS-Patienten).

Schlußfolgerungen

Die bisher angegebenen, kontrovers diskutierten Diagnosekriterien können ausnahmslos nicht empfohlen werden. Die intrakompartimentelle Druckmessung kann
mit hoher Spezifität und Sensitivität als diagnostische Methode eingestzt werden. Die
klinische Untersuchung auf dem Laufband ist in ihrer diagnostischen Aussagekraft
jedoch gleichwertig und sollte daher der invasiven Diagnostik vorgeschaltet werden.
Bei Patienten tritt während der Gehbelastung eine Gewebehypoxie auf. Aufgrund der
großen intra- und interindividuellen Variabilität eignet sich die Bestimmung der pO2-
Werte jedoch nicht als objektive Untersuchungsmethode.

Restitution der Mikrozirkulation nach geschlossenem Weichteiltrauma durch lokale Kryotherapie

K. Schaser (Berlin), L. Schewior, M. Menger, N.P. Haas, T. Mittlmeier

Weichteilschaden, Kryotherapie, Mikrozirkulation, Intravitale Fluoreszenzmikroskopie

Traumatische geschlossene Weichteilschäden (gWTS) und deren Folgezustände bestimmen wesentlich die Prognose komplexer Extremitätenverletzungen. Spezifische
Wirkmechanismen lokaler Kryotherapie (KT) werden auf eine Herabsetzung des
zellulären Energiestoffwechsels und Sauerstoffbedarfs zurückgeführt. Direkte quantitative Analysen über die Effizienz und Wirkdauer lokaler KT sowie potentielle
negative Nebeneffekte bei gWTS liegen bisher nicht vor. Der klinische Einsatz von
Kühlung erfolgt zumeist empirisch. Ziel der Untersuchungen war daher die erstmalige Prüfung und Quantifizierung der Therapieeffektivität (Kurz- und Langzeiteffekte)
sowie die Aufklärung von Wirkungsprinzipien lokaler KT beim gWTS.

Methoden

Unter Isoflurananästhesie und kontinuierlichem hämodynamischem Monitoring
wurde standardisiert am li. Unterschenkel von 28 SD-Ratten mittels der PC-gestütz-
ten Controlled-Impact-Technik ein schwerer gWTS induziert. Weitere 13 Ratten blieben untraumatisiert. Nach Messung des intramusk. Druckes (Pim) und Präparation
des li. M. ext. digit. long. (EDL) zur intravitalen Fluoreszenzmikroskopie (IVM)

Gruppe	Kapillardichte FCD (cm⁻¹)	Funkt. durchmesser (µm)	Kapillar-Rolling (% of total flux)	Leukozyten-adhärenz (1/mm²)	Leukozyten-Permeab. (Leakage)	Mikrovas. Ödem-Index
I: ∅ Trauma / ∅ Kühlung	$362{,}5 \pm 12{,}1$	$5{,}0 \pm 0{,}1$	$21{,}2 \pm 2{,}6$	$157{,}9 \pm 25{,}1$	$0{,}55 \pm 0{,}03$	$1{,}01 \pm 0{,}03$
II: ∅ Trauma / ⊕ Kühlung						
prä-Kühlung	$342{,}2 \pm 43{,}6$	$5{,}0 \pm 0{,}4$	$24{,}8 \pm 4{,}2$	$143{,}9 \pm 68{,}9$	$0{,}59 \pm 0{,}03$	
20 min post-Kühlung	$354{,}3 \pm 18{,}0$	$5{,}3 \pm 0{,}2$	$19{,}8 \pm 1{,}6$	$217{,}9 \pm 80{,}9$	$0{,}54 \pm 0{,}05$	$1{,}09 \pm 0{,}04$
III: 1h post Trauma / ∅ Kühlung	$245{,}6 \pm 15{,}2$ [a]	$5{,}3 \pm 0{,}1$	$38{,}9 \pm 3{,}1$ [a]	$915{,}9 \pm 165{,}4$ [a]	$0{,}70 \pm 0{,}02$ [a]	$1{,}16 \pm 0{,}02$ [a]
IV: 1h post Trauma / ⊕ Kühlung						
prä-Kühlung	$325{,}6 \pm 26{,}6$	$5{,}4 \pm 0{,}2$	$41{,}4 \pm 3{,}5$ [a]	$554{,}1 \pm 199{,}8$ [a]	$0{,}73 \pm 0{,}04$	
20 min post-Kühlung	$393{,}9 \pm 34{,}8$	$4{,}9 \pm 0{,}3$ [b]	$15{,}4 \pm 2{,}3$ [b]	$683{,}1 \pm 246{,}3$ [a]	$0{,}66 \pm 0{,}06$ [b]	$1{,}13 \pm 0{,}03$ [a]
V: 24h post-Trauma/ ∅ Kühlung	$240{,}2 \pm 31{,}2$ [a]	$5{,}7 \pm 0{,}8$ [a]	$32{,}9 \pm 1{,}5$ [a]	$994{,}6 \pm 77{,}4$ [a]	$0{,}75 \pm 0{,}1$	$1{,}13 \pm 0{,}03$ [a]
VI: 24h post-Trauma/ ⊕ Kühlung (6h)	$422{,}9 \pm 22{,}6$ [c]	$5{,}7 \pm 0{,}3$ [a]	$39{,}6 \pm 5{,}3$ [a]	$461{,}56 \pm 188{,}1$ [c]	$0{,}65 \pm 0{,}04$ [c]	$1{,}11 \pm 0{,}02$

Mikrozirkulatorische Parameter und intramuskulärer Wassergehalt (Ödem) nach gWTS und Kryotherapie (KT) an der Ratte (Mittelwerte ± SEM).

[a] $p < 0{,}05$ vs. Gr. I (ANOVA); [b] $p < 0{,}05$ vs. prä Kühlung (paired t-test); [c] $p < 0{,}05$ vs. Gr. V (t-test).

19.11.99
9:45–11:45
Saal 7

erfolgte die Aufteilung in 6 Gruppen: I: ∅ Trauma / ∅ Kühlung (n=7); II: ∅ Trauma / ∅ Kühlung (n=6); III: 1,5h post Trauma / ∅ Kühlung (n=7); IV: 1,5 h post Trauma / ∅ Kühlung (für 20 min), (n=6); V: 24h post-Trauma/ ∅ Kühlung (n=7) bzw. VI: 24h post-Trauma/ ∅ Kühlung (für 6h post Trauma), (n=8). Die Quantifizierung der mikrovaskulären Parameter erfolgte bildanalytisch an Videoeinzelbildern. Am Ende jedes Experiments wurde beidseits der EDL-Muskel zur Bestimmung des Trocken-Feuchtgewichtes und des Ödemindexes (ÖI= verletzte u./o. gekühlte vs. unverletzte Seite) entnommen. Die Kühlung der Unterschenkelmuskulatur auf 10°C erfolgte in Anästhesie durch Superfusion des EDL-Muskels in Gr.: II und IV bzw. des linken Rattenhinterlaufes (perkutan) in Gr.: V mit gekühltem 0,9% NaCl induziert und durch eine subfasziale Temperatursonde kontrolliert. Messungen erfolgten basal (prä-Kühlung) und 20 min post-Kühlung an identischen Kapillarfeldern, Venolen und Arteriolen.

Resultate

In unverletzten Tieren führte die lokale Kühlung im Vergleich zu prä-Kühlung zu einer deutlichen Abnahme der Erythrozytenfließgeschwindigkeit (mm/s) in Kapillaren (0,23 vs. 0,14), Venolen (0,51 vs. 0,34) und Arteriolen (0,71 vs. 0,56). Beim gWTS kam es jedoch bereits 1.5h post Trauma zu einer Reduktion der FCD sowie zu einer massiven Zunahme der mikrovask. Permeabilität und der Leukozyten-Endothelzellinteraktion. Diese Trauma-induzierten Mikrozirkulationsstörungen konnten schon durch kurze lokale KT signifikant verbessert werden. 24h post Trauma fand sich ohne Kühlung eine weitere Zunahme der Mikrozirkulationsstörungen. Wurde jedoch während den ersten 6h post Trauma eine kontinuierliche perkutane KT durchgeführt, konnte eine signifikante Reduktion der Leakage und der mikrovaskulären Leukozytenadhärenz sowie eine Wiederherstellung der nutritiven Perfusion (FCD) 24 h nach gWTS beobachtet werden. Gleichzeitig zeigte der ÖI einen Trend zu niedrigeren Werten nach KT.

Diskussion

Lokale KT bewirkt eine Restitution der posttraumatisch gestörten Kapillarperfusion, eine Reduktion der Trauma-induzierten Entzündungsreaktion und, trotz reduzierter Erythrozytenfließgeschwindigkeit, eine signifikante Verbesserung der endothelialen Permeabilitätsstörung. Das sich die gewebsprotektiven und anti-inflammatorischen Effekte initialer Kühlung noch nach 24h nachweisen ließen, spricht für die KT als ein effektives und kausaltherapeutisches Versorgungskonzept zur Minimierung protrahiert auftretender nutritiv-metabolischer und inflammatorischer Mikrozirkulationsstörungen und Sekundärschäden beim gWTS.

Immunhistochemische Untersuchungen zur Wundkonditionierung mittels Vakuumversiegelungstechnik

M. Jakob (Leipzig), S. Lehmann, A. Tiemann, Ch. Josten

Vakuumversiegelung, offene Wundbehandlung, Wundkonditionierung

19.11.99

9:45–
11:45

Saal 7

Ziel

Anhand immunhistochemischer Untersuchungen sollte die Wirksamkeit der Vakuumversiegelungstechnik für die offene Wundbehandlung untersucht werden.

Einleitung

Die Vakuumversiegelungstechnik mit Polyvinylschaum und Unterdruckversiegelung stellt eine Alternative zur konventionellen offenen Wundbehandlung mit Hautersatzstoffen dar. Genaue immunhistochemische Untersuchungen zur Wirksamkeit stehen jedoch bislang aus.

Material und Methode

Es wurden unter sterilen intraoperativen Bedingungen mehrere Proben von 10 Patienten mit Vakuumversiegelungstechnik bei offenen Frakturen oder septischen Wunden bei der Erstversorgung sowie bei jeder weiteren planmäßigen Revision entnommen. Das Material wurde am Wundrand, 1 cm vom Wundrand sowie im Wundgrund gewonnnen. Die Biopsien wurden in PBS-Puffer mit Streptomycin und Penicillin gegeben, in flüssigen Stickstoff auf -196°C gefroren, in 6µm im Cryocart geschnitten und bei -20°C mit Methanol und Azeton fixiert. Es erfolgte die immunhistochemische Untersuchung auf Zellteilung, Fibroblasteneinsprossung, Epithel- und Endothelzellen (=Kapillareinsprossung), Makrophagen sowie eine Vimentinfärbung als Übersicht für mesenchymale Zellen. Als Kontrollgruppe dienten Proben von Patienten mit Hautersatztechniken.

Ergebnisse

Es zeigten sich in Abhängigkeit vom zeitlichen Stadium unterschiedliche Verläufe. Die Versiegelungstechnik bewirkte klinisch in sämtlichen Wunden eine deutliche makroskopische Reinigung mit frischem Granulationsgewebe. Die Mitoserate verdoppelte sich innerhalb der ersten 10 Tage über einen kontinuierlichen, gleichverteilten Anstieg. Die Fibroblasten waren vor allem am Wundrand lokalisiert und zeigten eine Vergrösserung der Oberfläche bis zum 10. Tag um den Faktor 2,4. Epithelzellen fanden sich grundsätzlich nur am Wundrand bei gleichbleibender Dichte. Bei den Endothelzellen fand sich bei gleichmäßiger Verteilung eine Oberflächenzunahme bis etwa zum 4. Tag um den Faktor 1,3 mit anschließendem langsamen Rückgang. Die

Zahl der Makrophagen stand in direktem Zusammenhang mit den jeweils vorliegenden klinischen Wundverhältnissen und nahm mit zunehmender Wundsäuberung individuell ab. Die mesenchymale Übersichtsfärbung mit Vimentin lies eine Zunahme der Zelloberfläche bis zum 15. Tag auf das 5-fache mit anschließendem kontinuierlichen Abfall erkennen. Die Ergebnisse lagen signifikant über denen der Kontrollgruppe mit Hautersatzstoffen.

Zusammenfassung

Die Vakuumversiegelungstechnik fördert sowohl die Wundreinigung als auch die Granulation. Dies geschieht im Vergleich zu konventionellen Methoden deutlich früher. Der Patientenkomfort ist dabei hoch, da u.a. die schmerzarmen Verbandswechsel nur alle 5-7 Tage erfolgen. Dadurch, sowie durch den luftdichten Abschluß ist die Gefahr einer Kontamination deutlich geringer. Die Vakuumversiegelungstechnik stellt somit eine kostengünstige und sichere Alternative zu den herkömmlichen Verfahren dar.

Der Effekt der hyperbaren Oxygenierung auf die normale und die gestörte Wundheilung im Wundmodell der Maus

J. Frank (Homburg), A. Toss, C.M. Muth, W. Mutschler

Hyperbare Oxygenierung, Wundheilung, Zytokine, Metalloproteinasen

Zielsetzung

Analyse der Wirkung der hyperbaren Oxygenierung (HBO) auf Epithelialisierung und Neovaskularisierung im Wundheilungsmodell mit und ohne verzögerter Heilung durch Makrophagenreduktion.

Problembeschreibung

Eine gestörte Gewebeperfusion und die dadurch bedingte Hypoxie ist ein entscheidender Faktor beim Auftreten von Wundheilungsstörungen (z.B. AVK, Diabetes mellitus, Dekubitus). Neben notwendigen prophylaktischen und therapeutischen Maßnahmen ist die hyperbare Oxygenierung (HBO) eine adjuvante Behandlung, die bei kritischen Perfusionsverhältnissen zur Heilung beitragen kann. Ungeklärt ist, welche weiteren Mechanismen in der Gewebsdegeneration und -regeneration beeinflußt werden. Es ist jedoch bekannt, daß Tumor Nekrose Faktor-alpha (TNF-α) im Gewebe durch HBO freigesetzt wird.

Material und Methode

Als Wundmodell verwendeten wir die Ohren homozygoter haarloser Mäuse (Vollhaut-
defekt, 2,5 mm Durchmesser, 0,125 mm Tiefe). Um die Heilung zu verzögern erfolgte
die Reduktion der Makrophagenpopulation durch intraperitoneale Vorbehandlung von
2 der insgesamt 4 Gruppen (n=10 pro Gruppe) mit iota-Carrageenan (MR-Gruppe). Bei
den beiden anderen Gruppen wurde lediglich die Trägersubstanz (0,9% NaCl) injiziert
(N-Gruppe). Jeweils eine N-Gruppe bzw. MR-Gruppe wurde nach Setzen der Wunde
mittels HBO (240 kPa, 90 Min., 1x pro Tag über 15 Tage) behandelt. Der Fortschritt von
Epithelialisierung und Neovaskularisierung wurde intravitalmikroskopisch untersucht
und die aufgezeichneten Videobilder planimetrisch ausgewertet. Zusätzlich erfolgten
spezifische immunhistochemische Färbungen zum Nachweis von TNF-α, Matrix-
Metalloproteinasen (MMP's) und ein Gewebeinhibitor der Metalloproteinase 1 (TIMP-
1), die in der Wundheilung von Bedeutung sind.

Ergebnisse

Die HBO behandelten Wunden zeigten sowohl bei der Epithelialisierung (14,1 ± 0,4)
als auch Neovaskularisierung (15,3 ± 0,5) einen schnelleren Heilungsabschluß im Vergleich zur Kontrollgruppe (16,8 ± 0,1 bzw. 17,6 ± 0,2, p <0.05). Der Wundverschluß in
der MR-Gruppe war signifikant verzögert (20,4 ± 0,3) und normal bei zusätzlicher
HBO-Behandlung (17,1 ± 0,2).

Schlußfolgerungen

Diese Untersuchungen zeigen, daß durch eine hyperbare Oxygenierung die negati-
ven Effekte der Makrophagenreduktion (z.B. reduzierte TNF-α Freisetzung) auf die
Wundheilung kompensiert werden und damit im standardisierten Wundmodell eine
Heilungsverbesserung meßbar ist.

Die Bedeutung des Prostaglandin E2 bei der chronischen Osteitis

M. Jakob (Leipzig), Ch. Josten, G. Muhr

Prostaglandin E2, Osteitis, Immunantwort, Knochenresorption

Einleitung /Ziel

Prostaglandin E2 (PGE2) ist als multifaktorieller Entzündungsmediator bekannt. Bei
der chronischen Osteitis konnten bislang lediglich erhöhte Serum-Spiegel nachgewie-

19.11.99

9:45–
11:45

Saal 7

sen werden. Ziel der Studie war es, die PGE2-Sekretion aus infiziertem Knochen zu bestimmen und mit dem praeoperativen CRP-Wert (C-reaktives Protein) sowie mit dem Alter zu korrelieren.

Material und Methode

Es wurden 30 Spongiosaproben intraoperativ entnommen. 15 stammten von Osteitis-Patienten mit Sequestrektomien, 15 von einer gesunden Kontrollgruppe. Jede Probe wurde nach einem festgelegten Versuchsablauf gewaschen, gewogen und inkubiert. Anschließend wurde die PGE2-Freisetzung in einen standardisierten Puffer nach 2 und 4 Stunden Inkubation bestimmt und die erhaltenen Ergebnisse auf ein Gramm inkubiertes Knochengewebe übertragen. Patienten- und Kontroll-Gruppe wurden einander gegenübergestellt. Außerdem wurden die einzelnen PGE2-Werte gegenüber dem praeoperativen CRP-Wert sowie dem Alter aufgetragen, um einen eventuellen klinischen Bezugsparameter zu ermitteln.

Ergebnisse

Nach 2 Stunden Inkubation fand sich im Osteitis-Kollektiv eine durchschnittliche PGE2-Konzentration von 78,86 pg/g Knochen im Vergleich zu 31,86 pg/g Knochen in der Normalgruppe. Nach 4 Stunden wurden mittlere Konzentrationen von 310,65 pg/g Knochen im Osteitis-Kollektiv und 78,12 pg/g Knochen im Kontroll-Kollektiv gemessen. Diese Ergebnisse sind im student's t-test hochsignifikant (p<0.0001). Der durchschnittliche praeoperative CRP-Wert des Osteitis-Kollektivs betrug 17,25 mg/dl, der der Kontrollgruppe 0,88 mg/dl (Norm <0,5 mg/dl). Die prozentuale Anpassung des praeoperativen CRP zu der jeweils bestimmten PGE2-Konzentration betrug im Osteitis-Kollektiv 94%, in der Kontrollgruppe 32%. Dies entspricht einem Korrelationskoeffizienten von 0,97 in der Osteitis- und 0,34 in der Kontrollgruppe. Eine Altersabhängigkeit der PGE2-Freisetzung ließ sich in keiner der beiden Gruppen nachweisen.

Diskussion

Prostaglandine -insbesondere PGE2- spielen eine bedeutende Rolle bei der chronischen Osteitis. Unsere Spongiosaproben aus Resorptionszonen zeigten bis zu 4,5-fache Erhöhungen gegenüber der Kontrollgruppe. PGE2 ist im Rahmen der Immunantwort mit an der Unterhaltung der chronischen Osteitis inklusive der Folgen der Resorption und Sequestrierung beteiligt.

<table>
<tr><td>Freitag, 19. Nov.　　　9:45 – 11:45　　Saal 14.2</td><td>19.11.99</td></tr>
<tr><td>Prophylaxe und Therapie von Fehlheilungen

Sektion Kindertraumatologie der DGU</td><td>9:45–
11:45

Saal 14.2</td></tr>
</table>

Ergebnisse der minimalinvasiven Therapie kindlicher Unterarmfrakturen mit dem Prévotstift

S. Liegel (Köln), A. Jubel, K. Tsironis, K.E. Rehm

Prévot-Stift, minimalinvasiv, Kind, Unterarmfraktur

Das Ziel dieser retrospektiven Auswertung der Patientendaten mit Nachuntersuchung war eine Kontrolle des Operationsergebnisses hinsichtlich Funktion der Extremität und Zufriedenheit der Patienten.

In einem Zeitraum von drei Jahren wurden bei 14 Kindern insgesamt 24 Frakturen mit der elastischen Markraumschienung stabilisiert. Es handelte sich um 2 Mädchen und 12 Jungen im Alter von 5 bis 14 Jahren. Das mittlere Alter bertrug 8,5 Jahre. Bei 9 Patienten lag eine geschlossene, bei einem Patienten eine offene Unterarmschaftfraktur vor. Zwei Patienten hatten eine dislozierte metaphysäre distale Radiusfrakuur und jeweils ein Patient eine isolierte proximale Radiusfraktur und eine isolierte Ulnafraktur. Achtmal war der linke, sechsmal der rechte Arm betroffen. Die Indikation zur Operation wurde bei vier Patienten aufgrund eines Polytraumas gestellt. Bei vier Patienten lag eine sekundäre Dislokation vor. Bei sechs Kindern wurde die Fraktur aufgrund einer primär instabilen Fraktursituation gestellt. Bei 19 Frakturen gelang die geschlossene Reposition. In allen Fällen wurde für jeweils einen Unterarmknochen ein Prévotstift verwendet. Alle 11 Ulnafrakturen wurden von proximal nach distal, d.h. absteigend geschient, während 9 von 13 Radiusfrakturen aufsteigend stabilisiert wurden. Eine postoperative Imobilisation erfolgte nicht. Alle Wunden heilten primär. Eine Pseudarthrose wurde nicht beobachtet. Die Metallentfernung wurde im Mittel nach 4 Monaten durchgeführt. Eine Refraktur trat bei keinem der Kinder auf. 6 bis 36 Monate nach der Operation konnten 11 Kinder nachuntersucht werden. Ein Patient beklagte noch gelegentliche Schmerzen beim Volleyballspiel. Fehlstellungen der Unterarme waren bei keinem Kind nachweisbar. Eine Einschränkung der Armfunktion lag bei keinem der Kinder vor. Alle Kinder und Eltern waren mit dem Operationsergebnis zufrieden.

19.11.99

**9:45–
11:45**

Saal 14.2

Prophylaxe posttraumatischer Achsabweichungen bei kindlichen Unterarmfrakturen durch elastische Markraumschienung

M.P. Hahn (Bochum), B. Clasbrummel, A. Pommer, G. Muhr

Kindliche Unterarmfraktur, posttraumatische Achsabweichung, prophylaktische intramedulläre Schienung

Ziel

Sicheres Verhindern einer funktionellen Beeinträchtigung durch posttraumatische Achsabweichungen nach kindlichen Unterarmfrakturen.

Einleitung

Im Vorschulalter können bei distalen Unterarmfrakturen Fehlstellungen von bis zu 50° in der Frontal- und Sagittal-Ebene im Verlauf des weiteren Wachstums spontan korrigiert werden. Dislokationen im mittleren und proximalen Drittel des Unterarms müssen jedoch zur Prophylaxe bleibender Funktionseinschränkungen optimal reponiert und retiniert werden.

Material und Methode

Im Rahmen einer offenen prospektiven Studie wurden vom 01.01.1994 bis zum 31.12.1995 20 Patienten (8 Mädchen, 12 Jungen) mit instabiler Unterarmfraktur durch elastische Markraumschienung versorgt. Das Durchschnittsalter betrug 10,8 Jahre (6-14) Bei allen Kindern fanden sich geschlossene Frakturen von Ulna und Radius. Bei neun Patienten (45 %) war primär eine konservativ-immobilisierende Therapie eingeleitet worden, bevor die Kinder nach Redislokation der Fraktur zur operativen Versorgung eingewiesen wurden. Bei einem von ihnen waren zwischenzeitlich zwei weitere Repositionsversuche unternommen worden. Ein Mädchen hatte sechs Wochen nach konservativ behandeltem Unterarmbruch eine Refraktur erlitten. Bei den übrigen 10 Kindern wurde die Operationsindikation primär gestellt. Die durchschnittliche Operationszeit betrug 33,5 Minuten. 15 Patienten wurden postoperativ für zwei bis drei Wochen im Gips immobilisiert, die übrigen fünf Patienten wurden gipsfrei funktionell nachbehandelt.

Bei der geplanten Nachuntersuchung jeweils 2 Jahre nach Unfall waren 16 Kinder beschwerdefrei und ohne meßbare Bewegungseinschränkung der angrenzenden Gelenke. Zwei Mädchen wiesen endgradige Einschränkungen der Supination von 10° auf, zwei Jungen gaben wetterabhängige geringe Restbeschwerden an, einer von ihnen wies noch ein Kraftdefizit und eine deutliche Minderung des Muskelumfangs auf. In der radiologischen Auswertung wurde bei keinem der Patienten ein Achsenfehler von mehr als 5° festgestellt.Im Gegensatz dazu fand sich bei der Nachuntersuchung von 102 Kindern, die zwischen 1985 und 1992 konservativ behandelt wurden, bei 6 Kindern (5,9%) eine signifikante Einschränkung der Unterarmrotation (>25°)

durch posttraumatische Achsabweichungen. Diese traten bei 2 von 4 Patienten mit proximal lokalisierter Fraktur, jedoch nur bei ebenfalls 2 von 68 Kindern (2,9 %) mit distal gelegener Fraktur auf.

Schlußfolgerung

Durch die prophylaktische intramedulläre Schienung können kindliche Unterarmbrüche im mittleren und proximalen Schaftdrittel vor einer posttraumatischen Achsabweichung mit dauernder Funktionseinschränkung geschützt werden. Wiederholte Repositionsmanöver und aufwendige Korrekturosteotomien können mit dieser schonenden Behandlungsmethode sicher vermieden werden.

Die elastisch-stabile Markraumschienung als minimalinvasives Verfahren zur Stabilisierung kindlicher Unterarmfrakturen

R. Letsch (Berlin), G. Heinz, T. Köchy

Darstellung von Indikation, Technik und Ergebnissen der elastisch-stabilen Markraumschienung bei Problemfrakturen des kindlichen Unterarmes

Kindliche Unterarmfrakturen, die sich nicht reponieren bzw. retinieren lassen, stellen ein Problem dar. Die bisher übliche Stabilisierung mittels Plattenosteosynthese ist mit zahlreichen Nachteilen behaftet. Als neue minimalinvasive Technik setzt sich die elastisch-stabile Markraumschienung zunehmend durch.

Von 7/95 bis 12/98 wurden 42 Unterarmfrakturen bei 40 Kindern und Jugendlichen durch ECMES-Nägel im Rahmen einer prospektiven Studie stabilisiert. 31 Patienten mit 32 Frakturen wurden nachuntersucht. Perioperative Komplikationen fanden sich nur in Einzelfällen: Ein oberflächlicher Wundinfekt, eine Nagelwanderung mit drohender Hautperforation und eine passagere Hypästhesie des Daumens. Eine Refraktur entstand im Rahmen eines erneuten adäquaten Traumas. Die Metallentfernung erfolgte nach durchschnittlich 16 Wochen. Bei der Nachuntersuchung nach durchschnittlich 80 Wochen klagte nur ein Kind über rezidivierende Schmerzen im Unterarm, bei zwei weiteren wurden geringe Einschränkungen der Umwendbewegung beobachtet. Alle übrigen Patienten waren beschwerdefrei, die Frakturen achsengerecht knöchern durchbaut, der Arm voll funktionsfähig. Die postoperative Schmerzphase, Behandlungsdauer und Schulunfähigkeit waren sehr kurz.

Die intramedulläre Stabilisierung stellt ein sicheres, komplikationsarmes und kindgerechtes Verfahren zur operativen Behandlung von kindlichen Unterarm-Problemfrakturen dar.

19.11.99

9:45–
11:45

Saal 14.2

<table>
<tr><td>

19.11.99

**9:45–
11:45**

Saal 14.2

</td><td>

Komplikationen bei der elastisch-stabilen Markraumschienung langer Röhrenknochen im Kindesalter – Therapie und Prophylaxe

P. Schmittenbecher (Regensburg), W. Linhart, H.-G. Dietz, T. Slango

</td></tr>
</table>

Evaluation der Komplikationen einer zunehmend verbreiteten Operationsmethode im Kindesalter. Darstellung der therapeutischen Konsequenzen und der Prophylaxe.

Die intramedulläre Schienung (elastische Markraumschienung Nancy) hat sich zum Standardverfahren bei den instabilen Schaftfrakturen im Kindesalter entwickelt. Dies erfordert eine exakte Evaluation der Komplikationen an einem großen Kollektiv, um einer unkritischen Anwendung vorzubeugen.

Die Auswertung beinhaltet 526 operierte Kinder. Die Frakturen verteilten sich auf den Oberarm zu 11,4%, den Unterarm zu 32,1%, den Oberschenkel zu 1,8% und den Unterschenkel zu 14,7%. Erfaßt wurden Weichteilirritationen, Nervenläsionen, Achsenfehlstellungen > 5° und technische Fehler anhand der kontinuierlichen Dokumentation der Frakturen. Klinische Nachkontrollen erfolgten 1994, 1996 und 1998. Bei 16 Patienten bestand eine Reizung der Weichteile an der Nageleinschlagstelle (3%), 8x war eine sekundäre Kürzung erforderlich. Es fanden sich 3 Wundinfekte und 2 Kniegelenksergüsse. Eine Osteomyelitis bei einer I° offenen Unterarmfraktur mußte sequestrektomiert und mittels Spaninterposition stabilisert werden. 7 Nervenläsionen betrafen den R. superficialis n. radialis (5x) und den N. peroneus (1x), immer mit vollständiger Restitution, sowie den R. profundus n. radialis (1x) bei einer deszendierenden Radiusschienung, der sich nach Reanastomosierung vollständig erholte. 21 Kinder zeigten postoperativ einen Achsenfehler > 5° (4%). 2 Korrekturen stehen 3 nicht korrekturbedürftigen, behinderten und nicht gehfähigen Patienten gegenüber, alle anderen Fehlstellungen korrigierten sich bis zur radiologischen Nachkontrolle. Bei 22 Patienten war die Osteosynthese primär nicht übungsstabil oder es kam zur Nagellockerung, sodaß längere Entlastung oder ergänzende Ruhigstellung erforderlich wurden (4,2%). Insgesamt war in 2,6% ein 2. Eingriff notwendig.

Entscheidend ist die Prophylaxe: sorgfältige Bedeckung der Schienenenden, Darstellung des Radialisastes bei der Radiusschienung und exakte Planung von Schienenstärke, Implantationsstelle und Verankerung zur Vermeidung von Instabilitäten.

Kallusdistraktion anstelle der Knochentransplantation zur Korrektur von Achse und Länge der Unterarmknochen im Wachstumsalter

T. Gausepohl (Köln), D. Pennig, K. Mader

Das Minderwachstum eines der beiden Unterarmknochen beeinträchtigt die Funktion von Hand und oberer Extremität. Der nicht betroffene Unterarmknochen zeigt bei Patienten im Wachstumsalter häufig eine Achsabweichung. Die operative Korrektur zielt auf die Wiederherstellung der normalen Längen- und Achsverhältnisse ab.

Wir haben bei acht Patienten im Alter von 2–16 Jahren elfmal Korrekturen von Achse und Länge durch Kallusdistraktion durchgeführt. Siebenmal waren kongenitale und viermal posttraumatische Veränderungen die Ursache. Zweimal wurde der Radius verlängert, neunmal die Ulna. Die Distraktionsstrecken lagen zwischen 2,2 und 3,8 cm, die zu korrigierenden Winkel zwischen 0 und 32°. In zehn von elf Fällen wurde nur der betroffene Knochen verlängert, in einem Fall war bei einem 16jährigen Jungen zusätzlich eine Korrekturosteotomie des Radius mit Plattenosteosynthese erforderlich. Sämtliche Kallusdistraktionen wurden bis zur geplanten Distraktionslänge durchgeführt, die Behandlungszeit lag zwischen 6 und 12 Wochen. Interventionspflichtige Pininfekte wurden nicht beobachtet.

Die Wiederherstellung von Länge und Achse des betroffenen Unterarmknochens durch Kallusdistraktion führt im Wachstumsalter unter 10 Jahren regelhaft zu einer Spontankorrektur des nicht verkürzten aber achsfehlgestellten anderen Unterarmknochens. Bei älteren Adoleszenten kann diese spontane Korrektur des primär nicht betroffenen Unterarmknochens nicht erwartet werden und eine Korrekturosteotomie ist anzuraten.

Die Kallusdistraktion mittels Fixateur externe erlaubt die Wiederherstellung der radio-ulnaren-Kongruenz sowohl bei posttraumatischen als auch bei kongenitalen Verkürzungen der Unterarmknochen.

<table>
<tr><td>Freitag, 19. Nov.</td><td>9:45 – 11:45</td><td>Saal 15.2</td><td>19.11.99</td></tr>
<tr><td colspan="3">Komplikationsmanagement (I) Erfassung /
Komplikationen allg. / heterotope Ossifikationen</td><td>9:45–
11:45

Saal 15.2</td></tr>
</table>

Frühkomplikationen in der Orthopädie/Unfallchirurgie: Nomenklatur, Klassifikation und prospektive Erfassung

M. Clauss (Heidelberg), K.-L. Kämer, V. Ewerbeck

Entwicklung und Etablierung eines standardisierten Monitoringinstrumentes für prospektive Erfassung und Klassifikation von Frühkomplikationen in Unfallchirurgie/ Orthopädie auf der Basis einer standardisierten Nomenklatur. Komplikationen sind potentielle Bestandteile jeder medizinischen Leistung und wichtige Maßgrößen für die medizinische Ergebnisqualität. Der Vergleich von Komplikationen bestimmter Operationsmethoden in der Literatur zeigt hohe Schwankungen. Die Diskrepanzen der Zahlenangaben haben folgende Ursachen: Mangelnde Standardisierung der Nomenklatur und Klassifikation, mangelnde Strukturgleichheit bei der Zusammensetzung und Angabe von Patientengruppen mit Komplikationen, mangelhafte Standards bei der Dokumentation und Datenerfassung sowie mangelnde Qualitätsmanagementkultur.

Material und Methode

In der Medline wurden für den Zeitraum 1983 systematische Recherchen über Definition von Komplikationen, Komplikationsdiagnosen sowie Klassifikationen über Komplikationen und Publikationen mit Sammelstatistiken über Komplikationen durchgeführt. Hiernach wurde ein Katalog und eine Nomenklatur für Komplikationsbegriffe erstellt. Auf der Grundlage dieser Nomenklatur wurde eine Komplikationsklassifikation in Anlehnung an Clavien et al. 1992 entwickelt. Der Komplikationsdiagnosenkatalog wurde konsentiert und ist für unsere Klinik verbindlich. Seit 1.1.1997 werden alle Frühkomplikationen aller stationären Patienten prospektiv mittels einer in die Standardsoftware der Klinik implementierten Software durch die Ärzteschaft erfaßt und die Angaben vom Bereich Qualitätsmanagement der Klinik durch Hinzuziehen anderer Datenbanken kontrolliert, korrigiert, ergänzt und klassifiziert.

Ergebnisse

Die in der Literatur gemachten Angaben über Definitionen von Komplikationsdiagnosen und Komplikationsraten sind heterogen. Komplikationsraten in Sammelstatistiken schwanken zwischen 2,5 und 33%. Die Komplikationsrate in unserer Klinik betrug 11,1 %. Aufgrund von Komplikationen wurden 4,95% aller stationär behandelten Patienten reoperiert. Wundinfektionen stellten hierbei die häufigste Komplikation dar mit 3,1%. Die Vereinheitlichung der Nomenklatur und Klassifikation führt zur besseren Vergleichbarkeit der Daten. Getroffene Maßnahmen auf der Basis des detaillierten Zahlenmaterials konnten die Komplikationsrate 1998 im Vergleich zum Vorjahr um fast 3% und die Reoperationsrate um 0,8% senken.

Eine prospektive Erfassung von Komplikationen mit standardisierter Nomenklatur und Klassifikation führt zu valideren und vor allem vergleichbaren Zahlen. Ein Benchmark für Komplikationsquoten zielt auf Prävention und Senkung von Komplikationen und Kosten.

Patientenbegleitende Komplikationserfassung – Konzept, Probleme und Ergebnisse

K. Kundel (Augsburg), G. Peyerl, E. Kraus

Komplikationserfassung, Qualitätssicherung

19.11.99

9:45–
11:45

Saal 15.2

Zielsetzung

Eine möglichst komplette und korrekte Erfassung von Behandlungszwischenfällen stellt eine Grundlage jeglicher Qualitätskontrolle dar, ist aber weder durch externe noch durch retrospektive Qualitätssicherung (hohe Dunkelziffer!) zu erreichen.

Material und Methode

An unserer Abteilung für Unfall- und Wiederherstellungschirurgie erfassen wir daher seit 1.1.95 die Komplikationen prospektiv. Als entscheidendes Werkzeug hat sich dabei die in der Kitteltasche der Komplikationsbeauftragten (2 Oberärzte der Abteilung) mitgeführte Liste herausgestellt, in der Komplikationen sofort bei ihrer Manifestation festgehalten werden, um sie anschließend in eine PC-Datenbank zu übertragen. Der weitere Verlauf aller erfaßten Zwischenfälle wird im Rahmen einer monatlichen Komplikationsbesprechung mit den zuständigen Operateuren diskutiert und dokumentiert. Jeder Fall wird erst abgeschlossen, wenn eine definitive Aussage über den Ausgang vorliegt.

Ergebnisse

Das Verfahren liefert:
- durchschnittlich 4-mal höhere Komplikationszahlen wie die vor 1995 praktizierte retrospektive Erfassung
- jederzeit aktuelle Komplikationsraten, aufschlüsselbar nach Operateuren, Eingriffen oder Eingriffsgruppen
- Daten über die Komplikations-Entwicklung in der eigenen Abteilung mit der Möglichkeit, frühzeitig gegenzusteuern
- die Grundlage für Vergleiche zwischen einzelnen Kliniken (Qualitätssicherung)
- eine Vergleichsmöglichkeit alternativer Op-Verfahren (z.B. zementierte versus zementfreie TEP) bezüglich ihrer Komplikationsträchtigkeit und
- eine wirklichkeitsnahe Einschätzung des Risikos einzelner Behandlungsmethoden als Grundlage des Aufklärungsgesprächs mit dem Patienten.

Die theoretischen und praktischen Probleme bei diesem Verfahren werden diskutiert und die Ergebnisse der letzten 4 Jahre mit 1167 Komplikationen bei 14834 Eingriffen vorgestellt.

19.11.99

**9:45–
11:45**

Saal 15.2

C-reaktives Protein als prädiktiver Parameter zur Erkennung von Komplikationen nach Eingriffen der Unfall- und Wiederherstellungschirurgie

D. Rüttinger (Murnau), O. Gonschorek, G. Hofmann, V. Bühren

Erstellung von Normkurvenverläufen der Serumkonzentrationen von C-reaktivern Protein nach Eingriffen in der Unfall- und Wiederherstellungschirurgie. Abgrenzung von Verläufen und Konzentrationen bei Auftreten von Komplikationen.

Problemstellung

Akutphasenproteine stellen bekanntermaßen einen sensitiven Indikator für das Auftreten von Infektionen dar. Die Bestimmung der CRP-Konzentrationen in sero erfolgt heute routinemäßig und dient insbesondere in der Allgemeinchirurgie als Verlaufsparameter zur frühzeitigen Erkennung von Komplikationen. Je nach Art und Dauer des Eingriffes werden jedoch äußerst unterschiedliche Verläufe und Konzentrationen beobachtet. Bei unfallchirurgischen Operationen werden die postoperativen CRP-Verläufe zusätzlich von Auswirkungen des initialen Traumas überlagert. Um CRP-Werte einordnen zu können, muß die normale Kinetik der postoperativen Serumkonzentrationen bekannt sein.

Material und Methode

Um charakteristische Verläufe bei verschiedenen Eingriffen darstellen zu können, wurden von Januar 1998 bis Januar 1999 bei 142 Patienten prä- und postoperativ neben den klassischen Entzündungsparametern CRP-Konzentrationen in sero bestimmt. Bei diesen Patienten wurden elektive Eingriffe der Wiederherstellungschirurgie (Gruppe A: Marknagelarthrodesen des OSG, n=34, B: Schraubenarthrodesen des USG, n=38, C: Kniegelenksprothesen, n=31) bzw. planbare unfallchirurgische Operationen (D: Plattenosteosynthesen bei Calcaneusfrakturen, wobei das eigentliche Trauma mindestens 5 Tage zurücklag, n=32) vorgenommen. 7 Patienten, bei denen eine Komplikation beobachtet wurde, dienten als Vergleichskollektiv (E). Angegeben sind Mittelwerte ± Standardfehler, signifikante Unterschiede wurden bei p<0,05 angenommen (Kraskall-Wallis-Test, Student-Newman-Keul-Test).

Ergebnisse

Bei komplikationslosen Verläufen zeigten die CRP-Konzentrationen bei allen Gruppen eine vergleichbare Kinetik: Der Peak wurde stets am 2. bzw. 3. Tag erreicht, nach Knie-TEP-Implantationen wurden signifikant höhere Werte als nach anderen Eingriffen bestimmt (A 6,1±1,6 mg/dI, B 5,7±0,8 mg/dI, C 11,3±0,8 mg/dI, D 5,1±0,9 mg/dI). Am 6./7. Tag waren die Werte in allen Gruppen mit Ausnahme der Gruppe C wieder im Normbereich (A 1,7±0,3 mg/dI, B 2,7±0,5 mg/dI, C 8,6±1,3 mg/dI, D 2,0±0,6 mg/dI). Bei Auftreten von Komplikationen wurden bereits am 2./3. Tag signifikant erhöhte

CRP-Konzentrationen gemessen (21,4±1,8 mg/dI, p<0,001), der Peak trat erst um den 6./7. Tag auf (27,5±2,5 mg/dI).

CRP als Verlaufsparameter nach Eingriffen in der Unfallchirurgie zeigt eine hohe Sensitivität für die Entwicklung von Komplikationen. Bei massiver Erhöhung bzw. bei Vorliegen einer Peakverschiebung kann das CRP als Entscheidungshilfe für die Indikation zur Revision dienen. Voraussetzung ist jedoch die Kenntnis der differenzierten Normverläufe bei verschiedenen Eingriffen, wie in der vorliegenden Arbeit dargestellt.

19.11.99
9:45–
11:45
Saal 15.2

Beeinflussung der Weichteilschwellung nach Osteosynthese von Sprunggelenksfrakturen

T. Mittlmeier (Berlin), V. Heppert, M. Koschnik, W. Hopfenmüller,
Th. Lowatscheff, P. Horst, W. Mutschler

Ziel der prospektiv, randomisierten Multizenterstudie war es, drei Standardtechniken zur Verminderung der postoperativen Weichteilschwellung nach Osteosynthese von Frakturen des oberen Sprunggelenkes hinsichtlich ihrer Effizienz zu vergleichen.

Posttraumatische und postoperative Weichteilschwellungen beeinträchtigen die regionale Mikrozirkulation und sind für eine Reihe von Komplikationen (z.B. Wundheilungsstörungen, Infekt, Nekrose, venöse Abflußstörungen) mitverantwortlich. Es existiert eine Vielzahl von Behandlungskonzepten meist auch in Kombination medikamentöser und physikalischer Maßnahmen zur Minderung der posttraumatischen Weichteilschwellung, wobei zahlreiche Verfahren auf Tradition und Empirie fußen und kaum kontrollierte Studien zur Überprüfung der jeweiligen Wirksamkeit vorliegen.

In einer Multizenterstudie (3 Universitätskliniken, 1 BG, 1 städt. Klinik der Maximalversorgung) konnten während des Zeitraumes von Mai 1997 bis Mai 1998 insgesamt 134 Patienten mit isolierter unilateraler Sprunggelenksfraktur mit OP Indikation in eine prospektive Studie eingeschlossen werden. Patienten mit ödembildenden Erkrankungen oder Mehrfachverletzte wurden ausgeschlossen. Es wurden keine antiphlogistischen oder diuretischen Medikamente während des Studienzeitraumes verabreicht. Die Zuweisung zu einer der 3 untersuchten Verfahren (1) alleinige Hochlagerung der verletzten Extremität auf der Braunschen Schiene (2) Hochlagerung wie bei (1) und Intervallkryotherapie mit dreimaligem täglichem Wechsel der Kälteaggregate und (3) Applikation der intermittierenden Impulskompression erfolgte randomisiert. Zu definierten Zeitpunkten wurde über einen 5tägigen Zeitraum postoperativ der Umfang der verletzten Extremität an 3 Meßorten (Knöchel, Fußwurzel über Kahnbein, Vorfußballen) erfaßt und mit der unverletzten Extremität verglichen.

Alle drei Verfahren führten zu einer signifikanten Abnahme der Weichteilschwellung an allen 3 Meßorten während des Beobachtungszeitraums (Friedman Test, p<0,00 1). Während jedoch die Abschwellung bei alleiniger Hochlagerung sich nicht signifikant von der kombinierten Hochlagerung und Eisapplikation unterschied

(Kruskal Test und MannTest, 0,39<p<0,87), erwies sich der Gebrauch des Aals signifikant effizienter hinsichtlich der Ödemreduktion als beide anderen Verfahren (Kruskal und MannTest, 0,001 <p<0,05). Die Abschwellung am 5. Tag postoperativ lag je nach Meßort zwischen 76% und 290% höher als bei den beiden anderen Verfahren. Ein linearer Zusammenhang zwischen der mittleren Applikationsdauer der intermittierenden Impulskompression und der Abschwellung war nicht nachzuweisen. Zentrumseffekte konnten statistisch ausgeschlossen werden (KruskalWallis Test). Die intermittierende Impulskompression erwies sich als das effektivste Verfahren unter den drei untersuchten Techniken zur Verringerung der postoperativen Weichteilschwellung an Fuß und Sprunggelenk und bildet somit einen wesentlichen Baustein zur Prophylaxe postoperativer Komplikationen.

Sympathische Reflexdystrophie (M. Sudeck) nach distaler Radiusfraktur

M. Schürmann (München), G. Gradl, J. Zaspel, I. Wizgall, M. Tutic

Sympathische Reflexdystrophie, complex regional pain syndrome type I, radial fracture

Die Sympathische Reflexdystrophie (SRD) stellt für den Unfallchirurgen ein nach wie vor ungelöstes Problem dar. Gerade die Verletzungen an der oberen Extremität sind häufig Auslöser dieser Erkrankung und können zu einem langdauernden Funktionsverlust des Armes führen. In einer prospektiven Untersuchung an Patienten mit distalen Radiusfrakturen wurde die Inzidenz dieser Komplikation in Abhängigkeit von Verletzungsschwere und Behandlungsart untersucht. Darüberhinaus wurde mit einem neu entwickelten Laser-Doppler kontrollierten Sympathikusprovokations-Test im posttraumatischen Verlauf die Funktion des peripheren Sympathikus bestimmt. Die Patienten wurden unabhängig von der Behandlung nach 2 Wochen, 8 Wochen und 16 Wochen posttraumatisch untersucht. Neben den Behandlungsdaten und seitenvergleichenden Röntgenbildern, wurde im Rahmen der Kontrolluntersuchungen eine detaillierte Dokumentation des klinischen Befundes mit Ödemmessungen, Thermokameraaufnahmen der Hände, Handkrafttestung usw. durchgeführt. 105 Patienten mit Radiusfraktur konnten in den Jahren 1997/1998 in die Studie eingeschlossen werden. Die Frakturtypen verteilten sich auf AO Typ A 45%, Typ B 20 % und Typ C 35 %. Eine rein konservative Behandlung mit Gipsverband erfolgte in 24 %, eine Spickdrahtosteosynthese in 26 %, eine Plattenosteosynthese in 13 % (10 x palmar, 4 x dorsal) und eine Behandlung mit Fixateur ext. in 37 % der Fälle. Die Entwicklung einer manifesten sympathischen Reflexdystrophie wurde bei 10 Patienten (9,5%) beobachtet. Borderline-Fälle mit inkompletter oder passagerer SRD-Symptomatik waren 8 Patienten (7,6%). Bei 65 % der SRD-Patienten konnte eine sympathische Dysregulation im Laser-Doppler Test nachgewiesen werden. Diese zeigte sich in der Regel bereits bei der 2 Wochen-Untersuchung. Von den asymptomatischen Patienten hatten lediglich 16 % im Behandlungsverlauf eine pathologische sympathische Reaktivität. Hinweise für eine positive Korrelation der SRD-Inzidenz mit der Verletzungsschwere, mit häufigen

Repositionsmanövern, Therapiewechseln oder sekundären Dislokationen konnten statistisch nicht nachgewiesen werden. Auffällig war das Vorliegen der SRD-Symptom-Trias bei den erkrankten Patienten zu über 90 % bereits bei der 2 Wochen-Untersuchung. Trotzdem war eine Differenzierung zwischen SRD-Patienten und Patienten mit normaler Frakturheilung meist erst nach 8 bzw. 16 Wochen möglich, da vorher auch Patienten mit unkompliziertem Heilverlauf z.T. einzelne SRD-Symptome aufwiesen (Ödem, Störung der Motorik, Spontanschmerz, Allodynie, Hyperpathie). Zur Früh-diagnose der SRD erscheint gerade bei posttraumatischen Patienten die Kombination der klinischen Untersuchung mit einem apparativen Sympathikusfunktionstest emp-fehlenswert.

19.11.99
9:45–
11:45
Saal 15.2

Managementfehler traumatischer Gefäßläsionen und deren Auswirkungen auf das Outcome der Patienten

R. A. Laun (Berlin), D. Stengel, D. Richter, A. Ekkernkamp

Die Fehleranalyse anhand von 9 Kasuistiken zeigt, daß ein Überschreiten der Warm-ischämietoleranz durch eine lange präklinische Phase, diagnostische Lücken und spätes Eintreffen der Verletzten im Zentrum zu schlechten Ergebnissen führt.

Traumatische Gefäßläsionen großer stammnaher Arterien und Frakturen mit schwe-rem Weichteilschaden bei Mehrfachverletzten oder polytraumatisierten Patienten ob-liegen einem hohen Versorgungsanspruch. Auch in großen Traumazentren liegen die Zahlen von Extremitätenausrissen nicht über 1 bis 2 per anno. Innerhalb von 8 Mona-ten wurden 9 Patienten im Alter zwischen 17 und 44 Jahren mit einem traumatischen Abriß großer stammnaher Arterien der oberen bzw. unteren Extremitäten ausgepräg-ter Weichteilavulsion sowie begleitenden knöchernen Verletzung oder Abtrennungen großer Gliedmaßen bei Polytraumaverletzungen behandelt. Allen diesen Verletzungen lagen Verkehrsunfälle zugrunde, 8 von 9 Patienten wurden in anderen Kliniken erst-versorgt, wobei die Zeitspanne zwischen Unfallereignis und Eintreffen in der hiesigen Klinik 4 bis 14 Stunden betrug. 7 Patienten wiesen bereits beim Eintreffen im Zentrum ischämiebedingte Kompartmentsyndrome der betroffenen Extremitäten auf. Das Mana-gement bestand in vitaler Schockbekämpfung und simultaner Durchführung der Lokalisationsdiagnostik des Gefäßschadens, Spiralkontrastmittel-CT sowie sofortiger operativer Versorgung mit initialer Revaskularisation der betroffenen Extremität durch temporären intraluminalen Shunt bzw. Rekonstruktion durch Venen- oder Kunststoff-interponat, großzügiger Kompartmentspaltung sowie Transfixation der Extremität. Nach jeweils 10- bis 12stündiger intensivstationärer Behandlung unter Einsatz modern-ster Beatmungsmethoden erfolgte die erste planmäßige Revision, Etappenrevisionen in 24 oder 48 Stundenintervallen erfolgten.

In nur 2 Fällen konnte die betroffene Extremität mit akzeptabler Funktion erhal-ten werden und zwar bei den Patienten, bei denen die Warmischämietoleranz von 6 Std. nicht überschritten wurde. Bei einem Patienten war die primäre Amputation nicht zu umgehen, bei den weiteren 6 Patienten erfolgten sekundäre Amputationen.

Traumatische Läsionen stammnaher Gefäße bedürfen einer sofortigen definitiven operativen Therapie innerhalb der „golden periode" von 6 Std. Die Behandlung derartiger Verletzungen obliegt den Zentren, die auf Gefäßrekonstruktion und Replantationen spezialisiert sind. Verzögerungen im Ablauf der Erstdiagnostik sowie des Transportes sind für den Patienten deletär und schließen den Extremitätenerhalt nahezu aus.

Anwendung von Diclofenac zur Prophylaxe heterotoper Ossifikationen

St. A. Esenwein (Bochum), St. Sell, R. Willms, W. Schulze, J. Richter, G. Muhr

heterotope Ossifikationen, nichtsteroidale Antiphlogistika, Komplikationen nach Hüfttotalprothesen, Diclofenac

Die Häufigkeit heterotoper Ossifikationen nach Hüfttotalprothesenimplantation wird in der Literatur je nach Studie und Autor mit 5% – 90% angegeben. Die postoperative Gabe von nichtsteroidalen Antiphlogistika ist eines der wirksamsten Prophylaxeverfahren heterotoper Ossifikationen. Die Wirkungsweise dieser Medikamentengruppe beruht auf der Verminderung der Prostaglandinsynthese durch eine Cyclooxygenasehemmung und damit auf der Eindämmung der postoperativ ablaufenden Entzündungsreaktion. Zusätzlich wird eine Differenzierungshemmung der Präosteoblasten zu Osteoblasten und eine hemmende Wirkung auf die Migration und Proliferation der induzierbaren Mesenchymzellen diskutiert. Beachtet man den beschriebenen Pathomechanismus der heterotopen Ossifikationen, so wird die Wichtigkeit der frühzeitigen postoperativen Gabe nichtsteroidaler Antiphlogistika deutlich. Nur so läßt sich die starke initiale Proliferation der pluripotenten Mesenchymzellen, die zur Ausbildung der Ossifikationen führen, verhindern. Unterschiedlich diskutiert werden jedoch die Wirksamkeit der verschiedenen nichtsteroidalen Antiphlogistika und deren Einnahmedauer. Verschiedene nichtsteroidale Antiphlogistika werden zur Prophylaxe heterotoper Ossifikationen angewandt; bekannt ist die Wirksamkeit von Acemetacin (Erggelet et al., 1994), Acetylsalicylsäure (Freiberg et al., 1991, Kjaersgaard-Andersen und Ritter, 1992), Diclofenac (Reis et. al., 1992), Ibuprofen (Elmstedt et al., 1985, Knahr et al., 1995), Indometacin (Schmidt et al., 1988, Metzenroth et al.,1991, Kjaersgaard-Andersen et al., 1993), Keterolac (Pritchett, 1995), Naproxen (Gebuhr et al., 1991, 1995) und Tenoxicam (Gebuhr et al., 1996) mit Verknöcherungsraten in den Medikamentengruppen von 3% bis 58% je nach Wirkstoff und Einnahmedauer bei differierenden präparateabhängigen gastrointestinalen Nebenwirkungsraten. Vergleicht man die Ergebnisse der Literaturübersicht mit den eigenen klinischen Ergebnissen nach postoperativer Applikation von 3 x 50mg Diclofenac über insgesamt 3 Wochen, so zeigt sich, daß das gewählte Medikationsschema eine sehr gute und kostengünstige Möglichkeit zur Routineprophylaxe heterotoper Ossifikationen bei geringen gastrointestinalen Nebenwirkungen darstellt. Die Rate heterotoper Ossifikationen beträgt im Rahmen dieser Studie bei Durchführung der oben genannten

Prophylaxe an n = 77 Patienten insgesamt 23% gegenüber 55% in einem vergleichbaren unbehandelten Patientenkollektiv mit n = 69 Patienten (Reis et. al., 1992). Klinisch relevante Verknöcherungen der Stadien Brooker III und IV, die zu einer Verschlechterung des postoperativen Ergebnisses nach Hüftprothesenimplantation führen, wurden im Rahmen unserer Studie nicht beobachtet.

Da die Ausbildung heterotoper Ossifikationen das klinische Ergebnis nach Hüfttotalendoprothesen-Implantation erheblich verschlechtern kann und dadurch weitere operative Eingriffe notwendig werden können, ist es unsereres Erachtens nicht mehr vertretbar, keine Prophylaxe durchzuführen.

19.11.99

9:45–
11:45

Saal 15.2

Nutzen und Risiko der postoperativen Bestrahlung nach Osteosynthesen von Acetabulumfrakturen via dorsalem Zugang

F. Draijer (Kiel), Ch. Voß, R. Galalae, B. Kimmig, H.-J. Egbers

Als häufige Komplikation der Osteosynthesen des Acetabulums über einem dorsalen Zugang ist die Ausbildung periartikulärer Ossifikationen bekannt. In einer prospektiven Studie soll die Wirksamkeit der adjuvanten Strahlentherapie für die Prophylaxe der heterotopen Ossifikate untersucht werden.

Die Häufigkeit periartikulärer heterotoper Ossifikationen, nach operativ behandelten Acetabulumfrakturen wird in der Literatur mit bis zu 90% angegeben. Neben Schmerzen kommt es bei stärkerer Ausprägung zu Bewegungseinschränkungen des Hüftgelenkes bis hin zur kompletten Ankylose. In einer prospektiven Studie wurden von Januar 1991 bis August 1997 insgesamt 94 Acetabulumfrakturen behandelt, etwa die Hälfte (48%) wurde operativ stabilisiert. Der Kocher-Zugang kam mit 36 Fällen am häufigsten zur Anwendung. Es konnten zwei Gruppen operativ versorgter Frakturen gebildet werden, die sich allein durch die Bestrahlung nach der Osteosynthese unterschieden. Alle Frakturen (n=36) wurden über den Kocher-Zugang dargestellt, die übrige Nachbehandlung war standardisiert u. a. mit frühzeitig erfolgender CPM mittels Hüftmotorschiene. Die Gruppe A umfaßte 13 nachuntersuchte Patienten ohne Bestrahlung, in der Gruppe B befanden sich 23 Patienten mit Nachbestrahlung. Die Strahlentherapie erfolgte mit einer Gammabestrahlungsanlage (60 Co) in ventraler Einzelstehfeldtechnik. Zum strahlentherapeutischen Zielvolumen gehörten neben der Frakturregion die durch das Unfall- und Operationstrauma geschädigten anatomischen Strukturen. Die Patienten erhielten beginnend am 1. postoperativen Tag eine Einzeldosis von 2 Gy für 6 Tage, es wurde eine Gesamtdosis von 12 Gy appliziert. In Gruppe A (ORIF, keine Bestrahlung) zeigten sich bei allen Patienten mehr oder weniger starke Ausprägungen periartikulärer Ossifikate, mit folgenden Schweregraden entsprechend der Brooker Klassifikation: Grad 0 kein Patient, Grad I 34%, Grad II 22%, Grad III 22 % und Grad IV 22%. In der Gruppe B (ORIF und Bestrahlung) waren 15 Patienten frei von jeglichen Ossifikationen (Grad 0 nach Brooker in 71%), Ossifikate Grad I fanden sich in 29%, Ossifikate Grad II bis IV traten nicht auf Ossifikationen mit klinischer Bedeutung (Grad III und IV, Bewegungseinschränkung im Hüftgelenk) traten somit nach Bestrahlung nicht mehr auf, in der Vergleichsgruppe A betrug die Rate hüftgelenknaher Verknöcherungen 44%. Der Unterschied zwischen den beiden Therapiegruppen ist hoch signifikant (p<0,0001 im Chiauf Homogenität). Die Bestrahlungen wurden gut toleriert, eine Zunahme von Wund- und Knochenheilungsstörungen sowie Hüftkopfnekrosen konnte nicht festgestellt werden.

Die unmittelbar postoperativ erfolgende Radiotherapie operativ versorgter Acetabulumfrakturen (6x2 Gy) reduziert nicht nur die Häufigkeit der heterotopen Ossifikate (in der Studie von 100% ohne, auf 29% nach Bestrahlung) sondern auch den Schweregrad der gelenknahen Verknöcherungen.

Periartikuläre Verknöcherung nach operativ versorgter Acetabulumfraktur – ein ungelöstes Problem

H. Kohler (Ludwigshafen), J. Franke, Th. Schmickal, A. Wentzensen

Wie häufig treten periartikuläre Verknöcherungen nach operativ versorgten Acetabulumfrakturen auf und wie sieht es mit der Prophylaxe durch nichtsteroidale Antirheumatika aus? Periartikuläre Verknöcherungen treten am häufigsten am Hüftgelenk auf, hier insbesondere nach HTP-Implantation und operativ versorgter Acetabulumfraktur. In der Literatur sind hier bei bis zu 60% aller Patienten diese Probleme beschrieben, 20% hiervon werden klinisch relevant. Von 1992 bis 1996 wurden in unserer Klinik 57 Patienten mit Acetabulumfrakturen operativ versorgt. 35 Patienten erhielten ein nichtsteroidales Antirheumatikum in der Regel Indometacin (25 Pat.) oder Diclofenac (10 Pat.) zur Prophylaxe von perartikulären Verknöcherungen. Im Durchschnitt wurde das Präparat 27 Tage eingenommen. 12 Patienten (21%) entwikkelten innerhalb der ersten sechs Monate periartikuläre Verknöcherungen Stadium Brooker II bis IV (6 Pat. Brooker II, 3 Pat. Brooker III, 3 Pat. Brooker IV). 7 Patienten hatten hiervon keine Prophylaxe erhalten, 5 Patienten erhielten eine Prophylaxe für 30 Tage. Aus den periartikulären Verknöcherungen resultierten erhebliche Bewegungseinschränkungen im Hüftgelenk. So war die Rotation bei allen Patienten um mehr als die Hälfte eingeschränkt.

Fazit

Bei Acetabulumfrakturen, die operativ versorgt werden müssen, sollte bereits präoperativ eine Prophylaxe mit einem nichtsteroidalen Antirheumatikum begonnen werden. Die Häufigkeit von periartikulären Verknöcherungen läßt sich hierdurch senken. 14,3% gegenüber 31,8% ohne Prophylaxe.

<table>
<tr><td>

Freitag, 19. Nov.　　　　　**13:45 – 15:00**　　　**Saal 4/5**

Innovationen (III) – Wirbelsäule / untere Extremität

</td><td>

19.11.99

13:45–
15:00

Saal 4/5

</td></tr>
</table>

Radiostereometrische (RSA) Bestimmung der Stabilität nach laparoskopisch assistierter dorsoventraler Spondylodese

D. Pape (Homburg/Saar), F. Adam, E. Fritsch, D. Kohn

Die Stabilitätsbeurteilung von Wirbelkörperfusionen ist in den konventionellen Röntgenbildern wegen knöcherner Überlagerungen schwierig. CT- und NMR-Untersuchungen werden durch Metallartefakte gestört. In dieser prospektiven klinischen Studie wurde bei Patienten nach dorsoventraler Spondylodese die Stabilität der Fusion und der laparoskopisch eingebrachten Karbonkäfige mit Hilfe der präzisen Radiostereometrie-Analyse erfaßt.

Stabilitätsbeurteilung laparoskopisch assistierter dorsoventraler Spondylodesen durch Radiostereometrie(RSA).

7 Patienten (durchschnittliches Alter 48 Jahre; 3 Männer, 4 Frauen) mit symptomatischer Spondylolisthesis L5/SI II nach Meyerding wurden dorsoventral, zweizeitig laparoskopisch assistiert versteift. Es wurde ein Fixateur interne in das Bewegungssegment L5/SI transpedikulär implantiert, ca. 1 Woche später wurden in laparoskopischer Technik mit autologer Spongiosa gefüllte Karbonkäfige von ventral in den Bandscheibenraum eingeführt. Sowohl die Karbonkäfige als auch die Wirbelkörper L5 und das Sakrum wurden mit Tantal-Markern versehen. Die RSA-Röntgenkontrollen erfolgten direkt nach dem 1. und 2. Eingriff sowie in dreimonatigen Abständen. Die Patienten wurden jeweils im Liegen in Neutralstellung und in 45° Inklination geröntgt. In der RSA-Auswertung wurde die verbliebene Beweglichkeit im fusionierten Segment und die Stabilität der Karbonkäfige ermittelt

Der Vergleich der Segmentbeweglichkeit zwischen dem Lendenwirbelkörper (LWK) 5 und dem Sakrum in Neutralstellung und Inklination nach lediglich dorsaler Fixateur interne Anlage ergab im Median eine Restbeweglichkeit in transversaler Richtung (rechts-links = X von 0.58 mm, in vertikaler Richtung (cranial= Y1.31 mm und in sagittaler Richtung (ventral= Z-Achse) von 2.12 mm. Nach zusätzlicher ventraler Fusion mit Karbonkäfigen betrug die Beweglichkeit gleicher Segmente für XZ nur noch 0.14, 0.06 und 0.08 mm.

LWK bewegte sich nach Karbonkäfigimplantation im Median 0.4 in X0.78 in Y und 1.03 mm in Y 6 Monate nach dem 2. Eingriff wurde eine Migration der Karbonkäfige in Relation zum Sakrum in der XZ-Achse im Median von 0. 25, 1.43, 0.53 mm beobachtet.

Die zusätzliche laparoskopische ventrale Fusion mit Karbonkäfigen führt zu einem maßgeblichen Stabilitätsgewinn der Spondylodese in allen drei Ebenen des Raumes.

Durch Implantation der Karbonkäfige kommt es zu einer Aufspreizung des Zwischen-
wirbelraumes von im Median 0,78 mm. Die Karbonkäfige treten über einen Zeitraum
von 6 Monaten im Median 1 mm nach kaudal, in sagittaler und transversaler Richtung besteht keine maßgebliche Beweglichkeit mehr.

Die ventro-dorsale endoskopisch assistierte Stabilisierung thorakolumbaler Frakturen und posttraumatischer Fehlstellungen als „Single Stage" Verfahren in alleiniger Bauchlage

H. Böhm (Bad Berka), E.J. Müller, H. el. Saghir

endoskopische Operation, thorakolumbale Fraktur

Zielsetzung

Entwicklung einer operativen Technik zur endoskopisch assistierten ventro-dorsalen
Intervention an der thorakolumbalen Wirbelsäule in alleiniger Bauchlage.

Nachdem neuere Untersuchungen zeigen, daß eine alleinige dorsale Stabilisierung
thorakolumbaler Frakturen der Wirbelsäule mit einem nicht unerheblichen
Korrekturverlust einhergehen, gewinnen circumferentielle Verfahren zunehmend an
Bedeutung. Um den Nachteil sowohl einer allfälligen Umlagerung des Patienten als
auch dem eingeschränkten simultanen Zugriff auf beide OP-Gebiete zu vermeiden,
wurde ein Verfahren zur endoskopisch assistierten ventro-dorsalen Intervention in
alleiniger Bauchlage entwickelt.

Methodik

In einer retrospektiven Analyse wurden 83 Patienten (21 Frauen und 62 Männer) mit
einem Durchschnittsalter von 36,6 J (10-74), bei denen seit Mai 1994 endoskopisch
assistierte ventrodorsale Spondylodesen bei frischen Frakturen (n=63) sowie
Korrekturspondylodesen bei posttraumatischen Kyphosen (n=20) durchgeführt
wurden, analysiert.

Ergebnisse

Bei 32 Patienten war das betroffene Segment im Bereich Th2-11, bei 40 am thorakolumbalen Übergang Th12/L1 lokalisiert, einmal war das Segment L3/4 betroffen. Bei 59
dieser Patienten erfolgte die dorso-ventrale Intervention alleinig in Bauchlage. Eine
seitengetrennte Intubation und Beatmung war bei keinem der 59 Pat. erforderlich. Die
gesamte Op-Dauer betrug in Bauchlage durchschnittlich 211 Min. (95-320) im Vergleich
zu 278 Min (190-390) für das konventionelle Verfahren mit Patientenumlagerung. Der

Korrekturgewinn hinsichtlich der Kyphose betrug für das konventionelle Verfahren 9,5° (0-28°), in Bauchlage konnte eine Korrektur von durchschnittlich 16,4° (2-32°) erzielt werden. Hinsichtlich der übrigen Parameter wie Blutverlust, Komplikationen und Verweildauer der Thoraxdrainage ergaben sich keine Unterschiede.

Schlußfolgerung

Die endoskopisch assistierte ventrodorsale (Korrektur-)Spondylodese in alleiniger Bauchlage ist ein adäquates Verfahren in der Behandlung frischer Frakturen als auch posttraumatischer kyphotischer Fehlstellungen. Die Op-Dauer läßt sich hiermit deutlich verkürzen, der intraoperative personelle und materielle Aufwand wird durch die nicht erforderliche Umlagerung des Patienten deutlich reduziert. Durch die verbesserten simultanen Manipulationsmöglichkeiten ist der Korrekturgewinn in alleiniger Bauchlage signifikant größer im Vergleich zum konventionellen Verfahren.

Frequenzbandenanalyse des EMGs der autochthonen Rückenmuskulatur. Eine Möglichkeit zur objektiven Rehabilitationskontrolle?

V. Ebert (Ulm), M. Kramer, L. Kinzl, E. Hartwig

EMG, Rückenmuskulatur, Rehabilitation, lokale Ermüdung

Die etablierte Diagnostik von Rückenleiden beschränkt sich größtenteils auf knöcherne und diskoligamentäre Strukturen. Die Muskulatur bleibt dabei weitgehend unberücksichtigt. In Ergänzung dieser Diagnostik stellt das Oberflächen-EMG ein nicht invasives Verfahren dar, mit dem man die Funktion der Rückenmuskulatur quantifizieren kann. Die lokale Ermüdung zeigt sich in der Änderung des Amplitudenspektrums mit einem Anstieg des Anteils der niedrigen Frequenzen. Dies läßt sich zum einen als Änderung der Medianfrequenz darstellen und zum anderen als Anstieg der Leistung im Amplitudenspektrum zwischen 5 und 30 Hz. (Frequenzbandenanalyse).

Material und Methodik

In einer prospektiven kontrollierten Studie wurde das EMG bei 32 matched pairs aus chronischen Rückenschmerzpatienten (CLBP) und gesunden Probanden, ausgesucht nach Body Mass Index, Alter und Geschlecht, abgeleitet. Untersucht wurden der M. multifidus lumbalis, der M. multifidus thoracalis, der M. erector spinae lumbalis und der M. erector spinae thoracalis. Die Ableitung erfolgte während einer Ausdauerübung bei isometrischer Kontraktion mit 60% der Maximalkraft.

Ergebnisse

Sowohl bei der Auswertung der Medianfrequenzen als auch bei der Bandenanalyse zeigten die gesunden Probanden eine stärker ausgeprägte lokale Ermüdung als die chronischen Schmerzpatienten. Obwohl sich die Änderung der Medianfrequenz bei den Gruppen signifikant unterschied, gab es sowohl Paare mit größerem Medianfrequenzabfall sowohl bei den Gesunden, als auch bei den Kranken. Eine wesentlich höhere Trennschärfe zeigte sich bei der Bandenanalyse. Hier hatten nur bei 2 der 32 Paare der Kranken stärker ausgeprägte Ermüdungszeichen in allen untersuchten Muskelgruppen.

Schlußfolgerung

Der Anstieg des Anteils der niedrigen Frequenzen im Amplitudenspektrum während ermüdender Muskelarbeit wird von verschiedenen Autoren aufgrund von in vitro Versuchen auf metabolische Prozesse der Typ-II-Fasern zurückgeführt. Die geringer ausgeprägte lokale Ermüdung der Rückenschmerzpatienten ist damit ein Maß für die selektive Muskelathrophie der Typ-II-Fasern. Die Bandenanalyse des Oberflächen-EMGs bietet zudem die Möglichkeit zwischen gesunden Probanden und chronischen Rückenschmerzpatienten bei einer hohen Trennschärfe zu unterscheiden. Für die klinische Anwendung sind Referenzwerte, die Alter und Body Mass Index berücksichtigen nötig, da sowohl Amplitude als auch Frequenz des Oberflächen-EMGs davon abhängig sind.

Da sich die EMG-Veränderungen durch Muskelaufbautraining normalisieren lassen, wie wir bei einer Gruppe von LWK-1-Fraktur-Patienten nach dorsaler Spondylodese zeigen konnten, ist die Elektromyographie in Verbindung mit der Frequenzbandenanalyse ein geeignetes Werkzeug Rehabilitationserfolge zu objektivieren.

Chirurgische Hüftluxation – Erste klinische Erfahrungen

M. v. Seebach (Berlin), U. Stöckle, R. Hoffmann, N. Haas

Hüftkopf, Operationszugang

Zielsetzung dieser klinischen Studie

Klinische Evaluation des neuen operativen Verfahrens der chirurgischen Hüftluxation unter Beachtung der Hüftkopfdurchblutung.

Problem

Bei Labrumläsionen, freien Gelenkkörpern etc. und auch bei Hüftkopf- und Acetabulumfrakturen ist eine genaue Evaluation des Hüftgelenkes erforderlich. Bei unsachgemäßem Zugang ist die Hüftkopfdurchblutung sehr gefährdet.

Material und Methode

Durch einen Kocher Langenbeck Zugang mit bigastrischer Trochanterosteotomie wird unter Beachtung des Verlaufes der A. circumflexa femoris profunda über eine Z-förmige Kapsulotomie das Hüftgelenk dargestellt. Der Hüftkopf wird luxiert und kann so, genau wie das Acetabulum, komplett beurteilt werden. Intraoperativ wird der Hüftkopf angebohrt, um die Durchblutng zu kontrollieren. Bisher wurden 6 solcher Luxationen nach R. Ganz durchgeführt.

19.11.99
13:45–
15:00
Saal 4/5

Indikationen

Hüftkopfnekrose bei Sichelzellanämie, 2x freie Gelenkkörper mit beginnender Arthrose, Hüftkopffraktur, 2x Acetabulumfraktur. Das Durchschnittsalter der 4 Männer und 2 Frauen betrug 36 Jahre.

Ergebnisse

In dem Fall der Hüftkopffraktur mit dorsaler Luxation war die Durchblutung des Hüftkopfes nicht mehr erhalten. In den anderen 5 Fällen zeigte sich intraoperativ ein gut durchbluteter Hüftkopf. Die Kopfnekrose wurde mit Palacos abgestützt, die Patientin konnte danach wieder mit Vollbelastung mobilisiert werden. In den zwei Fällen mit freien Gelenkkörpern wurden jeweils 6-8 Stück problemlos entfernt mit erheblicher Schmerzlinderung der Patienten. Die 2 kombinierten Acetabulumfrakturen konnten so über einen einfachen Zugang anatomisch rekonstruiert werden. Intraoperative Komplikationen traten nicht auf.

Der Patient mit avitalem Hüftkopf nach Luxationsfraktur wurde inzwischen mit einer Hüft-TEP versorgt. Die anderen 5 Patienten sind beschwerdearm bzw. -frei. Radiologisch bestehen in der 6-Monatskontrolle keine Hinweise auf eine beginnende Hüftkopfnekrose bzw. Fortschreiten der bereits primär vorhandenen.

Schlußfolgerung

Mit der korrekt durchgeführten chirurgischen Hüftluxation unter Beachtung des Verlaufes der A. circumflexa femoris profunda steht ein Verfahren zur Verfügung, das sowohl bei Wahleingriffen als auch bei der Versorgung von Hüftkopf- und Acetabulumfrakturen sehr hilfreich ist.

19.11.99

**13:45–
15:00**

Saal 4/5

Funktionelle Nachbehandlung von Fersenbeinfrakturen unter Vollbelastung

M. Settner (Duisburg), S. Grävendieck, H.-R. Kortmann

Fersenbeinfrakturen, frühfunktionelle Therapie, Vollbelastung, Heilverfahrenkosten-halbierung

Zielsetzung

Zielsetzung ist die Einführung einer frühfunktionellen Therapie bei Fersenbein-frakturen unter Vollbelastung der betroffenen Extremität.

Problembeschreibung

Das Behandlungskonzept von Fersenbeinfrakturen, sei es operativ oder konservativ, erlaubt erst nach Ablauf mehrerer Wochen den Belastungsaufbau bis zur Vollbelastung nach drei Monaten.

Mit Hilfe einer neu entwickelten Fersenentlastungsorthese kann unabhängig vom operativen oder konservativen primären Vorgehen eine frühzeitige Vollbelastung erlaubt werden und mehrheitlich die Behandlung innerhalb von 12 Wochen zum Ab-schluß gebracht werden.

Bei den bisher über 300 mit der Fersenentlastungsorthese versorgten Patienten ergab sich in keinem einzigen Fall eine Komplikation. Vielmehr konnte bei guten klinischen Ergebnissen eine frühzeitige berufliche Reintegration erzielt werden bei erheblicher Kostenreduktion im rehabilitativen Bereich.

Die Untersuchung der ersten 35 Patienten mit 42 Fersenbeinfrakturen (entspre-chend 7 x doppelseitigen Frakturen) zeigt eine Reduktion der Mobilitätsdauer auf mehr als die Hälfte im Vergleich zu einem Patientenkollektiv, welches den üblichen Maßnahmen unterzogen wurde.

Schlußfolgerungen

Mit dem vorliegenden Behandlungskonzept und der entwickelten Fersenent-lastungsorthese kann die Behandlungszeit der Fersenbeinfrakturen unter deutlicher Minimierung der Gesamtkosten und unabhängig von dem primär operativ oder kon-servativ eingeschlagenen Behandlungsweg auf nahezu die Hälfte reduziert werden.

Der Syndesmosenmeßspreizer in der experimentellen und klinischen Diagnostik von Sprunggelenkverletzungen

L. Bachmann (Dresden), Ch. Seifert, H. Zwipp

In einer experimentellen Untersuchung wurde ein chirurgisches Instrument entwikkelt, daß objektive Aussagen über Instabilitäten im Bereich des Syndesmosenkomplexes gestattet. Es wird über die Entwicklung und die ersten klinischen Anwendungen berichtet.

Die operative Therapie der Frakturen im Bereich der Sprunggelenke gilt derzeit als weitgehend standardisiert. Diagnostische Unklarheiten und differenzierte Anschauungen bestehen dagegen bezüglich der Diagnostik und der Therapie von ligamentären Verletzungen. Ausgehend von diesem Problem wurde in einer experimentellen Arbeit an Unterschenkelpräparaten mit Anfertigung entsprechender Röntgenaufnahmen in Standardeinstellung ein Syndesmosenmeßspreizer in Form eines einfachen chirurgischen Instrumentes entwickelt. Als theoretischen Ansatz wählten wir die zunehmende Instabilität im Syndesmosenkomplex nach selektiver Durchtrennung der einzeln Bandstrukturen des Syndesmosenkomplexes, die mit dem Grad der ligamentären Verletzung korreliert. Bei Einsetzen des Syndesmosenmeßspreizers mit einer definierten Kraft, zeigen sich reproduzierbare Werte der Weite des Syndesmosenspaltes als Ausdruck der zunehmenden Instabilität, je nach durchtrennter Bandstruktur. Die experimentellen Ergebnisse konnten wir bei verschiedenen Verletzungen durch intraoperativen Einsatz des Instrumentes bestätigen. Es besteht damit erstmals eine objektive Möglichkeit, Instabilitäten des Syndesmosenkomplexes sicher zu diagnostizieren und gegebenenfalls operativ versorgen zu können. Des weiteren entfällt bei vielen Patienten, die bisher beispielsweise zusätzlich zur Osteosynthese von Malleolarfrakturen mit einer Stellschraube versorgt wurden, diese Erweiterung des operativen Eingriffes.

Der neuentwickelte Syndesmosenmeßspreizer ist ein einfaches chirurgisches Instrument, daß in jedem Krankenhaus intraoperativ einsetzbar ist. Es gestattet sicher ligamentäre Verletzungen im Bereich der Syndesmosis tibiofibularis zu diagnostizieren und bei entsprechendem Befund adäquat operativ zu versorgen.

Subkapitale Metatarsale I Umstellungsosteotomie bei Hallux Valgus

A. Ewert (Berlin), K. Ipaktchi, F. Arman, B. Elahi, R. Rahmanzadeh

Hallux valgus, modified osteotomy, plate design

Zielsetzung

Die Indikationen zur Operation, Operationstechnik und Verlaufsbeurteilung einer klinikeigenen Operationstechnik sollen dargestellt werden.

Problemstellung

Der Hallux valgus ist eine der häufigsten Fußpathologien des mittleren und höheren Alters beim weiblichen Geschlecht. Neben der 1904 eingeführten Resektions-arthroplastik nach Keller und Brandes finden sich in der Literatur 130 verschiedene Operationsverfahren. Neben Resektions- und Arthrodeseverfahren existieren zahlreiche Methoden der Sehnen- und Kapselplastiken. Viele dieser Techniken erfordern eine postoperative längerfristige Immobilisierung. Wir stellten ein langfristig evaluiertes Verfahren der subkapitalen MT I Osteotomie vor, die sofortige Mobilisation des Patienten erlaubt, auch bei beidseitiger Operation.

Material und Methoden

Ein eigens entwickeltes 1/3 Rohr Plättchen zur Osteosynthese der Keilosteotomie wurde ver-wendet. Von 1985 bis 1995 wurden 580 Patienten nach o.g. Methode operiert, 95% davon weiblich, das Altersmittel lag bei 54,3 Jahren, postoperativ wurden die Patienten in unserer Poliklinik nachbehandelt, nach durchschnittlich 3,2 Jahren konnten 112 Patienten nachuntersucht werden.

Ergebnisse

Der mittlere präoperative Hallux valgus Winkel betrug 34,3 Grad, der durchschnittliche in-termetatarsale Winkel 14,6 Grad. Wir sahen an postoperativen Komplikationen 2 Pseudarthrosen, die eine Reosteosynthese erforderlich machten, 5 Weichteilinfekte. Es trat keine MT-Köpfchennekrose auf. Postoperativ fand sich eine durchschnittliche Korrektur des Metatarsophalangealwinkels um 13 Grad, des intermetatarsalen Winkels um 4,7 Grad. Der stationäre Aufenthalt betrug 5,8 Tage, nach durchschnittlich 28 Tagen postoperativ waren die Patienten weitgehend im Alltag reintegriert.

8 Patienten klagten postoperativ über persistierende Schmerzen unter dem Metatarsalköpfchen, bei 81% fand sich ein gutes bis sehr gutes Ergebnis und 15% befriedigende Resultate.

Schlußfolgerung

Ein modifiziertes Osteotomieverfahren wird vorgestellt, welches bei geringer Morbidität frühe Mobilisation ermöglicht und überwiegend gute bis sehr gute Ergebnisse zeigt.

Klinische Anwendung von autologen thrombozytären Wachstumsfaktoren bei der Behandlung nicht-heilender Wunden

I. Flesch (Tübingen), R.Weber, C. Eingartner, J.E. Müller, K. Weise

autologe Wachstumsfaktoren, nicht-heilende Wunde, Eigenblutspende

19.11.99

13:45–
15:00

Saal 4/5

Einleitung

Durch die Entdeckung und Erforschung von Wachstumsfaktoren erhielt die Forschung auf dem Gebiet der Wundheilung eine neue, molekular-biologische Dimension. Tier-experimentelle Ergebnisse rechtfertigten rasch ihre klinische Anwendung, wobei die publizierten Studiendaten bezüglich klinischen Anwendung nur eingeschränkt den erwarteten Erfolg brachten. Neben den autologen Wachstumsfaktoren sind heute auch rekombinante Wachstumsfaktoren auf dem Markt erhältlich. Die rekombinanten Faktoren unterscheiden sich durch ihre Zusammensetzung: Während es sich bei autologen Wachstumsfaktoren um Faktorengemische handelt, wird bei rekombinanten Wachstumsfaktoren der Faktor mit größtem therapeutischen Potential angewendet. Die vorliegende klinische, prospektive Anwendungsstudie präsentiert Daten bezüglich Wachstumsfaktorenkonzentration, molekular-biologischer Parameter und klinischem Heilungsverlauf.

Studiendesign

Bei 36 Patienten mit chronisch nichtheilenden Wunden (posttraumatisch, Diabetes mellitus, post- thrombotischem Syndrom, pAVK) erfolgte eine Eigenblutspende von 500 ml Blut. Eingangsvorausetzung war eine transkutan gemessene Gewebs-Sauerstoffkonzentration von mindestens 20 mm/Hg und der histogische Ausschluß einer Vaskulitis. Aus dem Eigenblut wurde entweder mittels Autotransfusionsgrerät (Fa.Dideco) oder mittels Großzentrifuge ein Thrombozytenkonzentrat hergestellt. Das Thombozytenkonzentrat wurde mit einer standardisierten Thrombin/Kalziumlösung aktiviert, wobei es hierdurch zu Degranulierung der Thrombozyten kommt. Die somit mit Wachstumsfaktoren hochkonzentrierte Lösung wurde sofort in Tagesrationen portioniert und eingefroren. Die Tagesportion wurde täglich in standardisierter Verbandstechnik (Semi-Okklusions-Technik) und nach anfänglichem Debridement auf die Wunde lokal aufgetragen. Am Tag 1 und am Tag 14 erfolgten Wundbiopsien zur immunhistologischen Aufarbeitung. Die Wunden wurden planimetrisch und photographisch beobachtet. Als Variablen galten Heilungstendenz und Grad der Epithelialisierung. In den Wachstumsfaktoren-Konzentraten wurden PDGF-AB, TGF-β, Fibronectin und Laktat mittels ELISA quantifiziert.

Ergebnisse

Sowohl mittels Autotransfusionsgerät als auch mittels Großzentrifuge lassen sich autologe Wachstumsfaktorengemische herstellen, deren Konztrationen signifikant über denen von Wundflüssigkeit liegen. Die Konzentration hergestellt über Großzentrifuge lag signifikant über der Konzentration, hergestellt über Autotransfusionsgerät.

Obwohl es sich bei dem Patientengut um Risikopatienten handelte, erfolgte die Eigenblutspende ohne Probleme. Trotz der supraphysiologischen Wachstumsfaktoren-Konzentration, die topisch in die Wunde appliziert wurde, waren lokale Nebenwirkungen nicht zu beobachten. Kein Patient brach die Anwendungsstudie ab.

Bei 65 % der Patienten konnte im Zeitraum von vier Wochen eine Abheilung der Läsion oder derartige Granulationsantwort erzielt werden, daß die Wunde definitiv abheilte.

Conclusion

Autologe, thrombozytäre Wachstumsfaktoren eignen sich zur erfolgreichen Behandlung nichtheilender Wunden. Die Wachstumsfaktorenkonzentration muß signifikant höher sein als in Wundflüssigkeiten chronischer Wunden.

19.11.99	**Freitag, 19. Nov.**	**13:45 – 15:00**	**Saal 7**
13:45–15:00	*Experimentelle Unfallchirurgie (V) – Wirbelsäule / Becken u.a.*		
Saal 7			

Die Primärstabilität der transoralen atlantoaxialen Plattenfixation in vitro

F. Kandziora (Berlin), V. Schönfelder, F. Kerschbaumer, T. Mittlmeier

Transorale Wirbelsäulenchirurgie, Implantate, Biomechanik

Hintergrund

Die Indikation zur transoralen atlantoaxialen Wirbelsäulenchirurgie kann bei ventraler Myelonkompression infolge von Trümmerfrakturen und Pseudarthrosen des Dens, verhakten atlantoaxialen Dislokationen, Tumoren oder Spondylitiden des occipitocervikalen Übergangs gegeben sein. Eine Stabilisierung kann durch die von Harms (1986) beschriebene transorale atlantoaxiale Spondylodeseplatte erfolgen, die entweder isoliert oder in Kombination mit dorsalen Fixationstechniken angewandt wird (Kandziora 1998, Kerschbaumer 1998). Ziel dieser Untersuchung war es, diese Fixationsverfahren bezüglich ihrer Primärstabilität mit der transartikulären atlanto-axialen Verschraubung nach Magerl zu vergleichen, der z. Zt. stabilsten C1-C2 Fixationstechnik.

Material und Methodik

Acht humane craniocervikale Leichenpräparate wurden nicht-destruktiv in Flexion, Extension, Rotation und Seitneigung mit einer Universal-Materialprüfmaschine (Zwick, Ulm, Deutschland) getestet. Die anguläre Dislokation, der Bewegungsumfang, die neutrale und elastische Zone und die Translation in allen Bewegungsrichtungen wurde mit einem optischen Meßsystem (Qualysis Inc., Sävebalden, Schweden) bestimmt. Für alle Bewegungsrichtungen wurden die Steifigkeit und die Flexibilitäts-koeffizienten berechnet. 5 Gruppen wurden untersucht:

1. Kontroll-Gruppe (vor Durchtrennung der atlantoaxialen Ligamente)
2. Instabilitäts-Gruppe (nach Durchtrennung der atlantoaxialen Ligamente)
3. Harms Gruppe (transorale atlantoaxiale Plattenfixation)
4. Harms-Brooks-Gruppe (transorale atlantoaxiale Plattenfixation in Kombination mit posteriorer Drahtfixation nach Brooks)
5. Magerl-Gruppe (posteriore transartikuläre atlantoaxiale Verschraubung)

Die statistische Auswertung erfolgte SPSS unterstützt mittels ANOVA und „Fischer`s exact test".

Ergebnisse

Die anguläre Dislokation der Harms-Brooks fixierten Präparate war signifikant geringer als in allen anderen Gruppen. In der Harms-Brooks-Gruppe waren die Steifigkeiten größer und die Flexibilitätskoeffizienten geringer als in der Harms-, Magerl-, Instabilitäts- oder Kontroll-Gruppe. Beim direkten Vergleich der Fixations-verfahren ergab sich für die Harms-Gruppe der signifikant höchste Bewegungsum-fang und die größten neutralen und elastischen Zonen.

Schlußfolgerung

Unter experimentellen Bedingungen ergibt sich für die Kombination von transoraler atlantoaxialer Plattenfixation nach Harms und posteriorer Drahtfixation nach Brooks eine höhere Primärstabilität als für die transartikuläre atlantoaxiale Schraubenfixation nach Magerl. Die alleinige transorale atlantoaxiale Plattenfixation nach Harms sollte aufgrund inadäquater Primärstabilität nur in Kombination mit einer externen Fixation (z.B. Halo Fixateur) angewandt werden.

19.11.99

13:45–
15:00

Saal 7

19.11.99

**13:45–
15:00**

Saal 7

Die Wertigkeit verschiedener handelsüblicher Orthesen für die Stabilisierung der intakten und instabilen oberen Halswirbelsäule – Eine biomechanische Untersuchung

D. Richter (Berlin), L. Latta, E. Milne, A. Ekkernkamp, P. Ostermann

Verschiedenste Orthesen werden regelmäßig zur temporären Ruhigstellung oder konservativen Ausbehandlung von Verletzungen der HWS eingesetzt. Anhand einer biomechanischen Untersuchung soll geklärt werden, welcher Stabilisierungseffekt von diesen Orthesen im Vergleich zum Halo-Fixateur an der oberen HWS erwartet werden kann.

Material und Methoden

An vier Leichenpräparaten mit intakten Weichteilen wurden die ersten drei Halswirbelkörper in perkutaner Technik mit Kirschner- Drähten oder Schrauben von definierter Länge markiert. Unter Durchleuchtung mit Bildwandler und Videokontrolle in zwei Ebenen wird das Ausmaß der physiologischen Beweglichkeit ohne Orthese in allen drei Richtungen festgestellt. In physiologisch maximaler Extension / Flexion / Seitneigung / Seitdrehung wurden jeweils Röntgenaufnahmen in zwei Ebenen angefertigt. Die Versuchsreihe wurde nun nach Anlage von Schanz'scher Krawatte, Miami J und vorgefertigtem Minerva Brace und Halo-Fixateur wiederholt. Nach Erzeugen einer Anderson-II-Fraktur durch Osteotomie des Dens axis wurden die Messungen an der instabilen Halswirbelsäule in gleicher Weise erneut durchgeführt.

Ergebnisse

An der unverletzten Halswirbelsäule in der Sagitalebene ergab sich für alle Orthesen außer dem Halo-Fixateur eine nur partielle Kontrolle des Bewegungsausmaßes in den Segmenten Cl wie auch C2. Bei guter Kontrolle von Extensionsbewegungen durch Miami J CollarÒ?? und Minerva BraceÒ?? war die Einschränkung von Flexionsbewegungen nur gering. Bei nur minimaler Stabilisierung im Segment Cl schränkte der Soft CollarÒ?? vor allem die Bewegungen im Segment C2 ein. Nach Erzeugung der standardisierten Densfraktur Typ Anderson II kam es zu der erwarteten Zunahme des Bewegungsausmaßes im Segment Cl bei Abnahme des erreichten Bewegungsausmaß im Segment C2. Eine adäquate Limitierung des Bewegungsausmaßes im Segment Cl konnte lediglich durch den Halo-Fixateur erzielt werden.

Die Rotationsbewegungen der unverletzten Halswirbelsäule zeigten sich vor allem im Segment Cl. Bei unzureichender Stabilität des Soft Collar ermöglichen Miami J Collar und Minerva Brace eine hohes Maß an Kontrolle der Rotation der oberen HWS. Durch die Anderson II Fraktur des Dens wurde das Ausmaß der Rotation im Segment Cl erhöht während sich die Beweglichkeit im Segment C2 bei standardisierter Krafteinleitung nicht verändert. Bei unter den Versuchsbedingungen praktisch vollständiger Immobilisation beider untersuchter Segmente der oberen Halswirbelsäule durch den Halo-Fixateur wurde auch durch Miami J Collar und Minerva Brace eine

Reduktion der Rotationsbewegungen um ungefähr 80% des ursprünglichen Bewegungsausmaßes erreicht.

Während an der unverletzten HWS durch alle der getesteten Orthesen ein unterschiedlich starker Stabilisierungseffekt nachgewiesen werden konnte, erscheint nur der Halo-Fixateur geeignet, eine ausreichende Kontrolle für eine instabile Verletzung der oberen HWS, wie die experimentell erzeugte Dens-Fraktur, sicher zu gewährleisten.

19.11.99

13:45–15:00

Saal 7

Biomechanische Analyse der anterioren Beckenkammspanimplantation und Plattenosteosynthese nach posteriorer Spondylodese einer instabilen LWK-1-Fraktur

P. Ostermann (Berlin), A. Ekkernkamp, L. Biedermann, L. Latta

Biomechanische Analyse von unterschiedlichen Beckenkammspanpositionen mit und ohne additiver Plattenosteosynthese nach dorsaler Instrumentierung bei instabilen Wirbelkörperfrakturen

Die alleinige dorsale Spondylodese mit und ohne transpedikulärer Spongiosaplastik hat sich als unzureichend erwiesen in der Behandlung instabiler Wirbelkörperfrakturen des thorakolumbalen Überganges. Die optimale Spanplazierung bei der ventralen Gegenstabilisierung ist nicht bekannt. Ebenso ist nicht geklärt, ob eine zusätzliche Plattenosteosynthese notwendig ist. Drei frisch gefrorene Kadaverwirbelsäulen wurden posterior von TH12 auf L2 instrumentiert (5,5 mm Titanstäbe und 6 mm Titanpedikelschrauben). Der Bandscheibenraum TH12 / Ll wurde ausgeräumt und eine Hemivertebrektomie von Ll durchgeführt. Die vordere Hälfte des Bandscheibenraumes wurde in jedem Kadaver mit einem tiefgefrorenen trikortikalen Beckenkammspan mit integriertem Druckaufnehmer aufgefüllt. Als nächstes wurde eine seitliche Platte von links angebracht, welche den Bandscheibenraum TH 12 / Ll überbrückte. Dann wurden die Kadaver einzementiert und in einer MTS fixiert, so daß die Segmente TH12 / Ll und Ll / L2 frei blieben. Die Endplatte von L2 wurde 23° nach hinten gekippt und die vertikale Lastlinie wurde durch die vordere Spitze der Endplatte von Ll gelegt. Dann wurden Belastungszyklen mit 200 Newton durchgeführt. Dieses wurde wiederholt nach Plattenabnahme, Repositionierung des Beckenkammspanes in der hinteren Hälfte und erneuter Messung mit und ohne seitlicher Platte. Die Resultate dieser limitierten Versuchsreihe dienten zur Validierung eines Finiteelementemodels mit gleichem Versuchsaufbau und Belastungsbedingungen.

Bei beiden Positionen des Beckenkammspanes im Bandscheibenraum TH12 / Ll kam es bei Testung ohne Platte zu einer signifikanten Reduktion der Steifigkeit, einer signifikanten Erhöhung der Spannung in den hinteren Stäben und signifikanten Erhöhungen der Spanlast.

Die Positionierung des Beckenkammspanes hatte keinen signifikanten Einfluß auf die Spannung in den hinteren Stäben, die Spanlast oder dem Druck im Bandscheibenraum Ll / L2. Die Schwerkräfte zwischen dem Span und der Fläche von Ll waren signifikant höher bei Positionierung des Beckenkammspanes in der hinteren Hälfte des Bandscheibenraumes T12 / Ll. Eine zusätzliche Plattenapplikation erzielt eine signifikant höhere Rigidität der Osteosynthese, unabhängig von der Spanpositionierung.

Aus mechanischer Sicht ist die Beckenkammspanpositionierung in der vorderen Hälfte des Bandscheibenraumes mit additiver seitlicher Plattenosteosynthese die sicherste Konstruktion zur Behandlung von instabilen Wirbelsäulenverletzungen des thorakolumbalen Überganges nach erfolgter dorsaler Instrumentierung.

SynexTM – zwei vergleichende biomechanische Testserien mit einem neuen Wirbelkörperersatz-Implantat

C. Knop (Hannover), U. Lange, L. Bastian, M. Blauth

SynexTM, Thorakolumbale Wirbelsäule, Wirbelkörperersatz, Biomechanik

Vorstellung eines neuen Wirbelkörperersatz-Implantates aus Titan (SynexTM, Stratec Medical, Schweiz). Einsatz bei (Teil-) Korporektomie an der BWS/LWS (Fraktur, Fehlstellung, Tumor). Synex kann bei Implantation interkorporell distrahiert werden, dadurch ideale Plazierung und fester Sitz. Gefahr sekundärer Dislokation und Korrekturverlust minimiert.

Problemstellung

Vergleich SynexTM (SY) gegen Harmskorb (HA) in 2 biomechanischen Testserien, um
1. das Einsinkverhalten an der Grenzfläche Implantat-Wirbelkörper,
2. das Bewegungsverhalten eines unterschiedlich stabilisierten/instrumentierten Wirbelsäulensegmentes zu untersuchen.

Material und Methode

Test A: 12 humane Wirbelkörperpräparate (L1), Paarbildung (matched pairs) nach Knochendichtebestimmung (BMD) per DE-QCT. Je 6 Präparate wurden getestet: Axiale Kompression der Deckplatte (v=5mm/min) mit SY (Endplatte 22x28mm) oder HA (Gr. 3; 22x28mm, mit eingesetztem Ring) in Universal-Prüfmaschine bis Deckplatteneinbruch, kontinuierliche Kraft/Weg-Messung, Vergleich mittels U-Test. Test B: An 12 humanen Wirbelsäulenpräparaten Bewegungsanalyse des Segmentes T12-L2 bei 3 Bewegungszyklen (reine Momente 0-750 Ncm) für Flexion/Extension, Rotation links/rechts, Seitneigen links/rechts im 3D-Wirbelsäulensimulator. Messung von Bewegungsumfang (ROM), Elastischer Zone (EZ), Neutraler Zone (NZ) mit Motion-Tracker. Nach Korporektomie L1 Instrumentierung mit Universal Spine System (USS) und Ventrofix (VF), Wirbelkörperersatz mit SY und HA. Messen folgender Kombinationen:

1. Nativ,
2. USS+SY,
3. USS+HA,
4. VF+SY,
5. VF+HA (Reihenfolge randomisiert). Vergleich von ROM, NZ und EZ mit T-Test.

19.11.99

13:45–
15:00

Saal 7

Ergebnisse

Test A: Maximalkraft (Fmax) mit SY Tendenz höher (3.396 N vs. 2.719 N; n. sign.). Strecke bis zum Erreichen von Fmax mit SY signifikant kürzer (2,9mm vs. 5,8mm; $p < 0,001$). Kompressionskraft nach 1mm, 1,5 mm und 2 mm doppelt so groß mit SY ($p < 0,05$). Signifikante Korrelation (R=0,89) zwischen Fmax und BMD ($p < 0,001$). Test B: Größte Stabilität für Extension/Flexion mit USS+SY, NZ und ROM signifikant ($p < 0,05$) kleiner. Keine Unterschiede für Seitneigen links/rechts. Alle Konstruktionen für Rotation links/rechts signifikant instabiler als native Wirbelsäule. Bei Stabilisierung mit USS signifikant ($p < 0,001$) größere Stabilität mit SY gegenüber HA für Extension, tendenziell geringere Beweglichkeit für Flexion und Rotation. Bei Stabilisierung mit VF kein Unterschied zwischen SY und HA.

Zusammenfassung

Mit SY signifikant höhere Kompressionskraft bei 1-2 mm, signifikant geringere Einsinktiefe bis Fmax. Für die meisten Bewegungsrichtungen mehr Stabilität mit SY gegenüber HA. USS zeigt gegenüber VF die geringere plastische Verformung bei Flexion/Extension und Seitneigen links/rechts.

Schlußfolgerung

Bei Verwendung von SY geringere Gefahr von Dislokation, Korrekturverlust oder Fehlstellung. Kombinierte dorsoventrale Konstruktion biomechanisch überlegen.

Die Beweglichkeit der gesunden thorakolumbalen Wirbelsäule – eine in vivo-experimentelle Untersuchung der Bewegungssegmente Th11 bis L2

J. Degreif (Mainz), E. Gercek, L. Rudig, P.-M. Rommens

Im Hinblick auf die Stabilität und Beweglichkeit ehemals verletzter Bewegungssegmente sollen verläßliche Vergleichsdaten der gesunden Wirbelsäule gewonnen werden.

Problematik

Für die Indikationsstellung zur Operation von Wirbelfrakturen und die Diskussion von Behandlungsergebnissen liegen zuverlässige Ergenisse in vivo über die Beweglichkeit einzelner Bewegungssegmente des Gesunden bisher nur spärlich vor.

Material und Methode

Die Untersuchungen wurden an fünf wirbelsäulengesunden männlichen Probanden (Alter 25J.) durchgeführt. Die Messung erfolgte mit einem Ultraschallbewegungsanalysesystem, das die 3 – dimensionale Bewegung mehrerer Körper gegeneinander im zeitlichen Verlauf erfaßt und in alle 3 Rotations- und Translationsbewegungen differenziert. Die Meßaufnehmer wurden über transkutan in den Dornfortsätzen Th11, Th12, L1 und L2 der Probanden verankerte Bohrdrähte befestigt und eine standardisierte Beweglichkeitsprüfung nach der NN angeschlossen. Die Beweglichkeit der 3 Bewegungssegmente in der jeweiligen Hauptbewegungsrichtung und den Begleitbewegungen wurden erfaßt.

Ergebnisse

Hauptbewegung Flexion – Gesamtbeweglichkeit : Th11 20° bis 26° mit stärkster Bewegung in Th12/L1 mit 9° begleitender Gesamtrotation re./Ii. 0,7° mit größter Bewegung in Th12/L1 max. 4,5°. Hauptbewegung Gesamtrotation: re./Ii.Th11/122,5° – 6,1°; Th12/L1: 2,7°

Es konnten verläßliche exakte Ergebnisse der thorakolumbalen Wirbelsäule in vivo gewonnen werden, die zum Teil mit anatomischen Überlegungen und in vitro übereinstimmen, teils aber auch, was die Seitneigung der BWS betrifft, davon abweichen. Diese Daten können als Vergleichsdaten für Untersuchungen der verletzten Wirbelsäule herangezogen werden.

Vergleichende stereophotometrische Deformationsmessungen bei Beckenringinstabilitäten

M. Maghsudi (Regensburg), B. Füchtmeier, R. Hente, M. Nerlich

Beckenringinstabilität, Fixateur intern, Stereophotometrische Messung, Biomechanik

Zielsetzung

Vergleichende Stabilitätsprüfung verschiedener interner Osteosyntheseverfahren bei kompletten Beckenringinstabilitäten (Typ C1).

Problembeschreibung

19.11.99
13:45–
15:00

Saal 7

Instabilitäten am Beckenring vom Typ C1 erfordern in der Regel eine operative Stabilisierung. Sowohl die ventrale Plattenosteosynthese über dem Sakroiliacal-Gelenk als auch die sakroiliacale Verschraubung (n. MATTA) haben sich hierbei als biomechanisch ausreichend stabil erwiesen. Beide Verfahren sind jedoch mit einer nicht unerheblichen Komplikationsrate verbunden. Ein neues minimalinvasives und wesentlich sichereres Operationsverfahren ist die transiliacale Stabilisierung mittels quer angeordnetem Fixateur interne (TIFI). Ziel der vorliegenden Arbeit war bei einer kompletten Beckenringinstabilität (Typ C1) die biomechanische Belastbarkeit der dorsalen Stabilisierung mit einem Fixateur interne (Universal-Spine-System) im Vergleich zu den etablierten Verfahren mit der ventralen Plattenosteosynthese über dem Sakroiliacal-Gelenk und der sakroiliacalen Verschraubung zu untersuchen.

Material und Methode

Die Untersuchungen erfolgten an insgesamt 6 humanen Beckenpräparaten, mit intaktem Kapselbandapparat und 5. anhängendem Lendenwirbelkörper. Als Frakturmodell diente eine Sacroiliacal-Gelenksprengung kombiniert mit einer Symphysensprengung (Typ C1-Instabilität). Die Beckenpräparate wurden im Einbeinstand belastet. Es erfolgte eine axiale Belastung mit 70% des Körpergewichtes auf LWK5. Die Fragmentbewegungen im Raum wurden mit einem stereophotometrischen Infrarotsystem (MAC-REFLEX) kontaktfrei erfaßt. Neben der lokalen 3-D-Deformation am SI-Gelenk wurde auch die Deformation der beiden Beckenschaufeln gegeneinander gemessen. Nach Stabilisierung der Symphyse mittels 4-Loch DCP wurden am hinteren Beckenring die drei oben genannten internen Stabilisierungsverfahren, in randomisierter Reihenfolge, angewendet.

Ergebnisse

In der Messung der 3-D-Deformation war die transiliacalen Fixateur interne Anordnung (TIFI) im Vergleich zur ventralen Plattenosteosynthese über dem Sakroiliacal-Gelenk und der sakroiliacalen Verschraubung gleichwertig stabil. Dies betraf sowohl die lokale Deformation über dem SI-Gelenk als auch die Verschiebung der beiden Beckenschaufeln gegeneinander.

Schlußfolgerung

Aufgrund des technisch einfachen und sicheren Verfahrens ist die dorsale Stabilisierung am hinteren Beckenring mittels transiliacalem Fixateur interne eine sinnvolle Alternative zu den risikoreichen Techniken der ventralen SI-Gelenk-Plattenosteosynthese oder der sakroiliacalen Verschraubung.

19.11.99

**13:45–
15:00**

Saal 7

Externe Fixation von Beckenringfrakturen, biomechanische Messungen am Knochenersatzmodell

H.-J. Egbers (Kiel), R. H. Gahr, Ch. G. Wölfl, H. v. Wieding, A. Speitling

Externe Fixation, Beckenringfrakturen, biomechanische Messungen, Beckenmodell

Zielsetzung

In dieser Studie wurde die Steifigkeit von verschiedenen Fixateur externe Systemen zur Versorgung von instabilen Beckenfrakturen getestet. Die Messungen wurden unter reproduzierbaren Verhältnissen am Beckenmodell durchgeführt. Das Repofixsystem als Referenz und verschiedene Aufbauten mit dem Hoffmann II System wurden verglichen.

Kurzfassung

Verschiedene Möglichkeiten der Versorgung von instabilen Beckenfrakturen sind bekannt und werden diskutiert. Für die Versorgung einfacherer Beckenfrakturen vom Typ B im Sinne einer Open Book Verletzung ist der Fixateur externe schon fester Bestandteil der Versorgung. In dieser Studie wurden durch biomechanische Messungen am Beckenmodell verschiedene Fixateuraufbauten und Systeme verglichen. Als Resultat kann ein geeignetes System vorgestellt werden, welches einfach zu instrumentieren ist und eine akzeptable Stabilität bei instabilen Beckenfrakturen ermöglicht.

Problematik

Instabile Beckenringfrakturen treten meist beim polytraumatisierten Patienten auf. Sie sind überwiegend Folgen von Hochrasanztraumata, z.B. bei Verkehrsunfällen oder Stürzen aus großer Höhe. Eine schnelle Versorgung in der Akutphase ist hier sehr wichtig. Die Verwendung eines Fixateur externe ermöglicht eine rasche und oft auch bereits definitive Versorgung.

Seit Anfang der 70er Jahre bestehen erste Ansätze, solche Verletzungen mit dem Fixateur externe zu behandeln. Durch die Einführung des Repofix Systems 1997 ergab sich die Möglichkeit, Beckenringfrakturen vom Typ B und vom Typ C (ohne vertikale Dislokation) auch auszubehandeln. Bei zusätzlicher vertikaler Dislokation kann es als primäre Notfallversorgung im Sinne einer Pelvic Clamp verwendet werden. Klinische Erfahrungen bestätigen diese Therapieform. Die biomechanischen Eigenschaften des Systems, mit der Möglichkeit einer in die Iliosacralregion (ISR) eingebrachten Vorspannung (Kompressionskraft) gelten als Referenz für die in dieser Studie durchgeführten Testungen. Die körpernahe Kompression und gleichzeitige körperferne Distraktion der Pins erlaubt die Krafteinleitung in die Iliosacralregion über einen Drehpunkt.

Material und Methoden

Zur Durchführung der Testungen wurden Knochenersatzbeckenmodelle mittels einer speziellen Vorrichtung standardisiert vorbereitet. Nachfolgend wurden 3 Instrumentationen ohne Möglichkeit der Vorspannung und 3 mit einer Vorspannung von 100N in der ISR und 20N in der Symphyse auf ihre Stabilität überprüft. Zur Instrumentierung wurde das Repofixsystem und das Hoffmann II System verwendet. Alle Messungen wurden standardisiert in einer Meßvorrichtung mittels einer Universalmeßmaschine unter Laborbedingungen durchgeführt. Alle Fixateuraufbauten wurden hinsichtlich ihrer Steifigkeit nach folgenden Kriterien überprüft:
1. Steifigkeit in der Symphyse in transversaler Richtung
2. Steifigkeit im Iliosacralgelenk (ISG) in transversaler Richtung
3. Steifigkeit im ISG in axialer Richtung

Außerdem wurde mittels einer Meßdose die jeweilige Vorspannung (Kompressionskraft) in der ISR gemessen. Es wurden kontinuierlich die Steifigkeit und die Kräfte bis zu einer Distraktion von 5 mm ermittelt.

Ergebnisse

Die Gruppe der Fixateursysteme, die ohne vorher in die ISR eingebrachte Kompressionskraft gemessen wurden, erbrachten Steifigkeitswerte von durchschnittlich:
- Symphyse (transversal) = 11,3 N/mm;
- ISG (transversal) 4,6 N/mm und
- ISG (axial) = 2 N/mm.

Die Gruppe mit dem Repofixsystem und den beiden Instrumentierungen mit dem Hoffmann II System, die demselben Wirkprinzip folgen, erbrachten weitaus bessere Werte. Die Steifigkeit, bei einer Vorspannung von 100N in der ISR und 20N in der Symphyse, war im Durchschnitt 450% größer.

Schlußfolgerung

Fixateursysteme ohne die Möglichkeit eine Vorspannung in die Iliosacralregion einzubringen, schaffen nicht genug Stabilität um auch eine hintere Beckenringfraktur zu versorgen. Das Repofixsystem als Referenz bestätigt in dieser Studie seine guten Eigenschaften. Mit dem Hoffmann II System konnte eine Instrumentierung gefunden werden, die gerade für Kliniken, in denen das Repofixsystem nicht zur Verfügung steht, eine sehr gute Alternative für die Versorgung instabiler dorsaler Beckenringverletzungen bietet.

19.11.99

13:45–
15:00

Saal 7

Festigkeitsveränderungen boviner Kortikalispins durch verschiedene Konservierungs-, Desinfektions- und Sterilisationsverfahren

Th. Berns (Marburg), Ch. Hofmann, L. Gotzen

Kortikalispin, Sterilisationsmethoden, Festigkeitsuntersuchung

Ziel dieser Arbeit ist die Ermittlung des Einflusses verschiedener Konservierungs-, Desinfektions- und Sterilisationsverfahren auf die Festigkeit von Kortkalispins im Drei-Punkt-Biege- und Scherversuch.

Einleitung

Die Entwicklung von abbaubaren Osteosyntheseimplantaten mit guter Biokompatibilität ist als ein vordringliches Forschungsziel in der Chirurgie einzustufen. Hierzu bietet sich unter anderem kortikaler Knochen an.

Obwohl es in der Literatur einige Hinweise auf die Verwendung von Stiften und Schrauben aus kortikalen Knochen als Osteosynthesematerial zur Versorgung von Frakturen gibt, bleiben noch viele Fragen aus dem Bereich der Herstellung und der biomechanischen Eigenschaften von Kortikalisimplantaten offen.

Material und Methoden

Als Untersuchungsmaterial dienten 8 bovine Tibiaknochen. Die Rinder waren zwischen 1 und 1,5 Jahren alt und wurden unter gleichen Bedingungen gehalten. Aus jedem Tibiaknochen wurde die Schaftmitte (Länge 8 cm) in 12 Segmente zersägt, jedes Segment (von 1 bis 12) numeriert und 6 Segmente nach dem Zufallprinzip ausgewählt. Aus diesen 6 Segmenten wurden 6 Pins (3 mm mal 60 mm) mit einer Drehmaschine hergestellt. Diese Vorgehen wurde bei jedem Knochen wiederholt. Von jedem Unterschenkel wurde je ein Pin nach folgenden 6 Verfahren behandelt: 1. Kryokonservierung bei -80°C, 4 Wochen; 2. Konservierung in gesättigter NaCl-Lösung, 4 Wochen; 3. Aseptische Behandlung nach der Tutoplastâ-Methode ohne Bestrahlung; 4. Behandlung nach der Tutoplastâ-Methode mit Bestrahlung (1,8 Mrd); 5. Behandlung nach der Tutoplastâ -Methode mit abschließender Autoklavierung (121°, 20 min); 6. Behandlung nach der Tutoplastâ-Methode mit abschließender Etylenoxid-Sterilisation. Die Festigkeit der Kortikalispins wurde in einem Drei-Punkt Biegeversuch (DIN-Norm 53457) und einem Scherversuch auf einer Universal-Prüfmaschine getestet.

Ergebnisse

Kryokonservierte Kortikalispins zeigten eine höhere Biegefestigkeit ($286,08 \pm 33,46$ N/mm²) und eine geringere Scherfestigkeit ($110,1 \pm 12,2$ N/mm²) als die NaCl-konservierten Kortikalispins ($258,4 \pm 34,17$ N/mm²; $112,7 \pm 3,7$ Nmm). Nach der aseptischen Kortikalisdesinfektion wurde die höchste Festigkeit (Biegefestigkeit: $344 \pm 44,71$ N/mm²;

Scherfestigkeit: 126,7 ± 8 N/mm²) unter den Kortikalisipins ermittelt. Eine zusätzliche Sterilisation mit Ethylenoxid (Biegefestigkeit: 332,3 ± 35,37 N/mm²; Scherfestigkeit: 113,6 ± 18,4 N/mm²) und die Autoklavierung (Biegefestigkeit 308,87 ± 44,69 N/mm², Scherfestigkeit 117,1 ± 14,8 N/mm²) hatten geringe Festigkeitsverluste zur Folge während die Gamma-Bestrahlung die Biegefestigkeit um 40,2% (273,84 ± 35,76 N/mm²) und die Scherfestigkeit um 38,5% (77,86 ± 11,76 N/mm²) reduzierte.

19.11.99

13:45–
15:00

Saal 7

Schlußfolgerung

Die Ergebnisse zeigten, daß unter den angewendeten Behandlungsmethoden die aseptische Kortikalisimplantate geringe Festigkeitsverluste und gute mechanische Eigenschaften haben.

In-vitro-Degradation verschiedener resorbierbarer Pins zur Fixation kleiner knöcherner Fragmente

Anita Ignatius (Ulm), L. Claes

Resorbierbare Polymere, Degradation, Scherfestigkeit

Ziel der Untersuchung war es, die mechanischen Eigenschaften eines neuen Stiftes (Polypin(r)) zur Fixation kleiner knöcherner Fragmente mit anderen Pins während der in vitro Degradation bei 37°C zu vergleichen.

Die beste klinische Indikation für die Verwendung resorbierbarer Stifte in der Unfallchirurgie ist die Fixation kleiner knöcherner Fragmente oder die Befestigung von Knochen-Knorpel-Fragmenten. Die schnelle Degradation der auf dem Markt befindlichen Stifte beschränkt ihre Anwendung jedoch auf schnell heilende Frakturen. Kürzlich wurde ein bioresorbierbarer Stift entwickelt, der eine langsamere Degradationskinetik aufweist. Die Scherfestigkeit dieses Pins sollte nach in vitro Degradation untersucht werden.

Es wurden 3 verschiedene Stifte untersucht: der Polypin(r) 2.0 (Biovision) aus Poly (L, DL-lactid), der Ethipin(r) (Ethicon) aus Polydioxanon und der Biofix(r) (Braun-Dexon) aus faserverstärktem Polyglycolid. Die Pins wurden in Sörensen Puffer (pH 7,4) bei 37°C inkubiert. Nach 0, 2, 4, 8, 10, 24 und 36 Wochen wurde durch einen Schertest in einer Materialprüfmaschine (Zwick Typ 1554, Zwick) die Scherfestigkeit der Stifte bestimmt (n = 6). Die Daten wurden mit dem nicht parametrischen Wilcoxon-Mann-Whitney Test analysiert.

Die Versagenslast des Biofix(r)-Stiftes (1343 ± 29 N) war initial deutlich höher als die des Polypin(r) (281 ± 7 N) und des Ethipin (283 ± 6 N), nahm jedoch während der ersten 4 Wochen Degradation schnell auf 149 N ab. Nach 6 Wochen wurde ein vollständiger Festigkeitsverlust verzeichnet. Die Versagenslast des Polypin(r) lag bis zur vierten Degradationswoche in der gleichen Größenordnung wie die des Ethipin(r).

Nach einer Degradationszeit von 6 und 8 Wochen war die Festigkeit des Polypin(r) mit 254 ± 9 N jedoch signifikant höher als die des Ethipin(r) (72 ± 4 N) oder Biofix(r) (0 N) und blieb auf diesem Niveau bis zur 36. Degradationswoche.

Die Untersuchung zeigt, daß die initiale Versagenslast des Polypin(r) im Schertest mit der des Ethipin(r) vergleichbar, jedoch signifikant niedriger als die des Biofix(r) ist. Andererseits besitzt der Polypin eine deutlich langsamere Festigkeitsabnahme als die anderen Pins, weshalb er auch für den Einsatz bei langsam heilenden Frakturen geeignet ist.

<table>
<tr><td>19.11.99

13:45–
15:00

Saal 14.2</td><td>

Freitag, 19. Nov.   13:45 – 15:00   Saal 14.2

Minimal invasive Verfahren (II) – Femur / Tibia

</td></tr>
</table>

Retrograde intramedulläre Verriegelungsnagelung versus minimalinvasiver Plattenosteosynthese bei Frakturen am distalen Femur

E.J. Müller (Bochum), M. Wick, P.A.W. Ostermann, G. Muhr

distale Femurfrakturen, Plattenosteosynthese, retrograde Verriegelungsnagelung

Fragestellung

Supra- und intracondyläre Frakturen des distalen Femur sind ernsthafte Verletzungen und die klinischen Ergebnisse sind unabhängig von der Therapieform unbefriedigend. In einer retrospektiven Analyse wurden zwei zur konventionellen Plattenosteosynthese alternative, minimalinvasive Stabilisierungsverfahren hinsichtlich der Komplikationen und der funktionellen Ergebnisse gegenübergestellt.

Methodik

Zwischen Juni 1993 und April 1997 wurden bei 45 Patienten – 23 Frauen und 22 Männer, Durchschnittsalter 60,3 Jahre (20-90 Jahre) – akute Frakturen des distalen Femur entweder mit einem retrograden Verriegelungsnagel (n=24) oder einer minimalinvasiven Plattenosteosynthese (n=21) – „durchgeschobene" Platte – versorgt. Entsprechend der AO-Klassifikation wurden 21 A1-, 4 A2-, 4 A3-, 2 C 1-, 10 C 2- und 4 C 3-Verletzungen diagnostiziert. Vier der Frakturen waren offene Verletzungen. Alle Patienten wurden frühfunktionell behandelt und mit Abrollbelastung sowie aktivassistierten Bewegungsübungen ab dem 2. postoperativen Tag mobilisiert.

Ergebnisse

Intraoperativ war in keinem der Fälle eine Komplikation zu verzeichnen. Postoperativ war in der Gruppe mit retrograder Verriegelungsnagelung eine Reoperation (4,2%) bei Implantatlockerung im proximalen Fragment mit Instabilität erforderlich. In der Gruppe mit minimalinvasiver Plattenosteosynthese war ein tiefer Infekt (4,8%) bei einer III°-offenen Fraktur zu verzeichnen. Bei einem weiteren Patienten (4,8%) wurde unmittelbar postoperativ eine signifikante Rotationsstellung in einem Zweiteingriff korrigiert. Alle Frakturen waren nach durchschnittlich 11,4 Wochen konsolidiert, eine primäre oder sekundäre Spongiosaanlagerung wurde in keinem Fall durchgeführt. 41 Patienten – 22 Patienten mit einem retrograden Nagel und 19 Patienten mit einer Plattenosteosynthese – konnten nach mindestens 6 Monaten (durchschnittliche Nachuntersuchungszeit 16,3 Monate) nachuntersucht werden, 2 Patienten waren unfallunabhängig vor dem 6 Monatsintervall verstorben, 2 weitere Patienten standen nicht mehr zur Verfügung. In der Gruppe mit Marknagelosteosynthese wurde bei 2 Pat. (9,1%) eine signifikante Achsabweichung dokumentiert, bei einem Pat. wurde bei signifikanter Varusstellung eine Korrekturosteotomie durchgeführt. In der Gruppe mit einer Plattenosteosynthese wurde bei einem Patienten (5,3%) eine signifikante Achsabweichung festgestellt. Der durchschnittliche Bewegungsumfang für Extension/Flexion betrug 102° für Patienten mit einer Marknagelung und 106° für die Patienten mit einer minimalinvasiven Plattenosteosynthese.

Schlußfolgerung

Beide Verfahren stellen eine gute Alternative zur konventionellen Plattenosteosynthese bei distalen Frakturen des Femur dar, mit einer geringen Komplikationsrate und einem guten funktionellen Ergebnis. Für periprothetische Frakturen ist die retrograde Marknagelung Methode der Wahl, bei allen anderen Frakturen wird bei minimalinvasiver Plattenosteosynthese das Weichteiltrauma verringert. Trotzdem unterscheidet sich das funktionelle Ergebnis nicht wesentlich von dem konventioneller Plattenosteosynthesen.

Erfahrungen mit der LISS-Platte bei 32 distalen Femurfrakturen

Christine Stephan (Hannover), P.Schandelmaier, C.Krettek, H.Tscherne

Femur, winkelstabiles Implantat, distal, Nachuntersuchung

Einleitung

Distale Femurfrakturen wurden bisher mit DCS oder Winkelplatte versorgt. Nicht selten waren primäre oder sekundäre Spongiosaplastiken nötig. Eine Neuerung der letzten Zeit sind perkutan einzubringende Platten, zum Schutz der Weichteile und der Durchblutung. Ein neues Implantat, die LISS-Platte (Less Invasive Stabilisation System) ist eine der anatomischen Form des Femurs angepaßte Platte mit winkel-stabilen, mono-kortikalen Schrauben. Sie wird perkutan eingebracht und die Schrauben werden mit Hilfe eines Spezialinstrumentariums minimalinvasiv plaziert. Ziel der Studie: Es wurden in einer prospektiven, nicht randomisierten Studie frische distale Femurfrakturen mit der LISS-Platte versorgt und klinisch und radiologisch nach-untersucht.

Material und Methode

Zwischen 2/97 und 3/99 wurden 32 frische distale Femurfrakturen, 23 intraartikuläre (davon 16 C3-Frakturen) und 9 extraartikuläre mit der LISS-Platte stabilisiert. 23 Patienten waren polytraumatisiert. Das Durchschnittsalter betrug 51 ±2 0 Jahre. Zu 38% waren die ipsilaterale untere und zu 46% die kontralaterale untere Extremität mit-verletzt. 9 Frakturen waren offen. Bei polytraumatisierten Patienten mit verzögerter Versorgung wurde primär eine Transfixation des Kniegelenks vorgenommen. Bis zur Durchbauung wurden die Patienten zunächst mit 15 kg Teilbelastung, dann mit kon-tinuierlicher Steigerung bis zu 1/2 KG mobilisiert. 3 Patienten mußten von der Nach-untersuchung ausgeschlossen werden (2 Todesfälle,1 Auslandsumzug). Ergebnisse: Die durchschnittliche Operationszeit betrug 139 ± 53min., die durchschnittliche Durchleuchtungszeit 134 ± 82 sek. Postoperative Komplikationen waren: 3 tiefe In-fekte (1 III°ig offene, 1 II°ig offene Fraktur und 1 begleitender Gefäßschaden), 1-mal heterotope Ossifikationen des Kniegelenkes, 2 Fälle mit tiefer Beinvenenthrombose und 2-mal proximale Plattenausrisse. Die Frakturheilung trat im Durchschnitt nach 3 Monaten ein. Es gab keinen Fall von Heilungsstörung oder Spongiosaplastik. In dem postoperativen Zeitraum bis zur Ausheilung fand radiologisch keine Fraktur-dislokation statt. Die Achsenaufnahmen von 15 Patienten ergab in 4 Fällen einen Varus von >5° und in 1 Fall einen Valgus > 5°. Eine Verkürzung >2cm und ein Drehfehler >15° traten in je 1 Fall auf. Die durchschnittliche Nachuntersuchungszeit betrug 11 Monate. 11 Patienten konnten bisher nach über einem Jahr untersucht werden. Der durchschnittliche Neerscore betrug dabei 69 ± 12 Punkte, der durchschnittliche Lysholmscore 68 ± 13 Punkte. In 2 Fällen bestand ein Streckdefizit von 5- 10° und in 3 Fällen eine Limitation der Beugung auf unter 90°. Schlußfolgerung: Die klinischen Nachuntersuchungsergebnisse sind von der Schwere der Frakturen und den meist multiplen Begleitverletzungen beeinflußt. Selten kommt es zur Restitutio ad integrum. Mit der LISS-Platte können Spongiosaplastiken vermieden und das Repositions-ergebnis gehalten werden. Das Einbringen der Platte und das Plazieren der perkutanen Schrauben ist durch das Instrumentarium erleichtert.

Die retrograde Femurmarknagelung – ein komplikationsarmes, minimalinvasives Verfahren?

C. Würtenberger (Berlin), P. Ostermann, A. Ekkernkamp

19.11.99

13:45–
15:00

Saal 14.2

Erfüllung der Operationsziele (exakte, anatomische Gelenkflächenrekonstruktion, Wiederherstellung korrekter Achsen, stabile interne Osteosynthese) durch die retrograde Femurmarknagelung.

Die retrograde Femurmarknagelung mittels GSH oder ART wird zur intramedullären Osteosynthese distaler Femurfrakturen mit oder ohne Gelenkbeteiligung in vermehrtem Ausmaße durchgeführt. Der weichteilschonende, minimalinvasive Zugang erlaubt eine stabile Osteosynthese ohne Kompromittierung der periostalen Durchblutung im Gegensatz zu den bekannten offenen Verfahren der Kondylenplatten bzw. DCS.

Im Zeitraum von September 1997 bis März 1999 wurden 36 retrograde Femurmarknagelungen, davon 24 mit dem GSH sowie 11 mit dem ART durchgeführt Die Frakturklassifikation nach der AO ergab folgende Frakturtypen: 12 33 A2/A, 32 B2 sowie 22 Cl bis C3. Davon waren 5 A2-Frakturen bei liegender Kniegelenksendoprothese aufgetreten. Von den 36 Patienten waren 24 weiblich und 15 männlich mit einem Altersdurchschnitt von 52 Jahren (22 – 83 Jahre). Davon waren 6 zweitgradig offene, in einem Fall drittgradig offene Frakturen. Primär neurovasculäre Verletzungen fanden sich nicht. 3-mal lagen bereits ipsilaterale Endoprothesen an Hüfte und Kniegelenk. 8 Patienten mit einem" floating knee" konnten über den gleichen, minimal invasiven Zugang retrograd am Femur und antegrad an der Tibia stabilisiert werden. Sekundäreingriffe zur Achsenkorrektur waren in 12 % erforderlich.

Ergebnisse

Insgesamt konnten 75 % (27 von 36 Patienten) im beschriebenen Zeitraum zur knöchernen Ausheilung gebracht werden. Komplikationen ergaben sich wie folgt: Varusfehlstellung > 5 Grad bei 6 Patienten, Valgusstellung > 5 Grad bei 2 Patienten, Achsfehlstellung in der Sagittalebene 3 Patienten. Tiefe Infektionen oder Gefäßnervenverletzungen wurden nicht beobachtet. Die knöcherne Konsolidierung erfolgte durchschnittlich nach 8 Monaten. Das Nachbehandlungsschema sieht eine Teilbelastung bis zur Schmerzgrenze sowie intensive krankengymnastische Übungsbehandlung vor. Bei einem Patienten mußte wegen Ausbruch der distalen Verrriegelungsschrauben sekundär auf eine DCS umgestiegen werden.

Die retrograde Femurmarknagelung bei instabilen, distalen Femurfrakturen stellt verglichen mit den bekannten Implantaten (Winkelplatte, dynamische Kondylenschraube) das komplikationsärmere Verfahren hinsichtlich der Infektion, Instabilität und knöchernen Ausheilung dar. Als Verfahren der Wahl hat es sich besonders bei gleichzeitig liegenden Endoprothesen an Hüfte und Kniegelenk, beim „floating knee" und beim osteoporotischen Knochen bewährt.

Die Versorgung von Femurschaftfrakturen mittels retrograden langem Nagel

F. Holmenschlager (Magdeburg), J.-P. Halm, J. Sinast, S. Winckler

Die Marknagelung war, seit der erstmaligen Vorstellung durch G. Küntscher 1940, einer ständigen Wandlung unterworfen. In den 80er Jahren wurde das Indikationsspektrum der Femurschaftfrakturen durch die Verwendung der Verriegelung erweitert. Seitdem gilt die Marknagelung bei Oberschenkelfrakturen als das Verfahren der ersten Wahl. Weiterhin wurde Ende der 80er Jahre die unaufgebohrte Technik angewendet, so daß auch offene Frakturen genagelt werden konnten. Die ersten Studien zeigten Achsenfehlstellungen bei Frakturen des distalen Oberschenkels, die mit diesem Verfahren schwer zu beseitigen sind.

Auf Grund unserer guten Erfahrungen mit dem IMSC haben wir seit kurzem den ART klinisch erprobt. Am Anfang haben wir nur distale Oberschenkelfrakturen genagelt, aber sehr schnell konnten wir das Indikationsspektrum erweitern auf das Floating Knee, Schaftfrakturen in Kombination mit: Ipsilat. Acetabulum, ipsilat. Patella, ipsilateraler einfacher Kondylen- und offener Knieverletzung.

Im Rahmen dieser prospektiven Studie haben wir seit März 1997 28 Patienten (21 Männer und 7 Frauen) mit 30 Oberschenkelfrakturen behandelt, Durchschnittsalter 39 J. (16,7). Meistens handelte es sich um polytraumatisierte Patienten (mittlere PTS = 26, 9 / mittlere ISS = 25, 9), die Unfallursache war überwiegend ein VKU. Frakturlokalisation und Klassifikation waren wie folgt: überwiegend vom 3. bis 5. Sechstel, AO Klassifikation: 8 32A, 8 32B, 6 32C,4 33A, 4 33C.

6 Frakturen hatten einen offenen Weichteilschaden. 17-mal wurde die Nagelung mittels ART primär durchgeführt, 13-mal handelte es sich um einen Verfahrenswechsel, am häufigsten vom Fixateur externe auf ART. Die Indikation zur Nagelung war bei unserem Krankengut meistens gegeben bei sehr weit distal gelegenen Oberschenkelfrakturen, offenen Knieverletzungen, ipsilateralen Acetabulumfrakturen und lagerungsbedingt.

Ergebnisse

Am Anfang unserer Erfahrung wurde 1-mal eine Achsenfehlstellung auf Grund einer zu weit gestellten und damit falschen Indikation beobachtet. Kniegelenksbeschwerden mit Gelenkerguß sowie Beeinträchtigung der Beweglichkeit an der Einschlagstelle wurden nicht festgestellt. Die Frakturen heilten zeitgerecht ohne Achsenfehlstellung aus. Implantatlockerung oder wurde nicht verzeichnet. Im Rahmen dieser Studie wurden 20 Patienten (21 Frakturen) mit einer Nachuntersuchungszeit von 8,5 Monaten nach der Operation nachuntersucht. Die Ergebnisse wurden nach dem Bewertungschema von Neer beurteilt. In 70% waren die Ergebnisse ausgezeichnet, in 25% befriedigend und in 5% unbefriedigend.

Zusammenfassend ergeben sich gute Ergebnisse mit diesem Verfahren, so daß wir den ART im genannten Indikationsspektrum für eine sinnvolle Erweiterung der Marknagelosteosynthese am Oberschenkel halten.

Messung und Analyse des Heilungsverlaufes von 100 Tibiaschaftfrakturen

L. Claes (Ulm), H. Gerngroß, W. Mutschler, A. Wentzensen, T. Wintermeyer, T. Schmickal

Knochenheilung, Fixateur externe, Messung

19.11.99

13:45–
15:00

Saal 14.2

Zielsetzung

Das Ziel der Studie war 1. objektive Daten über den Heilungsverlauf von Tibiaschaftfrakturen mit Fixateur externe Stabilisation zu erhalten und 2. den Einfluß verschiedener Faktoren auf die Knochenheilung zu analysieren.

Kurzfassung

In einer Multicenterstudie wurden 100 Patienten mit Tibiaschaftfrakturen und Fixateur externe Versorgung mit dem Fraktometer FM100 regelmäßig gemessen, um die Abnahme der interfragmentären Bewegung mit zunehmender Heilungszeit zu bestimmen. Zusätzlich wurden alle üblichen klinischen und röntgenologischen Parameter bestimmt. Die Patienten wurden in Gruppen von verschiedenen Frakturtypen (AO Typ A: 37%, B: 46%, C: 18%) und unterschiedlichen Weichteilschäden (geschlossen: 39%, 1°offen: 21%, 2°: 28%, 3°: 12%) eingeteilt.

Ergebnisse

Bei 91% der Patienten nahm die interfragmentäre Bewegung mit zunehmender Heilungszeit ab. Typ- A-Frakturen heilten nach durchschnittlich 11 Wochen, Typ-B- und C-Frakturen nach 13 Wochen. 10% der Frakturen brauchten länger als 18 Wochen bis zur Heilung. 9% der Patienten zeigten keinen Abfall der Meßsignale, wurden als Pseudarthrosen definiert und mit internen Osteosynthesen reoperiert. Der Grad des Weichteilschadens beeinflußte die Heilung der Typ-A-Frakturen (je höher, desto länger) aber nicht die Typ-B- und C-Frakturen. Erstaunlich ist, daß weder der kompliziertere Bruch (Typ A oder B) noch der stärkere Weichteilschaden (1° oder 3° offen) die Heilungsdauer wesentlich beeinflussen. Die Heilungszeit erhöhte sich tendenziell mit zunehmendem Alter und zunehmender Frakturspaltbreite. Patienten unter 14 Jahren heilten nach durchschnittlich 10 Wochen und Patienten über 50 Jahren nach durchschnittliche 15 Wochen. Statistisch führt eine Zunahme der Frakturspaltbreite von 5 mm zu einer Verzögerung der Frakturheilung von 2 Wochen. Die Voraussage, ob eine Fraktur heilt oder nicht ist mit dem Fraktometer ab ca. der 6. Woche möglich. Eine feste knöcherne Überbrückung wurde mit dem Fraktometer ca. 2 Wochen früher als durch eine radiologische Begutachtung diagnostiziert.

Schlußfolgerungen

Der weitaus größte Anteil der Tibiafrakturen (ca. 90%) kann mit dem Fixateur externe ausbehandelt werden. Eine Voraussage, ob eine Pseudarthrosegefahr besteht und auf ein internes Verfahren umgestiegen werden muß ist ab der 6. Woche möglich. Große Frakturspalten sollten vermieden oder durch frühzeitige Spongiosatransplantation behoben werden.

Retrograder Tibia-Marknagel.
Klinische Studie zur kontrollierten Erstanwendung

G. Hofmann (Murnau), M. Bühler, M. Potulski, O. Gonschorek, V. Bühren

Klinische Studie an zwei unabhängigen Kliniken zur kontrollierten Erstanwendung des „Retrograden Tibia-Marknagels" nach abgeschlossenen experimentellen Untersuchungen und einer vorangegangenen Pilotstudie.

Problembeschreibung: Aufgrund des topographischen Marknagels für die anterograde Tibia-Marknagelung in Höhe der Tuberositas tibiae ist die Versorgung von Frakturen, Korrekturosteotomien und anderen Verfahren im proximalen Fünftel der Tibia für eine konventionelle anterograde Marknagelung entweder unmöglich oder nur durch Inkaufnahme von zusätzlichen Maßnahmen durchführbar. Deshalb soll mit Hilfe der retrograden Marknagelungstechnik an der Tibia der Indikationsbereich für die intramedulläre Osteosynthese in diesem Bereich ausgedehnt werden.

Patientenkollektiv

Die Implantation des neuentwickelten RTN wurde an beiden Kliniken zwischen Juni 1998 und Januar 1999 bislang an 10 Fällen vorgenommen. Die 10 Männer und 4 Frauen waren zwischen 30 und 76 Jahre alt (Durchschnitt: 53,3 Jahre). 6 geschlossene Frakturen standen vier offenen Frakturen gegenüber. In zwei Fällen erfolgte die retrograde Marknagelung binnen der ersten 24 Stunden nach dem Trauma primär. In fünf Fällen wurde das betroffene Bein aufgrund von Mehrfachverletzungen zunächst mit einem kniegelenküberschreitenden Fixateur externe ruhiggestellt. In zwei Fällen war eine Plattenosteosynthese mit Repositionsverlust vorausgegangen und in einem Fall der fehlgeschlagene Versuch einer anterograden Tibiamarknagelung.

Methode

Der Zugang erfolgt über eine kleine Inzision an der Vorderseite des distalen Unterschenkels knapp über dem oberen Sprunggelenk. Der speziell entwickelte RTN hat einen Durchmesser von 9 mm, verfügt im cranialen Viertel über eine Zone erhöhter

Flexibilität, was den Eingleitvorgang retrograd in die Tibia ermöglicht und weist im Bereich des Tibiakopfes sechs Verriegelungsmöglichkeiten in unterschiedlichen Ebenen auf. Zusätzlich verfügt der Marknagel über einen Kompressionsmechanismus.

Ergebnisse

Alle bisher durchgeführten 10 Versorgungen fanden ohne intra- oder postoperative Komplikationen statt. Die ersten beiden Marknägel sind bereits aufgrund abgeschlossener knöcherner Konsolidierung wieder entfernt. Implantation und Wiederentfernung des Materials erweisen sich operationstechnisch als einfach und vergleichbar mit jedem anderen intramedullären Osteosyntheseverfahren.

Das Konzept der retrograden Tibia bietet ein zusätzliches weiteres Verfahren für die Versorgung sehr hoher Tibiafrakturen und Korrekturosteotomien.

Die Cerclagenosteosynthese, Renaissance als minimalinvasives additives Verfahren bei Tibiaschaftfrakturen?

M.R. Felenda (Stuttgart), K.K.Dittel, M. Rapp

Zielsetzung

Die Kombination von minimalinvasen Ostheosyntheseverfahren (Cerclage, Fixateur externe, UTN) bei Tibiaschaftfrakturen mit Weichteilschaden erhöht die Stabilität und gewährleistet anatomische Achsenverhältnisse. Eine erste Verlaufsstudie soll die Vorteile dieser Vorgehensweise hinsichtlich der Minimierung von Früh- und Spätkomplikationen belegen.

Kurzfassung

In einer prospektiv kontrollierten Studie wurden 24 Patienten mit Tibiaschaftfrakturen (G I-III, O I-II, AO 42 B-C) primär mit Cerclagen und ventralem Klammerfixateur externe versorgt. Die Cerclagen wurden minimalinvasiv eingebracht und dienten gleichzeitig als Repositionshilfe. Nach der Weichteilkonsolidierung wurde der primär eingebrachte ventrale Klammerfixateur entfernt und die geschlossene UTN-Osteosynthese bei der distalen Fibula wurde im Rahmen der Erstversorgung mitstabilisiert.

Problembeschreibung, Ergebnisse

Spiralfrakturen und Drehkeilfrakturen, insbesondere der distalen Tibia tendieren nach isolierter Marknagelostheosynthese aufgrund unzureichender Stabilisierbarkeit der distalen Fragmente zu sekundärer Redislokation und verzögerter Frakturheilung. Nicht selten werden die Erwartungen an die Biologie überfordert. Das Patientenkollektiv umfaßt akute Traumata, die innerhalb der ersten Stunden versorgt wurden. Bei 4 offenen und 20 geschlossenen Frakturen mit Weichteilschaden erfolgt über eine kurze mediale Inzision die anatomische Reposition und Fixation je nach Frakturtyp mit 1-3 Drahtcerclagen und ventralem Klammerfixateur (AO-Rohrfixateur, Easy-Fix). Zweizeitig erfolgt nach durchschnittlich 7 Tagen (3-16) die geschlossene definitive Stabilisierung mit dem UTN.

Es handelte sich um 15 Männer und 9 Frauen, die im Zeitraum zwischen 1/1998 bis 2/1999 versorgt wurden.

Das durchschnittliche Patientenalter war 46,3 Jahre (16-87 Jahre). Der vorgegebene Beobachtungs- und Nachuntersuchungszeitraum dokumentiert kurz und mittelfristige Behandlungsergebnisse. Es wurden keine Wundheilungsstörungen beobachtet. Die Frakturheilung war in allen Fällen zeitgerecht. Die erhöhte Stabilität des kombinierten Osteosyntheseverfahrens gewährleistete eine frühzeitige Belastung. Redislokationen wurden nicht beobachtet.

Schlußfolgerungen

Die Cerclage als minimalinvasives additives Verfahren erhöht insbesondere bei distalen Tibiaschaftfrakturen die primäre und sekundäre Stabilität. Nachteile bezüglich der Weichteil- und Frakturheilung konnten nicht nachgewiesen werden.

Die unaufgebohrte Marknagelung der Tibia – ein erfolgreiches minimalinvasives Verfahren zur Versorgung von Unterschenkelfrakturen

C. Riechmann (Berlin), K. Dingeldein, D. Büscher, R. Letsch

Darstellung der Indikation, Technik und Ergebnisse der unaufgebohrten Verriegelungsnagelung als Verfahren der Wahl bei Unterschenkelschaftfrakturen.

Die unaufgebohrte Verriegelungsnagelung ist indiziert bei Frakturen vom zweiten proximalen Fünftel der Tibia bis 4 cm oberhalb des OSG, wobei von der stabilen Verriegelung insbesondere Trümmer-, Mehretagen- und erst- bis zweitgradig offene Brüche profitieren. Gegenüber allen anderen operativen Verfahren weist der UTN eine vereinfachte Operationstechnik auf, welche die perioperative Komplikationsrate senkt, die Eingriffs- und Behandlungsdauer verkürzt und bei frühzeitiger Belastbarkeit und hohem Patientenkomfort zu einer sicheren Knochenbruchheilung führt.

Von 8/95 bis 12/98 wurden 162 unaufgebohrte Tibiamarknagelungen mit dem Titan-Nagel von ACE/DePuy durchgeführt, von denen 123 im Rahmen einer retrospektiven Studie mit einem mittleren Follow-up von 16 Monaten nachuntersucht wurden. Alle Frakturen sind verheilt. Eine Dynamisierung war in weniger als 20 % der

Fälle erforderlich. Hauptprobleme waren postoperative Kniebeschwerden und Rotationsfehler (alle unter 10°). Seltener fanden sich minimale Achsenfehler oder Schmerzen im ehemaligen Frakturbereich. Zweimal wurde ein Markrauminfekt und einmal der Bruch der distalen Verriegelungsschrauben beobachtet. Neben der Versorgung frischer Frakturen ist die unaufgebohrte Tibianagelung geeignet als Mono-Rail zum Segmenttransport bei Tibiaschaftdefekten.

Die unaufgebohrte Verriegelungsnagelung der Tibia ist als minimalinvasives Verfahren geeignet, die Morbidität und Komplikationsrate von Unterschenkelfrakturen zu senken und die Lebensqualität der Verletzten zu verbessern.

19.11.99

**13:45–
15:00**

Saal 14.2

Gedeckte Marknagelosteosynthese bei distalen Unterschenkelfrakturen

J. Ellwanger (Munau), O. Gonschorek, G. Hofmann, V. Bühren

Einsatz der intramedullären Osteosynthese bei Frakturen der distalen Tibiametaphyse. Prospektive Studie zur Überprüfung der Ergebnisse unter Verwendung eines neuen Marknageldesigns mit extrem distaler Verriegelungsmöglichkeit.

Problemstellung

Der distale Unterschenkel stellt eine in bezug auf Knochenbruchheilung und Weichteilsituation kritische Region dar, so daß bei Anwendung offener Osteosyntheseverfahren mit hohen Komplikationsraten gerechnet werden muß. Die gedeckte Marknagelung kann prinzipiell die operationsbedingte additive Traumatisierung der Weichteile reduzieren. Zur sicheren distalen Verriegelung wurde ein modifiziertes Nageldesign entwickelt. Im Rahmen einer prospektiven Untersuchung wurden die Ergebnisse der Versorgungen mit dem neuen Implantat überprüft.

Material und Methode

Von März 1994 bis Februar 1998 wurden 47 Unterschenkelfrakturen im distalen Fünftel, die mittels Verriegelungsmarknagel versorgt wurden, prospektiv erfaßt. Begleitfrakturen der distalen Fibula und im Pilon tibiale wurden vor der Marknagelung durch Platten- und/oder Schraubenosteosynthesen in anatomischer Stellung fixiert. Die Nachbehandlung war frei funktionell, unter Teilbelastung mit maximal 20 kg für 6 Wochen. Die 32 Männer und 15 Frauen waren zum Zeitpunkt der operativen Versorgung zwischen 18 und 86 (im Mittel 44 ± 17) Jahre alt. Die Patienten wurden in regelmäßigen Abständen klinisch und radiologisch kontrolliert, eine abschließende Untersuchung erfolgte zwischen 12 und 60 Monate postoperativ, der Score nach Merchant kam zur Anwendung.

Ergebnisse

Unter differenzierter Indikationsstellung für geeignete Bruchformen konnten alle 47 Frakturen innerhalb 12 bis 20 Wochen zur Ausheilung gebracht werden. Weichteilprobleme wurden nicht beobachtet. Zwei funktionell nicht relevante Fehlstellungen sowie zwei folgenlose Bolzenbrüche stellten die wesentlichen Komplikationen dar. Anhand des Score nach Merchant wurden 41 gute und sehr gute Ergebnisse erzielt. Durch die beiden weit distal im 90° zueinander liegenden Verriegelungslöcher konnte in jedem Fall sicher distal verriegelt werden.

Durch die Erweiterung der Indikationsgrenzen der Marknagelosteosynthese auf die distale Tibiametaphyse kann diese kritische Weichteilregion von gedeckten Osteosyntheseverfahren profitieren, das hier vorgestellte neue Nageldesign gewährleistet eine sichere distale Verriegelung.

<table>
<tr><td>19.11.99

13:45–
15:00

Saal 15.2</td><td>Freitag, 19. Nov.   13:45 – 15:00   Saal 15.2

Komplikationsmanagement (II) – Hüfte / Oberschenkel</td></tr>
</table>

Komplikationsanalyse bei 22.556 Patienten mit medialer Schenkelhalsfraktur – Grundlage für das Qualitätsmanagement

M. Schulz (Detmold), M. Wenning, R. Smektala, J. A. Sturm

mediale Schenkelhalsfraktur, Qualitätsmanagement, Risikofaktoren, Komplikationen

Einleitung

Zur Verbesserung der medizinischen Qualität sind Maßnahmen im Sinne eines Qualitätsmanagements (QM) erforderlich. Eine exakte Dokumentation aller Fakten ist die unabdingbare Grundlage für ein QM (Viethen,1995). Im Rahmen einer freiwilligen Qualitätssicherungsmaßnahme im Sinne einer Vollerhebung wurde durch die Ärztekammer Westfalen-Lippe für die medialen Schenkelhalsfrakturen eine solche Datenerhebung durchgeführt. Die dabei erfaßten Komplikationen analysierten wir auf ihre Ursache, Wertigkeit und Zusammenhang.

Material und Methodik

22.556 Patienten mit medialer Schenkelhalsfraktur wurden von 01/93 bis 12/97 retrospektiv für die Zeit der stationären Behandlung in ca. 170 Kliniken in Westfalen-Lippe dokumentiert. Neben epidemiologischen Daten wurden Risikofaktoren wie Diabetes mellitus, periphere arterielle Verschlußkrankheit, Varicosis, Adipositas, Osteoporose und Coxarthrose erfaßt, eine Einstufung des präoperativen Risikoprofils erfolgte nach ASA. Mit Hilfe logistischer Regression wurden empirisch 3 Risikogruppen mit steigender Komplikationswahrscheinlichkeit gebildet. Präoperative Liegezeit, operatives Verfahren, Operationsdauer, Operationsfrequenz der einzelnen Kliniken und die häufigsten Komplikationen, in 5 Gruppen geordnet, wurden registriert. Der Einfluß dieser Faktoren und deren kausalen Zusammenhänge wurde mit Hilfe einer multivariaten Analyse auf ihre Signifikanz geprüft.

19.11.99

13:45–15:00

Saal 15.2

Ergebnisse

Epidemiologie: Alter x: 78,6 Jahre, Frauen 81,6%, Männer 18.4%. Operation in 94,3%Unterschiedliche postoperative Komplikationen traten in 37,4% der Fälle auf. Diese verteilen sich auf die einzelnen Komplikationsgruppen nach absteigender Häufigkeit:

Gruppe 1	Pulmonale Infekte, Fieber, Sepsis, Harnweginfekt	10,8%
Gruppe 2	cardiovaskuläre Komplikationen, Apoplex, Niereninsuffizienz	8,4%
Gruppe 3	Serom, Hämatom, Nachblutung	4,5%
Gruppe 4	Wundrötung, eitrig-seröse Sekretion, Abszeß	2,4%
Gruppe 5	Thrombosen, Thromboembolien	2,1%
Sonstige Komplikationen:		9,2%.

Die Auswertung zeigt, daß die internistischen Komplikationen (Gruppe 1 + 2) hoch signifikant mit dem Alter zusammenhängen, für operationsbezogene Komplikationen besteht ebenfalls Signifikanz. Werden die Komplikationen zusätzlich in Beziehung zum Risikoprofil gesetzt, ist dieser Zusammenhang noch deutlicher. Zur Abschätzung der postoperativen Komplikationswahrscheinlichkeit ist die Einteilung nach ASA geeignet, unter einzelnen Faktoren ist die periphere arterielle Verschlußkrankheit und der Diabetes mellitus hervorzuheben. Unterschiedliche operative Verfahren (TEP und Femurkopfprothesen (FKP) haben bei vergleichbaren Risikogruppen einen gleichsinnigen Einfluß auf die internistische und operationsbezogene Komplikationen. Nach Schraubenosteosynthese (S-OS) sind internistische Komplikationen der Gruppe 2 seltener.

Operationsverfahren

FKP 39,5%, TEP 35,4%, S-OS 18,3%, Nagel., 2,7%, Sonst. 4,1%

Mit zunehmende Risikoprofil wird häufiger eine FKP implantiert, S-OS und TEP nehmen ab. Bei vergleichbarem Risikoprofil steht die Operationsmethode in Zusammenhang mit der Fallzahl, je größer die Fallzahl um so seltener FKP- und häufiger eine TEP-Implantation. S-OS wird in gleicher Verteilung durchgeführt. Eine geringere Anzahl implantierter Prothesen pro Klinik und Jahr scheint mit höherer Komplikationsrate zusammenzuhängen: <30: 28,6%;<60: 26,2%, >60: 24,1%. Für die Letalität gibt es folgenden Zusammenhang: <30: 8,3%;<60: 7,2%, >60: 5,8%. Eine längere präoperative Liegezeit hat bei allen operativen Verfahren eine Zunahme der internistischen Komplikationen zur Folge. Dagegen zeigte sich kein Einfluß der präoperativen Liegezeit auf das Auftreten der operationsbezogenen Komplikationen. Die Operationszeit hat keinen Einfluß auf das Auftreten sowohl operationsbezogener als auch internistischer Komplikationen.

Diskussion und Zusammenfassung

Der nachgewiesene Zusammenhang zwischen Risikoprofil, Alter und Komplikationen überrascht nicht. Entsprechend wird die Meinung der Literatur bestätigt, daß eine längere prä-operative Liegezeit zu einer Zunahme internistischer Probleme führt. Es besteht die entsprechende Forderung, die logistischen Möglichkeiten der Kliniken (Strukturqualität) entsprechend zu optimieren. Der hier nicht signifikante tendentielle Zusammenhang zwischen Fallzahl und Komplikationen ist für andere Tracerdiagnosen bewiesen und muß näher untersucht werden. Entsprechendes gilt für die Tatsache, daß die Fallzahl mit der Anwendung unterschiedlicher Operationsverfahren zusammenhängt. Die Vorgehensweise der Ärztekammer Westfalen-Lippe, die beteiligten Kliniken zur Einzelfallanalyse aufzufordern, entspricht den Regeln des QM.

Reduktion der Inzidenz schwerer kardiovaskulärer Reaktionen bei der endoprothetischen Versorgung von Oberschenkelhalsfrakturen

W. Leidinger (Garmisch-Partenkirchen), G. Hoffmann, J.N. Meierhofer

Methylacrylat, kardiale Komplikationen

Im Jahr 1998 wurden in der Klinik für Unfallchirurgie Garmisch-Partenkirchen insgesamt 146 coxale Femurfrakturen osteosynthetisch versorgt, 72 mit einer Hüftendoprothese. In 6 Fällen (8,2 %) trat eine letale kardiale Dekompensation in engem zeitlichen Zusammenhang mit der Implantation des Prothesenschaftes mit Methylacrylat auf. Von diesen wurden 3 obduziert. Auffälligkeiten in der Lungenstrombahn konnten dabei nicht gefunden werden. Das Durchschnittsalter der verstorbenen Patienten lag bei 86,5 Jahren. Alle waren im anästhesiologischen Risikoscore mit minimal ASA 3 eingestuft. Im präoperativen transthorakalen Echo zeigte sich bei den später Verstorbenen eine Tricuspidalinsuffizienz mit pulmonalarteriellen Drücken über 35 mmHg.

Vier Patienten in dieser Gruppe wurden intraoperativ zusätzlich mittels transösophagealer Echokardiographie monitiert. Bei diesen 4 Patienten kam es nach der Schaftimplantation mit Methylacrylat, die ohne Markraumstopper durchgeführt wurde, zu Spontanechobildungen, so daß intrakardiale Strukturen wie die Tricuspidalklappe und das interventrikuläre Septum nicht mehr abgrenzbar waren. Ein derartiger Befund wird typischerweise bei Luftembolien beobachtet. Es kam daraufhin zu einem therapierefraktären rechtskardialen Pumpversagen.

Seit diesem Jahr wurde bis jetzt bei 20 Patienten mit endoprothetisch versorgter Oberschenkelhalsfraktur die Schaftimplantation mit im Vakuum gemischten Methylacrylat durchgeführt. Alle Patienten wurden mittels transösophagealer Echokardiographie monitoriert. In keinem Falle ließen sich die oben beschriebenen Einschwemmphänomene im echokardiographischen Bild nachweisen. Es trat kein letales Herzversagen auf, obwohl 6 Patienten in dieser Gruppe eine Tricuspidalinsuffizienz mit pulmonalarteriellen Drücken größer 35 mmHg aufwiesen.

19.11.99

**13:45–
15:00**

Saal 15.2

Schlußfolgerung

Mit im Vakuum gemischtem Methylacrylat läßt sich die Inzidenz schwerer kardialer Komplikationen bei der endoprothetischen Versorgung einer Oberschenkelhalsfraktur reduzieren.

Die Schwerkraftdrainage ist für die Versorgung nach Hüfttotalendoprothesenoperationen am besten geeignet. Ergebnisse einer prospektiven randomisierten kontrollierten Studie

S. Kohler (Bleicherode), F. Awiszus, W Neumann, H. Ratayski

drain-methods, endoprothesis, wound infection-control, clinical trial

Zielsetzung

In Europa wird für die postoperative Wunddrainage in Orthopädie und Traumatologie überwiegend das Redon-System verwendet. Dessen Nachteil besteht in der systembedingten Verwendung eines hohen Unterdruckes. An einem homogenen Kollektiv mit primären Hüftalloarthroplastiken soll vergleichend die Wirkung abgestufter Sogstärken auf die Wundheilung untersucht werden.

Material und Methode

Vorgestellt wird eine prospektive, randomisierte und kontrollierte klinische Studie. In 5 Gruppen zu jeweils mindestens 50 Patienten (insgesamt n=257 konsekutive Patienten) wurde die Wirkung von Hochvakuum, mittlerem Vakuum, Niedrigvakuum und der Schwerkraftdrainage untersucht. Für die Kontrollgruppe fand die klassische Redon-Drainage Anwendung. Neben allgemeinen Angaben wurden Wundinfektionen, Förderleistungen der Drainagen, postoperative Blutungen, Wundhämatome, Schwellungen, serologische Parameter, und der Hüftscore nach Merle d'Aubigné erfaßt. Die erhobenen Daten wurden mit dem Rangkorrelationstest nach Spearman auf Signifikanz geprüft (Signifikanzniveau p<0,05).

19.11.99

13:45–
15:00

Saal 15.2

Ergebnisse

Faktoren, die eine Wundinfektion anzeigen oder begünstigen, wie erhöhte postoperative Temperaturen und Induration der Narbenumgebung, waren signifikant mit der Höhe des Soges korreliert. Der signifikante Zusammenhang zwischen Sogstärke und postoperativen Nachblutungen durch die frische Wunde läßt Rückschlüsse auf Stase von Wundsekret und damit eine Drainageinsuffizienz mit steigendem Unterdruck zu. Postoperative Nachblutungen korrelieren wiederum positiv mit Wundinfektionen. Verstärkte Wundschwellungen und vermehrte Narbenkonsistenz sind Ausdruck der direkten Wirkung von Hämatomen, wie die signifikante Korrelation von Schwellungen und Konsistenz mit dem erhöhten Bedarf an Bluttransfusionen erkennen läßt. Grundlegende, mit den Studienergebnissen konsistente physikalische Überlegungen zeigen die Ursachen der Drainageinsuffizienz auf. Neben der Ansaugung von Gewebe aus der Drainumgebung mit konsekutiver Verlegung der Drainageöffnungen ist dies vor allem die mit zunehmendem Sog im Zusammenhang stehende Verdichtung des Gewebes in der Umgebung des Drains, die als reziproke quadratische Funktion zur Reduktion der Fließgeschwindigkeit des Sekretstromes führt.

Schlußfolgerung

Für die Wunddrainage nach Hüfttotalendoprothesenoperationen ist die Schwerkraftdrainage am besten geeignet.

Hüftprothesenluxationen: Behandlung mit einer endgradig bewegungslimitierenden Hüftorthese

Yvonne Wehnert (Homburg/Saar), F. Adam, D. Kohn

Hüftprothesenluxationen nach primären und insbesondere nach Wechseleingriffen sind eine schwierig zu behandelnde Komplikation. Mit der vorliegenden prospektiven Studie sollte die Frage geklärt werden, ob sich durch eine endgradig bewegungslimitierende Hüftorthese eine erneute Luxation verhindern läßt.

Material und Methode

In die prospektive Studie wurden 31 Patienten nach postoperativer Dislokation einer Hüftprothese eingeschlossen. Die Luxationen traten in 15 Fällen nach Prothesenwechseln, in 9 Fällen nach Primärimplantationen, 5-mal nach Implantation einer Tumorprothese, je in einem Fall nach Beckenteilersatz und nach Entfernung von periartikulären Ossifikationen auf. Die Dislokation ereignete sich im Durchschnitt am 23. postoperativen Tag, mit einer deutlichen Häufung in der 1. und 5. Woche. Unmittelbar nach Reposition wurden die Patienten mit einer bewegungslimitierenden Hüftorthese versorgt (Newport III, ORMED GmbH). Durch die Orthese wurde die

Beugefähigkeit auf Ex/Flex 0/10/70° limitiert bei fixierter Abduktion von 10°. Mittels eines fußübergreifenden Schraubenfedersystemes wurde in Abhängigkeit vom Luxationsmechanismus eine Innen- oder Außenrotation des Beines erzwungen. Die Behandlungsdauer betrug insgesamt 12 Wochen.

Ergebnisse

In 23 Fällen (74%) war ein Jahr nach Abschluß der Orthesenbehandlung keine weitere Luxation aufgetreten. 2 Patienten brachen die Orthesenbehandlung ab. In 3 Fällen kam es bei geistig verwirrten Patienten zu Reluxationen in der Orthese. 3 Patienten erlitten eine Reluxation nach Abschluß der Behandlungsphase. In allen Reluxationsfällen wurde eine sechswöchige Immobilisation mittels Gipshose durchgeführt. Bei drei der Reluxationen konnte nur durch operative Revision und Implantation einer Schnappfanne die Luxation dauerhaft verhindert werden. Durch die Orthesenbehandlung konnte in 74% der Fälle bei voller Mobilität und nur endgradiger Bewegungseinschränkung der Hüfte eine Reluxation verhindert werden. Wegen ihrer geringen Rigidität ist die Orthese nicht zur Behandlung unkooperativer Patienten geeignet.

Die Alloarthroplastik nach fehlgeschlagener Osteosynthese

E. Lenz (Garmisch-Patenkirchen), G. Hoffmann, R. Wölfel

Verfahrenswechsel, Alloplastik, Femurfraktur

Einleitung und Fragestellung

Nach Osteosynthesen trochantärer Femurfrakturen werden in der Literatur operationspflichtige Komplikationsraten bis über 20 % beschrieben. Die aus den notwendigen Re-Operationen resultierenden Probleme (grenzwertige Perfusionssituation, Osteoporose, verzögerte Remobilisation) lassen die Frage nach der alloplastischen Sekundärversorgung anstelle der Re-Osteosynthese aufkommen.

Material und Methode

Vom 01.05.92 bis zum 01.03.99 wurde bei 22 Patienten mit primär osteosynthetisch versorgter trochantärer Femurfraktur ein komplikationsbedingter operativer Sekundäreingriff in Form einer Alloplastik durchgeführt. Sieben Patienten wurden dabei aus anderen Abteilungen zugewiesen. Die 15 Patienten aus der eigenen Abteilung machen zusammen mit den 23 Re-Osteosynthesen nach gescheiterter osteosynthetischer Primärversorgung einen Anteil von 6,4 % operationspflichtiger Komplikationen aus (Gesamtzahl der osteosynthetisch versorgten trochantären Femurfrakturen im Untersuchungszeitraum: N = 594). Beim Primäreingriff handelte es sich in 12 Fällen um einen Gamma-Nagel, 8 mal um eine DHS, 2 mal um eine Verschraubung. Das Durchschnitttsalter betrug 77,1 Jahre (53-93 Jahre). Drei Viertel der Patienten waren weiblich.

Ergebnisse

Ursachen für den gescheiterten Primäreingriff waren in jeweils 9 Fällen die Hüftkopfnekrose und die Dislokation der dynamischen Schraube; bei letzterer betrug die „Tip-Apex-Distance" jeweils über 14 mm. Dreimal war eine Pseudarthrose der Grund für den Re-Eingriff, einmal ein Infekt. Bei allen alloplastisch versorgten Patienten war eine frühfunktionelle Remobilisation bei zügiger Belastungssteigerung aufgrund der hohen Primärstabilität möglich. Diese resultiert aus der weiten Überbrückung der durch „stress-shielding" atrophischen kortikalen Strukturen mit zementierten Schaftkomponenten.

Schlußfolgerung

Aufgrund der hohen Inzidenz der Frakturen des coxalen Femurendes und der zudem relativ hohen Rate an operationspflichtigen Komplikationen scheint die Frage nach der Methode der Sekundärversorgung wichtig. Die problemlose Rehabilitation derjenigen Patienten, welche beim Re-Eingriff endoprothetisch versorgt wurden, läßt die Alloplastik beim Sekundäreingriff als sinnvollen Verfahrenswechsel erscheinen. Ob die angeführten Vorteile der Endoprothese adäquat genutzt und somit die Nachteile der osteosynthetischen Versorgung vermieden werden können, wenn ein bereits primär endoprothetisches Vorgehen bei der trochantären Femurfraktur angestrebt wird, kann zumindest diskutiert werden.

Rotationsdifferenz nach Schaftfraktur des Femur. Eine vermeidbare Komplikation?

P. Hochstein (Ludwigshafen/Rhein), P. Grützner, R. Simon, A. Wentzensen

Ziel der Untersuchung war es, Rotationsdifferenzen nach osteosynthetischer Versorgung (UFN) einer unilateralen Femurschaftfraktur zu vermeiden, in der frühen postoperativen Phase zu erfassen und ggf. zu korrigieren. Rotationsdifferenzen sind typische Verfahrenskomplikationen bei intramedullären, überbrückenden Osteosynthesen langer Röhrenknochen. Vor allem an der unteren Extremität ist bei erheblichen posttraumatischen Torsionsdifferenzen mit einer Störung der Gelenkfunktion zu rechnen. Bereits eine Drehung von ca. 5 mm des Corticalisumfanges am Femurschaft führt zu einer Torsion von 20°.

Material

In einer prospektiven klinischen Untersuchung wurden zwischen 1.10.96 und 31.12.98 80 Patienten mit einer unilateralen Femurschaftfraktur und osteosynthetischer Versorgung mittels UFN erfaßt. Zur klinischen intraoperativen Rotationskontrolle erfolgten die Osteosynthesen ohne Verwendung eines Extensionstisches. Bei schwierigen Repositionsmanövern ist die Verwendung einer Schanz'schen Schraube im distalen Fragment (Joystick Technik) eine wertvolle Hilfe. Innerhalb der ersten 5 postoperativen Tage wurde eine Torsionswinkelmessung mittels CT durchgeführt.

Ergebnisse

Die durchschnittlich gemessene Torsionsdifferenz war 11° (± 8,4; min. 0°, max. 35°). Bei 4 Patienten wurde eine Torsionsdifferenz von 20° festgestellt. In diesen Fällen erfolgte die Korrektur der Osteosynthese durch Umsetzen der distalen Verriegelungsbolzen. Die anschließende CT-Kontrolle ergab jeweils Werte innerhalb der intraindividuellen Schwankungsbreite. Komplikationen wurden durch die Korrektur der Osteosynthese nicht beobachtet. Trotz des Wissens um die Gefahr einer Fehlstellung, läßt sich diese nicht immer sicher ausschließen. Die klinische Beurteilung birgt, auch bei sorgfältiger Untersuchung, die Gefahr einer relevanten Torsionsdifferenz. Durch die postoperative CT können Torsionsdifferenzen frühzeitig erkannt und gegebenenfalls, mit geringem Aufwand, korrigiert werden.

Korrektur posttraumatischer Torsionsdeformitäten an Ober- und Unterschenkel

U. Schütz (Ulm), W. Strecker, P. Keppler, L. Kinzl

Überprüfung der Beingeometrie und der Knochenheilung nach Torsionskorrekturen von Femur und Tibia

Intraindividuelle Torsionsabweichungen nach operativer Stabilisierung von Ober- und Unterschenkelfrakturen sind häufig, insbesondere nach sog. biologischen Osteosynthesen mittels Überbrückungsplatte oder Marknagelung. Intraindividuelle Torsionsdifferenzen > 15° traten nach 28 % aller Femur und 11 % aller Tibiamarknagelosteosynthesen auf. Die Indikation zur Korrektur posttraumatischer Torsionsdeformitäten ist bei fehlenden rotatorischen Osteosynthesen im jeweiligen proximalen Gelenk gegeben. Das Ausmaß der Torsionskorrektur orientiert sich am gesunden kontralateralen Beinsegment unter Berücksichtigung der Torsionsverhältnisse am nicht betroffenen Segmentpaar. Andernfalls werden Normwerte herangezogen.

19.11.99

13:45–
15:00

Saal 15.2

Patienten und Methodik

Im Zeitraum 1.1.1991 bis 31.12.1998 wurden 58 Torsionskorrekturen durchgeführt: In 33 Fällen mittels Verriegelungsmarknagel, in 16 Fällen mittels Marknagel und Platte und in 9 Fällen mittels Plattenosteosynthese. Bei allen Patienten erfolgte prä- und postoperativ eine computertomographische Analyse der Beingeometrie.

Ergebnisse

Die präoperativen intraindividuellen Torsionsdifferenzen der 37 Femora waren +35° (-37°/+67°), der 21 Tibiae +24° die entsprechenden Werte lagen postoperativ bei + 6° femoral und bei + 5° (+1°/+12°) tibial und somit innerhalb der physiologischen Toleranzen. Positive Vorzeichen beschreiben Außentorsions- und negative Vorzeichen Innentorsionsabweichungen. Alle Komplikationen (3 Pseudarthrosen 1x femoral, 2x tibial; 1x Osteitis tibial) konnten durch lokale Revisionen zur Ausheilung gebracht werden. Torsionskorrekturen an Femur und Tibia sind sichere Operationsverfahren. Voraussetzung für ein befriedigendes Operationsergebnis sind eine umfassende präoperative Analyse der Beingeometrie und eine exakte Operationstechnik.

Ipsilaterale Frakturkombinationen von Femurschaft und distalem und/oder proximalem Femur

H. Stahm (Hannover), P. Schandelmaier, C. Krettek, H. Tscherne

Doppelfrakturen, Femur, Marknagelung, DHS

Ziel

Analyse dieser seltenen Verletzungskombination zur Ableitung eines optimierten Protokolls für Diagnostik, Management und operative Versorgung

Problem

Die ipsilateralen Frakturkombinationen von Femurschaft und distalem und/oder proximalem Femur beinhaltet erhebliche Probleme
1. wegen ihrer Seltenheit (häufig zu geringe Fallzahl für eigene 'lerning curve'),
2. bei der Diagnosestellung (übersehene Schenkelhalsfrakturen),
3. beim Management (welche Frakturkomponente wird zuerst versorgt?) und
4. bei der operativen Versorgung (ein Implantat für mehrere Frakturetagen oder sequentielle separate Stabilisierung mit mehreren Implantaten?).

Material und Methode

68 operativ versorgte Schaftfrakturen aus den Jahren 1973 bis 1993 mit begleitender proximaler oder/und distaler Fraktur wurden retrospektiv analysiert. 51 Patienten (75%) konnten im Mittel nach 6 (1-20) Jahren nachuntersucht werden. Empirisch wurde folgendes Klassifikationssystem erstellt: Kombinationsfraktur Typ 1 (Schaftfraktur mit proximaler Begleitfraktur, 62%), Typ 2 (Schaftfraktur mit distaler Begleitfraktur, 20%) und Typ 3 (Schaftfraktur mit proximaler und distaler Begleitfraktur, 18%). Proximal handelte es sich vorwiegend um gering dislozierte Schenkelhalsfrakturen (am häufigsten 31B2), distal vorwiegend um monokondyläre Frakturen (am häufigsten 33B1). Der mittlere PTS betrug bei Typ-1 40±15, Typ-2 36±16 und Typ-3 55±16.

Ergebnisse

Bei 7 Typ-1-Frakturen wurde die proximale Fraktur erst im Zusammenhang mit einer Marknagelung der Schaftfraktur beobachtet, nur 2 dieser Fälle wurden auch intraoperativ erkannt, die übrigen 5 erst zwischen 2 und 22 Tagen, während alle distalen Begleitfrakturen primär erkannt wurden. Beim Primäreingriff überwogen bei der Nagelosteosynthese der Schaftkomponente die intraoperativen Komplikationen, bei der Plattenosteosynthese die postoperativen Komplikationen. Bei der Nachuntersuchung gaben 39% der Patienten mittlere bis starke Schmerzen und Bewegungseinschränkung an. Vom Kombinationstyp 1 waren dies 29%, beim Kombinationstyp 3 hingegen 86%. Trotz objektivierbarer Behinderungen und Beschwerden bezeichneten 75% der Patienten ihr Gesamtergebnis subjektiv als gut oder sehr gut.

Schlußfolgerungen

1. Bei Schaftfraktur und nach Nagelung proximale Begleitfraktur ausschließen.
2. Die Nagelung der Schaftfraktur hat ein höheres intraoperatives, die Platte ein höheres postoperatives Komplikationsrisiko.
3. Bei Typ 1 Frakturen ist die getrennte, ggf. zweizeitige Versorgung von proximaler (z.B. DHS) und Schaftkomponente (z.B. retrograder N.) einfacher und risikoärmer als einzeitig und mit einem Implantat.

Freitag, 19. Nov.   15:15 – 16:15   Saal 4/5

Schulter (II) – Scapula / Rotatorenmanschette

Welche klinischen und radiologischen Spätergebnisse sind nach operativ versorgter Scapulafraktur zu erwarten

D. Hadler (Hamburg), H.R. Kortmann

Scapulafraktur, operative Therapie, Schulterfunktion

Zielsetzung

Beurteilung der Operationsergebnisse nach komplexen Verletzungen bei instabilen Scapulafrakturen sowie Schultergelenkspfannenfrakturen.

Problembeschreibung

Schulterblattfrakturen werden in erster Linie konservativ behandelt, insbesondere auch aufgrund einer hohen Koinzidenz an schweren Begleitverletzungen. Von 274 Schulterblattfrakturen erfolgte in unserer Klinik eine operative Behandlung in 29 Fällen. Die operative Versorgung dieser Verletzung ist durch die gute Weichteildeckung, die komplexe Anatomie und die Bruchformen schwierig.

Material und Methode

Zwischen 1990 und 1997 wurden 17 Glenoidfrakturen, 6 Fortsatz- und 4 Halsfrakturen operativ versorgt. 27 Patienten(93%) wurden durchschnittlich 3 Jahre postoperativ klinisch und radiologisch nachuntersucht. 74% der Patienten erlitten Begleitverletzungen. Es erfolgte einerseits die Anwendung des Constant-Scores, andererseits wurde eine computergestützte, isokinetische Untersuchung der Patienten im Vergleich zu einem Normalkollektiv durchgeführt.

Ergebnisse

Ca. 90% hatten nach dem Constant-Score ein gutes bis sehr gutes funktionelles Ergebnis, die Glenoidfrakturen zeigten die schlechteren Funktionsergebnisse. Es fand sich bei der isokinetischen Kraftmessung eine signifikante Kraftminderung bezüglich der Abduktion (Wilcoxon bzw. Kolmorogow-Smirnovtest) im Vergleich zum Normalkollektiv. Lediglich 2 Patienten mußten auf einen leichteren Arbeitsplatz umgesetzt werden.

Schlußfolgerungen

Die guten operativen Ergebnisse bei niedriger Komplikationsrate unterstreichen die Notwendigkeit der operativen Versorgung bei komplexen Schulterblattverletzungen, insbesondere wenn das Glenoid mitbeteiligt ist.

19.11.99
15:15–
16:15

Saal 4/5

Der dorsale Zwei-Portal-Zugang zur Scapula. – Weite Darstellung minimal invasiv

C. Braun (Kleve), R. Wirbel, I. Marzi, W.E. Mutschler

1. Vergleichende Untersuchung am Präparat zur Expositionsmöglichkeit der Standardzugänge – horizontaler, vertikaler Zugang, Zugang nach Judet und des Zwei-Portal-Zugangs.
2. Prospektive Untersuchung zur Expositionsmöglichkeit des Glenoids, der erreichten Stabilität und der funktionellen Ergebnisse nach Osteosynthese von Glenoidfrakturen und instabilen Scapulahalsfrakturen über einen neuen dorsalen Zwei-Portal-Zugang.

Problem

Die dorsalen Standardzugänge zur Scapula bieten entweder eingeschränkte Exposition (horizontaler oder vertikaler Zugang) oder sind sehr eingreifend (Infraspinatus-Ablösung oder periphere Durchtrennung). Material: Prinzip des Zwei-Portal-Zugangs: Verbindung des horizontalen oberen Zugangs mit dem vertikalen Zugang. Experimenteller Teil: Präparation an 14 Leichen. Ausmessung des prozentualen Anteil des dargestellten dorsalen Glenoidrandes durch o.g. Zugänge. Klinischer Teil: 20 Patienten mit Glenoidfrakturen Ideberg 1-V; 4 Patienten mit instabiler Scapulahalsfraktur Untersuchungskriterien: Qualität der Exposition: Prozentualer Anteil des dargestellten dorsalen Glenoidrandes. Erreichte Stabilität: Anzahl mit Schrauben gefaßter Corticalis pro Hauptfragment. Funktionelles Resultat: Constant Score; Nachuntersuchungszeit: 20 Monate

Ergebnisse

Qualität der Exposition:

Zugang	prox. 1/2	Glenoid distale 1/2	Scapularand
horizontal	komplett	20%	0%
vertikal	0%	80%	komplett
Judet	90%	komplett	komplett
2-Portal	komplett	90%	komplett

Erreichte Stablilität

Bei allen Glenoidfrakturen konnten mindestens 4 Corticalis pro Hauptfragment mit Schrauben gefaßt werden.

Funktionelles Resultat
Constant Score (operierte Seite / gesunde Seite) : Gesamt 80,1 / 94,3

Schmerzfreiheit
12,8 / 15 Score-Punkte, Elevationskraft: 15,8 / 25 Punkte,

Aktivitäten des täglichen Lebens
16,6 / 20 Punkte; Bewegungsumfang: 35,2 / 40 Punkte

Mit dem Zwei-Portal-Zugang sind alle für die Reposition und Stabilisierung von Glenoid- und Halsfrakturen -relevanten Scapulaareale nahezu komplett darstellbar und zur Osteosynthese erreichbar. Ein weite Muskelablösung ist nicht notwendig. Dies erlaubt sofortige postoperative aktive und passive Mobilisation und sichert gute radiologische und funktionelle Resultate.

Biomechanik der Rotatorenmanschettenrekonstruktion

S. Rupp (Homburg/Saar), R. Seil, M. Meusers, D. Kohn

Fragestellung

Wie hoch ist die initiale Belastbarkeit der Rotatorenmanschettenrekonstruktion manschettenseitig (mod. Mason vs. Einzelknopfnaht) und knochenseitig (Mitek-RC-Anker vs. Corkscrew-Anker). Von welchen technischen und biologischen Parametern hängen die Haltekräfte ab?

Methodik

Untersuchung an 20 humanen Schulterpräparaten (Spenderalter 42Jahre; 10 Männer, 10 Frauen: 5 intakte Sehnen, 10 gelenkseitige Partialdefekte, 5 Defekte). Getrennte Untersuchung der sehnenseitigen Verankerung und der Verankerung im Knochen.
   Sehnennaht: Nahtmaterial: Ethibond 2 USP. Mason versus Einzelknopfnaht.
   Maximalbelastungsversuch mit Materialprüfmaschine. Histologische Aufarbeitung aller Präparate. Knochenanker: Je Humerus 2 Nahtanker armiert mit Stahldraht im Tuberculum majus (anterior/posterior). Maximalbelastungsversuch mit Materialprüfmaschine. Untersuchung von Knochendichte und Kompressionsfestigkeit.

Ergebnisse

19.11.99

15:15–
16:15

Saal 4/5

Sehnennaht: Die mittlere Haltekraft der Mason betrug 118,4 (+/- 12,3) N. In nur 30 % riß der Faden aus der Sehne, in 70 % versagte der Faden. Bezogen auf die makroskopische Morphologie ergaben sich folgende Werte: Intakt=123,4 (+/5,3) N; Partialdefekt120,4 (+/-14,2) N; Defekt= 10 (+/- 13, 1) N. Der Unterschied zwischen intakten und defekten Sehnen war nicht signifikant ($p<0,06$). Die mittlere Haltekraft der Einzelknopfnaht betrug 80,5 (+/-26,5) N. In 89 % riß der Faden aus der Sehne. Bezogen auf die makroskopische Morphologie ergaben sich folgende Werte: Intakt=85 (+/- 24,8) N; Partialdefekt=79,3 (+/- 26,2) N; Defekt=78,4 +/- 33,6) N. Der Unterschied zwischen Mason-Allen-Naht und Einzelknopfnaht war hochsignifikant ($p<0,001$). Es fand sich keine Korrelation zu Geschlecht und Lebensalter. Die Nahtanker versagten bei folgenden Maximalkräften: Mitek-RC-Anker: 91,8 (+/22) N anterior und 91,0 (+/- 40) N posterior; Corkscrew-Anker 139,6 (+/- 81,8) N anterior, 181,6 (+/- 80,2) N posterior. Intraindividueller Vergleich der Versagensrate Faden/Sehne vs. Anker/ Knochen: Mason-Allen vs. Mitek RC = 30% / 70%, Mason Allen vs. Corkscrew = 55% / 45%; Einzelkn. vs. Mitek RC = 75% 25%, Einzelkn. vs. Corkscrew = 75% / 25%.

Die Mason-Naht ist der Einzelknopfnaht deutlich überlegen. Die Haltekraft von Fadenankern wird durch das Verankerungsprinzip und die Position im Tuberculum beeinflußt. Nicht immer ist die Interaktion Faden/Sehne das schwächere Glied der Konstruktion.

Die isolierte Tuberkulum majus- und Tuberkulum minus-Fraktur: Eine Ausrißverletzung der Rotatorenmanschette?

R. Beickert (Murnau), B. Stempfl, V. Bühren

Analyse von Unfallablauf, erstem klinischen Symptom und Befund, intraoperativem Befund und Behandlungsergebnis von 24 Fällen isolierten Tuberkulum-majus/minus-Frakturen, Klärung der Frage unter welchen Umständen eine Ausrißverletzung der Sehnen der Rotatorenmanschette eintritt.

Unter welchen Umständen Rotatorenmanschettenverletzungen eintreten ist unbekannt. Die Analyse des Unfallmechanismus in Fällen der knöchernen Ausrißverletzung dürfte Aufschluß darüber geben, welcher Geschehensablauf der intratendinösen traumatischen Rotatorenruptur unterstellt werden darf und welcher nicht.

In den Jahren 1993 bis 1998 wurden im Rahmen einer prospektiv angelegten Studie 24 Patienten mit isolierter Fraktur des Tuberkulum majus oder minus operativ behandelt. Zwischen Unfall und OP lagen 2 bis 101 Tage. Nachuntersuchung (klinisch Constant Score, radiologisch Schulter ap/axial) erfolgte nach 7 bis 61 Monaten. Zum Nachuntersuchungszeitpunkt waren alle Frakturen geheilt, die Implantate entfernt. 15 von 24 Patienten waren beschwerdefrei und ohne wesentliche Einschränkungen (85-100 Pkte), 4 Patienten beklagten eine schmerzlose Einschränkung der Beweglich-

keit (74-85 Pkte) und 5 Patienten eine Impingementsymptomatik. Zum Unfallmechanismus konnten 21 von 24 Verletzten differenzierte Angaben machen: 18 von
21 erlitten isolierte Tuberkulum-majus/minus Frakturen bei direktem Aufprall auf
die betroffene Schulter also bei einem Unfallablauf, bei dem sich nach bisherigem
Verständnis eine Zugbelastung der Rotatorensehnen ausschließen läßt.

Die operative behandelte isolierte Tuberkulum-majus/minus -Fraktur heilt meist
problemlos, gelegentlich verbleibt eine Impingementsymptomatik. Die hypothetische
Feststellung, daß Rotatorenrupturen bei direkter Gewalteinwirkung nicht vorkommen können wird widerlegt durch die Entstehung der knöchernen Ausrißverletzung
durch eine Vielfalt verschiedener Unfallmechanismen – auch durch direkte Gewalt –
oder es handelt sich nicht um einen Ausriß, sondern eine knöcherne Abscherver-
letzung.

Outcome-Analyse nach offener Rekonstruktion von RM-Rupturen. Eine vergleichende Beurteilung neuer Bewertungsverfahren

M. Skutek (Hannover), J. Zeichen, R.W. Fremerey, U. Bosch

RM-Rekonstruktion, Outcome, Schulter-Scores

Zielsetzung

Kann das Outcome nach offener Rekonstruktion von RM-Rupturen mittels dem ASES,
DASH und SST Score als neue Bewertungsverfahren beurteilt werden? Klinische
Betrachtung an einem Patientengut unter Verwendung des Constant-Murley Score als
Referenz.

Problem

Die Beurteilung des Outcome ist in der Chirurgie des Bewegungsapparates von immer größerer Bedeutung. Was der Patient tatsächlich fühlt und tut ist dabei nicht nur
für den Therapieverlauf, sondern auch zur Beurteilung der Effektivität einer bestimmten Behandlungsstrategie von Interesse. Ziel der Studie war es, verschiedene neue
schulterspezifische Outcome-Scores am Beispiel der Rotatorenmanschettenrekonstruktion zu vergleichen.

Material und Methode

3 Patienten wurden prospektiv erfaßt und konnten im Mittel nach 57,8 ± 15,7 Wochen
nachuntersucht werden. Das Durchschnittsalter der 7 Frauen und 16 Männer betrug
55,3 ± 10,5 Jahre. 14-mal war die rechte, 9-mal die linke Seite betroffen; 14-mal war es

die dominante Seite. Rupturen vom Grad I (1-3 cm) und Grad II (3-5 cm) wurden primär nach Mobilisation der Sehnen durch Naht verschlossen. Bei massiven Defekten > 5 cm erfolgte eine Deltoideuslappenplastik nach Augerau. Zur Anwendung kamen der Score der American Shoulder and Elbow Surgeons (ASES), der Disabilities of the Arm, Shoulder and Hand (DASH) Score und der Simple Shoulder Test (SST). Diese Outcome-Scores wurden dem Constant-Murley Score als einem etablierten Schulterfunktions-Score gegenübergestellt. Zusätzlich wurde mit einer subjektiven visuellen Analogskala die Patientenzufriedenheit ermittelt.

19.11.99

15:15–16:15

Saal 4/5

Ergebnisse

Bei allen Patienten kam es postoperativ zu einer signifikanten Zunahme der Score-Werte. Die Mittelwerte in den drei Outcome-Scores und im Constant-Murley Score waren zum Zeitpunkt der letzten Kontrolluntersuchung statistisch signifikant besser als vor der Operation ($p < 0.01$, gepaarter, zweiseitiger t-Test). Alle Scores korrelierten mit dem Constant-Murley Score (ASES: $r = 0.871$, $p < 0.01$; DASH: $r = -0.758$, $p = < 0.01$, SST: $r = 0.494$, $p < 0.05$, Korrelationskoeffizient nach Pearson). Am einfachsten ließ sich der SST anwenden. Mit dem ASES und dem DASH war eine differenziertere Outcome-Analyse möglich.

Schlußfolgerung

Ähnlich wie der Constant-Murley Score eine Verbesserung der Schulterfunktion anzeigt, zeigen die neuen Scores eine Verbesserung des Outcome an. Sie eignen sich durch den Fragebogencharakter sowohl zum klinischen Einsatz, als auch klinik- und untersucherunabhängig zur Verlaufskontrolle. Der genauen klinischen Beurteilung des Constant-Murley Score stehen die neuen Evaluations-Scores als alternative Verfahren gegenüber. Aufgrund der guten Korrelation des ASES mit dem Constant-Murley Score ($r = 0,871$, $p < 0,01$) und der gleichzeitig guten Übereinstimmung mit der visuellen Analogskala ($r = 0,612$, $p < 0,01$) wird der ASES Index zum außerklinischen Einsatz bevorzugt. Ist eine klinische Untersuchung möglich, sollte weiterhin zusätzlich zum Selbstbeurteilungs-Score ein validierter, funktionsorientierter Score (z.B. Constant-Murley) verwendet werden.

<table>
<tr><td>

19.11.99

**15:15–
16:15**

Saal 4/5

</td></tr>
</table>

Isolierte traumatische Rupturen der Subscapularissehne – eine Verletzungsform des Jugendlichen

G. Engel (Heidelberg), L. Lehmann, P. Habermeyer

Subscapularis, Ruptur, Verletzung, Jugendalter

Einleitung

Mit einer Häufigkeit von 8 % stellt die isolierte Ruptur der Supscapularis-Sehne (SCP) eine seltene und meist traumatische Verletzung der Rotatorenmanschette (RMR) dar. Betroffen sind meist Männer am Ende der 5. Lebensdekade (Walch, Gerber). Nach Warren et al. ist dabei die Klinik sehr unspezifisch, die Diagnose wird durch MRT gestellt. Bisher wurde in der deutschsprachigen Literatur noch kein Fall einer traumatischen SCP-Ruptur beim Jugendlichen beschrieben. Am Beispiel von zwei Fällen im Alter von 12 und 14 Jahren soll die Traumaanamnese, Klinik, Diagnostik und Therapie dargestellt werden.

Material und Methode

Bei einem Patientengut von 72 Fällen mit der operativen Diagnose einer Beteiligung der SCP-Sehne fanden wir bei 10 Patienten eine isolierte traumatische Ruptur des SCP. Davon waren 8 Erwachsene im Alter von 39 bis 55 Jahre (Durchschnitt 47 J.), was den Altersangaben von Walch bzw. Gerber entspricht. Die beiden anderen Patienten waren zwei männliche Jugendliche im Alter von 12 und 14 Jahren.

Ergebnisse

Beide Jugendliche stürzten bei sportlichen Aktivitäten (Inline-Skating, Snowboard), wobei es in Hyperextensions- und Außenrotationsstellung des Armes zu einem fortgeleiteten Trauma ohne Luxation kam. Aufgrund erheblicher Ruheschmerzen wurden beide nach 5 bzw. 7 Tagen zur Abklärung überwiesen. Bei der klinischen Untersuchung war bei endgradiger freier aktiver und passiver Beweglichkeit sowohl der Lift-off Test nach Gerber als auch das Napoleon-Zeichen nach Hertel hoch pathologisch. In beiden Fällen wurde die Diagnose sonographisch und kernspintomographisch gesichert.

Nach diagnostischer Arthroskopie wurden beide Rupturen über einen deltopectoralen Zugang dargestellt. Neben dem kompletten Ausriß der SCP-Sehne fand sich in einem Fall eine begleitende ausgedehnte Flake-fracture humeralseitig am Übergang zum Tuberculum minus. Unter Schonung der Epiphysenfuge erfolgte die Refixation in Fadenanker-Technik (einschließlich Knorpelrefixation) Mit einem klinischen Followup von 22 bzw. 24 Monaten zeigte bereits die 12 Monats-Kontrolle eine komplette restitutio ad integrum mit Rückkehr beider Jugendlichen zu ihren sportlichen Aktivitäten (Constant-Score 91% (7,7kg) und 93% (8,5kg)). Die postoperativen radiologischen, sonographischen und MRT-Kontrollen zeigten eine vollständige Sehnenintegration, keinerlei Arthrosebildung oder verzögertes Knochenwachstum.

Schlußfolgerung

Eine isolierte traumatische Subscapularissehnen-Ruptur ohne Avulsion des Tuberculum minus kann auch im jugendlichen Alter beobachtet werden. Hauptaugenmerk muß auf eine gründliche körperliche Untersuchung mit Unterstützung der apparativen Diagnostik (Sonographie, MRT) gelegt werden. Hierdurch wird eine exakte und frühzeitige Diagnose mit anschließender adäquater operativer Versorgung ohne zeitliche Verzögerung ermöglicht. Dies gewährleistet, bei frühfunktioneller Nachbehandlung, eine schnelle Wiederherstellung der Schulterfunktion.

<table>
<tr><td>Freitag, 19. Nov.</td><td>15:15 – 16:15</td><td>Saal 7</td><td>19.11.99

15:15–
16:15

Saal 7</td></tr>
<tr><td colspan="3">Innovation (IV) – obere Extremität</td><td></td></tr>
</table>

Die Humerus-Fixateurplatte – ein neues Implantat zur winkel- und rotationsstabilen Osteosynthese der instabilen proximalen Humerusfraktur

H. Mückter (Würselen), W. Vogel

Entwicklung eines völlig neu, konstruierten Implantates zur sicheren winkel- und rotationsstabilen Osteosynthese proximaler Humerusfrakturen, wodurch unmittelbar postoperativ eine Übungsstabilität und eine begrenzte Belastungsstabilität resultiert.

Die proximalen Humerusfrakturen gehören mit einem Anteil von ca. 4 bis 5 % zu den häufigsten Frakturen überhaupt. Ein Teil dieser Frakturen kann bei stabiler Einstauchung und geringer Fragmentdislokation konservativ behandelt werden. Instabile Brüche bedürfen jedoch einer operativen Stabilisierung. Die gegenwärtig zur Stabilisierung verwendeten Minimalosteosynthesen befriedigen in der Praxis nicht, da sie nur selten übungsstabile Verhältnisse schaffen.

Implantate, welche die spezielle Biomechanik der instabilen proximalen Humerusfraktur berücksichtigen, wurden bisher nicht entwickelt.

Die unbefriedigende Situation bei der Behandlung proximaler Humerusfrakturen im klinischen Alltag hat den Anstoß zur Entwicklung des hier vorgestellten völlig neuen Implantates gegeben.

Wesentliche Anforderungen an das neue Implantat waren:
- absolut feste, übungsstabile Osteosynthese mit sicherer Winkel- und Rotationsstabilität

- zuverlässige Refixierung ausgerissener Tubercula
- ideale anatomische Anpassung des Implantates ohne wesentliche Muskelablösung
- kein Impingement des Implantates im subacromialen Raum bei maximaler Abduktion
- einfache und sichere Operationstechnik mit größtmöglicher Weichteilschonung

Basierend auf diesem Anforderungsprofil wurde das neue Implantat als Hybrid-konstruktion zwischen einer gewöhnlichen Neutralisationsplatte und einem Fixateur interne entwickelt. Im Bereich des Schaftfragmentes wird das Implantat mit gewöhn-lichen Corticalisschrauben i. S. einer Neutralisationsplatte fixiert. Im Kopffragment wird das Implantat durch 2 parallel angeordnete Humeruskopfschrauben fixiert, wel-che in der Platte geführt werden und durch einen Spannbackenmechanismus fest ver-klemmt werden.

Das neuentwickelte Implantat wurde erstmals im August 1998 und seitdem in 11 Fällen klinisch eingesetzt. In 10 Fällen konnte eine uneingeschränkte Übungsstabilität erzielt werden, einfache aktive Tätigkeiten, wie Haare kämmen, aber auch das siche-re Abstützen auf einem Rollator war mit dem verletzten Arm bereits in den ersten postoperativen Tagen möglich.

Die bei den ersten klinischen Einsätzen erzielten Frühresultate sind so vielver-sprechend, daß durch die Einführung dieser neuen Osteosynthesetechnik eine ent-scheidende Verbesserung der Versorgung instabiler proximaler Humerusfrakturen erwartet werden kann.

Neue bioresorbierbare Implantate bei der Versorgung von Radiuskopffrakturen

A. Prokop (Köln), H.-J. Helling, R. Fischbach, C. Burger, K. E. Rehm

Zu einem Poly-L/DL-Lactidstift wurde 10% Tricalciumphosphat beigesetzt um die Degradationseigenschaften zu verbessern.

Der Einsatz resorbierbarer Implantate zählt in der Rekonstruktion von Radiuskopf-frakturen bereits seit Jahren zur operativen Routine. Durch den Verzicht auf eine Metallentfernung werden Risiken und Kosten eingespart.

Probleme in Form von Weichteilschwellungen und Osteolysen um das Implantat-lager werden den hohen Konzentrationen der Abbauprodukte während zu rascher Degradation angelastet. So sind bei schnell resorbierbaren Polyglykolidimplantaten in der Literatur Osteolyseraten bis zu 60% beschrieben. Bei Polylactidstiften sind tier-experimentell ebenfalls Osteolysen beschrieben, die im klinischen Einsatz aber sehr viel seltener sind. Durch eine Beimengung von 10% Tricalciumphosphat zu einem Poly-L/DL-LACTID-STIFT wurde ein Composite-Stift mit 2,0 mm Durchmesser spritzgegossen. Die Stifte wurden erfolgreich im vergleichenden Tierexperiment über 30 Monate an 36 Schafen getestet.

Vom 01.10.1996 an wurden 23 Patienten mit Radiuskopffrakturen (AO21 B2) offen reponiert und die Fraktur mit den neuen Stiften stabilisiert. Postoperativ traten keine Komplikationen auf.

Über bis zu 2 Jahre wurden die Patienten konventionell radiologisch und computertomographisch und/oder kernspintomographisch kontrolliert. Weichteilreaktionen oder Osteolysen traten nicht auf. Nach dem Broberg-Score wurden Beweglichkeit, Kraft, Stabilität und Schmerz mit bis zu 100 Punkten bewertet.

NU/Follow up	Score	Stiftkanal im CT
3.Monat (n=23/100%)	87 Pkt	2,0mm
912.Monat (n=14/64%)	94 Pkt	1,7mm
18(n=6/27%)	92 Pkt	1,5mm

Die Stifte waren innerhalb von 2 Jahren bis zu einem Viertel ihres Ausgangsdurchmessers degradiert.

Die neuen Stifte eignen sich zur Behandlung von Radiuskopffrakturen und führen zu sehr guten klinischen Ergebnissen. Fremdkörperreaktionen oder Osteolysen treten dabei nicht auf

19.11.99
15:15–
16:15
Saal 7

Der AO Point-Contact Fixateur (PC-Fix) zur Stabilisierung von Unterarmschaftfrakturen: Ergebnisse von 277 Frakturen einer prospektiven Multizenterstudie

A. Schmeling (Berlin), M. Schütz, M.J. Kääb, C. Hauke, S.M. Perren, N.P. Haas

Fixateur interne, Unterarmschaftfraktur, Multizenterstudie

Zielsetzung

Hauptprobleme bisheriger Plattenosteosynthesen sind durch Vaskularitätsschäden unter der Platte verursachte Osteoporose, verzögerte Knochenheilung und größeres Refrakturrisiko nach Implantatentfernung. Der Point-Contact Fixateur (PC-Fix) der AO ist eine Weiterentwicklung zum internen Stabilisierungsverfahren. Präsentiert werden die Ergebnisse einer internationalen prospektiven multizentrischen Studie über die Behandlung von Unterarmfrakturen mit dem PC-Fix.

Material und Methode

Der PC-Fix vereint Vorteile der Plattenosteosynthese und des Fixateur externe hinsichtlich des Erhaltes der Knochenvaskularität: Die Verankerung des PC-Fix im Knochen wird über monokortikale, selbstschneidende Schrauben erreicht, welche sich winkelstabil in die Schraubenlöcher des Implantates einpassen. Dadurch wird der Knochen nicht mehr an die Platte gepreßt und die Perfusion des Knochens bleibt weitgehend erhalten. Von Juni 1994 bis Mai 1996 waren 16 Unfallchirurgische Zentren aus 8 verschiedenen Ländern an der prospektiven klinischen Studie beteiligt. 277 Unterarmfrakturen (387 frakturierte Knochen) wurden in offener Repositionstechnik (ORIF) mit 387 PC-Fix-Implantaten versorgt. 20% der Frakturen waren offene Frakturen und 25% waren Frakturen polytraumatisierter Patienten. Die Osteosynthesen der 277 Frakturen wurden von 108 unterschiedlichen Operateuren durchgeführt. Die Datenerhebung erfolgte engmaschig mittels standardisierter Fallbögen und radiologisch prä- und postoperativ, sowie nach 4 und 12 Monaten.

Ergebnisse

Insgesamt konnten 96% der Patienten nachkontrolliert werden. Bei 251 Patienten gestaltete sich der Heilungsverlauf problemlos. Es wurden 32 Komplikationen beobachtet, von denen 24 eine Re-Operation erforderten (8.7% von 277 Unterarmfrakturen). Alle heilten jedoch im folgenden ohne weitere Komplikationen aus. In 11 Fällen zeigte sich eine verzögerte oder keine Knochenheilung. Implantatausrisse ereigneten sich bei 6 Patienten wobei zwei Fälle eine Infektion aufwiesen. Bei den 306 geschlossenen Frakturen beobachtete man zwei tiefe und zwei oberflächliche Infektionen (1.3%), während man bei nur einer von 81 offenen Frakturen eine tiefe Infektion nachwies (1.2%). Nach 4 Monaten waren 65% der Frakturen knöchern vollständig durchbaut und 31% zeigten eine ausgeprägte Kallusbildung. Nach 12 Monaten waren alle Fälle, einschließlich Komplikationen, ausgeheilt. Die Implantate konnten nach einer durchschnittlichen Dauer von 376 Tagen (74 bis 912 Tage) entfernt werden.

Schlußfolgerungen

Diese Studie zeigt, daß der Fixateur interne erfolgreich in der operativen Behandlung von Unterarmfrakturen eingesetzt wurde. Die Hauptvorteile des PC-Fix sind eine relativ kurze Operationszeit, einfache technische Handhabung und im Vergleich zu anderen Studien geringe Komplikationsrate. Das Konzept des Fixateur interne, mit monokortikaler Schraubenfixierung und neuer Operationstechnik erfordert jedoch Umdenken.

Läßt sich die Bohrdrahtosteosynthese bei der distalen Radiusfraktur durch eine Kortikalispinosteosynthese ersetzen?

Ch. Hofmann (Marburg), Th. Berns, Th. Lemke, M. Schnabel, L. Gotzen

Distale Radiusfraktur, Osteosynthese, Kortikalispins

19.11.99

15:15–
16:15

Saal 7

Zielsetzung

Retrospektive Nachuntersuchungen von Patienten mit distalen Radiusfrakturen, die im Zeitraum von 07/96 bis 02/99 osteosynthetisch mit Pins aus humaner Kortikalis versorgt wurden. Analyse der operativen Technik, des Pinintegrationprozesses, Ergebnisse und Komplikationen.

Einleitung

Die Entwicklung von abbaubaren Osteosynthesematerialien ist für die Chirurgie von großer Bedeutung. In den 70er Jahren wurden resorbierbare Kunststoffe aus Polylaktid- und Polyglykolidsäuren zu Osteosynthesezwecken vorgeschlagen. Bei allem Positiven, was biodegradable Implantate auszeichnet, ist ihre Anwendung noch immer mit der Problematik der Fremdkörperreaktion verbunden. Zur Osteosynthese von Frakturen, bei denen die Fragmente unter geringeren Belastungen stehen, bieten sich Pins und Schrauben aus kortikalem Knochen an. Nach Erarbeitung der Herstellungsmethoden, biomechanischen Festigkeitsuntersuchungen und Testungen an einem distalen Radiusfrakturmodel konnten wir im Rahmen einer Studie Patienten mit instabiler distaler Radiusfraktur (DRF) durch eine Kortikalispinosteosynthese (KP) versorgen.

Material und Methoden

40 Patienten mit DRF, bei denen die Indikation zur Bohrdrahtosteosynthese gegeben war (vom Juli 1996 bis Dezember 1996), wurden mit azetonbehandelten und autoklavierten (bei 121°,20 min) KP versorgt. Das durchschnittliche Alter der Patienten betrug 57,2 Jahre (20-83Jahre). 25 Patienten waren weiblich, 15 männlich. Die Fraktureinteilung erfolgte nach AO-Klassifikation (4- A2-, 6- A3,4- B2, 4- C1-, -, 4- C2-, 18- C3-Frakturen). Es wurden 32 Patienten nachuntersucht und die Ergebnisse nach Sarmiento ausgewertet.

Ergebnisse

Nach dem Sarmiento – Score zeigten 28 Patienten (87,5%) exzellente und gute funktionelle Behandlungsresultate. Zwei Patienten (6,25%, Frakturtyp C3) wurden in die Gruppe mäßig eingestuft und zwei weitere Patienten (Frakturtyp C3) zeigten schlechte funktionelle Resultate. In allen radiologischen Untersuchungen zeigten sich normale Frakturheilungsverläufe. In Abhängigkeit vom Frakturtyp und Alter kam es bei allen 32 Patienten nach

4-6 Wochen zur Frakturheilung. Bei der radiologischer Untersuchung nach einem Jahr zeigte sich bei 24 Patienten eine vollständig verheilte Fraktur in anatomischer Stellung. 6 Pat. hatten eine Dorsalabwinkelung von bis zu 10° und einen Ulnarvorschub von bis zu 2 mm sowie weitere 2 Pat. eine Dorsalabwinkelung von mehr als 10° und einen Ulnarvorschub von mehr als 2 mm. Zwei Patienten zeigten eine leichte bis mäßige Arthrose im Radiokarpalgelenk.

Nach einem Jahr zeigte sich in 30% der Fälle eine Pinintegration in den Empfängerknochen. Bei 70 % der Patienten waren die Stifte nach einem Jahr noch sichtbar. Wir beobachteten keine Fremdkörperreaktionen, keine Pininfekte, in zwei Fällen kam es zu einer Läsion des Hautastes des N. radialis am Handgelenk. Bei 2 Patienten kam es nach der operativen Versorgung durch einen erneuten Sturz zum Bruch der Pins.

Schlußfolgerung

Die Kortikalisstifte sind zur Stabilisierung von distalen Radiusfrakturen ausreichend stabil, können die konventionelle Bohrdrahtosteosynthese weitgehend ersetzen und damit die Metallentfernung ersparen.

Die distale Radiusfraktur – ein neues Behandlungskonzept mittels volarer, winkelstabiler Verplattung

H. Boszotta (Eisenstadt), A. Prenner, F. Szinovatz, St. Weiler

Zielsetzung

Es wird ein neues Konzept zur Behandlung der instabilen, distalen Radiusfraktur mit winkelstabiler, volarer Verplattung, Spongiosaplastik der dorsalseitigen, metaphysären Knochendefekte vorgestellt, mit dem Ziel eine frühfunktionelle, gipsfreie Nachbehandlung zu ermöglichen.

Methoden

Teil 1 – Experimentelle, biomechanische Vergleichsstudie des neuen Implantats
Teil 2 – Prospektive, klinische Studie

Teil 1
Die neuentwickelte Platte, welche eine winkelstabile Fixation der die Gelenksfläche tragenden Schrauben gewährleistet, konnte anhand von axialen Belastungstests am Sawbone mit den üblichen Osteosyntheseverfahren am distalen Radius verglichen werden. Als Höchstlast wurde der Verschluß der subtotalen, keilförmigen Osteotomie

definiert, welcher in der Materialprüfmaschine duch axiale, stetig steigende Belastung (v=1mm/sec) erreicht wurde.

Teil 2
Anhand einer prospektiven klinischen Studie wurden 42 Patienten mit einem Altersdurchschnitt von 54,6 Jahren mit instabilen Frakturen des distalen Radius (durchschnittliche Verkürzung 3,65mm, über 10 Grad Dorsalverkippung, ausgeprägte dorsoradiale Trümmerzone, Abbruch des Ellengriffels) mittels Boraplatte operativ versorgt. (16 x Typ 23.A,26 mal Typ 23.C)

19.11.99

15:15–
16:15

Saal 7

Resultate

Die neu entwickelte winkelstabile Platte (Boraplatte) erzielte mit durchschnittlich 485,7 N/sec eine mehr als doppelt so hohe Primärstabilität wie herkömmliche Verfahren (BD-Fixatio,AO-Platte). Lediglich der von dorsal angelegte Orthofix wies im Experiment unter optimalen Bedingungen etwas höhere Werte (541,8N/s) auf. Trotz der selektierten schweren Frakturformen erreichten die Patienten 80,95 Punkte im Cooney Score. Die gipsfrei nachbehandelten Patienten wiesen mit 86,42 Punkten (p<0.01) signifikant bessere, intraartikuläre Frakturen mit 79,22 Punkten (p<0.05) schlechtere Resultate auf. Im Schnitt konnten alle erhobenen radiologischen Parameter seitengleich wiederhergestellt werden. Es fand sich keinerlei radiologischer Korrekturverlust innerhalb des Nachbeobachtungszeitraums. Die Gelenkfläche konnte in allen Fällen stufenfrei zur Ausheilung gebracht werden. Es traten keine implantatspezifischen Komplikationen auf.

Conclusion

Das neue Implantat weist eine hohe Primärstabilität auf und erlaubt eine frühfunktionelle, gipsfreie Nachbehandlung mit guten klinischen Ergebnissen ohne radiologischem Korrekturverlust.

Frühe aktive Mobilisation nach Beugesehnenaht in neuer Technik

Ch. Hofmann (Marburg), G. Bohringer, R. Michel, L. Gotzen

Sehnennaht, Biomechanik, Nahttechnik

Zielsetzung

Verbesserung der Ergebnisse nach Beugesehnenaht durch neue Nahttechnik und aktiver Mobilisation. Entwicklung, biomechanische Testung und klinische Anwendung einer übungsstabilen Sehnennaht.

Problembeschreibung

Die Beugesehnenverletzungen sind immer als ein schweres Trauma einzustufen und fordern ein adäquates Behandlungsverfahren. Die am meisten verwendeten herkömmlichen Nahttechniken erlauben keine frühe aktive Mobilisation. Im Experiment wurde gezeigt, daß dabei ein Spalt von 3-5 mm entsteht. Dies kann zur extrinsischen Heilung mit Verwachsungen oder zu Rerupturen führen. Die Entwicklung einer spaltstabilen und damit auch einer übungsstabilen Sehnennahttechnik ist daher als ein vordringliches Forschungsziel einzustufen

Material und Methoden

Nach Erarbeitung einer neuen Sehnennahtechnik wurde diese zunächst in biomechanischen Tests an Schweinesehnen im Vergleich mit herkömmlichen Sehnennahttechniken (Bunnell-Schnürsenkelnaht, Tsuge-Naht mit Cardiofil, Kirchmayr mit verschiedenen Fäden: PDS II, Maxon, Miralene, Prolene und Ethibond; Fadenstärke 4/0, n=135) getestet. Die Festigkeitsuntersuchungen mit einer Universalprüfmaschine wurden mit zwei synchron funktionierenden Videokameras aufgenommen, so daß mit Hilfe einer Bildsequenzanalyse die angelegte Kraft und die Elongation exakt im Moment der Sehnenspaltbildung dokumentiert werden konnten. Anschließend wurde die neue Sehnennahttechnik im Tierversuch im Vergleich zur Kirchmayr-Kessler Technik histologisch untersucht. Mit der neu entwickelten Nahttechnik wurden 10 Patienten mit Beugesehnenverletzungen versorgt. Bei Belassen einer dorsalen Schiene zur Protektion wie bei der Kleinert'schen Nachbehandlung wurden die sonst üblichen Gummizügel weggelassen und der Patient nach dem 2. postoperativen Tag entsprechend einem Schema zur aktiven und passiven Mobilisation eigentätig und mit krankengymnastischer Unterstützung angeleitet. Nach 4-6 Monaten wurden die Patienten nach dem Schema von Buck-Gramko nachuntersucht.

Ergebnisse

Bei einer durchschnittlichen Belastung von unter 5 N bei der Schnürsenkelnaht, Kirchmayr-Naht mit Miralene und bei der Tsuge-Naht mit Cardiophil und Tendo-loop kommt es zur Spaltbildung. Eine höhere Stabilität zeigte die Kirchmayr-Naht mit PDSII, Maxon und Ethibond. Die Marburger Sehnennaht zeigte eine sehr hohe Spaltstabilität bei Verwendung eines Maxon-Fadens (durchschnittlich 28 N), mit einem PDSII-Faden – 18,34 N. II. Bei keinem Patienten kam es zu einer Ruptur der Sehnennaht. Die Nachuntersuchungsergebnisse nach von Buck-Gramko ergaben 4 sehr gute und 6 gute Resultate.

Schlußfolgerung

Die entwickelte Marburger-Sehnennaht zeigt hohe Sehnenspaltstabilität. Die neue Nahttechnik von Beugesehnen der Hand ermöglicht eine aktive Nachbehandlung mit guten bis sehr guten Ergebnissen.

<table>
<tr><td>

Freitag, 19. Nov.   **15:15 – 16:15**   **Saal 14.2**

Minimalinvasive Verfahren (III) –
Pilon tibiale / Sprunggelenk

</td><td>

19.11.99

15:15–
16:15

Saal 14.2

</td></tr>
</table>

Einsatz des Ilizarov-Composite-Hybrid Fixateurs bei distalen Unterschenkel/Pilon Frakturen

C.Khodadadyan-Klostermann (Berlin), M.Raschke, D. Moskopf, N.Haas

Hybrid-Fixateur, Ilizarov, distale Unterschenkelfraktur, Pilon-Fraktur,

Problem

Die Frakturversorgung im Bereich des distalen Unterschenkels erweist sich oft aufgrund des schlechten Weichteilmantels sowie des meist höhergradigen Weichteilschadens sehr schwierig und komplikationsbehaftet. Eine Stabilisierung mit einem intramedullären Kraftträger ist durch die fehlende Verriegelungsoption im distalen Fragment oft nicht möglich, so daß häufig auf die Plattenosteosynthese zurückgegriffen werden muß. Bei der erheblichen Weichteilproblematik und der oft limitierten Verankerungsmöglichkeit im Bereich des distalen Fragmentes erscheint ein minimal invasives Verfahren mit hoher Primärstabilität und sämtlichen sekundären Korrekturoptionen vorteilhaft.

Material und Methode

Von 1/94 bis 12/98 wurden 23 Patienten mit einer distalen Unterschenkel / Pilon Fraktur mit einem Ilizarov- Composite-Fixateur versorgt. Bei der Composite Fixation wird die Ringfixation auf die Trümmerzone beschränkt. Am restlichem Abschnitt des Unterschenkels kommt eine monolaterale Fixation zum Einsatz. Bei 8 Pilonfrakturen erfolgte eine Minimalosteosynthese zur Gelenkrekonstruktion, zusätzlich erfolgte bei 10 Patienten eine Plattenosteosynthese im Bereich der Fibula. Die Frakturen wurden nach AO-Klassifikation wie folgt klassifiziert: 43 A1-3 (n=10), 43 B3 (n=3), 43 C1-3 (n=10). Der Weichteilschaden wurde gemäß Gustilo-Anderson bzw. Tscherne- Oestern klassifiziert. Bei 5 Patienten wurde eine Kompartmentspaltung durchgeführt. Das Alter der Patienten variierte zwischen 16 und 90 Jahren bei einem Durchschnitt von 42 Jahren (13x weiblich, 10x männlich).

Ergebnisse

Bei allen Patienten konnte eine knöcherne Konsolidierung ohne zusätzliche Spongiosaplastik erreicht werden. Postoperative Infektionen traten bei 2 Patienten auf (Ringsequester). Der Fixateur konnte durchschnittlich nach 18 Wochen entfernt werden (Zeitraum zwischen 13 und 24 Wochen). Außer Pin-Problemen, welche mit lokalen Maßnahmen beherrschbar waren, traten keine weiteren Weichteilprobleme auf. In sämtlichen Fällen wurde eine Konsolidierung der Weichteilsituation erzielt. Mikrovasculäre Lappenplastiken waren dabei nicht nötig. Die durchschnittliche OP-Dauer betrug 105 min. (65-135 min.). Die durchschnittliche Krankenhausaufenthaltsdauer betrug durchschnittlich 16 Tage (8-23 Tage). Die Vollbelastung wurde im Durchschnitt nach 4 Wochen nach Weichteilkonsolidierung erreicht. Höhergradige sekundäre Repositionsverluste wurden nicht beobachtet. In den meisten Fällen konnte eine anatomiegerechte Ausheilung erreicht werden, bei 4 Patienten waren im Ausheilungsergebnis Achsfehlstellungen über 5° nachweisbar.

Schlußfolgerung

Zusammenfassend stellt die Ilizarov-Composite-Fixation ein minimal invasives, sicheres und erfolgreiches Verfahren zur Frakturversorgung im Bereich der Problemregion des distalen Unterschenkels dar. Insbesondere bei prekären Ausgangsbedingungen wie schwerer Weichteilschaden, Osteoporose, massive ossäre Trümmerzone bietet das Verfahren erhebliche konzeptionelle Vorteile.

Der Hybrid-Fixateur – eine minimal invasive Methode zur Stabilisierung und Ausheilung von Pilon-Frakturen

W. Duchêne (Mannheim), K.O.Jung

Pilon-Frakturen, Hybridfixateur

Zielsetzung

Darstellung des minimal invasiven Vorgehens zur Stabilisierung von Pilon-Frakturen mit schweren Weichteilschäden und/oder Komplikationswunden

Kurzfassung

Möglichkeit der funktionellen Behandlung bei gleichzeitig minimalinvasiver geschlossener Repositions- und Retentionstechnik

Problembeschreibung

Pilonfrakturen sind in der Regel von schweren Weichteilschäden begleitet, die eine Primärversorgung mit internen Implantaten nicht erlauben. Die gebräuchliche Versorgung ist die gelenkübergreifende Montage eines Fixateur externe mit sekundärer interner Stabilisierung nach Heilen der Weichteilschäden, die Infektrate hierbei ist hoch. Bei gelenknahen epi- und metaphysären und den intraartikulären Frakturen an der distalen Tibia bietet der Hybrid-Fixateur die Möglichkeit der minimal invasiven, belastungsstabilen Fixation mit geschlossener Repositionstechnik zur endgültigen Frakturversorgung. Da eine gelenkübergreifende Fixation unterbleibt, läßt sich das obere Sprunggelenk funktionell nachbehandeln und somit der frakturbedingte Gelenkschaden einschränken.

19.11.99

15:15–16:15

Saal 14.2

Material und Methodik

Patientenkollektiv zwischen dem 01.10.1996 und dem 31.08.1998 versorgten wir 8 Patienten mit dem Hybridfixateur, vier von ihnen waren Frauen im Alter von 40-60 Jahren (Altersdurchschnitt 47,5 Jahre, die gleiche Anzahl waren Männer im Alter von 28-51 Jahren (Altersdurchschnitt 44,5 Jahre). Zwei der Frauen (60 und 40 Jahre) hatten als Begleitverletzung eine Fersenbeinfraktur, wovon eine (Tongue-type) operativ mittels Schraubenosteosynthese behandelt wurde, die andere aufgrund der bestehenden Trümmerfraktur und der schlechten Weichteilsituation konservativ-funktionell behandelt wurde. Der zugrundeliegende Unfallmechanismus war typischerweise ein Sturz aus Höhen zwischen 1,50 und 3 Metern (Treppe, Leiter).

Indikationen und Klassifikation

In 3 Fällen handelte es sich um eine B3.3-Fraktur (partiell intraartikulär, multifragmentäre Impression, metaphysär mehrfragmentär), in 2 Fällen um eine C1.3 und in weiteren zwei Fällen um eine C2.3-Fraktur des Pilon tibiale. Drei Frakturen waren erstgradig offen, der Weichteilschaden bei den geschlossenen Frakturen war nach Grad II (nach Tscherne und Oestern) einzuordnen. In einem Fall wurde der Hybridfixateur nach einem Infekt einer Osteosynthese mit „durchgeschobener" LCDCP an der distalen Tibia appliziert.

Ergebnisse

Bei allen vorliegenden Verletzungen der distalen Tibia im epi-/metaphysären Bereich wurde primär ein sprunggelenkübergreifender Fixateur externe angelegt.Nach Besserung der Weichteilverhältnisse erfolgte innerhalb einer Woche der Wechsel des Osteosyntheseverfahrens mit Plattenosteosynthese der Fibula und Anlage des Hybridringes. Die primär eingebrachten Schanz'schen Schrauben am Tibiaschaft wurden bei der Fixateurveränderung belassen. In 7 von 8 Fällen wurde 7-8 Wochen nach dem Unfall die Spongiosaimplantation zwischen distaler Tibia und Fibula zur Ausbildung einer knöchernen Brückenbildung vorgenommen. Die funktionelle Behandlung der Extremität mit aktiver Beübung aller Gelenke, insbesondere des OSG wurde am 1. postoperativen Tag nach Anlage des Hybridfixateurs begonnen und kontinuierlich über die gesamt Liegezeit des Fixateurs fortgesetzt. Pin-Infekte traten nicht auf, in zwei Fällen wurde ca. 14 Wochen nach Fixateuranlage der Wechsel auf einen Ilizarov-Ringfixateur wegen Pin-Lockerung vollzogen. Grundsätzlich war anfangs Teilbelastung bis 10-15 kg Körpergewicht erlaubt; gesteigert wurde die Belastung anhand klinischer Parameter wie Schmerz und Schwellung im Frakturbereich. Die knöcherne Konsolidierung der so versorgten Frakturen war im Durchschnitt 6,6 Monate nach dem Unfall abgeschlossen. Die vorliegenden Untersuchungsergebnisse zeigten bei allen Patienten ein weitgehend unbeeinträchtigtes Bewegungsausmaß am OSG, was wir auf die Möglichkeit der frühen funktionellen Behandlung des verletzten Gelenkes bei gleichzeitig minimalinvasiver geschlossener Repositions- und Retentionstechnik mit dem Hybridfixateur zurückführen.

Zusammenfassung

Bei gelenknahen epi- und metaphysären und den intraartikulären Frakturen an der distalen Tibia bietet der Hybrid-Fixateur die Möglichkeit der minimalinvasiven, belastungsstabilen Fixation mit geschlossener Repositionstechnik. Da eine gelenkübergreifende Fixation unterbleibt, läßt sich das obere Sprunggelenk funktionell nachbehandeln und somit der frakturbedingte Gelenkschaden einschränken.

Vorteile der minimal invasiven Plattenosteosynthese (MIPPO) bei geschlossenen distalen Unterschenkelfrakturen (G2-G3)

G. Regel (Rosenheim)

Zielsetzung

Diese klinische Untersuchung soll die Vorteile der MIPPO gegenüber der konventionellen US-Marknagelung bezüglich OP-Dauer, Rö.-Dauer, postop. Mobilisation, Ausheilung und Komplikationen aufzeigen.

Kurzfassung

Die Technik der operativen Versorgung distaler Unterschenkelfrakturen (A2-A3) wird entscheidend bestimmt von dem vorliegenden Weichteilstatus (G2-G3). Bevorzugt wird in diesen Fällen die US-Marknagelung (UTN) oder die MIPPO eingesetzt. Die Erfahrung lehrt, daß beim UTN, häufig auch bei sicherer Verankerung der distalen Verriegelungsbolzen, Probleme bei der knöchernen Heilung in der metaphysären Zone (A2, A3-Frakturen) auftreten. Diese klinische Studie sollte die Ergebnisse der perkutanen Plattenosteosynthese (MIPPO) im Vergleich zum UTN analysieren.

Methodik

In dem Untersuchungszeitraum 1997-1999 konnten insgesamt 15 Patienten mit MIPPO am distalen Unterschenkel prospektiv dokumentiert werden. Perioperative Daten (Rö.-Zeit, OP-Dauer, Weichteilprobleme) sowie Kriterien der Ausheilung (Rö.-Durchbauung, Vollbelastung) wurden festgehalten und mit den Durchschnittsdaten nach US-Marknagelung (UTN) im gleichen Patientengut verglichen.

19.11.99

15:15–
16:15

Saal 14.2

Ergebnis

Die intraoperative Rö.-Zeit war (55 Kv, 1,7 min) vergleichbar, ebenso die Signifikanz der Dauer der Weichteilprobleme. Ein Implantatbruch trat in 3 Fällen nur beim UTN auf.

Schlußfolgerungen

Rö.-Zeit, OP-Dauer ist vergleichbar mit UTN. Weichteilkomplikationen traten nicht auf. Implantatbruch- oder -lockerung, wie so häufig nach UTN gesehen, konnten nicht beobachtet werden. Lediglich 2 Spongiosaplastiken waren erforderlich. Die Vollbelastung war vergleichbar mit dem UTN, die radiologische Ausheilung trat jedoch beschleunigt auf.

Die arthroskopisch assistierte percutane Schraubenosteosynthese der Übergangsfraktur am oberen Sprunggelenk

O. Eberhardt (Stuttgart), U. Becker, G. Bauer

Ziel war es ein Therapieverfahren bei Übergangsfrakturen am oberen Sprunggelenk anzuwenden, welches eine exakte Repostion gewährleistet und eine aufwendige Arthrotomie nicht notwendig macht.

Übergangsfrakturen sind seltene Verletzungen beim Jugendlichen. Bei Dislokation von mehr als 2 mm ist das allgemeine Vorgehen die Arthrotomie mit offener Reposition und Schraubenosteosynthese.

An unserem Klinikum wurden zwischen 7/97 und 11/98 sieben Übergangsfrakturen mit einer Dislokation >2 mm diagnostiziert. Dabei handelte es sich um 3 two- und 4 triplane Frakturen. Alle Patienten wurden operativ versorgt. Bei 2 Patienten erfolgte aufgrund eingeschlagenem Periosts eine Arthrotomie. 5 Patienten konnten mit einer percutanen Schraubenosteosynthese versorgt werden. Primär erfolgte eine Arthroskopie des oberen Sprunggelenkes zur Beurteilung des Dislokationsgrades und des Ausmaßes des Knorpelschadens. Bei den percutanen Osteosynthesen verblieb das Arthroskop in situ. Über Stichinzisionen erfolgte die arthroskopische kontrollierte Reposition und percutane Schraubenosteosynthese mit Kleinfragmentspongiosaschrauben.

Insgesamt zeigte sich bei allen Patienten eine intraoperativ deutlich größere Dislokation als radiologisch vermutet. In zwei Fällen zeigten sich kleinere Knorpelfragmente, welche arthroskopisch entfernt wurden. Alle Patienten zeigten 6 Wochen postoperativ eine durchbaute Osteosynthese bei freier Beweglichkeit des oberen Sprunggelenkes. Alle Patienten konnten 12 Wochen nach der Operation am Schulsport wieder teilnehmen.

Die arthroskopische percutane Schraubenosteosynthese der Übergangsfraktur ist eine zwar apparativ aufwendige Methode. Bei minimaler OP ist eine stufenfreie Adaptation der Fraktur und Sanierung von Knorpelschäden möglich.

Arthroskopisch assistierte Osteosynthese intraartikulärer Calcaneusfrakturen

D.-H. Boack (Berlin), Th. Mittlmeier, V. Schönfelder, N.P. Südkamp

subtalare Arthroskopie, intraartikuläre Calcaneusfraktur, Repositionskontrolle, Knorpelläsionen

Die anatomische Reposition des Subtalargelenkes ist eine grundlegende Voraussetzung für ein gutes funktionelles Ergebnis nach Osteosynthese intraartikulärer Calcaneusfrakturen. Trotz des erweiterten lateralen Zuganges ist die Gelenkrekonstruktion schwierig und die genaue Beurteilung der erzielten Reposition intraoperativ aufgrund der dreidimensional gekrümmten Fläche der posterioren Facette ohne weite Denudierung weder visuell, noch palpatorisch oder radiologisch zuverlässig möglich. Daher wurde die Wertigkeit der arthroskopischen Kontrolle der Gelenkreposition untersucht.

In einer prospektiven Studie wurden von 1/98 bis 12/98 insgesamt 18 Patienten mit 20 geschlossenen Fersenbeingelenkfrakturen arthroskopisch kontrolliert. Alle Patienten erhielten prä- und postoperativ neben der konventionellen Röntgendiagnostik ein axiales / (semi-)coronares-CT zur Frakturklassifikation [Sanders] und zur Repositionsbewertung der subtalaren Gelenkfläche. Die Einrichtung der Fraktur erfolgte über einen erweiterten lateralen Zugang. Nach Reposition der posterioren Facette erfolgte die temporäre KD-Fixation. Die erreichte Gelenkwiederherstellung wurde zuerst unter Sicht des Auges bzw. mit Hilfe eines Tasthäkchens, nachfolgend radiologisch mittels Bildwandler in seitlicher / axialer Sicht bzw. in der Brodènserie und abschließend endoskopisch mit einem 2,7-mm-30°-Arthroskop mit Xenonlicht beurteilt. Die in dieser Reihenfolge ermittelte Repositionsgenauigkeit wurde in vier Grade eingeteilt: R1 (anatomisch), R2 (x < 2 mm), R3 (2 < x 5 mm) und R4 (x >5 mm). Nach der definitiven osteosynthetischen Stabilisierung erfolgte eine abschließende arthroskopische Kontrolle zum Ausschluß einer sekundären Dislokation durch das Anziehen der Schrauben und sukzessives Entfernen der Fixationsdrähte. Postoperativ wurde die Gelenkreposition computertomographisch evaluiert.

Die primäre visuelle Beurteilung erfolgte 17-mal als R1 und nur 3-mal als R2. Letztere waren Sanders Typ 3 / 4 Frakturen, bei denen eine anatomische Wiederherstellung wegen Fragmentzertrümmerung nicht gelang. Die anschließende intraoperative BV-Kontrolle bestätigte alle R1- und zwei R2-Ergebnisse als solche. Ein R2-Ergebnis wurde radiologisch sogar als R1-Situation klassifiziert, da sich die Gelenkstufe in keiner Einstellung abbilden ließ. Bei der arthroskopischen Evaluierung konnten jedoch nur 5 der 17 als R1 eingestuften Repositionen als solche bestätigt werden. Es handelte sich ausschließlich um Sanders Typ- 2A-Frakturen. Fünfmal fanden sich arthroskopisch kleine „gaps" in Millimetergröße jedoch keine Stufen, die jeweils belassen wurden. Sechsmal mußte ein visuelles R1 arthroskopisch auf R2, einmal sogar auf R3 korrigiert werden. Davon konnten unter fortlaufender arthroskopischer Sicht drei Frakturen nachreponiert und somit noch eine anatomische Situation (R1) erzielt werden. Von den drei primär als R2 eingeschätzten Resultaten wurden zwei bestätigt und eine als R3 eingestuft. Diese ließen sich infolge multipler Fragmente auch unter arthroskopischer Sicht nicht besser einstellen. Alle arthroskopischen Befunde wurden im postoperativen CT bestätigt.

Weiterhin wurden im antero- und posterolateralen Quadranten der posterioren Facette bei 12, anteromedial bei 5 und posteromedial nur bei einer Fraktur unabhängig und lokal getrennt vom Frakturverlauf Knorpelläsionen I° bis IV° festgestellt.

Die offene subtalare Arthroskopie stellt nach erster Einschätzung eine zuverlässige Methode zur Kontrolle des Repositionsergebnisses intraartikulärer Calcaneusfrakturen dar. Unter arthroskopischer Sicht scheint eine verbesserte Gelenkrekonstruktion der posterioren Facette in einigen Fällen möglich zu sein. Relevante Zusatzbefunde wie Knorpelschäden können hinsichtlich Größe, Schweregrad und Lokalisation ermittelt und intraartikuläre Implantatfehllagen ausgeschlossen werden.

Calcaneusfrakturen: Minimalinvasive Behandlung mit dem Fixateur externe

M. Reiche (Berlin), Th. Lorenzen, M. Metzner, W. Zenker

Calcaneusfrakturen, Fixateur externe, minimalinvasive Therapie

Die funktionellen Ergebnisse nach Plattenosteosynthese von Fersenbeinfrakturen sind oft auch bei idealer Wiederherstellung der anatomischen Situation unbefriedigend. Sie ist zudem mit einer hohen Rate an Wundheilungsstörungen belastet. Schwere Begeitverletzungen, die fehlende Möglichkeit zur notwendigen präoperativen Diagnostik und die mangelnde Präsenz eines ausreichend erfahrenen Operationsteams sind Faktoren, die eine operative Versorgung innerhalb der kritischen ersten Stunden nach dem Unfall meistens unmöglich machen. Eine sekundäre Versorgung kann sich aufgrund der Weichteilproblematik um bis zu zwei Wochen verzögern. Beginnende Frakturheilung und kontrakte Weichteile komplizieren dann die Operation erheblich, der Behandlungsverlauf wird prolongiert und so auch verteuert.

Aus diesem Dilemma kann die primäre temporäre oder auch definitve minimal-invasive Behandlung mit dem Fixateur externe befreien. Wir verwenden eine einfach zu konstruierende bilaterale Rahmenkonstruktion, die jederzeit, auch simultan zur Versorgung vital bedrohlicher Verletzungsmuster instrumentiert werden kann und die spezifische Diagnostik und einen Verfahrenswechsel zu einem späteren Zeitpunkt nicht behindert. Die spezielle Instrumentation gestattet das gesamte Spektrum minimalinvasiver Zusatzprozeduren, wie die minimalinvasive K-Draht- bzw. Schraubenosteosynthese oder die Anhebung der hinteren Gelenkfacette über eine kleine Zusatzinzision und die Retention des erreichten Repositionsergebnisses durch HA-Keramik, Schraubenosteosynthese oder gegebenenfalls auch mit Zement.

Bei exakter Konstruktion fällt die virtuelle Drehachse des konstruierten Rahmens mit der Bewegungsachse des oberen Sprunggelenkes zusammen. Daraus resultiert eine limitierte Bewegungsfähigkeit im OSG von bis zu 30°, die Voraussetzungen für gute funktionelle Ergebnisse schafft.

In einem Zwei-Jahres-Zeitraum behandelten wir 38 Patienten mit insgesamt 45 Calaneusfrakturen. Fast generell wurde primär ein Fixateur externe instrumentiert. Die Indikation zum Verfahrenswechel wurde nur dann gestellt, wenn ein besseres Spätergebnis als bei Fixateur-externe-Behandlung prognostiziert wurde.

Wir berichten über Indikationen zur temporären und defintiven Behandlung mit dem Fixateur externe und über bereits vorliegende Nachuntersuchungsergebnisse.

<table>
<tr><td>19.11.99</td><td rowspan="2">Freitag, 19. Nov.　　　　15:15 – 16:15　　Saal 15.2</td></tr>
<tr></tr>
<tr><td>15:15–
16:15</td><td>Komplikationsmanagement (III) –
Weichteilschaden / Unterschenkel</td></tr>
<tr><td>Saal 15.2</td><td></td></tr>
</table>

Management des komplizierten Weichteilschadens bei offenen Unterschenkelfrakturen – sind lokale Muskelplastiken zur Deckung prätibialer Defekte noch zeitgemäß ?

M. Yosseef-Hakimi (Frankfurt a. Main), S. Krämer, M. Wild, J. Windolf

Muskellappen, offene Frakturen, Gastrocnemius, Ergebnisse

Zielsetzung

Evaluation etwaiger Funktionsstörungen oder Blutumlaufstörungen nach lokalen Muskelplastiken zur Versorgung offener Unterschenkelfrakturen.

Problemstellung

Lokale Muskelplastiken zur Deckung prätibialer Defekte im Rahmen der Versorgung offener Unterschenkelfrakturen sind mit der Etablierung mikrochirurgischer Verfahren zunehmend in Mißkredit geraten, da sie Funktionseinschränkungen und Blutumlaufstörungen der Extremität bedingen sollen. Insbesondere bei jüngeren Patienten gibt man daher vielerorts dem freien Gewebetransfer den Vorzug. Im vorliegenden Beitrag sollen diese Aspekte am eigenen Patientengut gezielt untersucht werden.

19.11.99

15:15–
16:15

Saal 15.2

Methodik

Klinische Nachuntersuchung von 21 Patienten (10 Polytraumata und 11 Einzelverletzungen) mit drittgradig offenen Unterschenkelfrakturen (Stadium 3b und 3c nach Gustilo und Anderson) mit Erhebung des subjektiven Befundes (visuelle Analogskalen zur Beschreibung von Schmerz, Funktion und Ästhetik) und des objektiven Ausheilungsergebnisses (Neutral-Null-Methode, Gangbild, Gefäßstatus, Neurostatus) nach Abschluß der knöchernen Konsolidierung im Mittel nach 25 Monaten (8-118 Monate).

Ergebnisse

Die lokalen Muskelplastiken waren nach primärer Frakturversorgung und radikalem Debridement im Mittel nach 10 Tagen (3-35 Tage) durchgeführt worden (9 Gastrocnemius- 10 Soleus- und 2 Flexor hallucis longus- Plastiken). Insgesamt waren im Durchschnitt 7 Operationen bis zur definitiven Versorgung des verletzten Unterschenkels erforderlich (5-12 Operationen). In einem Fall wurde der verschobene Muskel nekrotisch, so daß eine erneute Muskelplastik erforderlich war. Bei der Nachuntersuchung konnten alle Patienten die verletzte Extremität voll belasten, eine Gehhilfe wurde noch von 3 Patienten genutzt. Die Weichteile waren bei allen Patienten reizlos abgeheilt. 18 Patienten hatten keine oder nur leichte belastungsabhängige Schmerzen. 17 Patienten stuften das funktionelle Behandlungsergebnis als gut bis sehr gut ein, 5 Patienten waren aber mit dem ästhetischen Ergebnis unzufrieden. Über eine Schwellneigung bei Belastung hinausgehende Blutumlaufstörungen konnten bei keinem Patienten verifiziert werden. Funktionelle Einschränkungen im Bereich der angrenzenden Gelenke fanden sich nur bei den proximalen bzw. distalen Frakturen. Bei Schaftfrakturen konnten keine durch den Muskeltransfer bedingten Bewegungseinschränkungen nachgewiesen werden.

Schlußfolgerung

Angesichts dieser guten bis sehr guten Ausheilungsergebnisse sehen wir im lokalen Gewebetransfer – insbesondere im Rahmen eines Polytraumas – eine gute und durchaus zeitgemäße Alternative zum wesentlich aufwendigeren freien Gewebetransfer.

<table>
<tr><td>

19.11.99

15:15–
16:15

Saal 15.2

</td><td>

Segmentale Frakturzonenresektion und Extremitätenverkürzung bei offenen Trümmerfrakturen des Unterschenkels mit drohendem Knochen- und Weichteilinfekt

G. Suger (Ulm), A. Schmelz, U. Liener, L. Kinzl

Offene Frakturen, Extremitätenverkürzung, Kallusdistraktion

</td></tr>
</table>

Ziel der Studie war es, die Effizienz eines primären oder frühsekundären segmentalen Resektionsdebridements bei offenen Trümmerbrüchen des Unterschenkels mit drohendem Weichteilinfekt im Hinblick auf das Auftreten einer akuten posttraumatischen Osteitis zu erfassen. Das Behandlungskonzept bei Trümmerbrüchen, insbesondere am distalen Unterschenkel, beinhaltet ein möglichst radikales Debridement an Knochen und Weichteilen, die Optimierung der lokalen Durchblutung durch freie Gewebetransfers und den sekundären Knochenwiederaufbau durch z.T. ausgedehnte Spongiosatransfers. Aufgrund der limitierten Möglichkeiten der sekundären Knochenrekonstruktion mittels klassischer Techniken (Spongiosa) war die Gefahr von Zugeständnissen an die Radikalität des Debridements vorgegeben. Dies beinhaltet jedoch, in einer durch einen Weichteilschaden infektgefährdeten Wunde, die Gefahr des Verbleibs von grenzwertig durchbluteten Knochenanteilen und damit potentieller Sequester. Mit der Kallusdistraktion sind die Möglichkeiten der Defektrekonstruktion deutlich erweitert, so daß sich auch im Hinblick auf die Radikalität des Debridements die Grenzen verschoben haben.

Patienten und Methode

Zwischen 1990 und 1996 wurden bei 24 Patienten insgesamt 25 II° und III° offene Frakturen der unteren Extremität im Rahmen der Erstversorgung oder einer frühsekundären Revision segmental reseziert und eine akute (n = 17) und/oder kontinuierliche Verkürzung (n = 8) der Extremität durchgeführt. 10 Patienten wiesen primär traumatisch bedingte Knochensubstanzverluste zwischen 1 und 15 cm auf. In diesen Fällen wurden im Rahmen der Erstbehandlung die Frakturenden nachdebridiert, da es sich hier in der Regel um deperiostierte Knochensegmentenden handelte. Bei ausgedehnten Knochendefekten wurde eine weichteiladaptierte Verkürzung in Verbindung mit einem Segmenttransport zur Restdefektauffüllung durchgeführt. Die durchschnittliche Verkürzungsstrecke (akut plus kontinuierlich) betrug 5,2 cm (min 3 cm/ max 12 cm). Zur Stabilisation wurde für die akute und postprimäre Versorgungsphase in allen Fällen ein unilateraler Fixateur externe angelegt, da hierdurch die Durchführung von freien oder lokalen Lappenplastiken (n = 5) am wenigsten behindert wird. Zur endgültigen Stabilisation und Rekonstruktion erfolgte sekundär der Umstieg auf ein Ringsystem. Noch während der primären Behandlungsphase wurde in 2 Fällen eine Distraktion des Frakturkallus oder in 14 Fällen eine Kallusdistraktion nach frakturferner Osteotomie durchgeführt. Nach einem Zeitraum von 6 Monaten wurden 2 weitere Patienten bei bereits erfolgter Vollbelastung der Extremität sekundär durch Kallusdistraktion wieder verlängert. Bei 5 Patienten wurde auf einen kompletten Ausgleich der Beinlänge verzichtet und eine entsprechende Schuh-/Orthesenzurichtung verordnet. Gründe hierfür waren einerseits Diskrepanzen der Beinlänge unter 3 cm (n = 1), der Allgemeinzustand des Patienten (n=1) oder sein ausdrücklicher Wunsch (n=1). Bei 2 Patienten wurde im Rahmen der Gesamtverletzung eine Unterschenkelamputation der Gegenseite notwendig, so daß der Längenverlust nicht ausgeglichen, sondern durch entsprechende Prothesenzurichtung der Gegenseite angeglichen wurde. Bei einem Patienten erfolgte eine Kniegelenksarthrodese, bei einem Patienten wurden innerhalb des 1. Behandlungsjahres eine Oberschenkelamputation notwendig. Bei allen anderen Patienten fand sich zum Nachuntersuchungszeitpunkt ($\varnothing$ 3,2Jahre) eine belastungsfähige Extremität, in keinem Fall kam es im Frakturbereich zur Ausbildung einer chronischen Osteitis. Einschränkungen der Beweglichkeit der angrenzenden Gelenke waren trauma- oder behandlungsbedingt bei allen Patienten nachweisbar. 3 der Patienten mit persistierender Verkürzung waren mit entsprechender Schuhversorgung mit dem Behandlungsergebnis zufrieden.

Schlußfolgerung

Das Konzept eines aggressiven segmentalen Akut – und Frühdebridements von Frakturen mit schwerster Weichteilschädigung mit nachfolgender Extremitätenverkürzung reduziert die Anzahl und Schwere der lokalen Komplikationen. Akutverkürzungen sind aufgrund des Weichteilwiderstandes nur limitiert möglich, kontinuierliche Verkürzungen wurden aber in unserem Patientenkollektiv bis 12 cm ohne Gefäßkomplikation toleriert. Die Indikation zur Rekonstruktion der Extremitätenlänge durch Kallusdistraktion ist bei so ausgedehnten Verkürzungen immer gegeben, muß aber bei kleineren Defekten unter dem Gesichtspunkt der langen Behandlungsdauer mit zahlreichen Komplikationsmöglichkeiten unter Berücksichtigung der jeweiligen Situation, des Alters des Patienten und der jeweiligen Persönlichkeit kritisch gestellt werden.

Die plastische Defektdeckung nach komplexen Fußtraumata

P. Brenner (Dresden), S. Rammelt, J. M. Gavlik, H. Zwipp

komplexes Fußtrauma, Lappendeckung, Polytrauma

Problemstellung

Die offene, komplexe Fußverletzung stellt ein bislang unbefriedigend gelöstes rekonstruktives Problem dar, was durch die bislang publizierten Ergebnisse nach III°-ig offenen Fersenbeinfrakturen bestätigt wird. Die vermeintlich schicksalshafte Infektrate resultiert infolge eines verspäteten Débridements, Kompromissen bei der Radikalität, der Unmöglickkeit der Defektdeckung mit ortsständigem Gewebe oder dem Verlust einer Gefäßstrombahn. Darüberhinaus erschwert die einmalige Anatomie der Fußweichteile die Defektdeckung mit nicht ortsständigem Gewebe.

19.11.99

15:15–
16:15

Saal 15.2

19.11.99

15:15–
16:15

Saal 15.2

Patienten und Methoden

Im eigenen Krankengut fanden sich von 10/93 bis 12/97 bei 7 von 32 zentralen Talus-
frakturen (21,9%) und 28 von 235 Calcaneusfrakturen (11,9%) offene Verletzungen.
Beispielhaft lag die Infektrate nach osteosynthetischer Versorgung offener Calcaneusfrakturen mit 19,1% (5 von 26) um das fünffache höher als im Gesamtkollektiv (4,3%,
8 von 185). Seit 5/96 wird in enger Zusammenarbeit von Plastischer und Unfallchirurgie bei offenen Fußtraumata die Primärrekonstruktion aller anatomischen
Strukturen im Rahmen der Urgence differée angestrebt. Idealerweise erfolgt die
Defektdeckung unmittelbar; bei instabilen Vitalfunktionen (1/4 aller Patienten mit
Talus- und Calcaneusfrakturen sind polytraumatisiert), oder der Notwendigkeit der
initialen Versorgung von Begleitverletzungen als Interimsdeckung (<72 h). Zeitgleich
erfolgte die definitive, nicht gelenkübergreifende Osteosynthese. Von 5/96 bis 7/98
wurden 28 komplexe fußchirurgische Rekonstruktionen durchgeführt. Im einzelnen
kamen 16 lokoregionäre Lappen (Suralislappen, lateraler Calcanearlappen, faszio-
kutaner Insellappen, Abductor digiti minimi-, Flexor digitorum brevis-, Extensor
digitorum brevis- und A. plantaris medialis-Lappen) sowie 12 freie Lappentransfers
(fasciocutaner A. radialis-, myokutaner Latissimus dorsi-, Rectus-abdominis-, lateraler Oberarm-Lappen, freier Rippen-Serratus-Transfer) zur Anwendung.

Ergebnisse

Folgende Frühkomplikationen wurden beobachtet: Partialverlust des Lappens durch
Thrombose nach eng zurückliegender Angiographie (n=1), tiefer Weichteilinfekt
(n=2), Knocheninfekt (n=1) und venöse Lappenkongestion (n=2). Frühe Sekundäreingriffe (Infektrevision, Lappenausdünnung, Lappenhebung und Dekongestion,
Spalthautdeckung) führten in 5 von 6 Fällen mit drohendem Lappenverlust zur definitiven Einheilung. Die plantare 2-Punkte-Diskriminierung lag postoperativ zwischen
20 und 35 mm, jeweils abhängig vom Fibrosegrad der darunterliegenden Strukturen.
Alle Patienten befinden sich in ambulanter Nachkontrolle, wobei bislang keine Spätkomplikationen beobachtet wurden. Erste klinische Nachuntersuchungen ergaben
nach durchschnittlich 13 Monaten in 83,3% (10 von 12 Patienten) sehr gute bis befriedigende funktionelle Ergebnisse mit dem Maryland-Foot-Score.

Schlußfolgerung

Zur Infektvermeidung bei offenen Fußverletzungen ist ein therapeutisches Umdenken notwendig, um dem Fuß in der Kaskade der Verletzungen beim Polytrauma eine
ähnliche Bedeutung wie der Hand beizumessen, wo eine notfallmäßige Weichteildeckung bereits praktiziert wird. Die ersten eigenen Ergebnisse sind ermutigend. Der
initial hohe organisatorische und personelle Aufwand wird durch eine geringere Anzahl von Folgeeingriffen und geringere Hospitalisierungsdauer mehr als ausgeglichen.

Therapie und Komplikationsmanagement bei Tibia-Schaftfrakturen in der Schweiz

Sabine Goldhahn (Davos), R. Bigler, R. Moser, P. Matter

19.11.99
15:15–
16:15
Saal 15.2

Zielsetzung

In einer prospektiv angelegten multizentrischen Studie sollte die Frakturtherapie von Tibiaschaftfrakturen mit den derzeit zur Verfügung stehenden Implantaten im klinischen Alltag untersucht werden. Dabei stand der Vergleich von verschiedenen Implantaten bei Frakturen durch low- und high-Traumata im Mittelpunkt. Der Einfluss von traumabedingten, implantatspezifischen sowie operationstechnischen Einflüssen auf die Komplikationsrate sollte evaluiert werden.

Problembeschreibung

Ob eine Fraktur der Tibia komplikationslos heilt, und mit welchem funktionellem Ergebnis, hängt neben der Frakturursache und dem daraus entstehenden Weichteilschaden entscheidend vom weiteren Frakturmanagement ab. Einerseits hat die Versorgung mit einer Platte in vielen Spitälern noch immer ihren Platz, andererseits ist eine stetige Indikationserweiterung des ungebohrten Tibiamarknagels in gelenknahe Bereiche sowie als primäres Implantat zur Versorgung offener Frakturen zu verzeichnen. Daraus ergibt sich die Frage nach dem Stellenwerte der Implantate im klinischen Alltag.

Material und Methode

In einer prospektiv angelegten Studie an 41 Schweizer Spitälern wurden von 1994 585 Patienten mit Tibiaschaftfrakturen untersucht. Einziges Ausschlußkriterium waren noch nicht geschlossene Epiphysenfugen. Die Datenerhebung erfolgte anhand von Röntgenbildern und auf speziellen Fallbericht postoperativ, im Falle eines Methodenwechsels oder einer Komplikation sowie nach 12 Monaten bzw. abgeschlossener Frakturheilung. 78,3 % der Patienten wurden innerhalb der folgenden zwei Jahre effektiv nachuntersucht.

Ergebnisse

Die häufigste Frakturursache im Schweizer Patientengut waren Sportunfälle mit 41,5 % (n=243), gefolgt von Verkehrsunfällen mit 35,6 %. 137 Frakturen waren offen. Der häufigste Frakturtyp war A1. Implantat der Wahl waren Platten in 256 Fällen, gefolgt von Marknägeln in 215 Fällen. Bei den 7,6 Prozent röntgenologisch erkennbaren Fehlstellungen waren Universalnagel, solider Nagel (UTN) und Platte gleichermaßen vertreten. Bei 11,6 % (n=53) aller Patienten fanden wir eine verzögerte Frakturheilung oder eine Pseudarthrose. Dabei waren 18,9 % durch einen Motorradunfall verursacht worden. 58,5 % (n=31) hatten eine offene Fraktur. Bei 32,1 % (n=17) der Patienten mit Frakturheilungsstörungen wurde ein UTN implantiert. Davon wurde in 12 Fällen die distale Metaphyse nicht penetriert und nur zwei oder weniger Bolzen für die distale Verriegelung verwendet. Bei 9 dieser Patienten bestand postoperativ eine Frakturdehiszenz. Unter allen mit UTN versorgten distalen Tibiafrakturen, bei denen auf gleicher Höhe eine zusätzliche Fibulafraktur bestand (n=24), heilten 29 % (n=7), also dreimal mehr als im gesamten Krankengut, nur verzögert oder mit einer Pseudarthrose.

Schlußfolgerung

In der Behandlung von Tibiafrakturen lassen sich sowohl durch Platten, Universalnägel sowie ungebohrte Marknägel ähnlich gute Ergebnisse bei den meisten Patienten erzielen. Kritisch sollte die Anwendung des UTN bei Frakturen im distalen Schaftbereich gesehen werden. Aufgrund biomechanischer Rahmenbedingungen sollte ein UTN im distalen Bereich nur mit exakter Operationstechnik und bei ausreichendem Fragmentkontakt zum Einsatz kommen, da es neben den Weichteilschäden operationsabhängige Faktoren gibt, die eine verzögerte Heilung und die Entstehung einer Pseudarthrose begünstigen.

Behandlung offener Tibiaschaftfrakturen mit dem UTN, eine Komplikationsanalyse

A. Kohl (Hannover), P. Schandelmaier, C. Krettek, H. Tscherne

Tibia, Komplikationen, Marknagelung, offene Frakturen

Problemstellung

Der Einsatz eines unaufgebohrten Marknagelsystems bei offenen Tibiaschaftfrakturen hat den Fixateur externe weitgehend ersetzt. Ziel dieser Studie war es anhand des Patientenkollektives aus 8 Jahren die auftretenden Komplikationen hinsichtlich des Einflusses des initialen Weichteilschadens zu untersuchen.

Material und Methode

Zwischen dem 1.1.1989 und dem 21.12.1996 wurden 139 offene Unterschenkelfrakturen innerhalb von 24 Stunden nach dem Unfall in unserer Klinik mit einem UTN versorgt und in die prospektive Studie eingeschlossen. Insgesamt 7 Patienten verstarben an den Unfallfolgen, 1 Patient aus anderen Gründen. Insgesamt konnten 115 Patienten nachuntersucht werden. Die Bewertung des Nachuntersuchungsergebnis erfolgte mit dem

KARLSTRÖM und OLERUD Score. Die statistische Bewertung erfolgte mit dem Programm SPSS Version 7.52 und dem Chi Quadrat und KRUSKAL WALLIS Test für ein Signifikanzniveau von $p < 0.05$. Zur Korrelationsanalyse wurde der SPEARMAN Koeffizient verwendet. Nach der Gustilo Klassifikation handelte es sich um 25 Frakturen mit 1° offenem Weichteilschaden, 41 Frakturen mit 2°-igem offenen Weichteilschaden, bei 44 Frakturen lag ein 3°-iger offener Weichteilschaden vor (O3A=18, O3B=25, O3C=1). Die Klassifikation der Frakturform erfolgte nach der AO Klassifikation (Gruppe A 15%, B 54%, C 31%). Isolierte Verletzungen lagen bei 34% der Fälle vor, ein begleitendes Polytrauma der Gruppe 3 oder 4 bei 20%. Eine Kompartmentspaltung war bei 18% der Fälle notwendig. Die Fraktur war bei 19% im proximalen Drittel bei 52% lokalisiert. Bei 28% lag eine Fraktur im distalen Drittel vor.

Ergebnisse

Ein primärer Hautverschluß erfolgte bei 31%, ein Hautverschluß durch Sekundärnaht bei 32%, eine Spalthauttransplantation bei 15%. Bei 22% war zur Weichteildeckung eine Lappenplastik notwendig (Fasciocutan 7%, Muskellappen 11%, freier Lappen 4%). Die Ausheilungszeit betrug im Mittel 29 Wochen ($\pm$ 21 Wochen). Ein Verfahrenswechsel erfolgte bei 18 Patienten, bei 10 Patienten wegen einer Frakturheilungsstörung, bei 5 Patienten wegen einer Fehlstellung und bei 3 Patienten wegen eines tiefen Infektes. Bei 10 Patienten erfolgte dabei die aufgebohrte Marknagelung. Bei 6 Patienten erfolgte nur eine isolierte sekundäre Spongiosaplastik. Bei 32 Patienten kam es zu einem Bruch mindestens eines Verriegelungsbolzens, der proximal statische Verriegelungsbolzen brach dabei in 19%. Bei der Nachuntersuchung lag bei 17 Patienten eine Fehlstellung zwischen 5° und 10° vor. Überwiegend handelte es sich dabei um Abweichungen in der Frontalebene. Der mittlere KARLSTRÖM und OLERUD Score betrug 31 Punkte ($\pm$ 3,7 Punkte, Maximum 36 Punkte) bei einer mittleren Nachuntersuchungsdauer von 19 ($\pm$ 8) Monaten. Bei der statistischer Auswertung fand sich ein signifikanter Einfluß (KRUSKAL- WALLIS) des Weichteilschadens auf das Auftreten von Antekurvationsfehlern ($p=0.036$), die Ausheilungszeit ($p=0.022$) und den Nachuntersuchungsscore ($p=0.002$). Es zeigte sich eine schwache Korrelation ($r=0,321$) von Weichteilschaden und AO Gruppe, während sich kein signifikanter Zusammenhang von Frakturlokalisation und Weichteilschaden oder AO Gruppe zeigte. Ein Reeingriff war bei 11% der Frakturen mit 1°-igem offenen Weichteilschaden, 26% mit 2°-igem offenen Weichteilschaden und 3°-igem offenen Weichteilschaden in 37%, 44%, 100% (O3A, O3B, O3C) bis zur Ausheilung erfolgt.

Diskussion

Die unaufgebohrte Marknagelung bei offenen Unterschenkelfrakturen zeigt auch in einem größeren Kollektiv gute Ergebnisse. Die primäre Verletzungschwere hinsichtlich der Frakturklassifikation und des Weichteilschadens hat signifikanten Einfluß auf das funktionelle Ergebnis und die Komplikationshäufigkeit. Der Einfluß der Frakturlokalisation ist hingegen zu vernachlässigen. Beim Vergleich der Infektrate in dem dargestellten Krankengut mit einer historischen Vergleichsgruppe der mit Fixateur externe behandelten Patienten der Jahre 1982 bis 1986 wo 5/132 offenen Frakturen

19.11.99

15:15–
16:15

Saal 15.2

(3,8%) einen tiefen Infekt zeigten, war die Infektrate in dem mit Marknagelung behandelten Kollektiv mit 3/115 (2,6%) vergleichbar.

Schlußfolgerung

Der unaufgebohrte Marknagel zeigt bei einem Kollektiv mit 41% 3°-ig offenen Frakturen im Vergleich zu dem Fixateur externe keine höhere Infektrate. Das funktionelle Ergebnis hängt zum einen von der initialen Verletzungsschwere, zum anderen vom Eintreten von Komplikationen ab.

Komplikationen der Stabilisierung von offenen und geschlossenen Tibiafrakturen mit unaufgebohrten Tibianägeln: Eine Multicenteranalyse

Ch. Gäbler (Wien), U. Berger, P. Schandelmaier, M. Greitbauer, H.H. Schauwecker

unaufgebohrte Tibianägel, Komplikationen

Innerhalb der letzten Jahre hat sich bei offenen und geschlossenen Unterschenkelfrakturen mit ausgeprägten Weichteil- und Knochendefekten die minimalinvasive Stabilisierung mit schmalkalibrigen Tibianägeln in unaufgebohrter Technik durchgesetzt. Eine Multicenter Studie, durchgeführt an vier Zentren in Österreich und Deutschland, hatte das Ziel die Komplikationen nach unaufgebohrter Tibianagelung anhand von 467 komplex offenen und geschlossenen Tibiafrakturen zu untersuchen. Es handelte sich um 52 proximale Frakturen (11,1%), 219 Frakturen im mittleren Schaftdrittel (46,9%), und 196 distale Frakturen (42%). Die Einteilung hinsichtlich AO-Klassifikation zeigte 135 Typ-A-Frakturen (28,9%), 216 Typ-B-Frakturen (46,3%), und 116 Typ-C-Frakturen (24,8%). Dabei handelte es sich um 265 geschlossene Frakturen (56,7%) und 202 offene Frakturen (48 Gustilo Grad I (10,3%), 80 Grad II (17,1%), und 74 Grad III (15,9%) Frakturen. Die Analyse dieses umfassenden Patientengutes zeigte eine 1%ige Rate (n = 5) tiefer Wundinfektionen (5,4% in Gustilo Grad III offenen Frakturen), 43 verzögerte Knochenbruchheilungen (9,2%), und 12 (2,6%) Pseudarthrosen. Die Ergebnisse dieser Studie zeigen, daß eine Frakturdiastase von mehr als drei Millimetern die Wahrscheinlichkeit der verzögerten Knochenbruchheilung um das zwölffache (p < 0.001) und die Wahrscheinlichkeit der Entstehung einer Pseudarthrose um das vierfache erhöht (p = 0.057). Compartment Syndrome traten in 62 Fällen auf (13,3%), Ermüdungsbruch von Verriegelungsschrauben in 47 Fällen (10%), und Ermüdungsbrüche der Tibianägel in drei Fällen (0,6%). Statistisch gesehen fand sich eine signifikante Zunahme an Komplikationen in der Gruppe der drittgradig offenen Frakturen (p < 0.001), der AO Typ-C-Frakturen (p = 0.002), und in geringerem Ausmaß auch der distalen Frakturen. Die Rate an Komplikationen nach unaufgebohrter Tibianagelung offener Frakturen war allerdings deutlich geringer, verglichen mit anderen Stabilisierungsmethoden.

Routinemässige kontinuierliche Logendruckmessung in Patienten mit Unterschenkelfrakturen. Was bringt sie?

H. Janzing (Leuven), T. Tollens, P. Broos

Evaluation routinemässiger kontinuierlicher Logendruckmessung in Patienten mit Unterschenkelfrakturen.

19.11.99

15:15–
16:15

Saal 15.2

Kurzfassung

Routinemässige kontinuierliche Logendruckmessung in Patienten mit Unterschenkelfrakturen mit als diagnostischem Grenzwert des Perfusionsdruckes (Diastolischen Blutdruck min Logendruck) unter 30 mm/Hg würde zur einer extrem hohe Dermatofasziotomierate führen (45%) und deshalb empfehlen wir ein differenzierteres Protokoll.

Problembeschreibung

Vor kurzem wurde die routinemässige kontinuierliche Logendruckmessung empfohlen für alle Patienten mit Unterschenkelschaftfrakturen (McQueen et al. 1996). Dies um Spätschäden durch verspätete Diagnose und Behandlung von Kompartmentsyndromen zu vermeiden. Diese Empfehlung hat sehr wichtige forensische Folgen und deshalb wird sie in dieser Studie ausgewertet.

Methodik

Routinemässige kontinuierliche Logendruckmessung in 104 Patienten mit Unterschenkelfrakturen. 97 Patienten konnten nach 12 Monaten nachuntersucht werden.

Ergebnisse

Routinemässige kontinuierliche Logendruckmessung bei Patienten mit Unterschenkelfrakturen mit als diagnostischem Grenzwert des Perfusionsdruckes (Diastolischem Blutdruck min Logendruck) unter 30 mm/Hg würde zur einer extrem hohe Dermatofasziotomierate führen (45%). Von diesen 44 Patienten wurden 31 Patienten nicht mit Dermatofasziotomie behandelt. Nur eine ältere Patienten zeigten leichte Zehenkontrakturen nach einem Jahr. Technische Probleme wurden in fast 25% der Patienten festgestellt. Möglicherweise beugte die Logendruckmessung einer Dermatofasziotomie vor, in acht Patienten mit Symptomen eines Kompartmentsyndroms, wobei keine Spätschäden wurden gefunden.

Wir empfehlen ein Protokoll mit klinischen Beobachtungen und Logendruckmessung für Patienten mit klinischem Verdacht auf Kompartmentsyndrom oder bei bewußtlosen Patienten. Als diagnostischen Grenzwert empfehlen wir die Perfusionsdrücke (berechnet aus dem mittleren arteriellen Blutdruck und dem Logendruck (Mars et al.)) unter 30 mm/Hg.

Freitag, 19. Nov.   16:30 – 18:00   Saal 4/5

Schulter (III) – Frakturen Humeruskopf

Osteosynthese subcapitaler Humerusfrakturen: Kleeblattplatte vs. Minimalosteosynthese

J. Schmand (München), H.J. Andreß, G.C. Lob

Kann durch eine Osteosynthese mittels Kleeblattplatte eine gute Frakturstabilisierung bei guter Beweglichkeit und ohne erhöhtes Risiko im Vergleich zur Minimalosteosynthese erreicht werden?

Derzeit gelten sowohl die Plattenosteosynthese mit T- oder L-Platten, als auch die Minimalosteosynthese mittels Cerclage und/oder Schrauben als standard of care in der operativen Humeruskopfstabilisierung. Hierbei gehen einerseits Überlegungen zur ausreichenden Stabilisierung, andererseits zum Erhalt der Beweglichkeit und der fragilen Durchblutung des Humeruskopfes mit ein.

92 Patienten mit Mehrfragmentfrakturen des Humeruskopfes wurden 1997/98 an unserer Klinik behandelt und nachuntersucht. Die Frakturen wurden nach AO klassifiziert und durch Kleeblattplatte oder Minimalosteosynthese stabilisiert. Die Kleeblattplatte wurde überwiegend bei C-Frakturen (48%), die Cerclage hauptsächlich bei B-Frakturen (26%) verwendet. Die Nachuntersuchungen wurden nach 3, 6 und 12 Monaten durchgeführt. Neben dem Constant score zur Beurteilung des outcome wurden Verlaufsröntgenbilder angefertigt. Die Ergebnisse der Patienten nach Kleeblattplattenversorgung wurden denen nach Minimalosteosynthese gegenübergestellt. Die Tabelle zeigt die Verteilung der unterschiedlichen Frakturtypen. Die beiden Therapiegruppen unterschieden sich in Bezug auf das outcome nicht. Ein durchschnittlicher Constant score von 69 in der Kleeblattgruppe steht einem von 66 in der Cerclagegruppe gegenüber. In einem Fall kam es zum Implantatversagen mit nachfolgender prothetischer Versorgung. Darüberhinaus zeigte je 1 Patient in jeder Gruppe eine Humeruskopfnekrose, was ebenfalls die Prothesenversorgung bedingte. Weitere 20 Patienten mußten schon primär mit Prothese versorgt werden und gehen nicht in diese Untersuchung ein. In der Kleeblattgruppe konnte die Physiotherapie bedeutend früher und mit größerer Belastung durchgeführt werden.

Frakturtyp	A1	A2	A3	B1	B2	B3	C1	C2	C3
N	2	2	5	11	17	5	12	16	22

Die Verwendung der Kleeblattplatte ermöglichte eine sichere Stabilisierung schwerer Humeruskopffrakturen. Es kam zu keiner erhöhten Einschränkung der Beweglichkeit. Wir werten sie deshalb als sicheres und stabiles Verfahren zur Versorgung dieser Frakturen.

Langzeitergebnisse nach subcapitalen, dislozierten Humerus Mehrfragmentfrakturen

B. Roetman (Bochum), E. Kollig, Dajana Dielen-Schneider, G. Muhr

In einer retrospektiven Studie werden die Langzeitergebnisse von subcapitalen Humerusfrakturen in Bezug auf das konservative oder operative Vorgehen verglichen.

19.11.99

16:30–
18:00

Saal 4/5

Problem

Insbesondere für die höhergradigen Frakturen nach Neer (ohne Luxation) gibt es keine eindeutigen Empfehlungen bezüglich des therapeutischen Vorgehens. Anhand einer klinischen Nachuntersuchung soll das konservative mit dem operativen Vorgehen verglichen werden. Methode: Nachuntersucht wurden 47 Patienten im Schnitt 7 Jahre nach dem primären Trauma (Unfalldatum zwischen dem 28.2.89 und dem 15.10.93). Die konservative Therapie bestand i. d. R. aus der Ruhigstellung mit einem Desault oder Gilchrist Verband und der funktionellen Nachbehandlung. Die primär operative Therapie erfolgte am häufigsten mit KD. War ein Verfahrenswechsel nötig, so wurde etwa gleich häufig auf die Platten oder Zugschraubenosteosynthese zurückgegriffen. Eingeschlossen wurden Patienten mit einer Verletzungsschwere von mindestens 3 Fragmenten mit Dislokation des Humeruskopfes. Das durchschnittliche Patientenalter betrug 50,7 Jahre ± 14,2 Jahre (min. 14 Jahre; max. 71 Jahre).

Resultate

Insgesamt wurden 12 Patienten rein konservativ behandelt, 16 primär operativ. Bei 19 Patienten mußte sekundär auf ein operatives Verfahren gewechselt werden. Der Constant Score war bei den rein konservativ behandelten Patienten am verletzten Arm 75 (auf der gesunden Gegenseite 91), bei den primär operierten 69 (96), bei denen mit Verfahrenswechsel 70 (93). Die konservativ behandelten Patienten erreichten im Schnitt 114° (150°) Abduktion und 125° (153°) Anteversion, die primär operierten Patienten 102° (166°) Abduktion und 115° (159°) Anteversion. Die Patienten mit einem Verfahrenswechsel waren mit 103° (159°) Abduktion und 117° (160°) Anteversion ähnlich den primär operierten Patienten.

Führt das primär konservative Vorgehen bei dislozierten subcapitalen 3-Fragment Frakturen zum Erfolg, lassen sich die besten Spätergebnisse erzielen. 2/3 der konservativ begonnenen Behandlungen mußten jedoch auf operative Verfahren umgestellt werden. Dann wurden allerdings mit dem primär operativen Verfahren ähnliche Ergebnisse erzielt.

19.11.99

16:30–
18:00

Saal 4/5

Stabilisierung infratuberkulärer Oberarmfrakturen mit Titanwendeln – eine intramedulläre Form der biologischen Osteosynthese

K.A.Laminger (Wien), W.Scharf

Infratuberkuläre Fraktur, Intramedulläre Osteosynthese, minimalinvasive Chirurgie

Im Zeitraum von Mai 1995 bis Ende November 1998 sind an der Unfallchirurgischen Abteilung im Hanusch Krankenhaus 64 proximale Humerusfrakturen geschlossen reponiert mit einer oder mehreren elastischen Wendeln fixiert und mit Gilchristverband für drei Wochen ruhig gestellt worden. Es handelte sich dabei um 37 2-Segmentfrakturen 18 3-Segmentfrakturen und drei 4-Segmentfrakturen. Die Wendeln werden durch ein lateral am Oberarmschaft gelegenes 4,5 mm Bohrloch, das 60 mm distal des collum chirurgicum angelegt wird, in den Markraum eingebracht und nach proximal bis in Frakturhöhe vorgedreht. Dann erfolgt das Repositionsmanöver unter Bildwandlerkontrolle, das Überbrücken der Fraktur, anschließend das Eindrehen in die Kopfspongiosa im Sinne einer kernlosen Spongiosaschraube. Die Wendel verspannt sich automatisch zwischen dem lateral gelegenen Zugang, der gegenüberliegenden Markraumwand und der Kopfspongiosa. Ein zusätzlicher Stabilisierungseffekt ergibt sich durch die Weichteilzuggurtung. 43 Patienten wurden durchschnittlich 11 Monate (3-31 Monate) nach Operation unter Anwendung des alters- und geschlechtskorrigierten Constant Functional Scores sowie des UCLA Shoulder Rating Scores nachuntersucht. Alle frischen Frakturen heilten mit gutem oder sehr gutem funktionellen Resultat aus. 3-Segmentfrakturen sowie 4-Segmentfrakturen wurden zusätzlich mit gedeckter Tuberculum-Verschraubung versorgt. Wundheilungsstörungen, Infektionen und Sudeck'sche Dystrophien sind nicht aufgetreten. Bei instabilen Oberarmbrüchen bringt die geschlossene Reposition und Versorgung mit Wendeldrähten durch Schonung der Schulterweichteile bereits frühzeitig gute funktionelle Ergebnisse.

Stellenwert minimal-invasiver Operationsverfahren bei dislozierten proximalen Humerusfrakturen

R. Wirbel (Homburg/Saar), B. Dühr, V. Knorr, W. Mutschler

Ausheilung, funktionelle Ergebnisse und Komplikationsrate nach minimalinvasiver Stabilisierung dislozierter proximaler Humerusfrakturen (PHF).

Wegen der Gefahr einer avasculären Kopfnekrose nach offener Stabilisierung gewinnen minimalinvasive Verfahren in der Behandlung dislozierter PHF zunehmend an Bedeutung. Die Stabilität derartiger Fixationstechniken wird jedoch häufig angezweifelt, ist aber eine notwendige Voraussetzung für eine angestrebte frühe Nachbehandlung.

Vom 1.1.1995 bis zum 31.12.1998 wurden insgesamt 209 traumatisch bedingte PHF bei 207 Patienten behandelt. 43x wurde bei A3(gemäß der mod. AOnach Resch) eine Plattenosteosynthese, 42x bei C2oder C3Frakturen eine Endoprothese eingesetzt.

124x wurden bei 123 Patienten (79 Frauen, 44 Männer, Durchschnittsalter 63 J.) minimalinvasieve Verfahren (percutane Kirschnerdrähte (KD)und/oder kanülierte Schrauben (kS)Fixation) durchgeführt. Bei den 8 A1, 48 A3, 8 Bl, 52 B2, 1 B3, 5 Cl und 2 C2erfolgte 67x die KD-Spickung, 45x die KD und kS und in 12 Fällen die isolierte kS. Postoperativ wurde randomisiert für 1 bzw. 3 Wochen im Gilchrist ruhiggestellt.

94 Patienten, deren Operation länger als 6 Monate zurücklag, konnten im Durchschnitt nach 22.1 Monaten anhand des Neerscores nachuntersucht werden.

Der Neerscore lag bei den A im Mittel bei 84.5%, bei den B bei 81.5% und bei den Cl bei 81%. Der Anteil der guten und sehr guten Ergebnisse (Neerscore lag bei den A bei 72%, bei den B und CI Frakturen bei 71%. Die funktionellen Ergebnisse waren nicht vom Alter der Patienten, von der Dauer der postoperativen Ruhigstellung und auch nicht signifikant vom Frakturtyp abhängig.

18x (18%) wurde eine vorzeitige KD-Entfernung wegen Lockerung notwendig. 6x (6%) kam es dabei zur Redislokation der Fraktur, die 2x die offene Reosteosynthese und 4x eine Humeruskopfendoprothese notwenig machte. Bei 6 von 57 Patienten (10.5%), die eine kS erhielten, mußte die Metallentfernung der Schraube(n) wegen eines subacromialen Impingments nach durchschnittlich 6 Monaten durchgeführt werden. Bei einer Patientin von 36 Jahren deren Operation länger als 2 Jahre zurücklag, wurde eine partielle, allerdings symptomfreie Humeruskopfnekrose beobachtet. Die Komplikationsrate war dabei nicht abhängig von der Dauer der Ruhigstellung

Die minimalinvasive Stabilisierung dislozierter proximaler Humerusfrakturen gewinnt zunnehmend an Bedeutung. Bei den A1- A3- B- und C1-Frakturen lassen sich unabhängig vom Frakturtyp und vom Patientenalter in der überwiegenden Anzahl (ca.70%) gute bis sehr gute funktionellen Ergebnissen bei vertrebarer Komplikationsrate erreichen.

19.11.99

**16:30–
18:00**

Saal 4/5

Die Doppelplattenosteosynthese bei Humeruskopffrakturen. Eine prospektive Studie von 52 Osteosynthesen

B. Muller (Freiburg), F. Bonnaire, Y. Michel, H.P. Friedel

Prospektive Untersuchung eines neuen Osteosyntheseverfahrens bei Humeruskopffrakturen

Patienten und Verletzungstypen

In einem Zeitraum vom 1.10.97 bis zum 30.9.98 wurden, 52 Patienten mit Humeruskopffrakturen operativ versorgt. Es handelte sich um 39 Frauen und 13 Männer mit einem durchschnittlichen Alter von 67,4 Jahre (min. 42 J, max. 92 J). Ursache für die

Fraktur waren in 36 Fällen ein einfacher Sturz, bei 7 Patienten ein Fahrradsturz, in 5 Fällen Sportunfälle. 4 Frakturen ereigneten sich bei Verkehrsunfällen. In 29,6% der Fälle lag eine Typ A-, in 37,1% eine Typ B- und in 33,3% eine Typ C-Fraktur vor.

Bei 44 Patienten wurde die Indikation zur Osteosynthese primär aufgrund der Frakturmorphologie gestellt. Der Eingriff wurde im Durchschnitt 4 Tage nach dem Unfall durchgeführt. Bei 8 Patienten erfolgte die Osteosynthese nach vorangegangenem konservativen Versuch.

Methode

In allen Fällen erfolgte die Osteosynthese mit zwei, um mind. 45° gegeneinander versetzten Drittelrohrplatten. Bei allen Patienten wurde am 2. postoperativen Tag mit aktiven Bewegungen begonnen.

Ergebnisse

Frühkomplikationen: In 5 Fällen trat während des stationären Aufenthalts eine Komplikation auf. Bei 2 Patienten lag eine frühzeitige Schraubenlockerung vor, welche einen Revisionseingriff erforderte. In 2 Fällen kam es zu einer sekundären Dislokation. Bei beiden Patienten wurde eine Prothese implantiert. In einem Fall trat bei einem 63jährigen, dialysepflichtigen Diabetiker eine postoperative Infektion auf.

Klinisches Outcome

Die Patienten wurden 3,6 und 12 Monate postoperativ nachuntersucht. 2 Patienten sind verstorben, alle anderen wurden nachuntersucht. Die Nachuntersuchung erfolgte nach dem Constant Functional Score. Bei 12% der Patienten lag keine, bei 48% eine milde, bei 26% eine moderate und bei 14% eine schwere und totale Einschränkung vor.

Spätkomplikationen

Als Spätkomplikationen traten 3 Kopfnekrosen auf, es handelte sich um eine Teil-und zwei totale Nekrosen. Die totalen Kopfnekrosen traten bei einer C2- und einer C3-Fraktur auf. Bei der Teilnekrose handelte es sich um eine B2-Fraktur bei einem dialysepflichtigen Patienten.

Die Doppelplattenosteosynthese ermöglicht durch ihre primäre hohe Stabilität eine frühfunktionelle Nachbehandlung mit aktiver Bewegungen. Die Frühkomplikationen sind vergleichbar mit anderen Osteosyntheseverfahren.

Die Nekroserate ist mit 6% im 1. Jahr vergleichbar mit der bei Zuggurtungsosteosynthesen und deutlich niedriger als bei der T-Plattenosteosynthese.

Die Knochennaht für dislozierte proximale Humerusfrakturen

P. Hoffmeyer (Genf), C. Hauke, O. Tschopp, P. Clayson

Proximale Humerusfrakturen, Knochennaht, Constant Score

19.11.99
16:30–
18:00
Saal 4/5

Die Knochennaht mittels Nahtmaterial oder Metalldraht ist ein anerkanntes Verfahren zur inneren Fixation von dislozierten proximalen Humerusfrakturen und hat in letzter Zeit erneut an Interesse gewonnen. Wir analysierten die Ergebnisse von 37 Patienten gemäss dem Constant Score nach einem mittleren Follow-up von 32.4 Monaten (12 bis 61 Monate). Es handelte sich um 18 Männer mit einem mittleren Alter von 54 Jahren (34 bis 74 Jahre, Standardabweichung s = 10.9) und 19 Frauen mit einem mittleren Alter von 62.9 Jahren (38 bis 84 Jahre, s = 14.1). Der durchschnittliche Rohscore betrug 68.8 von 100 Punkten und der durchschnittliche für Geschlecht und Alter korrigierte Score betrug 85.6 Prozent. Der Punktescore für die Schmerzempfindung betrug durchschnittlich 9.9 (leichte Schmerzen ; s = 4.4) von 15 möglichen Punkten (keine Schmerzen). Die Elevation betrug durchschnittlich 129° (s = 41°) bei einer durchschnittlichen Gesamtmobilität von 29.4 (s = 9.9) bei maximal 40 Punkten. Für die Aktivitäten des täglichen Lebens wurden durchschnittlich 13.6 von 20 möglichen Punkten (s = 5.5) erreicht. Die Kraftmessung ergab im Durchschnitt 15.9 von 25 möglichen Punkten (s = 6.5). Radiologisch waren keine Pseudarthrosen zu verzeichnen. Eine präoperative Varusfehlstellung des Humeruskopfes und fehlender Kontakt zwischen Kopf und Tuberculum majus schienen das Endergebnis negativ zu beeinflussen, ebenso wie die postoperative Varusfehlstellung zusammen mit einer schlechten Stellung des Tuberculum majus. Komplikationen beinhalteten eine späte Ruptur der langen Bizepssehne, vier Fälle von tiefer Infektion, die eine chirurgische Revision erforderten, und sieben Fälle mit avaskulärer Nekrose, wobei dies alle Fälle mit Infektionen betraf.

Langzeitergebnisse nach operativer und konservativer Behandlung von Oberarmkopffrakturen

L. Brauns (Murnau), G.O. Hofmann, O. Gonschorek, V. Bühren

Vergleichende Gegenüberstellung der Oberarmkopffrakturen nach Neer und Habermeier-Schweiberer. Entwicklung eines therapeutischen Entscheidungsalgorithmus und Evaluierung von Prognosefaktoren.

Patientenkollektiv

Zwischen Januar 1972 und Dezember 1996 wurden an unserer Klinik 556 Patienten mit subcapitalen und Oberarmkopffrakturen behandelt. Das Alter der 330 Männer und 226 Frauen erstreckte sich von 4-92 Jahren (Durchschnitt: 50,5 Jahre). Bei 373 Patienten (= 67,1 %) wurde zunächst eine konservative Behandlung eingeleitet, wobei im weiteren Verlauf bei 43 (7,7 %) ein Umstieg auf operative Verfahren erfolgte. 183 Patienten (32,9%) wurden primär operiert.

Methodik

Die Studie ist prospektiv-retrolektiv aufgebaut. Zur Auswertung kamen zunächst Krankenakten und Röntgenbilder. Die Klassifikation der Frakturen erfolgte parallel nach Neer und Habermeier-Schweiberer. Alle erreichbaren Patienten wurden zunächst mit einem Fragebogen angeschrieben. Es folgte eine klinische und röntgenologische Nachuntersuchung. 246 Patienten konnten so bislang vollständig evaluiert werden (44,2 % Nachuntersuchungsquote). Die Ergebnisbeurteilung erfolgte in Anlehnung an den Constant-, den SF36- und den HAQ-Score.

Ergebnisse

Sowohl die Neer- als auch die Fraktur-Klassifikation nach Habermeier-Schweiberer können nur Teilaspekte eines Entscheidungsalgorithmus zur individuell-spezifischen Therapieplanung im Einzelfall sein. Als prognostisch ungünstige Faktoren für das Behandlungsergebnis erwiesen sich in unserer Studie: Patientenalter, weibliches Geschlecht, Osteoporosegrad, verzögerte Indikationsstellung zur primären Operation oder zum Korrektureingriff, verzögerter Beginn der Physiotherapie.

Die Klassifikation nach Habermeier-Schweiberer erwies sich als sehr praxisnah, allerdings muß einer Luxation von Kalottenfragmenten zusätzlich prognostisch Rechnung getragen werden. Die Entscheidung über konservatives oder operatives Vorgehen berücksichtigt zusätzlich zu den o.g. Faktoren: Stabilität der Fraktur, Repositions- und Retentionsmöglichkeit der Tubercula. Möglichkeit der physiotherapeutischen Nachbehandlung.

Ist die konservative Behandlung der dislozierten proximalen Humerusfraktur eine sinnvolle Alternative zur Operation?

H. Lill (Leipzig), A. Bewer, T. Engel, Ch. Josten

distale proximale Humerusfrakturen, konservative Behandlung

Problem

Die Behandlung der dislozierten proximalen Humerusfrakturen stellt weiterhin ein ungelöstes Problem dar. Die Operation, insbesondere beim alten Menschen, ist häufig mit einer hohen Komplikationsrate und enttäuschenden funktionellen Ergebnissen behaftet.

Material und Methoden

Von 11/89 bis 6/98 wurden 162 Patienten mit proximalen Humerusfrakturen konservativ behandelt, dabei handelt es sich in 52 Fällen um dislozierte Frakturen. 37 Patienten (33 weiblich, 6 männlich, Altersmedian 75, Jahre 36-88 Jahre) konnten nach einem Follow-up von median 20 Monaten (3-93) klinisch und radiologisch nachuntersucht werden. Die Frakturen wiesen initial eine Achsabweichung von > 45° und/oder Fragmentdislokation > 1cm auf. Es handelt sich um 19 subkapitale Zweisegment-, 12 Dreisegment- und 6 Viersegmentfrakturen.

Ergebnisse

Mit dem Constant-Score erreichten 25 Patienten (67,5%) ein gutes bzw. sehr gutes Ergebnis, 5 (13,5%) ein befriedigendes und 7 (19%) ein schlechtes Ergebnis. In 24,3% (n=9) fanden sich ein positiver Impingement-Test und in 32,4% (n=12) eine Bewegungseinschränkung mit einer Abduktion von maximal 90°. 75,7 % (28 Patienten) gaben lediglich geringe oder keine Schmerzen an. 20 Patienten (54%) empfanden keine Beeinträchtigung in ihrer Alltagsaktivität. Radiologisch bestand in 32,4% (n=12) eine Arthrose, in 45,9% (n=17) eine persistierende Achsfehlstellung und in 20% (n=8) eine Humeruskopfnekrose.

Schlußfolgerung

Die konservative Behandlung der dislozierten proximalen Humerusfraktur sollte aufgrund der überwiegenden guten und befriedigenden Ergebnissen in therapeutische Überlegungen, insbesondere beim alten Menschen, mit einbezogen werden.

Die endoprothetische Versorgung von frischen und veralteten Frakturen im proximalen Ende des Oberarms

E. Lambiris (Patras GR), P. Dimakopoulos, M. Tyllianakis, S. Skriviliotakis

Zielsetzung

Bei frischen und veralteten intraartikulären Frakturen des proximalen Endes des Oberarms, bei denen die Erhaltung des Kopfes nicht möglich ist, wird der endoprothetische Ersatz bevorzugt. Die Fragestellung lautet: Sind die Ergebnisse der primären Versorgung von den Ergebnissen der sekundären Versorgung unterschiedlich?

Problemstellung

Nicht selten ist primär die Erhaltung des Humeruskopfes bei solchen Frakturen nicht möglich. In Fällen bei denen man es versucht hat, z.B. bei einer Grenzindikation, war das Ergebniss nicht zufriedenstellend. Soll man einen primären Kopfersatz anstreben oder auf jeden Fall eine Osteosynthese versuchen? Sind in beiden Fällen die Endergebnisse der prothetischen Versorgung gleich?

Material und Methodik

Insgesamt wurden in den letzten sieben Jahren 195 Patienten mit dislozierten 2, 3 und 4 Fragmenten operativ versorgt. 65 Patienten mit intraartriculären Mehrfragmentfrakturen am proximalen Ende des Oberarmes sind mit einer Endoprothese versorgt worden (1991-1998). Eine Teilprothese ist in 59 Fällen implantiert und eine Totalendoprothese in 6 Fällen (21 männl. und 44 weibl., Durchschnittsalter 55 J). Die Ursache: In 50 Fällen einer 4-Fragmentfraktur wurde primär eine Endoprothese implantiert. In 3 Fällen lag eine veraltete hintere Luxationsfraktur vor. Bei zwei Patienten handelte es sich um eine Pseudarthrose einer 2 Fragmentfraktur im Collum Chirurgicum.

In 9 Fällen lag eine aseptische Kopfnekrose nach Osteosynthese vor. Bei einem Patienten handelte es sich um eine veraltete 4-Fragment Luxationsfraktur.

Bei den 65 Patienten ist der Deltoidopectorale Zugang gewählt worden.

Die exakte Ausrichtung des Implantates, (was die Höhe und Orientierung betrifft), die gute Fixation des glenoidalen Anteils der Prothese und vor allem die exakte Wiederherstellung der Rotatorenmanschette sind besonders wichtig.

Die postoperative Behandlung war individuell und nach Protokoll durchgeführt. Ziel der Behandlung war mit der schnellen passiven Mobilisierung der Schulter zu beginnen und anschließend mit der aktiven Muskelkräftigung fortzusetzen.

Ergebnisse

- Komplikationen sind bei 4 Patienten eingetreten.
- Knöcherne Fehlheilung des Tub. Majus bei einem Patienten.
- Aseptische Lockerung des glenoidalen Anteils der Prothese bei 1 Pat.

Instabilitätszeichen der Prothese bei schlechter Wiederherstellung des R.c. bei zwei Patienten. Die Auswertung der Ergebnisse wurde nach den Kriterien von Neer durchgeführt. Schmerz, Funktion, Muskelkraft, Aussage des Patienten waren die Hauptkriterien der Auswertung. Bei 55 Pat. (85%): Besserung der Beweglichkeit und des Schmerzes. Aktive Elevation des Armes: 130° AR: 45°. Die Muskelkraft: 80% im Vergleich zu der gesunden Seite und nach 1 Jahr 90%. 58 Pat. (90%) waren zufrieden mit dem OP-Ergebniss. Sieben Patienten waren nicht zufrieden, 5 davon gehörten zu den sekundär versorgten Frakturen.

Schlußfolgerungen

Die chirurgische Versorgung von frischen Frakturen oder auch von veralteten im proximalen Bereich des Oberarms mit Endoprothese ist eine zuverlässige Methode. Nach unseren Ergebnissen ist die Endfunktion der Schulter bei veralteten Frakturen nicht so eindrucksvoll wie bei der primären Implantation.

19.11.99

**16:30–
18:00**

Saal 4/5

Funktionelle Ergebnisse der Schulterendoprothetik in der Versorgung der frischen dislozierten Humeruskopf – Mehrfragmentfraktur

M. Rickert (Heidelberg), M. Loew, JD. Parsch, V. Ewerbeck

Schulter, Fraktur, Prothese

Zielsetzung

Das Ziel der vorliegenden Studie war die Erhebung von mittelfristigen Ergebnissen in der Behandlung frischer dislozierter Humeruskopf – Mehrfragmentfrakturen mit einer modularen Schulterendoprothese.

Problembeschreibung

Die primär endoprothetische Versorgung der dislozierten Humeruskopf – Mehrfragmentfraktur stellt oft in mehrfacher Hinsicht eine Problemsituation dar. Neben der exakten präoperativen Beurteilung der Frakturform sind es oft das hohe Lebensalter der Patienten sowie die nur schwer absehbaren Spätkomplikationen, welche die definitive Entscheidungsfindung erschweren.

Material und Methode

Insgesamt wurden 23 Patienten (w: 19, m: 4, Alter m: 74) im Zeitraum von 1/96 bis 9/98 unter der Diagnose einer dislozierten Mehrfragmentfraktur mit einer zementierten Hemiprothese versorgt. Hierunter befanden sich ausschließlich 3- und 4 – Fragmentfrakturen des Oberarmkopfes, welche die Dislokationskriterien nach Neer erfüllten (1 cm Dislokation oder 45° Verkippung).Bei 6 Patienten war der Versuch einer Minimalosteosynthese mit Kirschner-Drähten vorausgegangen. Der längste Zeitraum zwischen Trauma und Endoprothesenversorgung betrug 7 Wochen. Insgesamt wurden 8 Patienten postprimär versorgt. Die Patienten wurden im Mittel 13 (6-36) Monate postoperativ klinisch und radiologisch nachuntersucht.

Ergebnisse

Als Bewertungsmaßstab wurde der Constant Score (Schmerz, Aktivität, Beweglichkeit, Kraft) herangezogen, welcher postoperativ im Durchschnitt 43 (15-74) betrug. Subjektiv beurteilten 6 Patienten das Ergebnis als sehr gut, 8 als gut, 4 als zufriedenstellend und 5 waren unzufrieden. Die schlechten Ergebnisse fanden sich bei Patienten, wo es sekundär zu einer Lyse der Tuberkula (n=3) oder zu einer Arrosion des Glenoids (n=1) gekommen war. In einem Fall lag eine Rotatorenmanschettenläsion vor.

Schlußfolgerung

Die endoprothetische Versorgung der frischen dislozierten Oberarmkopf – Mehrfragmentfraktur hat einen festen Platz in der Schulterchirurgie eingenommen. Gelingt bei exakter präoperativer Planung und entsprechender Indikationsstellung eine anatomische Rekonstruktion, kann mit einem guten funktionellen Ergebnis gerechnet werden. Bei primärer oder sekundärer Rotatorenmanschetteninsuffizienz bleiben die Ergebnisse hinter den Erwartungen, die an diese Versorgungsart gestellt werden können, zurück.

<table>
<tr><td>19.11.99

16:30–
18:00

Saal 7</td><td>Freitag, 19. Nov.　　　16:30 – 18:00　　Saal 7

Experimentelle Unfallchirurgie (VI) –
Implantate / Mechanik</td></tr>
</table>

Zum Einfluß der Materialsteifigkeit auf die mechanische Beanspruchung des umgebenden Knochengewebes

U. Simon (Ulm), P. Augat, A. Ignatius, L. Claes

Zum Einfluß der Materialsteifigkeit von Implantaten auf die mechanische Implantatsteifigkeit, Finite Elemente, Schafstibia

Zielsetzung

In dieser Studie galt es, die Frage zu beantworten, welchen Einfluß die Implantatsteifigkeit auf die Beanspruchung des umgebenden Knochengewebes und damit auf die Langzeitstabilität von Implantaten ausübt.

Einleitung

Um die Wirkung der Implantatsteifigkeit auf die Osseointegration in vivo zu untersuchen, benutzten wir ein Tiermodell mit belastetem Implantat. Dicht unterhalb des medialen Plateaus der rechten Schafstibia wurden prismatische Implantate aus Materialien unterschiedlicher Steifigkeit (Titan, Komposit, autologe Spongiosa) in einen standardisierten Defekt (25 x 14 x 6 mm) des spongiösen Knochens eingebracht und nach 6, 12 und 24 Monaten deren Inkorporation histomorphologisch untersucht. Für die Interpretation der Ergebnisse war die Kenntnis der lokalen mechanischen Beanspruchung des umgebenden Knochengewebes erforderlich. Da diese Größen einer direkten Messung nicht zugänglich sind, wurde ein mathematisches Modell benötigt um die Spannungsverteilung berechnen zu können.

Methode

Auf der Basis von CT-Daten entwickelten wir ein dreidimensionales Finite-Elemente-Modell mit ca. 45.000 Hexaederelementen, das die oberen 60 mm der proximalen Schafstibia mit Kortikalis, Spongiosa und Markraum erfaßt und durch isotrope, linear-elastische Werkstoffgesetze beschreibt. In das Modell der intakten Tibia können nachfolgend Defekte geschnitten und mit unterschiedlichen Implantaten gefüllt werden. Wir berechneten die Spannungsverteilung unter physiologischer Belastung der Gelenkflächen für unterschiedlich steife Implantate und zur Kontrolle für die intakte Schafstibia. Die Verifikation des Modells gelang durch die gute Übereinstimmung beim Vergleich von berechneten (0.12 mm) mit in vitro gemessenen Verformungen (0.11 mm) des ungefüllten Defekts.

Ergebnisse

Bei sehr steifen Implantaten (Titan, E = 110.000 MPa) ergaben sich gleichzeitig Bereiche mit stark erhöhten Druckspannungen (3 MPa) und solche mit nahezu fehlender mechanischer Beanspruchung des umgebenden spongiösen Knochengewebes. Sehr weiche Implantate (Polyurethan-Glaskeramik-Komposit, E = 2.200 MPa) führten zu einer gleichmäßigeren Beanspruchung der Kontaktflächen, erreichten dagegen aber nicht die Tragfähigkeit der intakten Tibia. Bereiche mit erhöhter Beanspruchung waren in histologischen Präparaten durch Knochenanbau-, Bereiche mit stark verminderter Beanspruchung durch Knochenabbauprozesse gekennzeichnet.

Schlußfolgerungen

Das entwickelte Modell ist dazu geeignet die ungleichförmige Knochenbeanspruchung in der Umgebung eines Implantats vollständig zu berechnen. Geometrie und Materialeigenschaften der Implantate können sehr einfach variiert und so Vorhersagen zu mechanisch induzierten Knochenumbauprozessen getroffen werden. Auf diese Weise ist es möglich, die mechanischen Eigenschaften von Implantaten zu optimieren.

19.11.99

16.30–
18.00

Saal 7

19.11.99

16.30–
18.00

Saal 7

Experimentelle biomechanische Untersuchung des Steifigkeitsverhaltens zweier retrograder Verriegelungsmarknägel für den Humerusschaft

J. Blum (Mainz), H. Machemer, F. Baumgart, P. Rommens

Diese biomechanische Studie untersucht das Steifigkeitsverhalten des unaufgebohrten Humerusnagels (UHN) und des Russell-Taylor-Humerusnagels bei retrograder Insertion im Leichenknochen. Ziel ist es, Aufschluß über die Stabilisierungspotenz des UHN gegenüber Rotationskräften bei Humerusschaftfrakturen zu erhalten, und diese gegenüber anderen Implantaten einzuordnen.

Problembeschreibung

Die operative Behandlung von Humerusschaftfrakturen nimmt in den letzten Jahren zu. Der retrograde Zugang für die Marknagelung des Humerusschaftes vermeidet sekundäre Schäden der Schulter und der Rotatorenmanschette. Allerdings müssen die Implantate insbesondere bei Quer- und kurzen Schrägbrüchen eine besonders hohe Rotationsstabilität für eine regelrechte Knochenheilung gewährleisten. Der Fragmentkontakt ist bei diesen Brüchen gering und der Humerus wird insbesondere durch Rotationskräfte und weniger durch axiale Kräfte belastet. Ein neues Marknagelsystem, der UHN, soll unter diesem Gesichtspunkt der Rotationsstabilisierung biomechanisch untersucht werden.

Material und Methoden

Die Prüfung des unaufgebohrten Humerusnagel (UHN) erfolgte im randomisierten Paarvergleich gegenüber dem Russell-Taylor Humerus-Nagel (RT). Untersucht und bewertet wurden Biege- und Torsionssteifigkeiten beider Nägel, welche in 12 Paaren frischer Leichenhumeri retrograd implantiert und proximal wie auch distal verriegelt waren. Querfrakturen wurden durch Osteotomie in Schaftmitte und einem Frakturspalt von 3 mm simuliert. In den Materialprüfungsmaschinen erfolgte die Belastung mittels Vier-Punkte-Biegung in anteroposteriorer und mediolateraler Ebene sowie unter Torsion.

Ergebnisse

Der RT besitzt eine signifikant höhere Biegesteifigkeit sowohl bei anteroposteriorer als auch mediolateraler Biegung. Große Unterschiede zeigten sich unter Torsion: Der RT bietet initial in den ersten 30° der Auslenkung einen signifikant niedrigeren Widerstand gegen Torsion verglichen mit dem UHN. Varianzanalysen (ANOVA) der Steifigkeiten bei 4 Nm, 6 Nm und 8 Nm zeigen statistisch signifikant ($p<0.0001$) höhere Torsionssteifigkeiten des UHN in jedem einzelnen Paar wie auch im Vergleich der Gesamtgruppe. Der RT ist nur einfach und dynamisch, der UHN hingegen doppelt und statisch verriegelbar. Das damit geringere Bolzenspiel des UHN ist der Hauptgrund, warum der UHN Rotationskräften mehr Widerstand bietet.

Da sich die Torsionssteifigkeit des RT in anderen Versuchen gegenüber elastischen Markraumschienen höher, aber hier gegenüber dem UHN geringer präsentiert, ist der UHN bei rotationsinstabilen Quer- oder kurzen Schrägbrüchen des Humerusschaftes für die intramedulläre Osteosynthese zu bevorzugen.

19.11.99

16.30–18.00

Saal 7

Mechanische Rahmenbedingungen der Frakturheilung: Grenzindikationen für die Versorgung mit dem unaufgebohrten Tibiamarknagel

M. Heller (Ulm), F. Mandruzzato, J. Goldhahn, M. Hehli, R. Moser, G.N. Duda

Frakturheilung, mechanische Rahmenbedingungen, Tibiamarknagel, Grenzindikationen

Zielsetzung

Für eine optimale Frakturheilung spielen neben den biologischen auch die mechanischen Rahmenbedingungen eine entscheidende Rolle. Die Indikationsweiterung des ungebohrten Tibiamarknagel auf die gelenknahen Bereiche brachte Berichte über erhöhte Komplikationsraten in diesen Bereichen mit sich. In einer prospektiven, multizentrischen Sammelstudie an 41 Schweizer Kliniken wurde bei den 94 mit UTN behandelten Frakturen in 17 Fällen eine verzögerte Frakturheilung gefunden. 15 davon waren einfache Frakturen im distalen Drittel. Ziel dieser Studie war es daher, die mechanischen Rahmenbedingungen der Frakturheilung für die mit unaufgebohrter Marknagelung (UM) versorgte frakturierte Tibia unter Berücksichtigung einer komplexen muskulären Belastung zu bestimmen, eine biomechanische Erklärung für die beobachteteten Therapieversagen des UTN zu finden und daraus mögliche Grenzindikationen über die bereits klinisch bekannten hinaus abzuleiten.

Kurzfassung

Aus den CT-Daten einer humanen Tibia wurde ein 3D Finite-Elemente (FE) Modell des Knochens erstellt. Das FE Modell des Marknagels (UTN 9, Synthes) wurden nach Herstellerangaben erzeugt. Die Versorgung eines 12 mm Defektes mit UM wurde für fünf verschiedene Frakturlokalisationen (von proximaler bis distaler Metaphyse) simuliert. Das Knochen-Marknagel Interface wurde mit Kontaktelementen modelliert. Muskel- und Gelenkkräfte (Beträge und Richtungen) wurden der Literatur entnommen [1]. Die Analysen wurden für die Belastung bei maximaler Bodenreaktionskraft während des Gehens durchgeführt. Die Beanspruchung der intakten Tibia (Dehnungsverteilung) wurde für die komplexe Belastung mit allen Muskel- und Gelenkkräften und eine vereinfachte Belastung ermittelt. Für alle 5 Defektlokalisationen der frakturierten Tibia wurden die Beanspruchung des Knochens (Dehnungsverteilung), der Implantate (von Mises Spannungen) und des Gewebes im Frakturspalt (interfragmentäre Dehnungen) bei komplexer Belastung bestimmt.

Ergebnisse

Die knöcherne Beanspruchung der intakten Tibia zeigte eine Verdoppelung der Oberflächendehnungen bei vereinfachter im Vergleich zu muskulärer Belastung, so daß die weiteren Analysen nur mit komplexer, physiologischer Muskelbelastung durchgeführt wurden. Die Versorgung der metaphysären Defekte zeigte eine deutliche Entlastung des Knochens mit Dehnungen innerhalb des verriegelten Knochensegmentes von lediglich 36% (prox. Defekt) bzw. 46% (dist. Defekt) des intakten Zustandes. Für die proximalen Frakturen ergab sich eine relativ hohe Beanspruchung des Implantates (max. 420MPa), während für die diaphysären und distalen Defekte eine deutlich geringere Beanspruchung des Nagels (min. 50MPa, max. 200MPa) zu beobachten war. Die Scherung im Frakturspalt war vor allem für die proximalen und distalen Lokalisationen hoch (bis 20 %). Speziell für die distale Defektlokalisation war nicht nur die Scherung sehr hoch (20%) sondern auch die axiale Kompression minimal (5%).

Schlußfolgerung

Die Beanspruchung des intakten Knochens ist nur bei Belastung mit allen Muskelkräften mit der in vivo Situation vergleichbar. Die im FE Modell berechneten Scherkräfte liefern eine biomechanische Erklärung für die hohe Versagensrate des UTN bei distalen Schaftfrakturen, besonders wenn der UTN nicht ausreichend zurückgeschlagen wurde. Der distal niedrigere axiale Stimulus stellt einen weiteren Risikofaktor für die Frakturheilung dar Die Versorgung gelenknaher, distaler Tibiaschaftfrakturen ohne ausreichenden Fragmentkontakt mittels UM scheint deshalb aus biomechanischer Sicht grenzindiziert.

Literatur

1. Brand et al., J.Biomech., 19, 589-96, 1986

Erste Resultate des Reamer Irrigator Aspirator in Vergleich mit der unaufgebohrten Nagelung:
Eine In-Vivo Untersuchung am intakten Schafsfemurschaft

R. Wieling (Davos), R. Hagen, J. Green, S. Bresina

Intramedulläre Aufbohrung, Druck, Fettausschwemmung

19.11.99
16.30–
18.00

Saal 7

Ein neu entwickeltes Aufbohrsystem mit Spül- und Saugvorrichtung (RIA; Reamer Irrigator Aspirator) sollte die Knochenmarksfettausschwemmung beim Aufbohren und Nageln wesentlich verringern. Um die Effektivität des RIA zu evaluieren wurde ein Vergleich durchgeführt zwischen dem RIA und der unaufgebohrten Marknagelung. Spülung und ein negativer Druck beim Aufbohren im Einschrittverfahren sollten den Fettanteil im Blut verringern. Dazu wurde am Schafsmodell an intakten Femurschäften ein direkter Links-rechtsvergleich gemacht, wobei die Druckentwicklung und die Fettausschwemmung registriert wurden.

Problembeschreibung

Frühere Untersuchungen zeigten eine Beziehung zwischen intramedullärer Druckentwicklung und dem Fettnachweis im systemischen Kreislauf und in den Lungen. Viele Entwicklungen konzentrieren sich auf das Design des Aufbohrkopfes und der Antriebswelle mit dem Ziel die Druckentwicklung im Markraum zu verringern. Aspekte, die bei der Druckentwicklung eine Rolle spielen sind:
- Verstopfung des Aufbohrkopfes mit Koagula und Fett verhindern einen effizienten Transport von Material nach hinten, vom Bohrkopf weg.
- Ein grosser Durchmesser der Antriebswelle erhöht den Widerstand für die Materialabfuhr von der hinteren Seite des Aufbohrkopfes. Inwieweit das neue RIA-System diese Probleme löst soll untersucht werden.

Material und Methode

An 6 weiblichen Schweizer Bergschafen wurde in Seitenlage mittels Osteotomie des Trochanter major, der Femur vorbereitet. Über einen parapatellaren Zugang wurde zwischen den Condylen eine Drucksonde gelegt. Alternierend wurde links oder rechts der intakte Femurschaft nach vorgängigem Legen des Führungsdrahtes mit dem RIA-System aufgebohrt. Die gegenüberliegende Seite wurde jeweils mit einem unaufgebohrten Marknagel versorgt. Parallel wurde bei folgenden Handlungen der intramedulläre Druck gemessen und eine Blutprobe zum Fettnachweis nach modifiziertem Gurd-Test genommen: Legen des Führungsdrahtes, Aufbohren des Markraumes mit dem 19 mm RIA-System und 18 mm Nagelung einerseits, 15 mm unaufgebohrte Nagelung anderseits. Der erzeugte intramedulläre Höchstdruck wurde verglichen mit dem Fettanteil und der gefundenen Fettpartikelgrösse.

Resultate

	Max.Druck (mmHG) (n=6)	Fettanteil (%) (n=2)	Partikelgrösse (mm) (n=2)
Führungsdraht:	71	0.44	0.015
RIA:	137	0.09	0.007
Nagelung:	172	0.20	0.014
Unaufgebohrte Nagelung:	364	0.47	0.014

Schlußfolgerung

Das Aufbohren unter Vakuum mit gleichzeitiger Spülung erlaubt einen effektiven Transport von Knochenmarksfett und Bohrmehl. Die maximalen Druckwerte bei der Marknagelung mit dem RIA-System erreichten in dieser Untersuchung die Hälfte der Werte bei unaufgebohrter Nagelung. Erste Resultate des Gurd-Tests zeigen in beiden Gruppen ähnliche Werte für den Fettanteil und Partikelgrösse.

Experimentelle Untersuchung zur Bedeutung des Kraftträgerprofiles für die Ausbruchsgefährdung bei proximalen Verriegelungsnagelsystemen

W. Friedl (Aschaffenburg), S. Vögeli, J. Clausen

Das Ausschneiden des Schenkelhalskraftträgers ist eines der häufigsten Probleme bei der Versorgung von Schenkelhals- sowie pertrochantären Femurfrakturen des alten Menschen. Die Hypothesen der vorliegenden Untersuchung sind: Die Rotationsmöglichkeit des Kopf-Hals-Fragmentes um den Kraftträger und die Querschnittsprofile des Kraftträgers sind die entscheidenen Einflußfaktoren für die Durchwanderung und Ausbruchsgefahr des Kraftträgers im Schenkelhals.

Material und Methode

Es wurden Untersuchungen an Kunststoff-Femura und Leichenknochenpaaren von über 60 Jahre alten Verstorbenen durchgeführt. Um die Deformationsmessungen alleine auf die Implantat-Femurkopf-und Schenkelhalsbeziehung zu beschränken, wurde eine spezielle Halterung mit der gleitfähigen Einspannung des jeweiligen Schenkelhalskraftträgers konstruiert und das Femurkopf-Halsfragment bis zu den Trochanter minor im Sinne einer A2 pertrochantären Fraktur mit einem kompletten medialen Corticalisdefekt osteotomiert. Mit einer Materialprüfungsmaschine wurden jeweils 1000 Lastenwechsel bei 1000 N und 1500 N bei den Kunststoffknochen und bis zu 3500 N in 500-N-Schritten ansteigend bei den Leichenfemura durchgeführt. Die Gesamt-und plastischen Verformungen wurden kontinuierlich registriert. Getestet wurden jeweils 5 Kunststoffknochen nach Versorgung mit dem Doppel-T-profilförmigen Kraftträger des Gleitnagels und der Gammanagelschraube. Bei den Leichenknochen wurde eine Seitenvergleichsuntersuchung bei jeweils einem Individuum Doppel-T-Klinge versus Gammanagelschraube, Doppel-T-Gleitnagel versus Doppelschraubensystem des PFN und Gamma- versus Doppelschraube des PFN untersucht.

19.11.99

16.30–
18.00

Saal 7

Ergebnisse

Die mittlere Durchwanderung des Schenkelhalskraftträgers bei den Kunststoffknochen betrug für die Doppel-T-Klinge 1 mm nach 1000 N und 2 mm nach 1500 N Wechseldruckbelastung. Für die Gammanagelschraube betrugen die entsprechenden Werte 2,5 respektive 6 mm. Für die Leichenuntersuchungen waren die entsprechenden Werte vergleichbar. Die Durchwanderung der Doppel-T-Profilklinge durch den Schenkelhals betrug jeweils 50 % des Wertes für die Gammanagelschraube und der Doppelschraube des PNF-Systemes. Dagegen konnte zwischen der Durchwanderung der Doppelschraube des PNF und des Gammanagels nur ein geringer Unterschied zu Gunsten der Doppelschraube festgestellt werden.

Ein doppel-T-förmiger Kraftträger weist eine um 50 % herabgesetzte Durchwanderung im Schenkelhalskopffragment unter Wechseldruckbelastungsbedingungen auf. Die Ausbruchgefahr des Implantates kann somit wesentlich vermindert werden.

Bedeutung einzelner Gestaltparameter für das mechanische Verhalten von Ilizarov-Ringfixateuren

J.-P. Kassi (Berlin), J.-E. Hoffmann, C. Khodadadyan, M. Raschke, G. Duda, M. Heller

Frakturheilung, Frakturspaltbewegung, Ilizarov-Ringfixateur

Die mechanischen Rahmenbedingungen der Osteosynthese beeinflussen den Frakturheilungsprozeß. Das mechanische Verhalten des Ilizarov-Ringfixateurs wird durch seine Steifigkeit definiert. Bei Montage und während der Behandlung wird die Steifigkeit den Erfordernissen angepaßt. Um eine optimale Steifigkeit zu ermöglichen, ist das Wissen um die Bedeutung der einzelnen Gestaltparameter wesentliche Voraussetzung. Ziel dieser Arbeit war, mit Hilfe mechanischer Prüfverfahren die Bedeutung einzelner klinisch relevanter Gestaltparameter für die Steifigkeit der Osteosynthese zu ermitteln.

Angelehnt an die in unserer Klinik eingesetzten Konfigurationen zum Segmenttransport wurden nach Variation ausgewählter Gestaltparameter die Axial-, Torsions-, Biegesteifigkeit bei Flexion-Extension bzw. bei Adduktion-Abduktion und die mediolaterale bzw. antero-posteriore Schersteifigkeit untersucht. Zusätzlich wurde an Präparaten der Beitrag der passiven Weichteile ermittelt.

Eine Verdoppelung der Anzahl der Schanz'schen Schrauben oder eine Erhöhung der Anzahl der Kirschner-Drähte bewirkte eine deutliche Steigerung aller Steifigkeitskomponenten. Dabei stiegen die Schersteifigkeit um 150 ± 15% (Mittlw. ± SD) und die Biegesteifigkeit um 100 ± 10% an. Eine Vergrößerung des Durchmessers der Schanz'schen Schrauben von 5 auf 6 mm bewirkte einen Anstieg der Torsionssteifigkeit um 40 ± 4% und der Schersteifigkeit um 100 ± 50%. Eine Erhöhung des Durchmessers der Kirschner-Drähte von 1,8 auf 2 mm verursachte einen ähnlich versteifenden Effekt (Torsionssteifigkeit um 40 ± 8%, Schersteifigkeit um 80 ± 30%). Eine Reduzierung des Ringdurchmessers von 180 auf 160 mm führte, wie bereits in früheren Arbeiten gezeigt, zu einer Steifigkeitszunahme. Bei Verwendung von diaphysären Transportspindeln nahm die Axialsteifigkeit um 10 ± 1% ab, während die übrigen Steifigkeitskomponenten zunahmen. Wie erwartet, verringerten Titan-Drähte im Vergleich zu CoCr-Drähten fast alle Steifigkeitskomponenten. Nach gegenseitigem Verspannen der äußeren Ringebenen erfuhren alle Steifigkeitskomponenten eine Abnahme, abgesehen von der Biegesteifigkeit bei Abduktion-Adduktion (+ 85 ± 25%). Der passive Weichteilmantel bewirkte eine Erhöhung der gesamten Fixationssteifigkeit (Drucksteifigkeit: + 120 ± 10%, Torsionssteifigkeit: + 60 ± 1%). Ein asymmetrisches Vorspannen der Kirschner-Drähte bewirkte einen Spannungsabfall von 10 ± 1% im benachbarten Draht.

Unser Verfahren läßt eine reproduzierbare, quantitative Beurteilung des Verhältnisses zwischen muskuloskelettalen Belastungen und Frakturspaltbewegungen zu. Die Ergebnisse zeigen, daß eine konstante, gleichmäßige Vorspannung aller Drähte durch das simultane Anspannen der Ringebenen oder das Spannen in zwei aufeinanderfolgenden Zyklen erreicht werden kann. Eine hohe Vorspannung der Drähte ist Basis für die Stabilität der Ilizarov-Fixation. Die Ergebnisse zeigen, daß anstelle zusätzlicher Schanz'scher Schrauben oder Kirschner-Drähte eine Erhöhung des Durchmessers der Schrauben bzw. Drähte eine vergleichbare Stabilität der Osteosynthese bewirkt. Eine Erhöhung des Durchmessers anstelle der Anzahl der Schrauben bzw. Drähte hält das Risiko einer Infektion oder einer Verletzung neuro-vaskulärer Strukturen so gering als möglich. Schließlich zeigt die Studie die Bedeutung der passiven Weichteile für die Stabilität einer Osteosynthese. Die Berücksichtigung der primär stabilisierenden Wirkung der passiven Weichteile ermöglicht in vitro eine genauere, klinisch bezogene Interpretation der Bedeutung einzelner Strukturelemente des Ilizarov-Ringfixateurs für die Gesamtsteifigkeit.

Der Einfluß des chirurgischen Zuganges auf die Frakturheilung: Vergleich von minimal Invasiver Technik (MIC) mit konventioneller offener Reposition und Stabilisierung (ORIF) mit Fixateur intern in einer tierexperimentellen Untersuchung an der Schafstibia

19.11.99

16.30–
18.00

Saal 7

M.Schütz (Berlin), A. Schmeling, K. Ito, R. Wieling, N.P. Haas

Minimal invasive Chirugie, Tibia, Weichteiltrauma

Zielsetzung

Die bei der minimal invasiven Technik (MIC) zur Frakturstabilisierung beschriebenen Vorteile basieren auf einem minimierten iatrogenem Weichteilschaden mit einer resultierenden verbesserten Knochenperfusion. Das Ziel der Studie war es die Auswirkungen eines minimalinvasiven Zuganges im Vergleich zum konventionellen, offenen Vorgehen auf die Frakturheilung zu untersuchen.

Material und Methode

Bei 12 Schafen wurde an beiden Hinterläufen im Sinne eines gepaarten Vergleichs in randomisierter Ordnung eine Tibiaschaftfraktur mit standardisiertem Weichteilschaden entweder mit einem Fixateur interne (PC FIX II, Synthes) in minimalinvasiver (MIC) oder in konventioneller, offener Technik (ORIF) stabilisiert. Für das Frakturmodell wurde zunächst ein reproduzierbares, geschlossenes Weichteiltrauma (Tscherne GII) am lateralen tibialen Kompartment durch einen Bolzenschlag mit definierter Geschwindigkeit und Eindringtiefe erzeugt. Anschließend wurde eine einfache Tibiaschrägfraktur (AO 42-A3) mit einem 4-Punkt-Biegungsgerät gesetzt. Bei der MIC-Technik erfolgte die Frakturierung und Stabilisierung über zwei 2 cm lange mediale Inzisionen. Die Frakturreposition wurde hierbei indirekt durchgeführt. Beim konventionellen, offenen Verfahren erfolgte über eine 20 cm lange mediale Inzision, nach Abschieben der Muskeln in der gesamten Zirkumferenz 1 cm proximal und distal der Frakturzone eine direkte Frakturreposition mit Repositionszangen und Stabilisierung. Neben einer radiologischen Verlaufskontrolle wurde eine Fluorochrome Sequenzmarkierung zur Erfassung der Kallusentwicklung durchgeführt. Die Belastung jedes operierten Beines wurde mittels kapazitiven Druckmeßsohlen in wöchentlichem Abstand erfaßt. Jeweils 6 Tiere wurden nach 6 bzw. nach 12 Wochen euthanasiert. Nach der Implantatentfernung wurden die Tibiae biomechanisch auf Steifigkeit (Torsion und 4 Punktbiegung) und Festigkeit (4 Punkt Biegung) untersucht und histologisch aufgearbeitet. Die statistische Auswertung erfolgte mit dem T-test für abhängige Stichproben auf einem Signifikanzniveau von $p < 0.05$.

Ergebnisse

Es zeigte sich kein statistisch signifikanter Unterschied im Bezug auf Festigkeit und Steifigkeit der Tibiae der 6 und 12 Wochen Gruppen zwischen beiden Operationstechniken.

Alle Tibiae der 6 und 12 Wochen Tiere brachen bis auf eine Ausnahme in der 12 Wochen Gruppe durch die initiale Frakturzone. Es bestand kein signifikanter Unterschied in der Beinbelastung der Schafe zwischen den MIC bzw. ORIF stabilisierten Tibiae bis auf eine Ausnahme (p<0.05). Dieses Schaf mußte nach 2 Wochen reoperiert werden, da es zu einem Schraubenausriß mit Repositionsverlust gekommen war. Trotz der Mehrbelastung des anderen Beines und der Reoperation waren die biomechanischen Eigenschaften beider Tibiae dieses Schafes nach 12 Wochen gleich den anderen Schafen. Die histologische quantitative und qualitative Auswertung ist in Arbeit.

Schlußfolgerungen

Die vorliegenden Ergebnisse zeigen in unserem Fraktur-/Weichteiltraumamodell an der Schafstibia keine verbesserte Frakturheilung nach 6 und 12 Wochen beim minimal-invasiven Vorgehen gegenüber der konventionellen offenen Stabilisierungstechnik.

Die Haltefestigkeit verschiedener Gewindearten in spongiösem Knochen

R. Möhring (Köln), Th. Gausepohl, K. Mader, D. Pennig

Die Haltekraft unterschiedlicher Gewindetypen in homogenem Testmaterial und boviner Spongiosa soll getestet und miteinander verglichen werden.

Der Wahl geeigneter Implantate zur Refixierung kleiner Knochenfragmente in Gelenknähe wird vor allem durch die Größe des Fragmentes Grenzen gesetzt. Zur Anwendung kommen Minifragmentschrauben, die sich in ihrem Gewindedesign und in der Applikationstechnik unterscheiden. Zur Verfügung stehen einerseits Schrauben mit einer großen Gewindesteigung, die damit eher Holzschrauben entsprechen, andererseits Feingewindeschrauben mit einer geringen Gewindesteigung. Letztere, deren Gewindedesign Maschinenschrauben entspricht, eignen sich nach landläufiger Meinung nicht in gleicher Weise zur Anwendung in spongiösem Knochen. Zur Prüfung der Haltekraft unterschiedlicher Gewinde wurden Ausreißversuche 1. aus homogenem Testmaterial (Baydur) und 2. aus boviner Spongiosa unternommen. Das Knocheninterface betrug 13 mm. Getestet wurden Spongiosaschrauben 4,0 mm, Kortikalisschrauben 3,5 mm und 2,7 mm sowie Feingewindestifte 1,2 mm, 1,6 mm und 2,2 mm. Die Spongiosaschrauben zeigten sowohl in künstlichem Testmaterial (Mittelwert 139,1 kp), als auch in boviner Spongiosa (150 kp) die höchsten Ausreißwerte. In künstlichem Testmaterial war die Ausreißkraft der Spongiosaschrauben nicht signifikant größer (p= 0,1) als die Ausreißkraft der selbstschneidenden 3,5 mm Kortikalisschrauben. Dagegen war sie in boviner Spongiosa hoch signifikant (p<0,01). Die Testung der 3,5 mm Kortikalisschrauben gegen die 2,7 mm Kortikalisschrauben ergab in künstlichem Material hochsignifikante Unterschiede während in boviner Spongiosa die selbstschneidenden 2,7 mm Kortikalisschrauben nur gering höhere Werte zeigten als die entsprechenden 3,5 mm Schrauben. 2,2 mm Feingewindeschrauben zeigten eine signifikant (p<0,01) höhere Ausreißkraft als 2,7 mm Kortikalisschrauben mit vorgeschnittenem Gewinde in künstlichem Testmaterial. In boviner Spongiosa zeigte sich kein signifikanter Unterschied zwischen den Feingewindeschrauben mit 2,2 mm und 1,6 mm Durchmesser gegenüber den selbstschneidenen 2,7 mm Kortikalisschrauben. Gegenüber den 2,7 mm Kortikalisschrauben mit vorgeschnittenem Gewinde zeigten die 2,2 mm Feingewindeschrauben in boviner Spongiosa sogar eine signifikant höhere Ausreißkraft (p=0.1)

Die Ergebnisse des Versuchs ergeben, daß Feingewinde gegenüber Gewinden mit hoher Steigung in spongiösem Knochen überlegen sind. Das Vorschneiden von Gewinden in spongiösem Knochen vermindert signifikant die Haltekraft.

19.11.99

16.30–
18.00

Saal 7

Konstruktionsprinzipien von Schraubpfannen – Ein Vergleich

M. Prymka (Kiel), D. Müller-Meinhard, S. Wolters, J. Hassenpflug

Schraubpfannen, Drehmoment, Ausreißversuch

Metallische Schraubpfannen sollen durch eine zuverlässige Primärstabilität eine ungestörte Osteointegration ermöglichen. Die Vielzahl verschiedener Pfannendesigns zeigt, daß über die optimale Pfannenform zur langfristigen Verankerung im Acetabulum bisher kein klarer Konsens besteht.

Unsere Studie untersucht die Eindreh- und Ausreißeigenschaften verschiedener Pfannen unter standardisierten Bedingungen.

15 verschiedene Schraubpfannen unterschiedlicher Hersteller wurden nach der geometrischen Form des Pfannenkerns und nach der Art des Gewindes kategorisiert. Zur Simulation des Eindrehvorgangs der Schraubpfannen wurde eine modifizierte Werkzeugfräsmaschine verwendet. Der Beckenknochen wurde durch einen standardisierten Polyurethanschaum ersetzt. Beim Eindrehen wurde kontinuierlich und simultan das notwendige Drehmoment, der Drehwinkel und die Eindringtiefe registriert. Später wurden die Pfannen durch Druck auf den Pfannengrund aus dem Schaum herausgepreßt. Gemessen wurden dabei die zum Herausreißen der Pfanne erforderlichen Kräfte.

Die von uns untersuchten Pfannen ließen sich computerunterstützt in 3 Grundtypen einteilen: Sphärische, konische und parabole Form. Das Profil der Gewindezähne war überwiegend spitz, nur bei zweien fand sich ein flaches Profil. Eine Pfanne hatte 3 Gewindegänge, drei hatten 2, die anderen nur einen Gewindegang. Die gemessenen Drehmomente beim Eindrehen waren eher von den jeweiligen Gewindeformen abhängig, als von der Pfannenkernform. Je höher das maximale Drehmoment beim Eindrehen, desto stabiler waren die Pfannen im Ausreißversuch.

Zur korrekten Verankerung ist immer eine Vorpräparation des knöchernen Pfannenlagers mit einem auf die jeweilige Schraubpfanne abgestimmten Fräskopf notwendig. Dennoch kann es im inhomogenen sklerotischen Knochen zu „Verklemmungen" kommen, die zu einem unvollständigen Knochenkontakt führen. Besonders hier sind flache fräsende Gewindeprofile von Vorteil.

19.11.99

**16.30–
18.00**

Saal 7

Technische Aspekte bei modularen Hüftendoprothesen

C. Kranz (Berlin). S. Kahl, G. Lob, H.-J. Andress

Einführung

Im Hinblick auf die steigende Zahl an Revisionen, gewinnen die nach dem Baukastenprinzip aufgebauten Prothesen mehr und mehr an Bedeutung. Das Verbindungselement von modularen Hüftendoprothesen ist ein hoch belastetes Bauteil. Daher sind umfassende theoretische und experimentelle Untersuchungen notwendig, um die Sicherheit des Bauteils zu gewährleisten. Mikrobewegungen zwischen den Kontaktflächen können Fretting verursachen. Die dabei anfallenden metallischen Abriebpartikel können dann zur Metallose bzw. Osteolyse und damit zu einer verstärkten aseptischen Lockerungsrate führen.

Problembeschreibung, Methode

Mit Hilfe der Finite Elemente Methode (FEM) werden die Bereiche stark reduzierter Kontaktkräfte im Verbindungselement, in denen eine erhöhte Neigung zu Mikrobewegungen besteht, aufgezeigt. Durch Optimierung am Modell wurde ein verbesserter Kontaktkraftverlauf erreicht. Die Resultate der FEM-Studie wurden in einer neuen modularen Prothese umgesetzt. Verbindungselemente mit herkömmlicher und optimierter Form wurden einander in Dauerfestigkeitsversuchen gegenübergestellt und die Ergebnisse verglichen. Die Optimierung erfolgt durch die Formgebung der Außengeometrie, die Oberflächengestaltung der Verbindungsflächen und den Winkel der Konusverbindung.

Für die FEM-Rechnung wurde eine den Dauerfestigkeitsversuchen entsprechende Belastung berücksichtigt. In weiteren Analysen wurde der Einfluß der Kraftrichtung und -größe der resultierenden Belastung auf die Beanspruchung des Verbindungselementes, insbesondere auf die Verläufe der Kontaktkräfte untersucht. Zwischen den Verbindungsflächen wurden Kontaktelemente eingesetzt, so daß die in Laborversuchen ermittelten Reibungsbeiwerte und das Vorspannen der Verbindung berücksichtigt werden konnten. Bei der Optimierung der Entlastungsnut wurden die Lage, der Öffnungswinkel und der Übergangsradius variiert.

Ergebnisse

Der kritische Bereich der Verbindung liegt auf der lateralen Seite der Prothese, wo eine große Zugbeanspruchung auftritt, und sich dadurch die Hülse lokal vom Konus ablösen kann. Der Bereich beim Bauteil ohne Nut, der beim Dauerfestigkeitsversuch durch Abriebspuren gekennzeichnet war, zeigt beim FEM-Modell mit optimierter Nut stark reduzierte Schubkräfte (50%) und eine zusätzliche Erhöhung der Anpreßkräfte, was wiederum zur Minimierung von Mikrobewegungen in diesem Bereich führt. Erneut durchgeführte Dauerschwingversuche bei Bauteilen mit Entlastungsnut zeigen lateral ein Minimum an Abriebspuren.

Die Dauerfestigkeitsversuche zeigten, daß die Prothesen mit optimierter Nut gleiches Festigkeitsverhalten besitzen wie Prothesen ohne Nut. Die Neigung zu Mikrobewegungen und damit auch zum Abrieb wird jedoch auf ein Minimum reduziert.

<table>
<tr><td>Freitag, 19. Nov.</td><td>16:30 – 18:00</td><td>Saal 15.2</td><td>19.11.99
16.30–
18.00
Saal 15.2</td></tr>
<tr><td colspan="3">Komplikationsmanagement (IV) – HWS / Infektionen</td><td></td></tr>
</table>

Perioperatives Management Halswirbelsäulenverletzter zur Verhinderung sekundärer neurologischer Verschlechterungen

M. Hofmeister (Murnau), M. Potulski, V. Bühren

HWS, Behandlungsstrategie, sekundäre Neurologie

Darstellung eines Maßnahmenkataloges zur optimalen Behandlung halswirbelsäulenverletzter Patienten an Hand eigener Erfahrungen eines Traumazentrum mit Plegikerabteilung mit überregionalem Einzugsgebiet und an Hand der multizentrischen, prospektiven Datenerhebung der HWS Studie der AG Wirbelsäulenchirurgie der DGU. Bei 544 Patienten mit Verletzungen der Halswirbelsäule finden sich neurologische Defizite an der oberen HWS in 12%, an der unteren HWS in 43%. Alle Maßnahmen der Rettung, der Lagerung, des Transportes, der Diagnostik und der perioperativen Behandlung mit Intubation und OP-Lagerung müssen schonend und zielgerichtet durchgeführt werden. Die HWS Immobilisierung steht im Algorithmus der Rettungsmaßnahmen bei klinischem Verdacht auf HWS Verletzung an erster Stelle (8,5% Polytrauma, 25% SHT, 10% BWS/LWS). Bis zum sicheren Ausschluß einer Läsion muß diese konsequent beibehalten werden. Die Standarddiagnostik (Rö+CT) wird zum Ausschluß einer diskoligamentären Instabilität in 20% der Fälle durch dynamische Funktionsanalyse, bei der ein Arzt unter Bildwandlerkontrolle eine geführte Bewegung für Flexion, Extension und Distraktion dosiert provoziert, erweitert. Die diagnostischen Wetterecken cranio-cervikaler und cerviko-thorakaler Übergang (C7/Th1 10% der unteren HWS) bedürfen besonderer Beachtung. Engmaschige neurologische Kontrolluntersuchungen müssen Verschlechterungen sofort aufdecken. Zur Befunddokumentation eignet sich die ASIA Klassifikation zur Einteilung des Lähmungsbildes bei Wirbelverletzten. Besondere Repositionsmaßnahmen waren bei 544 Patienten der HWS Studie in 23% erforderlich, wurden jedoch nur in 6% der Fälle als gesonderte Maßnahme ergriffen. Verhakte Luxationen (3%) dürfen jedoch ohne vorherige Abklärung der Bandscheibensituation gedeckt nur bei wachen Patienten unter Dauerzug und unter fortwährender Kontrolle reponiert werden. Die notfallmäßige Intubation am Unfallfallort oder in der Notaufnahme erfordert erhöhten personellen Aufwand, ist aber bei tiefer Narkoseführung unter Vermeidung brüsker Bewegungen, insbesondere Flexion und Hyperextension, risikoarm durchführbar. Im Elektivfall bietet sich die bronchoskopisch kontrollierte Intubation zur Risikominimierung an. Lagerungsmaßnahmen im OP bedürfen wie in der Präklinik eines erhöhten Personalaufwandes mit standadisiertem Vorgehen (achsengerechtes). Bei konsequenter Beachtung eines strengen Maßnahmenkataloges, der sich von der Unfallstelle über die Diagnostik und OP bis zur Intensivstation fortsetzt, können Verschlechterungen der Neurologie bei Halswirbelsäulenverletzten vermieden werden.

Revisionspflichtige Komplikationen nach operativ versorgten Halswirbelsäulenverletzungen

J. Vastmans (Murnau), M. Hofmeister, M. Potulski, V. Bühren

Analyse der Indikation für Revisionseingriffe nach primär erfolgter Versorgung bei HWS-Trauma bezüglich ausschlaggebender Faktoren: Reposition, Knochen- und Spondylodesenimplantat, Zugangsweg, neurologische Erholung, septische Komplikationen.

Im Zeitraum 1992 bis 1998 wurden 38 Patienten aus einer Gesamtzahl von 312 Patienten mit HWS-Verletzungen operativ revidiert, nämlich 11 eigene und 27 von auswärts zuverlegte Patienten. Die Erfassung und Verlaufskontrolle erfolgte im Rahmen einer Gesamterfassungsstudie prospektiv.

32 Patienten wurden früh (innerhalb von 6 Monaten) und 6 Patienten spät revidiert. Ursache der Frührevisionen waren: Unvollständige Reposition mit weiter bestehender Einengung des Spinalkanals und ungenügender Bandscheibenausräumung (17 x), Implantatfehllagen (13 x), unterdimensionierte Implanate mit beginnender Instabilität (10 x), erhebliche Redislokationen trotz Halo (5 x), Wundinfektionen (4 x), Ösophagus und Larynxverletzung mit septischen Komplikationen (3 x). Spätrevision nach 6 Monaten wurden 6-mal wegen Resorption des ventralen Knochenspans mit konsekutiver Instabilität notwendig.

In 22 Fällen kam es nach einer einmaligen Revision über einen ventralen Zugang zur knöchernen Ausheilung der Spondylodese, bei 4 älteren Patienten wurde zusätzlich ein Halo angelegt. Bei 3 Patienten kam es nach knöchernem Durchbau zum Schraubenbruch ohne therapeutische Konsequenz. In 3 Fällen mit anhaltender Instabilität wurde zusätzlich von dorsal stabilisiert. 4 Wundinfektionen sowie 2 Infektionen nach Revisionseingriff heilten unter offener Wundbehandlung aus. Eine frische Ösophagusverletzung konnte mittels Naht primär versorgt werden. Bei 2 auswärtig schon mehrmals revidierten ventralen Spondylodesen kam es zu septischen Komplikationen mit nachfolgendem Implantatausbau, mehrfache Revisionen sowie Lappenplastiken. Ein Patient verstarb, der zweite Patient ist derzeit nach 10 Eingriffen infektfrei. Die 6 Spätrevisionen heilten nach erneuter ventraler Spondylodese knöchern aus. Der Neurostatus der 38 revidierten Patienten blieb unverändert.

Wesentlicher Grund für notwendige Revisionsoperationen, nach stabilisierter HWS, stellen die unvollständige Repositionen und Dekompressionen sowie die Implantatfehllage dar. Septische Komplikationen nach Oesaphagusläsionen sind bei verspätetem Erkennen nur mit ungünstiger Prognose sanierbar.

19.11.99
16:30–
18:00
Saal 15.2

Inzidenz, Prophylaxe und Management von Komplikationen operativ stabilisierter Frakturen des Dens axis

M. Arand (Ulm), E. Hartwig, L. Kinzl

Wirbelsäule, HWS, Komplikation

Zielsetzung

Das Ziel der vorliegenden Studie ist die retrospektive und prospektive Erfassung der Morbidität nach direkter Schraubenosteosynthese von Frakturen des Dens axis sowie die Analyse von Indikation und Taktik revidierender Eingriffe.

Patienten und Methoden

In den Jahren 1978 bis 1998 wurden in unserer Klinik 81 Patienten mit Densfrakturen operativ stabilisiert, in 56 Fällen erfolgte eine Schraubenosteosynthese. Bei 49 Patienten handelte es sich um Anderson II- und bei 7 um Anderson III-Frakturen. In 55% (n=31) wurde die Fixation mit einer Schraube, in 45% (n=25) per Doppelverschraubung vorgenommen. Bis 1989 erfolgte die Datenerfassung retrospektiv, ab 1990 prospektiv. Eine klinische und radiologische Nachkontrolle konnte bisher bei 36 Patienten nach einem mittleren postoperativen Intervall von 36 Monaten (4 Mon. – 12 Jahre) durch die Autoren vorgenommen werden.

Ergebnisse

Unter kritischer Analyse lassen sich in unserem Krankengut bei den 56 Patienten 45 Einzelabweichungen vom optimalen Behandlungsablauf feststellen. 8 Komplikationen mündeten in eine operative Reintervention, bei vier Patienten konnten die Beschwerden bei der Nachkontrolle mit der Komplikation in Korrelation gebracht werden. Folgende Umstände wurden als unerwünschte Behandlungsergebnisse gewertet: Intraoperativ kam es in einem Fall zu einem Abriß der Arteria carotis interna die sich um den Bohrer wickelte und alloplastisch ersetzt werden mußte. Weiterhin wichen bei 5 Patienten die Schrauben deutlich vom Idealverlauf ab, ein Patient zeigte eine komplette Schraubenfehllage. Zwei Patienten verschlechterten sich durch den Eingriff neurologisch vorübergehend. Ohne Relevanz blieben 10 laterale oder dorsale geringere Schraubenperforationen und 16 nicht exakt anatomische Einstellungen des Dens gegenüber dem Corpus C2 nach Fixation (Kippung, Translation). Postoperativ kam es bei 6 Patienten zu Implantatmigrationen. In 4 Fällen (2 Einfach- und 2 Doppelverschraubungen) wanderten die Schrauben i. S. einer Lockerung nach distal aus, zwei proximale Schraubenanteile (jeweils Einfachverschraubungen und hohe Anderson III-Fraktur) schnitten sich durch den Corpus C2 nach ventral heraus. Bei zwei Patienten entwickelte sich trotz Reintervention eine Pseudarthrose des Dens axis. Zwei Patienten verstarben postoperativ, einer im Gefolge thorakaler Begleitverletzungen, der andere aufgrund einer fulminanten Lungenembolie. Aus unseren Daten ergeben sich 19 klinisch relevante Komplikationen bei 14 Patienten. Prophylaktisch zur Vermeidung von Komplikationen ergibt sich die Notwendigkeit einer Selektion der Patienten für das Verfahren, um sowohl Schraubenhalt (Knochenbeschaffenheit, Kooperation) als auch Schraubenplazierung (Reponibilität, Thoraxausladung, Kopfreklination) zu garantieren. Aus chirurgischer Sicht ist eine optimale Durchleuchtungstechnik unabdingbar.

Schlußfolgerung

Im Rahmen der vorliegenden Studie zeigt sich eine hohe Inzidenz von Komplikationen bei ventraler Densverschraubung. Durch eine aggressive Indikationsstellung zur Revision läßt sich insbesondere bei Implantatmigrationen trotzdem ein befriedigendes Langzeitresultat erreichen.

Inzidenz und Management von Infektionen nach dorsalen Spondylodesen der BWS und LWS

E. Hartwig (Ulm), M. Arand, M. Kramer, L. Kinzl

Infekt, Komplikation, Spondylodese, Lendenwirbelsäule

Ziel

Komplikationsmanagement bei Infekten nach dorsaler Spondylodese an Hand einer retrospektiven Analyse eines geschlossenen Krankengutes.

Problembeschreibung

In der Zeit von 1990 bis 1998 wurden an der Universitätsklinik Ulm insgesamt 321 Patienten mit Frakturen der Brust – und Lendenwirbelsäule durch eine dorsale Spondylodese operativ versorgt. Bei insgesamt 22 Patienten kam es im Verlauf zum Auftreten eines lokalen, revisionsbedürftigen Infektes, bei 16 Patienten als Frühinfekt im Rahmen der stationären Behandlung.

19.11.99

16:30–
18:00

Saal 15.2

Ergebnisse

Durch frühzeitige Intervention und Anlage einer Vakuumversiegelung konnte das Implantatmaterial bei 12 dieser Patienten bis zur Konsolidierung der Fraktur belassen werden. Die Implantatentfernung erfolgte frühzeitig nach Ablauf von 4 Monaten. Bei einer weiteren Patientin war der Infekt einseitig lokalisiert, durch partielle Implantatentfernung wurde die Infektsanierung erreicht und ein Korrekturverlust vermieden. In 3 Fällen führte der Infekt durch die notwendige Frühmetallentfernung zum Auftreten eines nicht zu tolerierenden Korrekturverlustes. Hierbei bestanden bei zwei Patienten eine posttraumatische Spondylitis / Spondylodiszitis. Der Infekt ließ sich erst nach Metallentfernung, Ausräumung des verletzten Wirbels und ventraler Abstützung durch Titankorb sanieren. Bei einer Patientin erfolgte eine sekundäre dorso – ventrale Korrekturspondylodese nach Ausheilung mittels kortikospongiösem Span.Die Interventionshäufigkeit bei Patienten mit Frühinfekt nach dorsaler Spondylodese lag bis zur Ausheilung im Median bei 3,5 (1-8) Eingriffen.Die Metallentfernung führte bei allen Patienten mit Spätinfekten (nach Ablauf von 8 Wochen) zu einer Ausheilung. Die Interventionshäufigkeit bei diesen Patienten lag mit einem Median von 2 (1-3) deutlich unter der von Patienten mit Frühinfekten.

Schlußfolgerung

Frühinfekte nach dorsalen Spondylodesen erfordern ein Management mit frühzeitiger Intervention, um den Erhalt der Instrumentation zwecks Konsolidierung der Fraktur zu ermöglichen. Durch Anwendung der Vakuumversiegelung wurde ein Erhalt des Implantatmaterials bei 13 von 16 Patienten erreicht, umfangreiche Korrektureingriffe konnten somit vermieden werden.

Stellenwert der synovialen Flüssigkeitsanalyse in der frühzeitigen Diagnostik der Arthritis

F. Huber (München), M. A. Scherer, S. v.Gumppenberg

Arthritis, bakteriell, Zellzahl, Synovialflüssigkeit

Fragestellung

In einer prospektiven Studie wurde die Wertigkeit der synovialen Flüssigkeitsanalyse als rasche, kostengünstige und zuverlässige Methode in der Differentialdiagnose akut schmerzhafter Schwellungszustände des Kniegelenkes untersucht. Besonderes Augenmerk galt dabei der Definition eines sogenannten Cut-off-Wertes der Zellzahl in der Unterscheidung zwischen septisch-entzündlicher und nichtentzündlicher Arthritis, da diesbezügliche Angaben in der Literatur eine große Variationsbreite aufweisen.

Material und Methoden

70 konsekutive, diagnostische Kniegelenkspunktionen bei 57 Patienten wurden entsprechend der Abschlussdiagnose in septische und nicht-septische Untersuchungsgruppen eingeteilt und an Hand anamnestischer, laborchemischer und mikrobiologischer Parameter verglichen. Für die Zellzahlanalyse im Kontrollkollektiv galt ein Hämatokrit über 1% als Ausschlusskriterium.

Ergebnisse

Bei den 10 Patienten der Untersuchungsgruppe mit Arthritis (15 Punktionen) ergab die synoviale Flüssigkeitsanalyse folgende Befunde: Zellzahl durchschnittlich 26,2 G/l (n=15, Range 0,2-209,2 G/l, Median 5,7 G/l), CRP 12,7 mg/dl (n=13, Range 0-33,9 mg/dl), Glucose 44,3 mg/dl (n=13, Range 22-103 mg/ml, Median 34 mg/dl). Ein positiver Keimnachweis gelang in nur 50% der Fälle (in je 3 Fällen konnten Staphylococcus aureus und Koagulase-negative Staphylokokken nachgewiesen werden). Die Ergebnisse im Kontrollkollektiv (35 Patienten, 39 Punktionen) waren wie folgt: Zellzahl durchschnittlich 0,3 G/l (n=32, Range 0-1,3 G/l, Median 0,1 G/l), CRP 2,9 mg/dl (n=15, Range 0-13,7 mg/dl) und Glucose 99,1 mg/dl (n=22, Range 29-251 mg/ml, Median 93,5 mg/dl). Die ROC-Kurve zeigte einen zuverlässigen Cut-off-Wert bei 1,1 Zellen in G/l mit einer Sensitivität von 93% und einer Spezifizität von 97%.

Klinische Konsequenzen

Die hier vorgelegten Ergebnisse bedürfen zweifellos einer Validierung durch ein größeres Patientenkollektiv, auf die Bedeutung einer schnellen, allerorts durchführbaren Diagnostik vor allem für den niedergelassenen Arzt soll jedoch hingewiesen werden. Die synoviale Zellzahlanalyse kann so durch frühere Infektionsdiagnostik zur Minimierung der Latenzphase vor Beginn der chirurgischen Therapie beitragen und die Prognose entscheidend verbessern.

Gibt es frühe prognostische Indizes der Sepsis beim Beckentrauma?

T. Jansen (Celle), J. Warnecke, G. Rieger, H.-J. Oestern, AG-Polytrauma der DGU

Die Kombination von Beckenfraktur mit späterer Sepsis und folgendem Multiorganversagen (MOV) ist in der Literatur wiederholt beschrieben worden. Es wurde deshalb der Frage nachgegangen, welche Frühparameter bei Polytraumatisierten mit Beckenfraktur auf eine Sepsis oder ein späteres MOV hinweisen könnten.

Methode

Im DGU Traumaregister wurden prospektiv, standardisiert und anonymisiert 2065 polytraumatisierte Patienten, die zu vier verschiedenen Phasen erfaßt wurden, untersucht: Präklinik, Schockraum, Intensivstation und Entlassung. Die Analyse der Daten erfolgte mit dem Statistikprogramm SPSS und der Funktion ungepaarter t-Test mit einem Signifikanzniveau p<0,05. Die Lungen, Nieren und Leberdysfunktionen wurden nach einem modifizierten MOF nach Goris et al. definiert. Bei einem MOF für jedes Organsystem wurde die Anzahl der Intensiv- und Beatmungstage von polytraumatisierten Patienten mit Beckenfraktur bestimmt. Die Definition der Sepsis erfolgte nach Bone.

Ergebnisse

Von 2065 erfaßten Patienten hatten 271 eine Beckenfraktur, davon verstarben 60 Patienten nach durchschnittlich 16,3 Tagen. 50 Patienten entwickelten eine Sepsis, ein Multiorganversagen 76% der Patienten. Das gleichzeitige Auftreten von Lungen- und Leberdysfunktion fand sich bei 28%. Der stationäre Aufenthalt im Krankenhaus verlängerte sich signifikant bei Patienten mit Beckenfrakturen um 25 Tage, wenn diese zusätzlich eine Sepsis entwickelten. Auf der Intensivstation verbrachten diese Patienten mit Sepsis 29,6 Tage und ohne Sepsis 12,88 Tage. Intubationspflichtige Tage waren bei Sepsis 21,04 gegenüber 9,6, dieses ergibt bei Patienten die keine Sepsis entwickelten eine Verkürzung der Beatmungsdauer um 54%. Der im Schockraum ermittelte TRISS unterschied sich signifikant p< 0,01. Auffallend war der erhöhte Elastasewert bei Patienten mit Beckenfrakturen und einer sich zusätzlich entwickelten Sepsis (Median 84) i.Vgl. zu einem Median von 56 bei den übrigen polytraumatisierten Patienten. Das AT III betrug bei Patienten 55% gegenüber 70% bei Patienten ohne septische Komplikationen.

Schlußfolgerungen

Ein initial erhöhter Elastase sowie ein verminderter AT III Spiegel können initial bereits Hinweise auf eine spätere Sepsis bzw. MOV geben. Ein MOV bzw. Sepsis führt zu einer deutlichen Erhöhung der Beatmungs- und Intensivtage.

19.11.99

**16:30–
18:00**

Saal 15.2

Erhaltung der infizierten Kniegelenksendoprothese durch programmierte Revisionen

W. Mittelmeier (Murnau), G.O. Hofmann, O. Gonschorek, M, Kirschner, G. Hofmann, V. Bühren

Zielsetzung

Etablierung eines stadiengerechten Revisionskonzeptes zur Sanierung der infizierten Kniegelenkstotalendoprothese durch programmierte arthroskopische und offene Revisionen.

Die Infektion einer Kniegelenksendoprothese stellt für den betroffenen Patienten stets eine schwerwiegende gesundheitliche Beeinträchtigung dar, weil die Nicht Beherrschung der Infektsituation zum Verlust des betroffenen Beines führen und zur vitalen Bedrohung werden kann. In der Literatur werden Infektionsraten bei Kniegelenksendoprothesen zwischen 1,5 und 5,3 % angegeben.

Patientenkollektiv

Unser Revisionskonzept wird parallel an zwei Kliniken durchgeführt. Seit Mitte 1996 wurden so 34 infizierte Kniegelenksendoprothesen revidiert.

Methode

Bei bakteriologisch gesicherter Infektion einer Kniegelenksendoprothese werden zunächst im zweitägigen Abstand dreimal arthroskopische Spülungen durchgeführt. Ist das Kniegelenk nach der dritten arthroskopischen Lavage immer noch nicht bakteriell sauber, so wird zu einem offenen Verfahren übergegangen. In zweitägigen Abständen wird die Prothese offen revidiert und gespült. Läßt sich auch bei drei offenen Revisionen keine bakteriologische Keimfreiheit erzielen, wird die Endoprothese ausgebaut. In Abhängigkeit von der Gesamtsituation des Patienten, dem zu erwartenden funktionellen Ergebnis, Art und Anzahl der Keime, gliedert sich das weitere Vorgehen in drei Optionen: zweizeitige KnieTEP Neuimplantation, Arthrodese, Amputation.

Ergebnisse

In 13 Fällen konnte die Endoprothese langfristig bakteriologisch keimfrei erhalten werden, 9 x bereits nach den dreimaligen Arthroskopien, 4 x nach den sich anschließenden offenen Revisionen und Lavagebehandlungen. In 21 Fällen mußte die Endoprothese entfernt werden. 1 Patient wurde aus vitaler Indikation amputiert. 6 x wurde eine Arthrodese und 14 x die zweizeitige Re-Implantation einer Kniegelenkstotalendoprothese durchgeführt.

Das vorliegende Konzept scheint aufgrund seiner konsequenten Anwendung von Revisionen dazu geeignet zu sein, einen großen Teil der infizierten Kniegelenksendoprothesen langfristig infektfrei zu erhalten. Um eine neuerliche Endoprothesen Implantation in einen sicher infektfreien Situs durchführen zu können, bevorzugen wir ein zweizeitiges Vorgehen für die Knie-TEP-Zweitimplantation.

Das infizierte Schultergelenk: Risikofaktoren, Verlauf und Konsequenzen

U. Brunner ((München), E. Wiedemann, C. Krämer, L. Schweiberer

Spontane oder fortgeleitete Infektionen des Schultergelenkes sind selten, postoperative Infekte häufiger und abhängig von der Indikation (1-2% nach Prothese, 10 bis 15 % nach Rotatorenmanschetten (RM) Rekonstruktion). Dennoch gibt es kaum systematische Angaben über therapeutische Konsequenzen, Risikofaktoren oder Strategien zur Vermeidung. Von 1985 bis 1999 mußten 80 Patienten wegen einer Schulterinfektion operiert werden. Die Daten wurden retrospektiv erfaßt und mit Hilfe einer Accesdatenbank systematisch analysiert.

4 Indikationsgruppen wurden unterschieden:
A: Postoperativ (n=34),
B: Nach Punktion (n=29),
C: Spontan (n=9),
D: Revision nach voroperiertem Infekt (n=8).

Insgesamt fand sich bei 89% eine tiefe, das gesamte Gelenk erfassende Infektion. In 55 % bestand ein positiver Keimnachweis. Mit 77% dominierte Staphylococcus aureus, immerhin in 7 % wurden hämolysierende Streptokokken der Gruppe B und C gefunden, in weiteren 7% koagulasenegative Staphylokokken, die letzteren in der postoperativen Gruppe. Multiresistente Keime fanden sich nicht. Bei über 80% der Patienten bestand mindestens ein Risikofaktor, wobei Rauchen, Diabetes und Alkohol (> 2 Bier/d) typisch waren. Alkohol war mit 73% vor allem in der postoperativen Gruppe dominant.

In allen Gruppen heilte der Infekt unter Antibiotikatherapie und nach offener OP in 66% mit einer Revision, in 34% erst mit 2 bis 4 Revisionen aus. In der postoperativen Gruppe betrafen 70% RM-Rekonstruktionen, bei der Revision war in 74% die Rekonstruktion nicht aufrechtzuerhalten. Hier handelt es sich fast ausschließlich um primär große RM-Defekte (Bateman 2.–3. Grades). Nach Injektion mit vorausgehend intakter RM resultierte bei 52% postoperativ ein ausgedehnter RM Defekt. 5 Patienten benötigten nach Nekrosektomie bzw Kopfresektion eine Schulterprothese (17%). In der postoperativen Gruppe wurde nur bei 2/23 der vorausgehenden RM Rekonstruktionen eine Antibiotikaprophylaxe durchgeführt.

Bei purulenter Schulterinfektion ist die operative Revision erforderlich. Da nach Infekt die RM Rekonstruktion in über 70 % nicht zu erhalten war ist bei größerem RM-Defekt und sicher bei mehr als einem Risikofaktor die Indikation zur Rekonstruktion kritisch zu prüfen. Bei RM-Rekonstruktionen ist eine Antibiotikaprophylaxe dringend anzuraten.

Problemzone Fersenbein – Infektmanagement nach Osteosynthese

T. Kessler (Ludwigshafen), V. Heppert, F. Holz, A. Wentzensen

19.11.99

**16:30–
18:00**

Saal 15.2

Zielsetzung

Ziel unserer Untersuchung war es, einerseits die therapeutischen Maßnahmen zu analysieren, die bei der Behandlung der lokalen Weichteilkomplikationen nach Fersenbeinosteosynthesen zur Anwendung kamen und andererseits zu klären, ob dadurch eine Ausheilung erreicht werden konnte.

Problematik

Die osteosynthetische Versorgung von Fersenbeinfrakturen wird abhänig vom Frakturtyp mittlerweile als Standardtherapie propagiert. Die geringe Weichteildeckung und der schwere geschlossene Weichteilschaden bedingen häufig komplizierte Heilverläufe.

Material und Methodik

Im Rahmen einer retrospektiven Untersuchung wurden alle in der Zeit von 1/95 bis 8/98 in der Klinik wegen einer Weichteilkomplikation nach Fersenbeinfraktur behandelten 17 Patienten analysiert bei insgesamt in der eigenen Klinik 122 Fersenbeinosteosynthesen in diesem Zeitraum. Bei den 17 Patienten betrug das Durchschnittsalter 40,7 Jahre. Die primäre Operation fand durchschnittlich 6 Tage nach dem Unfall statt. Sie bestand 16 mal aus offener Reposition und Plattenosteosynthese, einmal wurden Kirschnerdrähte verwendet. Bei 14 Frakturen wurde eine primäre Spongiosaplastik durchgeführt. Im Mittel 19 Tage nach dem Ersteingriff erfolgte die Revision. Dabei wurde auf ein radikales Debridement besonderen Wert gelegt. Alle Patienten erhielten für 5 Tage Cefuroxim in einer Dosierung von 3 x 1,5 g parenteral. Durch einen Wundverschluß über eine sog. Dauerdrainage oder über eine Vakuumversiegelung, die wöchentlich gewechselt wurde, konnte das Implantat bei allen Patienten bis zur 6. Woche belassen werden. Zu diesem Zeitpunkt führten wir die vorzeitige Metallentfernung durch.

Ergebnisse

15 Frakturen kamen so zur knöchernen Ausheilung. Bis zum definitiven Wundverschluß waren im Mittel 3,4 Eingriffe (bei einer Streuung von 1 – 12 Eingriffen) notwendig. Nur einmal gelang der definitive Wundverschluß durch Sekundärnaht. Bei den übrigen Patienten mußten Spalthauttransplantationen und 6 freie oder gestielte Lappenplastiken durchgeführt werden. In zwei Fällen entwickelte sich eine Osteitis. Hier wurde nach knöchernem Debridement und lokaler Antibiose eine sekundäre Spongiosaplastik erforderlich; der weitere Heilungsverlauf der Osteitispatienten war bisher rezidivfrei.

Schlußfolgerungen

Kommt es nach einer Fersenbeinosteosynthese zum Infektverlauf, sind häufig eine Vielzahl an Revisioneingriffen unter Einschluß aufwendiger Rekonstruktionsmaßnahmen notwendig. Die Anzahl der Revisionen sollte durch eine noch frühere ME verringert werden können. Trotz der schwierigen lokalen Verhältnisse ließ sich bei 15 Frakturen eine primäre knöcherne Ausheilung erreichen. Die hohe Rate lokaler Komplikationen (12% im eigenen Krankengut) fordert eine strenge Indikationsstellung zur operativen Versorgung.

19.11.99

16:30–
18:00

Saal 15.2

Iatrogen prolongierte Behandlung als Komplikation der Hohlhandphlegmone, Ergebnisse der kontinuierlichen offenen Sekretabsaugung

L. C. Olivier (Essen), St. Assenmacher, J. Bong, G. Schmidt

Hohlhandphlegmone, Laschendrainage, offene Sekretabsaugung

Durch Nutzung einer kontinuierlichen offenen Sekretabsaugung bei der Behandlung der Hohlhandphlegmone sollte die Behandlungsdauer und Revisionfrequenz gegenüber einem Vergleichskollektiv gesenkt werden.

Die klassische Behandlungsstrategie der Hohlhandphlegmone mit u.a. ausschließlicher Laschendrainage ist regelmäßig kompliziert durch eine hohe Anzahl von operativen Revisionen. Ein sekundärer Wundverschluß kann erst mit deutlichem Nachlassen der Sekretion der Wundregion erfolgen. Zu diesem Zweck erfolgte die Behandlung eines ausgewählten Patientenkollektives mit einer kontinuierlichen Schlürfung und Einnaht von Polyurethanschaum in alle offen belassenen Inzisionen. Die Hände wurden in Inzisionsfolie eingeschlagen und eine kontinuierliche Saugung für 48 Stunden angelegt (Bei 2 Patienten wiederholte Anlage für weitere 48 Stunden). Die prospektiv gewonnen Daten dieser Patienten (Gruppe I) wurden mit einem konventionell behandelten Vorkollektiv verglichen, das ausschließlich durch Laschendrainage behandelt wurde (Gruppe II). Einschlußkriterien für beide Kollektive mit Hohlhandphlegmone waren: 1. Ätiologie = Panaritium tendinosum 2. Initiale erfolgte Karpalspaltung mit komplettem Debridement 3. Keine Amputationen und keine Umstellung der Antibiose im Verlauf 4. Alter > 18 Jahre Gruppe I: n = 9, m:w = 6:3, Alter im Mittel: 45 Jahre (Spanne: 26 – 73), Revisionsfrequenz : 3,0 (Spanne: 0 – 6), Stationäre Behandlungsdauer im Mittel: 17.5 Tage (Spanne: 4 – 28) Gruppe II: n = 11, m:w = 5:5, Alter im Mittel : 42 Jahre (Spanne: 30 – 54), Revisionsfrequenz: 4.2 (Spanne: 1 – 8), Stationäre Behandlungsdauer im Mittel: 19.4 (Spanne: 6 – 38)Beim statistischen Vergleich der Gruppen I+II (Student T-Test) bezüglich Behandlungsdauer und Revisonsfrequenz waren trotz deutlicher Trends zugunsten der Gruppe I diese nicht signifikant unterschiedlich (p > 0.5). Bei allen 9 Patienten der Gruppe I folgte jedoch auf die Anwendung der kontinuierlichen Sekretabsaugung bereits beim nächsten Ein-

19.11.99

16:30–
18:00

Saal 15.2

griff der sekundäre Wundverschluß in 7 (77.8%) bzw. die Anlage einer dynamischen Hautnaht in 2 (22.2%) der Fälle ohne daß eine erneute Revision erforderlich wurde.

Die kontinuierliche offene Sekretabsaugung reduziert das Ödem nach Hohlhandphlegmone wirksamer als die konventionelle Laschendrainage. Sie reduziert die Revisionsfrequenz und die Behandlungsdauer.

<table>
<tr><td>

Sonnabend, 20. Nov.   9:45 – 11:45   Saal 3

Tibiakopffrakturen

</td><td>

20.11.99

9:45–
11:45

Saal 3

</td></tr>
</table>

Belastung und Schutz der proximalen Tibia bei Pkw-Verkehrsunfällen

O. Pieske (München), G. Lob, G. Messner, W. Lange

Biomechanik, untere Extremität, Tibiakopffraktur, Pkw-Unfall

Zielsetzung

Tibiakopffrakturen treten insbesondere bei Pkw-Unfällen auf. Anhand dieser Studie sollte der Unfallmechanismus geklärt und mögliche Schutzmaßnahmen diskutiert werden.

Material und Methodik

534 schwere Pkw-Verkehrsunfälle wurden seit 1990 für diese Studie analysiert. Techniker untersuchten Unfallort und Unfallfahrzeug, wobei u.a. der Fußraum an 8 definierten Punkten vermessen, Kontaktspuren am Armaturenbrett dokumentiert und die energy equivalent speed (EES) bestimmt wurden. Insassenverletzungen wurden anhand der Krankengeschichte, Röntgen- und ggf. CT-Bildern klassifiziert und nach biomechanischen Gesichtspunkten ausgewertet.

Ergebnis

Es konnte gezeigt werden, daß schwere Kniegelenksverletzungen mit AIS 2+ in 88% bei Frontalkollisionen auftreten. Tibiakopffrakturen kamen überwiegend bei den Frontalkollisionen vor, die eine große Überdeckung (>50%) aufwiesen. Biomechanische Kräfte wirken dabei in longitudinaler Richtung. Diese generieren sich einerseits aus der Kollisionsschwerkraft, d.h. durch die Vorverlagerung des Insassen mit entsprechendem Anpralltrauma des Kniegelenkes am Armaturenbrett. Aus high-speed Crash-Test-Filmen ist bekannt, daß Gurt und Airbag diesen Effekt reduzieren jedoch nicht ganz verhindern können. Die typischen Tibiakopf-Kompressionsfrakturen entstehen aber dadurch, daß das am Armaturenbrett eingeklemmte Kniegelenk zusätzlich erheblicher axialer Belastung ausgesetzt wird, da durch die Stirnwandintrusion Fuß und Unterschenkel angehoben werden. Diesen Pathomechanismus konnten wir durch Computersimulation gut reproduzieren.

Diskussion

Tibiakopffrakturen sind erheblich invalidisierend und führen zu hohen sozio-ökonomischen Kosten. Um das Risiko einer Tibiakopffraktur bei Frontalkollisionen zu verringern, müssen Sitz und Sitzposition individuell an die anthropometrische Größe des Insassen angepaßt werden. Die Automobilindustrie hat durch den Einsatz von Gurt und Airbag bereits zu einer deutlichen Reduzierung der Tibiakopffrakturen beigetragen. Dennoch sind weitere Verbesserungen der passiven Sicherheitssysteme wünschenswert.

Schlußfolgerung

Mit dieser Studie konnte der Verletzungsmechanismus der Tibiakopffrakturen bei Pkw-Unfällen geklärt werden. Die Ergebnisse sollten nicht nur die Ausbildung der Pkw-Insassen, sondern auch die Entwicklungen von Pkw-Sicherheitssystemen beeinflussen. Generell sollte Unfallprävention ein zunehmender Fokus der Unfallchirurgie sein, um damit unserem Grundsatz gerecht zu werden, Unfallfolgen möglichst zu minimieren.

Die operative Versorgung der Tiabiakopffraktur – offene versus arthroskopisch assistierte Osteosynthese

J. M. Gavlik (Dresden), S. Rammelt, D. Wozniak, H. Zwipp

Tibiakopffraktur, Arthroskopie

Zielsetzung

In einer retrospektiv-vergleichenden Studie (matched cohort) sollen die mittelfristigen Ergebnisse nach offener und minimalinvasiver, arthroskopisch assistierter Osteosynthese einander gegenübergestellt werden.

Problembeschreibung

Die arthroskopisch assistierte Osteosynthese der Tibiakopffraktur kommt der zunehmenden und berechtigten Forderung nach minimaler Invasivität nach. Im Rahmen der vorliegenden Studie soll die minimalinvasive, arthroskopische Vorgehensweise der konventionellen Arthrotomie des Kniegelenkes hinsichtlich funktionellem Ergebnis, Komplikationsrate und Patientenkomfort an vergleichbaren Kollektiven gegenübergestellt werden.

Patienten, Methode

Von 10/93 bis 08/98 wurden insgesamt 135 Patienten mit unilateraler Tibiakopffraktur behandelt, davon 105 operativ und 30 konservativ. Unter den operierten Patienten wurden zwei bezüglich Alter und Frakturschwere (überwiegend B2 und B3, ausgewählte C-Frakturen) vergleichbare Patientenkollektive gebildet, die entweder offen oder arthroskopisch assistiert operiert worden waren. Ausschlußkriterien waren: Extraartikuläre Frakturen (A2, A3), offene Frakturen, ausgedehnte Trümmerfrakturen, Polytraumata, Begleitverletzungen der unteren Extremität sowie unkooperative Patienten.

20.11.99

9:45–
11:45

Saal 3

Ergebnisse

50 Patienten wurden im Mittel 27 Monate postoperativ nachuntersucht (Tabelle). Die Signifikanzen wurden mit dem gepaarten t-Test ermittelt.

	offen	arthroskopisch assistiert
Patientenzahl	30	20
Durchschnittsalter (a)	50.8	50.5
Lysholm-Score (max. 100 Punkte)	83.0	89.3
stationärer Aufenthalt (d)	28.5	20.6
$P<0.05$ postoperativer Infekt	8 (16.7%)	1 (5.0%)
$P<0.05$ punktionspflichtiges Hämarthros/Erguß	3 (10.0%)	1 (5.0%)

Der durchschnittliche mit dem funktionellen Lysholm-Score ermittelte Wert lag bei beiden Kollektiven im mit „gut" eingestuften Bereich. Zusätzlich zu den genannten signifikanten Unterschieden fand sich ein subjektives Unsicherheitsgefühl bei 12 offen operierten Patienten (40%) gegenüber 4 Patienten (10%) in der arthroskopisch assistierten Gruppe ($P<0.01$). Bei fehlenden objektivierbaren Instabilitätszeichen läßt dieser Befund auf eine Störung der Propriozeption durch Arthrotomie schließen. Zudem wurde ein deutlich höherer Analgetikabedarf in der offen operierten Gruppe gefunden, hier ist ein direkter Vergleich jedoch aufgrund unterschiedlicher Applikationsarten und Substanzgruppen problematisch. Als Vorteil der arthroskopisch assistierten Methode erwies sich die Möglichkeit der Diagnose- und Therapiebegleitender Kniebinnenschäden wie Meniskusläsionen und Knorpelschäden.

Schlußfolgerung

Bei gegebener Indikation ist die minimalinvasive, arthroskopisch gestützte Osteosynthese der Tibiakopffraktur bei gleichem funktionellen Ergebnis der offenen Osteosynthese bezüglich Infektrate, Krankenhausverweildauer und subjektivem Unsicherheitsgefühl beim Laufen zu überlegen.

20.11.99

9:45–
11:45

Saal 3

Die minimal invasive Osteosynthese von Tibiakopffrakturen – Ergebnisse einer prospektiven Beobachtungsstudie

B. Bouillon (Köln), C. Simanski, J. Höher, T. Tiling

Das Bemühen um eine Verringerung des Traumas hat im Sinne der minimalinvasiven Osteosynthese zu neuen Techniken der Versorgung ausgewählter Tibiakopffrakturen geführt. Ziel der vorliegenden Studie war die Bewertung der Machbarkeit arthroskopisch assistierter Osteosynthesen von definierten Tibiakopffrakturen.

Vom 01.01.1996 bis zum 30.09.1998 wurden 37 Tibiakoffrakturen osteosynthetisch versorgt, davon 24 minimalinvasiv. Dabei wurde zunächst das Kniegelenk arthroskopisch inspiziert und Begleitverletzungen versorgt. Anschließend wurde die Fraktur unter arthroskopischer und radiologischer Kontrolle reponiert und mit Hilfe kanülierter Schrauben oder anderer minimalinvasiver Techniken retiniert. Postoperativ erfolgte die sofortige funktionelle Behandlung ohne Belastung auf der Motorschiene. Endpunkte dieser Studie waren u.a. Operationsdauer, Umsteigerate, Schmerzverlauf, Bewegungsausmaße zu definierten Zeitpunkten und die Belastungsfähigkeit. Statistisch wurden Häufigkeiten und Durchschnittswerte berechnet und den Ergebnissen der offen versorgten Gruppe gegenübergestellt. Signifikanzen wurden nicht berechnet, da beide Gruppen bezüglich der Frakturschwere nicht vergleichbar waren.

Von den 24 minimalinvasiv versorgten Frakturen waren 21 B- und 3 C-Frakturen (AO-Klassifikation). Die durchschnittliche OP-Dauer betrug 86 Minuten, es wurden 2 Meniskusrefixationen und zwei Refixationen des vorderen Kreuzbandes durchgeführt. In keinem Fall erfolgte das Umsteigen auf offene Techniken. Wundheilungsstörungen, tiefe Infektionen oder klinisch auffällige Thrombosen wurden nicht beobachtet. Das Bewegungsausmaß nach vier Wochen betrug im Durchschnitt 0-2-105°. Es fand sich im Vergleich zu den offen operierten Patienten eine deutliche Reduktion der Schmerzen und des Schmerzmittelbedarfes. Die volle Belastung erfolgte nach 9,2 Wochen.

Damit konnte die Machbarkeit minimalinvasiver Osteosynthesen bei ausgewählten Tibiakopffrakturen demonstriert werden. Eine weitergehende Bewertung dieser Technik bezüglich Effektivität und Effizienz steht noch aus.

Die arthroskopische Behandlung von Tibiakopffrakturen

J. Meijer (Maastricht), J. Verbruggen, B. Meesters, J. Stapert

Tibiakopffraktur, Arthroskopie, minimalinvasiv

Bei der Behandlung von Tibiakopffrakturen soll man eine anatomische Reposition mit stabiler Fixation anstreben, um eine frühfunktionelle Nachbehandlung gewährleisten zu können. Hierzu braucht man manchmallausgedehnte Inzisionen mit Arthrotomie zur Darstellung des Tibiaplateaus. Das Risiko für Wundnekrose und Infekt liegt dann auch sehr hoch. In unserer Abteilung werden Tibiakopffrakturen unter arthroskopischer Kontrolle reponiert, damit eineebiologische, minimalinvasive Therapie durchgeführt werden kann.

Zwischen 1994 und 1998 wurden insgesamt 58 Tibiakopffrakturen in unserer Abteilung aufgenommen, 43 wurden arthroskopisch behandelt. In eine retrospektiven Studie haben wir 32 Patienten nachuntersucht.

Die präoperative Diagnostik besteht aus Röntgenbildern und einem CT-Scan. Nach Abschwellung wird die Fraktur operativ angegangen. Unter direkter Sicht- und Bildwandlerkontrolle wird die Fraktur reponiert und zunächst fixiert. Falls notwendig wird ein Spongiosaplastik durchgeführt. Postoperativ wird angefangen mit Motorschiene und Mobilisierung an Gehstöcken mit maximal 20 kg Belastung. Nach 3 Monaten darf voll belastet werden.

Es betraf 19 Frauen und 13 Männer, mit einen Durchschnittsalter von 51 Jahren (21 – 77J.). Alle Frakturen wurden nach der AO klassifiziert: 3% Typ A, 19% Typ B1, 3% Typ B2, 59% Typ B3, 19% Typ C. In 38% der Fälle betraf es einen Motorrad- oder Autounfall, 22% waren Fußgänger, bei 6% betraf es Sport, in 28% der Fälle war es ein Hausunfall, 3% waren Selbstmordversuche und bei 3% war die Ursache unbekannt. Bei 18 Patienten wurde eine Spongiosaplastik oder ein Knochenersatzprodukt verwendet. Bei 6 Patienten wurden intraartikuläre Verletzungen festgestellt: Es betraf 2 laterale und 1 medialen Meniskus, ein VKB und 2 ausgedehnte Knorpelverletzungen. Frühe Komplikationen waren in einem Fall ein Infekt, einmal eine Anämie und ein leichte Redislokation des Plateaus. Späte Komplikationen waren 5 sekundäre Dislokationen, 2 Gonarthrosen, 1 Infekt, und 1 Meniskuscalcifikation. Die persistierende Plateaudepression nach Konsolidierung betrug 1,3 mm (0-4mm). Die funktionellen Resultate wurden nach Lysholm gewertet: Es gab 40% exzellente, 28% gute, 12% moderate und 20 % schlechte Resultate. Auch das Tegner-Defizit wurde gewertet: Im Durchschnitt betrug das Tegner-Defizit 0,96. Der Tegner-Score war korreliert an Frakturtyp und Alter.

Die Resultate dieser Studie bestätigen, daß auch eine Tibiakopffraktur mit gutem Erfolg biologisch und minimalinvasiv stabilisiert werden kann.

20.11.99

9:45–
11:45

Saal 3

Die isolierte, perkutane Schraubenosteosynthese von Schienbeinkopffrakturen

C. Dollriess (Bochum), F. Kutscha-Lissberg, E. Kollig, G. Muhr

Zielsetzung

In einer retrospektiven Analyse wurden die radiologischen und funktionellen Ergebnisse der isolierten, perkutanen Verschraubungen von 58 Schienbeinkopffrakturen, die in den Jahren 1995 bis 1998 im Bergmannsheil Bochum operativ versorgt wurden, ausgewertet.

Kurzfassung

Das Durchschnittsalter der 58 Patienten betrug 43,5 Jahre (16-72 Jahre), bei einer Geschlechtsverteilung von 1: 2,2 zugunsten des männlichen Geschlechts. Nach der AO-Klassifikation wurden 47 Frakturen vom Typ B und 11 Frakturen vom Typ C versorgt. Alle Frakturen wurden geschlossen reponiert, wobei in 38 Fällen die Retention durch isolierte Schraubenosteosynthese erfolgte. In 14 Fällen wurde ein Fixateur externe und in 6 Fällen eine Burrikrampe zur zusätzlichen Stabilisierung verwendet. Imprimierte, gelenkflächentragende Fragmente wurden durch ein eigenes Kortikalisfenster gezielt perkutan angehoben.

Präoperativ konnte radiologisch eine Stufe im Tibiaplateau von durchschnittlich 3,1 mm (0 mm) nachgewiesen werden. In der postoperativen Röntgenkontrolle betrug die Höhe der verbliebenen Stufe in der tibialen Gelenkfläche 0,9 mm (0,3 mm) und nach 6 Monaten durchschnittlich 1 mm (0,4 mm). Insgesamt waren 8 Reoperationen erforderlich, 3 aufgrund von Infekten, 3 aufgrund von postoperativem Korrekturverlust und 2 Prothesenimplantationen bei posttraumatischer Arthrose. Die Nachbehandlung erfolgte bei Patienten mit Schraubenosteosynthese und bei Patienten mit zusätzlicher Burrikrampe frühfunktionell unter zunehmender Belastung der betroffenen Extremität. Die durchschnittliche Ausheilungszeit betrug in unserem Patientenkollektiv 3,2 Monate. Bei 56 der 58 Patienten konnte nach 3 Monaten eine nahezu seitengleiche Kniegelenksbeweglichkeit erreicht werden.

Schlußfolgerung

Tibiakopffrakturen vom Typ B und C können mittels perkutaner Reposition und Schraubenosteosynthese zuverlässig und komplikationsarm mit einem sehr guten funktionellen Resultat behandelt werden. Für die Frakturen vom Typ C ist in der Regel eine zusätzliche Stabilisierung mit dem Fixateur externe zu empfehlen.

Der Einsatz des Hybridfixateurs bei komplexen Tibiakopffrakturen

E. Rzesacz (Braunschweig), T. Hockertz, A. Gruner, H. Reilmann

Tibiakopffraktur, Hybridfixateur, biologische Osteosynthese, Weichteilschaden

Bei Patienten mit Tibiakopffrakturen mit höhergradigem Weichteilschaden bzw. bei Patienten mit mangelhafter Compliance steht mit der Kombination aus gedeckter Schraubenosteosynthese und Verwendung des Hybrid- fixateurs eine Möglichkeit zur operativen Versorgung mit frühfunktioneller Nachbehandlung dieser Patientengruppe zur Verfügung.

Zur Prüfung dieses Therapiekonzeptes wurden im Rahmen einer prospektiven Studie im Zeitraum 01/1997 bis 02/1999 insgesamt 14 Patienten (10 Männer und 4

Frauen, mittleres Alter 30.4 ± 10.7 Jahre) mit einer Tibia- kopffraktur operativ mit einem Hybridfixateur versorgt. Die Klassifikation der Frakturen erfolgte nach den Richtlinien der AO, der Weichteilschaden wurde nach Tscherne und Oestern für geschlossene und nach Gustillo für offene Frakturen klassifiziert. Bei sechs Patienten handelte es sich um Polytraumen mit einem mittleren PTS-Wert von 33 Punkten, wobei bei 3 dieser Patienten ein mindestens O II und in einem Fall ein G III Weichteilschaden mit Gefäß-Nerven-Läsion vorlag. Bei 3 Patienten mit isolierter Tibiakopffraktur wurde aufgrund des O III bzw. in 5 Fällen wegen mindestens G II Weichteilschadens ein Hybridfixateur angelegt.

Die mittlere Tragezeit des Fixateurs bis zur knöchernen Konsolidierung betrug 15 Wochen (range 8–20 Wochen). Lockerungen oder relevante sekundäre Dislokationen der Frakturen traten im Behandlungsverlauf nicht auf. Bei einem Patienten mit Defektfraktur und langstreckigem Nervverlust mußte sekundär eine Unterschenkelamputation durchgeführt werden. In einem weiteren Fall mit ausgeprägter Gonarthrose und chronischer Polyarthritis erfolgte eine Arthrodese des betroffenen Kniegelenks. Bei einem Patienten kam es im Verlauf durch einen Pininfekt zu einem Gelenkempyem, welches durch wiederholte offene Gelenkspülungen behandelt wurde.

Zum Nachuntersuchungzeitpunkt, im Mittel 8 Monate nach operativer Versorgung (range 4–13 Monate), findet sich bei 8 Patienten eine freie Kniegelenksbeweglichkeit. In 2 Fällen besteht eine eingeschränkte Flexion auf 100 Grad und in 2 weiteren Fällen findet sich ein Streckdefizit von bis zu 15 Grad. Alle Frakturen sind ausgeheilt. Bei zwei Patienten findet sich radiologisch ein sekundärer Repositionsverlust von etwa 7 Grad Varus, der jedoch klinisch nicht relevant ist. Pseudarthrosen, Refrakturen oder Osteitiden wurden nicht beobachtet. Die operative Versorgung von Tibiakopffrakturen mit der Kombination aus minimalinvasiver interner Schraubenosteosynthese und „supportivem" Hybridfixateur stellt in der Tat eine Alternative zu aufwendigen offenen internen Osteosyntheseverfahren dar. Vorteile des Hybridfixateurs sind dabei vor allem die sofortige Lagerungs-, Übungs- und Belastungsstabilität und die Möglichkeit sekundärer Korrekturen. Damit ist eine frühfunktionelle Nachbehandlung mit seltenem Repositionsverlust und geringer Komplikationsrate möglich.

Bietet die Augmentation mit Norian SRS Vorteile bei der operativen Versorgung und Rehabilitation von Patienten mit lateralen Tibiakopffrakturen?

T. Engel (Leipzig), H. Lill, J. Korner, Ch. Josten

laterale Tibiakopffrakturen, Norian SRS, arthroskopisch gestützt

Zielsetzung

Einsatz eines neuen resorbierbaren Knochenzementes Norian SRS- bei der Versorgung von lateralen Tibiakopfimpressionsfrakturen.

Problem

Die Unterfütterung des angehobenen Imprimates bei Tibiakopfimpressionsfrakturen mit autologer Spongiosa erfordert eine längerfristige Teilbelastung und somit eine prolongierte Rehabilitationphase.

Material und Methode

Im Zeitraum von 10/96 bis 12/98 wurden 29 Patienten mit lateralen Tibiakopffrakturen (Typ B1/B2/B3 der AO-Klassifikation) prospektiv erfaßt und durch eine arthroskopisch gestützte Reposition mit perkutaner Verschraubung oder untergeschobener Platte operativ versorgt. [Alter Median 56 Jahre (min. 22, max. 86), 16 weiblich, 13 männlich]. Die angehobene Zone wurde 11-mal mit autologer Spongiosa und 9-mal mit Norian SRS unterfüttert. In 9 Fällen war wegen des geringen Defektes keine Augmentation erforderlich. An postoperativen Komplikationen trat in einem Fall ein tiefer, revisionspflichtiger Wundinfekt auf. Begleitverletzungen (Meniskusschäden oder Kreuzbandverletzungen) wurden nicht beobachtet. Den Patienten der Norian SRS-Gruppe wurde postoperativ eine schmerzorientierte Belastung erlaubt. In der Norian SRS-Gruppe betrug der stationäre Aufenthalt im Median 11 Tage (6-14) gegenüber 16 Tagen (7-22) bei den Patienten ohne Norian SRS (Vergleichsgruppe). Die Patienten der Norian SRS- Gruppe wurden median 5 Wochen (2-8), in der Vergleichsgruppe 10 Wochen (4-20) nachbehandelt.

Ergebnisse

Die Vollbelastung erreichten mit Norian SRS versorgte Patienten nach 4 Wochen, in der Vergleichsgruppe nach 6 Wochen. Nach im Median 11 Monaten (8-16) erreichten mit dem Lysholmscore 8 Patienten ein sehr gutes, 16 ein gutes und 5 ein befriedigendes Ergebnis. Gruppenspezifische Unterschiede bestanden dabei nicht. Bei den mit Norian SRS versorgten Patienten war jedoch eine deutlich kürzere Nachbehandlung erforderlich. Die Beweglichkeit im Kniegelenk im Vergleich zur Gegenseite war bei 6 Patienten um 20-30° in der Beugung eingeschränkt. 7 Patienten klagten über geringe Schmerzen bei Belastung im Kniegelenk. 4 Patienten hatten mäßige Schmerzen unter Belastung. Radiologisch fand sich in 19 Fällen ein korrekt angehobenes Imprimat, in 7 Fällen kam es zu einem sekundären Repositionsverlust von 1-2 mm, in 3 Fällen von > 2 mm. In keinem Fall kam es zu einer Valgusfehlstellung im Kniegelenk.

Schlußfolgerungen

Norian SRS zur Augmentation bietet gegenüber autologer Spongiosa Vorteile bei der Mobilisation und bei der Rehabilitation von Patienten mit lateralen Tibiakopffrakturen.

Inzidenz des Kompartmentsyndroms bei der Tibiakopffraktur

D. Besser (München), M. A. Scherer, S. von Gumppenberg

Tibiakopffraktur, Kompartmentsyndrom, Komplikation, Inzidenz

20.11.99

9:45–
11:45

Saal 3

Fragestellung

Das Kompartment-Syndrom (KS) als Komplikation der Tibiakopffraktur ist extrem selten, seit 1950 sind nur 14 Fälle dokumentiert (Medline). Wir berichten über 9 Patienten innnerhalb von 4 Jahren.

Material und Methoden

Sämtliche Tibiakopffrakturen zwischen 01.01.93 und 31.12.96 wurden selektiert und alle verfügbaren Unterlagen hinsichtlich 145 Parameterkategorien durchgesehen. Von 94 Patienten im Beobachtungszeitraum wiesen 9 Patienten (8 m, 1 w; mittl. Alter 44 Jahre) ein KS auf. Nach AO handelt es sich um acht C3 und eine C1-Fraktur, mit 6 Begleitverletzungen. Diagnosekriterien für ein KS waren neben der klinischen Symptomatik dreimal auch intrakompartmentale, invasive Druckmessungen mit Meßwerten über 50 mmHg. Das mittlere Zeitintervall zwischen Trauma und Op belief sich auf 11,9 h (3-48h), 8 KS sind als posttraumatisch, eines als postoperativ zu bezeichnen. Alle Patienten wurden fasciotomiert und mit wiederholten Debridements/Jet-Lavagen (2-9 Eingriffe/Pat.) konditioniert.

Ergebnisse

Während des primären stationären Aufenthaltes (29 Tage), kam es bei 5 Pat. zu einer konsekutiven Weichteilinfektion, 2 Pat. zeigten auch bei Entlassung persistierende neurologische Ausfälle. Im Mittel 49 Monate p.op. geben 4 von 7 Pat. Schmerzen am operierten Kniegelenk, Einschränkungen beim Treppensteigen und Instabilitätsgefühl an. 2 Pat. sind fortdauernd arbeitsunfähig, einer hat umgeschult, einer wurde betrieblich umgesetzt, bei 3 Pat. besteht uneingeschränkte AF. Die Sportfähigkeit ist insgesamt massiv eingeschränkt (Tegner-Score von 1,9 Punkten). In der subjektiven Gesamteinschätzung sehen sich trotzdem 5 Pat. als „sehr gut" und je einer als „gut" und „schlecht" angesiedelt. Persistierende neurologische Probleme als Spätfolge des erlittenen KS beklagt kein einziger Patient. Nach 55, 61 und 67 Monaten konnten 3 Patienten körperlich nachuntersucht werden. Auffallend hierbei war die massive Diskrepanz zwischen radiologischem Arthrosegrad (III-IV), der geringen klinischen Symptomatik und minimaler Bewegungseinschränkung von durchschnittlich 10 Grad.

Klinische Konsequenzen

Trotz der Tatsache, daß man bei Tibiakopf-Frakturen wegen der möglichen, intraartikulären Druckableitung ein Kompartmentsyndrom nicht erwarten würde und daß nahezu alle beschriebenen Fälle auch nur metaphysäre Frakturen betrafen, weisen alle hier vorgestellten Pat. Typ C-Frakturen auf. Mit einer Inzidenz von 9/94 und der deutlichen prognostischen Verschlechterung im Akutverlauf (geplante Revisionseingriffe, Verzögerung der definitiven Versorgung, Infektionen) stellt sich in unserem Krankengut das Kompartmentsyndrom nicht nur als die häufigste, sondern auch prognostisch innerhalb eines Frakturgrades als schwerwiegendste Komplikation heraus.

Prognostische Faktoren der operativ behandelten bikondylären Tibiakopffraktur

P. Keppler (Ulm), G. Suger, W. Strecker, L. Kinzl

Frakturen, Tibiakopf, Plattenosteosynthese, Fixateur externe

Ermittlung von Faktoren zu Langzeitprognose der operativ stabilisierten bikondylären Tibiakopffraktur.

Ungefähr 15% aller Frakturen betreffen die untere Extremität, aber nur 6% derselben schließen das Tibiaplateau ein. In der Literatur fällt auf, daß die Behandlungsstrategien und Prognosen sehr unterschiedlich und zum Teil konträr sind. Deshalb haben wir unser Patientengut mit operativ behandelten bikondylären Tibiakopffrakturen retrospektiv ausgewertet.

Im Zeitraum von 1/70 bis 12/90 wurden 65 bikondyläre Tibiakopffrakturen operativ stabilisiert. Das Durchschnittsalter der 65 Patienten betrug zum Zeitpunkt der Operation 43 Jahre (15 bis 83 Jahre). Alle Frakturen wurden nach der AO/ASIF-Klassifikation eingeteilt. Bei 5 Patienten ließen die vorhandenen Röntgenbilder keine Frakturklassifikation zu. Das Patientengut setzte sich aus 6 C1-, 19 C2- und 35 C3-Frakturen zusammen. 48 Patienten wurden innerhalb der ersten Woche nach dem Unfallereignis operiert. Bei 56 Frakturen erfolgte die Stabilisierung durch eine primäre Plattenosteosynthese, 9 Frakturen wurden primär mit einem Fixateur externe und sekundär durch eine Plattenosteosynthese stabilisiert. Der durchschnittliche Nachuntersuchungszeitraum betrug 15 Jahre (8-20 Jahre). Beurteilt wurden Schmerzen, Gelenkfunktion, Gelenkstabilität und der radiologische Befund nach der Klassifikation von Courvoisier. Aufgrund unvollständiger, beziehungsweise fehlender Krankenakten oder Röntgenbildern wurden insgesamt acht Patienten von der Studie ausgeschlossen.

Keine oder nur geringe Schmerzen hatten 22 Patienten, 35 Patienten konnten sich im täglichen Leben ohne Gehhilfen fortbewegen. Einen seitengleichen Bewegungsumfang (Differenz <10°) hatten 25 Patienten. In 18 Fällen konnte radiologisch nachgewiesen werden, daß die degenerative Gelenkveränderung auf der operierten Seite nicht größer als auf der Gegenseite war. Nach der Klassifikation von Courvoisier hatten 15 Patienten ein gutes bis sehr gutes, 28 Patienten ein befriedigendes und 14 ein schlechtes Langzeitergebnis. In unserem Patientengut spiegeln die Langzeitergebnisse primär die Genauigkeit der Reposition wieder. Die vorgenommene Zuordnung nach der AO/ASIF-Klassifikation läßt keinen Schluß auf die Langzeitprognose zu.

Im Ergebnis der Studie ist bei Frakturen mit nur geringer Weichteilschädigung die primäre Plattenosteosynthese zu empfehlen, bei einer Weichteilschädigung II. bis III. Grades führen wir eine primäre Fixateur externe Stabilisierung und nach Abschwellung der Weichteile eine sekundäre Plattenosteosynthese durch.

20.11.99

**9:45–
11:45**

Saal 3

Objektive und subjektive Langzeitergebnisse nach osteosynthetisch versorgter Tibiakopffraktur

V. Heppert (Ludwigshafen), P. Hochstein, T. Schmickal, A. Wentzensen

Tibiakopffrakturen, insbesondere Frakturen vom Typ B3 bzw. C3, führen in einem hohen Prozentsatz zur Arthrose, Bewegungseinschränkung und zu sekundären Achsfehlstellungen. Ziel der Untersuchung war es zu prüfen, ob das objektivierbare Ergebnis auch vom Patienten in gleichem Sinn bewertet wird.

Material und Methode

Zwischen 1989 und 1995 wurden 126 Patienten mit insgesamt 131 Frakturen operiert. Nachuntersucht wurden 98 Patienten klinisch und radiologisch. Vergleichend verwendet wurde der Knee Scoring Scale I und der Lysholm Score angewandt. Die Nachbeobachtungszeit betrug 7,3 Jahre. Zusätzlich zu diesen Scores, die ja teilweise auch die subjektive Wertung des Patienten enthalten, wurde das subjektive Empfinden der Patienten auf einer Scala von 1-10 dokumentiert.

Ergebnisse

Frakturgeometrie und postoperative Reposition sind entscheidend für das objektive Langzeitergebnis. Hierdurch wird die Arthroserate direkt und über Achsfehlstellung indirekt beeinflußt. Signifikante Unterschiede der Scores im Vergleich untereinander fanden sich nicht. Die Zufriedenheit der Patienten ist völlig unterschiedlich von den objektivierbaren Parametern und unabhängig von der Frakturklassifikation. Insbesondere bei Infektverläufen ist dies nachweisbar, obwohl sich bei früher Revision die funktionellen Ergebnisse nicht vom Normalkollektiv anhand der Scores unterscheiden. Sekundäre Weichteilprobleme werden vom Patienten nicht dem Trauma, sondern dem Operateur zugeordnet. Doppelplattenosteosynthesen zeigen vermehrt schwere Infektverläufe und dadurch ein schlechtes Outcome. Interessanterweise wird dies vom Patienten dem Trauma angelastet, da „ja 2 Platten zur Stabilisierung nötig waren".

Schlußfolgerung

Möglichst exakte Reposition und Retention ist weiterhin unverzichtbar. Doppel-plattenosteosynthesen sind zu vermeiden, Weichteilschäden frühzeitig zu sanieren (Gastrocnemiuslappen), um Infektverläufe zu minimieren. Diese hinterlassen beim Patient immer das Gefühl der iatrogenen Schädigung. Objektive und subjektive Ergebnisse differieren hier erheblich.

Persistierende ligamentäre Insuffizienz nach Tibiakopfluxationsfraktur – Konzentrieren wir uns zu sehr auf die knöcherne Verletzungskomponente?

T.R. Blattert (Würzburg), R. Wagner, A. Weckbach

Bandinsuffizienz, Tibiakopfluxationsfraktur, Resultate

Die Inzidenz persistierender ligamentärer Insuffizienzen nach operativer Versorgung von Tibiakopfluxationsfrakturen wurde analysiert. Von 38 Patienten, die im Zeitraum von 1982 bis 1991 wegen Verrenkungsbrüchen des Schienbeinkopfes operativ behandelt worden waren, konnten 30 nach einem Zeitraum von mindestens 5,0 Jahren (Durchschnitt 6,3 Jahre) nachuntersucht werden. Das Studiendesign erfüllt damit die Voraussetzung zur Präsentation mittelfristiger Ergebnisse.

Im folgenden ist der Anteil der gesamten, der intraoperativ erkannten und postoperativ ausgeheilten sowie der postoperativ persistierenden Instabilitäten aufgeschlüsselt (Abkürzungen: LCA=vorderes Kreuzband, LCP=hinteres Kreuzband, LCM=mediales Kollateralband, LCL=laterales Kollateralband):

Anzahl der Läsionen	total	i.op. erkannt	p.op ausgeheilt	p.op. instabil
LCA	14	14	5	9
LCP	3	3	2	1
LCM	12	6	4	8
LCL	8	6	3	5

Bei der Analyse dieser Daten fällt auf, daß von den retrospektiv ermittelten tatsächlichen Bandläsionen intraoperativ sämtliche Zerreißungen des vorderen wie auch des hinteren Kreuzbandes erkannt wurden. Dies entspricht einerseits zwar einer besseren „Aufmerksamkeitsrate" als bei bisherigen Publikationen über diese Verletzung, andererseits konnten jedoch nur die Hälfte der medialen und drei Viertel der lateralen Kollateralbandrupturen intraoperativ erkannt werden. Offensichtlich ist die Beteiligung insbesondere des vorderen Kreuzbandes bei der Tibiakopfluxationsfraktur, speziell vom Typ Moore V mit separierter Eminentia intercondylaris, für den Operateur

jeweils evidenter als eine begleitende Kollateralbandläsion. Gerade Kombinationsverletzungen des vorderen Kreuzbandes mit dem Kollateralbandapparat waren prä-
destinierend für eine persistierende Instabilität des vorderen Kreuzbandes, nachdem
von den ursprünglich 14 anterior instabilen Gelenken nur diejenigen instabil blieben,
die zusätzlich eine Kompromittierung des Kollateralbandapparates aufwiesen.

   Als Empfehlung gilt, daß nach Konsolidierung der Fraktur penibel nach persistierenden Bandinsuffizienzen gefahndet werden muß, um ggf. sekundär-rekonstruk-
tive Maßnahmen (auch arthroskopisch) durchführen zu können. Das radiologische
Resultat allein wird dieser Verletzung nicht gerecht, da gerade persistierende Bandinstabilitäten das Ergebnis mittelfristig nachhaltig verschlechtern.

20.11.99
9:45–
11:45
Saal 3

Die Beinachsenkorrektur in der Tibiametaphyse bei posttraumatischer Gonarthrose durch Hemikallotaxis

F. Smiszek (Tübingen), J. Gröber, C. Eingartner, K. Weise

Fehlstellung, Kallotaxis, Achsenkorrektur

Fragestellung

Die Umstellungsosteotomie der Tibia mit autologem Beckenkammspan stellt ein eta-
bliertes Verfahren zur Beinachsenkorrektur dar. Bei schwierigen Weichteilverhält-
nissen oder stattgehabter Knocheninfektion sind offene operative Verfahren mit einer
hohen Komplikationsrate behaftet oder sind kontraindiziert. Hier stellt die Kortikotomie mit Hemikallotaxis möglicherweise eine komplikationsarme Alternative der
Achsenkorrektur dar. An Hand einer prospektive Studie sollen die Vorteile dieser
neuen Methode aufgezeigt werden.

Material und Methoden

Im Zeitraum von 1996 bis 1998 wurden 15 Patienten mit posttraumatischer
Gonarthrose mit Fehlstellung der Beinachse mittels Hemikallotaxis korrigiert. Die
postoperativen Verläufe wurden hinsichtlich der Behandlungsdauer, aufgetretener
Komplikationen sowie des Korrekturergebnisses beurteilt. Die Kniegelenksfunktion
wurde nach der Skala n. Merle de Aubigné modifiziert nach Meyers eingestuft.

Ergebnisse

Der mittlere Nachuntersuchungszeitraum betrug 13,6 Monate, das durchschnittliche
Patientenalter war 39,4 Jahre, die mittlere Behandlungsdauer 156 Tage. Die stationäre
Verweildauer betrug 12 Tage, die Früh- und Spätkomplikationen waren trotz ungün-

stiger Ausgangssituation (82 % stattgehabte Knochen- und Weichteilinfektion) gering (2 Pininfektionen). Das Korrekturergebnis der Beinachsen war besser als bei der Beckenkammspanaufrichtung angegeben (Achsenfehlstellung prä-Op 8 ° +/-1,8°; Achsenkorrektur auf post-Op 1° +/-0,5 °,). Bei der Einstufung der Kniegelenks-funktion (n. Merle de Aubigné) zeigten 5 Patienten (33 %) ein ausgezeichnetes, 8 Patienten ein (56 %) ein gutes und 2 Patienten ein mäßiges Resultat.

Schlußfolgerungen

Die Beinachsenkorrektur durch Kortikotomie und Hemikallotaxis der Tibiakopf-metaphyse ermöglicht eine sichere Beinachsenkorrektur bei einer niedrigen Kompli-kationsrate. Die erreichten frühfunktionellen Resultate sind gut. Bei schwerer Weich-teildystrophie sowie stattgehabter Knocheninfektion sollten Achsenkorrekturen vorzugsweise durch die Hemikallotaxis im Unterschenkelbereich erfolgen.

<table>
<tr><td>20.11.99

9:45–
11:45

Saal 4/5</td><td>Sonnabend, 20. Nov.   9:45 – 11:45   Saal 4/5

Sprunggelenksbänder – Verletzung / Insuffizienz</td></tr>
</table>

Funktionelle Therapie kontra Instabilität im OSG eine experimentelle Studie

J. Richter (Bochum), S. Esenwein, G. Muhr

Einleitung

Nach biomechanischen Untersuchungen erhöht sich die Instabilität im oberen Sprunggelenk in antero-Richtung, wenn die lateralen Kollateralbänder verletzt wer-den. Ob hieraus unbedingt eine OP-Indikation abzuleiten ist, bleibt angesichts der guten Ergebnisse nach funktionell konservativer Therapie fraglich. Ob die Gelenk-belastung die Stabilität des Sprunggelenkes erhöht und damit Bandelongationen kom-pensiert, bleibt in dieser Diskussion oft unberücksichtigt.

Material und Methode

An 12 frischen Unterschenkeln wurde mit einer speziellen Halte- und Meßvorrichtung laterale Talusverschiebungen und Rotationen im oberen Sprunggelenk in Abhängigkeit zur axialen Kompression in der Neutralstellung geprüft. Weiterhin wurde für die Auswertung der Talusprofilquotient nach Riede (Q = Höhendifferenz zwischen medialer und lateraler Taluskante / frontalen Talusdurchmesser) bestimmt.

Ergebnisse

Die Talusbewegung nach lateral beschreibt einen S-förmigen Verlauf und ist von der einwirkenden Transversalkraft sowie der Axialkompression abhängig. Eine geringe Teilbelastung von 300 N führt schon zu einer erheblichen Reduktion der Talusverschieblichkeit als Ausdruck der Eigenstabilisation. Diese resultiert im wesentlichen aus dem erhöhten Gelenkflächenkontakt und weniger aus dem Anstieg der intraartikulären Reibungskräfte. Die Rotationsbeweglichkeit im oberen Sprunggelenk reagiert dahingegen in geringem Ausmaße auf die Axialkompression. So wird unter Vollbelastung das Ausmaß der Außendrehung nur auf etwa 50% reduziert. Für die individuelle Talusform (Q) konnte kein signifikanter Einfluß festgestellt werden.

Schlußfolgerungen

Die physiologischen Talusbewegungen im oberen Sprunggelenk werden in der Transversalebene schon durch geringe axiale Belastungen auf ein Minimum reduziert. Hieraus ergeben sich erhebliche Möglichkeiten zur Eigenstabilisation und Kompensation von verletzungsinduzierten Instabilitäten. Biomechanische Resultate der Instabilität nach Außenbandverletzungen ohne Berücksichtigung der Axiallast sind deshalb besonders kritisch zu werten.

Wie verändern Tenodesen und Bandplastiken des oberen Sprunggelenkes die Beweglichkeit des Subtalargelenkes – eine experimentelle biomechanische Untersuchung mit dem Fastrak(r)-System

T. Illert (Dresden), M. Amlang, K. Nestler, G. Weiss, C. Dahlen, H. Zwipp (Dresden)

Magnetfeld-Sensor-System, Bandplastiken, Subtalargelenk

Fragestellung

Welche Bänder des Subtalargelenkes erfordern einen anatomischen Ersatz um möglichst die volle Stabilität und normale Beweglichkeit in diesem Gelenk zu gewährleisten?

20.11.99

9:45–
11:45

Saal 4/5

Methodik

Entwicklung einer speziellen Testeinrichtung zur dreidimensionalen Kraftübertragung (Triaxial Dynamic Loading Device – TriDyLD) auf das Gelenkpräparat, zum Einsatz in Kombination mit dem Fastrak(r)-System (Polhemus Inc., Vermont, USA). Kontinuierliche Erfassung (100/sec.) der Position im Raum mit dem Magnetfeld-Sensor-System. Erzeugung einer experimentellen, maximalen Instabilität des unteren Sprunggelenks durch sukzessive Resektion der Bandstrukturen. Befestigung von Titanschrauben zur Bandinsertion an Fibulaspitze, Tuber calcanei, Collum tali, Proc. anterius des Calcaneus, Metatarsale V. Es erfolgte die Testung von 18 Bandkombinationen, womit insgesamt 34 Bandplastiken für das obere und/oder untere Sprunggelenk erfaßt wurden.

Material

Präparation von 7 kältekonservierten, osteoligamentären Unterschenkel-Amputationspräparaten. Sichtbare Abnormitäten oder Deformierungen der Sprunggelenke und des Fußes bestanden nicht. Befestigung von zwei Sensoren am Calcaneus (proximal des Calcaneocuboidgelenkes und am Tuber calcanei). Fixierung des Talus mit Titanschrauben als Referenz (starre Verbindung zum Magnefeldsensor). Auswertung der Daten mit Excel(r), SPSS(r) und Rotater(r).

Ergebnisse

Es zeigte sich, daß die Tenodesen für das obere Sprunggelenk mit dem Verlauf [Metatarsale- V-Fibula] nur in sehr ungenügendem Maße die physiologische Beweglichkeit im unteren Sprunggelenk erlauben. (Bewegung im Vergleich zur Originalbewegung [Ob]: kleinster gemessener Wert (Min)=26%, Mittelwert (Mw)=134%, größter gemessener Wert (Max)=549%, Standardabweichung (Sd)=119%, n=7). Voraussetzung für eine physiologischere Beweglichkeit im unteren Sprunggelenk war der Ersatz des Lig. fibulocalcaneare, wobei bereits deutlich bessere Ergebnisse gemessen werden konnten (Ob: Min= 35%, Mw=110%, Max=302%, Sd=66%, n=7). Die besten Meßwerte fanden sich bei dem kombinierten Ersatz des Lig. fibulocalcaneare und des Lig. talocalcaneare interosseum (Ob: Min= 23%, Mw=80%, Max=158%, Sd=37%, n=2). Dies führte zur Entwicklung einer anatomischen Bandplastik für das untere Sprunggelenk. Hierbei erfolgt der kombinierte, anatomische Ersatz des FC und TCI, der optional mit der Plastik des Lig. fibulotalare anterius zur Stabilisierung des oberen Sprunggelenks verbunden werden kann.

Schlußfolgerung

Bandplastiken für das obere Sprunggelenk mit nicht anatomischem Verlauf im Bereich des unteren Sprunggelenkes führen zu einer unphysiologischen Beweglichkeit des Subtalargelenkes. Der anatomische Ersatz des Lig. fibulocalcaneare in Kombination mit dem Lig. talocalcaneare interosseum scheint entscheidend für die Stabilität und die physiologische Beweglichkeit zu sein.

Biomechanische in-vitro Untersuchung von anatomischen Bandrekonstruktionsverfahren

E. Coerdier (Ulm), R. Schmidt, C. Bertsch, S. Neller, L. Claes

Zielsetzung

Durch in-vitro Untersuchungen von 3 anatomiegerechten Operationsverfahren wurde die folgende Fragestellung beantwortet: Lassen sich mit einer anatomischen Rekonstruktion des lateralen Bandapparates ein normales Bewegungsspiel, sowie physiologische Belastungsverhältnisse in den beteiligten Gelenken des Sprunggelenkkomplexes erreichen?

Problemstellung

In-vitro Untersuchungen nach Tenodesen zeigten eine veränderte Gelenkkinematik sowie eine Belastungserhöhung in den beteiligten Fußgelenken. Dies wurde als mögliche Ursache für die in Langzeitnachuntersuchungen gefundenen erhöhten Arthroseraten diskutiert. Klinische Langzeitergebnisse nach Carbonfaserimplantat deuten auf die Bedeutung einer möglichst anatomiegerechten Wiederherstellung des lateralen Bandapparates hin, die auch in der Literatur gefordert wird. Allerdings liegen zur Validierung dieser Forderung noch keine Erkenntnisse aus biomechanischen Studien vor.

Material und Methoden

An 10 Unterschenkelpräparaten wurden die plantare Druckverteilung, die intraartikulären Drücke und das Bewegungsausmaß unter folgenden 5 Bedingungen untersucht:
1. bei intaktem Bandapparat,
2. nach Durchtrennung des Lig. fibulotalare anterius und des Lig. fibulo calcaneare,
3. direkte Bandnaht (n. Broström) bzw. eine knöcherne Neuinsertion (n. Karlsson),
4. freies Sehnentransplantat (halbierte Sehne des M. peronaeus brevis) als Bandersatz,
5. Sehnentransplantat durch ein Kohlefaserband.

Die Kinematikmessungen wurden an einem Fußbewegungssimulator durchgeführt. Die Messdaten der einzelnen Gelenke wurden getrennt über ein Zebris dokumentiert. Die Gelenk-Plantardrücke wurden mittels drucksensitiver Folie auf einer EMED mit einem Fußbelastungssimulator ermittelt.

Ergebnisse

Kinematik
Verglichen wurden jeweils mit dem Nativzustand die 3 Verfahren sowie der Zustand nach Bandläsion. Diese führte im Sprunggelenkkomplex (AJC), Tibiotalargelenk (TTJ)

und Talocalcaneargelenk (TCJ) für jede der 3 Bewegungsachsen zu einer Erhöhung der Beweglichkeit (bis 280%). Für plantar wurden durch die direkte Bandnaht praktisch analoge Verhältnisse zum Nativzustand im AJC und TTJ erreicht. Bei keinem der angewendeten Operationsverfahren wurde eine Einschränkung des Bewegungsausmaßes festgestellt. Für Inversion/ Eversion stabilisierten alle Operationsverfahren das Sprunggelenk in gleichem Maße, wobei die Kohlefaserplastik am AJC und TTJ sich dem Nativzustand am idealsten annäherte. Die direkte Bandnaht zeigte sich am Subtalargelenk überlegen. Für Außenrotation/Innenrotation bot die direkte Bandnaht im Vergleich zu den anderen Verfahren im AJC und TTJ die besten Konditionen. Am TCJ erreichte das Brevissehnentransplantat die Ergebnisse des Nativzustands des Gelenkes.

Drücke
Bei der plantaren Druckverteilungsmessung ergaben sich sowohl nach Banddurchtrennung als auch nach bandplastischen Operationen keine signifikanten Unterschiede (5% Signifikanzniveau, Wilcoxon). Im Tibiotalargelenk kam es nach Bandläsion zu einer geringgradigen und nach den operativen Maßnahmen zu signifikanten intraartikulären Druckerhöhungen. Eine signifikante Druckerhöhung wurde ebenfalls im Subtalargelenk nach einer direkten Bandnaht nachgewiesen. Im Talus und im Calcaneus waren die Druckveränderungen nach Durchtrennung der lateralen Seitenbänder und nach deren anatomischer Rekonstruktion nicht signifikant.

Diskussion

Wie bei jedem in-vitro Versuch muß kritisch hinterfragt werden, inwieweit die Ergebnisse auf die in-vivo Situation übertragen werden dürfen. Trotzdem konnte die durchgeführte Studie den bisherigen Kenntnisstand über die biomechanischen Aspekte des Sprunggelenkkomplexes erweitern. Die Resultate decken sich mit früheren Untersuchungen. Die Kollateralbänder haben demnach keinen wesentlichen stabilisierenden Effekt auf das Subtalargelenk, sondern sind hauptsächlich für die Gelenkführung im oberen Sprunggelenk verantwortlich. Des weiteren konnte gezeigt werden, daß anatomische bandplastische Eingriffe im Gegensatz zu Tenodesen keinen negativen Einfluß auf biomechanische Aspekte am Sprunggelenkkomplex haben. Zwar wurden sowohl im TTJ als auch teilweise im STJ eine Druckerhöhung nach anatomischen bandplastischen Verfahren festgestellt. Allerdings liegen diese mit ihren Absolutwerten deutlich unter den erhöhten intraartikulären Druckwerten nach Tenodesen.

Schlußfolgerung

Anatomische Rekonstruktionen des Außenbandapparates sollten jedem anderen Operationsverfahren vorgezogen werden. Der direkten Naht sollte nach Möglichkeit der Vorzug gegeben werden.

Auswirkungen eines sechswöchigen Trainingsprogramms auf neuromuskuläre Parameter der Sprunggelenksinstabilität

D. Rosenbaum (Münster), E. Eils, M. Overbeck

Objektiver Nachweis von Veränderungen der sensomotorischen oder propriozeptiven Fähigkeiten bei Patienten mit chronisch instabilen Sprunggelenken nach einem gezielten Trainingsprogramm von 6 Wochen Dauer?

20.11.99

9:45–
11:45

Saal 4/5

Zur konservativen Behandlung der chronischen Sprunggelenksinstabilität wird in der Regel ein Propriozeptions- und Kräftigungstraining empfohlen, das mögliche neuromuskuläre Defizite der Unterschenkelmuskulatur beseitigen soll. Der Erfolg dieses physiotherapeutischen Trainings wird bisher durch das Feedback des Patienten überprüft, der eine Veränderung seiner Problematik allerdings nur subjektiv beurteilen kann. Daher sind Kriterien zur objektiven Funktionsüberpüfung des neuromuskulären Regelkreises wünschenswert. Im Rahmen dieser prospektiven Studie mit chronisch instabilen Patienten wurden vor und nach einem physiotherapeutischen Trainingsprogramm Messungen der sensomotorischen Fähigkeiten durchgeführt:
1. muskuläre Reaktionszeiten auf einer Kippplattform mit 30° Kippwinkel;
2. stabilometrische Messungen im Einbeinstand auf einer Kraftmeßplattform (Balancefähigkeit);
3. Winkelreproduktionstest (Gelenkpositionssinn).

Nach dem sechswöchigen Propriozeptionstraining (einmal bzw. dreimal pro Woche) mit 12 Stationen und steigendem Schwierigkeitsgrad zeigten sich Veränderungen der Meßparameter, die auf Verbesserungen bzw. Veränderungen der neuromuskulären und koordinativen Fähigkeiten hinweisen. Wilcoxon Vorzeichen zeigten, daß die Abweichungen zwischen vorgegebenem und erzieltem Winkel sowie der Schwankungsweg im Einbeinstand signifikant reduziert waren ($p<0.01$). Die peronealen Reaktionszeiten waren signifikant verlängert ($p<0.01$). Eine nicht trainierte Kontrollgruppe zeigte mit Ausnahme von verbesserten Schwankungswerten keine signifikanten Veränderungen der Meßparameter. Die Unterschiede zwischen den Versuchsgruppen ließen keinen eindeutigen Schluß zu, inwieweit die Ergebnisse von der Trainingshäufigkeit oder abhängen.
Es wurde gezeigt, daß ein variables physiotherapeutisches Trainingsprogramm über 6 Wochen, mit zunehmendem Schwierigkeitsgrad, die komplexen Stabilisierungseigenschaften des Sprunggelenks über neuromuskuläre Prozesse beeinflußte und zu meßbaren Veränderungen der experimentell ermittelten Parameter führte.

Direkte sonographische Darstellung der fibularen Sprunggelenksbänder

L. Mahlke (Hannover), H.-J. Simanowski M. Geiger, H. Tscherne

ultrasonography, ankle, ligaments

Ziel dieser Untersuchung ist es, die Validität der direkten sonographischen Darstellung des fibularen Bandapparates im Vergleich zu gehaltenen Aufnahmen zu erarbeiten. Kurzfassung: In einer prospektiven Studie konnten mit einem 12-MHz Linear-Schallkopf an 70 Patienten durch direkte Ligament-Darstellung Sprunggelenksverletzungen sicher diagnostiziert werden.

Einleitung

Bei frischen Sprunggelenksverletzungen wird bisher nach radiologischem Frakturausschluß eine Bandverletzung durch gehaltene Röntgenaufnahmen, indirekte sonographische Stabilitätsprüfungen oder eine Arthrographie nachgewiesen. Wünschenswert erscheint aber eine direkte Beurteilung der verletzten Strukturen.

Material und Methode

Nach Erlernen der sonographischen Anatomie der Sprunggelenksbänder an schichtweise präparierten Sprunggelenken dreier Kadaver mit einem 7,5 -MHz- Schallkopf und anschließender Anwendung dieser Erfahrung an 35 gesunden Probanden wurde mit einer prospektiven Studie begonnen.

Von Mai 1998 bis Januar 1999 wurden 70 Patienten mit einem frischen, erstmaligen Supinationstrauma des Sprunggelenkes untersucht. Nach Frakturausschluß erfolgte die sonographische Beurteilung mit einem 12-MHz-Linear-Array an einem High-end-512-Kanal-Ultraschallgerät „Elegra" der Fa. Siemens, Isaqua. Auf eine dynamische sonographische Untersuchung konnte verzichtet werden, da die Bandstruktur mit diesem Schallkopf komplett beurteilbar ist. Anschließend wurden nach Anlage eines Fibularis-Blockes gehaltene Röntgenaufnahmen durchgeführt.

Ergebnisse

Beim Vergleich der sonographischen und radiologischen Diagnosen fanden sich Übereinstimmungen für die Diagnose Distorsion, 1-, 2- oder 3-Bandverletzung in 88 % der Fälle. Die folgende Tabelle zeigt die Häufigkeit der Diagnosen.

	Distorsion	1-Band-Ruptur	2-Band-Ruptur	3-Band-Ruptur
Sonographie	35	22	11	2
Röntgen	37	20	10	3

Die Sensitivität betrug 89%, die Spezifität 86%, der positive Vorhersagewert lag bei 83%, die negative Prädiktion bei 91%. Im Durchschnitt dauerte die Untersuchung 9 Minuten (5-20 min).

Schlußfolgerung

Mit der neuen 12-MHz Schallkopftechnik ist es erstmals möglich, regelhaft die Bandstrukturen des Sprunggelenkes darzustellen. Unsere Ergebnisse zeigen, daß damit eine hohe Aussagefähigkeit bezüglich des Vorliegens einer Bandverletzung möglich ist. Zusätzlich ist das umgebende Weichteiltrauma hierbei beurteilbar. Diese Technik sollte nach allgemeiner Verfügbarkeit die bisher durchgeführten radiologischen Methoden, bzw. indirekten sonographischen Methoden ersetzen.

Beurteilung von Verletzungen der lateralen Sprunggelenksbänder: Die gehaltene Aufnahme im Vergleich zur Kernspintomographie

Ch. Kukla (Wien), Ch. Gäbler, MJ. Breitenseher, S. Trattnig, V. Vecsei

Diagnostik, Sprunggelenk, gehaltene Aufnahme, MRI

Sprunggelenksverletzungen gehören zu den häufigsten Sportverletzungen und verursachen 10-20% aller radiologischen Untersuchungen in Traumaabteilungen. Anhand einer prospektiven Studie wurde die Aussagekraft der gehaltenen Aufnahmen, im Vergleich zur Kernspintomographie, beurteilt.141 Sportler mit anamnestischer und klinisch verifizierter Supinationsverletzung wurden in die Studie inkludiert und gehaltene Aufnahmen angefertigt. Innerhalb von durchschnittlich 3,4 Tagen (0 – 5 Tage) wurde eine 0,5 und 1,0 Tesla MRI-Untersuchung mit axialen T1-gewichteten SE-Sequenzen, T2- gewichteten TSE-Sequenzen und STIR-Sequenzen durchgeführt. 25 Patienten mit einer Aufklappbarkeit von mehr als 15 Grad im Rahmen der gehaltenen Aufnahme wurden operiert und die operativen Ergebnisse mit den radiologischen verglichen.Die Ergebnisse der Studie zeigten eine hohe Sensitivität (88% – 100%) der MRI-Untersuchung für alle drei lateralen Sprunggelenksbänder. Der Vergleich der gehaltenen Aufnahmen zeigte, daß eine Vergleichsbeurteilung der Aufklappbarkeit der gesunden versus der verletzten Seite keine signifikant höhere Trefferrate in der Diagnose von lateralen Bandverletzungen brachte. Auf die Röntgenaufnahme der gesunden Seite kann demnach verzichtet werden, allerdings ist eine exakte klinische Untersuchung durchzuführen, um falsch positive Ergebnisse durch Bandlaxität auszuschließen. Unsere Ergebnisse zeigten weiter, daß eine Aufklappbarkeit von weniger als 5° eine Dreibandverletzung ausschließt. Eine Aufklappbarkeit von 5 bis 15° war in 33% der Fälle mit einer Dreibandverletzung verbunden und ab einer Aufklappbarkeit von 20° war mit einer 50%-igen Wahrscheinlichkeit einer Dreibandverletzung zu rechnen. Ab einer Aufklappbarkeit von mehr als 30° fand sich bei allen Patienten eine Ruptur aller drei lateralen Sprunggelenksbänder.Die Kernspintomographie ist eine hervorragende Methode laterale Sprunggelenksverletzungen exakt zu definieren. Allerdings ist sie sicher derzeit aufgrund der hohen Kosten nicht die Methode der Wahl. Eine niedrige interobserver reliability verglichen mit einer hohen intraobserver reliability zeigt weiter die Wichtigkeit, Kernspintomographien von einem erfahrenen Radiologen befunden zu lassen.

Die Außenbandruptur am OSG – zur Indikationsstellung der gehaltenen Aufnahme

U. Eickhoff (Herne), E. Kollig

Evaluation der gehaltenen Aufnahme am OSG bei bestehender, intraoperativ nachgewiesener Außenbandruptur gegnüber der rein klinischen Diagnose.

Problem

Die fibulare Bandruptur am oberen Sprunggelenk ist die häufigste Kapselbandverletzung der großen Gelenke. Zur Diagnosestellung wird noch vielfach die standardisierte, gehaltene Aufnahme im Seitenvergleich gefordert. Ziel unserer Untersuchung war die Überprüfung der Wertigkeit der gehaltenen Aufnahmen gegenüber der klinischen Diagnose.

Methode

In einer prospektiven Studie wurden 976 Patienten mit einer frischen fibularen Bandruptur untersucht und operiert. Nach radiologischem Frakturausschluß bei allen Patienten erfolgte die weitere Diagnostik bei 655 Patienten durch die klinische Untersuchung, gefolgt von gehaltenen Aufnahmen nach Scheuba, bei 321 Patienten nur durch die klinische Untersuchung. Die tatsächliche Läsion am fibularen Bandapparat wurde bei der anschließenden operativen Revision dargestellt.

Ergebnis

Der operative Situs einer Bandruptur bestätigte die praeoperative Diagnose bei 618 (94,35%) von 655 klinisch und mit gehaltenen Aufnahmen untersuchten Patienten. In 29 Fällen (4,43%) war die Aussage falsch negativ, in 5 Fällen (0,76%) falsch positiv und bei 3 Patienten richtig negativ (0,46%). Demgegenüber wurde in 321 Fällen der Entscheidungsfindung anhand der klinischen Parameter die Diagnose intraoperativ bei 320 Patienten (99,7%) bestätigt, in einem Fall (0,3%) erwies sie sich als falsch positiv.

Folgerung

Zur Sicherung der Diagnose einer frischen fibularen Bandruptur ist die gehaltene Aufnahme des oberen Sprunggelenkes im Seitenvergleich nicht erforderlich, sie wiederholt das Trauma artifiziell. Nach radiologischem Frakturausschluß darf der klinische Befund als wegweisend betrachtet werden. Vor dem Hintergrund der derzeit dominierenden konservativ-funktionellen Therapie der frischen Außenbandläsion ergibt sich die Indikation für die gehaltene Aufnahme bei der chronischen fibularen Instabilität aus vorwiegend forensischen und versicherungsrechtlichen Aspekten. Wird ein bildgebendes Verfahren gefordert, kann der sonographische Nachweis der Läsion erbracht werden.

Zur Diagnose einer frischen fibularen Bandruptur ist die gehaltene Aufnahme am OSG nicht mehr zu fordern, die klinischen Parameter erlauben die sichere Beurteilung der Verletzung.

Operative versus konservativ funktionelle Behandlung der fibularen Bandruptur

P. Povacz (Salzburg), F. Unger, H. Resch, E. Orthner

Fragestellung

Ziel der Untersuchung war es, zu klären ob die ausschließliche konservativ funktionelle Behandlung aller fibularen Bandrupturen des oberen Sprunggelenks vertretbar ist?

Methodik

In einer randomisierten, prospektiven Studie wurden 146 Patienten mit frischer fibularer Bandruptur einer operativen oder konservativ funktionellen Behandlungsgruppe zugeordnet. Die Diagnose der Bandruptur wurde durch klinische Untersuchung und gehaltene Röntgenbilder im Seitenvergleich gestellt. 76 Patienten wurden operativ mittels Bandnaht innerhalb von 72 Stunden nach Unfall und anschließender Immobilisation im Unterschenkelgips, 76 Patienten konservativ funktionell mit Aircast-Schiene und isometrischem Peronaeusmuskeltraining behandelt. Alle Patienten wurden nach durchschnittlich 27 Monaten (24 -31 Mo) klinisch und radiologisch nachuntersucht.

Die Ergebnisse wurden nach einem 30 Punkte-Score (25-30 Pkt. Sehr gut, 20-24 Pkt. Gut, <20 Pkt. Schlecht) analysiert. Ein P Value < 0.05 wurde als statistisch signifikant gewertet.

20.11.99

9:45–11:45

Saal 4/5

20.11.99

**9:45–
11:45**

Saal 4/5

Ergebnisse

	Sehr gut	Gut	Schlecht	PValue
Supinat. Aufklappbarkeit bei Unfall ≤ 15°:				
OP-Gruppe (n=31)	20 (65%)	7 (23%)	4 (13%)	0.646
Funktionelle Gruppe (n=28)	21 (75%)	5 (18%)	2 (7%)	
Supinat. Aufklappbarkeit bei Unfall ≤ 15°:				
OP-Gruppe (n=42)	29 (69%)	5 (12%)	8 (19%)	0.241
Funktionelle Gruppe (n=45)	24 (53%)	11 (24%)	10 (22%)	

Schlußfolgerung

Anhand der Studie konnte nachgewiesen werden, daß unabhängig vom Ausmaß der unfallbedingten Instabilität kein Vorteil einer operativen Behandlung gegenüber einer ausschließlich konservativ funktionellen Behandlung besteht.

Die Periostlappenplastik in der Behandlung der Second-Stage-Ruptur des fibularen Bandapparates

H.J. Erli (Aachen), P. Klever, O. Paar

Periostlappen, Bandplastik, fibulare Bandruptur

Fragestellung

Re-Ruptur und „Second-Stage" Ruptur des fibularen Bandapparates haben unter konservativer Behandlung oder einfacher Bandnaht ein erhöhtes Risiko eine insuffiziente Bandnarbe auszubilden. Durch den Vorgang der Ligamentisation ist bei der Anwendung eines Periostlappens als Augmentat für die Bandnaht eine wirksame Verstärkung möglich.

Material und Methode

Bei 237 Patienten wurde im Rahmen einer operativen Behandlung der Außenbänder des oberen Sprunggelenkes eine Periostlappenplastik durchgeführt. Die Indikation wurde gestellt bei der Second-Stage-Ruptur, der Re-Ruptur mit nahtfähiger Bandnarbe und bei einer schwachen Ausbildung des Bandapparates und entsprechender Anamnese, auch wenn kein früheres Unfallereignis angegeben werden konnte. Die Nachuntersuchung wurde nach durchschnittlich 1,5 Jahren durchgeführt und erfaßte neben anamnestischen Daten den klinischen und röntgenologischen Befund.

20.11.99
9:45–
11:45
Saal 4/5

Ergebnisse

Durch den lokal begrenzten Eingriff, ohne funktionell wirksamen Hebedefekt, kann bei der Periostlappenplastik über den Vorgang der Ligamentisation eine wirksame Stabilisierung des fibularen Bandapparates erreicht werden, was die guten subjektiven und objektiven Untersuchungsergebnisse darlegen.

Schlußfolgerung

Die Periostlappenplastik stellt eine wertvolle Ergänzung des therapeutischen Spektrums der fibularen Bandruptur dar, insbesondere in den Fällen, die mit einer konservativen Therapie oder einfachen Bandnaht nicht suffizient behandelt sind.

Langzeitergebnisse nach autogenem Bandersatz durch Tenodese bei chronischer Außenseitenband-Instabilität am oberen Sprunggelenk

M. Fuchs (Göttingen), A. Schmid, S. Thiessen, K. Stürmer

Ziel der Untersuchung war zu überprüfen, ob bei chronischer lateraler Instabilität im OSG mit Tenodese nach Watson-Jones (mod. nach Holz-Weller) dauerhafte Stabilität bei erhaltener Beweglichkeit und subjektiver Zufriedenheit des Patienten erreicht werden.

Problembeschreibung

Die Tenodese nach Watson-Jones ersetzt den insuffizienten Außenbandapparat am OSG in allen drei Bandstrukturen durch ein kräftiges autogenes kollagenes Material mit stabilen Insertionspunkten. Im Vergleich zum Aufnähen eines dünnen Periostlappens sind der Op-Zugang, die OP-Technik, die Bohrungen im Außenknöchel sowie die Spaltung der Muskelsehne jedoch aufwendig.

Patientendaten

Von 1983-1993 wurde wegen chronischer Außenseitenband-Instabilität bei 34 Patienten eine Tenodese vorgenommen.

Methode

In einer retrospektiven Studie haben wir 30 Patienten (31 operierte Sprunggelenke =
31 beobachtete Eingriffe) nachuntersucht. Fragebögen nach den Scores von Pförringer
und Stolz sowie Zwipp wurden den Patienten vorgelegt und Röntgenkontrollen durchgeführt. Bei einem Follow-up von im Mittel 9 Jahren wurden bei 30 Patienten (31 beobachtete Eingriffe) folgende **Ergebnisse** erzielt: 1 Patient (3,3%) hatte Dauerschmer-
zen und 4 Patienten (13,2%) Belastungsschmerzen. 19 Sprunggelenke (60,8%) wurden
von den Patienten als völlig stabil, 9 (28,8%) als gelockert und 3 (9,6%) als weiter
instabil eingeschätzt. Eine relevante Schwellung unter Belastung wurde in 6 Fällen
(19,2%) angegeben. Lediglich in 4 Fällen (12,8%) gaben die Patienten eine postoperative Beeinträchtigung der Sensibilität an und in 2 Fällen (6,4%) verblieb eine
relevante Einschränkung der Beweglichkeit im OSG. 22 Patienten (72,6%) mit 23 operierten OSG erreichten wieder ihre volle sportliche Aktivität. Das subjektive Patientenurteil lautete 20 x gut, 8 x mäßig und 2 x schlecht. Die Score-Auswertung war 19 x
sehr gut und gut, 4 x befriedigend und 8 x schlecht. Röntgenologisch zeigte sich in
keinem Fall eine Arthrose, ebenso kam es nicht zu einer Fraktur im Bereich der Bohrlöcher am Aussenknöchel. Ein Infekt trat postoperativ nicht auf.

Die Langzeitergebnisse mit Score-Auswertung liefern Daten, die geeignet sind, mit
den Langzeitergebnissen anderer OP-Methoden verglichen zu werden. Die Op-Methode
erreicht das Ziel: Stabilität und Mobilität. Nach subjektivem Patientenurteil und Score-
Auswertung ergeben sich gute und befriedigende Ergebnisse in 92,8% bzw. 73,6 %.

10-Jahres-Ergebnisse nach modifizierter Watson-Jones-Plastik wegen chronischer Außenbandinstabilität des Sprunggelenkes

Th. Lowatscheff (Tübingen), J. E. Müller, K. Weise

Watson-Jones-Plastik, klin. 10-Jahres-Ergebnisse

Bei der chronischen Außenbandinstabilität des Sprunggelenkes stellt die operative
Versorgung mittels Tenodese nach Watson-Jones – und deren Modifikationen – einen
bewährten Therapiestandard dar.

Von 1985 – 1993 wurden 126 Pat. mit einer chron. Außenbandinstabilität am Sprunggelenk operativ behandelt mittels einer Tenodese nach Watson-Jones, modifiziert nach
Holz und Weller.

Das Durchschnittsalter der Patienten betrug zum Zeitpunkt der Operation 25 (17 – 36)
Jahre.

Im Rahmen einer retrospektiven Studie konnten nach durchschnittlich 10 (6 – 14)
Jahren 83 Patienten (66 %) klinisch und z.T. auch radiologisch nachuntersucht werden.

Subjektiv beurteilten 54 Patienten ihr Operationsergebnis als sehr gut, 15 als gut,
14 als zufriedenstellend. In keinem Fall wurde das Ergebnis als schlecht beurteilt.

Bei der klinischen Untersuchung fanden sich in 37 Fällen (45%) Sensibilitätsstörungen im Narbenbereich. Bei der Beweglichkeitsmessung ergab sich für die Plantarflexion eine signifikante Einschränkung auf der operierten Seite. Für die Dorsalextension, sowie das Ausmaß von Inversion und Eversion ergab sich kein signifikanter Unterschied gegenüber der gesunden Gegenseite.

Bei der radiologischen Untersuchung zeigte sich eine signifikante Verringerung des Talusvorschubes und der Taluskippung postoperativ. Arthrotische Veränderungen waren in 65 % der Fälle nachweisbar, mit einer Zunahme gegenüber der präoperativen Aufnahme in fast allen Fällen.

Das funktionelle Ergebnis (Kitaoka-Score) ergab in 76 % der Fälle ein sehr gutes und gutes Ergebnis, in 18 % ein mäßiges und in 6 % ein schlechtes Ergebnis.

Die Tenodese nach Watson-Jones stellt somit ein Verfahren mit gutem funktionellen und subjektiven Ergebnis dar, mit einer signifikanten Bewegungseinschränkung hinsichtlich der Plantarflexion. Die arthrotischen Veränderungen zeigten über 10 Jahre hinaus nur eine geringfügige Progression bei präoperativ meist bestehendem Vorschaden.

20.11.99

**9:45–
11:45**

Saal 4/5

Probleme und Grenzen der modifizierten Evans-Plastik

K. Labs (Berlin), F. Schneider

Tenodese, Sprunggelenk, Rehabilitation

In einer prospektiven Studie wurde die Wertigkeit der Tenodese zur Therapie der chronischen Instabilität des oberen Sprunggelenk untersucht. Im Zeitraum vom 01.09.1988 – 01.03.1995 wurden in unserer Klinik 104 sprunggelenkstabilisierende Operationen in einer modifizierten Methode nach EVANS durchgeführt. Das Patientenkollektiv bestand aus 75 weiblichen und 29 männlichen Patienten mit einem durchschnittlichen Alter von 23,9 Jahren (13 – 52 J.). Es erfolgte postoperativ eine frühfunktionelle Nachbehandlung mittels Sprunggelenkorthese und frühzeitiger Freigabe der Körpergewichtsbelastung. Insbesondere wurde im Rahmen der Rehabilitation die aktive Pronation und die freie Dorsalextension beübt. Die Tragezeit der Orthese zur Protektion einer Supinationsbewegung betrug 6 Wochen. Während dieser Zeit erfolgte ein umfangreiches ambulantes Rehabilitationsprogramm mit PNF, Muskelstimulation, Koordinations- und Balanceübungen sowie Laufschule.

In einer durchschnittlichen Nachuntersuchungszeit von 36,2 Monaten (27 – 53 Monate) wurden die Patienten mittels klinischer Befunderhebung, einer Ganganalyse sowie einem Fragebogen evaluiert. Die Ergebnisse wurden in Anlehnung an den von ZWIPP beschriebenen 100-Punkte Score ausgewertet. Sehr gute und gute Resultate konnten in 79% des Patientenkollektivs erreicht werden. Insgesamt 7% der Patienten klagten zum Zeitpunkt der Nachuntersuchung über Instabilitätsepisoden oder Schwellungsneigung. Methodisch bedingt bestand bei der Mehrzahl der Patienten eine erhebliche Restriktion der Supinationsfähigkeit, diese wurde jedoch subjektiv von den Patienten als nicht störend empfunden.

Die uneingeschränkte Wiederherstellung der sportlichen Leistungsfähigkeit konnte nur in 72% der operierten Patienten erreicht werden. Die modifizierte EVANS-Plastik ist als nichtanatomische Rekonstruktion des lateralen Bandapparates mit funktionellen Defiziten einhergehend. Sie stellt aus unseren Erfahrungen nicht die Methode der ersten Wahl zur Stabilisierung einer fibulotalaren Instabilität dar. Die Probleme und Grenzen dieser Methode werden dargestellt. Als primäre Versorgungsstrategie sollten anatomische Rekonstruktionsverfahren bevorzugt werden.

Anatomische Bandrekonstruktion bei chronischer Sprunggelenkinstabilität – eine prospektive Studie

R. Schmidt (Ulm), F. Hoffmann, H. Gerngroß, H.P. Becker

Anatomical Repair, chronische Instabilität, Sprunggelenk, Pedographie

Einleitung

Fibulare Bandrupturen des oberen Sprunggelenkes gehören zu den häufigsten Verletzungen des Bewegungsapparates. Trotz korrekter Primärtherapie entwickelt sich nach jüngeren Literaturangaben bei bis zu 40% der Patienten eine chronische Instabilität, die nach Ausschluß neuromuskulärer Ursachen einer operativen Therapie bedarf.

Material und Methoden

Im Rahmen einer prospektiven Studie wurden 20 Patienten mit einer chronischen Sprunggelenkinstabilität 36 Monate nach einer anatomischen Rekonstruktion des Kapselbandapparates klinisch und radiologisch nachuntersucht. Um funktionelle Aspekte des Operationsergebnisses beurteilen zu können, erfolgte eine Bestimmung der peronealen Reaktionszeit auf der Kippplattform und eine Druckverteilungsmessung unter der Fußsohle auf der EMED-Plattform (Novel GmbH München). Insgesamt hatten 32 männliche Patienten zuvor auf einem Fragebogen detaillierte Angaben zu aktuellen Beschwerden, Stabilität, Beweglichkeit und Sportfähigkeit gemacht. Das Gesamtergebnis wurde nach den Scores von Zwipp, Phillips und Kitaoka bewertet.

Ergebnisse

Die Auswertung zeigte in 95% klinisch und röntgenologisch stabile Bandverhältnisse. Eine Einschränkung der Beweglichkeit oder eine Zunahme von Arthrosezeichen wurde nicht beobachtet. Sowohl bei der Bestimmung der peronealen Reaktionszeit als auch bei der dynamischen Ganganalyse fanden sich keine signifikanten Unterschiede zwischen operierter und nicht operierter Seite. 89% der Patienten waren mit dem Operationsergebnis „zufrieden" oder „sehr zufrieden". Nach allen drei Scores zeigen sich sehr gute Operationsergebnisse.

Schlußfolgerung

Auf Grund der subjektiven und klinischen Befunde der vorliegenden Studie werden anatomisch rekonstruktive Verfahren als Methode der ersten Wahl empfohlen. Tenodesen sollten nur bei intraoperativ nicht rekonstruier- oder ersetzbaren Bändern in Betracht gezogen werden.

<table>
<tr><td>Sonnabend, 20. Nov.   9:45 – 11:45   Saal 7</td><td>20.11.99

9.45–
11.45</td></tr>
<tr><td>Qualitätsmanagement in Klinik und Forschung</td><td>Saal 7</td></tr>
</table>

Qualität als Aspekt der Unternehmenskultur am Beispiel einer chirurgischen Universitätsklinik

C.J.E. Gekle (Bochum), G. Muhr

Qualitätsmanagement, Unternehmenskultur, Chirurgie, Führung

Zielsetzung

Forschungsergebnisse aus Studien in Wirtschaftsunternehmen haben gezeigt, daß Qualität ein Aspekt der Unternehmenskultur ist und damit eine bevorzugte Art des Verhaltens. Diese Betrachtungsweise von Qualität ist in der Medizin und im Krankenhauswesen bislang kaum berücksichtigt. Um zu verifizieren, ob diese Aussage auch in der Chirurgie von Relevanz sein könnte, wurde in unserer Klinik ein entsprechender Prozess initiiert, über die ersten Erfahrungen berichtet dieser Vortrag.

Problembeschreibung

Mangelnde Qualität ist kostenintensiv und das Kosten-Leistungsverhältnis von chirurgischer Dienstleistung muß bei steigender Ressourcenknappheit und gleichzeitig zunehmend kostenintensiver Anwendung von Hochtechnologie weiter verbessert werden. Die dadurch ausgelöste Diskussion um Qualitätsmanagement als Lösungsansatz ist vielfältig. Es zeigt sich dabei zunehmend, daß die Verbesserung und Optimierung von Arbeitsabläufen und -techniken nicht ausreicht, um ein umfassendes Qualitätsbewußtsein bei den Mitarbeitern zu etablieren. Daraus wächst die Erkenntnis, daß der Mitarbeiter nicht nur theoretisch das viel zitierte „wichtigste Kapital" ist, sondern gerade auch im Zusammenhang mit Qualität die entscheidende Rolle spielt. Dieses Verständnis fordert

20.11.99

9:45–
11:45

Saal 7

nach der Suche neuer Wege im Qualitätsmanagement, zu denen es bislang an aussagekräftigen Indikatoren und Erfahrungen fehlt.

Material und Methodik

Um unsere Möglichkeiten der Qualitäts- und Leistungsverbesserung in der dargestellten Betrachtungsweise in einer Abteilung mit 40 Chirurgen zu analysieren, wurde eine
Beratungsfirma engagiert. Zur Definition der Ausgangssituation diente Professional
Manager (Persona Inc., 1995), ein international eingesetztes, valides Instrument, das
6 Schlüsselfaktoren (Offenheit, Vertrauen, Qualität, Teamarbeit, Partnerschaft und
Konfliktfähigkeit) auswertet. Die für jeden Mitarbeiter individuellen Ergebnisse ermöglichen eine Beurteilung von Arbeitsleistung und Verhalten und legen die Grundlage dafür, die Effektivität des Teams und die individuellen Managementfähigkeiten
zu steigern und eine qualitätsbewußte Unternehmenskultur zu schaffen.

Ergebnisse

Der noch andauernde Prozeß wird von der Mehrzahl der Mitarbeiter positiv bewertet. Bisher wurden die Problemfelder Qualitätsverbesserung, Fortbildung und Zusammenarbeit anhand der Schlüsselfaktoren isoliert und Aktionspläne für die Umsetzung
erarbeitet. Es besteht Einigkeit, daß eine Patientenversorgung auf einem qualitativ
hochwertigen Niveau nur in einer Unternehmenskultur möglich ist, die durch offene
Kommunikation und gegenseitigem Vertrauen eine konstruktive Fehleranalyse und
kontinuierliches Lernen ermöglicht. Die gebildeten Arbeitsgruppen setzten die Aktionspläne in konkrete Projekte um, z.B.: Erstellung eines Handbuches für klinik-
interne Leitlinien und Prozeßabläufe, Neuorganisation der Fortbildungsveranstaltung,
Verbesserung der Kommunikation untereinander und mit dem Management.

Schlußfolgerungen

Um Qualität zum machbaren Preis zu erreichen und/oder zu sichern, müssen die
Mitarbeiter einer chirurgischen Abteilung neben der reinen Fachkompetenz
Führungs- und Managementaufgaben erfüllen. Das Verhalten hierbei muß von einer
gemeinsamen Unternehmenskultur geprägt sein, um den gewünschten Erfolg zu
erzielen. Durch entsprechende valide Indikatoren wird Qualität zusätzlich zur fach-
lichen Leistung auch hinsichtlich von Führung und Management meß- und vergleichbar gemacht. Diese kombinierte Betrachtung von Leistung und Kultur bildet die
Grundlage dafür, den Ansprüchen von Patienten und Mitarbeitern auch künftig qualitativ gerecht zu werden.

EDV-gestützte Auswertung von Gutachten der gesetzlichen Unfallversicherung als Instrument der Qualitätssicherung

V. Grosser, K. Seide, D. Wolter (Hamburg)

Qualitätssicherung, EDV, Gutachtenauswertung, Frakturen

20.11.99
9:45–
11:45

Saal 7

Zielsetzung

Nutzbarmachung der im Rahmen der Begutachtung nach Arbeitsunfällen erhobenen Daten für die klinische und wirtschaftliche Qualitätssicherung

Problembeschreibung

Im berufsgenossenschaftlichen Heilverfahren laufen alle Informationen über Verletzung, Behandlung, Langzeitergebnis und Kosten an einer Stelle zusammen. Über 200.000 ärztliche Gutachten werden jährlich von den Trägern der gesetzlichen Unfallversicherung eingeholt, etwa 40.000 Unfallrenten werden jedes Jahr erstmalig festgesetzt. Diese Daten sind bisher für die Qualitätssicherung nicht systematisch nutzbar, da die Verletzungsdiagnosen, die Behandlung und das Ergebnis nur in groben Rastern erfaßt werden.

Material und Methode

Für Frakturen des Pilon tibiale, des oberen Sprunggelenks, des Sprungbeins und des Fersenbeins wurden verletzungsspezifische Erfassungsbögen entwickelt. Die einzelnen Bögen umfassen etwa 40 Parameter zu Verletzungsschaden, Therapiemethode, Art der Nachbehandlung, Unfallfolgen und MdE. Für die Frakturen des Sprunggelenkes und des Pilon tibiale wird die AO-Klassifikation verwendet, für die Fersenbeinfrakturen die Klassifikation nach Kuner, Bonnaire und Hierholzer, für die Sprungbeinfrakturen die Klassifikation nach Marti und Weber. In SAS unter Windows wurde eine Software erstellt, in der die Daten der Erfassungsbögen eingelesen und korreliert werden können. Die durch den Gutachter erfaßten medizinischen Daten können gemeinsam mit Daten der gesetzlichen Unfallversicherung zum Heilverfahren ausgewertet werden. Das beschriebene Verfahren zur EDV-gestützten Gutachtenauswertung wurde in einem Pilotprojekt erprobt.

Ergebnisse

Für die Rentenbegutachtung sind ein- bis zweiseitige Erfassungsbögen ein vernünftiger Kompromiß zwischen dem Arbeitsaufwand für den Gutachter und der Ermittlung notwendiger Informationen. Die Ersterfassung erfolgte mit dem geringsten zusätzlichen Aufwand bei der 1. Rentenbegutachtung; sie war jedoch auch im Rahmen des 2. Rentengutachtens möglich, wenn die vollständige Unfallakte und die im Verlauf gefertigten Röntgenaufnahmen einschließlich der Unfallröntgenaufnahmen vorlagen. Es zeigte sich, daß eine bildlich-schematische Darstellung der Frakturtypen im Erfassungsbogen die korrekte Klassifizierung erleichtert. Die MdE war ein aussage-kräftiger Parameter für das Gesamtergebnis. Der Gesamtaufwand für die EDV-gerechte Erfassung der Daten war gering, als Nebeneffekt optimierte sich die Qualität der Gut-achten.

Schlußfolgerungen

Das dargestellte Konzept ist geeignet, die Heilungsverläufe von großen Kollektiven klinikübergreifend zu erfassen und so eine bisher nicht mögliche Qualitätssicherung von Therapien insbesondere auf operativem Gebiet zu erreichen.

Qualitätssicherung bei der Oberschenkelhalsfraktur seit 1993

R. Smektala (Bochum), M. Wenning, A. Ekkernkamp

Material und Methode

Es liegen dokumentierte Verläufe über 22.556 Patienten vor, die zwischen dem 01.01.1993 und dem 31.12.1997 wegen eines Oberschenkelhalsbruches behandelt wurden. Der Qualitätssicherungsbogen der Ärztekammer Westfalen-Lippe erfaßt u.a. Alter, Liegezeit, Zeitintervall zwischen Aufnahme und Operation, Operationsverfahren und postoperative Komplikationen. Veränderungen wurden mit dem Chi^2-Test für kategoriale Variablen und einer einfaktoriellen ANOVA für stetige Variablen auf Signifikanz geprüft.

Ergebnisse

94,3% der Patienten wurden operativ, 5,7% konservativ behandelt. Im Beobachtungs-zeitraum sank der Anteil konservativ behandelter Patienten von 6,8% im Jahr 1993 auf 4,3% im Jahr 1997. 6% der Patienten verstarben während des stationären Aufent-haltes. Die Letalität sank von 6,9% 1993 auf 5,4% im Jahr 1997. Führendes Operations-verfahren ist die Femurkopfprothese mit 39,6%, gefolgt von der Totalendoprothese mit 35,5%. Bei 26,1% der Patienten traten postoperative Komplikationen auf. Während der Anteil kardiopulmonaler Komplikationen sank, stieg der Anteil postoperativer Infektionen an. Die meisten Komplikationen (31%) traten nach der Nagelung der Schenkelhalsfraktur auf. Die durchschnittliche Verweildauer im Beobachtungs-zeitraum sank von 30,86 Tagen auf 24,94 Tage. Insgesamt sank die postoperative Komplikationsrate von 29,2% im Jahr 1993 auf 23,0% im Jahr 1997. Ein Qualitäts-merkmal ist die Art der Entlassung des Patienten. 54,3% der Patienten konnten in eine häusliche Umgebung entlassen werden, der Anteil am Gesamtpatientengut sank jedoch von 61,2% 1993 auf 46,1% im Jahr 1997, während der Anteil in andere Einrichtungen verlegter Patienten von 8,3% (1993) auf 20,1% (1997) stieg. Hier liegt ein Erklärungsansatz für die Verkürzung der Liegezeit. Die Anzahl der am Wochenende durchgeführten Operationen nahm im Beobachtungszeitraum ständig zu.

Zusammenfassend lassen sich für den Beobachtungszeitraum 1993 bis 1997 folgende Veränderungen feststellen:

1. Zunahme operativer Versorgung $p < 0.01$ (chi^2 – Test)
2. Abnahme der Letalität $p < 0.05$ (chi^2 – Test)
3. Abnahme der cardiopulmonalen Komplikationen $p < 0.01$ (chi^2 – Test)
4. Zunahme der Wundheilungsstörungen $p < 0.05$ (chi^2 – Test)
5. Abnahme der mittleren Verweildauer $p < 0.05$ (einfaktorielle ANOVA)
6. Abnahme der präoperativen Liegezeit $p < 0.05$ (einfaktorielle ANOVA)
7. Zunahme von Operationen am Wochenende $p < 0.05$ (chi^2 – Test)

20.11.99
9:45–
11:45
Saal 7

Probleme bei der Planung, Durchführung und Bewertung unfallchirurgischer Studien im klinischen Alltag

S. Tuschen (Marburg), M. Schnabel, G. Kaluza, A. Junge, L. Gotzen

Klinische Studie, Qualitätsmanagement

Zielsetzung

Darstellung von Problemen und Fehlermöglichkeiten bei der Planung, Durchführung und Wertung klinischer Studien am Beispiel einer prospektiven randomisierten Therapievergleichsstudie an 120 Patienten mit einer HWS-Distorsion.

Problembeschreibung

Nur die sorgfältige Planung einer klinischen Studie, unter Berücksichtigung studientheoretischer Erkenntnisse und die fortlaufende penible Überwachung der Studienbedingungen garantiert eine reproduzierbare Datengrundlage und bei korrekter Interpretation gültige Aussagen und verwertbare Publikationen. Viele Fragestellungen werden an kleinen inhomogenen Kollektiven unter biasträchtigen klinikspezifischen Gegebenheiten, ohne Nachweis, ob das Studienkollektiv repräsentativ ist, und unter gut gemeinter aber fehlerhafter Anwendung statistischer Methoden untersucht. Die einwandfreie Studiendurchführung ist aufwendig und steht nicht nur deshalb im Konflikt mit dem Arbeitsalltag. Die Suche nach Auswegen aus diesem Dilemma ist ein Beitrag für die notwendigen Verbesserungen klinischer Studien in der Unfallchirurgie.

Material und Methode

Grundlage der Ausführungen ist eine eigene umfangreiche klinische, prospektive randomisierte Therapievergleichsstudie an 120 Patienten mit einer HWS-Distorsion. Die Studiendurchführung wurde in 4 Phasen (Planung, Datenerhebung, Auswertung, Interpretation) unterteilt. In mehreren Sitzungen wurden mögliche Fehlerquellen für die einzelnen Phasen systematisch erfaßt und analysiert und in das Studienprotokoll eingearbeitet. Während der Datenerhebungs-, Auswertungs- und Interpretationsphase wurden mögliche Fehlerquellen ebenfalls konsequent ermittelt.

Ergebnisse

Im Vorfeld der Studie konnte durch die interdisziplinäre Zusammenarbeit und ein umfangreiches Studienprotokoll eine erhebliche Reduktion potentieller Fehlerquellen und die Erstellung eines guten Studienprotokolls erreicht werden. Trotzdem zeigten sich während der Studiendurchführung und Auswertung weitere bisher unberücksichtigte Probleme, die die Gefahr einer Bias beinhalten. Die kritische Analyse ist Grundlage für Verbesserungsvorschläge.

Schlußfolgerungen

Die Durchführung aussagekräftiger klinischer Studien parallel zum Arbeitsalltag ist im unfallchirurgischen Alleingang extrem schwierig. Die interdisziplinäre Zusammenarbeit mit Kooperationspartnern (theoretische Chirurgie, Med. Psychologie, Biostatistiker etc.) ist zur Qualitätssteigerung notwendig. Die Rahmenbedingungen (logistisches Umfeld, interdisziplinäre Zusammenarbeit, Multicenter-Studien, Einsatz von Studienmonitoren etc.) der klinischen unfallchirurgischen Forschung sind grundlegend zu überdenken. Aber auch die Bedingungen für die Anerkennung wissenschaftlicher Leistungen (Publikationen, Impact-Faktor etc.) klinisch tätiger Ärzte sollten an die dann konsekutiv geringere Quantität, zugunsten der verbesserten Qualität, angepaßt werden.

Qualitätsmanagment am Beispiel einer klinischen Studie zur Wirksamkeit pulsierender elektromagnetischer Felder in der Therapie frischer distaler Radiusfrakturen

C. Bahrs (Marburg), T.v. Garrel, S. Tuschen, L. Gotzen

Qualitätsmanagment, Klinische Studie

20.11.99

9:45–
11:45

Saal 7

Zielsetzung

Vorgestellt wird das Studienprotokoll einer klinischen, prospektiven und randomisierten Doppel-Blind-Studie. Anhand dieses Studienprotokolls werden beispielhaft Qualitätsmerkmale-und anforderungen an klinischen Untersuchungen in der Unfallchirurgie aufgezeigt.

Kurzfassung

Klinische Untersuchungen in der Unfallchirurgie tragen häufig den Charakter einfacher Nachuntersuchungen oder retrospektiver Studien mit oftmals unzureichender deskriptiv-statistischer Methodik. Mit Hilfe kontrollierter Studien sollte es möglich sein, komplexe Fragestellungen schneller als bisher zu beantworten und klare therapeutische Empfehlungen zu geben. Zusätzlich sollten sie uns helfen, bei nahezu gleichwertigen Verfahren, den kleinen aber wichtigen Unterschied herauszufinden, der eine Verbesserung für den Patienten bedeutet. Beispielhaft werden anhand unseres Studienprotokolles die theoretischen und praktischen Voraussetzungen für die Durchführung eines Heilversuches dargestellt. Die exakte Studienplanung (Bildung und Zuteilung der Vergleichsgruppen, Problemformulierung, Endpunktdefinition, Definition der prognostischen Faktoren, Festlegung der Flucht-und Ausfallsklauseln, Beschreibung der Durchführungsmodalitäten), inklusive ethischer und juristischer Modalitäten werden exemplarisch erläutert. Die praktische Durchführung mit zeitlichem Ablauf, Kompetenzenverteilung, Aufgaben der Studienteilnehmer, sowie die Dokumentation der Daten wird vorgestellt.

Schlußfolgerung

Klinische Studien sollten zur Vermehrung der diagnostischen und therapeutischen Treffsicherheit dienen, um dann zu einer möglichst sicheren Entscheidungshilfe zu werden. Eine sorgfältige Planung unter Erstellung eines detaillierten Studienprotokolls muß dabei als Basis dienen.

Welche Studienparameter sind für die Antwort auf mögliche Wachstumsprognosen und Spontankorrekturen im Kindesalter notwendig – Aufarbeitung der Thematik anhand der supracondylärer OA-Fraktur im Kindes

Annelie-Martina Weinberg (Hannover), Jablonski, S. Günter, I. Marzi

Kritische Aufarbeitung und Analyse der Problematik, Entwicklung von Qualitätskriterien einer standardisierten Nachuntersuchungen und dessen Zeitpunkt um die Qualität dringend notwendiger Publikationen zu diesem Thema zu erhöhen.

Einleitung

Wachstum beinhaltet für das kindliche Skelett die Möglichkeit, Fehlstellungen zu produzieren, im Sinne einer Wachstumsstörung, oder Fehlstellungen im Laufe des Wachstums zu korrigieren. Während die stimulativen WTS mit Abheilen der Fraktur meist beendet sind, ist das zunehmende Fehlwachsturm als Folge eines partiellen vorzeitigen Verschlusses bis Wachstumsabschluß zu verfolgen. Der Zeitraum zwischen Unfall und Konsolidation ist für die Überprüfung der Therapie heranzuziehen. Das Wachstum und dessen Einfluss kann nur im Zeitraum zwischen Konsolidation und Nachuntersuchung (NU) kontrolliert werden.

Material und Methode

Die Daten wurden im Rahmen der Studie, die die Sektion Kindertraumatologie der DGU durchgeführt hat, erfaßt. Der Zeitraum dieser retrospektiven Studie umfaßte supracondyläre Oberarmfrakturen von 1993 bis 1996. Es nahmen 12 Kliniken an der Studie teil. Insgesamt standen die Daten von 887 FX zur Verfügung. Die Beurteilung der Stellung bei Behandlungsabschluß wurde durch die Auswertung des radiolog. Ergebnisses vorgenommen. Die NU fand nach rein klin. Kriterien statt, bei gravierenden kosmetischen oder funktionellen Fehlstellungen wurde eine radiolog. Kontrolle durchgeführt.

Ergebnisse

Ein radiologisches Ergebnis bei Konsolidation lag bei 668 (78%) Pat. zur Auswertung vor. Von diesen Patienten konnten 61% nachuntersucht werden. Es verblieben bei Konsolidation in 21% eine Fehlstellung in der Frontalebene und in 39% in der Sagittalebene. Dieses Ergebnis wurde in Relation zu den klin. Untersuchungen zum Zeitpunkt der NU gesetzt. Dabei zeigten sich erhebliche Unterschiede in der Beurteilung der Konsolidation und der klin. und radiolog. NU (Baumannwinkel, Capitulumneigungswinkel).

Diskussion

Spontankorrekturen in der Sagittalebene sind unter Einbehaltung eines gewissen Alterslimits möglich. Spontankorrekturen in der Frontalebene sind anhand dieser

Studie nicht zu beurteilen. Dies ist darauf zurückzuführen, daß die radiologische Beurteilung der Stellung zum Zeitpunkt der Konsolidation Defizite aufweist. Zum einen ist in der Blount'schen Schlinge die Anwendung von Meßgrößen nicht in korrekter Weise möglich, zum anderen ist zum Zeitpunkt der Konsolidation die Streckung des Ellenbogens nicht immer gegeben, so daß der Baumann Winkel falsche Werte wiedergibt. Um die weiter noch bestehenden offenen Fragen zu beantworten und die Therapie der supracondylären Oberarmfraktur zu verbessern muß es daher Ziel in der Zukunft sein, nötige systematische prospektive Kontrollen zum Nachweis der Wachstumsphänomene durchzuführen. Des weiteren ist eine sorgfältige und standardisierte klinische Nachuntersuchung, die sowohl zum Zeitpunkt der freien Beweglichkeit als auch nach zwei Jahren erfolgen sollte, zu erfüllen. Dieses Vorgehen konnte der eigenen Studie und den meisten Publikationen leider nicht bescheinigt werden.

Wünschenswert wäre die Bereitstellung eines Expertenkommitees z.B. in den Sektionen und AG's, die das Studiendesign einer wissenschaftlichen Arbeit prüfen, oder aber Qualitätsparameter an eine wissenschaftliche Studie, die sich z.B. mit den Wachstumsphänomenen befaßt, erstellt.

Der Forschungsaufenthalt im Ausland Konsequenzen für Forschungsaktivität – Publikationstätigkeit und weiterer Werdegang des Forschers ?

E. Lindhorst (Frankurt/M.), H. Welsch

Fragebogenaktion zu Forschungsaufenthalten von Mediziner / inne/ n im Ausland. Die Ergebnisse geben (angehenden) Unfallchirurgen Informationen zu Bedingungen und Auswirkungen eines Forschungsaufenthalts.

Alle Ärztinnen und Ärzte, die im Zeitraum 1988 bis 1998 einen Auslandsaufenhalt von mindestens 6 Monaten Länge zur Forschung unternommen hatten, sollten durch Anzeige im Deutschen Ärzteblatt und Anzeige in den Marbuger Bund Nachrichten auf die Fragebogenaktion aufmerksam werden. Die Forscher/inne/n erhielten auf Anfrage einen Fragebogen, der portofrei anonym zurückgesandt wurde. Die Fragenkomplexe (> 100 Fragen) umfassten Daten zur Charakterisierung der Teilnehmer vor Antritt der Forschung, Motive für den Auslandsaufenthalt und Auswirkungen auf den Werdegang nach Rückkehr. Darüberhinaus nahmen Fragen zu den finanziellen und sozialen Rahmenbedingungen (z.B. Lebenspartner) erheblichen Raum ein. Gelegenheit zur individuellen Bewertung dieser Aspekte wurde inbesondere durch offen oder halboffen gestaltete Fragen gegeben.

59 Teilnehmer wurden ausgewertet. 81 % gingen für den Aufenthalt nach Nordamerika, 12 % forschten in Europa. 78 % der Teilnehmer waren in Weiterbildung, 22 % bereits Fachärzte. Die letzte berufliche Position vor Antritt war zu 15% das Praktische Jahr gewesen, zu 12 % Arzt im Praktikum, alle anderen waren Assistenzärzte. Die Aufenthaltsdauer schwankte zwischen 6 Monaten (Einschlußkriterium) und 5 Jahren. 5,1 % der Aufenthalte dienten direkt der Promotion und 25,4 % direkt der Habilitation.

Die Anzahl erzielter Publikationen (Vorträge, Abstracts, Zeitschriften, Buchbeiträge) während des Forschungsaufenthaltes wurde getrennt nach deutschen, englischen und anderssprachigen Publikationen erfragt. Im Mittel +/- Standardabweichung waren 1,5 ± 4,5 Publikationen in deutschen und 4,4 ± 4,6 in englischen Zeitschriften erschienen. Es gab extreme Unterschiede bezüglich der Anzahl (Median: deutsch : 0 ; englisch : 3; Spanne deutsch : bis 24; englisch : bis 25). Nur 6 Teilnehmer gaben Publikationen in anderen Sprachen an, allerdings war der Aufenthalt auch 49-mal im englisch und 1-mal im deutschsprachigen Ausland gewesen.

Knapp zwei Drittel der Forscher/ innen konnten nach Rückkehr die während des Forschungsaufenthaltes eingesetzten Methoden einsetzen. Einen Antrag auf Gelder zur Förderung der eigenen Forschung hatten allerdings nur 52,5 % der Forscher / innen nach Rückkehr eingereicht. Falls ein Antrag gestellt worden war, war dieser in 80,5 % erfolgreich gewesen. 45,8 % hatten bisher keinen Antrag gestellt, 3 planten diesen noch zu stellen. Klare Gründe für die mangelnde Umsetzung wurden durch die Teilnehmer angegeben.

Über 80 % der Teilnehmer würden einen Auslandsforschungsaufenthalt grundsätzlich empfehlen, überwiegend (80%) auch zu einem ähnlichen Zeitpunkt wiederholen.

Der Auslandsaufenthalt zur Forschung ist aus Sicht einer Universität bzw. Fachgesellschaft unbedingt förderungswürdig. Erhebliche Mängel treten aber bei der Umsetzung in weitere Forschung und damit Publikationstätigkeit nach Rückkehr auf. Die finanzielle und soziale Situation der Teilnehmer ist nicht unproblematisch, darauf muß an anderer Stelle eingegangen werden.

Analyse und Bewertung von Therapiestudien in unfallchirurgisch/ orthopädischen deutsch- und englischsprachigen Zeitschriften

K. Krämer (Ludwigshafen), N. J. Botterill, F. Holz, S. Krug

Analyse und Bewertung des Studiendesigns, der methodischen Qualität und der Veränderungen in Design und Qualität in unfallchirurgisch/orthopädischen Zeitschriften publizierter Therapiestudien.

International wächst die Forderung nach höheren Qualitätsstandards für Therapiestudien und Qualität der Publikation (Evidenced based medicine, Cochrane Collaboration). Für die Orthopädie/Unfallchirurgie in Deutschland ist uns keine Arbeit bekannt, die Aussagen über Qualität und Design von publizierten Therapiestudien macht.

Material und Methode

Aus den Zeitschriften „Zeitschrift für Orthopädie" und Journal of Bone and Joint Surgery (American Ed.) (Jahrgänge 1993) wurden 115 bzw. 354 Therapiestudien, aus der

Zeitschrift der Jahrgänge „Der Unfallchirurg" (Jahrgänge 1988–1997) 361 Therapiestudien herausgefiltert. Die in den 830 recherchierten Publikationen vorhandenen Informationen wurden durch einen Untersucher anhand eines speziellen Kriterienkataloges analysiert, in eine Datenbank (36 Items) eingegeben und ausgewertet.

Ergebnisse

1. Zeitschrift „Der Unfallchirurg": Angaben zur Statistik und Auswertung der Ergebnisse machten 19,9 % der Veröffentlichungen. Kernqualitätskriterien zur Beurteilung einer Studie erfüllten nur 0,8 % der 361 Publikationen. Im Beobachtungszeitraum von 1988–1997 konnten nur leichte Verbesserungen bezüglich der Qualität des Studiendesigns festgestellt werden. 2. Zeitschrift für Orthopädie: Angaben zur statistischen Auswertung machten 37,4 %. Kernqualitätskriterien im Hinblick auf Anforderung an vollständige Informationen erfüllten nur 2,6 % der 115 Publikationen. 3. Journal of Bone and Joint Surgery: Der Anteil von nicht aussagekräftigen Studien ohne Vergleichsgruppen lag lediglich bei 8%, bei den anderen beiden Zeitschriften bei 35,6 % (1) bzw. 25,8 % (2). Es wurden weniger methodische Mängel beobachtet. Ein- und Ausschlußkriterien wurden in 84,1 % der Publikationen angegeben. 27,4 % der 354 Publikationen erfüllten die wesentlichen Qualitätskriterien.

Qualitätskriterien für Therapiestudien und deren Publikation sollten verstärkt transparent gemacht werden. Die Veröffentlichung von Studien sollte stärker abhängig gemacht werden von der Erfüllung bestimmter Mindestqualitätsanforderungen.

20.11.99

9:45–
11:45

Saal 7

<table>
<tr><td>18.11.99

9:45–
10:45</td><td>Postersitzung (I)
Donnerstag, 18.11.99   9:45 – 10:45
Hallenbereich vor Saal 14.2/15.2</td></tr>
<tr><td>Halle
14.2/15.2</td><td>Schulter, Osteosynthese</td></tr>
</table>

P1   Kinematische 3D Analyse des M. supraspinatus und der Knochen des Schultergürtels mittels offener MRT

H. Graichen (München), T. Stammberger, H. Bonel, K.-H. Englmeier, M. Reiser, F. Eckstein

shoulder, MRI, kinematic

Veränderungen des Bewegungsmusters des Schultergürtels sind von großer Bedeutung für die Entstehung verschiedener Schultererkrankungen. Bislang existieren jedoch keine in vivo Daten über die relative Position der Knochen des Schultergürtels und des M. supraspinatus im dreidimensionalen Raum. Ziel der vorliegenden Studie war es daher, am Lebenden eine Bewegungsanalyse dieser Strukturen während passiver Elevation des Armes – unter Verwendung der offenen MRT und der 3D Bildverarbeitung – durchzuführen. 15 schultergesunde Probanden wurden in 5 Abduktionsstellungen zwischen 30° und 150° mit einem offenen MR System (Magnetom Open, Siemens) untersucht. Nach halbautomatischer Segmentation und 3D Rekonstruktion erfolgte die Berechnung der Achsen des Supraspinatus, des Humerus, der Klavikula und der Ebene des Glenoids im 3D Raum, basierend auf einer Hauptachsentransformation. Ferner wurden die Relativbewegungen der Objekte zueinander berechnet.

Die retrospektive Analyse im 3D Raum zeigte eine hohe Übereinstimmung zwischen dem vor der MRT Untersuchung eingestellten und dem tatsächlichen Abduktionswinkel. Das Verhältnis glenohumeraler zu skapulothorakaler Bewegung betrug 1:1,5 bei 60° und 1:2,4 bei 120° Abduktion. Bei 30° Abduktion war die Achse des Supraspinatus nahezu horizontal eingestellt. Während der Abduktion kam es zum kontinuierlichen Anstieg dieser Achse bis auf 113° (150° Abduktion). In der Transversalebene vergrößerte sich der Winkel zwischen Supraspinatus und Klavikulaachse aufgrund der zunehmenden Retroversion der Klavikula während der Abduktion. Die Klavikula zeigte zwischen 30° und 90° Abduktion eine geringe laterale Rotation relativ zur Wirbelsäulenachse. Zwischen 90° und 120° blieb der Winkel nahezu konstant, während er bei 150° wieder rückläufig war.

Die Ergebnisse dieser Studie zeigen, daß für jeden Knochen des Schultergürtels und auch für den M. supraspinatus ein spezifisches, dreidimensionales Bewegungsmuster während passiver Elevation vorliegt. Die Ergebnisse zum skapulo-humeralen Rhythmus bestätigen die Ergebnisse der Literatur; durch die 3D Analyse ist jedoch eine detailliertere und genauere Analyse als mit der konventionellen Röntgentechnik möglich. Die Technik und die gewonnenen Ergebnisse können in der Zukunft als

Grundlage für weitere Studien bei Patienten mit verschiedenen Krankheitsbildern des Schultergürtels dienen.

18.11.99

9:45–
10:45

**Halle
14.2/15.2**

P2 Standardisierte Sonographie des Schultergelenkes in der Unfallchirurgie

G. Schofer (Duisburg), Chr. Chylarecki, T. Mumme, M. Lassau

Untersuchungstechnik, Schallkopfpositionen, Normalbefunde, Sonographie, Schultergelenk, Diagnostik

Zielsetzung

Darstellung der standardisierten sonographischen Untersuchung des Schultergelenkes, einschließlich der Interpretation von Normalbefunden zur Hilfestellung für den sonographischen Anfänger.

Problemstellung

Die Sonographie des Schultergelenkes stellt auch heute noch eine einfache diagnostische Methode dar, die in der Hand eines Erfahrenen einen hohen Stellenwert besitzt. Sie sollte durch kostenintensive Untersuchungstechniken wie Kernspintomographie oder Arthro-CT weder in der Klinik noch in der Praxis verdrängt werden.

Material und Methode

Die Befunde von 750 Arthrosonographien des Schultergelenkes werden prospektiv ausgewertet und mit den anderen Verfahren (CT, NMR, Arthroskopie) bezüglich der Diagnosen analysiert. Auf der Basis dieser praktischen Erfahrung wird ein standardisierter Untersuchungsgang entwickelt, der erlaubt die häufigsten und klinisch wichtigsten Diagnosen in der Unfallchirurgie zu erfassen. Die Untersuchung erfolgt bei sitzenden Patienten und umfaßt vier standardisierte Schallkopfpositionen. Bei der routinemäßigen Untersuchung beider Schultergelenke, inklusive Bilddokumentation werden 5-10 Minuten benötigt, um die relevanten Strukturen darzustellen. Die Verwendung eines Linear-Schallkopfes 7,5 MHz wird empfohlen.

Ergebnisse

Die erste ventrale, horizontale Schallkopfposition dient der Darstellung der langen Bizepssehne und ihrer Lage sowie der beiden Tuberkula mit Sulkus. Die zweite ventrale, schräge Position des Schallkopfes erlaubt die Rotatorenmanschette im Querschnitt vom ventral nach dorsal (Innen- und Außenrotation des Armes) zu beurteilen und sämtliche Anteile (Subskapularis-, Supraspinatus-, Infraspinatussehne) einzusehen. Dabei werden die Bursa subakromialis und die Oberfläche des Oberarmkopfes begutachtet. Die dritte kraniale, laterale Position des Schallkopfes hat die Aufgabe, die Supraspinatussehne, insbesondere im ventralen Abschnitt, im Längsverlauf darzustellen. Dort werden die meisten Rupturen diagnostiziert. Der vierte Schnitt erfolgt dorsal und horizontal; hier wird die Oberfläche des Oberarmkopfes dorsal- und kranialseits dargestellt, die Infraspinatussehne abgebildet und die hintere Gelenkkapsel geschallt. Damit können die wichtigsten Unfallfolgen und krankhaften Veränderungen wie Degenerationen der RM, Teilriß der RM, Tendovaginitis der langen Bizepssehne, Bursitis subakromialis, vollständiger Riß der RM, Hill-Sachs-Läsion, Instabilität, Sub- und Luxationen der langen Bizepssehne, Gelenkergüsse, knöcherne Verletzungen der Tuberkula erkannt werden.

Schlußfolgerungen

Die sonographische Diagnostik stellt weiterhin einen festen Bestandteil der primären Untersuchung des Schultergelenkes dar.

Mit Hilfe eines standardisierten Untersuchungsganges können in kurzer Zeit die klinisch relevanten Strukturen dargestellt und die häufigsten Unfallfolgen sowie krankhafte Veränderungen diagnostiziert werden.

P3 Das Schulter-CT – Entscheidungshilfe für die operative Versorgung pertuberkulärer Humerusfrakturen

Th. Lorentzen (Berlin), S. Höck, O. Püttcher, W. Zenker

pertuberkuläre Humerusfraktur, CT-Diagnostik, Behandlungskonzepte, Minimalosteosynthese

Die operative Therapie der pertuberkulären Humerusfraktur hat in den letzten Jahren einen deutlichen Wandel erfahren. Differenzierte Behandlungskonzepte, die der Heterogenität der Frakturmorphologie gerecht werden, führen zu den besten funktionellen Ergebnissen. Neben dem konventionellen Röntgenbild, hat sich die CT als Standard -Diagnostik zur präoperativen Planung der osteosynthetischen Versorgung etabliert.

Es wird gezeigt, daß die in der CT ermittelten Frakturkriterien: 1. Anzahl und Dislokation der Fragmente 2. Angulation der Kopf-Schaft-Achse 3. Abstand der Fragmente zueinander, der Klassifikation (Habermeyer), Alter des Patienten und Schweregrad der Osteoporose valide zu einer Entscheidung hinsichtlich der Ostesyntheseform führen. An bisher 50 Patienten mit pertuberkulären Humerusfrakturen wurden die o.g. Kriterien ermittelt. Das auf diesen Kriterien beruhende Behandlungskonzept führte bei geringer Dislokation zu einer geschlossenen Reposition, bei höhergradigen Dislokationen oder bei starkem osteopenischem Aspekt zu einer offenen Reposition mit jeweiliger Minimalosteosynthese (Zuggurtung) und unter Ausnahmekriterien zur Implantation einer Humeruskopfprothese. Die so behandelten Patienten erreichten in der Mehrzahl befriedingende bis sehr gute funktionelle Ergebnisse.

18.11.99

9:45–
10:45

**Halle
14.2/15.2**

P4   Beidseitige Humeruskopffraktur bei Stromunfall

A. Ewert (Berlin), K. Ipaktchi, F. Enes-Gaiao, R. Rahmanzadeh

humeral head fracture, high voltage injury, therapeutic consequence

Zielsetzung

Beidseitige Humeruskopffrakturen bei indirektem Trauma sind eine Rarität. Es wird der zweite in der Literatur bekannte Fall einer beidseitigen Humeruskopffraktur, die durch einen Stromunfall verursacht wurde, präsentiert.

Problemstellung

Stromunfälle sind besonders als Berufsunfälle nicht selten und bedingen bekanntermaßen häufig schwere myokardiale Schädigungen, die letal sein können. Weniger geläufig sind jedoch auch Stromunfälle – insbesondere bei Hochspannungsquellen – als Ursache von Frakturen und Luxationen.

Material und Methoden

Ein 52-jähriger Elektriker erlitt bei einem Stromunfall beidseitige symmetrische Humeruskopftrümmerfrakturen, die nach der AO Klassifikation als 11-C C3 verschlüsselt wurden. Nach initialer Aufnahme auf der Wachstation erfolgte frühelektiv zweizeitig die beidseitige Osteosynthese mit T-Platten.

Ergebnisse

In der Literaturübersicht finden sich einige wenige Beschreibungen von symmetrischen Verletzungen wie etwa beidseitiger Schenkelhalsfrakturen oder Luxationsfrakturen des Schultergürtels. Dies wird erklärt durch die rasche Ausbreitung des Stromflußes über die Extremitäten, die zu identischem beidseitigem Trauma führen kann. Es finden sich in der Literatur weit häufiger Kompressionsfrakturen der Wirbelsäule, die zu einem nicht unerheblichen Anteil primär nicht diagnostiziert wurden. In unserem Fall sahen wir einen komplikationsfreien Verlauf mit anatomischer Rekonstruktion des Humeruskopfes und gutem Funktionsergebnis.

Schlußfolgerung

Bei einem hochenergetischem Stromschaden muß stets neben kardiologischen Problemen, die mögliche Frakturgefährdung beachtet werden. Klinisch und radiologisch sollten stets proximale Extremitätenverletzungen und Wirbelsäulenfrakturen ausgeschlossen werden.

P5 Hat die T-Platte noch eine Bedeutung in der operativen Therapie der proximalen Humerusfraktur

H. Bäthis (Köln), M. Tingart, B. Bouillon, T. Tiling

Fraktur, proximaler Humerus, operative Therapie

65% bis 80% der proximalen Humerusfrakturen heilen unter konservativer Therapie mit gutem funktionellen Ergebnis aus. Die operative Versorgung der Humeruskopffraktur wird hingegen auch heute noch kontrovers diskutiert. Bis Ende der 80er Jahre galt die T-Platten-Osteosynthese als das operative Verfahren der Wahl. Aktuell scheint die Minimalosteosynthese das bevorzugte Osteosyntheseverfahren zu sein, da sie das weniger invasive Verfahren darstellt und insbesondere die Humeruskopfnekrose-Rate geringer sein soll.

Ziel der vorliegenden Arbeit ist eine Evaluierung der eigenen Ergebnisse nach operativer Versorgung der proximalen Humerusfraktur. Im Zeitraum von 7/91 bis 7/97 wurden in unserer Klinik 78 Patienten mit einer Humeruskopffraktur operativ versorgt. 51 Patienten konnten nach durchschnittlich 4,2 Jahren unter Verwendung des Constant-Scores nachuntersucht werden. Das Durchschnittsalter betrug 55 Jahre. Nach der Frakturklassifikation von Neer handelte es sich in 15 Fällen um eine 2-Fragment-Fraktur, in 22 Fällen um eine 3-Fragment und in 14 Fällen um eine 4-Fragment-Fraktur. Die Ergebnisse wurden in einer univarianten Datenanalyse untersucht.
62,7% unserer Patienten wurden mit einer T-Platte versorgt, 21,6% minimalosteosynthetisch und 15,7% prothetisch. Von den Patienten mit einer 3-und 4-Fragment-Faktur erreichten insgesamt 60,7% ein sehr gutes oder gutes Ergebnis im Constant-Score (59% der Patienten mit T-Platte, 66% der Patienten mit Minimalosteosynthese). Hierbei kam es in 15,9% der T-Platten-Osteosynthesen und in 9,1% der Minimalosteosynthesen zu einer Humeruskopfnekrose.

Zusammenfassend kann nach unserer Meinung gesagt werden, daß die Zahlen, die aufgrund retrospektiver Studien gewonnen wurden, keinen eindeutigen Vorteil eines bestimmten Osteosyntheseverfahrens nachweisen. Bei der osteosynthetischen Versorgung der 4-Fragment-Frakturen scheint die Minimalosteosynthese Vorteile gegenüber der T-Plattenosteosynthese zu haben. Andererseits scheint die T-Platten-Osteosynthese insbesondere bei jüngeren Patienten mit einer 2-und 3-Fragment-Fraktur auch heute noch ein adäquates Osteosyntheseverfahren zu sein.

18.11.99
9:45–
10:45

Halle
14.2/15.2

P6 Die Diagnose der seltenen hinteren Schulterluxation

K. Labs (Berlin), F.F. Schneider

atraumatisch, doppelseitig, hintere Schulterluxation

Die Diagnose der seltenen hinteren Schulterluxation kann selbst dem erfahrenen Untersucher gelegentlich Schwierigkeiten bereiten. Wegen der oft unklaren Anamnese und dem diskreten klinischen und röntgenologischen Befund wird diese Luxation leicht übersehen. Dies kann zu einer verspäteten Diagnosestellung und Therapieeinleitung führen.

Ein besonderes Augenmerk sollte in jedem Fall auf die Anamnese gerichtet werden, sobald der Verdacht auf eine hintere Schulterluxation besteht. Neben einer axialen Stauchung bei erhobenen Arm durch einen Sturz oder einen Verkehrsunfall wird ein großer Teil der hinteren Luxationen muskulär ausgelöst, so daß ein eigentliches Trauma oft nicht angegeben wird. Die Hauptursache dieser unkoordinierten Muskelbewegungen ist – außer Elektrounfällen und Muskelimbalancen bei Tabes dorsalis, Syringomyelie und Plexuslähmung – die große Gruppe der Krampfanfälle.

Eine extrem seltene Variante einer beidseitigen atraumatischen dorsalen Schulterluxation wird in einer Kasusistik dargestellt: Ein 67-jähriger Patient ohne weitere bekannte Krankheiten wurde in der Nacht durch einen heftigen Schulterschmerz wach. Die eingeleitete Diagnostik zeigte eine hintere Luxation des rechten Schultergelenkes. Es folgte eine unblutige Reposition und temporäre Immobilisation. Nach einer initialen physiotherapeutischen Behandlung war der Patient beschwerdefrei. 4 Wochen nach dem Erstereignis folgte eine ähnliche Episode, wobei in diesem Fall beide Schultergelenke nach dorsal luxierten. Wiederum nach dem Versuch einer unblutiger Reposition konnte keine stabile Artikulationsstellung erreicht werden. Weitere unblutige Repositionsmanöver endeten frustran. Aus diesem Grund wurde die Indikation zur operativen Stabilisierung gestellt. Diese erfolgte zweizeitig in der Technik nach SAHA (inverse subkapitale Rotationsosteotomie) in Kombination mit der MC LAUGHLIN-Methode (Tuberculum minus-Transposition). Der postoperative Verlauf gestaltete sich unkompliziert. Im Rahmen der differentialdiagnostischen Abklärung wurde eine EEG-Untersuchung, ein kraniales CT, eine EMG- und NLG-Untersuchung sowie die Aufklärung des zervikalen Spinalkanals mittels MRT veranlaßt.

Alle Befunde zeigten keine pathologischen Veränderungen. Es blieb bis zur letzten Nachuntersuchung die Kausa der Luxationen ungeklärt. Auch weitere ärztliche Kontrollen konnten keine manifesten krankhaften Veränderungen nachweisen. Es bleibt spekulativ, ob ein- bzw. zweimalige subakute konvulsive Ereignisse, ohne elektroencephalographischen Nachweis, als Ursache für derartige Luxationsereignisse im höheren Alter verantwortlich gemacht werden können.

18.11.99

9:45–
10:45

Halle
14.2/15.2

P7 Die radiologische Differentialdiagnose der hinteren Schulterluxation

F. Schneider (Berlin), K. Labs

Röntgen, hintere Schulterluxation

Posteriore Subluxationen und Luxationen des Schultergelenkes sind seltene Erkrankungen. Von allen Luxationen des Schultergelenkes stellen sie nur ungefähr 2% aller Luxationen dar. Die geringe Anzahl der Fälle reflektiert die Unklarheit über diagnostische und therapeutische Standards. Die Mehrzahl der posterioren Luxationen, ob atraumatisch oder traumatisch, zeigen ein langes Zeitintervall zwischen der Diagnosestellung und der weiterführenden Therapie. Dies führt zu erheblichen Verzögerungen der Therapieeinleitung. Die klassische Röntgenaufnahme in a/p – Projektion kann in einer Vielzahl der Fälle zumindest den Verdacht einer hinteren Luxation stellen. Anhand eigener Erfahrungen von insgesamt 14 Fällen lassen sich retrospektiv folgende Merkmale darstellen.

In der a/p-Projektion stellt sich die hintere Luxation folgendermaßen dar:
1. Fehlende mediale Vorwölbung der Humeruskopfgelenkfläche durch Innenrotationsstellung
2. Der elliptische „overlap" zwischen Humeruskopf und Glenoid wird kleiner und unrund, der Gelenkspalt wirkt breiter (> 6mm)
3. Tuberculum majus ist lateral nicht mehr konturgebend
4. „hohles Aussehen" des Humeruskopfes
5. mediale Humeruskopfkontur wellig und entrundet (vordere Hill-Sachs-Läsion)
6. Tuberculum minus medial randbildend

Ergänzend zur a/p-Projektion ist die Röntgenaufnahme in der Y-Projektion sehr hilfreich. Diese Aufnahmetechnik ist problemlos insbesondere bei sehr schmerzhaften Patienten möglich. Sie zeigt die eindeutige dorsale Luxation des Humeruskopfes, wobei die Humeruskopfgelenkfläche unterhalb des Akromions gerichtet ist.

Mit Hilfe der a/p- und Y-Projektion konnte in 94% unserer eigenen Fälle die Diagnose einer hinteren Schultergelenkluxation gesichert werden.

P8 Die postero-inferior verhakte Schulterluxation durch hypoglykämisch induziertem Krampfanfall – Fallvorstellung

F. Arman (Berlin), M. Naik, F. Gaiao, R. Rahmanzadeh

Die hinteren verhakten Schulterluxationen gehören zu den seltenen postiktalen Schulterluxationen. Es wird berichtet über eine primär übersehene, bereits zwei Wochen bestehende, hintere Schulterluxation mit einer tiefen, die halbe Zirkumferenz einnehmende Impression des Humeruskopfes eines 58jährigen Diabetikers, welche

18.11.99

9:45–
10:45

Halle
14.2/15.2

nach einer Derotationsosteotomie nach Weber bereits nach sechs Monaten zu einem hervorragenden funktionellen Ergebnis geführt hat.

Bei einem hypoglykämischen Schock mit Krampfgeschehen am Urlaubsort kam es bei dem 58jährigen männlichen Patienten zu einer postero-inferior verhakten Schulterluxation rechts mit Hill-Sachs-Delle. Drei Wochen nach dem Ereignis stellte sich der Patient in unserer Sprechstunde mit einer Röntgenaufnahme in einer Ebene (a. p.) vor. Wir sahen eine Beweglichkeit von Ante/Retroversion 40/0/30°, Schürzen und Nackengriff waren nicht möglich, Abduktion/ Adduktion 20/0/20°. Aus der folgenden bei uns durchgeführten Röntgendarstellung (rechtes Schultergelenk a. p., axial, Innen und Aussenrotation) zeigte sich der Humeruskopf in Subluxationsstellung. Daraufhin wurde eine sonographische Untersuchung des Gelenks veranlaßt bei der sich eine Einblutung in den Bereich des M. subscapularis im Sinne einer Ruptur projizierte. Auch intraartikulär konnte ein Erguß dargestellt werden. Die lange Bicepssehne war intakt, eine Läsion des M. supraspinatus nicht eindeutig auszuschließen. Die folgende Kernspintomographie bestätigte den sonographischen Befund mit zusätzlicher Darstellbarkeit einer atypisch lokalisierten Hill-Sachs-Läsion mit Dislokation der Labra glenoidalia anterior und posterior. Es ergab sich daraus die Indikation zur operativen Therapie. Wir führten eine Derotationsosteotornie nach Weber durch. Zur Wiederherstellung der Gelenkkongruenz wurde subcapital um 80° derotiert. Die Osteosynthese erfolgte mittels einer T-Platte (4,5 mm). Wegen der Reinsertion des M. subscapularis erhielt der Patient für zwei Wochen postoperativ ein Thoraxabduktionskissen. Bereits vier Wochen postoperativ gelang dem Patienten eine aktive Abduktion bis 40°, passiv bis 90°. Nach sechs Monaten verfügt er über eine seitengleiche Beweglichkeit wie im linken, gesunden Schultergelenk (Abduktion/Adduktion 180/0/40°, Flexion/Extension 170/0/40°, Innenrotation/Aussenrotation 90/0/60° im linken Schultergelenk, rechts 80/0/40°).

Die traumatische hintere Schulterluxation mit Hill-Sachs-Läsion ist ein seltenes Ereignis. In dem hier beschriebenen Fall wurde der Oberarmkopf um 80° derotiert. Um bei dem 58jährigen Patienten dem Risiko einer Gelenksteife vorzubeugen, führten wir die intensive frühfunktionelle Therapie durch. Neben einer frühen Diagnostik mittels konventioneller Verfahren wie Röntgen und Sonographie ist die MRT das bildgebende Verfahren der Wahl. Wir halten die Derotationsosteotomie nach Weber bei großer Hill-Sachs-Läsion für das indizierte Operationsverfahren.

<table>
<tr><td>

18.11.99

9:45–
10:45

Halle
14.2/15.2

</td><td>

P9   Die motorische Bewegungsschiene HMM (Humerus Motion Module) für das Schultergelenk – eine sinnvolle Ergänzung in der frühfunktionellen Nachbehandlung von Verletzungen des Schultergürtels

</td></tr>
</table>

M. Rapp (Stuttgart), H. Dast, J. Carstens, K.-K Dittel

motorische Schulterbegwegungsschiene, Humerus Motion Module, frühfunktionelle Beübung von Schultergürtelverletzungen

Problemstellung

Nach Operationen am Schultergürtel ist die frühfunktionelle, postoperative physiotherapeutische Nachbehandlung ein wesentlicher Bestandteil der Therapie. Eine kontinuierliche und gleichmäßige passive Bewegung des Schultergelenkes fördert den Substrataustausch der Zellen des hyalinen Gelenkknorpels und die Muskeldurchblutung. Gleichzeitig wird das postoperative Verkleben von Gleitschichten verhindert, das Schrumpfen von Gelenkkapseln, Bändern, Sehnen und Muskulatur verringert und die Gelenkbeweglichkeit gesteigert oder erhalten.

Material und Methode

Die motorische Bewegungsschiene HMM (Humerus Motion Module) wurde für die frühfunktionelle Therapie von Verletzungen des Schultergürtels zur passiven Beübung des Schultergelenkes entwickelt und an 100 Patienten in der Nachbehandlung von operativ stabilisierten, proximalen Humerusfrakturen, nach der Implantation von Schulterendoprothesen, nach Scapulafrakturen, nach Kapsel-Band-Verletzungen, Impingementsyndromen, sowie nach Synovektomien begleitend zur üblichen physiotherapeutischen Behandlung in der stationären und ambulanten Behandlung eingesetzt.

Ergebnisse

Die motorische Bewegungsschiene HMM für das Schultergelenk ermöglicht eine passive Abduktion des Schultergelenkes zwischen 30° und 100° und ist universell für beide Schultergelenke einsetzbar. Durch die konstant langsame Geschwindigkeit des Antriebmotors (2 Minuten für einen Bewegungsausschlag bis zur vollen Abduktionsstellung) wird eine kontinuierliche, schmerzfreie, passive Bewegung des Schultergelenkes erreicht. Die Abduktionsstellung der Schulterbewegungsschiene ist individuell auf den Patienten einstellbar, wodurch eine unerwünschte Verhebelung des Gelenkmittelpunktes vermieden wird. Der wiederaufladbare Akkubetrieb und das leichte Tragegewicht der Schulterbewegungsschiene führen zu einem angenehmen Tragekomfort und einer hohen Compliance durch die Patienten. Der Akkubetrieb ermöglicht eine volle Mobilität der Patienten. Die Dauer der stationären, physiotherapeutischen Nachbehandlung und damit die Behandlungskosten können durch die Möglichkeit des wöchentlichen Verleihs der HMM-Bewegungsschiene gesenkt werden.

Schlußfolgerung

Die motorische Bewegungsschiene HMM für das Schultergelenk ist in der postoperativen Nachbehandlung von Verletzungen des Schultergürtels eine sinnvolle Ergänzung der krankengymnastischen Therapie. Der Grad der erreichten Schmerzfreiheit, sowie der hohe Tragekomfort steigern die Akzeptanz bei den Patienten und führen zu einer raschen Wiederherstellung der Gelenkfunktion.

P10 Die Arthrodese des Schultergelenks

H. Hepp (Stuttgart), B. Wittner, U. Holz

In einer Nachuntersuchung wurden die Schultergelenksarthrodesen der letzten zehn Jahre an unserer Klinik klinisch und radologisch nachuntersucht.

Durch die Verbesserung der Endoprothetik ist die Indikation zur Arthrodese des Schultergelenks nur noch auf wenige Indikationen beschränkt. In einer retrospektiven Nachuntersuchung haben wir das funktionelle und radiologische Ergebnis der 10 Arthrodesen, die in den letzten 10 Jahren an unserer Klinik durchgeführt wurden, überprüft. – Die Diagnosen, die zur Versteifung der Schulter Anlaß gaben, waren: 2-mal Arm-Plexusschaden, 2-mal multidirektionale Instabilität nach mehreren frustranen Stabilisierungsversuchen, 3 persistierende septische Arthritiden und 3 Arthrosen bei Cuff Arthropathy. Die Arthrodese erfolgte in allen Fällen mit einer 4,5 mm breiten DC-Platte. Bei der Arthrodese wurde eine Abduktion in der Schulter von 40°, eine Flexion von 30° und eine Innenrotation von 30° angestrebt. – Die Nachuntersuchungen erfolgten 6 bis 105 Monate nach der Operation. Auf die Bewertung nach einem Score wurde bewußt verzichtet, weil die gängigen Scores die Beweglichkeit relativ hoch einschätzen. Das Ergebnis der Arthrodese der Schulter muß gemessen werden an der knöchernen Fusion und der Zufriedenheit des Patienten mit einem Arm, der im täglichen Leben kraftvoll eingesetzt werden kann. Bei der Nachuntersuchung war bei 4 Patienten das Metall zwischenzeitlich entfernt; weitere Nachoperationen waren bei keinem notwendig. Alle 10 Patienten waren in der Lage, sich selbst zu versorgen. 7 Patienten waren subjektiv mit ihrem jetzigen Zustand sehr zufrieden, die beiden Patienten mit Plexusschäden waren mit der Gebrauchsfähigkeit ihres Armes nicht zufrieden. Eine Patientin beklagte stärkere Schmerzen in der dorsalen Schulter. Die Beweglichkeit des Oberarmes gegen den Rumpf betrug im Mittel für Flexion 60°, Extension 11°, Abduktion 52°, Außenrotation 22° und Innenrotation 53°. Bei der Patientin, die über Schmerzen in der Schulter klagte, fand sich in Nullstellung des Oberarmes ein Abheben der Skapula als Ausdruck einer zu ausgeprägten Abduktions- Flexionsstellung in der Schulter. Bei der radiologischen Kontrolle war die Arthrodese in allen Fällen knöchern überbrückt.

Bei den genannten Krankheitsbildern stellt die Arthrodese des Schultergelenks eine Behandlungsalternative dar, die langfristig zu guten funktionellen Ergebnissen führt. Bei Armplexusparesen wird das Ergebnis durch die schulter-unabhängigen Beschwerden getrübt.

<table>
<tr><td>

18.11.99

**9:45–
10:45**

**Halle
14.2/15.2**

</td><td>

P11 Indikation, Timing und Komplikationen der Metallentfernung nach Unterarmplattenosteosynthese

</td></tr>
</table>

H. Reintges (Ulm), H. Gerngroß, B. Evers

Metallentfernung, Unterarm, Komplikationen, Indikation

Ziel dieser Studie war, die bisherigen Erkenntnisse zu Indikation, Timing sowie Komplikationen der Metallentfernung am Unterarm zu analysieren und entsprechende klinische Konsequenzen abzuleiten.

Obwohl Metallentfernungen einen Anteil von bis zu 10% aller chirurgischen Eingriffe ausmachen, existieren nur sehr wenige Arbeiten zu Indikation, Timing und Komplikationen dieser Eingriffe. Lediglich zur Metallentfernung nach Unterarmplattenosteosynthese ist eine größere Zahl von Arbeiten publiziert worden. Daher sollten in der vorliegenden Studie die wichtigsten dieser Untersuchungen im Sinne einer Metaanalyse ausgewertet werden.

Es konnten 14 internationale, zwischen 1984 und 1996 publizierte Studien mit insgesamt 635 Patienten nach Metallentfernung am Unterarmschaft analysiert werden. Während 9,1% der Patienten zum Zeitpunkt der Metallentfernung asymptomatisch waren, fanden sich bei den übrigen 30,9% der Patienten in absteigender Reihenfolge Druck- bzw. Berührungsschmerzen, Wetterfühligkeit, Prominenz der Implantate sowie Knocheninfekte. Das mittlere Zeitintervall zwischen Osteosynthese und Metallentfernung lag in den einzelnen Studien zwischen 12 und 33 Monaten. Die durchschnittliche Gesamtkomplikationsrate nach Plattenentfernung am Unterarm lag bei 24,0% (11,8-40%). Am häufigsten traten Nervenläsionen in 11,5% (2,0-29,1%) der Fälle auf, gefolgt von Refrakturen in 7,7% (2,0-26,1%), Wundinfektionen in 6,8% (4,8%-11,5%), störender Narbenbildung (bis zu 9,1%) sowie revisionsbedürftigen Hämatomen (bis zu 2,0%). Als wesentliche Faktoren, die zu einer erhöhten Refrakturrate führten, konnten die Verwendung von 4,5mm-DC-Platten, Metallentfernungen vor Ablauf von 12 Monaten nach Implantation, fehlende anatomische Frakturreposition sowie offene Frakturen identifizieren werden.

Obwohl sich durch die Berücksichtigung der wichtigsten identifizierten Faktoren die Gesamtkomplikationsrate und insbesondere das Refrakturrisiko nach Metallentfernung am Unterarm reduzieren lassen, sind größere, prospektive Studien erforderlich, um weitere, klinikrelevante Erkenntnisse zu Indikation, Timing und Komplikationen nach Metallentfernung in allen Skelettanteilen zu erarbeiten.

P12   Patellafrakturen im Kindesalter

H. Schmal (Freiburg), M. Seif El Nasr, W. Schlickewei, H.P. Friedl

children, fracture of the patella

Patellafrakturen im Kindesalter sind sehr selten. Ursächlich hierfür sind die elastischeren Eigenschaften aufgrund des höheren Knorpelanteils und die wesentlich flexiblere Weichteilaufhängung im Vergleich zum Erwachsenen. Retrospektiv wurden alle Patellafrakturen der Patienten bis 16 Jahre in den Jahren zwischen 1992 und 1996 erfaßt, die in der Abteilung Unfallchirurgie der Universitätsklinik Freiburg behandelt wurden. Bei den insgesamt 4 Fällen handelte es sich ausschließlich um

Buben, deren Durchschnittsalter bei 15,5 Jahren lag. In allen Fällen waren sportliche Freizeitaktivitäten Unfallursache. Erhebliche Begleitverletzungen lagen nicht vor. In 3 der 4 Fälle lag bei der Primäruntersuchung ein Kniegelenkserguß vor. Ein kaum dislozierter Abriß des unteren Patellapols wurde konservativ behandelt, 2 dislozierte Querfrakturen wurden mit Zuggurtungen versorgt und eine Trümmerfraktur über eine Schraubenosteosynthese retiniert. Bei 2 der 3 operativ versorgten Frakturen wurde zusätzlich eine diagnostische Arthroskopie durchgeführt, wobei in einem Fall ein relevanter frakturassoziierter retropatellarer Knorpelschaden verifiziert und geglättet wurde. In allen Fällen war nach 7-9 Wochen postoperativ die

Vollbelastung der verletzten Extremität bei freier Beweglichkeit im Kniegelenk erreicht. Zusammenfassend entsprechen die Behandlungsrichtlinien im wesentlichen denen des Erwachsenenalters, d.h. minimal dislozierte Frakturen können konservativ durch Ruhigstellung ausbehandelt werden, bei stärkerer Dehiszenz der Fragmente kommen Zuggurtung oder Schraubenosteosynthese in Frage. Bei typisch kindlichen Frakturen mit minimaler knöcherner Komponente und überwiegendem Knorpelschaden wie „Sleeve-Fractures" des unteren Patellapols ist die Indikation zur Operation großzügig zu stellen, da hier das Röntgenbild nicht das Ausmaß der Verletzung wiedergibt.

P13   Periostinterponat nach Epiphysenfugenverletzung –
     eine Operationsindikation?

D. Jezussek (Neumarkt/OPf.), L. Kleine, E. Scola

Periostinterponat, Epiphysenfuge, Op-Indikation

Zielsetzung

Welche Bedeutung hat das Periost bei Epiphysenfugenverletzungen und für deren Prognose? Kann ein Periostinterponat im Fugenbereich eine operative Versorgung erzwingen?

Problemstellung

Für die Stabilität der Epiphyse hat das Periost eine tragende Bedeutung, da dessen Kollagenfasern in die Epiphysenfuge, Epiphysenkern und Gelenkknorpel einstrahlen. Allerdings liegt im metaphysären Bereich durch Knochenresorption eine verminderte Periosthaftung vor, so daß bei Epiphysenverletzungen das Periost lappenförmig abreißen und sich in den Fugenspalt einschlagen kann.

Material und Methodik

In unserer Abteilung wurden in den Jahren 1994 bis 1998 300 kindliche Frakturen stationär behandelt, worunter sich 15 distale Tibiaepiphysenverletzungen (5%) befanden. Von diesen 15 Epiphysenverletzungen der distalen Tibia wurde in 4 Fällen (Salter und Harris I und II, Alter 11 bis 15 Jahre) ein Periostinterponat in der Epiphysenfuge beobachtet. In zwei Fällen wurde nach starker Dislokation und beim Vorliegen eines Repositionshindernisses primär eine operative Versorgung vorgenommen, und das eingeschlagene Periost aus dem Fugenspalt entfernt. In zwei weiteren Fällen wurde bei Fugenasymmetrie bzw. Knochenfragmenten im Fugenbereich kernspintomographisch eingeschlagenes Periost im Fugenbereich nachgewiesen. Nach operativer Reposition des Periosts und Minimalosteosynthese resultierte bei allen ein ungestörter Frakturheilungsverlauf.

Diskussion

Wachstumsstörungen nach Epiphysenfugenverletzungen der distalen Tibia sind ein bekanntes Problem (bis zu 40%). Dazu gehören ein vorzeitiger Epiphysenfugenschluß, der auf eine Beeinträchtigung der Durchblutung zurückgeführt wird. Eine partielle Stimulation der Wachstumsfuge wird ebenfalls beschrieben, möglicherweise kommt dafür ein Periostinterponat als Ursache in Frage, da interponiertes Periost zu einer verzögerten Konsolidierung und zu verlängertem Knochenumbau führt (Literatur).

Schlußfolgerung

Bei begründetem Verdacht (Fugenasymmetrie, knöcherne Fragmente im Fugenbereich, starke Dislokation) erscheint es sinnvoll, kernspintomographisch nach einem Periostinterponat bei Epiphysenverletzungen zu suchen und durch eine operative Entfernung das Interponat zu beseitigen, um ein epiphysäres Fehlwachstum zu verhindern.

P14 Vergleichende Untersuchung des Osteosyntheseverfahrens bei distalen Femurfrakturen

L. Schütz (Leipzig), R. H. Gahr, F. Unger

Distale Femurfraktur, Osteosynthesevergleich

18.11.99

9:45–
10:45

**Halle
14.2/15.2**

Die Frakturen des distalen Femurs sind aufgrund ihrer anatomischen Nähe zum Kniegelenk stets Problemfrakturen, die an den Chirurgen höchste Anforderungen stellen. Stand in der Vergangenheit zunächst nur für Schaftfrakturen ein intramedulläres Implantat zur Verfügung, so ist seit kurzer Zeit auch für distale Femurfrakturen ein intramedulläres Osteosyntheseverfahren zu Anwendung gekommen. Die Indikation des supracondylären Nagels (SCN) erstreckt sich auf alle distalen Femurfrakturen nach der Klassifikation der AO, so können alle A, B, und C- frakturen mit dem SCN versorgt werden, wobei die Hauptindikation den A und C Frakturen zukommt. Die Implantation des supracondylären Nagels erfolgt über das eröffnete Kniegelenk, wobei der Nagel sowohl distal als auch proximal verriegelt wird.

Das Patientengut wurde retrospektiv bezüglich Komplikationen während des stationären Aufenthaltes untersucht. Miteinbezogen in die Studie wurden Patienten, die in einem Zeitraum von zwei Jahren zuvor mit der DCS oder mit einem retrograd eingebrachten UFN stabilisiert wurden.

Insgesamt wurden 39 Patienten in einem Zeitraum vom 1.1.94 bis 1.3.99 mit distalen Oberschenkelfrakturen osteosynthetisch versorgt, wobei 10 Patienten mit einer DCS, 4 Patienten mit einem retrograd eingebrachten UFN und 25 Patienten mit einem SCN behandelt wurden. Das durchschnittliche Alter der Patienten differierte: Bei Patienten, die mit einer DCS versorgt wurden, war das Durchschnittsalter 59,4 Jahre, mit dem retrograden UFN 67,75 Jahre und bei der SCN Gruppe 44,6 Jahre. Die Frakturklassifikation nach M.E. Müller (AO) zeigte 24 A- und 15 C-Frakturen. Die durchschnittliche Verweildauer betrug für Patienten mit einer DCS 31.0 Tage, mit retrograd eingebrachten UFN 22,25 Tage und für Patienten mit einem SCN versorgt 22,55 Tage. Die Durchschnittliche OP- Zeit war in der Gruppe der DCS- Patienten 78,5 min, in der Gruppe der retrograden UFN- Patienten 63,75min und in der Gruppe der SCN-Patienten 78,3 min. Komplikationen traten in der Gruppe der DCS- Patienten auf, so war in zwei Fällen ein Infekt die Ursache für einen längeren stationären Aufenthalt (62 und 87 Tage), wobei in einem Fall das Osteosynthesematerial vollständig entfernt werden mußte. Bei den retrograden UFN- Patienten waren keine Komplikationen zu verzeichnen und bei den SCN Patienten waren bei 2 Patienten rezidivierende Knieschwellungen bemerkbar, die aber unter einer Kryotherapie zur Remission kamen. Bei Entlassung waren in der Gruppe der DCS Patienten 5 mit Teilbelastung und 5 ohne Belastung mobilisiert. In der Gruppe der retrograden UFN- Patienten waren 3 mit Teilbelastung und 1 Patient ohne Belastung mobilisiert und in der Gruppe der SCN- Patienten 20 mit Teil- und 5 ohne Belastung.

Die in dieser Untersuchung beschriebenen Osteosyntheseverfahren zur Stabilisierung der distalen Femurfraktur erscheinen aufgrund der OP- Zeit, der durchschnittlichen stationären Verweildauer gleichwertig. Die Infektrate bei Verwendung der DCS ist aufgrund der geringen Fallzahl nicht sicher einzuschätzen. Ein Unterschied besteht in der Mobilisierung der Patienten und in der Belastung der verletzten Extremität bei Entlassung aus der stat. Behandlung, hier zeigten die retrograden intramedullären Verfahren günstigere Ergebnisse, wobei eingeräumt werden muß, daß die Altersverteilung in den verglichenen Patientengruppen unterschiedlich war. Insgesamt kann bei den intramedullären Verfahren eine rasche Mobilisierung des Patienten bei früherer Teilbelastung festgestellt werden.

P15   Klinischer Verlauf nach stationärer Aufnahme wegen „Sturz" bei Patienten über 70 Jahren

K.-G. Kanz (München), B. Pirayesh, J. Assal, L. Schweiberer

Geriatrie, Sturz, Pflegefall, Sterblichkeit

Zielsetzung

Untersuchung des Verlaufes nach stationärer Aufnahme wegen Sturz bei Patienten über 70 Jahren hinsichtlich Sterblichkeit und Wiedereingliederung in die bisherigen Lebensverhältnisse.

Problematik

Ein Drittel der Menschen über 65 Jahre, die zu Hause leben, stürzen einmal jährlich. 5% ziehen sich eine Fraktur zu, 1% eine Fraktur des coxalen Femurendes.

Material und Methoden

Es wurden 302 Patienten über 70 Jahre retrospektiv ausgewertet, die im Jahr 1998 wegen des Zustandes nach „Sturz" akut stationär in der unfallchirurgischen Abteilung behandelt wurden.

Ergebnisse

40% der Patienten zogen sich eine Fraktur des coxalen Femurendes zu (95%CI 34-45%), bei 0,3% war eine Schockraumversorgung nach Sturz notwendig (95%CI 0-1%). 0,7% der Patienten verstarben während der Behandlung (95%CI 0-2%). 35% konnten im Anschluss an den Aufenthalt nach Hause entlassen werden (95%CI 29-40%), 3% wurden in das Alten- bzw. Pflegeheim zurückverlegt (95%CI 1-5%). 20% konnten nach der Vermittlung häuslicher Hilfen und Plfege ebenfalls nach Hause zurückverlegt werden. Bei 55% der Patienten wurde eine stationäre Rehablitation verordnet (95%CI 49-60%). Hiervon wurden 15% in eine Klinik zur allgemeinen Rehabilitation verlegt

(95%CI 11-19%), 40% in eine spezielle geriatrische Rehabilitation (95%CI 34-45%). 1,3%
der Patienten konnten trotz der Rehabilitationsmassnahmen nach dem Sturzereignis
nicht mehr in ihrer bisherigen Umgebung leben und mußten in ein Pflegeheim verlegt werden (95%CI 0-3%).

18.11.99
9:45–
10:45

Halle
14.2/15.2

Schlußfolgerungen

Bei stationärer Aufnahme wegen Sturz besteht eine geringe Sterblichkeit, nur wenige
Patienten werden zu Pflegefällen. Massgeblich hierfür ist neben den Möglichkeiten
der modernen Medizin die interdisziplinäre Zusammenarbeit zwischen Unfallchirurgie, Anästhesie, Intensivmedizin, Krankengymnastik, Rehabilitationskliniken
und Sozialdienst. Inwieweit die Neuregelung der Pflegeversicherung mit der Möglichkeit der Bezahlung von Angehörigen einen Einfluß auf die Aufnahme in Pflegeheime
hat, kann aufgrund unserer Untersuchungen nicht beurteilt werden.

P16   Der Einsatz der Oberflächen-EMG in der Schulterrehabilitation

S. Weber(Marburg), M. Schnabel, C. Graser, T.v.Garrel, L.Gotzen

Oberflächen-EMG, Rehabilitation, muskuläre Dysbalance, Schulter

Zielsetzung

Ziel der Studie war es festzustellen, ob mit der Oberflächen-EMG reproduzierbar die Akti-
vitäten der wesentlichen Schultermuskeln abgeleitet werden können, ob sich für Einzel- und
Komplexbewegungen typische Muster nachweisen lassen, und welche Veränderungen bei
Patienten mit Schulterbeschwerden im Sinne des Impingement-Syndroms auftreten.

Problembeschreibung

Ursachen für atraumatische Schulterbeschwerden sind vielfältig. Arbeitsbedingte
Zwangshaltungen und Überkopfarbeiten gehen mit einer erhöhten Inzidenz für
Schulterbeschwerden einher. Heute werden muskuläre Dysbalancen zunehmend für
impingementartige Beschwerden verantwortlich gemacht. Die Analyse der muskulären Fehlsteuerung beeinflußt die Therapieplanung.

Material und Methode

Zunächst wurde für definierte Einzelbewegungen die optimale Elektrodenlage bestimmt. Dabei zeigte sich, daß bis auf den M. subscapularis die anderen Muskeln der

Rotatorenmanschette und der oberflächlichen Schultermuskulatur differenziert abgeleitet werden können. An 20 Schultergesunden wurden für Einzel- und Komplexbewegungen typische und reproduzierbare EMG-Muster abgeleitet. Bei insgesamt 20 Patienten mit Beschwerden an der Schulter wurden für Einzel- und Komplexbewegungen mit einem simultanen 8-Kanal EMG die Muskelaktivitäten abgeleitet.

Ergebnisse

Die Aktivitäten des M. supra- und -infaspinatus, M. deltoideus mit seinen drei funktionellen Untereinheiten, des M. trapezius, des M. biceps und des M. pectoralis major können differenziert simultan abgeleitet werden. Es zeigen sich typische EMG-Muster für Einzel- und Komplexbewegungen. Bei Patienten mit Schulterbeschwerden können im Seitenvergleich pathologische EMG-Muster nachgewiesen werden.
Schlußfolgerungen:
Die Ableitung der Muskelaktivität mit der Oberflächen-EMG ist eine nicht invasive Möglichkeit muskuläre Fehlsteuerungen differenziert zu identifizieren. Die Erkenntisse fließen in die gezielte Planung der krankengymnastischen Übungsbehandlung ein. Im Sinne des Biofeedback kann der Patient lernen, den Aktivitätszustand seiner Muskulatur auch bei Bewegungen richtig einzuschätzen.

<table>
<tr><td>18.11.99

10:45–
11:45</td><td>Postersitzung (II)
Donnerstag, 18.11.99   10:45 – 11:45
Hallenbereich vor Saal 14.2/15.2</td></tr>
<tr><td>Halle
14.2/15.2</td><td>Wirbelsäule / Rumpf</td></tr>
</table>

P17 Die thorakoskopische Behandlung instabiler Frakturen der Brust- und Lendenwirbelsäule

R. Beisse (Murnau), M. Potulski, V. Bühren

Thorakoskopie – Wirbelfraktur – Spondylodese – minimal invasive Wirbelsäulenchirurgie

Zielsetzung

Darstellung thorakoskopischer Techniken der Wirbelbruch-Versorgung

Problembeschreibung

Die durch einen hohen Korrekturverlust gekennzeichneten Langzeitergebnisse nach ausschließlich dorsaler Stabilisierung, lassen ein ventrolaterales Vorgehen mit Interposition eines kompakten Spans und Plattenspondylodese biomechanisch günstiger erscheinen. Den Nachteil der hohen Zugangsmorbidität durch die allfällige Thorako(phreno)tomie galt es durch Anwendung eines minimal invasiven Verfahrens auszuschließen.

18.11.99

10:45–11:45

Halle 14.2/15.2

Material, Methode, Ergebnisse

Zwischen Mai 1996 und Februar 1999 wurden 164 Patienten mit instabilen Frakturen der Brust-und Lendenwirbelsäule auf thorakoskopischem Weg operiert und im Rahmen einer prospektiven Studie erfaßt. Es handelte sich um 62 Frauen und 102 Männer mit einem Durchschnittsalter von 36 Jahren. Insgesamt wurden 168 Frakturen versorgt. Die Operation wurde unter Einlungenbeatmung in Seitenlage durchgeführt. In der Regel werden ein Trokar zur Aufnahme einer 30°-Winkeloptik sowie 3 Arbeitszugänge verwendet. Die Anlage der Portale erfolgt in Triangulationsstellung nach radiologischer Identifikation der Frakturhöhe. Zur Versorgung von Frakturen des thorakolumbalen Übergangs und der Lendenwirbelsäule wurde der Zwerchfellansatz im Sinne eines Zwerchfellsplittings inzidiert und später mit einem Hernienstapler wieder verschlossen. Der operative Eingriff beinhaltet die (Teil-)Korporektomie des betroffenen Wirbelkörpers, die Interposition eines autologen corticospongiösen Spans und die abschließende Spondylodese durch ein winkelstabiles Platten-Schrauben-System. Von 164 Fällen konnten 161 auf vollständig endoskopischem Weg durchgeführt werden.

(Konversionsrate 1,8%). Die Fusion des verletzten Abschnitts wurde in Abhängigkeit von Frakturtyp und -ausdehnung in 86 Fällen monosegmental, 79 mal bisegmental und bei drei Patienten trisegmental vorgenommen. In 96 Fällen erfolgte ein Zwerchfellsplitting mit abschließender Staplernaht. Unter den Komplikationen beobachteten wir 2 tiefe Infekte (Beckenkamm, Wirbelkörper, Infektrate 1,2%), 3 revisionsbedürftige Korrekturverluste bzw. Schraubenlockerungen, eine transitorische Irritation der Nervenwurzel L1 links nach Zwerchfellsplitting. 2 gekammerte Pleuraergüsse mit Teilatelektase der linken Lunge wurden thorakoskopisch revidiert.

Schlußfolgerung

Die Nachteile des Verfahrens mit anfänglich längeren Operationszeiten und einem gegenüber dem offenen Verfahren höheren technischen Aufwand werden durch die Vorteile der minimal invasiven Methode mehr als aufgewogen. Diese sind in der Reduktion des postoperativen Schmerzes und der hierdurch möglichen raschen Mobilisierung des Patienten mit schneller Wiedererlangung der Funktion und nicht zuletzt in der Senkung der Infektrate gegenüber dem offenen Verfahren zu sehen.

P18   Nachweis einer Wiederaufweitung,des Spinalkanals nach Wirbelsäulenverletzungen mit Spinalkanaleinengung

L. Lindemann-Sperfeld (Halle), F. Nehrdich, W. Wawro, O. Wieland

Spinalkanaleinengung-eine prospektive Studie an 54 Patienten

Ziel der prospektiven Studie über einen Zeitraum von 3 Jahren im Sinne einer CT war der Nachweis einer Wiederaufweitung des Spinalkanals durch Discound biologisches Remodeling.

In einer prospektiven Untersuchung über einen Zeitraum von 3 Jahren sollte der Nachweis einer Wiederaufweitung des Spinalkanals durch prä-, post- und abschließende CT objektiviert werden. Die Einleitung der Frakturen erfolgte nach der Klassifikation von Magers et al. In 70,5% der Fälle lag eine Typ A in 26,1% eine Typ B und in 3,4% eine Typ C Verletzung vor. Um die Einengung des Spinalkanals exakt zu erfassen, wurde dieser in 4 Durchmesser (Sagittal, transversal, zwei schräge im Winkel von 45° zum sagittalen) aufgeteilt. Die Resteinengung lag nach Metallentfernung im sagittalen Durchmesser bei 6,8%, das entspricht einer Wiederaufweitung von 12,8% (p = 0,000), im transversalen Durchmesser bei 0,8%, das entspricht einer Wiederaufweitung von 1,8% (p = 0,009), im rechten schrägen Durchmesser bei 3,2% und im linken schrägen Durchmesser bei 3,1%, was einer Wiederaufweitung von 10,0% bzw. 10,3% (jeweils p = 0,000) entspricht. Wenn man die Spinalkanalweite als arithmetisches Mittel aus allen 4 Durchmessern festlegt, ergab sich eine initiale Spinalkanaleinengung von 12,2% (1,3 42,7%), eine Resteinengung von 3,5% (0 16,4%) und eine Wiederaufweitung von 8,8% (0 33,8%; p = 0,000). Je deutlicher dabei die initiale Einengung war, desto größer war auch der Grad der Wiederaufweitung.

Die Hypothese, daß es nach einem Wirbelsäulentrauma mit knöcherner Einengung des Spinalkanals im Heilungsverlauf zu einer signifikanten Wiederaufweitung desselben kommt, wurde bestätigt.

P19   Spondylodiscitis und mykotisches Aneurysma der thorakalen Aorta durch Streptokokkus pneumoniae

C. Englert (Regensburg), H. Aebert, C. Neumann, M. Nerlich

Spondylodiscitis, Aneurysma

Darstellung der erfolgreichen Behandlung eines gedeckt perforierten Aortenaneurysmas mit Haemoptoe und Kanalisierung in den Bandscheibenraum. Darstellung des operativen Management und der erfolgreichen Nachbehandlung.

Fallbericht

Herr B., ein im Allgemeinzustand reduzierter 54jähriger Patient, erlitt eine Lungenentzündung, die sein Hausarzt nach Keimselektion (Pneumokokken) erfolgreich antibiotisch behandelte. In der Vorgeschichte sind Alkohol und Nikotinabusus sowie Magenschleimhautentzündungen bekannt. Nach 3 Monaten fiel Hr. B. durch zunehmende Rückenschmerzen, die sich in Höhe L3/4 konzentrierten, auf. Die neurologische und bildgebende Diagnostik (Nativröntgen, CT-LWS) ergab keinen richtungsweisenden pathologischen Befund. Die Labordiagnostik, mit Tumormarkern als Differentialdiagnose wies einzig eine massive Entzündungsreaktion mit einer Sturzsenkung und CRP-Wert von 120mg/dl nach. Ein Herd für diese Entzündung war nicht bekannt. Der Hausarzt wies Herrn B. ins Krankenhaus zur weiteren Diagnostik ein.

Hier entwickelte Hr. B. eine Haemoptoe, welche primär, wegen seiner Alkoholanamnese mit Magenschleimhautulcerationen als Hämatemeisis gedeutet wurde. Die Durchführung eines Thorax-CT ergab ein gedeckt perforiertes thorakales Aortenaneurysma mit begleitender Spondylodiscitis BWK 8/9.

Der Patient wurde interdisziplinär (Herz-Thorax und Unfall-Chirurgie) operativ versorgt. Es zeigte sich eine gedeckte Perforation eines Aneurysmas der Aorta descendens in den linken unteren Lungenlappen (Segement 9) und fistelndem Zugang zum Bandscheibenfach BWK 8/9. Primär erfolgte die Ausschaltung der Aorta descendens durch den Einsatz der Herz-Lungen-Maschine und getrennter Perfusion der oberen und unteren Körperhälfte. Nach radikalem Debridement des entzündlich veränderten Aorten- und angrenzenden Gewebes wird die Aortenwand durch eine Unigraft-DV-Prothese wiederaufgebaut. Zur lokalen Antibiose wird Sulmycin und mit Nebacetin getränkte Kompressen eingelegt. Der entzündete Bandscheibenraum wird ebenfalls radikal debridiert. Ein Beckenkammblock wird als Defektüberbrückung eingebolzt und zur lokalen Antibiose Sulmycin eingelegt. Anschließend wird der Situs mit nebacitinversetzter Ringerlösung ausgiebig gespült. Die Defektüberbrückung erfolgt ohne Fremdmaterialeinsatz. Die postoperative Antibiose wurde systemisch mit Metronidazol, Claforan und Staphylex für 2 Wochen in maximaler Dosierung verabreicht. Anschließend wurde nach Normalisierung der Entzündungsparameter eine Langzeitantibiose mittels Sobelin für 6 Monate angeschlossen. Der Patient war 18 Monate postoperativ infektfrei. Neurologisch bestand passager ein spinalis anterior Syndrom.

Durch die interdisziplinäre Zusammenarbeit, einer schnellen und allumfassenden operativen Versorgung nach den Richtlinien der septischen Chirurgie mit einer lokalen und systemischen Antibiose erreichten wir ein repräsentatives Ergebnis.

<table><tr><td>

18.11.99

**10:45–
11:45**

**Halle
14.2/15.2**

</td><td>

P20   Operative Behandlung der Spondylodiscitis

M. Vogel (Duisburg), G. Böhmer, H.-R. Kortmann

Spondylodiscitis

</td></tr></table>

Die akute Spondylodiscitis kann in Abhänigkeit von ihrer Lokalisation zu rasanten Querschnittsbildern führen. Weiterhin wird nicht selten durch Ausbildung einer Sepsis, beispielsweise im Rahmen einer Mediastinitis, ein akut lebensbedrohliches Krankheitsbild beobachtet. Im Vordergrund der Therapie steht entsprechend entweder die Dekompression des Rückenmarks oder aber die Beseitigung des Infektherdes um eine vorliegende Sepsis zunächst einmal zu beherrschen.

An der Halswirbelsäule erfolgt regelhaft die Entfernung des infizierten Discus sowie das Debridement der spondylitisch angrenzenden Wirbelkörper bis hin zur Vertebrektomie, temporäre Einlage von Antibiotikaketten und temporäre Stabilisierung durch Halo Fixateur. Nach Blandierung der Entzündung kann die definitive Stabilisierung entweder mit einem Titancage, der mit Spongiosa aufgefüllt wird, durchgeführt werden oder aber durch interkorporelle Spaneinlage und Plattenspondylodese von ventral.

Bei schwerer Sepsis empfiehlt es sich im Bereich der thorakolumbalen Wirbelsäule aufgrund des geringer invasiven Eingriffes zunächst von dorsal den Infektherd auszuräumen und den entstandenen Defekt durch Antibiotikaketten aufzufüllen. Eine definitive weitere Versorgung findet in Abhänigkeit von der Rückbildung der neurologischen Symptomatik oder aber des Allgemeinzustandes entweder von ventral oder dorsal statt. Bei sehr alten Patienten kann zum Teil auf weitere Eingriffe verzichtet werden.

Allgemein kann festgehalten werden, daß die frühzeitige Intervention zum einen einen wesentlichen Einfluß auf die neurologische Rückbildungstendenz nimmt. Andererseits kommt es bei septischen Krankheitsbildern zur dramatischen Verbesserung des Allgemeinbefundes. Schließlich erlaubt die definitive operative Stabilisierung bei der Spondylodiscitis eine rasche Mobilisierung der Patienten, so daß mehrwöchige Immobilisierungen nicht mehr erforderlich sind.

P21   Die Fraktur des Dens axis beim alten und uralten Menschen

E.J. Müller (Bochum), M. Jeske, M. Wick, G. Muhr

Dens Fraktur, Versorgung, alter Mensch

Zielsetzung

In einer retrospektiven Studie von 23 Fällen wird der Stellenwert sowohl der operativen als auch der konservativen Verfahren für Densfrakturen bei Patienten mit einem Lebensalter von mehr als 70 Jahren untersucht und die Indikationsstellung unter besonderer Berücksichtigung der aufgetretenen Komplikationen analysiert.

Frakturen des Dens axis sind beim alten Menschen die häufigsten Verletzungen an der HWS. Die Problematik der verzögerten Frakturheilung bzw. der Ausbildung von Pseudarthrosen nach Frakturen des Dens axis ist ein bekanntes Problem und wurde in der Literatur ausgiebig behandelt. Ob für diese Patientengruppe jedoch die gleichen Therapieprinzipien wie für junge Patienten zur Anwendung kommen können ist nicht bekannt.

18.11.99

10:45– 11:45

Halle 14.2/15.2

Patienten und Methode

In den Jahren 1982 bis 1995 wurden an unserer Klinik 23 traumatische Frakturen des Dens axis bei Patienten mit einem Lebensalter von mehr als 70 Jahren behandelt. Dies entsprach 25,3% aller in diesem Zeitraum diagnostizierten Densfrakturen. Das Durchschnittsalter der 13 Frauen und 10 Männer betrug 80,9 Jahre (71 – 96). Ursächlich lag in 21 Fällen ein Sturz im häuslichen Milieu zugrunde, zwei Patienten waren als Fußgänger verunfallt. Die Einteilung der Läsionen erfolgte entsprechend der Klassifikation von Anderson/d'Alonzo. Es wurden 20 Typ-II sowie 3 Typ-III Frakturen diagnostiziert. Eine zusätzliche Fraktur des Atlasringes war bei 13 Patienten (56,5%) zu evaluieren. Neurologische Komplikationen lagen in 2 Fällen vor. Initial wurden 4 Patienten operativ, die übrigen 19 Patienten nicht-operativ behandelt.

Ergebnisse

Die Komplikationsrate für das Gesamtkollektiv betrug 56,5% (13/23). In der operativen Gruppe war bei einem Patienten (25%) eine Schraubenlockerung nach direkter Verschraubung des Dens aufgetreten. In der nicht-operativen Gruppe waren bei 63,2% (12/19) der Patienten Komplikationen zu verzeichnen. Alle 3 Patienten mit neurologischen Defiziten sind an Komplikationen der Rückenmarksschädigung verstorben. Wegen einer persistierenden Instabilität war bei acht Patienten ein Verfahrenswechsel hin zu einer operativen Stabilisierung erforderlich. Drei dieser Patienten sind in der postoperativen Phase verstorben. Bei einem Patienten war eine kardio-pulmonale Komplikation aufgetreten.

Schlußfolgerung

Densfrakturen im höheren Lebensalter liegt typischerweise ein Sturz im häuslichen Milieu mit einem Kopfanprall-Trauma zugrunde. Die Komplikationsrate der primär überwiegend nicht-operativ versorgten Frakturen ist sehr hoch und insbesondere die sekundäre operative Intervention geht mit einer hohen Mortalitätsrate einher. Aufgrund unserer Erfahrungen propagieren wir die frühzeitige operative Stabilisierung der Densfrakturen in dieser Altersgruppe, um die Mortalitäts- und Morbiditätsrate zu reduzieren und die Prognose zu verbessern.

18.11.99

10:45–
11:45

Halle
14.2/15.2

P22 Biomechanische Testungen von ventralen Rekonstruktionsmethoden für die untere Halswirbelsäule an einem zweiachsigen kraftgesteuerten Testsystem

P. Rehbein (Hamburg), C. Eggers, R. Nassutt, M. Morlock

anterior stabilisation, biomechanical testing, cervical spine injury

Einleitung

Eine hohe Primärstabilität eines fusionierten Bewegungssegmentes nach einer Verletzung an der Wirbelsäule ist die Voraussetzung für den Heilungsprozeß. Für Verletzungen an der Halswirbelsäule wird noch bis heute über den optimalen Zugang diskutiert, es hat sich jedoch der ventrale Zugang gegenüber dem dorsalen Zugang in klinischen und biomechanische Studien als vorteilhaft erwiesen. Auch eine aktuelle Multicenterstudie zeigt, daß sich der ventrale Zugang zum Standardverfahren entwickelt hat. Die gegenwärtig zur Verfügung stehenden Rekonstruktionssysteme für den ventralen Zugang unterscheiden sich im Design (winkelstabile und nicht-winkelstabile Systeme) und der Schraubenfixation (unikortikale und bikortikale Schraubenfixation). Häufig sind für nicht-winkelstabile Systeme die bikortikale Schraubenfixation und für ein winkelstabiles System die unikortikale Schraubenfixation vorgesehen. Es gibt jedoch auch einige winkelstabile Systeme, mit denen die bikortikale Schraubenfixation möglich ist. Die bikortikale Schraubenfixation geht mit der Penetration in den Spinalkanal und dem entsprechenden Risiko von Verletzungen neurogener Strukturen einher. Diese Studie sollte klären, ob bei winkelstabilen Systemen mit unikortikaler Schraubenfixation eine vergleichbare Primärstabilität erreicht wird wie bei nicht-winkelstabilen Systemen mit bikortikaler Schraubenfixation.

Weiterhin sollte untersucht werden, ob die bikortikale Schraubenfixation bei den winkelstabilen Systemen, die diese Möglichkeit zulassen, die Primärstabilität beeinflußt.

Methode

Die biomechanischen Testungen der ventralen Rekonstruktionssysteme wurden an humanen Wirbelsäulenpräparaten durchgeführt. Nach Entnahme der Präparate wurden native Röntgenaufnahmen zum Ausschluß maligner Befunde und computertomographische Untersuchungen zur Bestimmung der Knochendichte (mg Ca-HA/ ml) angefertigt. Muskuläre Strukturen und andere Weichteile wurden entfernt, während Ligamente, Kapseln der Facettengelenke und Bandscheiben erhalten blieben. Von 12 Halswirbelsäulen (Entnahmealter: 60,1±10,2 Jahre) konnten 28 Bewegungseinheiten (functional spinal unit, FSU) aus unterschiedlichen Segmenten zwischen C2 und T1 (z.B. C4/C5, C5/C6) gewonnen werden. Nach der Präparation und Fixation in Knochenzement (PMMA) wurden die FSUs unter drei unterschiedlichen Konditionen getestet: (1) intakt, (2) nach Provokation einer hinteren Instabilität und (3) nach ventraler Rekonstruktion mit einem Schrauben-/Plattensystem. Mit dem zweiachsigen Testsystem

(MTS-Bionix 858) konnte ein kraftgesteuerter Prüfstand konstruiert werden. Zur Simulation physiologischer Bewegungen in Extension/Flexion, Seitneigung und Rotation wurden freie Drehmomente (±2,5 Nm) aufgebracht, und dazu die Winkeländerung (°) digital aufgezeichnet. Bei allen Messungen wurde eine axiale Kompression von 100 N erzeugt. Für alle Konditionen und alle Bewegungsrichtungen wurde die Steifigkeit berechnet. Als Maß der Primärstabilität wurde die Steifigkeit der FSUs nach ventraler Rekonstruktion mit der Steifigkeit intakter FSUs miteinander verglichen. Zur Verfügung standen ein nicht-winkelstabiles System (Orozco H-Platte) und drei verschiedene winkelstabile Systeme (HWS-Druckplattenfixateur, Morscher-Platte, T-Fix System).

18.11.99

10:45–
11:45

Halle
14.2/15.2

Ergebnisse

Sowohl die winkelstabilen (+146±111%) als auch die nicht winkelstabilen Systeme (+98±72%) erhöhten signifikant die Steifigkeit der FSUs in Extensions-/Flexionsbewegung im Vergleich zu den intakten Präparaten (0,5±0,3 Nm/°, p=0,01). Bei beiden Systemen konnte durch die bikortikale Schraubenfixation eine diskrete Verbesserung der Steifigkeit im Vergleich zur unikortikalen Fixation erreicht werden, jedoch war bei den winkelstabilen Systemen dieser Unterschied weniger deutlich (winkelstabile S.: +168 ± 89% vs. +123 ± 50%, p=0,48; nicht-winkelstabile S.: +137 ± 84% vs. +59±34%, p=0,21). Während in Seitneigung die Steifigkeit der FSUs durch winkelstabile Systeme verbessert werden konnte (+22 ± 33%, p=0,04), versagte das nicht-winkelstabile System (-24 ± 23%, p=0,05) im Vergleich zum intakten Bewegungssegment (1,1±0,5 Nm/°). In Seitneigung konnten durch die unterschiedliche Schraubenfixation bei allen Implantaten keine signifikanten Unterschiede bei der Änderung der Steifigkeit festgestellt werden. Auch in Rotation verbesserte sich die Steifigkeit nur mit der Fusion durch winkelstabile Systeme (+18 ± 35%, p=0,05), nicht-winkelstabile Systeme (-14 ± 26%, p=0,38) hingegen konnten keine Primärstabilität erzeugen, die höher als die von intakten FSUs (1,5 ± 1,2 Nm/°) war. Bikortikale und unikortikale Schraubenfixation unterschieden sich auch in der Rotation hinsichtlich Primärstabilität bei allen Systemen nicht signifikant.

Diskussion

Die ventrale interkorporelle Spondylodese hat sich als sinnvolle Methode zur Therapie von Verletzungen an der unteren Halswirbelsäule bewährt. Neben einer geringeren Operationsmorbidität im Vergleich zu dorsalen Methoden bleiben zusätzlich Dynamik und Rezeptorfunktion der posterioren Halsmuskulatur und Bandstrukturen erhalten. Die Ergebnisse dieser Studie zeigen, daß sich übliche Implantate, die bei der ventralen interkorporellen Spondylodese ihre Anwendung finden, je nach Design und Schraubenfixation hinsichtlich der Primärstabilität unterscheiden. Insbesondere in der Seitneigung und der Rotation zeigt das nicht-winkelstabile System Defizite, die mit einem erhöhten Risiko der Schraubenlockerung und Implantatversagen einhergehen können. Es ist jedoch zu bedenken, daß die in vitro-Situation dieser biomechanischen Testungen nicht der in vivo -Situation nach einer ventralen interkorporellen Spondylodese entspricht, da im Testablauf keine Interposition eines kortikospongiösen Knochenspanes erfolgte. Die bikortikale Schraubenfixation scheint bei nicht-winkelstabilen Systemen sinnvoll, bei winkelstabilen Systemen hingegen nicht erforderlich zu sein. Da die unikortikale Schraubenfixation jedoch weniger Risiken mit sich bringt, und winkelstabile Systeme mit dieser Fixation in allen Bewegungsrichtungen durch die Erhöhung der Steifigkeit zu einer hohen Primärstabilität führen, zeigt sich mit dieser Technik eine optimale Methode, die bei der ventralen interkorporellen Spondylodese angewandt werden kann.

Literatur

1. Hofmeister M., Potulski M., Späth K., Jaksche H., Bühren V.: „Klinische Ergebnisse der ventralen Fixation von HWS-Verletzungen" Osteosynthese International (1998) 6: 112-120
2. Wilke HJ., Wenger K., Claes L.: „Testing criteria for spinal implants" European Spine Journal (1998) 7: 148-154
3. Blauth M., Schmidt U., Dienst M., Knop C., Tscherne H.: „Langzeitergebnisse nach ventraler interkorporeller Spondylodese" Unfallchirurg (1996) 99:925-939

P23   Rehabilitation geriatrischer Halsmarkverletzter

G. Schmeiser (Murnau); D. Maier; M. Potulski, V. Bühren

Zielsetzung

Durch eine retrospektive Studie wird das Rehabilitationsergebnis bei Verletzungen des Halsmarks über dem 65. Lebensjahr überprüft.

Kurzfassung

Die Zunahme von halsmarkverletzten geriatrischen Patienten ist im wesentlichen auf die verbesserte Akutversorgung und die höhere Lebenserwartung zurückzuführen. Die stationäre Rehabilitationsdauer dieser Patienten liegt ca. 30% über der durchschnittlichen Rehabilitationszeit aller Tetraplegiker. Trotz Ausschöpfung aller physiotherapeutischer und ergotherapeutischer Maßnahmen bleibt die Rehabilitationsfähigkeit aufgrund der unfallunabhängigen – meist internistischen – Erkrankungen häufig deutlich eingeschränkt.

35 Patienten zwischen 66 und 91 Jahren mit Halsmarkverletzungen wurden zwischen 1993 und 1999 in die Studie aufgenommen. 75% der Lähmungen enstanden durch einen Sturz. 30 Patienten wurden operativ versorgt.

Von 11 komplett gelähmten Patienten verstarben 5 Verletzte bereits während der Frührehabilitation. Trotz verlängerter Rehabilitationszeiten konnten nur 2 Patienten in die häusliche Pflege entlassen werden, 4 Patienten wurden in ein Altenpflegeheim aufgenommen. Poststationär verstarben 2 weitere Verletzte an mittelbaren Unfallfolgen.

Demgegenüber konnten von den 24 inkomplett gelähmten Patienten 20 Verletzte in die häusliche Betreuung entlassen werden. 15 Patienten erlangten eine gewisse Selbständigkeit bei Körperpflege, Essen, Transfer, etc. Während der einjährigen Nachbeobachtung war eine lähmungsbedingte Todesfolge nicht zu beobachten.

18.11.99

10:45–
11:45

Halle
14.2/15.2

Schlußfolgerungen

Verletzungen des Halsmarks bei geriatrischen Patienten gehen bei kompletter Lähmung mit einer hohen Frühmortalität einher, die deutlich verlängerte Frührehabilitation verläuft häufig frustran. Inkomplett gelähmte Patienten profitieren hingegen von einer prolongierten intensiven Rehabilitation und können häufig in das frühere soziale Umfeld integriert werden.

P24 Beidseitige Recurrensschädigung durch Überdehnung im Halo-Fixateur

U.-J. Gerlach (Hamburg), S. Fuchs, D. Wolter

Recurrensparese, Dens-Basisfraktur, Halo-Fixateur

Zielsetzung

Hinweise auf eine mögliche Recurrensschädigung durch Überdehnung.

Problembeschreibung

Die Versorgung von komplexen Verletzungen der oberen Halswirbelsäule durch den Halo-Fixateur ist ein bewährtes Verfahren. Für eine gute Reposition und Fixation ist häufig eine nicht unbeträchtliche Extension und Retroflexion notwendig. Dehnungsschäden durch diesen Vorgang sind bisher nicht bekannt. Für uns war daher der folgende Heilungsverlauf aufschlußreich.

Patient

35-jähriger Mann, Dens-Basisfraktur Anderson III, Dislokation nach ventral, Reposition durch Extension und Retroflexion, Fixation im Halo-Fixateur. Heiserkeit nach 2 Tagen. Endoskopisch gesicherte, eingeschränkte Beweglichkeit bei inkompletter Recurrensparese beidseits. Lockerung und Zurücknahme der Extension und Retroflexion. Danach Erholung des neurologischen Schadens. Belassen des Halo-Fixateurs bis zum Durchbau (3 Monate).

Ergebnisse

Vollständige Erholung des Recurrensschadens. Regelrechte Stimmbandfunktion bei HNO-ärztlicher Kontrolle 3 Monate nach Unfall.

Schlußfolgerungen

Eine verstärkte Extension und gleichzeitige Retroflexion kann zu einer Überdehnung des Recurrens führen. Eine beginnende Heiserkeit sollte HNO-ärztlich sofort kontrolliert werden, um eine mögliche Nervenschädigung frühzeitig zu erkennen.

P25   Die computergestützte gluteale Druckverteilungsmessung als Hilfsmittel zur Rollstuhlanpassung und Sitzkissenverordnung

A. Badke (Tübingen), A. Ohl, H.-P. Kaps, K. Weise

Rollstuhlfahrer, Rollstuhlanpassung, gluteale Druckverteilung

Problem

Patienten, die aufgrund ihrer Verletzungsfolgen auf die Benutzung eines Rollstuhls angewiesen sind, sind insbesondere bei zusätzlich gestörter glutealer Sensibilität in hohem Maße gefährdet, Druckulzera zu erleiden. Diese gravierende Spätkomplikation zieht oft mehrfache myoplastische Operationen nach sich. Der korrekten Auswahl und Anpassung des Rollstuhls kommt daher bei dieser Patientengruppe entscheidende Bedeutung zu. Die Auswahl des im Einzelfall richtigen Sitzkissens ist bei der Vielzahl der angebotenen Fabrikate schwierig.

Methode

Zur individuellen Anpassung eines Sitzkissens wird die Druckverteilung auf dem Kissen mit Hilfe einer Sensormatte erfaßt. Die gewonnenen Daten werden auf einen PC übertragen und graphisch dargestellt. Die Messung erfolgt in dem bereits zuvor für den Patienten ausgewählten Rollstuhl. Kissen und Rollstuhleinstellungen werden so lange verändert, bis die optimale Druckverteilung erreicht ist.

Ergebnisse

Im Zeitraum vom 1.9.96 bis 31.12.98 wurden bei 82 Patienten (64 Männer, 18 Frauen, Durchschnittsalter 46 (14- 86) Jahre) mit frischer Querschnittlähmung im Rahmen der Erstversorgung im Querschnittzentrum Tübingen gluteale Druckmessungen zur Sitzkissenverordnung durchgeführt. Es handelte sich um 58 Paraplegiker und 24 Tetraplegiker. Insgesamt wurden 598 Messungen ausgewertet. Pro Patient waren durchschnittlich 6 (2 -26) Messungen bei durchschnittlich 3 (1- 13) verschiedenen Kissen und Einstellungen erforderlich. Ausgewertet wurden jeweils der höchste und niedrigste Maximaldruck sowie der Durchschnittsdruck. Ziel war ein möglichst kleiner Maximaldruck bei Druckverteilung auf eine möglichst große Fläche. Die Messungen zeigten, daß neben der Auswahl eines geeigneten Fabrikates vor allem die korrekte Rollstuhleinstellung hinsichtlich Sitzbreite, Rückenlehne und Fußrasten von entscheidender Bedeutung war.

Nachuntersuchung

52 Patienten konnten durchschnittlich 1,7 Jahre nach Erstversorgung nachuntersucht werden. 2 Patienten mußten im Nachuntersuchungszeitraum wegen glutealer Ulzera behandelt werden. In beiden Fällen waren die Ulzera auf Verletzungen beim Transfer zurückzuführen.

Schlußfolgerung

Die computergestützte Analyse der glutealen Druckverteilung hat sich zur Verbesserung der individuellen Sitzkissenanpassung bei Rollstuhlfahrern insbesondere bei gestörter glutealer Sensibilität bewährt. Auch bei nicht querschnittgelähmten, jedoch auf den Rollstuhl angewiesenen Patienten sollte der Rollstuhlanpassung zur Vermeidung von Spätkomplikationen größere Aufmerksamkeit geschenkt werden.

P26   Behandlungserfolge der Kokzygodynie durch Resektion der Steißbeinspitze

R. Bay (Bruchsal), H. Thiele, N.P. Sossinka

In einer retrospektiven Studie erfolgte die Auswertung der Operationsergebnisse, Histologie und klinische Ergebnisse nach Resektion der Steißbeinspitze bei therapierefraktärer Kokzygodynie.

Zielsetzung, war der Nachweis, daß entgegen der gängigen Literaturaussagen im deutschsprachigen Raum, die operative Therapie als ultima ratio in der Behandlung des chronischen Schmerzes einen berechtigten Stellenwert hat.

18.11.99

10:45–
11:45

Halle
14.2/15.2

Kurzfassung

Seit 1994 behandelten wir insgesamt 13 Patienten mit therapiefraktären Berschwerden im Bereich des Steißbeins. Es erfolgte die Resektion der Steißbeinspitze und Durchtrennung der sacrokokzygealen Bänder.

Die Patienten waren in der Mehrzahl weiblichen Geschlechts, die Beschwerden bestanden in der Regel über 1 Jahr, konservative Behandlungsversuche waren frustran. Als Ätiologie fanden sich immerhin bei 7 Patienten Beschwerden nach Trauma, z.B. nach vorausgegangenen Stürzen auf das Gesäß.

Die Nachuntersuchung zeigte, daß immerhin 9 Patienten nach Kokzygotomie beschwerdefrei waren, bei 2 Patienten fanden sich Restbeschwerden, bei noch zufriedenstellendem Spätergebnis. 2 Patienten zeigten weiterhin bestehende Restschmerzen.

Interessanterweise bestand eine hohe Zufriedenheit bei Patienten mit posttraumatischen Kokzygodynieschmerzen, hier sind 6 Patienten von 7 postoperativ beschwerdefrei.

Fazit

Entgegen der vorherrschenden Meinung in der deutschsprachigen Literatur zeigt die chirurgische Behandlungsform der Kokzygodynie durch Resektion der Steißbeinspitze bei korrekter Indikationsstellung gute Ergebnisse.

P27   Bewegungsanalyse nach interner Beckenringstabilisierung – Computeranimation biomechanischer Daten

T. Pohlemann (Hannover), U. Culemann, A. Gänsslen, T. Hüfner

Bewegungsanalyse, Biomechanik, Computeranimation, Beckenringstabilisierung

Zielsetzung

Bisherige biomechanische Studien zur internen Stabilisierung des posterioren Beckenringes definieren das Implantatversagen bzw. den Repositionsverlust als Endpunkt der Belastung. Ziel der vorliegenden Untersuchung war es, mittels systematischer Analyse der Bewegungsmuster verschiedener Osteosynthesen am hinteren Beckenring typische „Schwächen" einer Osteosynthese aufzudecken, ohne die Belastungsgrenze zu überschreiten.

Material und Methodik

Am Versuchsmodell des kompletten knöchernen Beckenrings im Einbeinstand mit statischer Simulation der Abduktorenmuskulatur unter zyklischer Belastung wurden verschiedene Stabilisierungstechniken für den hinteren Beckenring untersucht

(Sakrum: transiliosakrale Verschraubung, Sakralstäbe, verschiedene Plattenosteosynthesen; SI-Gelenk: ventrale SI-Verplattung, transiliosakrale Verschraubung). Die
erhobenen Daten wurden in ein 3D-Animationsprogramm auf einem PC eingelesen.

18.11.99

**10:45–
11:45**

**Halle
14.2/15.2**

Ergebnisse

1. Für die verwendeten Osteosynthesen fanden sich spezifische und reproduzierbare
   Bewegungsmuster.
2. Durch Analyse des Bewegungsablaufes konnte der Ort des Implantatversagen vorausgesagt werden.
3. Für die Stabilisierung von transforaminalen Sakrumfrakturen konnte eine optimierte Implantatlage bestimmt werden.
4. Die Ergebnisse unterstützen die Entwicklung winkelstabiler Implantate für den
   dorsalen Beckenring.

Schlußfolgerungen

Das vorgestellte System erleichtert das Verständnis zum Deformationsverhalten unter Last nach Beckenringostosynthese. Es kann dazu dienen, Implantatpositionen zu
optimieren und ggf. Implantatdimensionen und Implantatdesign zu modifizieren.
Durch Einsatz von komplexeren Computermodellen (Finite Elemente) könntedie
Aussagefähigkeit weiter gesteigert werden.

P28   Endoskopisch unterstützte Versorgung einer
dreifachen Beckenringpseudarthrose – Ein Fallbericht

A. Gänsslen (Hannover), T. Pohlemann, HC. Pape, H. Tscherne

Beckenringstabilisierung, Endoskopie

Zielsetzung

Durch den Einsatz endoskopischer Technik bei konventionellen Beckenoperationen läßt
sich die Zugangsausdehnung und damit das Operationstrauma verringern und gleichzeitig die Übersicht und die Möglichkeit der Implantatpositionierung verbessern.

Fallbeschreibung

Eine 48-jährige Patientin stellt sich 8 Monate nach Trauma mit schmerzhafter
Pseudarthrose einer rechtsseitigen transforaminalen Sakrumfraktur und beidseitiger
transpubischer Pseudarthrose vor. Neurologisch liegt eine inkomplette S1/S2

Symptomatik mit Besserungstendenz vor. Nach primär nichtoperativer Therapie wurde 6 Wochen nach dem Trauma eine transiliosakrale Schraubenosteosynthese durchgeführt, die aber nicht zur Ausheilung der Sakrumfraktur führte. Die präoperative Analyse ergibt eine nur unbedeutende Fehlstellung, so daß unter Einschluß des Alters und des Allgemeinzustandes eine Fixation in situ unter Verwendung „reduziert invasiver Techniken" geplant wird:

1. Schritt: gedeckte Reverschraubung der Sakrumpseudarthrose in situ
2. Exposition des vorderen Beckenrings über „Mini-Pfannenstielschnitt" mit gedeckter Präparation beidseits unter endoskopischer Kontrolle entlang der Linia terminalis bis zum SI-Gelenk.
3. Pseudarthrosenausräumung oberer Schambeinast beidseits und Verplattung unter direkter Sicht und endoskopischer Kontrolle
4. Nach Wundverschluß zusätzlicher ventraler supraacetabulärer Fixateur externe.

Der postoperative Verlauf ist problemlos, die Patientin wird schmerzfrei frühmobilisiert

Schlußfolgerungen

Der Einsatz der Endoskopie bei Beckenosteosynthesen ist möglich und erlaubt eine erhebliche verbesserte Übersicht im kleinen Becken. Eine erhöhte Sicherheit bei Beckenosteosynthesen bei gleichzeitiger Reduktion des Operationstraumas ist zukünftig zu erwarten.

| 18.11.99

13:45–
14:45 | **Postersitzung (III)**
Donnerstag, 18.11.99   **13:45 – 14:45**
Hallenbereich vor Saal 14.2/15.2 |
| Halle
14.2/15.2 | *Minimal – invasive Osteosynthese* |

P29   Marknagelung von Oberarmschaftfrakturen mit dem soliden Humerusnagel (UHN)

J. Gröber (Tübingen), E. Schwab, D. Höntzsch, K. Weise

Humerusschaftfraktur, UHN, retrograde Nagelung

Durch eine prospektive Studie soll die Effizienz des unaufgebohrten Marknagels bei der Versorgung von Oberarmschaftfrakturen überprüft werden.

Material und Methode

Zwischen April 1996 und Januar 1999 wurden 32 Patienten mit Oberarmschaftfrakturen mittels UHN stabilisiert. Indikation hierfür waren stabile oder instabile Humerusschaftfrakturen, pathologische Frakturen sowie Pseudarthrosen

Operationstechnik

Retrograde Nagelung. Bauchlage, 90 Grad im Ellbogen gebeugt. Bestimmung der Implantatlänge und Durchmesser, Eröffnung der Markhöhle, Nagelinsertion. Proximale und distale Verriegelung, Kompression, Verschlußkappe.

Ergebnisse

Bei insgesamt 32 Patienten erfolgte in 26 Fällen eine retrograde, in 6 Fällen eine antegrade Nagelung. Das Durchschnittsalter des Kollektives betrug 48.5 Jahre, der jüngste Patient war 15 Jahre, der älteste 85 Jahre alt. Stabilisiert wurden 26 frische sowie 2 pathologische Frakturen, 2 Pseudarthrosen und 2 Patienten mit verzögerter Knochenbruchheilung bei intramedullärer Schienung. Entsprechend der AO-Klassifikation wurden 15 A, 9 B und 6 C-Frakturen behandelt. Beim Follow-up nach durchschnittlich 6 Monaten zeigte sich bei 29 Patienten eine knöcherne Konsolidierung der Fraktur, in 3 Fällen lag eine Pseudarthrose vor. An Komplikationen fanden sich 1 Fissur am Eintrittspunkt, 1 Schaftfraktur, 1 Markraumphlegmone. Sekundäre Radialisparesen traten in keinem Falle auf. Bei retrograder Nagelung konnte ein sehr gutes funktionelles Ergebnis erreicht werden. Beim antegraden Zugang war haüfiger eine Bewegungseinschränkung am Schultergelenk zu verzeichnen.

Schlußfolgerung

Die Behandlung von Oberarmschaftfrakturen mit dem UHN stellt ein schonendes, risiko- und komplikationsarmes Verfahren dar. Es erfüllt den Anspruch einer minimalintensiven und biologischen Osteosynthese mit sehr gutem funktionellem Ergebnis bei retrograder Nagelung.

18.11.99

13:45–
14:45

Halle
14.2/15.2

P30   Die Titanwendel –
das Spiralvergnügen bei der subkapitalen Humerusfraktur

J. R. Döhler (Plau am See)

Zielsetzung

Vorstellung eines eleganten und zuverlässigen, noch weithin ungebräuchlichen Verfahrens zur Stabilisierung von subkapitalen Humerusfrakturen

Kurzfassung

Die aus Wien stammende Titanwendel (I.T.S. Graz) ermöglicht die geschlossene, zuverlässige und rasche Stabilisierung von subkapitalen Humerusfrakturen. Durch ein Kortikalisloch unterhalb der Fraktur wird eine der in drei Durchmessern erhältlichen Wendeln eingedreht. Am gekürzten Überstand läßt sie sich nach Konsolidierung der Fraktur problemlos entfernen. Durch ihre Form findet sie auch bei älteren Patients zuverlässig Halt in der Spongiosa des Humeruskopfes. Bei ihrer leichten Nachgiebigkeit ist sie eine sog. biologische Osteosynthese, die zu einer raschen Frakturheilung führt.

Ergebnisse

Wir haben die Titanwendel seit April 1998 22-mal verwendet und keine Komplikationen erlebt.

Schlußfolgerung

Sie ist viel gewebsschonender und zuverlässiger als perkutane Kirschnerdrähte, viel einfacher als Platten und verkürzt oder erübrigt die Ruhigstellung in einer Bandage. Der Eingriff dauert mit der Lagerung 15-20 Minuten und kann ambulant erfolgen.

P31   Minimalinvasive Technik zur Stabilisierung von proximalen Humerusfrakturen

Beatrice Steiner (Davos), M. Hehli, St. Perren, A. Fernandez Dell'Oca

Minimalinvasiv, proximal Humerus, Fixateur Intern, Verblockte Interne Fixateur Technik

18.11.99

13:45–14:45

Halle 14.2/15.2

Einführung

Die proximalen Frakturen am Humerus sind Schalenbrüche, welche schwer zu fixieren sind. Solche Frakturen möchte man entsprechend der Technik der biologischen Osteosynthese versorgen. Ein Fixator mit winkelstabilen Schrauben, welcher eine möglichst genaue anatomische Form aufweist, ist eine solche Methode. Bei diesen Indikationen ergeben sich jedoch einige anatomische Probleme, wodurch der Fixateur interne folgende Designmerkmale aufweisen muss:

1. Laterale Lage am proximalen Humerus (analog zu der üblichen proximalen Humerusplattentechnik), wodurch eine Zerstörung der Bizepssehne verhindert wird.
2. Anteriore Lage in der Schaftmitte, damit der Radialnerv nicht verletzt wird.

Das heisst, dass der interne Lastträger eine S-Form aufweist und um 90° verdreht sein muß.

Vorgehensweise

Mit Hilfe von anthropologischen Messungen, CT- und Röntgenbildern wurden erste Modelle aus Polypropylen hergestellt, welche an Humanhumeri angebracht und in Form überprüft wurden. Anhand dieser definierten Form wurden gerade 4,5 Synthes-Rekonstruktionsplatten vorgeformt und für Frakturen des proximalen Humerus bei 10 Patienten angewendet. Aufgrund dieser Operationserfolge wurden erste interne Lastträger aus Titan hergestellt.

Grundlegendes zur Methode

Basierend auf den neuesten wissenschaftlichen Erkenntnissen, wurden neue Operationstechniken entwickelt, die zur Anwendung von monokortikalen, selbstbohrenden und winkelstabilen Schrauben führte, was eine verbesserte Verankerung im Knochen garantiert (AO Technik). Diese „Verblockte Interne Fixateur Technik" (LIF) mit Kopfverriegelungsschrauben wurden auch in diesen ersten Titanlastträgern verwendet. Die anatomische Form des Fixateurs macht ein intraoperatives Anpassen an den Knochen überflüssig.

Operationstechnik

Durch zwei Incisionen wird der interne Kraftträger minimal invasiv eingeführt und mit den Kopfverriegelungsschrauben proximal und distal verschraubt. Der interne

Lastträger ist nun auf dem Humerus so befestigt, dass er ihn nicht berührt, ihn aber dank winkelstabiler Schrauben trotzdem in Position hält. Wie beim verriegelten Nagel oder dem Fixateur externe allgemein wird die Fraktur überbrückt und auf eine die Blutzirkulation schädigende Reposition verzichtet.Die Durchgangslöcher am proximalen Ende des Fixateurs ermöglichen die Fixierung der Rotatorenmanschette mit Fadenmaterial, direkt am internen Lastträger. Dies als Möglichkeit, eine zunehmende Haltekraft zu erreichen.

P32 Der Trueflex-Nagel als intramedullärer Kraftträger in der Versorgung von Unterarmfrakturen – Klinische Ergebnisse

M. Wick (Bochum), M.P. Hahn, E.J. Müller, G. Muhr

Unterarmfrakturen, Trueflex Nagel

Können die Ergebnisse in der operativen Behandlung von Unterarmfrakturen mit den gängigen Osteosyntheseverfahren konkurrieren?

Die Versorgung von Unterarmfrakturen ist aufgrund der komplexen biomechanischen und anatomischen Gegenheiten eine Domäne der operativen Therapie. Dabei hat sich die Plattenosteosynthese als Standardverfahren durchgesetzt, während die Ergebnisse intramedullärer Kraftträger bisher klinisch nicht überzeugen konnten. In dieser Studie wurden 29 Patienten mit insgesamt 51 Trueflex Nägeln operativ versorgt (Indikationsbereich: geschlossene bis III° offene Frakturen). Das Durchschnittsalter der Patienten (21 Männer, 8 Frauen) betrug 35,2 Jahre (21-54 Jahre). Der mittlere Nachbeobachtungszeitraum belief sich auf 2,4 Jahre (1,5 bis 3 Jahre). Die stationäre Verweildauer bei einer isolierten Unterarmfraktur betrug 5,2 Tage. In den postoperativen Verlaufskontrollen fanden sich keine Hinweise auf Gefäß- oder Nervenläsionen. 26 Patienten (89,6%) konnten wieder ihrem alten Beruf nachgehen. Ein Patient (3,4%) mußte wegen einer Lockerung des Nagels erneut operiert werden. Bei 2 Patienten (6,8%) mit einer III° offenen Unterarmfraktur entwickelte sich eine Pseudarthrose, die plattenosteosynthetisch versorgt wurde. Ein Jahr postoperativ fand sich bei 22 Patienten (76%) eine freie Unterarmbeweglichkeit.

Der Trueflex Nagel ist ein Meilenstein in der Entwicklung intramedullärer Kraftträger. Die klinschen Ergebnisse sind mit denen der Plattenosteosynthese durchaus vergleichbar. Unter Berücksichtigung der ökonomischen Gegenheiten (Trueflex Nagel DM 1300; LCDC Platte DM 191) stellt dieses neuartige Osteosynthesverfahren jedoch nur eingeschränkt eine konkurrenzfähige Alternative zur Plattenosteosynthese dar.

P33 Titan in der Unfallchirurgie

18.11.99

13:45–
14:45

Halle
14.2/15.2

K. Ipaktchi (Berlin), T. John, R. Rahmanzadeh

Titanium, Osteosynthesis, Allergy, Biocompatibility

Zielsetzung

Anhand eines Literaturüberblicks wird die Entwicklung von Titanimplantaten in der Unfallchirurgie dargestellt und die besonderen Materialeigenschaften hervorgehoben, sowie die speziellen Indikationen für dieses Material anhand von klinischen Fällen aufgezeigt.

Problemstellung

Titan ist außerordentlich gewebeverträglich und korrosionsbeständig in Luft und biologischem Medium. Diese Eigenschaft vereint mit unter anderem guter intraoperativer Modellierbarkeit, exzellenten biomechanischen Charakteristiken und fehlenden allergischen Reaktionen lassen Titanimplantate als „golden standard" der anspruchsvollen Osteosynthese erscheinen. Wo liegen die Hauptindikationen für den Einsatz von Titan in Zeiten limiterter finanzieller Resourcen in der Medizin?

Material/Methoden

1. Literaturüberblick von den ersten Anwendung bis hin zu modernen Implantaten (LC-DCP, Kleinfragmentinstrumentarium) sowie theoretische physiko-chemische Erläuterung der Materialeigenschaften und Darstellung histologischer Schnittpräparate.
2. Klinische Demonstration anhand von 4 ausgewählten Fällen aus der unfallchirurgischen Praxis, die das Indikationsspektrum abstecken.

Schlußfolgerung

Titanimplantate sind fester Bestandteil der unfallchirurgischen Therapie bei Patienten mit nachgewiesenen Allergien gegen herkömmlichen Implantatstahl. Ferner kommt Titan zum Einsatz wenn eine besondere Biokompatibilität gefragt ist und es auf subtile Rekonstruktionen mit Kleinfragmentsystemen ankommt. Zahlreiche Autoren propagieren das Belassen von Implantaten in situ aufgrund der exzellenten Gewebeeigenschaften. Zu diskutieren ist, ob nicht der initial höhere Preis des Materials durch diesen Vorteil mehr als eingeholt wird, insbesondere unter dem Gesichtspunkt des Patienten, der keinen Zweiteingriff benötigt.

18.11.99

13:45–
14:45

Halle
14.2/15.2

P34   Die Versorgung instabiler supra- und diakondylärer Femurfrakturen mit dem retrograden Femurnagel

Ch. Heiss (Giessen), J.-P. Stahl, U. Horas, R. Schnettler

Distale Femurfraktur, retrograder Femurnagel, Komplikationen

Im Laufe der letzten Jahre wurden die verschiedensten Implantate zur intramedullären Stabilisierung geschlossener und offener distaler Femurfrakturen entwickelt. Die folgende retrospektive Analyse präsentiert die Erfahrungen mit zwei unterschiedlichen retrograden Nagelsystemen.

In dem Zeitraum von 1995-1997 wurden in unserer Klinik 20 Patienten mit geschlossenen und offenen distalen Femurfrakturen mittels retrograder Verriegelungsnagelung operativ versorgt. Dabei umfaßte das Patientengut 10 Frauen und 10 Männer mit einem Durchschnittsalter von 59,8 Jahren (min. 40 J., max. 90 J.). Die Hauptunfallursache waren Stürze im häuslichen Bereich bei alten Patienten sowie Verkehrsunfälle bei jüngeren Patienten. Nach der AO-Klassifikation lagen 4 Frakturen vom Typ 32 A1-3, 7 Frakturen vom Typ 33 A1-3 und 9 Frakturen vom Typ 33 C1-3 vor. Davon erlitten insgesamt 4 Patienten offene distale Femurfrakturen, wobei 2 zweitgradig und 2 drittgradig offene Frakturen beobachtet werden konnten.

In je 10 Fällen kam ein aufgebohrtes und ein unaufgebohrtes Nagelsystem zur Anwendung. Es wurde immer eine Primäroperation angestrebt, teilweise verlangte jedoch die Multimorbidität der Patienten eine intensivmedizinische präoperative Vorbereitung. Immerhin konnten 11 Patienten (>50 %) innerhalb von 24 Std. operativ versorgt werden. Die Operationszeit betrug durchschnittlich 116 min. An postoperativ lokalen Komplikationen kam es bei einem Fall zu einem subkutanen Weichteilinfekt, der revidiert werden mußte. Bei einem weiteren Patienten mußte aufgrund einer massiven Bewegungseinschränkung im Kniegelenk eine Narkosemobilisation durchgeführt werden. Bei insgesamt 3 Patienten kam es nach Mobilisation zu einer Femurschaftfraktur proximal des retrograden Nagels. Die Dauer der Bettruhe bis zur Mobilisation betrug im Durchschnitt ca. 3 Tage, der Zeitraum bis zur durchgeführten Vollbelastung 26 Tage und der stationäre Aufenthalt dauerte im Mittel 18,4 Tage. Eine verzögerte Knochenbruchheilung oder gar Nonunions konnten in unserem Patientengut nicht beobachtet werden. Die funktionelle Beweglichkeit im Kniegelenk zum Zeitpunkt der Entlassung zeigte bei 13 Patienten (65 %) ein sehr gut bis gutes Behandlungsergebnis. Die retrograde Femurnagelung stellt somit eine Erweiterung im Spektrum der intramedullären Osteosynthesen dar. Die Möglichkeit der belastungsstabilen Versorgung auch von Frakturen mit Gelenkbeteiligung, erlangt im Zeitalter der hohen Lebenserwartung der Patienten zunehmend an Bedeutung.

Im Patientengut dieser Arbeit bewährten sich beide intramedullären Implantate für die rasche Mobilisierung multimorbider Patienten und deren Rückkehr in die häusliche Versorgung. Der retrograde Femurnagel hat sich als überaus günstiges, minimal invasives Verfahren zur Stabilisierung geschlossener und offener supra- und diakondylärer Femurfrakturen erwiesen, und bietet sich als ergänzendes Verfahren zur Behandlung distaler Femurfrakturen an.

P35 Das „Less Invasive Stabilization System (LISS)" – Ein neuer Fixateur interne im Konzept der extramedullären Schienung

H. Hofer (Graz), R. Wildburger, R. Szyszkowitz

Schilderung von Früherfahrungen bei der Verwendung des neuen Fixationssystems im Rahmen der AO-Anwenderstudie

18.11.99

13:45–
14:45

Halle
14.2/15.2

Die zunehmende Kenntnis der Knochenbiologie und die Analyse klinischer Komplikationen führten zu einer kritischen Beurteilung klassischer Osteosynthesetechniken. Ein Umdenken im Behandlungskonzept am Beispiel der Stabilisierung von Frakturen des distalen Femur (33 A1 C3) resultierte in der Entwicklung eines neuen Implantats, nämlich des LISS durch die AO/ASIF. Dieser anatomisch vorgeformt angepasste extramedulläre Fixateur interne zeichnet sich durch eine atraumatische Implantationstechnik mit minimalem Knochenkontakt aus, der iatrogene vaskuläre Schaden wird vermindert. Die monokortikalen, selbstbohrenden Schrauben gewährleisten eine optimierte winkelstabile Verankerung im Knochen. Der Fixateur wird minimalinvasiv supraperiostal submuskulär, die Fraktur überbrückend, über einen Zielbügel eingeschoben. Durch diesen werden dann nach erfolgter Reposition der Frakturhauptfragmente die Schrauben perkutan durch Stichinzisionen eingebracht.

Von 8/1997 2/1999 kam das System bei 9 Patienten (28-91 J.) mit distalen Femurfrakturen (33 A1) zur Anwendung. Dreimal lagen offene Frakturen vor (IO1 MT2 NV1, IO2 MT3 NV1, IO3 MT3 NVI). Vor der definitiven Implantatfixierung wurden durch indirekte Repositionsverfahren (manuell oder Fixateur externe) Länge, Achsenverhältnisse und Rotation rekonstruiert, es erfolgte keinerlei Darstellung der suprakondylären Frakturzone („no touch" Technik).

Die Konsolidierung erfolgte frakturformabhängig zwischen der 11. und 16. Woche, ein Implantatausriß führte zur Reosteosynthese, gefolgt von zufriedenstellender Ausheilung. 6-8 Wochen postoperativ fand man in der Mehrzahl der Fälle deutliche radiologische Konsolidierungszeichen i. S. einer Periostkallusformation.

Das neue Implantat, welches sich durch seine minimalinvasive Anwendbarkeit auszeichnet und als extramedulläre Schienung anzusehen ist, erfordert ein Umdenken bezüglich des operativen Handlings und des Heilungsverlaufs, erste klinische Ergebnisse ermutigen zur Etablierung dieses Verfahrens.

18.11.99

13:45–
14:45

Halle
14.2/15.2

P36 Bruch des Gammanagels nach Versorgung von subtrochantären Frakturen

T. Lein (Dresden), R. Cyffka, G. Heinig, Th. Hohaus

Analyse der Ursachen von Brüchen des Gammanagels in der Versorgung subtrochantärer Femurfrakturen.

Im Zeitraum von 10/90 bis 12/97 wurden insgesamt 714 Frakturen der Trochanterregion mit einem Gammanagel versorgt. Im genannten Zeitraum fanden sich bei drei Patienten Brüche des Gammanagels, welche ausschließlich nach der Osteosynthese von subtrochantären Frakturen auftraten (127 Fälle). Ursache war eine verzögerte Frakturheilung im subtrochantären Bereich bei fehlender medialer Abstützung und Distraktion im Frakturbereich.

Alle drei Fälle konnten nach Nagelentfernung durch Implantation eines überlangen Gammanagels ohne distale Verriegelung zur Ausheilung gebracht werden. Eine Testung der entfernten Gammanägel in der Herstellungsfirma konnte eine mangelhafte Implantatverarbeitung ausschließen.

Seitdem wir Kontrolluntersuchungen nach acht bis zehn Wochen und bedarfsweise eine Dynamisierung des Gammanagels durch Entfernung der distalen Verriegelungsschrauben vornehmen, zeigte sich kein weiterer Implantatbruch.

Der Gammanagel stellt auch bei der Versorgung subtrochantärer Frakturen ein zuverlässiges Implantat dar. Allerdings sollte bei verzögerter Frakturheilung durch Entfernung der distalen Verriegelungsschrauben eine Dynamisierung des Nagels erfolgen, um einem Bruch des Implantates vorzubeugen.

P37 Ist der Gammanagel ein geeignetes Implantat in der Versorgung von Frakturen der Trochanterregion? Eine Analyse nach 714 Anwendungen

T. Lein (Dresden), G. Heinig, Th. Heinig, Th. Hohaus, D. Paul

Prüfung der Effektivität des Gammaverriegelungsnagels in der Versorgung per- und subtrochantärer Frakturen, Analyse der aufgetretenen Fehler und Komplikationen, poststationärer Verlauf unter Mitteilung von Nachuntersuchungsergebnissen.

Material und Methode

Retrospektive Analyse nach Anwendung des Gammanagels in 714 Fällen, persönliche Nachuntersuchung bei 229 Patienten.

Ergebnisse

Im Zeitraum von 10/1990 bis 12/1997 wurde an unserer Einrichtung in 714 Fällen eine Versorgung mit dem Gammanagel bei per- und subtrochantären Frakturen durchgeführt. Belastungsstabilität erlaubte immer Sofortmobilisation. 99 Männer und 615 Frauen wiesen einen Altersdurchschnitt von 82,6 Jahren auf (20 bis 103 Jahre).

Komplikationen

Penetration der Schenkelhalsschraube in 1,9 %, Rotationsfehler (0,4 %) sowie Beinlängendifferenz (29,3 %) sind technisch vermeidbar. Ausbrüche der Schenkelhalsschraube (1,4 %) sind wegen der Osteoporose häufig nicht auf technische Fehler zurückzuführen. Zunehmend seltener sind distale Fehlbohrungen (0,9 %). Es fanden sich im Gesamtkrankengut acht tiefe Infekte (1,3 %) und zwei Materialbrüche, welche jedoch nicht auf einem Implantatversagen beruhten.

Entlassung

56,3 % konnten ins häusliche Milieu bzw. zur AHB entlassen werden. Eine Neuaufnahme ins Heim erfolgte bei 12,1 %, Rückverlegung ins Heim: mobilisiert 4,9 % und 16,3 % immobilisiert. Die Gesamtletalität betrug 6,1 %.

Nachuntersuchung von 229 Patienten

Unter 10 % unbefriedigende Ergebnisse. Bei 64,4 % der Nachuntersuchten fand sich ein Gleiten der Schenkelhalsschraube, dadurch Beschwerden bei 15,1 %, welche eine Indikation zur Nagelentfernung darstellten.

Der Gammanagel stellt in unserer Klinik bei Frakturen der Trochanterregion im höherem Lebensalter das Implantat der Wahl dar. Besonders im Hinblick auf die Wirtschaftlichkeit (Fallpauschale) erlaubt die Belastungsstabilität eine rasche Frühmobilisation. Komplikationen sind häufig auf technische Fehler zurückzuführen.

P38   Gedanken des Patienten zum Fixateur externe

L. Schütz (Leipzig), R.H. Gahr, G. Asche, A. Ludwig

In der Literatur findet sich bereits um die Jahrhundertwende die erste Versorgung eines Knochenbruches mittels Fixateur externe durch Lambotte. Jedoch waren die zunächst verwendeten Systeme nicht praktikabel und umständlich in der Anwendung. So wurde in den zwanziger Jahren ein Fixateursystem mit Gipsbeteiligung bei Problemfällen empfohlen. Die Applikation von Fixateuren war lange Zeit nur bei dieser Indikation anwendbar, da die zur Verfügung stehenden Systeme nicht nur umständlich in der Handhabung, sondern für den Patienten auch als hinderlich betrachtet wurden. Dies ist bei den erforderlichen Rahmenmontagen leicht ersichtlich. Dies änderte sich erst durch die Einführung des Hoffmann II Fixateursystemes, bestehend aus 6 Grundkomponenten, die variabel und frei plaziert werden können. Im Beispiel Montagen, die am Becken, Unterschenkel, Tibiakopf und Humerus gut appliziert werden können. Nachdem nunmehr die Montagen leicht applizierbar und gefällig im Design waren, beschäftigte uns nun die Frage ob die minimal invasive Therapie durch den Operateur auch eine minimal belastende Therapie für den Patienten darstellt. Um dies zu beantworten muß die Therapie in zeitliche Phasen unterteilt werden: In eine präklinische, klinische und postklinische Phase (nach dem Fixateurabbau). Für die Untersuchung erscheint uns nur die klinische Phase, in der ein Fixateur verwendet wird, relevant.

Natürlich finden sich Gründe gegen eine Fixateurbehandlung durch den Patienten, jedoch sollte bedacht werden, daß von Seiten des Operateurs eine ablehnende Haltung bestehen kann. Ein häufig angeführtes Argument ist hier eine hohe Pininfektrate. Um diesen Punkt zu beleuchten, wurde in der Literatur der letzten vier Jahre die Pinfektrate der für Unfallchirurgen relevanten Publikationen untersucht. Hierbei zeigte sich eine Infektrate von 0 bis über 50 %. Ein Erklärungsmöglichkeit besteht darin, daß nur wenige Autoren den Unterschied zwischen Pinentzündung und einem Pininfekt in Ihren Studien differenzieren. Natürlich ist auch ein differentes Patientengut als mögliche Ursache zu diskutieren. In diesem Zusammenhang sei nochmals darauf hingewiesen, daß für eine erfolgreiche Behandlung eine tägliche Pinpflege unerläßlich ist, die am besten durch den Patienten selbst durchgeführt wird. Ein weitere Bedingung für eine erfolgreiche Behandlung stellt die Physiotherapie dar, welche durch den Patienten mitgetragen werden sollte. Die Anforderungen an den Fixateurpatient sind keineswegs gering, sofern die Frakturbehandlung mit dem Fixateur definitiv erfolgen soll. Besonderes Augenmerk sollte auch dem Vertrauensverhältnis zwischen Patient und Chirurgen bestehen, da der Chirurg den Patient während der Behandlung intensiver führen muß.

Um die Frage nach den Gedanken des Patienten zu beantworten, wurde in Anlehnung an die in der Literatur zu findenden Publikationen ein Fragenkatalog entwikkelt, anhand dessen die psychologische Bewertung der Patientenmeinung durchgeführt wurde. Hierbei wurde unterteilt in: Symptombezogen, Physikalisches Empfinden, Soziales Empfinden und Psychologische Bewertung. Die einzeln Fragen sind aus den Themenkomplexen ersichtlich. Leider ist die Patientenanzahl der seit 4 Wochen durchgeführten Untersuchung noch gering, so daß nur ein Vorergebnis dargestellt werden kann, jedoch wird die Untersuchung fortgeführt bis insgesamt 100 Patienten nachuntersucht werden. Im Zeitraum von 28.12.98 begonnenen Untersuchung wurden 36 Patienten mit Frakturen der unteren Extremität untersucht. Das Durchschnittsalter betrug 36,13 Jahre. Bei der Bewertung der Patientenmeinung wurden 5 Noten vergeben, mit 1 als beste und 5 als schlechteste Note. Im Durchschnitt zeigte sich bei den Patienten ein gutes bis befriedigendes Ergebnis. Interessant ist auch die psychologische Bewertung der Patienten durch eine selbstdarstellende Zeichnung. Hierbei können die Problemfälle und Gedanken des Patienten besser dargestellt werden. Auch kann durch das Selbstbildnis der Patienten eine gute Darstellung des Patienten mit seiner Einstellung zur Krankheit dargestellt werden.

Es kann festgestellt werden, daß der allseits anwendbare Fixateur in der Knochenbruchbehandlung kein utopisches oder futuristisches Verfahren darstellt, sondern, daß die Therapie nach den vorangestellten Grundsätzen zum Erfolg und zu zufriedenen Patienten führt. Zusammenfassend läßt sich sagen, daß zur Zufriedenheit des Patienten, eine Fixateurbehandlung die vorgenannten Voraussetzungen mit einer suffizienten Physiotherapie erfüllen muß und Compliance, sowohl des Patienten, als auch des Chirurgen, erfordert.

18.11.99

13:45–
14:45

Halle
14.2/15.2

P39 Einfluß der Umgebungstemperatur auf das Entstehen von Pininfekten bei externer knöcherner Fixation im Rahmen der Distraktionsosteogenese in einem Großtiermodell

O. Nölle (Hannover), C. Spies, O. Maciejewski, H. Windhagen

Die Zielsetzung bestand darin, die Bedeutung des Einflusses der Umgebungstemperatur auf das Entstehen von Pininfekten, welche wir bei einer an Schafen durchgeführten Distraktionsosteogenese im Bereich der Tibia beobachteten, zu untersuchen.

Problembeschreibung

Infektionen der Pineintrittspforten bei externer knöcherner Fixation stellen, abgesehen von ihrer Bedeutung im klinischen Alltag, gerade bei Tiermodellen aufgrund der hygienischen Gegebenheiten ein gravierendes Problem dar. Wir suchten nun nach äußeren Faktoren, welche die Entstehung von Pininfekten entscheidend beeinflußen konnten.

Material und Methoden

Wir führten in einem Zeitraum von 11 Monaten bei 14 ausgewachsenen weiblichen Schwarzkopfschafen eine Distraktionsosteogenese im Bereich der rechten Tibia durch. Hierzu wurde nach dem Hybridprinzip ein Ringfixateur mit sechs 4,5 Millimeter Pins fixiert. Während der jeweils 10-monatigen Testperiode wurden die Pineintrittspforten täglich inspiziert und der Infektionsstatus in einem vierstufigen Schema festgehalten. Die Wunden wurden täglich mit alkoholischer Desinfektionslösung gereinigt und steril abgedeckt. Ferner wurde der rechte Unterschenkel mit luftdurchlässigern unsterilen Verbandsmaterial versehen. Dieses wurde ebenfalls täglich erneuert. Bei Bedarf wurden Wundabstriche zur Erfassung des Erregerspektrums gewonnen.

Tagesdurchschnittstemperaturen und Tagesmaximumtemperaturen wurden fixiert und mit dem Infektionsmuster der Pineintrittspforten mittels Varianzanalysen verglichen.

Ergebnisse

Bei 9 von 14 untersuchten Tieren sahen wir insgesamt 44 Pininfekte. Das Erreger-spektrum beinhaltete Infektionen mit Staphylokokkus simulans, Escherichia coli, Enterokokken sowie Angehörigen der Spezies Pseudomonas. Das Auftreten der Pininfekte war signifikant durch die Umgebungstemperatur beeinflußt. Bei einem durchschnittlichen Wert von 18,97°C, bzw. einem mittleren durchschnittlichen Wert von 24,9°C traten bei allen exponierten Tieren Infektionen im Bereich mindestens einer der Eintrittspforten auf. Unterhalb dieser Temperaturen sahen wir keine Pininfekte.

Wir konnten zeigen, daß die Umgebungstemperatur einen signifikanten Einfluß auf die Entstehung von Pininfekten bei externer knöcherner Fixation bei Schafen hat. Ferner konnten wir eine Temperaturgrenze etablieren, unterhalb welcher Pininfekte im genannten Großtiermodell verhindert werden können.

Die Ergebnisse haben außer im Tiermodell auch eine klinische Relevanz: neben optimaler Pinpflege sollte der Umgebungstemperatur von Patienten mit externer Langzeitfixation Bedeutung beigemessen werden.

P40   Unreamed Nailing Systems for Fracture of Tibia

A. Kusaba (Yokohama), S. Saito, K. Ota, K. Shiohara

Aim to

evaluate the merit and demerit of using intramedullar nail without reaming

Material and Method

Thirty-two tibial fractures have been treated by unreamed solid nails in authors hospital. Among them 21 fractures in 21 patients (12 male and 9 female) without one year or more follow-up were evaluated. The average of follow-up was 18 (12-29) months. Twelve were comminuted fractures (Gustilos grade I: 6 fractures, II : 5, III : 1) Four fractures were AOs group A, 11 were B, and 6 were C. The most cause for the incident was traffic accident. The clinical result was evaluated clinically and radiologically.

Result

The average of required time to accomplish the surgery was 42 (17-123) minutes. The average time was only 25 (17-37) minutes for the tibial fractures without inter-locking (N=6) and was 49 (19-123) minutes with interlocking (N=15). All but one tibial fracture were united. Breakage of the inter-locking screw after the union occured in one tibia.

Discussion

The technique of inserting unreamed tibial nails was so easy that the required time to accomplish the surgery was less than that of reamed nails. Unreamed nails are suitable especially for segmental fractures and butterfly fractures with large fragment, and compound fractures, as intramedular reaming is invasive to the fragment. Though the assisting surgeon should hold the reduced position against the nail insertion, the surgical procedure is easier than that of reamed nails. However, penetration of the nail tip during the surgery occured in one tibia. A careful procedure is necessary for inserting the nail.

Conclusion

Unreamed tibial nailing system was useful for the fracture of tibia.

P41 Optimierte OP-Technik der Spickdrahtosteosynthese bei kindlichen supracondylären Frakturen

H.P. Kerling (Neumarkt/Opf.), L. Kleine, E. Scola

Kindliche Frakturen, suprakondyläre Oberarmfrakturen, Operationstechnik, Spickdrahtosteosynthese

Zielsetzung

Vermeidung bekannter Komplikationen bei der Spickdrahtosteosynthese suprakondylärer Humerusfrakturen bei Kindern.

Problemstellung

Die gekreuzte Spickdrahtosteosynthese hat sich zur Versorgung dislozierter suprakondylärer Humerusfrakturen im Kindesalter bewährt. Neueste Studien zeigen aber, daß es bei der geschlossenen Reposition in ca. 20% der Fälle zu einer Achsabweichung in Form eines Cubitus varus kommt. Iatrogene N. ulnaris-Läsionen werden beim percutanen Einbringen der Spickdrähte in 5 – 10% der Fälle beschrieben.

Material und Methodik

In unserer Klinik wurden in den Jahren 1995 bis 1998 24 kindliche suprakondyläre Humerusfrakturen operativ versorgt, 22 davon durch eine offene Reposition und gekreuzte Spickdrahtosteosynthese über einen radialen Zugang. Dabei wurde der erste

Spickdraht vom Epikondylus radialis über die Fraktur nach proximal ulnar in der Gegenkortikalis verankert. Das Einbringen des zweiten Spickdrahtes von proximal radial erfordert einen exakten Eintrittspunkt mit Zielrichtung Epikondylus ulnaris, um eine Dislokation des distalen Fragmentes zu vermeiden (Darstellung der Technik am Modell und intraoperativ). Differenziertes Kürzen der Spickdrähte zur vereinfachten Entfernung nach Frakturheilung, Ausbehandlung im Oberarmhartstoffverband für 4 – 6 Wochen. Nach Verbandabnahme Implantatentfernung.

Ergebnisse

Vier präoperative Nervenläsionen (1 N. ulnaris, 3 N. radialis) haben sich nach einigen Wochen vollständig zurückgebildet, postoperative N. ulnaris-Läsionen als Komplikation wurden nicht beobachtet, eine Drahtdislokation wurde revidiert. Die Ergebnisse wurden durch ambulante Nachuntersuchungen (21/22) nach einem follow-up von durchschnittlich 32 Monaten ermittelt. Bei 20 von 21 Patienten war die Beweglichkeit im Ellenbogengelenk frei, bei einem bestanden noch Bewegungseinschränkungen. Die Armachse war bei 20 von 21 Patienten seitengleich, bei einer Patientin bestand ein Cubitus valgus von 14°. Mit dem kosmetischen Ergebnis waren 20 von 22 Patienten zufrieden.

Schlußfolgerungen

Das offene Vorgehen bei dislozierten suprakondylären Humerusfrakturen ermöglicht die geforderte exakte Reposition der Fraktur. Der ausschließlich radiale Zugang und das Einbringen der Spickdrähte von radial in spezieller Technik vermeidet die Gefahr der iatrogenen N. ulnaris-Läsion und ergibt sehr gute Ausheilungsergebnisse.

P42   Die Titanbandcerclage

A. Kölling (Ingolstadt), H. Albersdörfer, R. Ascherl

Indikationen, Anwendungstechnik, Fallbeispiele.

Der Einsatz der neuen Titanbandcerclage in der operativen Versorgung periprothetischer Frakturen wird anhand der Operationstechnik und einiger Fallbeispiele aufgezeigt.

Seit wenigen Jahren ist als Alternative zu Drahtund Kabelcerclagen eine Titanbandcerclage verfügbar. Insbesondere in der Versorgung periprothetischer Frakturen sehen wir gegenüber den bisherigen Cerclagen Vorteile. Der breitflächigere Knochenkontakt der Bandcerclage reduziert das Risiko des Einschneidens in die oft geschwächte Kortikalis des periprothetischen Knochens. Häufig ist zur Versorgung periprothetischer Frakturen ein Endoprothesenwechsel auf eine Langschaftprothese erforderlich, die im diaphysären

Knochen verankert wird. Metaphysäre Fragmente werden anschließend mit Cerclagen um die Prothese fixiert. Da wir in solchen Fällen meist zementfreie, modulare Titanimplantate verwenden, bevorzugen wir die Titanbandcerclage um Materialkombinationen zu vermeiden (Galvanisches Element bei Kombination unterschiedlicher Metalle!). Bisher haben wir die Titanbandcerclage in 28 Fällen verwendet. In der Anfangszeit traten intraoperative Probleme beim Spannen der Bandcerclage auf Seit Verbesserung des Instrumentariums und konsequenter Beachtung der empfohlenen OPTechnik sind diese Schwierigkeiten beseitigt. In der weiteren Anwendung hat sich das System bewährt. Die operative Technik wird im Detail erläutert und die Anwendung der Titanbandcerclage anhand typischer klinischer Beispiele dargestellt.

Die neue Titanbandeerclage hat sich im bisherigen klinischen Einsatz insbesondere zur Versorgung periprothetischer Frakturen bewährt.

Postersitzung (IV)
Donnerstag, 18.11.99   15:15 – 16:15
Hallenbereich vor Saal 14.2/15.2

18.11.99

15:15–16:15

Halle 14.2/15.2

Fuß / Versorgungsqualität / Weichteilrekonstruktion

P43 Die Transilluminationspedoskopie und Baropedoskopie in der Beurteilung von Folgezustände nach Fußwurzelfrakturen und -luxationen

P. de Zwart (Tübingen), F. Maurer, U. Spreng

Transilluminationspedoskopie, Baropedoskopie, Fußwurzelluxationsfrakturen,

Thema

Apparative Untersuchungsmethoden in der Beurteilung von Folgezuständen nach Fußwurzelfrakturen und -luxationen.

Zielsetzung

Gegenstand unserer Untersuchungen war es, die Effizienz von zwei neuen apparativen Untersuchungsmethoden, der Transilluminationspedoskopie und der Baropedoskopie, zu ermitteln hinsichtlich der Beurteilung von Folgezuständen nach Fußwurzel-frakturen und -luxationen.

Material

53 Patienten (33 männliche und 12 weibliche) wurden untersucht, die sich eine Verletzung der Fußwurzel zugezogen hatten. Das durchschnittliche Nachuntersuchungsintervall betrug 8,8 Jahre (min. 3, max. 17 Jahre). Verletzungsarten: -10 isolierte Frakturen (5x Os naviculare, 4 x Os cuboideum, 1 x Os cuneiforme mediale), -11 Luxationen (5 x Chopartgelenk, 6 x Lisfrancgelenk), -24 Luxationsfrakturen (8 x Chopartgelenk, 16 x Lisfrancgelenk).

Unfallursachen

12 Autounfälle, 9 Motorradunfälle, 7 Stürze (5x Gerüst/Leiter, 2x Treppe), 11 Quetschungen (9x Überrolltrauma, 2x Einklemmung), 6 Sonstige Ursachen

Therapie

8 konservative Behandlungen, 13 geschlossene Repositionen, 24 offenen Repositionen.

Methode

Die Untersuchung umfaßte folgende Bereiche:
1. Klinische Untersuchung
2. Radiologische Untersuchung (Füße bds. a.p. mit 20° kranio-kaudaler Röhrenkippung und Füße bds. lateral)
3a. Transilluminationspedoskopie (Beurteilung des Fußgewölbes)
3b. Baropedoskopie (semiquantitative Beurteilung der statischen Druckverteilung unter der Fußsohle)
4. Subjektive Ergebnisse

Ergebnisse

Nach den Kriterien, wie sie Wilppula für die Beurteilung des Lisfrancschen Gelenks entwickelte ergaben sich folgende Ergebnisse:
- Klinisch: 14 (31%) gut, 27 (60 %) befriedigend, 4 (9 %) schlecht
- Radiologie: 7 (16%) gut, 32 (71 %) befriedigend, 6 (13 %) schlecht
- Pedoskopie: 15 (33%) gut, 21 (47 %) befriedigend, 4 (9 %) schlecht
- Subjektiv: 19 (42%) gut, 24 (54 %) befriedigend, 2 (4 %) schlecht

Bei der Beurteilung der a.p.-Röntgenaufnahmen wurde in 8 (36 %) der Lisfranc- Luxationen eine Verschiebung der „Verankerungslinie" Os cuneiforme intermedium/Os metatarsale II nach lateral festgestellt (die Verschiebung betrug zwischen 1 mm und 5 mm).

Bei der Transilluminationspedoskopie wurde bei 15 (33,3 %) Patienten eine Gewölbeabflachung des verletzten Fußes beobachtet. Eine Quantifizierung der Druckpunkte erfolgte durch Eichung. Die Ergebnisse werden im EDV-System dokumentiert und weiterverarbeitet. 12 (27 %) Patienten zeigten bei der Baropedoskopie deutliche Druckumverteilungen unter der Fußsohle.

18.11.99

15:15–16:15

Halle 14.2/15.2

Schlußfolgerung

Die Transilluminationspedoskopie und Baropedoskopie zeigten eine bessere Korrelation mit den klinischen und subjektiven Ergebnissen, als die Radiologie in der Beurteilung von Folgezustände nach Fußwurzelfrakturen und -luxationen. Sie sind eine semiquantitative, wenig aufwendige und kostengünstige Untersuchungsmethode.

P44 Die Sprunggelenksdenervation zur Behandlung der posttraumatischen Sprunggelenksarthrose

M. Mentzel (Ulm), N.J. Wachter, T. Ebinger, L. Kinzl

Sprunggelenk, Arthrose, Denervation

Schmerzhafte, posttraumatische Sprunggelenksarthrosen sind ein schwerwiegendes Problem. Die Behandlungsmöglichkeiten beinhalten einerseits konservative, andererseits operative Maßnahmen, wobei deren Bandbreite von der Gelenktoilette über den prothetischen Gelenkersatz bis zur Arthrodese reicht. Alle Methoden bergen zum Teil erhebliche spezifische Probleme. Ein alternatives Behandlungskonzept besteht in der Gelenkdenervation. In eigenen anatomischen Studien wurde die sensible Versorgung des Sprunggelenkes erfaßt. Ihr Variantenreichtum ist groß. Um möglichst viele Gelenkafferenzen auszuschalten, wurde das operative Vorgehen wie folgt festgelegt:

Gelenkferne Neurotomie des N. Suralis, des N. Saphenus, des N. Peronaeus profundus und des N. Interosseus cruris sowie die Skelettierung des N. Tibialis und des N. Peronaeus superficialis.

Es wurden 10 Patienten mit posttraumatischer Sprunggelenksarthrose nach vorher durchgeführter Testausschaltung in oben beschriebener Weise denerviert. Die subjektiven Beschwerden wurden prä- und postoperativ in einer visuellen Analogskala (VAS) und einer numerischen Rangskala (NRS) erfaßt. Der postoperative Beobachtungszeitraum lag im Mittel bei 21 Monaten. Die präoperativen Beschwerden wurden in der VAS bei durchschnittlich 8,6 und in der NRS bei 9 eingetragen. Zum Zeitpunkt der Nachuntersuchung lagen die Mittelwerte der VAS bei 4,5 und der NRS bei 5. Acht von zehn Patienten gaben an, daß sie von der Operation profitiert hätten.

Mit der Sprunggelenksdenervation läßt sich eine gute Schmerzreduktion bei der Therapie der posttraumatischen Sprunggelenksarthrose erzielen. Damit sollte die Möglichkeit einer Denervation im langfristigen Therapiekonzept einer Sprunggelenksarthrose überprüft werden.

18.11.99

**15:15–
16:15**

**Halle
14.2/15.2**

P45   Trainingsdesign bei chronisch-funktioneller Sprunggelenksinstabilität

A. Bender (Ulm), R. Schmidt, W. Bunz, S. Benesch, H.P. Becker, H. Gerngroß

Peroneale Reaktion, chronische Instabilität, Sprunggelenk

Einleitung

Die fibuläre Kapselbandläsion am Sprunggelenk zählt zu den häufigsten Verletzungen der unteren Extremität. Das Ziel der Primärbehandlung dieser Supinationstraumen ist die Wiederherstellung der Stabilität. Sowohl nach konservativer als auch nach operativer Therapie verbleibt jedoch in 20-40% der Fälle eine Bewegungsunsicherheit, die oft von Schmerzen und Schwellneigung begleitet wird. Ursächlich hierfür sind sowohl mechanische, als auch funktionelle Defizite, die isoliert, wie auch in Kombination auftreten können. Dabei zeichnet sich die mechanische Bandinsuffizienz durch eine lockere ligamentäre Führung aus. Die Therapie ist auf eine operative Wiederherstellung der Bandverhältnisse ausgerichtet.

Im Gegensatz dazu beruht die neuromuskulär-funktionelle Instabilität auf einem Defizit im propriozeptiven System. Durch Rezeptorläsion oder Nervenschädigung kommt es zur Dysbalance in diesem Regelkreis. Die peroneale Muskulatur reagiert zu langsam, um eine protektive Wirkung auf den Kapsel-Band-Apparat zu erzielen. Therapie der Wahl ist ein physiotherapeutisches Training der Koordination und Propriozeption der Peroneus-Muskulatur. Hierbei stellt sich die Frage, wie ein entsprechendes Training konzipiert sein muß.

Methode

Das in Zusammenarbeit mit einer Physiotherapeutischen Praxis konzipierte Trainingsdesign zur Therapie der neuromuskulär-funktionellen Sprunggelenkinstabilität orientiert sich an den pathophysiologischen Hintergründen zu diesem Krankheitsbild. Das Übungsprogramm ist deshalb vor allem auf das Training der Propriozeption, Koordination und Kraft am Sprunggelenk-Komplex abgestimmt. Die Dauer des krankengymnastischen Trainings ist auf 6 Wochen ausgelegt. Der Patient ist ausdrücklich aufgefordert, erlernte Übungen regelmäßig selbstständig zu wiederholen.

Ergebnis

Die Akzeptanz bei den Patienten ist hoch. Das Training führt zu einer Kraftigung der Peroneusmuskulatur. Insbesondere bei den Koordinationsübungen (z.B. auf dem Wobble-Board) sind bereits nach wenigen Trainingseinheiten erhebliche Fortschritte zu beobachten.Das subjektive Instabilitätsempfinden ist bei suffizient durchgeführtem Training rückläufig.

Diskussion

Die bisherigen vielversprechenden Ergebnisse bestätigen die Konzeption des vorgestellten Trainings. Die subjektive Verbesserung muß im Rahmen der Nachbeobachtungszeit durch objektive Parameter bestätigt werden. Hierbei kommt vor allem die Messung der Peronealen Reaktion, sowie die Beurteilung der Umknickhäufigkeit zur Anwendung.

18.11.99

**15:15–
16:15**

**Halle
14.2/15.2**

P46   Physiologie und klinische Relevanz der Propriozeption am Sprunggelenkkomplex

A. Bender (Ulm), R. Schmidt, S. Benesch, H.P. Becker, H. Gerngroß

chronische Instabilität, Sprunggelenk, Propriozeption

Einleitung

Die Propriozeption am Sprunggelenk gewinnt sowohl bei der Diagnosefindung als auch bei Therapieentscheidungen in Bezug auf die chronische Instabilität zunehmend an Bedeutung. Insbesondere bei neuromuskulär bedingter Instabilität ist ein konservativer Therapieansatz indiziert. Voraussetzung für die Entwicklung eines effizienten propriozeptiven Trainings ist die Kenntnis der physiologischen Grundlagen, die in Teilaspekten bereits in zahlreichen Veröffentlichungen erschienen sind.

Das Ziel dieses Posters ist, den Begriff der Propriozeption in seiner Gesamtheit zu beleuchten.

Methode

Für diese Arbeit wurden die aktuellsten Ergebnisse aus dem Feld der propriozeptiven Forschung zusammengefasst. Aufbauend auf Lepharts Definition (spezielle Variation der sensorischen Modalitäten der Berührung, welche die Wahrnehmung der Gelenkbewegung (Kinesthesie) und Gelenkposition beinhalten) ist es Thema, wichtige Einzelkomponenten der Propriozeption darzustellen. Dabei erfolgt eine Aufteilung in ein sensorisches (Muskelspindeln, Sehnenorgane, Hautrezeptoren, visuelles und vestibulares System) und verarbeitendes System (spinale Reflexe, Hirnstamm, Basalganglien).

Ergebnisse

Die Rollen einiger der oben genannten Einzelkomponenten der Propriozeption sind seit längerem bekannt und gut erforscht, ihre Vernetzung liegt jedoch größtenteils noch im Unklaren. Die Arbeitsweise der Sensoren, deren Afferenzen und Efferenzen, sowie das funktionelle Zusammenspiel der Teilelemente eines Systems und der sensorischen und verarbeitenden Anteile im Ganzen, werden nach den aktuellsten Erkenntnissen in übersichtlicher Weise zur Darstellung gebracht.

Diskussion

Die Kenntnis dieser Grundlagen läßt Schlüsse auf die Pathophysiologie des Themenkomplexes der Propriozeption zu. Diese Wissensgrundlagen fördern das Verständnis für das Krankheitsbild der neuromuskulär-funktionellen Instabilität. Die Therapie ist auf ein propriozeptives Training ausgerichtet, das im Rahmen einer krankengymnastischen Übungsbehandlung stattfinden soll.

P47   Die Peroneale Reaktionszeit – ein weiterer Schritt zur klinischen Routineanwendung

M. Tannheimer (Ulm), K. Lipke, S. Fiedler, S. Benesch, R. Schmidt, H.P. Becker

Peroneale Reaktion, PRT, chronische Instabilität, Sprunggelenk

Problemstellung

Die Kontraktion der peronealen Muskelgruppe auf ein Supinationstrauma im Sprunggelenk ist als protektiver Reflex für den lateralen Kapselbandapparat anerkannt. Die Ansprechzeit ist hierbei der entscheidende Faktor. Diese kann mittels EMG gemessen werden. Bisherige Ergebnisse zeigen eine große Streubreite der evaluierten Meßwerte innerhalb verschiedener Studien. So schwanken die peronealen Reaktionszeiten zwischen 49 ms (Löfvenberg 1995) und 118 ms (Fritschy 1988) bei fußgesunden Probanden. Diese Unterschiede begründen sich erheblich in der Methodik der Messung, der Meßapparatur und dem Auswertalgorithmus. Ziel dieser Studie ist es, einerseits ein anwenderfreundliches, standardisiertes Verfahren hinsichtlich Messung und Auswertung und andererseits einen Normbereich der peronealen Reaktionszeit für den Einsatz im klinischen Alltag zu etablieren.

Material und Methoden

Auf einer eigens konstruierten Kippplattform bestimmten wir mit Hilfe einer neu entwickelten EMG-Meßeinheit die peroneale Reaktionszeit an bisher 30 fußgesunden männlichen Probanden. Diese wurden altersabhängig in zwei Gruppen aufgeteilt (18-25 Jahre n= 20, 35-50 Jahre n=10). Bei allen Probanden führten wir jeweils acht Messungen pro Bein in durch. Die Meßeinheit erlaubt ein beidseitiges Abkippen der Plattform, so daß eine Messung beider Beine ohne Versuchsumbau möglich ist. Die Auswertung erfolgte mittels eines EDV-gestützen Auswertalgorithmus.

18.11.99

15:15–
16:15

Halle
14.2/15.2

Ergebnisse

Die vorläufigen Ergebnisse zeigen eine altersabhängige Verlängerung der peronealen Reaktionszeit. Das junge Kollektiv weist im Median eine Reaktionszeit des M. peroneus longus von 65ms und des M. peroneus brevis von 70ms auf. Für das ältere Kollektiv zeigten sich Reaktionszeiten von 79ms für den M. peroneus longus bzw. 77ms für den M. peroneus brevis.

Schlußfolgerung

Die gewonnen Werte dienen für Folgestudien als Referenz zur Bewertung der chronisch funktionellen Instabilität am oberen Sprunggelenk. Die neue Meßeinheit erfüllt hierbei durch das einfache Handling und die computergestützte Auswertung die Grundvoraussetzung für die reliable Ermittlung und untersucherunabhängige Bewertung der peroneale Reaktionszeit. Somit eignet sich diese Methode zunehmend für die klinischen Routinediagnostik.

P48 Biomechanische Untersuchung zur Fersenentlastungsorthese

M. Settner (Duisburg), H.-R. Kortmann, J. Koebke

Fersenbeinentlastungsorthese, Druckverteilung, definierter Belastungsaufbau

Zielsetzung

Anhand verschiedener experimenteller Untersuchungen wird die Wirkungsweise einer neuen Fersenentlastungsorthese durch Veränderungen der Lasteinleitung unter statischen und dynamischen Messbedingungen erklärt.

Problembeschreibung

Mit Hilfe einer dynamischen Druckmessung als Einzelmessung sowie einer „Gelsocke" wird unter statischen und dynamischen Bedingungen die Druckverteilung innerhalb der Orthese gemessen und aufgezeichnet. Weitere experimentelle Untersuchungen an Leichenfüßen können die Belastung innerhalb der Fraktur des Fersenbeines herstellen, als auch im Sohlenbereich innerhalb der Orthese.

Die Untersuchungen dienen dazu, den empirisch gefundenen Belastungsaufbau zu objektivieren, so daß ein exakt vorgegebener Belastungsaufbau und Behandlungsschema für die Rehabilitation nach Fersenbeinfrakturen für Patienten entwickelt worden ist.

Schlußfolgerung

Mit den vorliegenden Meßdaten konnten die klinischen Behandlungserfolge mit der Fersenentlastungsorthese unterlegt werden.

P49   Moderne Stützverbandtechnik bei Mittelfuß und Großzehengrundgliedfrakturen

C. Dumont (Göttingen), A. Schleikis, A. Losch, K.M. Stürmer

Moderne Stützverbandtechnik bei Mittelfußund Großzehengrundgliedfrakturen

Ziel der Untersuchung

Die Fragestellung war, ob die selbstgefertigte Orthese in Semi Technik bei Belastung bis zur Schmerzgrenze (ggf. Vollbelastung) nicht verschobene MFK, beziehungsweise geringgradig verschobene Großzehengrundgliedfrakturen ausreichend stabilisieren und auf die Heparinisierung verzichtet werden kann.

Problembeschreibung

Der etablierte, konservative Unterschenkelgehgips sorgt für eine ausreichende Stabilität bei Mittelfußfrakturen, macht aber ein normales Gangbild unmöglich und setzt eine medikamentöse Thromboseprophylaxe voraus. Demgegenüber bieten neue Materialien (Softcast mit Hardcast) Möglichkeiten der individuellen Orthesenanlage ohne wesentliche Polsterung und der Option, normale Schuhe zu tragen. Frühzeitige Belastung bis zur Schmerzgrenze ist unter dem Aspekt der physikalischen Thromboseprophylaxe und Vermeidung von Muskelatrophien anzustreben.

Methode

Im Rahmen einer prospektiven klinischen Studie haben wir die Ergebnisse konservativ therapierter Mittelfußfrakturen unter besonderer Berücksichtigung neuer Verbandtechniken geprüft. Wir haben 3 Gruppen a 20 Patienten gebildet: Gruppe 1: MFK bis auf MFK Basis, Gruppe 2: Großzehengrundgliedfraktur (beide versorgt mit Geisha läßt das Sprunggelenk frei) und Gruppe 3: MFK Basisfraktur (versorgt mit

Sprunggelenkverband, der bis ca. 10 cm oberhalb der Malleolen reicht). Bei Anlage eines Geisha wurde auf eine Heparinisierung verzichtet, den dorsal gespaltenen Sprunggelenkverband bei MFK Basisfrakturen legten wir bei Patienten ohne Risikofaktoren (erheblicher Weichteilschwellung, Zusatzverletzungen, Adipositas, Raucher, Einnahme von Kontrazeptiva, Thrombose oder Lungenembolie in der Anamnese) ohne medikamentöse Thromboseprophylaxe an. Radiologische Kontrollen nahmen wir in der 1,2,3 und 4 Woche (bei MFK V zusätzlich nach 8 Wochen) vor, die dopplersonographische Untersuchung bis zur Vena poplitea erfolgte zu Studienbeginn und zur Abschlußuntersuchung zusammen mit der Befragung der Patienten nach Problemen, Schmerzen und Akzeptanz.

Egebnisse

Knöcherne Durchbauung nach durchschnittlich 4 Wochen für die Großzehengrundglieder – und Mittelfußfrakturen, die MFK-Fraktur benötigte durchschnittlich 6 Wochen. Die durchschnittliche radiologische Achsabweichungen der Abschlußkontrolle im Vergleich zur Primäraufnahme betrug < 10°. Eine MFK wurde sekundär operativ versorgt. Klinisch traten keine tiefen Beinvenenthrombosen auf, was dopplersonographisch bis zur Knieregion belegt werden konnte. 4/5 der Patienten bezeichneten den Tragekomfort der Orthese als gut oder sehr gut, die Vollbelastung erreichten die Patienten nach durchschnittlich 1 Woche. Schlußfolgerungen: Unsere Ergebnisse bestätigen das Therapiekonzept der Semi Fixation. Der Geisha für gering verschobene Mittelfußfrakturen I bis IV, sowie der Sprunggelenkverband für nicht dislozierte MFK Basisfrakturen können den Unterschenkelgehgips ersetzen und sind diesem überlegen. Bei kooperativen Patienten ohne Risikofaktoren erlaubt die physikalische Thromboseprophylaxe den Verzicht auf Heparinisierung.

P50 Komplikationen im Rahmen der präoperativen Eigenblutspende vor endoprothetischem Hüftgelenkersatz. Vergleich zwischen Patienten unterschiedlicher Altersgruppen

A. Marx (Frankfurt), R. Teßmann

Eigenblut, Komplikation

Es wird untersucht, ob ein höheres Lebensalter Einfluß auf die Häufigkeit von Komplikationen im Rahmen der präoperativen Eigenblutspende hat.

Die präoperative Eigenblutspende (EBS) ist eine etablierte Methode zur Vermeidung der perioperativen Transfusion homologer Blutprodukte. Bei den für eine EBS in Frage kommenden Eingriffen wie dem alloplastischen Gelenkersatz ist das Alter der Patienten aber oft hoch. Es wurde untersucht, ob sich ein Einfluß des höheren Lebensalters auf die Komplikationshäufigkeit der EBS nachweisen läßt.

An 280 Patienten, die sich einer EBS vor geplantem endoprothetischen Hüftgelenksersatz unterzogen hatten, wurde eine retrospektive Untersuchung durchgeführt. 107 Patienten waren älter als 60 Jahre und bildeten die Untersuchungsgruppe, 173 Patienten waren jünger und bildeten die Kontrollgruppe. Es sollten 4 Einheiten an bis zu drei Terminen gespendet werden. Vor Beginn der EBS und bei stationärer Aufnahme der Patienten zur OP wurde der Gesundheitszustand der Patienten durch Anamnese und Untersuchungen festgestellt. Dabei wurde besonderer Wert auf die Erfassung kardiovaskulärer und cerebrovaskulärer Erkrankungen gelegt. Die Progredienz einer bestehenden Erkrankung mit der Notwendigkeit einer Therapieänderung oder das Auftreten einer Neuerkrankung wurde als Komplikation nach EBS bewertet. Zusätzlich wurden Komplikationen während der Blutentnahme erfaßt. Die Testung auf Signifikanz der Unterschiede erfolgte mittels chi²-Test bzw. Fisher-Exact-Test. Bei deskriptiven Angaben werden, wenn nicht anders angegeben, Median sowie 5- und 95-Perzentile dargestellt.Das Alter in der Untersuchungsgruppe betrug 66 (61/77), in der Kontrollgruppe: 52 (30/60). In der Untersuchungsgruppe waren 53 Patienten männlich, in der Kontrollgruppe waren 79 Patienten männlich. Behandlungsbedürftige Hypotonien traten während der Blutabnahme in der Untersuchungsgruppe bei 5,6 %, in der Kontrollgruppe bei 6,4 % der Patienten auf. In der Untersuchungsgruppe wurden zu Beginn der EBS signifikant häufiger Arrhythmien (p<0,01), Herzinsuffizienz (p<0,05), arterielle Hypertonie (p<0,05) und KHK (<0,01) diagnostiziert. Die Häufigkeit von zerebrovaskulären Erkrankungen war in der Untersuchungsgruppe ebenfalls höher, ohne Signifikanzniveau zu erreichen. Insgesamt traten in beiden Gruppen bis zur stationären Aufnahme 7 Komplikationen auf. Bei den über 60jährigen trat einmal eine KHK neu auf, zweimal wurde eine Herzinsuffizienz neu diagnostiziert. In der Kontrollgruppe traten bei 4 Patienten Arrhythmien neu auf. Die Häufigkeit des Auftretens von Komplikationen unterscheidet sich zwischen beiden Gruppen nicht signifikant. Allerdings erreichten in der Beobachtungsgruppe nur 74,8 % der Patienten gegenüber 80,2 % in der Kontrollgruppe das Spendenziel von 4 Einheiten (n.s.).

Die präoperative Eigenblutspende ist als fremdblutsparendes Verfahren bei geplanten Eingriffen auch bei Patienten höheren Alters durchführbar, ohne daß sich daraus ein besonderes Risiko für diese Patientengruppe ergibt. Es wird aber nicht in allen Fällen die gewünschte Anzahl an Einheiten gespendet werden können.

P51   Ökonomisches Denken in der Unfallchirurgie –
Lästige Pflicht oder existentielle Notwendigkeit ?

W. Lungershausen (Jena)

Fallpauschalen

Aufzeigen der Bedeutung ökonomischer Aspekte für den Entlassungszeitpunkt bei Patienten mit Fallpauschalen-Erkrankungen

Das Krankengut der Patienten mit Fallpauschalen-Erkrankungen der Jahre 1997 und 1998 wurde analysiert. Der Anteil von Patienten mit Fallpauschalen am Gesamtkrankengut betrug 1997 21,6 % und 1998 13,5 %. Die durchschnittliche Verweildauer lag für fast alle Fallpauschalengruppen unter der jeweiligen Regelzeit. Eine Überschreitung der Grenzverweildauer lag 1998 15 mal vor. Trotz eines relativ hohen Abteilungspflegesatzes lag der Erlös bei einer hypothetischen Abrechnung nach Tagespflegesatz wegen der kurzen Verweildauer meist deutlich unter dem, der mit dem Fallpauschalenentgelt erzielt wurde. Die Differenz hätte 1997 etwa 462.000,- DM und 1998 409.000,- DM betragen. Die Verminderung des Gewinnes resultiert aus der Splittung der Fallpauschalenentgelthöhe in 2 Teile 1998. Da eine weitere Verkürzung der Verweildauer aus Kapazitätsgründen zwischen 1997 und 1998 zu verzeichnen war, wurde Teil 2 des Fallpauschalenentgeltes nicht abgerechnet. Der „Verlust" dadurch betrug 132.000,- DM. Das entspricht 18,9% des möglichen Gesamterlöses aus den Fallpauschalen. Um nicht erhebliche Einbußen der Entgelthöhe bei Patienten mit Fallpauschalen-Erkrankungen hinnehmen zu müssen, sollte die Entlassung nicht vor der Regelzeit erfolgen und Kürzungen der Verweildauer aus Kapazitätsgründen eher bei Patienten im Budgetbereich vorgenommen werden.

P52   EDV gestütztes Qualitätsmanagement in der Unfallchirurgie

Th. Lorentzen (Berlin), B. Künzel, M. Reiche, W. Zenker

Qualitätsmanagents, Intranet, Ergebnisqualität

Der Begriff des Qualitätsmanagents wird in Zukunft weiter an Evidenz gewinnen. Die Fähigkeit einer unfallchirurgischen Klinik, mit geeigneten Werkzeugen der Forderung nach Optimierung sowohl der medizinischen als auch der ökonomischen Ergebnisqualität nachzukommen, wird zukünftig auch über deren Existenz entscheiden.
Es soll eine integrierte EDV-Umgebung auf Intranetbasis dargestellt werden, welche insbesondere auf die speziellen Anforderungen operativ tätiger Kliniken reflektiert. Es werden auf einer einheitlichen Oberfläche sowohl Informationen zur Steuerung der Prozeßqualität bereitgestellt, als auch Daten zur Ermittlung der Ergebnisqualität erfaßt. Durch die gute Skalierbarkeit des Systems ist eine schnelle und einfache Anpassung an sich verändernde Umgebungsvariablen möglich. Eine leichte Bedienbarkeit und eine hohe Transparenz sollen dabei der Akzeptanz und der Compliance des Benutzers Rechnung tragen.

18.11.99

15:15–
16:15

Halle
14.2/15.2

P53 Erste Erfahrungen mit der digitalen Videothermographie bei freiem Latissimus dorsi Lappen

P. Klever (Aachen), H. J. Erli, M. Niewira, O. Paar

Videothermographie, freier Latissimus dorsi Lappen, Lappenmonitoring

Fragestellung

Bei der Defektdeckung mittels freiem Lappentransplantat kommt dem postoperativen Monitoring ein erheblicher Stellenwert zu. Neben neueren experimentellen Verfahren ist die klinische Kontrolle von entscheidender Bedeutung jedoch von der Erfahrung des Untersuchers abhängig. Validierbare und vom Untersucher unabhängige Verfahren stehen derzeit für den klinischen Einsatz noch nicht zur Verfügung.

Material und Methode

Da die Lappentemperatur (bei konstanten äußeren Bedingungen) und die Differenz zwischen Transplantat und Transplantatumgebung in erster Linie von der lokalen Durchblutungssituation abhängig ist, erfolgte mittels einer digitalen Videothermographiekamera die Überwachung des postoperativen Verlaufes bei drei Patienten nach freier Lappentransplantation. Die Validierung der Meßergebnisse erfolgte anhand des klinischen Verlaufes, einer transcutanen Flowmessung sowie eines berührungsfreien Laserdopplers.

Ergebnisse

In zwei Fällen zeigte sich eine gute Korrelation zwischen der Videothermographie und dem wesentlich aufwendigeren und teureren Verfahren des berührungsfreien Laserdopplers. Bei einem Transplantat mit Ausbildung einer oberflächlichen Nekroseschicht war, aufgrund eines methodischen Versagens (geringe Eindringtiefe) des Laserdopplers, die Videothermographie deutlich überlegen.

Schlußfolgerung

Aufgrund der geringen Fallzahl der bisher untersuchten Patienten ist derzeit eine definitive Stellungnahme zur klinischen Einsatzfähigkeit der Videothermographie noch nicht möglich. Es scheint sich jedoch um ein probates Monitoringverfahren zur postoperativen Verlaufskontrolle zu handeln. Die Vorteile liegen in der einfachen Handhabung und der jederzeit reproduzierbaren, von der klinischen Erfahrung des Untersuchers unabhängigen Einsatzmöglichkeit.

## P54	Biosynthetischer Hautersatz zur sekundären Weichteilrekonstruktion traumatisierter Patienten

J. Steffes (Aachen), P. Klever, H. J. Erli, o. Paar

Weichteiltrauma, instabile Narbe, biosynthetischer Hautersatz

18.11.99

15:15–
16:15

Halle
14.2/15.2

Ziel der Untersuchung

Instabile oder adhärente Narbenfelder können langdauernde und tiefgreifende Probleme für die betroffenen Patienten darstellen. Eine Exzision und Deckung mit möglichst geschmeidigem Gewebe ist als dauerhafte Therapie indiziert. Lokale Lappenplastiken sind nach schwerem Weichteiltrauma oft unmöglich, auch das Reservoir an Vollhaut ist ohne präoperative Expandierung häufig nicht ausreichend. Freie Lappenplastiken bedingen einen höheren operativen Aufwand, sind aufgrund des massiven Weichteiltraumas unter Umständen nur nach gefäßvorbereitenden Operationen durchführbar und stellen ein erhöhtes Risiko dar. Es wurde daher bei einem Patienten probatorisch eine Narbenexzision und Deckung mit Integra Tm durchgeführt. IntegraTm wurde bisher fast ausschließlich zur Defektdeckung bei Verbrennungspatienten verwendet. Nach Anheilen wurde autologe Spalthaut auf die Areale transplantiert. Neben der Deckung durch ein möglichst geschmeidiges und belastbares Gewebe und die Vermeidung von Adhärenzen auf Muskeln und Sehnen ohne erhöhten operativen Aufwand sollten hier die Einsatzmöglichkeiten bei unfallchirurgischen Patienten überprüft werden.

Patient

29 Jahre, Zustand nach traumatischer Unterschenkelamputation mit ausgedehntem Weichteilschaden im Unterschenkelstumpfbereich sowie des Kniegelenkes und des distalen Oberschenkels. Instabile Narbe über dem Tibiaende im Stumpfbereich und adhärentes Narbenfeld am distalen Oberschenkel über der M. quadriceps femoris Sehne nach Hauttransplantation vor 13 Monaten nach Hautnekrose nach Dermatotraktion. Beugung im Kniegelenk bei Narbenzug nur bis 40 Grad möglich. Intensive Krankengymnastik führte bisher zu keiner Verbesserung des Bewegungsausmaßes.

Diskussion

Im postoperativen Verlauf kam es trotz Wundinfekt mit Pseudomonas aeroginosa zu einer problemlosen Vaskularisierung und Einheilung des biosynthetischen Hautersatzes und letztlich zur Bildung einer geschmeidigen und belastbaren Neodermis. Auch wenn der Nachbetrachtungszeitraum von 3 Monaten insgesamt kurz erscheint, kann eine wesentliche hypertrophe Narbenbildung zu diesem Zeitpunkt ausgeschlossen werden. Die Beweglichkeit im Kniegelenk nahm postoperativ nach dreiwöchiger Ruhigstellung erwartungsgemäß ab, überschreitet jetzt bereits die präoperativen Werte und sollte sich im Rahmen der andauernden krankengymnastischen Beübung noch verbessern.

Schlußfolgerung

In ausgesuchten Fällen können Probleme durch instabile und adhärente Narbenfelder oder schlechte Weichteilbedeckung durch den biosynthetischen Hautersatz IntegraTm mit nachfolgender Spalthauttransplantation gelöst werden.

P55   Die dynamische Hautnaht – Ergebnisse der Verwendung von Vessel Loops

J. Schröder (Wuppertal), K. Ruße, D.v.d.Heyde, A. David

dynamische Hautnaht, vessel loops

Die Deckung von großflächigen Hautdefekten oder großen Weichteilschäden ist ein Problem des unfallchirurgischen Alltags. Wenn man auf die Durchführung plastischer Operationen verzichten will, ist die Dynamisierung der Haut und Weichteilgewebe eine alternative Methode zum effektiven Wundverschluß. Wir verwenden zur dynamischen Hautnaht eine Art Schnürtechnik unter Zuhilfenahme von Vessel Loops.

Patientengut

In der Zeit von Januar bis Dezember 1998 versorgten wir insgesamt 20 Patienten (n = 20) mit einer dynamischen Hautnaht. Das Durchschnittsalter betrug 44,7 Jahre. 5 Frauen und 15 Männer waren betroffen. Insgesamt 8 Patienten wurden aufgrund einer Kompartmentspaltung behandelt. Davon wurden 6 am Unterschenkel und 2 am Unterarm durchgeführt. 2 Patienten erhielten eine dynamische Hautnaht bei Z.n. offener Unterschenkelfraktur. Darüber hinaus wurden Hautdefekte, wie z.B. Ulcera, Weichteilinfekte und chronische Osteomyelitiden mit Weichteilbeteiligung auf diese Weise behandelt.

Material und Methode

Zur Durchführung der dynamischen Hautnaht wurden die Vessel Loops in einer Art Zickzackmuster über der Wunde verschränkt und am Wundrand mit Nahtklammer fixiert. Zusätzlich wurde am distalen oder proximalen Wundpol eine Spannvorrichtung angebracht. Damit läßt sich die Naht ständig nachspannen. Anhand einer kommentierten Bilderfolge wird das Procedere dokumentiert. Der Heilungsverlauf wird somit für den Betrachter sichtbar.

Ergebnisse

Die zur Zeit vorliegenden Ergebnisse zeigen bei der überwiegenden Zahl der Patienten einen kompletten Wundverschluß. Dadurch konnte in vielen Fällen auf eine plastische Deckung verzichtet werden.

Schlußfolgerung

Aufgrund der dargestellten Ergebnisse erscheint die Durchführung einer Dynamisierung der Wundränder bei vorhandenen großflächigen Hautdefekten oder größeren Weichteilverletzungen zur Vermeidung einer plastischen Deckung geeignet.

Postersitzung (V) **Freitag, 19.11.99** **9:45 – 10:45** **Hallenbereich vor Saal 14.2/15.2**	19.11.99 9:45– 10:45	
Knochenheilung	Halle 14.2/15.2	

P56 Radiologische Veränderungen nach Anwendung von Recombinant Human Bone Morphogenic Protein-2 (rhBMP-2) bei offenen Tibiafrakturen

C J.E. Gekle (Bochum), T.A. Schildhauer, K.F. Hopf, G. Muhr

BMP, offene Tibiafraktur

Radiologische Veränderungen und klinische Relevanz nach Anwendung von Recombinant Human Bone Morphogenic Protein-2 (rhBMP-2) bei 6 offenen Tibiafrakturen

Zielsetzung

Die lokale Anwendung von BMP soll zukünftig zu einer schnelleren und zuverlässigeren Frakturheilung insbesondere bei Frakturen mit oft langem Heilungsverlauf und hoher Pseudarthrosenrate führen. Weitere fakultative Anwendungsgebiete sind die Behandlung von Pseudarthrosen, der Einsatz bei Arthrodesen oder Spondylodesen und der Einsatz in der zementfreien Prothetik. Erste Ergebnisse klinischer Studien liegen vor.

Problembeschreibung

Als Bone Morphogenic Protein (BMP) werden eine Gruppe von osteoinduktiven Proteinen bezeichnet, die zur Differenzierung von mesenchymalen Stammzellen zu Osteoblasten und damit zur vermehrten Kallusbildung führen. RhBMP-2 ist eines der bekannten BMPs, das von Genetics Institute hergestellt und zur Zeit in klinischen Studien getestet wird. Die Erwartungen an den Einsatz der BMPs sind eine verkürzte Heilungszeit und eine höhere Heilungsrate bei Frakturen mit hoher Pseudarthrosenrate und bei schon vorhandenen Pseudarthrosen.

Material und Methode

Im Rahmen einer weltweiten, prospektiven Multicenterstudie wurden 450 Patienten untersucht, die entweder 0,75 oder 1,5 mg/ml rhBMP-2 erhielten, 150 Patienten dienten als Kontrollgruppe. In unserer Klinik wurden 10 Patienten in die Studie aufgenommen, 3 erhielten 1,5mg, 3 erhielten 0,75mg rhBMP-2, 3 weitere Patienten waren in der Kontrollgruppe, 1 Patient wurde aus der Studie ausgeschlossen. Nach der Gustilo-Anderson-Klassifikation hatten 3 Patienten eine I.gradige, 5 eine II.gradige und 2 Patienten eine III. gradige offene Fraktur. Rh-BMP-2 wurde zum Zeitpunkt des endgültigen Wundverschlusses an die Fraktur gebracht. Als Trägersubstanz wurde ein resorbierbarer Kollagenschwamm aus Typ-I Kollagen (HelistatO) verwendet. Alle Patienten belasteten nach 6 Wochen voll. Die klinischen und radiologischen Kontrollen erfolgten über 1 Jahr.

Ergebnisse

Bei allen Patienten kam es zur knöchernen Konsolidierung. Die Zeit bis zur radiologisch sichtbaren Konsolidierung betrug bei den Patienten mit der 1,5 mg Dosierung zweimal 6 und einmal 10 Wochen, bei den Patienten mit der 0,75mg Dosierung 10, 12 und 36 Wochen. In der Kontrollgruppe waren die Frakturen nach 6 und nach 10 Wochen konsolidiert, 1 Patient zeigt nach 3 Monaten noch keine Heilung. Es kam zu keiner Infektion. Röntgenologisch liessen sich bei 2 Patienten mit der 1,5 mg-Dosis und bei 2 Patienten mit der 0,75 mg-Dosis im Bereich der BMP-Anlagerung charakteristische Kallusformationen nach frühestens 6 Wochen feststellen. Bei den übrigen 2 Patienten zeigten sich keine röntgenologisch sichtbaren Veränderungen.

Schlußfolgerungen

Rh-BMP-2 auf einem Kollagenschwamm als Trägermaterial aufgebracht führt bei 2/3 der Anwendungen bei offener Tibiafraktur zu radiologisch erkennbarer Kallusbildung nach 6 Wochen. Über die Auswirkung auf die Heilungsdauer und die Pseudarthoseninzidenz kann in unserem Kollektiv statistisch keine Aussage gemacht werden.

P57 Engineering des Knochengewebes: Expression des vaskulären endothelialen Wachstumsfaktors (VEGF) im durch humane Osteoblasten revitalisierten Knochentransplantat

A. Hofmann (Marburg), Ch. Hofmann, L. Konrad, L. Gotzen

Knochentransplantation, Gewebeengineering, Osteoblasten

19.11.99
9:45–
10:45

Halle
14.2/15.2

Zielsetzung

Es sollte gezeigt werden, ob im demineralisierten Knochentransplantat, das mit humanen Osteoblasten revitalisiert wurde, die Expression des VEGF bereits unter in vitro Bedingungen stattfindet.

Die Angiogenese ist ein fundamentaler Prozeß in der Entwicklung und der Reparatur des Knochengewebes. Der vaskuläre endotheliale Wachstumsfaktor ist in die Vorgänge der Knochenneubildung und -reparatur direkt involviert – VEGF bindet spezifisch an die Rezeptoren der Endothelzellen und stimuliert die Bildung von neuen Gefäßen. Frühere Untersuchungen haben gezeigt, daß die Transplantation von humanen Osteoblasten auf geeigneten Trägermaterialien in athymische Mäuse zu einer vollständigen Regeneration des Knochengewebes mit einer deutlichen Neubildung von Blutgefäßen und Wiederherstellung der mechanischen Belastbarkeit führt.

Material und Methode

Primäre humane Osteoblasten wurden nach bereits etablierter Methode aus dem Periost isoliert und bis zur Vorkonfluenz kultiviert. Anschließend wurden sie für 10 Tage auf der DKM als Trägermaterial in einer Perfusionskammer weiter kultiviert. Anschließend erfolgte eine molekularbiologische Analyse der VEGF-Expression, die in 5 verschiedenen Versuchsansätzen wiederholt wurde. Die Total-mRNA wurde isoliert und mittels RT-PCR in cDNA umgeschrieben. Die PCR für VEGF erfolgte für ein 340bp-Fragment mit spezifischen Primern für humanes VEGF. Anschließend erfolgte eine Northern-Blot- und eine in-situ-Hybridisierungsanalyse.

Ergebnisse

In einer Perfusionskammer besiedelten die Osteoblasten die gesamte Transplantatoberfläche innerhalb von 10 Tagen. Wie die PCR und die Northern-blot-Analyse zeigten, exprimieren die Osteoblasten auf der Transkriptionsebene hohe Mengen an mRNA für VEGF. Die in-situ-Hybridisierung in histologischen Schnitten zeigte die Lokalisation der VEGF-mRNA an der Wachstumsfront der Osteoblasten.

Unsere Ergebnisse zeigen, daß die demineralisierte Knochenmatrix mit humanen Osteoblasten innerhalb kurzer Zeit zum Zweck der Transplantation revitalisiert werden kann. Die Osteoblasten exprimieren VEGF, was nach der Transplantation zur Neubildung von Blutgefäßen aktiv beitragen und auf diese Weise die Osteoneogenese beschleunigen kann.

19.11.99

9:45–
10:45

Halle
14.2/15.2

P58   Immunhistochemischer Nachweis BMP-2/4 in Biopsien von humanem Frakturheilungsgewebe

C. Budde (Bochum), T. Schildhauer, M. Köller, G. Muhr

Bone Morphogenetic Protein, Frakturheilung, Immunhistochemie

Ziel der Studie war der Nachweis und die Lokalisation von BMP-2/4 (bone morphogenetic protein-2/4) in humanen Frakturheilungszonen und Pseudoarthrosen.

BMPs sind eine Gruppe von Wachstumsfaktoren der TGF-ß-Superfamilie mit osteogenen Eigenschaften. Unter den BMPs zeigen BMP-2 und BMP-4 die höchste molekulare Verwandtschaft und haben sich als potente osteoinduktive Faktoren erwiesen. Tierexperimentelle Untersuchungen haben die Expression von BMP2/4 in Frakturheilungsgewebe im Rattenmodell gezeigt (J.Orthop.Res.13:357, 1995). Im humanen Frakturheilungsgewebe war die BMP-Expression bisher nicht untersucht.

Von 31 Patienten (10 Patienten mit Frakturen der Röhrenknochen, 19 Patienten mit hypotrophen oder hypertrophen Pseudoarthrosen, 2 Patienten mit Osteosarkom) wurden Biopsien entnommen. Davon wurden 5 µm dicke Gefrierschnitte immunhisto-chemisch für BMP-2/4 gefärbt. Ein spezifischer monoklonaler Antikörper (AbH3b/ 17) gegen BMP-2/4 wurde von Genetics Inst. (Cambridge, MA, USA) zur Verfügung gestellt, der nicht kreuzreaktiv gegen andere BMPs oder TGF-ßs war. Als Negativ-Kontrolle wurde Isotypen-spezifisches Maus IgG (Becton Dickinson) bei allen Pro-ben eingesetzt. Als Positiv-Kontrollen dienten Osteosarkoma-Gewebe und zusätzlich Osteoblasten-ähnliche Osteosarkoma-Zellen (SAOS-2).

Unsere Ergebnisse zeigen, daß die undifferenzierten mesenchymalen Zellen, Chondrozyten, Osteoblasten und Endothelzellen für BMP-2/4 positiv waren, wobei die Lokalisation vom BMP intrazellulär im Cytoplasma und nicht in den Kernen nach-weisbar war. Im Gegensatz zum nicht-transformierten Gewebe fanden wir die BMP-2/4-Expression beim Osteosarkom nur in den spindelförmigen Histiozyten, welche den mesenchymalen Zellen des Kallus ähnlich sind, und nicht in den Osteoblasten und Chrondroblasten. Bei beginnender Ossifikation konnte nur noch geringe BMP-Expression im Frakturheilungsgewebe nachgewiesen werden.

Diese Untersuchungen bestätigen tierexperimentelle Ergebnisse und belegen die Rolle von BMP-2/4 bei der Frakturheilung des Menschen in den verschiedenen Sta-dien.

P59 Häufigkeit und Schweregrad des Kallusdefektes in Abhängigkeit des operativen Zuganges am Beispiel der Tibiakallusdistraktion

Ch. Heiss (Giessen), M. Krieger, J.-P. Stahl, R. Schnettler

Tibiakallusdistraktion, ventrale Kallusdefekte, Gradeinteilung, Osteoneogenese

19.11.99
9:45–
10:45

Halle
14.2/15.2

Ziel dieser Arbeit war, den operativen ventrolateralen Zugangsweg gegenüber dem dorsomedialen in Höhe der proximal meta-diaphysären Tibia bei der Kallusdistraktion hinsichtlich der Kallusdefektentstehung zu vergleichen und die Defekte röntgenologisch und histologisch bezüglich ihrer therapeutischen Konsequenz zu untersuchen.

Problem

Es wurde routinemäßig eine proximal metadiaphysäre Tibiakortikotomie mit einem strengen vorderen Zugang (nach Ilizarov) im Bereich der ventralen Tibiakante propagiert. Auffällig war dabei das häufige Entstehen der ventralen Kallusdefekte. Zur Differenzierung wurden diese Defekte zunächst in 4 Schweregrade (Grad 1-4) eingeteilt.

Um eine bessere Weichteildeckung zu ermöglichen, wurde der Zugangsweg geändert und standardgemäß ein dorsomedialer Zugang durchgeführt.

Material und Methoden

Von insgesamt 31 Tibiakallusdistraktionen wurde bei 18 Patienten der ventrolaterale Zugangsweg gewählt, während bei 13 Patienten über den dorsomedialen Zugang die Kortikotomie an der Tibia durchgeführt wurde. Die Beurteilung der Kallusdefektzonen erfolgte nach einer selbst entwickelten Gradeinteilung. Hierbei wurden die auf den Verlaufsröntgenbildern sichtbaren ventralen Defekte ihrer Größe (Zirkumferenz) nach in 4 Schweregrade eingeteilt. Die Häufigkeitsverteilung der Defekte wurde in Abhängigkeit zum operativen Zugang, dem Healing-Index und anderer klinischer Einflußfaktoren gesetzt und ausgewertet. Bei den höhergradigen Defekten konnten Probeexzisionen aus der Defektzone entnommen und auf ihre histogenetische Potenz (Osteoneogenese) untersucht werden.

Ergebnisse

Die röntgenologischen Untersuchungen zeigten, daß bei 31 Tibiakallusdistraktionen 13 Defekte aufgetreten sind. Von diesen 31 Kallusdistraktionen sind 18 Operationen mit dem ventrolateralen Zugang, während in 13 Fällen eine Operation mit dem dorsomedialen Zugang durchgeführt wurde. Nach Anwendung des ventrolateralen Zugangs konnten 12 von 13 Defekten registriert werden, obwohl statistisch nur 7,5 zu erwarten gewesen wären. Es zeigte sich somit das eindrucksvolle Ergebnis, daß eine sehr signifikante Zunahme der Defekte (p=0,00103) unter Anwendung des ventrolateralen Zugangs beobachtet werden konnte. Bezüglich der Gradeinteilung konnte fetsgestellt werden, daß bei den 7 Defekten vom Grad 1 u. 2 eine spontane Ausheilung erfolgte, während bei den 6 Defekten vom Grad 3 u. 4 ein operativer Eingriff (Spongiosaplastik) durchgeführt werden mußte. Die vergleichenden histologischen Untersuchungen zeigten, daß bei den höhergradigen Defekten keine Osteoneogenese registriert werden konnte, die eine spontane Ausheilung der Defektzone hätte nach sich ziehen können.

Um Tibiakallusdefekte in Zukunft zu vermeiden, ist es von großer Wichtigkeit einen minimal invasiven dorsomedialen Zugangsweg für die Osteoneogenese im Distraktionsbereich an der Tibia zu wählen. Bezüglich der Gradeinteilung der Defekte konnte sowohl röntgenologisch als auch histologisch festgestellt werden, daß bei den Defekten vom Grad 1 und 2 eine spontane Ausheilung erfolgte, während die höhergradigen Defekte vom Grad 3 und 4 nur durch einen zusätzlich operativen Eingriff korrigiert werden konnten.

P60 Einfluß der Stabilität auf die Knochenregeneration bei Segmentverschiebung und Distraktion

B. Rahn (Davos), J. Cordey, D. Pfluger, R. Moisheff, H. Stein

Knochenregeneration, Stabilität, Segmentverschiebung, Distraktion

Zielsetzung

Optimierung der mechanischen Rahmenbedingungen für die Regeneration von Knochendefekten bei Distraktion und Segmentverschiebung

Problembeschreibung

Dosierte Bewegung im Frakturspalt verstärkt einerseits die Kallusbildung, andererseits führt ein Uebermass an Bewegung zu Heilungsverzögerungen. Es ist zu erwarten, daß auch bei der Distraktionsosteogenese die Knochenbildung ähnlichen Einflüssen unterliegt. Im weiteren bestehen Anhaltspunkte, daß bei einer Segmentverschiebung im isolierten Segment die Zirkulationsverhältnisse beeinträchtigt sind und daß dadurch gegenüber einem reinen Distraktionsverfahren das Potential zur Regeneration reduziert wird.

Material und Methode

Bei 20 adulten Schafen wurde an der rechten Tibia mit Kirschnerdrähten ein Ringfixateur befestigt und eine 25mm-Segmentresektion durchgeführt. Bei einer Gruppe wurde der Defekt akut geschlossen und nach einer Pause von 72h mit der Distraktion begonnen. Bei einer zweiten Gruppe wurde die Tibia 25mm proximal des Defektes kortikotomiert und nach 72h ein Segmenttransport durchgeführt. Für beide Methoden wurden durch Drahtspannungen von 500 N, 1000 N oder 1300 N unterschiedliche Ausgangs-Stabilitäten erzeugt.

Distraktion

Segmenttransport erfolgten während 25 Tagen täglich mit einer Stecke von 1mm, aufgeteilt auf drei Sitzungen, und wurde gefolgt von einer zehntägigen Konsolidierungsphase. Nach Kunststoffeinbettung wurden von 0.5mm-Sägeschnitten Kontaktradiografien auf hochauflösendem Industriefilm hergestellt. Die quantitative Erfassung der Knochenneubildung geschah periostal und im Markraum, separat für die proximalen und distalen, anterioren und posterioren Anteile, gefolgt von parametrischer wie nicht-parametrischer Daten-Auswertung.

Ergebnisse

Sowohl Drahtspannung wie Methode beeinflussen die Knochenneubildung signifikant. Die Osteogenese war posterior generell stärker ausgeprägt als anterior. Bei Distraktion war die Knochenbildung proximal und distal symmetrisch, beim Verschiebungssegment fand sich medullär praktisch keine Neubildung. Bei Distraktion resultierten, speziell im Markraum, aber auch periostal posterior, grössere Knochenflächen als bei Segmentverschiebung, ebenso resultierte nach Distraktion häufiger eine knöcherne Überbrückung als nach Segmentverschiebung. Je grösser die initiale Spannung der Kirschnerdrähte, desto kleiner war die neugebildete Knochenmenge. Ein optimales Fenster zwischen nützlicher und schädlicher Unruhe im Regenerationsbereich wurde aus dem vorliegenden Untersuchungsmaterial nicht ersichtlich.

Schlußfolgerungen

Die Verkürzung und anschliessende Distraktion ergibt mehr und gleichmässigere Knochenbildung als eine Segmentverschiebung, und bietet damit ein besseres Heilungspotential bei gleicher initialer Defektgrösse. Bewegung im Defektgebiet fördert die Knochenbildung, kann aber bei kompromittiertem Heilungspotential (schlecht perfundierte Segmente) die Überbrückung gefährden.

19.11.99

9:45–
10:45

Halle
14.2/15.2

19.11.99

**9:45–
10:45**

**Halle
14.2/15.2**

P61   Das Management der Kallusdistraktion am Schafsmodell mit externen Hybridfixateuren

C. Spies (Hannover), D. Linnenberg, H. Windhagen

Das Ziel dieser Untersuchung bestand in der Entwicklung von Apparaten und Methoden, die eine Kallusdistraktion der Tibia am Schafsmodell möglich machen. Die üblichen Ring und Hybridfixateure sowie monolaterale Systeme, die beim Menschen Anwendung finden, wurden aufgrund der unterschiedlichen anatomischen Verhältnisse modifiziert. Die Besonderheiten bei der Kallusdistraktion sollen hier erläutert werden.

Externe Halbringfixateure mit sechs Schanzschrauben (Hybrid) wurden an die rechte Tibia von 20 Schafen angebracht. Danach erfolgte eine Osteotomie zur Erzeugung eines knöchernen Defektes mit anschließender kontinuierlicher Distraktion und Konsolidation. Wöchentliche Röntgenaufnahmen dienten der Dokumentation der Defektheilung. Nach Ende der Konsolidation wurde die Tibia entnommen und mit Hilfe einer Materialtestmaschine die Torsionssteifigkeit überprüft. Die Frage nach der Möglichkeit einer bilateralen Distraktion (beide Tibiae gleichzeitig) sowie der geeigneten Distraktionsgeschwindigkeit (1.25 mm oder 1.50 mm pro Tag) wurde innerhalb von Vorversuchen geklärt. Weiterhin wurde ein spezielles Aufhängesystem entwickelt, um die hintere Extremität ohne Verlust des Bodenkontaktes zu entlasten und damit eine vergleichbare Extremitätenbelastung für alle Versuchstiere sicherzustellen. Außerdem verwendeten wir eine selbstentworfene Verbandtechnik mit Kompressenhalterungen aus Gummilochstopfen.

Kallusdistraktion mit externem Hybridfixateuren ist im Rahmen tierexpenrimenteller Studien zur Knochenheilung am Schafsmodell möglich. Die 25 mm langen knöchernen Defekte durch tägliche Distraktion um 1.25 mm an der rechten Tibia von 20 Schafen wurden vollständig überbrückt. Eine suffiziente Überbrückung des Defektes konnte bei einer täglichen Distraktion von 1.50mm nicht gesehen werden. Ebenso erwies sich eine bilaterale Distraktion als nicht durchführbar, da aufgrund mangelnder Stabilität der Schafe ausgeprägte Dekubiti und Nekrosen durch das Aufhängesystem hervorgerufen wurden.

Um Kallusdistraktion am Schafsmodell durchführen zu können, müssen die herkömmlichen Fixateurkonstruktionen den atomischen Verhältnissen des Schafes angepaßt werden. Durch Halbringfixateure mit Schanzschrauben ist es möglich, Tibiadefekte an Schafen suffizient zu stabilisieren. Eine vorzeitige Belastung der hinteren Extremitäten kann durch ein speziell entwickeltes Aufhängesystem verringert werden. Zur gleichzeitigen bilateralen Kallusdistraktion hingegen eignet sich dieses Tiermodell nicht. Die beschriebene Verbandtechnik ermöglicht eine sichere und schnell durchzuführende Wundversorgung.

P62 Erfassung der torsionalen in-vivo Steifigkeit während der Knochenkonsolidierung mittels eines neu entwickelten Meßsystems

F. Thorey (Hannover), O. Nölle, H. Windhagen

Zielsetzung

Für die Erfassung des Frakturheilungsprozesses und der Remodellierung werden neue nichtinvasive, quantitative Techniken benötigt. Eine verläßliche nichtinvasive Methode, sensitiver und genauer als konventionelles Röntgen, wäre für experimentelle Studien und auch für die Behandlung von klinischen Frakturen sehr wertvoll. Wir haben ein Meßsystem entwickelt, das eine in vivo Erfassung der torsionalen Steifigkeit während der Knochenkonsolidierung ermöglicht. Dies könnte im klinischen Umfeld eine frühzeitige individuelle Belastbarkeit von Distraktionspatienten ermöglichen und im experimentellen Rahmen einen quantitativen Vergleich von pharmakologischen Effekten auf die Kallusdistraktionskonsolidierung und auf Frakturheilungen zulassen. Gegenwärtige Methoden, wie Röntgenaufnahmen, zur Quantifizierung des Knochenregenerationsstadiums lassen nachgewiesenermaßen kaum quantitative Auswertungen zu (Panjabi 1985).

Material

Ein Fixateur externe zur Tibiastabilisierung aus zwei drehbaren Halbringen, Schanz'schen Schrauben und Gewindestangen wurde konzipiert. Eine kontrollierte Rotation der distalen gegen die proximale Tibia erlaubte dabei ein speziell angefertigter Doppelhalbring im distalen Fixateuranteil. Mittels einer Meßeinheit, die temporär an den Fixateur angeschraubt wurde, konnte eine kontrollierte Torsion der Distraktionszone vollzogen werden. Die Entwicklung dieser Meßeinheit vollzog sich von einen manuellen, über eine Version mit einem unipolaren Schrittmotor bis zu einem 4-Schrittmotor, der mit Dehnungsmeßstreifen als Kraftaufnehmer ausgestattet wurde. Dabei auftretende Drehmomente und Torsionswinkel konnten mit den Kraftmeßzellen und einem Wegaufnehmer aufgezeichnet werden. Ein angeschlossenes transportables Datenanalysesystem erlaubte die reale Berechnung der torsionalen Steifigkeit der Distraktionszone.

Methode

Zur Kallusdistraktion wurden an Tibiae von Schafen drehbare Fixateure montiert. Während und zum Abschluß der Konsolidierungsphase wurde die torsionale Steifigkeit in der Distraktionszone gemessen. Nach Abschluß der Konsolidierung wurden die Tibiae entnommen und eine destruktive torsionale Belastungsmessung in einer Materialtestmaschine durchgeführt. Eine Regression zwischen der in vivo torsionalen Steifigkeit aus der Drehfixateurmessung und des in der Materialtestmaschine ermittelten maximalen Drehmomentes wurde analysiert.

Ergebnisse

Die in vivo Steifigkeitsmessung korreliert hoch signifikant mit der Messung des maximalen Drehmomentes.

Schlußfolgerungen

Der Parameter torsionale Steifigkeit, der mittels eines modifizierten Fixateur externe gemessen werden kann, stellt eine genaue Vorhersagemethode für Festigkeitbestimmung und Heilungsverlauf im Rahmen der Knochenkonsolidierung dar. Mit Hilfe dieser Methode kann möglicherweise frühzeitig die Entwicklung von Pseudarthrosen erkannt werden, sowie der exakte Zeitpunkt zu Fixateurdynamisierung und Fixateurabbau bestimmt werden. Zusätzlich ist man in der Lage, eine zeitliche Intervention oder Alteration des behandelten Falles zu vollziehen und das Risiko von Refrakturen zu minimieren. Weiterhin ermöglicht diese Methode die Unterscheidung von Versuchstiergruppen zur Messung von pharmakologischen oder mechanischen Effekten auf die Knochenheilung und und reduziert zusätzlich die Anzahl von Versuchstieren bei Fragestellungen betreffend des Heilungverlaufes nach Frakturen o.ä. erheblich.

P63   Gewinnung autologer Spongiosa: Eine einfache und effiziente Methode

B. Steiner (Davos), M. Hehli, St. Perren, M. Aebi, Th. Steffen

Autologe Spongiosa, Knochentransplantat, Instrument, Minimal invasiv

Klinik

Die Entnahme von autologer Spongiosa ist chirurgisch ein aufwendiger und für den Patienten ein sehr schmerzhafter Eingriff.

Knochentransplantate haben eine vielfältige Anwendung, wie für die Traumatologie, Prothetik, Zahnheilkunde und maxillofaciale Rekonstruktion sowie in der plastischen Chirurgie.

Gegenwärtige Methoden

Autologe Spongiosa ist das am stärksten osteogene Knochentransplantat und daher das meistverwendete. Spongiosa kann in Streifen oder in feine Teilchen zerkleinert benutzt werden, die sowohl für kleine Risse und Löcher als auch zum Füllen von grossen unregelmässigen Defekten geeignet sind. Der Os ilium ist die beste Quelle für

Spongiosa, obwohl ebenso der Metaphysenbereich praktisch aller Röhrenknochen zur Entnahme von Knochentransplantaten dienen kann. Autologe Spongiosa ist das am häufigsten verwendete Transplantat bei Frakturen und zur Wirbelvereinigung.

19.11.99
9:45–10:45
Halle 14.2/15.2

Neue Methode

SPONGI ist ein motorgetriebenes Gerät zur Transplantatentnahme, das in einer minimal invasiven Technik eingesetzt werden kann. Es wird über eine kleine Eintrittsstelle eingeführt und durch die Kortikalis in die Christa iliaca geführt. Ein Löffelfräser am unteren Ende der flexiblen Welle entnimmt unter Drehung Spongiosa, welche durch die flexible Welle abgesaugt und in das Auffanggefäß transportiert wird. Dort werden die Knochenchips aufgefangen und können zur Weiterverwendung aus dem Gefäss entnommen werden. Der über die flexible Welle geführte Löffelfräser wird an der Kortikaliswand entlanggelenkt, ohne sie zu durchdringen, und es wird Spongiosa aus einem weiten Bereich der Christa iliaca entnommen. SPONGI wurde bereits erfolgreich am Schafspelvis getestet. Die gesamte Entnahmezeit konnte durch das maschinelle Abtragen und das bessere Handling im Vergleich zu konventionellen Methoden verkürzt werden. Untersuchungen an Zellkulturen ergaben eine grössere Vitalität der mit diesem SPONGI entnommenen Spongiosa als bei mit konventionellen Methoden entnommenem Knochen.

P64 Klinische und MRT-Untersuchungen zum Langzeiteinwachsverhalten von autologen Spongiosaplastiken bei instabilen thorakolumbalen Wirbelkörperfrakturen

F.F. Fernandez (Mannheim), H. Winkler, J. Koepke, T. Schneider

Autologer Spongiosaplastik, Thorakolumbale Wirbelkörperfrakturen

Zielsetzung

Nach operativer Stabilisierung instabiler thorakolumbaler Wirbelkörperfrakturen mit Fixateur interne und Spongiosa kommt es nach einigen Jahren oft zu einem Korrekturverlust. Wir untersuchten die Patienten klinisch sowohl die Vitalität autolog transplantierter Spongiosa betreffend, als auch deren Langzeiteinheilungsverhalten mit kontrastmittel-gestützter MRT.

Material und Methoden

Wir untersuchten 25 Patienten (m:17, w: 8, 22–66 Jahre, Median 45 Jahre alt) mit singulären instabilen thorakolumbalen Wirbelfrakturen, die mit einem Fixateur interne und autologer interkorporaler Spongiosaplastik operativ versorgt waren. Wir fanden 17 A-Frakturen, 7 B-Frakturen und 1 C-Frakturen nach Magerl (T12 n=2, L1 n=16, L2 n=3, L3 n=4). Keiner der Patienten hatte neurologische Ausfälle. Sie wurden präoperativ, nach erfolgter Frakturaufrichtung mit Fixateur interne und transpedikulärer Spongiosaplastik, nach Entfernung des Fixateur interne sowie im Mittel nach dreieinhalb Jahren untersucht. Neben dem konventionellen Röntgen und CT wurde ein NMR (Magnetom Harmony, Siemens) zur Beurteilung der Spongiosaplastik sowie des restlichen Bandscheibengewebes durchgeführt. Die Bildaquisition erfolgte bei 1.0 Tesla Feldstärke in sagittaler und transversaler Schnittführung mit 4 mm Schichtdicke in T1- und T2-gewichteter Turbo-Spin- Echo-Technik mit einer spinearray Spule. Nach Gabe von 0,1 mmol Magnevist Kontrastmittel (Gd-DTPA) pro kg Körpergewicht wurden unmittelbar im Anschluß daran die transversalen und abschließend die sagittalen Aufnahmen wiederholt.

Ergebnisse

Für den Grund-Deckplattenwinkel (GDW) wurden präoperativ -9,3 Grad und unmittelbar postoperativ +5,6 Grad, nach ME -3,5 Grad und nach 38 Monaten -10,5 Grad gemessen. In 24 von 25 Fällen konnte in den nativen NMR-Aufnahmen in allen Gewichtungen die transplantierte interkorporal liegende Spongiosa von der Wirbelkörperspongiosa differenziert werden. Die Spongiosaplastik ist durch einen Demarkierungssaum abgegrenzt, welcher eine deutliche Signalerhöhung nach KM-Gabe zeigt.Die quantitative Auswertung des Signalanstiegs betrug in gesunden Wirbelkörpern 27,6 %, in der transplantierten Spongiosa 56,9 %.

Schlußfolgerung

Die eingebrachte autologe Spongiosa zeigt eine verstärkte Vaskularisierung sowie morphologische Abgrenzungen innerhalb des frakturierten Wirbelkörpers. Die verstärkte Vaskularisation der transplantierten Spongiosa weist darauf hin, daß es sich hier um ein vitales Gewebe handelt. Unser Ergebnis zeigt ein gut durchblutetes vitales Gewebe im Transplantationsgebiet, welches der zentralen Aufgabe der Spongiosatransplatation, nämlich der Synostosierung zum kranialen Nachbarwirbel, nicht nachkommt und damit für den Korrekturverlust verantwortlich ist. Zwischen den zu synostosierenden Wirbelkörpern befindet sich trotz des Versuchs, die Bandscheibe zu entfernen, noch restliches Bandscheibenmaterial sowie Bindegewebe.

P65 Optimierung der Schraubenverankerung in osteoporotischen humanen Wirbelkörpern durch Zementierung mit dem resorbierbaren Calciumphosphat-Knochenersatzmaterial Biobon

J. Shao (Ulm), M. R. Sakar, I. P. Hoellen, R. Wenz, L. E. Claes, L. Kinzl

Calciumphosphat-Knochenersatzmaterial Biobon

19.11.99

9:45–
10:45

Halle
14.2/15.2

Verbesserung der Primärstabilität von transpedikulärer Spondylodesen bei osteoporotischen Patienten durch Schraubenkanal-Zementierung mit dem niedrig kristallinen Calciumphosphat-Knochenersatzmaterial Biobon. Im Gegensatz zu PMMA ist Biobon resorbierbar und osteokonduktiv und härtet bei Körpertemperatur im physiologischen Milieu ohne Hitzeentwicklung aus.

Kurzfassung

Bei 16 humanen Lendenwirbelkörpern (L3-5) wurde die trabekuläre Knochendichte mittels quantitativer Computertomographie (pQCT) gemessen. Beide Pedikel wurden mit USS Schrauben (5 x 45 mm) besetzt, von welchen eine mit Biobon augmentiert wurde. Biobon ist ein resorbierbares Calciumphosphat von weitgehend amorpher Kristallstruktur, der nach dem Anmischen eine pastenartige Konsistenz aufweist und bei ca. 37°C aushärtet. Nach Aushärtung des Zementes über 12 Stunden bei 37°C erfolgte ein axialer Auszugsversuch mit einer Geschwindigkeit von 4 mm/min. Dabei wurden die maximale Kraft (Fmax), die Steifigkeit und die Energieaufnahme bestimmt.

In einem weiteren Experiment wurden in gleicher Weise in je 12 thorakale (Th 8/9) und lumbale (L3-5) Wirbelkörper implantierte Schrauben quer zu ihrer Längsachse mit ansteigenden Kräften (25 200 N) bis zum mechanischen Versagen zyklisch belastet und dabei die plastischen und elastischen Deformationen registriert.

Die mittels pQCT gemessene Knochendichte lag zwischen 75 und 232 mg/cm3 und korrelierte eng mit der Auszugsfestigkeit der nicht augmentierten Schrauben. Die Fmax der augmentierten Schrauben lag bei Wirbelkörpern mit geringer Knochendichte (< 150 mg/cm3) im Mittel doppelt so hoch wie bei den kontralateralen, nicht augmentierten Schrauben. Der stabilitätsverbessernde Effekt der Augmentation nahm bei dichterer Spongiosa ab. Bei der zyklischen Prüfung zeigte sich für die mit Biobon augmentierten Schrauben eine Zunahme der Steifigkeit mit geringeren Auslenkungen, sowie eine höhere Belastbarkeit, bevor es zum Versagen der Verankerung kam.

Schlußfolgerungen

Mit Biobon augmentierte Pedikelschrauben wiesen bei einem axialen Auszugsversuch, sowie unter zyklischer, quer zur Schraubenlängsachse eingebrachter Belastung, eine deutlich erhöhte Primärstabilität auf. Biobon könnte damit geeignet sein, die Verankerung von Wirbelsäulenimplantaten bei Patienten mit schlechter Knochenqualität zu verbessern.

19.11.99

**9:45–
10:45**

**Halle
14.2/15.2**

**P66   Fortschritte in der stadiengerechten Versorgung von
Tibiakopffrakturen unter Verwendung eines injizierbaren
Frakturfixations-Implantats (Norian SRS)**

W. Ditzen (Frankfurt a. M.), M. Börner

Untersuchung einer weiteren Verbesserung in der Versorgungsqualität bei Tibiakopffrakturen durch biomechanische Integrationsleistung des Tricalcium-Phosphatzementes.

Die Behandlung von Tibiakopffrakturen ist durch Verbesserung der bildgebenden Ver-
letzungsanalyse als auch klassifikationsgerechter, operativer Versorgungstaktik einschließlich frakturrelevanter Etablierung sogenannter biologischer Konzepte weiter
vorangebracht worden. Der zusätzliche Einsatz eines injizierbaren Tricalcium-
Phosphatzementes (Norian SRS) kann hierbei nicht nur als Platzhalter der metaphysären Knochendefekte seine Funktion erfüllen, sondern auch gerade aufgrund der
biomechanischen Vorzüge im Sinne eines sich integrierenden, internen, nicht-
metallenen Implantatverbundes die Frakturheilung weiter optimieren.

Im Zeitraum von 7/97 bis 3/99 wurden insgesamt 15 insbesondere Tibiaplateau-
frakturen entweder ausschließlich oder nach vorangegangener, teils reduzierter
osteosynthetischer Primärstabilisierung und implantatgerechter Ausmodellation der
jeweiligen Defekthöhle anschließend mit dem Tricalcium-Phosphatzement (Norian
SRS) augmentiert. An perioperativen Komplikationen ergab sich ein oberflächlicher
Infekt mit erforderlicher Revision sowie eine primäre Varus-Fehlstellung mit konsekutiver Pseudarthrose nach initialer eigenmächtiger Vollbelastung seitens des
unkooperativen Patienten. In 13 Fällen war der Verlauf unauffällig, im RASMUSSEN-
Score wiesen 7 ein sehr gutes, 6 ein gutes und die 2 Fälle mit Komplikationen ein
mäßiges Ergebnis auf. Radiologisch wurden 6 als exzellent und 7 als gut bewertet.
Bei keinem der 13 Fälle kam es zu einer sekundären Absinterung. Der Patient mit
initialer Varus-Fehlstellung wurde durch Korrektur-Osteotomie in ein gutes Ergebnis überführt. Die Verkürzung der Entlastungszeit um durchschnittlich 22 Tage gestattete durch kürzere Rekonvaleszenzzeit eine Vorverlagerung der Arbeitsfähigkeit
ebenfalls um 3 bis 4 Wochen. Die aus vorklinischen Arbeiten bzw. anderen klinischen
Indikationen bekannte mikrostrukturelle Integrationsleistung konnte auch bei uns
histologisch an einer Halb- bzw. Eineinhalb-Jahreskontrolle mit Nachweis vaskulärer
Penetration bzw. späterer lamillärer Knochenneubildung entsprechend bestätigt werden.

Neben der bereits heutzutage operativ erreichten hohen Versorgungsqualität in
der Behandlung von Tibiakopffrakturen kann der Einsatz des hier vorgestellten
Tricalcium-Phosphatzementes (Norian SRS) im Sinne eines zusätzlichen, integrativen
nichtmetallischen Implantates als weiterer Optimierungsschritt vor allem bezüglich
rascherer Belastbarkeit und damit auch Rekonvaleszenz bei fallweiser Reduzierung
der Metallimplantate eingesetzt werden.

P67   Norian SRS – wächst es wirklich ein? – Eine histologische Analyse

T. A. Schildhauer (Bochum), T. W. Bauer, M. Köller, G. Muhr

Histologie, Norian, Knochenersatz, Remodeling,

19.11.99
9:45–
10:45
Halle
14.2/15.2

Zielsetzung

Histologische Beurteilung des Einheilungs- und Umbauverhaltens von Norian SRS nach Behandlung von Fersenbeintrümmerfrakturen.

Norian SRS ist ein injizierbarer, osteokonduktiver, isothermisch reagierender, in situ aushärtender Knochenzement, der in Fersenbeintrümmerfrakturen im Rahmen der osteosynthetischen Versorgung subtalar eingespritzt worden war. Nach Aushärten des Zementes ist dieser in der axialen Kompression stabiler als spongiöser Knochen und erlaubt daher in Verbindung mit der Osteosynthese eine frühe postoperative Vollbelastung. Nachdem aus einer tierexperimentellen Studie das Umbauverhalten des Zementes als ein osteoklastzell-gesteuerter Prozeß postuliert worden war, sollte nun an humanen Biopsien das tierexperimentelle Ergebnis überprüft werden.

Metallentfernungen wurden in 7 männlichen, durchschnittlich 36 jährigen Patienten auf eigenen Wunsch, frühestens 1 Jahr postoperativ vorgenommen. In diesen Patienten wurden nach vorheriger schriftlicher Zustimmung, Stanzbiopsien mit einem Durchmesser von 6 mm aus dem Zementblockrandbereich entnommen. Diese wurden in 70%igen Ethanol fixiert und in 'Spur's Plastik' eingebettet. Von den polymerisierten Blöcken wurden 4 bis 6 jeweils 2 mm dicke Schnitte angefertigt. Diese wurden geröntgt und dann auf eine endgültige Dicke von 35 Micrometer geschliffen. Färbungen wurden mit Giemsa und Toluidinblau vorgenommen.

Die radiologischen Untersuchungen der Schnitte ergaben keine eindeutige Grenze zwischen eigenem Knochen und Norian SRS. Lediglich eine ausgedehntere röntgendichte Zone ließ auf den Zement schließen und diesen vom eigenen Knochen unterscheiden. Die Histologie zeigte sowohl Knochen, als auch Norian SRS direkt benachbart zum Knochenmark. Der Zement war fast immer von vitalem lamellären Knochen umgeben. In wenigen Bereichen ließ sich nur eine geringe Zellaktivität nachweisen. Zusätzlich fanden sich Tunnellierungen des Zementes mit aktiven Umbauzonen oder neu gebildeten Havers'schen Systemen. Höhere Vergrößerungen zeigten eine direkte Knochenanlagerung an den Zement ohne jegliche fibröse Strukturen. Die Tunnellierungen enthielten aktive Osteoklasten in Knochen- und SRS-Lakunen in gleichem Maße, teils mit direkt benachbart liegenden Osteoblastzellreihen mit Zonen neuer Knochenbildung. Sich entwickelnde Osteone mit Knochen und SRS stellten sich dar. Teilweise fanden sich Trabekel, die sowohl aus Knochen als auch aus Zement bestanden. Vereinzelt fanden sich Makrophagen, die kleinste Partikel, wahrscheinlich SRS, enthielten.

Radiologisch läßt sich Knochen und SRS nicht eindeutig voneinander trennen. Nur die ausgeprägtere Dichte des Zementes läßt auf diesen schließen, was in der klinischen Beurteilung der Röntgenaufnahmen bedacht werden sollte. Die histologischen Analysen bestätigen die tierexperimentellen Ergebnisse. Der Zement wird osteoklastzell-gesteuert durch Tunnellierungen unbegrenzt umgebaut.

Schlußfolgerung

Norian SRS stellt sich als ein biokompatibles und osteokonduktives Biomaterial dar, das eine direkte lamelläre Knochenapposition und aktives Remodeling im Patienten erlaubt. Zusammen mit seiner axialen Stabilität und Injizierbarkeit stellt es eine echte Alternative zu herkömmlich bekannten Knochenersatzmaterialien dar.

P68　Vorhersagewert des Singh-Index und der Knochenmineraldichte zur Einschätzung der lokalen mechanischen Festigkeit des trabekulären Knochens in der Intertrochanterregion

N. J. Wachter (Ulm), P. Augat, G. D. Krischak, I. P. Hoellen, L. Kinzl, L. E. Claes

Knochenmineraldichte, Singh-Index, Quantitative Computertomographie, proximaler Femur

Die Auswahl geeigneter endoprothetischer Verfahren der Hüfte sowie die osteosynthetische Versorgung hüftnaher Frakturen bedarf der Einschätzung der mechanischen Festigkeit des trabekulären Knochens am proximalen Femur. Ziel dieser Arbeit war, den Vorhersagewert des Singh-Index und der mit Quantitativer Computertomographie gemessenen Knochenmineraldichte zur Einschätzung der mechanischen Festigkeit von trabekulärem Knochen des proximalen Femur zu ermitteln.

Nichtinvasive Methoden zur Einschätzung der mechanischen Festigkeit des proximalen Femur gewinnen angesichts der Zunahme osteoporosebedingter hüftnaher Frakturen zunehmend an Bedeutung. Zur Validierung zweier dieser Methoden wurde durch eine neue Biopsietechnik bei 29 Patienten im Rahmen der Implantation einer Totalendoprothese des Hüftgelenkes intraoperativ ein Spongiosazylinder entnommen, dessen Materialeigenschaften repräsentativ für die intertrochantäre Region waren. Anhand der präoperativ angefertigten Beckenübersichtsaufnahme wurde am betroffenen Femur der Singh-Index ermittelt. Bei den entnommenen Spongiosazylinder wurde mit der quantitativen Computertomographie (QCT) die Knochenmineraldichte (BMD) bestimmt. Anschließend wurden die Knochenproben einem mechanischen Kompressionstest unterzogen und der elastische Modul, die Festigkeit und die maximale Energieabsorption ermittelt. Der Singh-Index zeigte signifikante Korrelationen mit den mechanischen Parametern (r= 0,73 für Festigkeit, r= 0,66 für elastischen Modul und r= 0,69 für Energieabsorption). Die QCT zeigte höhere Korrelationskoeffizienten mit den mechanischen Parametern (r= 0,82 für Festigkeit, r= 0,73 für elastischen Modul und r= 0,79 für Energieabsorption).

Schlußfolgerung

Der Singh-Index korreliert mit der lokalen mechanischen Festigkeit des trabekulären Knochens und ist kostengünstig und mit geringem apparativem Aufwand zu bestimmen. Die mit der QCT bestimmte Knochenmineraldichte zeigt hohe Korrelationen mit den mechanischen Parametern der Spongiosa und erlaubt eine präzise Einschätzung der in vitro gemessenen mechanischen Festigkeit.

19.11.99
9:45–
10:45

Halle
14.2/15.2

P69 Ergebnisse der Magnetfeldtherapie (PEMF) bei Pseudarthrosen

T. Garrel (Marburg), M. Schnabel, L. Gotzen

PEMF, Pseudarthrose, Magnetfeldtherapie

Zielsetzung

Erprobung von Alternativen zur operativen Versorgung verzögerter Bruchheilungen und Pseudarthrosen mit pulsierenden elektromagnetischen Feldern (PEMF).

Problembeschreibung

Bei der verzögerten Frakturheilung und Pseudarthrosen stellt sich über kurz oder lang die Frage der operativen Revision. Konservative Verfahren wie die pulsierende elektromagnetische Therapie oder Verfahren, die auf der Anwendung von Ultraschall oder Stoßwellen beruhen, werden trotz ihrer nachgewiesenen Wirksamkeit nicht eingesetzt, da die Behandlungskosten von den Kassen in der Regel nicht übernommen werden. Daher soll über die positiven Erfahrungen mit der PEMF-Behandlung berichtet werden.

Material und Methode

Bisher wurde bei 16 Patienten (11 Männer, 5 Frauen, Durchschnittsalter 39 Jahre) mit verzögerter Frakturheilung bzw. Pseudarthose, in einem Fall adjuvant nach autologer Blocktransplantation, die Indikation zur PEMF-Behandlung gestellt. Dabei handelte es sich überwiegend um Frakturen der unteren Extremität (12 Tibia, 2 Oberschenkel, 2 sonstige Lokalisationen). Die Behandlung wurde mit dem EnergyMed-PEMF-System (Intensität 5 mT, Frequenz 20 Hz) durchgeführt. Das Gerät wurde von den Patienten täglich 4mal für je 40 Minuten eingesetzt.

Ergebnisse

In 14 Fällen konnte nach einer durchschnittlichen Behandlungsdauer von 3 Monaten eine Konsolidierung der Fraktur beobachtet werden. In einem Fall zwang der Marknagelbruch zur Reoperation, im zweiten Fall bedingte eine psychiatrische Erkrankung den Therapieabbruch. Von den Patienten wurde das Gerät, bei guter Compliance, als anwenderfreundlich bezeichnet. Nebenwirkungen waren nicht festzustellen.

Schlußfolgerungen

Die vorliegenden positiven Erfahrungen mit der PEMF-Behandlung unterstreichen die nichtinvasiven Möglichkeiten alternativer Verfahren zur Knochenbruchbehandlung und seiner Komplikationen. Hieraus ergibtsich die Forderung an die Kostenträger alternativen Behandlungsmethoden, zumindest bei Erfolg, aufgeschlossener gegenüber zu stehen.

<table>
<tr><td>19.11.99

10:45–
11:45</td><td rowspan="2">Postersitzung (VI)
Freitag, 19.11.99   10:45 – 11:45
Hallenbereich vor Saal 14.2/15.2</td></tr>
<tr><td>Halle
14.2/15.2</td></tr>
<tr><td></td><td>Knie</td></tr>
</table>

P70   Kommt es zu charakteristischen Veränderungen der VKB – Esatzplastik in Abhängigkeit vom Schweregrad des Notchimpingements?

E. Ziring (Marburg), B.A. Ishaque, N. Ishaque, J. Petermann, L. Gotzen

Notchimpingement, VKB-Ersatz, Rearthroskopie, Prospektive Studie

Problemstellung und Zielsetzung

Entscheidend für das outcome nach VKB-Ersatz ist die Lage des tibialen Bohrkanales. Eine zu weit ventrale Lage des tibialen Bohrkanales führt zu einem intercondylären Notchimpingement des VKB-Transplantates. Die klinischen Folgen sind: postoperatives Streckdefizit, Rehabilitationsschwierigkeiten, Schmerzen im Sinne eines vorderen Knieschmerzes und nicht selten eine Reinstabilität. Die pathomorphologischen Auswirkungen des Notchimpingements auf das VKB-Ersatztransplantat sind in der aktuellen Literatur nur unzureichend evaluiert. Im Rahmen dieser prospektiven Studie werden die Ergebnisse der Rearthroskopie mit dem radiologischem Ausprägungsgrad des Notchimpingements in der seitlichen Überstreckaufnahme verglichen.

Material und Methode

Es wurden 80 Patienten (53 Männer, 27 Frauen) mit einem isolierten Ersatz des vorderen Kreuzbandes arthroskopisch und radiologisch nachuntersucht. Bei allen Patienten wurde ein autologes, augmentiertes BTB-Transplantat aus dem mittleren Patellarsehnendrittel als Kreuzbandersatz verwandt. Das mittlere follow-up betrug 27 Monate nach Bandersatz (24-36 Monate). Die arthroskopische Transplantatevaluierung erfolgte unter Anwendung eines neu entwickelten Scores zur Struktur- und Funktionsanalyse. Der Score unterscheidet vier qualitativ unterschiedliche Transplantattypen:

Typ I: Straffes kreuzbandartig strukturiertes Transplantat
Typ II: Festes bündelartig strukturiertes Transplantat
Typ III: Laxes ungeordnet strukturiertes Transplantat
Typ IV: Rudimentäres Transplantat.

Die radiologische Diagnostik diente der Feststellung eines Notchimpingements entsprechend der Kriterien von Howell und Taylor. Hierzu erfolgte eine streng seitliche Überstreckaufnahme des jeweiligen Kniegelenkes.

Ergebnisse

Bei regelrechter Bohrkanallage mit fehlendem Notchimpingement zeigten sich in der Arthroskopie ausschließlich Transplantate vom Typ I (n=32) oder II (n=15). Beim moderaten Notchimpingement zeigte sich eine heterogene Transplantatgruppe (Typ I n=15, Typ II n=17 und Typ III n=5). Ein schweres Notchimpingement lag nur bei einem Patienten vor. Hierbei zeigte sich ein nur in Rudimenten vorhandenes, insuffizientes Transplantat vom Typ IV.

Transplantat-typ	kein Notchimpingement	moderates Notchimpingement	schweres Notchimpingement	
I	n=47	n=32	n=15	n=0
II	n=27	n=10	n=17	n=0
III	n=5	n=0	n=5	n=0
IV	n=1	n=0	n=0	n=1
Gesamt		n=42	n=37	n=1

Schlußfolgerung

Abhängig vom Schweregrad des Notchimpingement zeigen sich charakteristische Veränderungen der ransplantatmorphologie- und funktion. Bei impingementfreier Bohrkanallage sind morphologisch gut strukturierte, funktionsstabile Transplantate zu erwarten. Ein moderates Notchimpingement führt zu charakteristischen morphologischen, sowie zum Teil zu funktionellen Einbußen der VKB-Ersatzplastik. Bei schwerem Notchimpingement entwickelt sich ein Struktur- und Funktionsverlust des Transplantates.

19.11.99
10:45–11:45
Halle 14.2/15.2

**P71   Arthroskopisch kontrollierte Befundevaluierung nach VKB-Ersatz –
Ergebnisse einer prospektiven Studie**

B.A. Ishaque (Giessen), E. Ziring, J. Petermann, N. Ishaque, L. Gotzen

Rearthroskopie, VKB-Transplantat, Korrelationsanalyse, Prospektive Studie

Zielsetzung

Im Rahmen einer prospektiven Studie untersuchten wir arthroskopisch die Struktur-
und Funktion der VKB-Ersatzplastik anhand eines speziellen Scores. Die hierbei
erhobenen Ergebnisse wurden auf Korrelation zum klinischen Befund und zur instrumentellen Stabilitätsmessung überprüft.

Material und Methodik

Wir arthroskopierten 80 Patienten im Durchschnitt 28 Monate (24 – 36) nach isoliertem, augmentierten VKB-Ersatz (BTB-Transplantat) vor der Materialentfernung.
Alle Patienten waren wegen einer akuten, isolierten VKB-Ruptur in einheitlicher Technik (Miniarthromie und Zweikanaltechnik) operativ versorgt worden und hatten eine
standardisierte frühfunktionelle Nachbehandlung, die sofortige Vollbelastung und
nichtlimitiertes Bewegungsausmaß vorsah, erhalten.
    Die arthroskopische Transplantatevaluierung erfolgte anhand des vierstufigen
Marburger Scores (Typ I: straffes kreuzbandartiges Transplantat, Typ II: festes bündel-
artiges Transplantat; Typ III: laxes ungeordnetes Transplantat; Typ IV: rudimentäres
Transplantat). Die klinische Befundbewertung orientierte sich an den strengen Kriterien des IKDC Scores. Wir führten die instrumentelle Stabilitätsuntersuchung mit
dem KT 1000 Arthrometer durch. Gemessen wurde die maximale manuelle vordere
Schublade im Seitenvergleich. Die gewonnenen Ergebnisse wurden auf ihre Korrelation untereinander untersucht.

Ergebnisse

Die Kontrollarthroskopie zeigte sich in Abhängigkeit von der Transplantatlage verschiedene Transplantattypen: 52 x Typ I, 24 x Typ II, 3 x Typ III, 1 x Typ IV. Die vergleichende Stabilitätsüberprüfung ergab folgende Ergebnisse: 0-1mm: 44 Patienten;
2-3mm: 31 Patienten; 4-5 mm: 4 Patienten; > 5mm: 1 Patient. Die klinische
Evaluierung anhand des IKDC-Scores zeigte ein normales Ergebnis bei 43 Patienten, ein fast normales Resultat bei 32 Patienten, 4 mal einen abnormalen und einmal einen stark abnormalen Befund. Es konnte eine signifikant hohe Korrelation
($p<0,05$) zwischen dem ASK-Score und dem IKDC-Score gefunden werden ($r=0,77$).
Eine noch höhere Korrelation mit $r=0,86$ fand sich zwischen instrumenteller
Stabilitätsprüfung und ASK-Score.

Schlußfolgerung

Aus der positiven Korrelation zwischen klinischem Untersuchungsbefund anhand
IKDC Score sowie instrumenteller Stabilitätsprüfung und dem Arthroskopiebefund
läßt sich ableiten, daß durch eine subtile klinische Untersuchung unter Einbeziehung
der instrumentellen Stabilitätsprüfung mit dem KT-1000 Arthrometer Rückschlüsse
auf die arthroskopisch zu erwartende Transplantatstruktur und -funktion gewonnen
werden können.

19.11.99

10:45–
11:45

Halle
14.2/15.2

P72   Besteht eine Korrelation zwischen klinischer und magnetresonanztomographischer Befundevaluierung nach isoliertem Ersatz des vorderen Kreuzbandes?

Natascha Ishaque (Marburg), B. A. Ishaque, E. Ziring, J. Petermann

MRT, VKB-Ersatz, follow-up, prospektive Studie

Zielsetzung

Im Rahmen der vorliegenden prospektiven Studie sollte evaluiert werden, ob eine
Korrelation zwischen den magnetresonanztomographischen Befunden und der klinischen und instrumentellen Untersuchung bei Patienten mit isoliertem TETRA-L3
augmentiertem VKB-Ersatz besteht.

Material und Methodik

Im Zeitraum zwischen 1.1.1996 bis 31.12.1997 untersuchten wir prospektiv 40 Patienten nach
isoliertem VKB-Ersatz in einheitlicher Technik im Rahmen der bevorstehenden Materialentfernung zwei Jahre nach Primäroperation klinisch anhand des IKDC-Score (International Knee Documentation Committee), instrumentell mit dem Knie Arthrometer
KT1000 (Maximale manuelle vordere Schublade im Vergleich zur nicht betroffenen Seite)
und magnetresonanztomographisch (Score nach Yamato et al. 1992). Für die MRT (1,0
Tesla Magnetom Expert) wurden folgende Untersuchungsparameter gewählt: T2 und T1
gewichtete Spinechosequenzen, sowie eine 3D Gradientenechosequenz.

Ergebnisse

Bei der klinischen Untersuchung zeigte sich bei 19 Patienten ein „normaler", bei 17
Patienten ein „fast normaler" bei 3 Patienten ein „abnormaler" und lediglich bei einem
Patienten ein „stark abnormaler" Kniegelenksbefund entsprechend IKDC-Score. Die
instrumentelle Stabilitätsprüfung ergab folgende Ergebnisse: Seitendifferenz 0-1mm:

22 Patienten; 2-3mm: 13 Patienten; 4-5 mm: 4 Patienten; >5mm: 1 Patient. In der MRT wiesen 11 Patienten den Typ I, 18 Patienten den Typ II, 10 Patienten den Typ III und ein Patient den Typ IV des Transplantates auf. Damit ergibt sich eine signifikante Korrelation (p<0,05) zwischen KT-1000 / MRT von r=0,76 und IKDC / MRT von r=0,74.

Schlußfolgerung

Die hohe Korrelation zwischen zwischen klinischem Untersuchungsbefund anhand IKDC Score sowie instrumenteller Stabilitätsprüfung und der MRT rechtfertigt den Einsatz der MRT besonders bei unklaren klinischen Befunden im Rahmen der Nachuntersuchung von Patienten mit VKB-Ersatz.

P73   Die Stabilität der transtibialen Interferenzverschraubung bei VKB Plastiken mit dem mittleren Patellarsehnendrittel. Eine RSA (Radio-Stereometrie-Analyse) Studie

O. Steimer (Homburg/Saar), F. Adam, D. Pape, D. Kohn

Zielsetzung

Ziel der vorliegenden Studie war es, mit Hilfe der RSA die Stabilität der Schraubenfixierung und den Zeitpunkt der knöchernen Einheilung des Knochenblöckchens bei der VKB Plastik mit dem autologen Patellarsehnendrittel zu ermitteln.

Material und Methode

10 Patienten (9 Männer, 1 Frau) mit einem Durchschnittsalter von 32 Jahren (21und isolierter Ruptur des vorderen Kreuzbandes wurden für die prospektive Studie ausgewählt. Bei allen Patienten wurde eine arthroskopisch assistierte transtibiale VKB Plastik unter Verwendung des mittleren Patellarsehnendrittels durchgeführt. Die Entnahme des Sehnentransplantates erfolgte in offener Technik unter Mitnahme eines patellaren und tibialen Knochenblöckchens. Das tibiale Knochenblöckchen wurde passend für ein 10 mm Bohrloch präpariert und mit 3 Tantalmarkierungen versehen. Über den Entnahmedefekt an der Tibia wurden 5 RSA-Marker in die Tibia eingebracht. Die Fixierung des Sehnentransplantates erfolgte tibial durch Verschraubung des Knochenblöckchens in einem 10 mm Bohrkanal mit einer 7,25 mm Titaninterferenzschraube in outside Technik. Die Patienten erhielten eine orthesenfreie Nachbehandlung unter Vollbelastung. Direkt postoperativ und in monatlichen Abständen erfolgten die RSA Messungen in 30° Kniebeugung. In den Messungen wurde jeweils die Relativbewegung des Knochenblöckchens zur Tibia bestimmt.

Ergebnisse

Zum Zeitpunkt der Kongressamneldung lagen bei allen Patienten die Untersuchungsergebnisse 3 Monate und bei 7 Patienten 6 Monate postoperativ vor. In 4 Fällen fand
sich eine stabile Fixierung ohne meßbare Relativbewegungen des Knochenblöckchens
zur Tibia. Nur bei 2 Patienten zeigte sich eine geringe Migration in Zugrichtung des
Transplantates von 0,4 und 0,9 mm in den ersten 4 Wochen. Die häufigste Migrations-
richtung (6 Fälle) fand sich in dorsoventraler Richtung in Abhängigkeit von der
Schraubenpositionierung von im Mittel 0,34 mm (± 0,1mm). Nach der 8. Woche
wurden keine signifikanten Relativbewegungen zwischen Blöckchen und Tibia mehr
erfaßt. In allen Fällen waren keine meßbaren Längenänderungen im Knochenblöckchen selbst zu verzeichnen.

Schlußfolgerungen

Die transtibiale Interferenzverschraubung stellt eine stabile Verankerung des Sehnentransplantates im Knochen dar. 8 Wochen postoperativ kann von einer knöchernen
Einheilung des Implantates ausgegangen werden.

P74 Therapeutisches Vorgehen und funktionelles Ergebnis nach tibio-femoralen Luxationen

T. Lein (Dresden), R. Cyffka, Th. Hohaus, B. Eckhardt

Darstellung der operativen Strategie bei Kniegelenksluxationen, Analyse des erreichten Ergebnisses durch Nachuntersuchung und Evaluation des Lysholm-scores.

Luxationen im Kniegelenk sind selten, stellen jedoch eine schwerwiegende Verletzung
und einen unfallchirurgischen Notfall dar. Die Gefahr von Begleitverletzungen an
Gefäßen und Nerven erfordern – neben der instabilen Situation am Gelenk – eine
suffiziente Diagnostik und Therapie.

Im Zeitraum von 1/92 bis 12/97 wurden in unserer Einrichtung insgesamt neun
Patienten (eine Frau und acht Männer) mit tibiofemoraler Luxation erstbehandelt.
In zwei Fällen lagen Begleitverletzungen der Arteria poplitea vor, welche einer gefäßchirurgischen Intervention zugeführt werden mußten. Drei Patienten zeigten eine
komplette Fibularisparese, wobei eine auch in der Nachuntersuchung nach 22 Monaten persistiert.

Dargestellt werden das präoperative Vorgehen sowie die Versorgung des komplexen Kniebinnenschadens. Zum Ersatz der rupturierten Kreuzbänder kamen in unserer Einrichtung ausschließlich PDS-Augmentationen und Trevirabandplastiken zum
Einsatz, um eine sofortige Stabilität zu erreichen. Acht Patient konnten vier bis 48
Monate nach dem Unfall einer Nachuntersuchung mit Evaluation des Lysholmcores

unterzogen werden. In sieben Fällen zeigten sich gute und befriedigende Ergebnisse, ein Patient entwickelte eine hochgradige Arthrofibrose und ein schlechtes funktionelles Resultat.

Knieluxationen stellen einen absoluten Notfall dar und erfordern initial eine suffiziente Diagnostik. Die primäre oder frühsekundäre Versorgung der Kapselstrukturen ist der konservativen Behandlung überlegen. Die Wahl des Bandersatzes bleibt auch heute noch ein erhebliches Problem, um für den Patienten eine maximal wiederhergestellte Funktion zu ermöglichen.

P75   Das „Plica mediopatellaris Syndrom": Diagnosesicherung durch Kemspintomograpie?

W. Schwarz (Ulm)

Das „Plica mediopatellaris Syndrom": Diagnosesicherung durch Kemspintomographie?

Einleitung

Die Diagnose „Plica mediopatellaris Syndrom" kann bei entsprechender Klinik bisher nur arthroskopisch gesichert werden. Die Kernspintomographie (MRT) ist in der Lage die Plica mediopatellaris darzustellen. Es gibt allerdings keine gesicherten Kriterien eine pathologische Plica zu erkennen. Wir wollten deshalb die Frage beantworten, welche MRT-Befunde präoperativ in der Lage sind, die Diagnose „Plica mediopatellaris Syndrom zu sichern.

Material und Methode

In einer prospektiven Studie wurde im Zeitraum von 1/1997 bis 9/1998 bei 95 Patienten mit der Diagnose Plica mediopatellaris Syndrom eine kernspintomographische Untersuchung des Kniegelenkes durchgeführt. Es wurden in Streckung und 40 Grad Beugung des betroffenen Kniegelenkes durchschnittlich 20 axiale Schichten in T1-SE Wichtung (353/14 3 mm Dicke) und VOL SPIR (37/4,6 3 mm Dicke) unter Verwendung einer Oberflächenspule angefertigt. Anschließend führten die Patienten eine 2 monatige krankengymnastische Übungsbehandlung durch. Bei Beschwerdepersistenz wurde die Plica arthroskopisch klassifiziert und reseziert. Ein „Impingement Medial Shelf", sowie Knorpelschäden wurden dokumentiert. Jeder pathologische Befund zusätzlich zum Plicasyndrom führte zum Studienausschluß. Eine postoperative Krankengymnastik war obligat. Die klinische Nachuntersuchung erfolgte 3 Monate postoperativ.

Ergebnisse

Insgesamt konnten 61 Patienten (56 Männer, 5 Frauen, Durchschnittsalter 24 Jahre) ausgewertet werden. 40 Patienten waren postoperativ beschwerdefrei, 14 Patienten hatten noch minimale Restbeschwerden, 3 bzw. 1 Patienten hatten deutliche bzw. erhebliche Restbeschwerden. Der Plica spezifische FlanaganScore verbesserte sich von 47±14 auf 80±17 Punkte (p< 0.001). Die kernspintomographisch ermittelte Plicagröße stimmte mit der arthroskopischen Einteilung der Plica nach Lino nicht überein. Ein Impingement der Plica wurde in 30 Fällen als richtig vorhanden erkannt (71% Sensitivität / 27 % Spezifität). Die im MRT gesichteten chondralen Signalveränderung bzw. Oberflächenunregelmäßigkeit für Knorpelläsionen an der medialen Patellafacette erreichte eine Sensitivität von 48% bzw. 21% sowie eine Spezifität von 73% bzw. 91%.

Schlußfolgerung

1. Es konnten keine sicheren kernspintomographischen Kriterien für das „Plica mediopatellaris Syndrom" gefunden werden.
2. Das „Plica mediopatellaris Syndrom" bleibt eine klinische und arthroskopische Diagnose.

P76   Inzidenz der meniscofemoralen Bänder des Kniegelenkes – eine anatomische Studie

C. Niess (Frankfurt), J. Petermann

meniscofemoral ligaments, Humphrey, Wrisberg, posterior notch

In einer anatomischen Studie soll das Auftreten der meniscofemoralen Bänder (MFL) seitenvergleichend bei Männern und Frauen sowie die dorsale Notchweite vermessen werden.

Es zeigen sich keine signifikanten Verteilungsergebnisse zwischen rechts und links sowie zwischen Männern und Frauen. Eine Korrelation zum Auftreten der MFL und der dorsalen Notchweite besteht nicht.

Die Rekonstruktion einer posterolateralen Instabilität des Kniegelenkes setzt eine genaue anatomische Kenntnis voraus. Als eine der wichtigsten Strukturen sind hier die MFL aufzuführen. Neben dem Streckapparat sitzen hier die meisten Neurorezeptoren, ferner sind sie verantwortlich für die Positionierung der Außenmeniskushinterhörner in Streckung und Beugung des Kniegelenkes. Über ihre Inzidenz finden sich stark schwankende Angaben. Mit dieser anatomischen Studie wird das Auftreten der MFL seitenvergleichend rechts – links an 61 männlichen und 60 weiblichen Leichenkniegelenken untersucht. Zusätzlich erfolgt die Vermessungen der dorsalen Notch, der epicondylären Breite und der Länge des HKB. Eine Fotodokum-

19.11.99

10:45–
11:45

Halle
14.2/15.2

entation wurde durchgeführt. Es fanden sich stark divergierende Formen der MFL, die teilweise die gesamte dorsale Außenmeniskuszirkumferenz umfaßten. Es zeigte sich bei den männlichen in 65% ein Humphrey rechts, in 84 % ein Wrisberg rechts, in 48 % ein Humphrey links und in 90% ein Wrisberg links. Bei den weiblichen Kniegelenken fanden sich in 70% ein anteriores MFL rechts und in 80% ein posteriores MFL rechts, in 50% eine anteriores MFL links und in 73 % ein posteriores MFL links.

Eine statistisch signifikante Rechts-Links-Verteilung bestand nicht. Bei der statistischen Analyse mit den Breiten der dorsalen Notch und der epicondylären Breite zeigte sich keine Korrelation mit dem Auftreten meniscofemoraler Bänder.

Durch die Studie wird die Bedeutung der MFL hervorgehoben. Gerade für die dorsale Stabilität und die Meniskusführung scheinen die nahezu in allen Kniegelenken nachweisbaren MFL neben der Propriozeption eine bedeutende Funktion einzunehmen.

P77   Resultate nach externer patello-tibialer Transfixation bei traumatischer Ruptur des Lig. Patellae

B. Ishaque (Marburg), E. Ziring, N. Ishaque, J. Petermann, L. Gotzen

Lig. Patellae Ruptur, Externe Patello-Tibiale Transfixation, Follow-up Untersuchung

Zielsetzung

Im Rahmen einer retrospektiven Studie sollen die Versorgungskonzepte und deren Ergebnisse für verschiedene Läsionen des distalen Streckapparates unter der protektiven Anwendung der externen patello-tibialen Transfixation mit dem MPT-Fixateur (Marburger Patello-tibialer Transfixateur) vorgestellt werden.

Problemstellung

Operative Rekonstruktionen nach Läsionen des distalen Streckapparates erfordern eine interne oder externe Protektion während der Heilungs- und Rehabilitationsphase. Es soll anhand der Nachuntersuchungsergebnisse aufgezeigt werden, daß durch die externe patello-tibiale Transfixation mit dem MPT-Fixateur zum Schutz der Rekonstruktion eine dynamische und frühfunktionelle Nachbehandlung ohne Limitierung des Bewegungsausmaßes möglich ist.

Material und Methode

Bis Ende 1997 wurden an unserer Klinik 26 Patienten (23 Männer, 3 Frauen) wegen einer isolierten Verletzung des Lig. Patellae operativ versorgt. Es handelte sich hierbei um 13 Patienten, bei denen eine transossäre Nahtrefixation des Lig. Patellae bei Abriß vom unteren Patellapol durchgeführt wurde. Bei weiteren 11 Patienten erfolgte die Nahtadaptation des Lig. patellae aufgrund einer intraligamentären Ruptur. Zwei Patienten wiesen einen Abriß des Lig. patellae von der Tuberositas tibiae auf, die transossär refixiert wurden. Bei allen Patienten wurde zur externen Protektion ein Marburger patello-tibialer Transfixateur angelegt. Eine frühfunktionelle krankengymnastische Rehabilitation, ohne Limitierung des Bewegungsumfanges schloß sich der operativen Versorgung an. Es konnten 22 Patienten nach einem mittleren follow up von 56,5 Monaten (12-102 Monate) nachuntersucht werden. Untersuchungskriterien waren: Der klinische Befund anhand des IKDC-Scores, sowie eine isokinetische Muskelkraftbestimmung auf einem BIODEX-Isokinetiksystem bei den Winkelgeschwindigkeiten von 60°/s und 180°/s. Desweiteren erfolgte die radiologische Bestimmung der Patellahöhe nach Insall und Salvati, sowie die Erfassung des Grades der Retropatellararthrose nach Sperner.

19.11.99

10:45–
11:45

Halle
14.2/15.2

Ergebnisse

Es konnte bei allen nachuntersuchten Patienten ein suffizienter, funktionsstabiler Streckapparat klinisch und radiologisch evaluiert werden. Bei vierzehn Patienten konnten wir einen „normalen" bis „fast normalen" klinischen Befund entsprechend des IKDC-Scores erheben. Bei sieben Patienten ergaben die strengen Richtlinien des IKDC-Scores einen „abnormalen", bei lediglich einem Patienten einen „stark abnormalen" Befund. Die durchschnittlich gemessene Seitendifferenz des Quotienten von Patella und Lig. patellae (Insall & Salvati) betrug 0,045 (0,36 – 0). Bei vierzehn Patienten konnte eine Retropatellararthrose entsprechend des Scores von Sperner ausgeschlossen werden. Bei acht Patienten fand sich eine mäßig ausgeprägte retropatellare Degeneration. Eine schwere Femoropatellararthrose konnte bei keinem Patienten festgestellt werden. Relevante muskuläre Defizite im Vergleich zu der nichtbetroffenen Seite konnten nicht ermittelt werden. Die Vollbelastung erfolgte in der Regel drei Wochen postoperativ, die ambulante Fixateurentfernung nach der siebten Woche. Alle Patienten konnten in ihre ursprüngliche berufliche Tätigkeit frühzeitig reintegriert werden.

Schlußfolgerung

Anhand der dargelegten Nachuntersuchungsergebnisse konnte gezeigt werden, daß sich nach einer operativen Rekonstruktion des Ligamentum patellae die externe patello-tibiale Transfixation zur effektiven, frühfunktionellen und dynamischen Nachbehandlung in unserer Klinik bewährt hat.

19.11.99

10:45–
11:45

Halle
14.2/15.2

P78   Endoskopische Entfernung eines intraossären Osteoidosteoms

D. Mastrokalos (Heidelberg), H. H. Pässler, C. O. Tibesku, W. Wrazidlo

Osteoidosteom, Endoskopie

Einleitung

Verschiedene chirurgische Methoden zur Entfernung eines Osteoidosteoms sind bisher beschrieben worden, u.a. die offene Exzision von intraossären Osteomen mit und ohne CT-Führung und die arthroskopische Entfernung eines intraartikulären Osteoidosteoms. Wir präsentieren als neues Verfahren den Fall einer erfolgreichen, CT-gestützten, endoskopischen Exzision eines Osteoidosteoms aus der distalen Femurdiaphyse.Fallbericht: Ein 19-jähriger Tennisprofi präsentierte sich mit seit 18 Monaten anhaltenden dumpfen Schmerzen im rechten Kniegelenk. Konventionelle Röntgenaufnahmen und Kernspintomografien des Kniegelenks waren unauffällig. Das Drei-Phasen-Ganzkörperknochenszintigramm zeigte eine herdförmige Anreicherung in der Mitte des rechten Femur. Das Computertomogramm deckte ein 6 x 13 mm großes, intracorticales, vermehrt strahlendurchlässiges Areal mit reaktiver Randsklerose auf, welches an der posterioren Oberfläche der Femurdiaphyse lokalisiert war.

Zur operativen Entfernung des Nidus wurde der Patient in Spinalanästhesie auf dem Bauch gelagert und anschließend eine Lokalisierung und Markierung mit scharfen Trokaren unter computertomografischer Kontrolle durchgeführt. Durch ein laterales und ein dorsales Portal wurde die Kortikalis angebohrt und der Nidus und endoskopischer Kontrolle mit Hohlstanzen und arthroskopischen Intrumenten entfernt. Reste des Nidus wurden koaguliert. Der Patient war postoperativ sofort schmerzfrei und konnte nach 24 Stunden entlassen werden. 12 Monate nach der Operation traten bislang keine Schmerzen auf.

Diskussion

Die offene Exzision eines Osteoidosteoms erfordert großzügige Inzisionen und Knochenentfernung, gelegentlich auch osteosynthetische Stabilisierung und Spongiosaplastiken, und ist mit einer langen Immobilisation, Hospitalisation und einem erhöhten Infektionsrisiko verbunden. Obwohl dem beschriebenen Eingriff eine hohe Kostenintensität, große Erfahrung des Radiologen und Chirurgen und eine lange Operationsdauer zugeschrieben werden muß, überwiegen die Vorteile des minimalinvasiven Eingriffs: kleine Inzisionen, Vermeidung der Schädigung gesunden Gewebes, Vermeidung von osteosynthetischer Stabilisierung und Spongiosaplastik, sofortige Schmerzfreiheit und kurze Hospitalisation verbunden mit niedrigem Infektionsrisiko.

P79   Das Adamantinom des Schienbeins als seltener Knochentumor

M. Fuchs (Göttingen), A. Schmid, K. M. Stürmer

19.11.99

10:45–
11:45

Halle
14.2/15.2

Zielsetzung

Anhand eines Fallberichtes wird eine äußerst seltene maligne Entität dargestellt, die lokal sanierend unter Erhalt einer vitalen und funktionsfähigen Extremität therapiert wurde.

Problembeschreibung

Das Adamantinom ist ein sehr seltener Knochentumor mit Prädilektionsort im Bereich des Schienbeins. Es handelt sich um einen langsam wachsenden, häufig expansiv und lokal in die Weichteile infiltrierenden Tumor. Selbst bei einem langen tumorfreien Intervall nach vorausgegangener Resektion werden Lokalrezidive und pulmonale Metastasen beschrieben. Die differentialdiagnostische Abgrenzung zur benignen osteofibrösen Dysplasie ist hinsichtlich der therapeutischen Konsequenzen schwierig und nur mittels repräsentativer Exzidate möglich. Als therapeutische Maßnahme wird in der Literatur die primäre Amputation gegenüber der en bloc Resektion favorisiert.

Material und Methode

Wir stellen den Fall eines Schienbeinadamantinoms bei einer 19 jährigen Patientin vor, die wir lückenlos über 38 Jahre beobachteten. Der langstreckig im proximalen Schienbein lokalisierte Befund wurde primär durch Exzision und Auffüllung des Defektes mit homologer Spongiosa sowie drei Cortikospänen aus der Knochenbank behandelt. Postoperativ wurde das Bein 8 Monate lang im Gipsverband mit intermittierender Mobilisation der Gelenke ruhiggestellt. Die röntgenologische Verlaufsbeobachtung zeigte nach 23 Jahren am kranialen Pol der Tibiadiaphyse ein Spätrezidiv. Dieses wurde erneut ausgeräumt und der entstehende Defekt mit einem 12 Zentimeter langen Fibulatransplantat vom gleichseitigen Bein mit autologer Spongiosa von beiden vorderen Beckenkämmen aufgefüllt. Die Knochentransplantate heilten vollständig ein, die Funktion des Beines blieb uneingeschränkt. Der weitere Verlauf bis heute ist regelrecht ohne erneutes Rezidiv oder pulmonale Metastasierung.

Schlußfolgerung

Der günstige Verlauf mit Erhalt einer funktionsfähigen Extremität ohne Fernmetastasierung bestätigt die Richtigkeit einer lokal sanierenden chirurgischen Therapie. Vor dem Hintergrund der Therapieoption mit prim. Amputation gewinnt die repräsentative Histologie besondere Bedeutung.

P80 Patellektomie – Indikation und Ergebnisse

M. Kalt (Stuttgart), R. Mählein, H. Schmelzeisen

Anhand des eigenen Patientengutes sollen die Operationsindikationen sowie die Ergebnisse nach Patellektomie dargestellt und diskutiert werden.

Nach Patellektomie rückt der Streckapparat näher an die Drehachse des Kniegelenkes, wodurch der Hebelarm schlechter und die Kraftleistung des Streckapparates vermindert wird. Gleichzeitig kann es durch das Aufliegen der Sehne auf den Femurkondylen zum Druckverschleiß und zur Schädigung der Kondylen kommen.

Zwischen 1984 und 1998 wurden in unserer Unfallchirurgischen Klinik 15 Patienten patellektomiert, davon 8 Männer. Das Alter der Patienten zum Zeitpunkt der Operation betrug 58,7 Jahre (23Jahre). Operationsindikationen waren Patellatrümmerfraktur (11), rezidivierende Patellaluxation (2), Retropatellararthrose (1) und Pseudarthrose (1). 7 Patienten waren an der betroffenen Seite voroperiert: Knie(5), Zuggurtungsosteosynthese (1), OP nach Elmslie (1).

Die Patienten wurden schriftlich über das Ergebnis der Patellektomie befragt und das Ergebnis nach dem Lysholmscore quantifiziert. 10 Patienten haben den Fragebogen beantwortet, 5 waren bereits verstorben. Der Nachuntersuchungszeitraum war im Mittel 7,5 Jahre. Der durchschnittliche Punktescore betrug 64,8 Punkte, was einem mittleren Ergebnis entspricht. Patienten nach Frühpatellektomie bei Patellatrümmerfraktur (n=6) erzielten mit durchschnittlich 71,7 Punkten ein besseres Ergebnis als die voroperierten Patienten (n=4) mit 37,5 Punkten.

Die besten Ergebnisse zeigen sich bei Patienten mit Patellatrümmerfrakturen nach Frühpatellektomie. Bei voroperierten Patienten, respektive Patienten mit arthrotisch geschädigtem Kniegelenk, sind die Ergebnisse nach Patellektomie nur mäßig.

P81 Gelenkmobilisation und Gelenkfehlstellungskorrektur nach der Methode von Ilisarow unter Verwendung eines Hexapodfixateur externe

H.-W. Kranz (Hamburg), K. Seide, D. Wolter

Mobilisation, Ilisarow, Fixateur externe, Gelenkeinsteifungen

Zielsetzung

Optimierung der von Ilisarow angegebenen Methode bei Gelenkseinsteifungen unter Verwendung eines neuen Fixateurrepositionssystems.

Problembeschreibung

Bei der Dehnungs- und Repositionsbehandlung von Gelenkeinsteifungen nach Ilisarow ist die Einhaltung der richtigen Mobilisationsachsen äußerst schwierig und bedarf eines großen instrumentellen Aufwandes.

19.11.99

10:45–
11:45

Halle
14.2/15.2

Material und Methode

Mit Hilfe des Hexapodens ist sowohl eine Dehnung als auch die konsequente Einhaltung von mehrfachen Gelenkachsen wie beispielsweise im Kniegelenksbereich durchführbar. Bei 3 Patienten erfolgte die Gelenksmobilisation durch primäre Distraktion und Reposition mit dem Hexapodensystem. Zweimal handelte es sich um eine Kniegelenkskontraktur, einmal um eine Ellengelenksmobilisation nach einer Trümmerfraktur. Es handelt sich bei allen 3 Patienten um komplexe Defektzustände.

Ergebnisse

In allen 3 Fällen konnte die Repositon der luxierten Gelenke erreicht und ein wesentlicher Gewinn an Beweglichkeit erzielt werden. Dabei war es zum ersten Mal möglich, mit einem Fixateur externe das Rollgleitverhalten der natürlichen Kniegelenksbewegung nach einer weitgehensten Reposition beim Repositionsvorgang selbst beizubehalten.

Schlußfolgerungen

Der Einsatz des Hexapodfixateurs externe bei der Gelenksmobilisation durch Dehnung nach Ilisarow ermöglicht es, auch die natürliche Gelenkbewegung im Mobilisationsvorgang selbst einzusetzen. Weiterhin ist das System geeignet, auch schwerwiegende vorbestehende Luxationen durch Distraktion und Reposition einzurichten, um danach die anschließende eigentliche Mobilisationsphase anzuschließen.

Postersitzung (VII)
Freitag, 19.11.99   13:45 – 14:45
Hallenbereich vor Saal 14.2/15.2

Hand / Radius

P82   Behandlung der Instabilität des Daumens nach Ruptur des radialen Kollateralbandes durch Transposition der Sehne des Musculus abductor pollicis brevis

J. Warzecha (Frankfurt), K. H. Lennert

collateralligament, radial, abductor pollicis brevis

Behandlung der Instabilität des Daumens nach Ruptur des radialen Kollateralbandes durch Transposition der Sehne des Musculus abductor pollicis brevis.

Die Ruptur des radialen Kollateralbandes des Daumens ist im Gegensatz zur Ruptur des ulnaren Bandes weitaus seltener. Es existieren keine allgemeinverbindlichen Therapieempfehlungen.

Die resultierende Instabilität wird häufig mittels Bandnaht oder bei degenerativer Ruptur mit einer Bandplastik, z. B. mit Palmaris longus Sehne, behandelt. Eine weitere Alternative bei älterer Ruptur ist die Transposition des Mittelteils der Sehne des Musculus abductor pollicis brevis und deren Fixation mittels einer Lengemann-Ausziehnaht. Der Muskel selber wird mit dem restlichen Sehnengewebe wieder an seinem alten Ansatz vernäht.

Dadurch kann in einfacher Weise und auf wenig traumatisierende Art die biologische Funktion des fehlenden Kollateralbandes wieder hergestellt werden.

P83   Die dorsale karpometakarpale Luxation des kleinen Fingers; eine seltene Differentialdiagnose

M. Tingart (Köln), H. Bäthis, B. Bouillon, T. Tiling

Mittelhand, Karpometakarpalgelenk, Luxation

Eine Verletzung des Karpometakarpalgelenks V nach Anpralltrauma stellt sich meistens in Form einer dislozierten Fraktur der Mittelhandknochen-V-Basis (MHK-V-Basis) dar. Diese Fraktur ist der Bennett-Fraktur des ersten Strahls vergleichbar.

Unser Anliegen in der vorliegenden Arbeit ist die Vorstellung zweier Patienten mit einer dorsalen Luxation im Karpometakarpalgelenk V. Im Hinblick auf die diagnostische und therapeutische Vorgehensweise ergeben sich nach Durchsicht der Literatur sowie nach unseren eigenen Erfahrungen in zwei Fällen 2 interessante Aspekte.

Wir berichten über zwei Männer im Alter von 22 beziehungsweise 23 Jahren, die sich jeweils eine entsprechende Luxationsverletzung zuzogen. Auf den initialen lateralen Röntgenbildern war die Verletzung nur schwer zu erkennen. Erst die zusätzlich angefertigten Schrägaufnahmen zeigten eine deutliche Fehlstellung im Karpometakarpalgelenk V. Nach geschlossener Reposition war in beiden Fällen eine persistierende Instabilität nachweisbar, so daß eine transartikuläre Kirschnerdraht-Fixierung mit anschließender Gipsruhigstellung für sechs Wochen durchgeführt wurde. Bei der Nachuntersuchung verfügten beide Patienten über eine schmerzfreie und uneingeschränkte Beweglichkeit der zuvor verletzten Hand mit einem vollständigem Faustschluß.

In der Literatur sind nur 5 Fälle einer solchen Verletzung beschrieben. Eine dorsale Luxation im Karpometakarpalgelenk V sollte bei entsprechenden klinischen Beschwerden immer als seltene Differentialdiagnose bedacht werden, wobei sie oft erst auf Röntgenschrägaufnahmen eindeutig erkennbar ist. Nach erfolgter Reposition sollte eine temporäre Kirschnerdrahtfixierung erfolgen, da diese zu besseren Langzeitergebnissen zu führen scheint.

P84   Perkutane Schraubenosteosynthese von Bennettfrakturen

B. Hartmann (Gießen), Ch. Meyer, J.-P. Stahl, R. Schnettler

Bennettfraktur, Zugschraubenosteosynthese

Die typische Fehlstellung der von Bennett 1882 beschriebenen Frakturen der MHK-1-Basis entsteht durch die straffe Fixierung des ulno-volaren Kantenfragmentes durch das vordere Schrägband bei gleichzeitiger Subluxation des MHK-1-Schaftes durch den starken Zug des M. abductor pollicis longus.

Eine mögliche Reposition ist deshalb durch Schienen, Verbände etc. nicht zu halten. Daher ist eine absolute Indikation zur Osteosynthese gegeben, wobei zahlreiche Verfahren beschrieben sind und über die ideale Methode noch kein Konsens besteht. Im geeigneten Fällen (frische Verletzung, großes Kantenfragment) favorisieren wir die perkutane Schraubenosteosynthese mittels 3/0 kanülierter Titanschraube.

Methode

Grundvoraussetzung ist ein Röntgenbildverstärker mit Handprogramm um das Repositionsergebnis exakt beurteilen zu können. Gelingt die Reposition so wird über eine 5 mm Hautinzision ein 1,1 mm Kirschner-Draht mit Gewindespitze vom MHK-

19.11.99

13:45–
14:45

Halle
14.2/15.2

1-Schaft in das Kantenfragment eingebohrt. Nach nochmaliger Kontrolle der exakten Reposition wird nun über den Kirschner-Draht die kanülierte Schraube mit kurzem Gewindeanteil als Zugschraube plaziert. Bei korrekter Schraubenlage ist die Fraktur übungsstabil.

Patienten/Ergebnisse

Von März – Dezember 1998 wurden 6 Patienten mittels perkutaner Technik übungsstabil versorgt. Der Eingriff wurde tagesklinisch ambulant durchgeführt. Bei 5 Patienten wurde seitens der Beweglichkeit sowie der Schmerzfreiheit ein sehr gutes bzw. gutes Ergebnis erzielt. Ein schlechtes Ergebnis seitens beider Kriterien wurde trotz guter Reposition bei einem Patienten mit vorbestehender Rizarthrose gefunden.

Diskussion

Die Bennettfraktur stellt eine absolute Indikation zur Osteosynthese dar, wobei verschiedene Osteosynthesetechniken vorgeschlagen werden. Der Zugang zur MHK-1-Basis ist schwierig, traumatisierend und liefert oft nur eine eingeschränkte Übersicht über das ulno-volare Fragment sowie die reponierte Gelenkfläche.

Die Versorgung mit Kirschner-Drähten hat den Nachteil der fehlenden Übungsstabilität.

Bei gut reponierbaren Bennettfrakturen mit großem Kantenfragment ist die perkutane, übungsstabile Osteosynthese mittels kanülierter 3/0 Titanschraube anderen Osteosyntheseverfahren überlegen.

P85   Skaphoidfraktur und skapholunäre Bandläsion. Eine seltene Verletzungskombination ?

M. Schädel-Höpfner (Marburg), G. Böhringer, M. Schnabel, L. Gotzen

Skaphoidfraktur und skapholunäre Bandläsion Eine seltene Verletzungskombination

Durch eine retrospektive Studie, sollte ermittelt werden, wie häufig die als seiten geltende Verletzungskombination von Skaphoidfraktur und skapholunärer Dissoziation arthroskopisch nachgewiesen wurde.

Kurzfassung

Skapholunäre Bandschäden wurden bei 12% aller behandelten Kahnbeinbrüche arthroskopisch nachgewiesen.

Patienten und Methode

Vom 1.1.1994 bis zum 31.12.1998 wurden 144 frische Skaphoidfrakturen behandelt. In 28 Fällen erfolgte eine Handgelenksarthroskopie. Die Spiegelung erfolgte bei Verdacht auf eine karpale Instabilität anhand der konventionellen Röntgenuntersuchung (statisch und dynamisch) und/oder im Rahmen einer arthroskopisch kontrollierten, minimal Kahnbeinverschraubung. Es handelte sich um 24 Männer und 3 Frauen, in einem Fall waren beide Hände betroffen. Das Durchschnittsalter lag bei 32 (14 Jahren). Bei 4 Patienten bestand neben dem Kahnbeinbruch eine distale Radiusfraktur.

Ergebnisse

Durch die Arthroskopie konnte in 18 von 28 Fällen ein skapholunärer Bandschaden nachgewiesen werden. Dies entspricht einer Häufigkeit von 12%, bezogen auf alle 144 Kahnbeinbrüche. Es handelte sich meist um dynamische Dissoziationen, deren operative Versorgung im Rahmen der Osteosynthese der Kahnbeinfraktur vorgenommen wurde.

Skapholunäre Bandläsionen stellen eine häufige Begleitverletzung bei Kahnbeinbrüchen dar. Eine Fraktur schließt damit eine gleichzeitige ligamentäre Karpusverletzung nicht aus. Im Rahmen der operativen Behandlung von Skaphoidfrakturen sollte das Vorliegen intrinsischer karpaler Bandläsionen mittels Handgelenksarthroskopie überprüft werden.

P86 Arthroskopisch gesicherte Begleitverletzungen bei distalen Radiusfrakturen

M. Schädel-Höpfner (Marburg), G. Böhringer, A. Junge, L. Gotzen

Arthroskopisch gesicherte Begleitverletzungen bei distalen Radiusfrakturen

Retrospektive Studie zur Bestimmung der Häufigkeit von karpalen Begleitverletzungen bei distalen Radiusfrakturen. Erarbeitung von radiologischen Kriterien, die als Hinweise für das Vorliegen einer skapholunären Dissoziation gelten können.

Kurzfassung

Bei artikulären Frakturen des distalen Radius mit sagittalem Bruchverlauf liegen besonders häufig skapholunäre Dissoziationen vor.

Patienten und Methode

Vom 1.1.1995 bis zum 30.6.1998 wurde bei 122 Patienten mit körperfernen Speichenbrüchen eine Handgelenksarthroskopie durchgeführt. Indikationen zur Spiegelung waren der Verdacht auf eine karpale Instabilität anhand der konventionellen Röntgenuntersuchung (statisch und dynamisch) und/oder die Notwendigkeit einer operativen Versorgung der distalen Radiusfraktur. 65 von 122 Patienten waren Männer, das Durchschnittsalter betrug 46 Jahre (Die rechte Seite war mit 57% etwas häufiger betroffen. In 5 Fällen lag zusätzlich zur distalen Radiusfraktur ein gleichseitiger Kahnbeinbruch vor.

Ergebnisse

Durch 122 Handgelenksarthroskopien konnten 3 Läsionen des Diskus artikularis (Typ 1B, 1C bzw. 1D nach Palmer) nachgewiesen werden. Bei 122 Patienten fanden sich 84 Läsionen (69%) des skapholunären Bandapparates. Dabei überwogen dynamische Instabilitäten (63%) gegenüber statischen Fehlstellungen (21%) und isolierten intrinsischen Bandläsionen (16%). Als radiologische Hinweiszeichen für das Vorliegen einer Bandläsion erwiesen sich ein intraartikulär, sagittaler Bruchverlauf und die Komplexizität der Fraktur. Wenig bedeutsam für die Vorhersage einer skapholunären Dissoziation waren das Dislokationsausmaß der Radiusfraktur und die karpalen Winkelverhältnisse. Lunotriquetrale Dissoziationen oder andere Formen karpaler Instabilitäten fanden sich bei den 122 Arthroskopien nicht.

Schlußfolgerungen

Bei distalen, insbesondere sagittalen artikulären Frakturen des distalen Radius sollte gezielt auf mögliche skapholunäre Instabilitäten geachtet werden. Im Rahmen der operativen Behandlung kann durch eine Handgelenksarthroskopie eine derartige Bandverletzung erkannt und sofort versorgt werden.

P87 Die Traktionsradiografie zur Diagnostik akuter scapholunärer Dissoziation bei Radiusfrakturen

G. Böhringer (Marburg), M. Schädel-Höpfner, L. Gotzen, R.Retsch

Etablierung eines einfachen Screeningverfahrens zur Diagnostik der scapholunären Dissoziation

Problemstellung

Der Goldstandard der Diagnostik der akuten scapholunären Dissoziation bei Radiusfrakturen ist die Handgelenksarthroskopie. Als nicht invasive Diagnostik steht die MRT zur Verfügung. Die sowohl nach eigenen Untersuchungen als auch in der Literatur festgestellte Sensitivität der MRT zur Diagnostik der SL-Dissoziation ist unbefriedigend. Die in der Literatur gefundene Untersuchung (Fortems et al.) mittels Traktionsradiografie war ebenfalls entmutigend. Bei dieser Studie wurde ein methodischer Fehler gefunden, die Traktion wurde über die Finger 2-4 ausgeübt. Dies hat uns veranlaßt, eine Studie zur Traktionsradiografie mit Traktion über den 1. Strahl durchzuführen.

19.11.99

13:45–14:45

Halle 14.2/15.2

Material und Methodik

Bei 20 Patienten mit frischen repositionspflichtigen Radiusfrakturen wurde nach der Reposition die Extensionsvorrichtung auf den Daumen alleine umgesetzt. Unter dem Bildwandler wurde unter standardisierten Bedingungen der scapholunäre Spalt eingestellt(Moneim-Projektion) und eine Traktionsaufnahme mit 5 Kg Zug durchgeführt. Anschließend wurde eine MRT und eine Handgelenksarthroskopie durchgeführt. Ausgewertet wurden die Werte des scapholunären Spalts vor und bei der Traktion, Veränderungen der Gilula-Linien und der carpalen Winkel. Die Ergebnisse der Traktionsradiografie wurden mit der MRT und der Arthroskopie verglichen.

Ergebnisse

Es zeigte sich eine gleich hohe Sensitivität der Traktionsradiografie verglichen mit der MRT. Die Arthroskopie des Handgelenks bleibt aufgrund der höheren Sensitivität weiterhin der Goldstandard der Diagnostik.

Beim heutigen technischen Standard der MRT hat sich die Traktionsradiografie als gleichwertiges Verfahren erwiesen. Aufgrund des geringeren technischen und finanziellen Aufwandes ist die Traktionsradiografie der MRT als Screeningverfahren vorzuziehen.

P88   Computertomografische Rotationsfehlerbestimmung am Handskelett

G. Böhringer (Marburg),E. Brück, A. Peter, L. Gotzen

Etablierung eines validen quantitativen Diagnoseverfahrens zur Rotationsfehlerbestimmung am Handskelett

Nach fehlverheilten Frakturen der Metacarpalen sowie der Phalangen kann es zu Rotationsfehlern kommen, die eine Behinderung des Faustschlusses verursachen. Zur Planung und zur Dokumentation von Rotationskorrekturen wird eine Methode zur Bestimmung der Fingergelenkachsen im Raum gesucht.

Die Untersuchungen wurden an 20 formalinfixierten Leichenhänden durchgeführt. Zuerst wurden im CT die physiologischen Winkel der Achsen der Fingergelenke zueinander mittels des sogenannten Average-Verfahrens (Scan-Parameter: 140 kV,

111 mA, Slice 1 mm) bestimmt. Zusätzlich wurden einzelne Präparate mittels Spiral-CT und 3-D Darstellung (shadowed surface) abgebildet. Anschließend wurden artifizielle Drehosteotomien durchgeführt und dann eine erneute Achsenbestimmung im CT durchgeführt. Alle computertomografischen Bestimmungen wurden von 4 unabhängigen, erfahrenen CT-Untersuchern vorgenommen. Die Ergebnisse zeigen, daß bei 4 Untersuchern die maximale Spannweite 50 beträgt. Es besteht eine hohe Korrelation der artifiziell angebrachten Rotationsfehler mit den computertomografisch bestimmten Fehlern (maximale Abweichung: T), so daß sich das Verfahren hervorragend zur Diagnostik und Operationsplanung von Drehfehlern an der Hand eignet. Erste klinische Anwendungen haben die hohe Zuverlässigkeit der computertomografisch bestimmten Rotationsfehler ergeben.

Die von uns etablierte Methode der computertomografischen Rotationsfehlerbestimmung an der Hand hat sich experimentell als zuverlässiges Verfahren bewährt.

P89   Korrekturosteotomie nach fehlverheilter distaler Radiusfraktur

R. Cyffka (Dresden), Th. Lein, Th. Hohaus

Ermittlung der funktionellen und röntgenologischen Ergebnisse der Korrekturosteotomie am distalen Radius, Darstellung der Komplikationen und deren Management.

Darstellung der Indikationen zur Korrekturosteotomie nach fehlverheilter distaler Radiusfraktur (funktionelle Beschwerden, pathologischer Röntgenbefund, funktioneller Anspruch).

Zur Ermittlung der funktionellen und röntgenologischen Operationsergebnisse nach Korrekturosteotomie am distalen Radius wurde eine retrospektive klinische und röntgenologische Untersuchung für den Zeitraum 1991 durchgeführt.

Anzahl der Korrekturosteotomien n=16, nachuntersuchte Patienten n=11, follow up: 35 (12 Aufarbeitung der Ergebnisse nach dem Score nach Gartland und Werley). In drei von elf Fällen verblieb röntgenologisch eine Restdeformität die subjektive Bewertung war in 75% der Fälle gut und sehr gut. Die objektive Bewertung ergab in sieben von elf Fällen freie Beweglichkeit. Das Gesamtergebnis war in sechs Fällen sehr gut, in zwei Fällen gut, in drei Fällen befriedigend (Kreisdiagramm). Literaturvergleich des Gesamtergebnisses. Darstellung der postoperativen Komplikationen (EPL, persistierender Ulnavorschub, ein postoperativer Infekt). Erarbeitung des Managements der Komplikationen.

Der frühzeitige Korrektureingriff bei in Fehlstellung verheilter distaler Radiusfraktur ergibt bessere Resultate als der Späteingriff. Postop.Komplikationen verschlechtern das Gesamtergebnis, die Metallentfernung verbessert nochmals das subjektive Ergebnis.

P90   Das Management der Komplexverletzung an Vorderarm und Hand

I. Schmidt (Jena), R. Friedel, H. Schmitz, E. Markgraf

Mit ausgewählten Fallbeispielen wird die Versorgungsstrategie von Amputationsverletzungen mit Darstellung der Operationsschritte in der Primärversorgung sowie in der sekundär rekonstruktiven Chirurgie erläutert. Das Poster soll sowohl der studentischen Ausbildung als auch der Patientenaufklärung dienen.

19.11.99

13:45–
14:45

Halle
14.2/15.2

Das Management beginnt am Unfallort mit der sachgemäßen Asservation aller Amputate unter Wahrung der Ischämiezeiten und Patientenverlegung in ein ausgewiesenes operatives Zentrum. Die Primärversorgung erfolgt in der „structure by structure" Technik, mehrfache Mikroamputate erlauben auch je nach funktioneller Wertigkeit der Mikroamputate die „digit by digit" Technik. Die Osteosynthese muß immer die primäre aktive Übungsstabilität der Extremität gewährleisten, gegebenenfalls auch mit primärer Achsenverkürzung. Sofern keine spannungsfreie Gefäßreanastomosierung möglich ist, kommen autologe Veneninterponate zur Anwendung. Keinerlei Kompromisse sind der primären Muskel bzw. Sehnenrekonstruktion vorbehalten, Sekundäreingriffe an diesen Strukturen zeigen prognostisch schlechtere funktionelle Resultate. Die primäre Nervenrekonstruktion sollte nicht erzwungen werden, die sekundäre Nerveninterposition mit autologen Segmenten ist einer primär nicht spannungsfreien Koaptation vorzuziehen. Von immenser Bedeutung für den Heilungsprozeß sind die sachgemäße Weichteilsanierung, gegebenenfalls mit mikrochirurgischen Lappenplastiken, sowie eine effiziente physio und ergotherapeutische Nachbetreuung. Im Regelfall sind nach der kompletten Weichteilsanierung mehrere Korrektureingriffe an Knochen (Spongiosaplastiken, Korrekturosteotomien, Arthrodesen), Sehnen (Tenolyse, zweizeitige Sehnenplastiken), Nerven (Interpositionen, Neurolysen, motorische Ersatzoperationen) und Weichteilen (Kosmetik) erforderlich.

Bei schwersten Amputationsverletzungen ohne Replantationsfähigkeit der Amputate besteht das Minimalziel in der Wiederherstellung einer sogenannten „basic hand".

Keine Replantationsindikationen bestehen bei polytraumatisierten Patienten mit der Gefahr eines Multiorganversagens. Diese Gefahr wird durch ein mögliches Reperfusionssyndrom nach operationstechnisch erfolgreicher Replantation potenziert.

Die Replantationschirurgie ist technisch anspruchsvoll, sie bedarf speziell ausgebildeter Zentren, in denen auch mögliche Komplikationen nach bestem Wissen therapeutisch beherrschbar sind. Nur so können befriedigende Resultate erreicht werden.

P91 Ein neuer Bogenfixateur externe für Distraktionskortikotomien an Grundphalangen

I. Schmidt (Jena), H. Schmitz, C. Weber, E. Markgraf

Konstruktion und klinische Anwendung des Distraktors zur primär bogenförmigen Distraktion von Grundphalangen in die erforderlichen Fingerfunktionsstellungen

Die Distraktionskortikotomie am Metakarpale I ist eine Methode der Wahl zur Schaffung eines Daumenäquivalentes nach traumatischen Amputationen. Neben dieser Hauptindikationsstellung führen wir Distraktionskortikotomien auch an den Grundphalangen 2-5 durch, sofern Replantationsversuche bei mehrfach amputierten Langfingern technisch nicht möglich sind.

Herkömmliche Distraktoren erlauben ausschließlich gerade Distraktionsstrecken, an den Langfingern 2-5 würden sich diesbezüglich sekundäre Korrektureingriffe erforderlich machen, um die gewünschten Funktionsstellungen von 40-60 Grad Flexion zu gewährleisten.

Es wurde ein Distraktor konstruiert und klinisch angewendet, mit dem Grundphaphalangen primär in die erforderlichen Flexionsstellungen distrahiert wurden.

Häufigstes Problem bei Distraktionskortikotomien an den Langfingern 2-5 sind die instabilen Weichteilverhältnisse nach Distraktionsende an den Fingerkuppen. Diesbezüglich machen sich plastische Korrektureingriffe erforderlich.

In einem Patientenfall berichten wir über die Korrektur der instabilen Weichteilsituation am distrahierten Langfinger 4 durch eine modifizierte Muffplastik mit den Weichteilen des Art. radialis Lappens, mit dem primär zum Unfallgeschehen die Fingerstrahlen 2 und 3 der gleichen Hand eingescheidet wurden. Die Muffplastik wurde nach 6 Wochen mit einer effizienten Neovaskularisation sepapariert.

Distrakttionskortikotomien an den Langfingern 2-5 stellen Ausnahmeindikationen in der Sekundärrekonstruktion der mehrfach verletzten Hand dar. Sie dienen aussschließlich zur Rekonstruktion einer sog. „basic hand".

P92 Herstellung von Hand- und Fingerprothesen aus Silikon

W.Boltze (Ludwigshafen), J.Brunner

Die Amputation im Handbereich bedeutet für viele Patienten einen erheblichen Eingriff in die persönliche Integrität.

Nicht nur Frauen fragen wiederholt nach der Möglichkeit einer kosmetisch zufriedenstellenden prothetischen Versorgung. Bisher war eine solche kosmetische Versorgung mit Hand- und Fingerprothesen aus Silikon im wesentlichen nur im Ausland unter erheblichem Kostenaufwand möglich.

An drei Beispielen werden einzelne Schritte der Anfertigung solcher Schmuck- und Silikonprothesen demonstriert.

<table>
<tr><td>

Postersitzung (VIII)
Freitag, 19.11.99   15:15 – 16:15
Hallenbereich vor Saal 14.2/15.2

Experimentelle Unfallchirurgie

</td><td>

19.11.99

15:15–
16:15

Halle
14.2/15.2

</td></tr>
</table>

P93 Festigkeitsuntersuchungen von Ankern aus boviner Kortikalis und Mitekâ Super Ankern im axialen Zugversuch

Th. Berns (Marburg), Ch. Hofmann, J. Schmitt, L. Gotzen

Kortikalisanker, Titan-Anker, Zugfestigkeit, Festigkeitsvergleich

Zielsetzung

Ermittlung der Festigkeit von zwei kortikalen Ankersystemen und Mitek Super Ankern aus Titan im axialen Zugversuch aus einem spongiösen Implantatlager.

Einleitung

Die Verwendung von Ankersystemen zur Kapsel- Bandrekonstruktion an Gelenken ist mit dem Vorteil eines kleinen offenen operativen Zugangs und der arthroskopischen Anwendbarkeit verbunden. Bei vergleichenden biomechanischen Untersuchungen zwischen verschiedenen Verankerungssystemen zeigten Titananker die größte Festigkeit.

Das Verbleiben von metallischen Ankersystemen im Knochengewebe kann durch die Verwendung von biologisch abbaubaren Materialien vermieden werden. Hierzu bietet sich unter anderem kortikaler Knochen an.

Material und Methode

Mit Hilfe einer Drehmaschine wurden Kortikalisanker mit einem Außendurchmesser von 4 mm und einer Gewindelänge von 14 mm (n=25) bzw. 9 mm (n=15) aus tutoplastbehandelten Femurknochen (Fa. Tutogen) hergestellt. Abschließend wurden die Anker bei 121°C über 20 Minuten bei 3 bar Dampfdruck autoklaviert. Die Implantation erfolgte axial zur Zugrichtung in die Spongiosa von 4 formalinkonservierten Femurkondylen und 7 Scapulapaaren humaner Leichen. Zum Vergleich wurden 12 Mitek Super Anker (Fa. Ethicon) implantiert. Die Zugversuche wurden mit einer Universal-Prüfmaschiene (81806/ECD100, Fa. Frank, Garantiefehlergrenze:<1%,) bei einer Testgeschwindigkeit von 10 mm/min mittels 20 kN Kraftaufnehmer durchgeführt. Die axiale Zugkraft in Newton sowie das Zugverhalten wurden registriert und sämtliche Werte statistisch ausgewertet.

Ergebnisse

1. Die 4 x 14 mm Kortikalis-Anker (n=15) zeigten eine um den Faktor 1,54 höhere axiale Zugfestigkeit von 158,09 ± 43,49 N aus der Femurspongiosa gegenüber den Mitek Super Ankern (n=6) mit 102,48 ± 35,69 N. Die geringere Zugfestigkeit der Mitek Super Anker von – 35,18% war statistisch signifikant (p<0,01).
2. Die 4 x 14 mm Kortikalis-Anker (n=10) zeigten eine um den Faktor 1,84 höhere Zugfestigkeit von 228,75 ± 33,41 N gegenüber den 4 x 9 mm Kortikalis-Ankern (n=15) mit 124,58 ± 66,58 N sowie eine um den Faktor 1,78 höhere Zugfestigkeit gegenüber den Mitek Super Ankern (n=6) mit 128,7 ± 73,69 N. Die geringere Zugfestigkeit der Mitek Super Anker von – 43 % und der 4 x 9 mm Kortikalis-Anker von – 45,5 % war statistisch signifikant (p<0,01).

Zwischen den Mitek- und den 4 x 9 mm Kortikalis-Ankern konnte kein signifikanter Unterschied (p<0,05) der Zugfestigkeit ermittelt werden. Schlußfolgerung: In unseren Untersuchungen zeigten die 4 x 14 mm Kortikalisanker eine erheblich höhere axiale Zugfestigkeit als die Mitek Super Anker aus Titan. Aus biomechanischer Sicht ist ein klinischer Einsatz möglich.

P94   Wertigkeit der Fibrinspaltprodukte zur Diagnose der postoperativen tiefen Beinvenenthrombose

U. Schmidt (Hannover), T. Gösling, M. Karthaus, M. v. Depka-Prondzinski, M. Barthels, H. Tscherne

Thrombose, Fibrinspaltprodukte, postoperativ, Kniechirurgie

Zielsetzung

Anhand einer prospektiven Studie soll die Wertigkeit des Eiltestes für Fibrinspaltprodukte (D-Dimere) zur Diagnose der postoperativen tiefen Beinvenenthrombose (TVT) innerhalb der Hospitalisierungszeit nachgewiesen werden.

Zusammenfassung

Eine Erhöhung der D-Dimere im Serum als Reaktionsprodukt von Gerinnung und Fibrinolyse eignet sich als laborchemischer Hinweis auf das Vorliegen einer TVT.

Ihre Sensivität wird in der Literatur mit 96%, ihre Spezifität jedoch lediglich mit 58% angegeben. 23 Patienten mit einem Elektiveingriff am Kniegelenk (15 Knie-TEPs, 8 VKB-Ersätze) wurden bisher prospektiv auf einen postoperativen D-Dimere-Anstieg und das Auftreten einer TVT untersucht. 14 Patienten waren weiblich, 9 männlich. Das Alter betrug im Median 63,5 Jahre (17,8 -81,1; m=53,5; s=21,3). Präoperativ wurden im Rahmen einer Gerinnungsanalyse die D-Dimere semiquantitativ mittels FDP-Schnelltest erfaßt. Die postoperative Thromboseprophylaxe erfolgte bei allen Patienten mit niedermolekularem Heparin (Mono Embolex bzw. Embolex NM, Fa. Novartis). Nach 8 Tagen (6-10; s=2,8) erfolgte eine Kontrolle der D-Dimere. Standardmäßig erhielt jeder Patient am 9. postoperativen Tag eine Farbdopplersonographie (Kranzbühler Logiq 500, 5 Mhz-Sonde) der Vv. iliacae, Vv. femorales und Vv. popliteae durch ein und denselben Untersucher. Präoperativ waren die D-Dimere bei 2 Patienten leicht, bei einer Patientin deutlich erhöht, bei einem Wert zwischen 4000-8000 mg/l. Eine Ursache für die Erhöhung war weder klinisch noch anamnestisch festzustellen. Bei der postoperativen Kontrolle zeigte sich in der semiquantitativen Schnelltestuntersuchung der D-Dimere in 8 Fällen eine Erhöhung auf 4000-8000 mg/l. Bei allen 8 Patienten bestand weder vom klinischen Aspekt noch aufgrund des Ergebnisses der gleichzeitig durchgeführten Farbdopplersonographie der Verdacht auf eine TVT.

Schlußfolgerung

In der durchgeführten Studie finden sich in 8 von 23 Fällen postoperativ deutlich erhöhte D-Dimere ohne klinisches oder dopplersonographisches Korrelat einer TVT. Die D-Dimere scheinen somit in der Hospitalisierungzeit nach größeren Extremitäteneingriffen kein geeigneter laborchemischer Marker für die TVT zu sein.

P95 Wachtstumsassay für mesenchymale Vorläuferzellen aus Knochenmarkaspiraten

P. Könings (Duisburg), W. Meyer, H.-J. Böhm, H.-R. Kortmann

Mesenchymale Vorläuferzellen, TGF beta 1, F XIII

Knochendefekte stellen ein anspruchsvolles rekonstruktives Problem dar. Autogenes Material zur Spongiosaplastik ist in seiner Verfügbarkeit limitiert, weshalb sich die Frage nach in vitro expandierten Transplantaten stellt. Als biologisch aktiver Anteil stellen die mesenchymalen Vorläuferzellen eine wesentliche Grundlage für die posttraumatische Knochenregeneration dar. In einem grundlegenden Assay wurde überprüft, wieviele Vorläuferzellen aus einem Beckenkammaspirat zu gewinnen sind und welche Modulationsmechanismen vorliegen.

Im Rahmen von 7 Routinespongiosaentnahmen Gewinnung von je 12 ml Becken-kammaspirat, Gradientenzentrifugation und nachfolgendes Wachstumsassay über je 2, 3 und 4 Wochen in Medium MEM mit FCS, beta-Glycerophosphat und Vitamin C (Gruppe 0), Zusatz TGF beta1 (Gruppe 1) sowie Zusatz von Faktor XIII (Gruppe 2).

Ergebnisse

1. Pro ml Aspirat lassen sich 5 Kolonien gewinnen.
2. Zusätze (Gruppe 1 und 2) reduzieren die Zahl der Kolonien.
3. TGF beta1 reduziert den alkalische Phosphatase- positiven Flächenanteil der Ko-lonien.
4. Faktor XIII vergrößert den Anteil der alkalische Phosphatase- positiven Flächen.

Alle Ergebnisse sind signifikant.

Fazit

Mesenchymale Vorläuferzellen lassen sich in vitro vermehren. Es ist möglich, durch geeignete Faktoren ihre Differenzierungsrichtung zu beeinflussen.

P96   Nachweis und Charakterisierung des Nucleophosmin/ B23-Gens in humanen osteoblastenähnlichen Osteosarkomzellen SaOS2

I. Fichtel (Marburg), M. Schnabel, T. v. Garrel, L. Gotzen, J. Schlegel

Nucleophosmin, SaOS2, PCR, Knochenstoffwechsel

Zielsetzung

Nachweis und Charakterisierung des Nucleophosmin/ B23-Gens in humanen osteoblastenähnlichen Osteosarkomzellen SaOS2.

Kurzfassung

Von uns konnte erstmals die Expression des Nucleophosmin-Gens (NPM) in humanen SaOS2-Zellen nachgewiesen werden.

Vorraussetzungen

NPM spielt eine wichtige Rolle in der Regulation verschiedener Zellfunktionen und in deren Signalwegen. Unter anderem ist NPM Substrat für die Phosphorylierung durch p34cdc2-Kinase, Proteinkinase C und Nukleäre-Kinase II, die Funktionen in der Regulation des Zellzyklus übernehmen und vermutlich verantwortlich für die Aktivierung von Kinasekaskaden im Zusammenhang mit Zellproliferation/-differenzierung sind. Außerdem hemmt NPM sowohl das IRF-1 Tumorsupressorprotein als auch den YY1 Transkriptionsfaktor. Zur Zeit ist fraglich, ob diese Funktionen in der hormonellen Progression von Brustkrebs von Bedeutung sind.

Problembeschreibung

Die regulativen Mechanismen im Knochenstoffwechsel sind weitgehend unbekannt. Die schrittweise Identifizierung bedarf einer umfassenden Analyse vieler Gene und Proteine sowie ihrer Interaktion. Die Identifikation von NPM an humanen Osteosarkomzellen und seine mögliche differentielle Regulation in einem Differenzierungsmodell stellt einen Schritt zum besseren Verständnis des Knochenstoffwechsels dar und eröffnet Wege zur Analyse pathologischer Zustände.

Material und Methoden

SaOS2-Zellen wurden unter Standardbedingungen kultiviert. Ein Teil der Zellen wurde mit Glycerophoshat und Vitamin C stimuliert, um die Differenzierung zu induzieren. RNA wurde zu verschiedenen Zeitpunkten mit einem kommerziellen Kit isoliert und RT-PCR mit spezifischen Oligonukleotidprimern für NPM durchgeführt. Die PCR-Ergebnisse wurden in einer Polyacrylamid-Gelelektrophorese dargestellt.

Ergebnisse

NPM wird von SaOS2-Zellen exprimiert. Die vorliegenden Untersuchungsergebnisse legen eine differentielle Regulation nahe, die zur Zeit noch in unserem Knochendifferenzierungsmodell validiert werden muß.

Schlußfolgerung

Eine differentielle Regulation des Nucleophosmin-Gens hätte weitreichende Konsequenzen für das Verständnis der Steuerung proliferativer und differentieller Vorgänge.

19.11.99

15:15–
16:15

Halle
14.2/15.2

<table>
<tr><td>

19.11.99

**15:15–
16:15**

**Halle
14.2/15.2**

</td><td>

**P97   Stabilisierung des Chondrocyten-Phänotyps nach
längerdauernder Kultivierung in Alginat-Tropfen**

</td></tr>
</table>

T. John (Berlin), M. Shakibaei, P. de Souza, R. Rahmanzadeh, H.-J. Merker

Chondrocyten, Alginat, Mesenchymzellen

Zielsetzung

Zur Kultivation von Knorpelzellen steht eine Vielzahl von Modellen zur Verfügung.
Die meisten Modelle, wie Monolayer- oder Organoid- /"High Density"-Kulturen haben eine begrenzte Kultivationsdauer.

Zur Beobachtung und Untersuchung bestimmter Aspekte (z.B. Reifung, Mineralisierung) werden aber längere Kultivationszeiten benötigt.

Kurzfassung

Ein neues in vitro-Modell dieser Art ist die sog. Alginat-Kultur. Alginat ist ein
unverzweigtes, lineares Polysaccharid, aus ß-D-Mannuronicsäure und a-L-Guluronic-
säure. Es polymerisiert und bildet ein Gel in Anwesenheit von divalenten Kationen,
besonders Ca^2+. Alle Vorteile der Chondrozytenkultivation in der Agarose-Kultur
existieren auch im Alginat-Kultursystem. Ein großer Vorteil von Alginar-Gel ist, daß
es sich leicht durch Chelatbildner z.B. EDTA oder Phospahte auflösen lässt und die
so isolierten Chondrozyten weiter untersucht werden können. Das Alginat-System
scheint ein ideales Modell für die Untersuchung der Chondrozytendifferenzierung,
der Matrixbestandteile, unter normalen und pathologischen Bedingungen in einem
dreideminsionalen System zu sein.

Die isolierten Mesenchymzellen aus Limb Buds von 12 Tage und 17 Tage alten
Mäuseembryonen wurden in Alginat bis zu 8 Monaten kultiviert. Ein Teil der
undifferenzierten Mesenchymzellen (Tag 12) differenzierte sich zu Chondrozyten.
Nach 3-4 Tagen begann in den beiden Kulturen die Bildung einer knorpelspezifischen
Matrix. Sie zeigten in Alginat einen stabilen Phenotyp bis Ende der Kultivation. Die
Kultivation in Alginat führte also zu einer Stabilisierung der Differenzierung der
Knorpelzellen, die anderen wurden nekrotisch.

Die fibroblastenähnlichen Zellen aus dieser Mischkultur überlebten dagegen in
Alginat nicht. Immunelektronen-mikroskopisch wurde nur Kollagen Typ II,
Fibronektin, Decorin und Chondroitin Sulfat Proteoglykan in den Kapseln der
Chondrozyten gefunden.

Schlußfolgerung

Es stellt ein Reservoir an Chondrozyten dar, das jeder Zeit durch Auflösung des
Alginats gewonnen werden und weiter bearbeitet werden kann.

P98 Die Kompartment-Druckmessung beim akuten Kompartmentsyndrom – Ergebnisse einer Umfrage zu Indikation, Meßtechnik und kritischem Druckwert

J. Sterk (Ulm), M. Schierlinger, H. Gerngroß, C. Willy

Akutes Kompartment, Umfrage, Fasziotomie, Grenzwert

19.11.99
15:15–
16:15
Halle
14.2/15.2

Der Stellenwert der intrakompartimentellen Gewebedruckmessung bei Verdacht auf ein akutes Kompartmentsyndrom und der kritische Grenzwert, ab dem die Fasziotomie indiziert ist, wird kontrovers diskutiert. Daher sollte das diagnostische Management beim akuten Kompartmentsyndrom im deutschsprachigen Raum untersucht werden. Hierfür wurde eine Umfrage im Rahmen der Jahrestagung der Deutschen Gesellschaft für Unfallchirurgie im November 1997 durchgeführt. 420 Fragebögen konnten ausgewertet werden.

Bei klinischem Verdacht auf ein akutes Kompartmentsyndrom führten 50,9% der Befragten (n=214) Kompartmentdruckmessungen durch. Im Gesamtkollektiv ordneten dabei 61,8% (n=215) der Gewebedruckmessung einen geringen bis mäßigen Stellenwert zu. Bei den Meß-Systemen kamen in der Mehrheit die Geräte STRYKER (63,1 Untersuchung und ggf. die Gewebedruckmessung hinaus setzten 175 (41.7%) der Befragten zusätzliche apparative Diagnostika ein. Die Indikation zur Fasziotomie wird von 110 (51,4 %) der Messenden anhand eines fixen Druckwertes gestellt. Demgegenüber fließen bei 104 Unfallchirurgen (48,6 %) hämodynamische Parameter in die Entscheidung zur Fasziotomie mit ein.

In der Gesamtsicht zeigte sich bei den Befragten im Hinblick auf das diagnostische Management beim akuten Kompartmentsyndrom eine extrem uneinheitliche Vorgehensweise. Die eingesetzten Meßmethoden und der angegebene kritische Logendruck stimmten nur selten mit den gängigen Literaturempfehlungen überein.

P99 Hämostaseologische Auswirkungen nach Tourniquetischämie

C. Willy (Ulm), H. Gerngroß

Hämostaseologie, Extremitätenchirurgie, Ischämie, Reperfusion

Problemstellung

Untersuchungen zur Quantifizierung hämostaseologischer Veränderungen nach einer isolierten Extremitäten-Tourniquetischämie liegen bisher nicht vor.

Fragestellung

Tritt nach einer Tourniquetischämie der unteren Extremität lokal oder systemisch eine Aktivierung des Gerinnungs- und Fibrinolysesystems auf?

Material und Methodik

Prospektive, klinische Studie (pos. Votum Ethikkommission); n = 20 Patienten; Operation: Kreuzbandplastik (Blutleere 60 – 170 min). Blutentnahme: vor Tourniquet und 0, 5, 15, 30 und 120 Minuten nach Reperfusionsbeginn aus Fußrückenvene an operierter und nicht operierter Extremität. Parameter: Quick, PTT, PTZ, [Fibrinogen], AT-III-Aktivität, Faktor VIII-C-Aktivität, [Thrombin-Antithrombin-Komplex], [Tissue-Plasminogen-Aktivator-Antigen], [Plasminogen-Aktivator-Inhibitor], [Prothrombin-fragmente], [D-Dimer]. Statistik: Kruskal-Wallis-Test mit Bonferroni-Korrektur. Angaben in % des Basiswertes (BL).

Ergebnisse

Quick, PTT und Thrombinzeit: keine ausgeprägten Änderungen. AT-III-Aktivität leichter Abfall (ns). [t-PA-Ag] zeigt bereits in der Frühphase einen Anstieg (p<0.01 vs. BL), die [PAI] einen ausgeprägten Abfall (p<0.01 vs. BL). TAT-Komplex und Prothrombinfragmente F1 und F2 sowie D-Dimere zeigen einen ausgeprägten signifikanten Konzentrations-Anstieg 15 bis 30 min nach Beginn der Reperfusionsphase (p<0.01 vs. BL).

Diskussion und Schlußfolgerung

Nach Tourniquet-Ischämie besteht schon in der Frühphase der Reperfusion eine pathologische Gerinnungsaktivierung und gleichzeitiger Fibrinolyseaktivierung. Im Vergleich zur Polytraumasituation, in der laut Literatur mit einer bis zu 100-fachen Erhöhung des TAT-Komplex zu rechnen ist, zeigt sich in dieser Studie trotz des „geringen" Operations- und Reperfusionstraumas ein bis zu 30-facher Anstieg des Ausgangswertes. Wesentlicher Unterschied zwischen beiden Traumaformen ist, daß das Fibrinolysesystem im Vergleich zur Polytraumasituation in weit geringerem Ausmaß aktiviert wird.

P100 Kontinuierliches Monitoring muskulärer Stoffwechselveränderungen bei Ischämie

G.Merkel (Mannheim), F. F.Fernandez, U. Korth, H. Winkler

Klinische Mikrodialyse,Ischämie

19.11.99

15:15–
16:15

Halle
14.2/15.2

Einleitung

Die Versorgung von Traumen der Extremitäten erfolgt häufig routinemäßig durch Anlegen eines Tourniquet in Blutsperre, oder nach Auswickeln der Extremität mittels einer elastischen Gummibinde in Blutleere. Der Energie- und Purinstoffwechsel wurde durch kontinuierliche Messung der Konzentrationen der Metabolite im Extrazellulärraum des Muskels intra- und postoperativ mittels Mikrodialysetechnik untersucht. Dabei sollten Unterschiede im Schweregrad der Stoffwechselveränderungen bei Blutsperre oder Blutleere in Abhängigkeit der Ischämiedauer aufgezeigt werden.

Methode

Mikrodialyse ist ein Verfahren, mit dem man in vivo kontinuierlich wasserlösliche, frei diffusible Substanzen (MG < 20 kD) aus dem EZR gewinnen kann. Sonden vom Typ CMA-60 wurden nach Spinalanästhesie in den M.quadriceps der Patienten unterhalb des Tourniquets implantiert und mit 2 µl/min mit einer Elektrolytlösung intra- und 2 Std. postoperativ perfundiert. Glukose, Laktat, Hypoxanthin, Xanthin und Harnsäure wurden mittels HPLC und elektrochemischer Detektion analysiert. Eingeschlossen wurden Patienten im Alter von 18-65 J., die sich einer elektiven Operation der unteren Extremetiät unterzogen. Die Zustimmung der Ethikkommission lag vor.

Ergebnisse

Bei Operation in Blutsperre kam es zu einem signifikanten Abfall der Glukoseabgabe ins Dialysat von 0,15±0,04 mmol/min auf 0,09±0,02 mmol/min. Die Laktatkonzentration stieg linear auf 200% des Ausgangswertes. Diese Ergebnisse wurden unter Blutleere signifikant übertroffen. Dagegen zeigte der Anstieg der Hypoxanthinkonzentration keinen Unterschied zwischen Blutsperre und Blutleere, Xanthin wurde bei Blutleere signifikant mehr gebildet als bei Blutsperre.

Schlußfolgerung

Es wurden deutliche Unterschiede im Schweregrad der metabolischen Veränderungen bei Operation in Blutsperre oder Blutleere gefunden, die weitere Untersuchungen und eine kritische Indikationsstellung der Blutleere erforderlich erscheinen lassen.

19.11.99

15:15–
16:15

Halle
14.2/15.2

P101 Aktueller Stellenwert der Magnetresonanztomographie (MRT) zur Darstellung biodegradierbarer Implantate und deren Degradation

B. Evers (Ulm), T Solbach, H Reintges, L Claes, H Gerngroß, W Bähren

biodegradierbare Implantate, Magnetresonanztomographie, Polylaktid, Polyglykolid

Ziel dieser Studie war zu untersuchen, ob und inwieweit Form und Lokalisation biodegradierbarer Implantate sowie deren Degradation mittels Magnetresonanztomographie (MRT) dargestellt werden können.

Der Einsatz biodegradierbarer Implantate in Unfallchirurgie und Orthopädie ermöglicht es, auf einen Zweiteingriff zur Metallentfernung zu verzichten und ist daher mit den bedeutenden Vorteilen erhöhten Patientenkomforts sowie beträchtlicher Kostenreduktion verbunden. Die bisherigen Kenntnisse hinsichtlich des Abbauprozesses dieser Implantate basieren allerdings auf tierexperimentellen Studien, so daß bis auf einzelne Fallberichte keinerlei Information über Art und zeitlichen Verlauf des Degradationsprozesses beim Menschen vorliegt. Daher sollte in dieser Studie die Bedeutung der MRT zur Darstellung biodegradierbarer Implantate und deren Degradation untersucht werden. Bisher wurden 16 männliche Patienten mit einem Altersmedian (Range) von 23 (18-54) Jahren in die Studie aufgenommen. In Gruppe I wurden acht Patienten mit sieben Sprunggelenks- und einer distalen Humerusfraktur mit self-reinforced-polyglycolic acid (SR-PGA)-Schrauben (Braun Dexon, Spangenberg) versorgt. In Gruppe II wurden acht Patienten mit Radiusköpfchenfrakturen unter Verwendung von PLDL-lactid-(70/30)-(PLDLLA)-Stiften (Synthes, Umkirch) operiert. Bei allen Patienten wurde jeweils eine MRT (schräge, koronare, sagittale und axiale Schichten) durchgeführt, wobei die Zeiträume zwischen Operation und MRT im Median (Range) 9 Monate (2 Tage bis 18 Monate) betrugen. Dabei wurden jeweils vier Messungen (STIR, PD, T1,T2) mit einem 1,5 Tesla Gerät (Gyroscan, Philips, Hamburg) durchgeführt. Die Aufnahmen wurden hinsichtlich Form und Lokalisation der Implantate sowie Veränderungen während des Abbauprozesses analysiert.

In allen Fällen ließen sich in der MRT Lokalisation und Form der biodegradierbaren Implantate darstellen. Bei Patienten, deren Frakturen mittels SR-PGA-Schrauben versorgt worden waren, zeigte sich bei längeren Nachuntersuchungszeiträumen eine ausgeprägtere Signalheterogenität der Implantate, wobei sich die Gewindegänge der Schrauben bereits nach 6 bis 10 Wochen verschwommen darstellten. Im Gegensatz dazu ergaben die MRT-Untersuchungen der mittels PLDLLA-Stifte versorgten Patienten keinerlei Hinweise auf Degradation während eines maximalen Nachuntersuchungszeitraumes von bis zu 18 Monaten.

Form und Lokalisation biodegradierbarer Implantate lassen sich in der MRT nachweisen. Erstmals gelang es dabei, Signalveränderungen der SR-PGA-Schrauben im Sinne beginnender Degradation darzustellen. Als nichtinvasives Verfahren zur Darstellung biodegradierbarer Implantate und zum Monitoring des Abbauprozesses ergibt sich für die MRT ein hoher Stellenwert mit entsprechender klinischer Relevanz.

P102 Der Einsatz biodegradierbarer Implantate in der Extremitätenchirurgie – eine prospektive Analyse unter besonderer Berücksichtigung der Komplikationen

B. Evers (Ulm), H Reintges, A Ignatius, H. P. Becker, L Claes, H Gerngroß

biodegradierbare Implantate, Polylactid, Polyglykolid, Komplikationen

Ziel dieser prospektiven Studie ist es, die klinischen und radiologischen Ergebnisse mittels biodegradierbarer Implantate versorgter Patienten klinisch und radiologisch unter besonderer Berücksichtigung der Komplikationen auszuwerten.

Der Einsatz biodegradierbarer Implantate in der Extremitätenchirurgie erfordert keinen Folgeeingriff zur Metallentfernung und ist daher mit den Vorteilen erhöhten Patientenkomforts sowie geringerer Kosten verbunden. Während diese Implantate zunehmend Verbreitung finden, wurde in einigen Studien über Fremdkörperreaktionen (0-23%) sowie osteolytische Areale im Bereich der Implantate (10-90%) berichtet. Obwohl diese Begleiterscheinungen das klinische Langzeitergebnis nicht nennenswert zu beeinflussen scheinen, wurden bisher weder deren korrekte Häufigkeit noch die potentiellen Ursachen sowie Einflußfaktoren in größeren prospektiven Studien untersucht.

Bisher wurden 48 Patienten mit 49 Operationen (1 Patientin mit 2 Operationen bei Hallux valgus bds.), deren Verletzungen bzw. Erkrankungen mittels biodeg-radierbarer Implantate versorgt wurden, in die Studie aufgenommen. Der Altersmedian (Range) der 38 männlichen und 10 weiblichen Patienten lag bei 14 (7-83) Jahren.

Dabei sind Polylactid-Implantate (PLDLLA (70/30)-Stifte/Synthes, Umkirch) und Polyglykolid-Implantate (SR-PGA-Stifte und Schrauben/Braun Dexon, Spangenberg) verwendet worden. Die Gesamtanzahl der Implantate beträgt 49. Sie verteilt sich auf folgende Indikationen: Radiusköpfchenfrakturen in 15 Fällen, Sprunggelenksfrakturen in 12 Fällen, Chevron- Osteotomien bei Hallux valgus in 9 Fällen, Osteochondrosis dissecans tali in 2 Fällen, osteochondrale Fragmente in 7 Fällen und sonstige Indikationen in 4 Fällen. Das Studienprotokoll beinhaltete die Patientenanamnese, die klinische Untersuchung und die radiologische Beurteilung. Nachuntersuchungen wurden nach 4 und 8 Wochen, nach 6 Monaten und ein Jahr nach der Operation durchgeführt. Der bisherige mittlere Nachuntersuchungszeitraum betrug 6,0 (1-18) Monate.

Die Ergebnisse ergaben hinsichtlich Wundheilung, Knochenbruchheilung, Bandstabilität sowie Funktionen normentsprechende Befunde. Dabei konnten bei engmaschigem, prospektivem Monitoring der Patienten bisher keine der in der Literatur und in eigenen, vorherigen Studien beobachteten Komplikationen wie Fremdkörperreaktionen sowie ausgedehnte Osteolysen oder indikationsspezifische Komplikationen wie Redislokation beobachtet werden.

Unter den ersten 25 Patienten mit einem Nachuntersuchungszeitraum von mehr als 6 Monaten sind keinerlei Komplikationen aufgetreten. Infolgedessen ist der Einsatz sowohl von SR-PGA als auch von PDLLA-Implantaten bei adäquat gewählten Indikationen und guter Patientencompliance empfehlenswert. Während bei den SR-PGA-Implantaten angesichts der Hauptdegradationsphase zwischen 3 und 4 Monaten postoperativ nach dem mittleren Follow-up mit keinen Fremdkörperreaktionen mehr zu rechnen ist, kann diese Frage bei Einsatz von PLDLLA-Implantaten infolge der wesentlich längeren Degradationsphase wahrscheinlich erst nach Ablauf von 3-5 Jahren abschließend beurteilt werden.

P103 Problemstellung bei der Entwicklung von einfach zu handhabenden unf funktionserfüllenden Implantationssystemen aus Poly (L-Lactid-co-DL-Lactid) 70:30 Copolymer

R. Curtis (Davos), P. Büscher, S. Koller, M. Hehli

Zielsetzung

Das Ziel der vorliegenden Arbeit ist eine Einsicht in die Problemstellung zu zeigen, wie sie bei der Entwicklung von einfach zu handhabenden und funktionserfüllenden Implantationssystemen aus Poly (L-Lactid-co-DL-Lactid) 70:30 Copolymer für den Einsatz in der cranio-maxillofacialen Chirurgie auftritt.

Kurzfassung

Der Einsatz von Metallimplantaten, z.B. aus rostfreiem Stahl, Titan, Titanlegierungen, kann zu Problemen führen, die eine Explantation erfordern. Probleme, die bei Metallimplantaten beobachtet wurden, sind: Temperaturempfindlichkeit des Patienten, Weichteilirritation, Implantatwanderung, Wachstumsstörungen bei jungen Patienten, Artefakte beim Röntgen oder bei postoperativer Strahlentherapie.

Das Interesse, bioresorbierbare Implantate einzusetzen ist stark angestiegen. Dies gilt besonders wenn die auftretenden Kräfte am Implantat gering sind, und der Heilungsprozess schnell verläuft.

Weitere Anforderungen sind die Möglichkeit Platten und Folien intraoperativ zu formen sowie die einfache Handhabung der Schrauben für die Fixation.

Intraoperatives Formen der Platten und Folien

Eine wichtige Anforderung für resorbierbare Platten und Folien ist die intraoperative Formbarkeit. Eine Platte aus Polylactid kann im Operationssaal geformt werden. Die Platte muß dazu über den ganzen Querschnitt über deren Glasübergangstemperatur (ca. 55 °C bei amorphen Polylactiden) erwärmt werden. Unter dieser Schwelle wird sie weich und flexibel.

Methode

Für die Herstellung von resorbierbaren Platten und Folien wurden zwei Schmelzprozesse untersucht: Spritzgießen und Pressen.

Resultate

Beim Spritzgießen erhält man eine inhomogene Ausrichtung der Polymermoleküle und erzeugt innere Spannungen im Formkörper. Diese inneren Spannungen führen bei anschließender Erwärmung des Implantates zu einer Verkürzung von max. 15 %. Bei gepreßt hergestellten Implantaten wurde eine maximale Verkürzung von ca. 2 % festgestellt. Diese Untersuchungen führten zu einem Produkt, das in den USA nach 510k freigegeben ist.

19.11.99

15:15–16:15

Halle 14.2/15.2

Empfehlung

Aufgrund der beschriebenen Resultate ist das Pressen zu bevorzugen.

Handling und Einbringung von bioresorbierbaren Schrauben

Die folgenden zwei Punkte sind zu beachten: Metallschrauben können selbstschneidend-selbstbohrend oder nur selbstschneidend ausgeführt sein. Bioresorbierbare Implantatmaterialien haben eine geringere Festigkeit als Metalle.

Methode

Drei Methoden zur Einbringung der Schraube in synthetischem Material (Last-A-Foam; General Plastics, Tacoma, WA) wurden untersucht: Vorbohren eines Kernloches, Vorbohren eines Kernloches mit anschließendem Gewindeschneiden, Vorbohren eines Kernloches und Gewindeschneiden in einem Schritt.

Resultate

Resorbierbare Schrauben müssen in ein vorgeschnittenes Gewinde eingebracht werden, da die Festigkeit der Schraube für das Schneiden eines Gewindes nicht ausreicht.

Empfehlungen

Um die OP-Zeit zu optimieren ist das Bohren und Gewindeschneiden in einem Schritt zu empfehlen. Damit das Schraubenloch axial im Zentrum des Platten- bzw. Folienloches gebohrt werden kann, muß eine Bohrbüchse benutzt werden.

Schlußfolgerung

Unter Berücksichtigung der Herstellprozesse, der Materialauswahl sowie der entsprechenden Handhabung von resorbierbaren Implantaten können diese als Alternative zu Metallimplantaten für die cranio-maxillofaciale Chirurgie verwendet werden.

19.11.99

15:15–16:15

Halle 14.2/15.2

P104 Testung einer neuen Klasse resorbierbarer Polymere auf ihre Verwendbarkeit als Augmentationsmaterial für die Schraubenosteosynthese

P. Pokinskyj (Darmstadt); H. J. Kock, R. Wenz, B. Nies

Zielsetzung

Zur Fixierung von Osteosyntheseschrauben im osteoporotischen Knochen soll ein resorbierbares Polymer entwickelt werden, das die Forderungen nach initial hoher mechanischer Festigkeit, mittelfristiger Resorbierbarkeit und guter Langzeitbiokompatibilität erfüllt.

Kurzfassung

Eine neue Klasse resorbierbarer Polymere soll auf ihre Verwendbarkeit als Augmentationsmaterial für die Schraubenosteosynthese untersucht werden.

Problembeschreibung, Methoden und Ergebnisse

Die sichere Verankerung von Implantaten im osteoporotischen Knochen stellt ein bisher nur unbefriedigend gelöstes Problem dar. Nicht resorbierbare PMMA-Zemente, wie sie bisher in der Verbundosteosynthese eingesetzt werden, weisen aufgrund der Irreversibilität der Methode klinische Nachteile auf, die die Suche nach alternativen Materialien nötig machen.

Die verwendeten Makromonomere bestehen aus Ethylenglycol, Milchsäure und Methacrylsäure, die in einer zweistufigen Synthese umgesetzt werden. Das so erhaltene Ethan-bis(dilactoyl)methacrylat wird bei Raum- bis Körpertemp. zu hydrolysierbaren Netzwerken polymerisiert. Dieses zur Verwendung als Schraubenaugmentationsmaterial vorgesehene Polymer wurde an bovinen Spongiosa-Würfeln auf seine Eigenschaften überprüft. Ermittelt wurden sowohl die zum Ausdrehen einer 4.0 mm Spongiosaschraube (Länge 26 mm) nötigen Drehmomente, als auch die zum Ausreißen der Schrauben benötigten Kräfte. Durch einen Kunststoffwürfel mit definiertem Hohlraum konnten zudem die Adhäsionskräfte zwischen Schraube und Augmentationsmaterial untersucht werden.

Die mit unterbohrten Spongiosaschrauben im gesunden spongiösen, bovinen Knochen erzielten Drehmomente lagen im Durchschnitt bei 0.99 Nm (n=8, SD=0.31) und änderten sich bei Zugabe von Polymeren kaum (MW 0.94 N, n=10, SD=0.25, n.s.).

Die beim Ausreißversuch im gesunden Knochen ermittelten Festigkeiten zeigten im gleichen Modell einen Anstieg der zum Ausreißen benötigten Kraft um ca. 15% (Mittelwert 1230 N(1407 N), n=12(10), SD=702(844)). Die Adhäsionskräfte in Kunststoffwürfeln nach Zugabe von Polymer lagen im Mittel bei 2.41 N (n=6, SD=0.71) und somit deutlich höher als im gesunden Knochen. Vorversuche an Schafslendenwirbeln zeigten ähnliche Werte.

Schlußfolgerungen

Die Festigkeit des Schrauben-Knochen-Verbundes kann durch die verwendeten Polymere verbessert werden. Weitere Untersuchungen an geeigneten Modellen sind zur Optimierung derartiger resorbierbarer Augmentationsmaterialien erforderlich.

<table>
<tr><td>

Postersitzung (IX)
Freitag, 19.11.99   **16:30 – 17:30**
Hallenbereich vor Saal 14.2/15.2

Polytrauma

</td><td>

19.11.99
16:30–
17:30

Halle
14.2/15.2

</td></tr>
</table>

P105 Plasmakonzentrationen von Eicosanoiden bei Patienten mit Schädel-Hirn-Trauma

F. Gebhard (Ulm), U.B. Brückner, H. Pfetsch, M. Arand, W. Strecker, L. Kinzl

Polytrauma, Mediatoren, Prospektive Studie, SHT

Die Inzidenz schwerer Kopfverletzungen beträgt in Deutschland ca. 30.000/Jahr. Bei einer Letalität von 35% liegt das Schädel-Hirn-Trauma (SHT) an 2. Stelle aller tödlichen Unfallfolgen. Die Prognose polytraumatisierter Patienten hängt einerseits von der Verletzungsschwere, andererseits von der dadurch bedingten Freisetzungsreaktion biochemischer Mediatoren ab. Wir wissen, daß einerseits Polytraumen (PT) verstärkt die Freisetzung von Arachidonsäure (AA)-Metabolite in die Blutbahn fördern und andererseits SHT mit einem schweregrad-abhängigen Ausschleusen von Eicosanoiden in den Liquor einher gehen. Ziel dieser prospektiven Studie war daher, den Zusammenhang beider Phänomene zu analysieren.

Methodik

Nach Beratung durch die Ethikkommission wurden die Plasmakonzentrationen von Prostazyklin (PGI2), Thromboxan (TxA), Prostaglandin (PG)F2a und PGM bei insgesamt 95 Patienten mit ISS-Werten von 9-75, $\varnothing$ 27 gemessen – PT: n=28; SHT: n=15. Die ersten Blutproben wurden an der Unfallstelle entnommen, dann stündlich (1. Tag), später täglich. Die Patienten wurden eingeteilt nach Traumaschweregrad, Schwerpunktverletzung und Versterben. Ergebnisse: Insgesamt 18 Patienten, welche alle GCS-Werte zwischen 3 und 6 und ISS-Punkte > 18 hatten, verstarben innerhalb der ersten 72 Std. Unabhängig davon stiegen die Plasmaspiegel der AA-Metabolite schnell und bis zum 10-fachen Normwert an, erreichten innerhalb der ersten 12 Std. ein Maximum und normalisierten sich in den nächsten 72 Std. Unerwartet wiesen alle SHT-Patienten trotz niedrigerer ISS-Werte (16 vs 34) im Vergleich zur PT-Gruppe eine zumindest genau so starke bis wesentlich ausgeprägtere Freisetzung von Eicosanoiden auf, die gefolgt war von einem deutlich verlangsamten metabolischen Abbau.

Tabelle. Maximale Eicosanoidfreisetzung während der ersten 24 Std. nach Unfall

	PT	SHT
ISS (Median)	34	16
PGI2 (Mittelwert ± SD)	216 ± 133	163 ± 88
PGF2a (Mittelwert ± SD)	376 ± 298	649 ± 430 (p<0.05)

Diskussion und Schlußfolgerung

Die verletzungsbedingte Freisetzung der AA-Metabolite ist keinesfalls einfach mit dem Traumaschweregrad – ISS-Werte – assoziiert. Unsere Ergebnisse zeigen, daß ein SHT per se eine verstärkte Freisetzungsreaktion vasoaktiver Eicosanoide provoziert. Diese ist vergleichbar mit der nach Polytrauma, eine Verletzung, die ihrerseits jedoch charakterisiert ist durch wesentlich höhere ISS-Werte. Offensichtlich sind Muster und Art der Verletzung ebenso wichtig. Möglicherweise liegt diesem hier beschriebenen Phänomen eine gestörte Funktion der Blut-hirn-schranke zugrunde. Jedenfalls beweisen diese Befunde den Ernst solcher Verletzungen unabhängig vom Schweregrad (ISS) und könnten einen möglichen Ansatz für mediator-unterstützte Therapiestrategien liefern.

P106 Ist eine AT III Substitution bei polytraumatisierten Patienten sinnvoll?

U. C. Liener (Ulm), F. Gebhard, H. Pfetsch, U. Brückner, L. Kinzl

AT III, IL- 6, Polytrauma

Einleitung

Trauma, Sepsis und große chirurgische Eingriffe können zu einer relevanten Reduktion der AT III Aktivität führen. Dieser wird ein negativer Einfluß auf die Prognose zugeschrieben. Es wird daher in der Literatur eine Substiution zur Verbesserung von Organdysfunktionen und Outcome empfohlen. Ziel dieser prospektiven Studie war

1. die AT III Veränderungen in der Frühphase nach Trauma zu erfassen und
2. deren Beziehung zur IL- 6 Konzentration, als Marker der Traumaschwere, zu untersuchen.

19.11.99

16:30–
17:30

Halle
14.2/15.2

Material und Methoden

Nach Beratung durch die Ethikkommission wurden 30 mehrfach verletzte Patienten (ISS 9- 75) in die Studie aufgenommen. In Abhängigkeit zur maximalen IL- 6 Konzentration innerhalb der ersten 12 Stunden erfolgte eine Einteilung der Patienten in 3 Gruppen (I: <600; II: 600- 1200; III: >1200 pg/ml), des weiteren wurden überlebende mit verstorbenen Patienten verglichen. Blutabnahmen erfolgten unmittelbar an der Unfallstelle, sowie in stündlichen Intervallen während der ersten 24h. Die AT III Aktivität und die IL- 6 Konzentration wurden mit handelsüblichen Kits bestimmt.

Ergebnisse

Alle Gruppen zeigten eine Korrelation zwischen dem ISS und der IL- 6 Konzentration zum Zeitpunkt der stationären Aufnahme (r=.42; P<.01) sowie 6h später (r=.44; P<.01). Bei allen Patienten konnte eine Reduktion der AT III Aktivität nachgewiesen werden, bei Leichtverletzten lag die Restaktivität jedoch in allen Fällen über 80%. Im Gegensatz hierzu war bei beiden anderen Gruppen die AT III Aktivität bereits an der Unfallstelle auf 80% vermindert und sank in den ersten 1-2h auf 40% weiter ab. Danach war ein kontinuierlicher Anstieg zu beobachten. Die Gruppe der Schwerstverletzten (III) zeigte nicht nur den stärksten Anstieg der IL- 6 Konzentration sondern erstaunlicherweise auch den schnellsten Wiederanstieg der AT III Aktivität. Eine Beziehung zwischen der AT III Aktivität und dem Überleben der Patienten konnte allerdings nicht festgestellt werden.

Schlußfolgerung

Nach schwerer Verletzung läßt sich bereits an der Unfallstelle eine Reduktion der AT III Aktivität beobachten. Schwerste Verletzungen sind sowohl mit einer niedrigen AT III Aktivität als auch mit einem deutlichen Anstieg der IL- 6 Konzentration assoziiert. Dennoch kann nach schweren Verletzungen, verglichen mit leichten Verletzungen ein schnellerer Wiederanstieg der AT III Konzentration beobachtet werden. Anhand der gewonnenen Ergebnisse scheint somit eine AT III Substitution

1. nur in der Frühphase nach Trauma und
2. über die Dauer der ersten 4- 6 Stunden sinnvoll.

Desweiteren besteht eine Korrelation zwischen der AT III Aktivität und der IL- 6 Konzentration.

P107   Resistenz gegenüber aktiviertem Protein C (APC-Resistenz) – Ein klinisch relevantes Problem bei Polytrauma?

M. Baacke (Marburg), M. Weippert-Kretschmer, R. Stiletto, V. Kretschmer, C. Hase

APC-Resistenz, Polytrauma, Thromboserisiko, Antikoagulation

Einführung

APC-Resistenz ist mit einer Prävalenz von ca. 5 % in Mitteleuropa der häufigste erbliche thrombogene Risikofaktor. In den meisten Fällen liegt ihr eine Mutation am Gerinnungsfaktor-V-Gen (Faktor-V-Leiden-Mutation) zugrunde. Patienten mit heterozygotem Defekt weisen im Vergleich zum Normalkollektiv ein um den Faktor 7, Patienten mit homozygotem Defekt um den Faktor 70 erhöhtes Thromboserisiko auf. Aufgrund der Häufigkeit ist bei ca. jedem 20. polytraumatisierten Patienten mit diesem zusätzlichen Risikofaktor zu rechnen. Wir berichten über zwei junge polytraumatisierte Patienten, die im Verlauf ihres stationären Aufenthaltes Thrombosen entwickelten.

Kasuistik 1

20 Jahre, weiblich, 78 kg, leichte Adipositas, Eigen-(EA) und Familienanamnese (FA) hinsichtlich Thrombophilie unauffällig. Nach Verkehrsunfall mehrere schwere Extremitätenverletzungen und SHT II° (Injury Severity Score 34). Unter Standardprophylaxe mit 10.000 IE/die i. v. Liquemin am 27. Behandlungstag Nachweis einer tiefen Becken-/Beinvenenthrombose und einer Lungenembolie (szintigraphisch).

Kasuistik 2

32 Jahre, männlich 85 kg, EA und FA ohne Hinweise auf Thrombophilie. Nach Verkehrsunfall mehrere schwere Extremitätenverletzungen, SHT II° und Acetabulumfraktur (Injury Severity Score 22). Am 11. Behandlungstag unter Standardprophylaxe mit 420 E/h Liquemin i. v. Nachweis einer Subclaviathrombose, am 28. Behandlungstag tiefe Beinvenenthrombose. Labordiagnostik: APC-Sensitivität bestimmt als Ratio mit COATEST(r) APC(tm) Resistance-Test (Fa. Chromoge-nix, Mölndal, Schweden) mit Faktor-V-Mangelplasma (Normalbereich >2,0). Die APC-Ratio war bei beiden Patienten mit 1,5 bzw. 1,6 vermindert. Die Testergebnisse sprechen für das Vorliegen eines hetreozygoten Defektes. Weitere zusätzlich untersuchte hämostaseologischen Thrombophiliemarker (Antithrombin, Protein C, Protein S, Plasminogen) waren unauffällig.

Diskussion

Bei zwei jungen polytraumatisierten Patienten wurde nach dem Auftreten von thromboembolischen Komplikationen eine APC-Resistenz nachgewiesen. Die kritische Analyse der durchgeführten antikoagulatorischen Therapie zeigte, daß die Patienten, die ein relativ hohes Körpergewicht aufwiesen, mit der üblichen, nicht PTT-wirksamen Heparin-Standarddosis offensichtlich nicht ausreichend therapiert waren. Wegen des hohen Thromboserisikos Polytraumatisierter sollte generell eine gewichtsadaptierte antikoagulatorische Therapie mit ca. 9 E/kg KG/h i .v. Liquemin durchgeführt werden. Bei anamnestischem Hinweis (EA, FA) auf Thrombophilie ist sogar eine höher dosierte und aPTT-kontrollierte Antikoagulation anzustreben. Unter Berücksichtigung von Kosten-Nutzen-Aspekten ist eine gezielte hämostaseologische Spezialdiagnostik nur bei entsprechenden anamnestischen Hinweisen (EA, FA) oder Auftreten von thromboembolischen Komplikationen, insbesondere bei jüngeren Patienten, indiziert.

19.11.99

16:30–
17:30

Halle
14.2/15.2

Schlußfolgerung

Bei Thrombosen im Rahmen von schweren Mehrfachverletzungen sollte die APC-Resistenz als Ursache in die diagnostischen Überlegungen einbezogen werden.

P108 Monitoring des intramuskulären Sauerstoffpartialdrucks nach Polytrauma

B. Reischmann (Homburg / Saar), J. Frank, B. Maier, W. Mutschler

Polytrauma, Gewebesauerstoff, Sauerstoffpartialdruck

Zielsetzung

Prospektive Messung des intramuskulären Sauerstoffpartialdrucks bei polytraumatisierten Patienten unter Berücksichtigung des klinischen Verlaufs.

Problembeschreibung

Beim polytraumatisierten Patienten kommt es regelmäßig zu einer generalisierten Hypoxie. Durch eine adäquate Akutversorgung am Unfallort und in der Klinik wird die Zirkulation soweit stabilisiert um eine ausreichende Sauerstoffversorgung zu gewährleisten. Für den weiteren Verlauf und die Prognose des Patienten ist die Normalisierung der Organperfusion und die Gewebeoxygenierung entscheidend. Das klinische Monitoring konzentriert sich im wesentlichen auf die Erfassung der Makrozirkulation. Eine leicht anwendbare und verläßliche Überwachung der Mikrozirkulation bzw. Organperfusion ist jedoch nicht verfügbar.

Methodik

Bei bisher 12 polytraumatisierten Patienten (Alter: 39.3±4.9, männlich: n=8, weiblich: n=4) mit einem ISS-Score von mindestens 18 Punkten wurde nach Aufnahme auf die Intensivstation, neben dem klinischen Monitoring, der Erhebung des ISS, des MOF-Scores und der Bestimmung proinflammatorischer Zytokine, der intramuskuläre Sauerstoffpartialdruck (m-pO2) regelmäßig gemessen. Dazu wurde eine Katheter-pO2-Mikrosonde (Licox-CMP, GMS Advanced Tissue Monitoring, Kiel-Mielkendorf) intramuskulär in den Oberschenkel einer nicht verletzten Seite plaziert und der m-pO2 dreimal täglich über 5 Tage bestimmt. Zusätzlich wurde der m-pO2 nach Inspiration von 100% O2 bestimmt (O2-Challenge) und bei negativem O2-Challenge (Anstieg des m-pO2 < 20% nach 5 Min.) dieser nach Flüssigkeitszufuhr (500 ml Kristalloid u. 500ml Kolloid in 15 Min.) einmal täglich wiederholt, um eine mögliche Hypovolämie mit Mikrozirkulationsstörung zu erfassen. Ergebnisse: Von den 12 untersuchten Patienten zeigten 6 (ISS: 26±2.4, U-Gr.) einen komplikationslosen Verlauf mit kontinuierlicher Erholung und frühzeitiger Extubation. Lediglich am Tag der Extubation fand sich ein deutlicher Abfall des m-pO2 (28±6%) mit konsekutiver Erholung innerhalb von 24 Stunden. Bei den 6 Patienten mit kompliziertem Verlauf (ISS: 29.8±2.9, K-Gr.; Nachblutungen, Verbrauchskoagulopathie, Pankreatitis, ARDS, Sepsis) lag der m-pO2 immer unter 30 mmHg (K-Gr. 20.6±3.4 vs. U-Gr. 43.6±4.7) und nach O2-Challenge unter 40 mmHg (K-Gr. 36.6±4.3 vs. U-Gr. 56.4±3.3). Ab Tag 2 (Tag 3-5) war auffällig, daß sich nur in der K-Gr. durch Flüssigkeitszufuhr der m-pO2 noch deutlich steigern ließ (32±6%). Dies belegt objektiv den anhaltenden Volumenbedarf in der K-Gr. Die systemischen klinischen Parameter (mittlerer Blutdruck, Herzfrequenz, arterieller Astrup) wiesen keinen signifikanten Unterschied auf (Statistik: T-Test; p<0.05).

Schlußfolgerungen

Das Monitoring des Sauerstoffpartialdrucks im Gewebe erscheint hilfreich, um Oxygenierungsstörungen der Organsysteme zu erfassen und die Volumensubstitution gezielt durchzuführen.

P109 Algorithmus für das Management bei Verdacht auf Schädelhirntrauma

T. Mussack (München), K.-G. Kanz, J. Assal, E. Wiedemann

Schädelhirntrauma, Qualitätsmanagement, Algorithmus

Zielsetzung

Entwicklung eines klinischen Algorithmus für das zunächst geringradig imponierende Schädelhirntrauma

Problematik

Bei 5% aller Patienten, die eine chirurgische Notaufnahme aufsuchen oder in diese durch den Rettungsdienst gebracht werden, liegt ein Schädelhirntrauma vor. Die klinische Beurteilung gerade dieses Patientengutes gestaltet sich schwierig und wird oft zunächst nur von jungen Assistenten oder Pflegepersonal durchgeführt. Ein klinischer Algorithmus für das standardisierte Management dieser Patienten ist zu fordern, da dadurch die Versorgung dieser Patienten optimiert und zeitliche Verzögerungen minimiert werden können.

Material und Methoden

Zur Ermittlung der Evidenz von Entscheidungskriterien und therapeutischen Interventionen wurde neben der Auswertung eigener Ergebnisse eine umfangreiche Literaturrecherche durchgeführt, die insbesondere auch den Kostenaspekt unter Einschluß der vorstationären Abrechnungsmöglichkeiten erfasste.Ergebnisse: Nach Klassifikation der Kriterien nach wissenschaftlicher Evidenz entsprechend class/level nach EAST/AAST wurde ein prioritätenorientierter Algorithmus mit festdefinierten Entscheidungskriterien entwickelt. Neben der BAK ist eine Bestimmung des Blutglucosewertes obligatorisch, da bei bei 2% unserer Patienten eine Hypoglykämie vorliegt. Lediglich bei Patienten mit GCS=15 und ohne klinische Syptomatik wird eine Röntgenaufnahme des Schädels in zwei bzw. drei Ebenen durchgeführt. Liegen diese beiden Bedingungen nicht vor, stellt der Zeitpunkt der Computertomographie die entscheidende Einflußgröße dar.

Schlußfolgerungen

Auch Schädelhirntraumata, die zunächst geringgradig imponieren, können eine möglichst schnelle chirurgische Intervention erfordern. Der entwickelte Algorithmus erfasst diese Patienten und bietet neben der Berücksichtigung des Kostenaspektes gerade auch unerfahrenen Kollegen eine wesentliche Handlungsleitlinie.

19.11.99

16:30–
17:30

Halle
14.2/15.2

P110 Das Alter und die Dauer der Hospitalisierung determinieren die subjektive Lebensqualität nach Polytrauma, während sich das Schädel-Hirn Trauma nicht als signifikante Determinante des lomg- term outcome evaluieren lässt

Victoria Fernandez Nieweg (Aachen), M. Schöb, H. J. Erli, M. Brügmann, J. Kugler, H. J. Kock, J. Neuser, O. Paar

Determinanten, Lebensqualität, longterm outcome

Zielsetzung

Ziel dieser retrospektiven Studie war es, Determinanten der subjektiven Lebensqualität nach Polytrauma zu benennen.

Material und Methoden

Die Liste der eingeschlossenen Determinanten enthielt sowohl soziodemographische Faktoren wie Alter, Geschlecht, Schulbildung, Beruf und Haushaltsgröße, als auch verletzungsbezogene Faktoren wie das Schädel- Hirn Trauma (SHT) und die Dauer von Hospitalisierung, Intensivaufenthalt, Koma, Beatmung und Rehabilitation. Die Lebensqualität der Patienten wurde mit dem Nottingham Health Profile (NHP), dem revised Aachen Longterm Outcome Score (reALOS), dem Spitzer Index und einer visuellen Analogskala gemessen.

An dieser Studie nahmen 173 Patienten (76% männl., 24% weibl., mittl. Alter 34,7 J., range 15-64 J.) eines regionalen Traumacenters 2-6 Jahre nach ihrer Polytraumatisierung teil. Die Response- Rate lag bei 93%. 34,5% der Patienten wiesen im Rahmen ihres Polytraumas kein SHT auf, 18,5% erlitten ein SHT Grad I, 21,5% ein SHT Grad II und 25,5% ein SHT Grad III.

Ergebnisse

Die Ergebnisse zeigten, daß das Alter der Patienten und die Dauer der Hospitalisierung zu einer globalen Determinierung der Lebensqualität nach Polytrauma führen (t- Test (3,169) = 15,1; p<0,001; R- Square 0,19). Das Vorliegen eines SHT führte zu keiner weiteren signifikant aufgeklärten Varianz. Diese Ergebnisse ließen sich sowohl durch die Subskalen des NHP, des reALOS und des Spitzer Index evaluieren.

Zusammenfassung

Zusammenfassend kann also festgestellt werden, daß vor allem das Alter der Patienten und die Dauer der Hospitalisierung die subjektive Lebensqualität nach Polytrauma determinieren. Das SHT per se ist zwar ein wichtiger univariater Indikator der posttraumatischen Lebensqualität, verglichen mit den beiden oben genannten Determinanten zeigt sich jedoch kein signifikanter Stellenwert in bezug auf die aufgeklärte Gesamtvarianz der Lebensqaulität nach Polytrauma.

P111 Die Bedeutung der Sternumfraktur und deren Klassifikation beim Thoraxtrauma

A. Ince (Marburg), T. von Garrel, M. Hoppe, M. Schabel, L. Gotzen

Sternumfraktur, Frakturklassifikation, Thoraxtrauma

19.11.99

16:30–
17:30

Halle
14.2/15.2

Zielsetzung

248 Sternumfrakturen wurden nach Unfallhergang, Begleitverletzung, Morphologie der Fraktur (Frakturklassifikation und -lokalisation) und Behandlungsverlauf analysiert. Hieraus sollen Empfehlungen zur Diagnostik (z.B. Sonographie) und Therapie abgeleitet werden. Die Sinnhaftigkeit einer Frakturklassifikation im Hinblick auf den prädiktiven Wert für thorakale und sonstige Begleitverletzungen soll geklärt werden.

Problembeschreibung

Sternumfrakturen treten häufig bei Gurttraumata im Rahmen von Verkehrsunfällen auf. Die Wertung der Fraktur als harmlose Begleitverletzung oder als ernstzunehmender Hinweis auf weitere Verletzungen der thorakalen Organe und der Wirbelsäule wird kontrovers diskutiert.

Material und Methode

Bei 248 Patienten (121 m, 127 w, Durchschnittsalter 44 Jahre, Range 9-96) wurden im Zeitraum 1986 bis 1996 eine Fraktur des Sternums diagnostiziert. Die Analyse des Unfallhergangs ergab in 180 Fällen ein Gurttrauma bei PKW-Unfällen als angeschallte Fahrer oder Beifahrer. Bei 1/3 der Patienten (n =77) lag ein isolierter Bruch des Sternums vor, 2/3 der Patienten hatten Begleitverletzungen. Es fanden sich 40 isolierte Rippen- und Rippenserienfrakturen, 10 Claviculafrakturen, 37 pleurale und pulmonale Verletzungen (Lungenkontusion, Hämatothorax und Pneumothorax), 28 cardiale Beteiligungen (Perikarderguß, Contusio cordis) sowie 29 Wirbelfrakturen, die überwiegend im thorakolumbalen Übergang sowie in der mittleren BWS lokalisiert waren. Eine neue Klassifikation der Sternumfrakturen wurde in Anlehnung an das Prinzip der AO-Klassifikation vorgenommen und die einzelnen Frakturtypen mit den traumaassoziierten Begleitverletzungen korreliert.

Ergebnisse

Es fand sich folgende Frakturverteilung: 47 A1-Frakturen (Impressionsfrakturen), 90 A2-Frakturen (undislozierte Querfraktur), 70 B1-Frakturen (Dislokation des cranialen Sternums nach dorsal), 19 B2-Frakturen (Dislokation des caudalen Sternums nach dorsal), 13 C1-Frakturen (Etagenfraktur), 9 C2-Frakturen (Sonderfälle). Am häufigsten traten Frakturen im proximalen und mittleren 1/3 des Corpus sterni auf während Brüche des Manubriums (9%) und Xyphoids (3,7%) selten diagnostiziert wurden.

Mit steigendem Dislokationsausmaß fand sich eine erhöhte Zahl schwerwiegender Begleitverletzungen. So fanden sich bei dislozierten Frakturen (B1, B2) fünf mal häufiger cardiale Affektionen im Sinne einer Contusio cordis oder eines Perikardergusses im Vergleich zu undislozierten Frakturen oder Impressionsfrakturen. Die Anzahl der Wirbelfrakturen war ebenfalls um den Fraktor 2 erhöht.

Schlußfolgerungen

Die Sternumfraktur ist ein typisches Gurttrauma. Ungefähr 1/3 der Frakturen treten als isolierte Verletzung auf. Bei nicht dislozierten Frakturen können diese nach sicherem Ausschluß pulmonaler und cardialer Beteiligung ambulant behandelt werden. Die Klassifikation der Sternumfrakturen erscheint sinnvoll, da sich hieraus wichtige Hinweise für das Vorliegen weiterer Verletzungen ergeben. Eine stationäre Überwachung von Patienten mit dislozierten Frakturen ist daher notwendig.

P112 Neue Strategien der Frakturversorgung bei Polytraumatisierten

K. Seide (Hamburg), D. Wolter

Frakturreposition, Hexapod, Verfahrenswechsel, Polytrauma

Zielsetzung

Schnelle, weichteilschonende externe Erstfixation und sekundäre Feinreposition zur Vorbereitung eines weichteilschonenden Umstiegs auf interne Fixationssysteme.

Problembeschreibung

Bei polytraumatisierten Patienten mit Frakturen der langen Röhrenknochen ist die Erstfixation durch externe Fixationssysteme im Bereich der großen Röhrenknochen der unteren Extremität die Methode der Wahl. Wegen der Begleitverletzungen sowie allgemeiner Probleme wie Schocksymptomatik, eingeschränkte Operabilität ist eine genaue Reposition in externen Fixationssystemen häufig aus Zeitgründen nicht durchführbar. Eine genaue Reposition kann jedoch für spätere innere gewebsschonende interne Fixationen einen entscheidenden Vorteil darstellen.

Material und Methode

Bei 36 Patienten wurde bei primär grob reponiertierten Frakturen mit dem Hexapodsystem hand- oder motorgesteuert eine punktgenaue Reposition ohne zusätzliche

Narkose schmerzfrei sekundär durchgeführt. Je nach Weichteilsituation und Allgemeinsituation des Patienten erfolgte dann das Umsteigen auf innere Fixation, beispielsweise am Unterschenkel auf den Fixateur interne aus Titan, oder eine Ausbehandlung im Fixateur. Der Hexapod basiert auf einem Ringfixateur, welcher an Kirschnerdrähten oder Schanz-Schrauben montiert wird. Der Mechanismus erreicht durch Einstellen der Längen von 6 Distraktoren sowohl Verschiebungen als auch Achskorrekturen und Rotationen der Ringe zueinander. Dabei können die Knochenbewegungen sowohl exakt geplant als auch in kleinen Schritten realisiert werden. Die klinische Anwendung des Systems erfordert die Berechnung der Verstellwege mit einer speziell entwickelten Software.

19.11.99

16:30–
17:30

Halle
14.2/15.2

Ergebnisse

1. Eine schonende langsame Reposition mit dem Hexapodensystem ist schmerzfrei möglich.
2. Die Genauigkeit am Unterschenkel betrug im Median 1 Grad (0–4 Grad) oder 2 mm (0–6mm).
3. Das Umsteigen auf interne Fixationssysteme beispielsweise mit Hilfe der Untertunnelungstechnik war durch die vorangegangene punkt-genaue Reposition erleichtert.

Schlußfolgerungen

Die primäre Fixation ohne exakte Reposition, sekundärer punktgenauer schmerzfreier Reposition im Hexapoden und Umsteigen auf ein internes Fixationssystem stellt eine neue erfolgversprechende Strategie bei der Behandlung von Schaftfrakturen, aber auch gelenksnaher Frakturen Mehrfachverletzter dar.

P113 Fettemboliesyndrom nach Polytrauma – ein modernes intensivmedizinisches Therapiekonzept

D. Abitzsch (Leipzig), D. Schreiter, Ch. Josten

Fettembolie, Polytrauma

Einleitung

Die Fettembolie ist bei Frakturen langer Röhrenknochen, insbesondere bei Beteiligung des Femur obligat. Die genaue Pathogenese der Fettembolie ist nicht endgültig geklärt, man geht von einer Reihe parallel ablaufender und sich gegenseitig beeinflussender Prozesse aus. Am weitesten verbreitet ist die Einschwemmungstheorie von Knochenmark über die abführenden Venen in den Blutkreislauf. Bei massiver Embolisation oder zusätzlich prädisponierenden Faktoren, wie traumatisch-hämorrhagischen Schockzuständen mit daraus resultierender Verlangsamung der Mikrozirkulation und Sludge-Bildung sowie schweren Thoraxtraumen kann sich ein gefürchtetes Fettemboliesyndrom entwickeln. Eine entsprechende Prävention ist insbesondere in der Frühphase nach Trauma von ausschlaggebender Bedeutung.

Ergebnisse

Bei einer durchschnittlichen Behandlungsrate von 80 bis 100 polytraumatisierten Patienten pro Jahr im Zentrum für Chirurgie der Universität Leipzig überschauen wir seit 1994 insgesamt 5 Patienten mit einem klinisch manifestierten Fettemboliesyndrom. Die durchschnittliche Verletzungsschwere betrug nach dem ISS 44 Punkte (Bereich: 21-75 Punkte) bzw. nach dem PTS 31 Punkte (Bereich: 16-41 Punkte). Bei allen Patienten lag unter anderem eine Oberschenkelfraktur und ein Thoraxtrauma vor. Ein Patient mit einer foudroyanten cerebralen Verlaufsform wurde unter den klinischen Zeichen des Hirntodes hospitalisiert und verstarb. Die klinische Manifestation des Fettemoliesyndroms bei den anderen vier Patienten erfolgte unter dem Leitsymptom des Lungenversagens nach einer Latenzzeit von 24-40 Stunden. Die beiden bis zu diesem Zeitpunkt spontan atmenden Patienten zeigten ebenfalls eine neurologische Symptomatik. Die vorangegangene operative Versorgung der Femurfrakturen erfolgte bei je zwei Patienten mit Fixateur externe und Marknagelung. Nach entsprechend aggressiver Intensivtherapie überlebten alle vier Patienten.

Zusammenfassung

Bei polytraumatisierten Patienten ist das Risiko ein Fettemboliesyndrom zu erleiden am größten. Für die klinische Versorgung bedeutet dies, daß im Vordergrund neben einer konsequenten Schocktherapie eine schnelle und möglichst schonende Reposition und Retention der Frakturen steht. Stehen Verfahren wie der unaufgebohrte Marknagel nicht zur Verfügung, sollte alternativ auf eine Plattenosteosynthese oder den Fixateur externe zurückzugriffen werden. Kommt es trotzdem zum Fettemboliesyndrom sollte die ausreichende Oxygenierung unter PEEP-Beatmung als wichtigste Maßnahme erfolgen.

P114 Stumpfe Arterienverletzungen: Biomechanik und Pathophysiologie

E. Scola (Neumarkt/OPf.)

Arterienverletzung, Thrombose, Blutverlust, Thrombozyten-Kollagen-Interaktion

19.11.99

16:30–
17:30

Halle
14.2/15.2

Ursachen für den spontanen Blutungsstillstand bei Zerreißung von Extremitäten-stammarterien.

Problemstellung

An den Extremitäten zeigt sich bei stumpfen Arterienverletzungen oft nur ein minimaler Blutverlust. Deshalb kann eine Arterienverletzung in Verbindung mit Frakturen und Luxationen leicht übersehen werden. Die Kenntnisse der Biomechanik von Arterienverletzungen und der Pathophysiologie des Gefäßverschlusses können helfen, diese Verletzungen rechtzeitig zu erkennen und die richtige Therapie in die Wege zu leiten.

Material und Methodik

30 humane Arteriensegmente (A. femoralis/A. poplitea, 3-5 cm lang) wurden auf verschiedene Arten (gerade, über eine Kante) und mit verschiedenen Geschwindigkeiten (3 mm/sec, 33 mm/sec, 200 mm/sec) bis zum Zerreißen gedehnt. Bei 5 Schafen, die geopfert werden sollten, wurde eine stumpfe Verletzung der Femoralisarterie vorgenommen entsprechend einer Arterienzerreißung.

Ergebnisse

Bei Frakturen und Luxationen verläuft eine begleitende Arterienruptur in 3 Stadien:
1. Überdehnung
2. zirkuläre Ruptur der Arterienwand von der Intima zur Adventitia
3. Ausziehung der Adventitia wie ein Fingerfänger mit Lumenverschluß

Die Blutung aus der rupturierten Arterie wird verhindert durch:
1. Adhäsion von Thrombozyten an Kollagenfasern (Adventitia)
2. Abdichten der Adventitia durch aggregierte Thrombozyten (weißer Thrombus)
3. Fibrinnetz mit Erythrozyteneinschluß (roter Thrombus)

Der Thrombus hält dem normalen Blutdruck stand, dies konnte im Tierexperiment bestätigt werden (Histologie).

Diskussion

Bei stumpfen Arterienverletzungen ist der minimale Blutverlust durch Thrombose begründet. Dabei ist ein ausreichender Kontakt zwischen dem Kollagennetz und den Thrombozyten notwendig. Dieser wird durch das fingerfängerförmige Ausziehen der Adventitia begünstigt. Fehlt dieser Kontakt, kommt es unter Umständen zum lebensbedrohlichen Blutverlust (Stich- bzw. Schnittverletzungen!).

Schlußfolgerungen

Bei stumpfen Arterienverletzungen verhindert ein Thrombozytenthrombus die Blutung – nicht eine sogenannte „Intimaeinrollung"!

P115 Sonografische Diagnose und Verlaufskontrolle kleiner traumatischer Milzläsionen im Kindes- und Jugendalter mit 7,5-MHz-Linearschallkopf

D. Stengel (Berlin), J. Nantke, K. Bauwens, A. Ekkernkamp

Die Spiral-CT ist der Goldstandard in der Diagnose und Verlaufskontrolle subkapsulärer Milzläsionen. Demgegenüber steht die Sonografie als ubiquitär verfügbares, nichtinvasives Verfahren. Die Sensitivität und Evidence der Sonografie mit Konvex- und Linearschallkopf sollten vergleichend untersucht werden.

Die Sonografie mit Linearschallkopf ist bei schlanken Jugendlichen dem konventionellen Ultraschall in der Erkennung kleiner traumatischer Milzläsionen überlegen.

Problem

Die Sonografie des Abdomens ist die Routineuntersuchung zur Erkennung von Parenchymläsionen und freier intraabdomineller Flüssigkeit nach stumpfem Bauchtrauma. Kleinere subkapsuläre Läsionen lassen sich jedoch zumeist nur in der Spiral-CT erkennen. Alternativ ermöglicht die höhere Auflösung des 7,5 Linearschallkopfes beim Kind und schlanken Jugendlichen die Differenzierung von Strukturen bis unter 2 mm Durchmesser.

Patienten und Methoden

Bei 24 Kindern und schlanken Jugendlichen (BMI< 22) mit einem Durchschnittsalter von 15 Jahren (range 4 bis 22 Jahre) wurde nach stumpfem Bauchtrauma neben der Spiral-CT und Abdomensonografie mit Curved zusätzlich eine Untersuchung mit Lineartransducer durchgeführt, Größe und Qualität der darstellbaren Befunde sowie retrospektiv Sensitivität und Likelihoodratio zur Evidence der verschiedenen Sonografien im Vergleich zum Goldstandard-CT bewertet.

Ergebnisse

In 14 Fällen fanden sich computertomographisch subkapsuläre Hämatome bzw. Rupturen, in einem weiteren Fall eine Ischämie des unteren Milzdrittels. Die Indikation zur Laparotomie war in 6 Fällen gegeben. Die Sensitivität der Linearschallkopfuntersuchungen lag im Vergleich zur Computertomographie bei 100 %, die der konventionellen Sonografie bei 64 % (Likelihoodratio 5,26 vs. 3,36). Nach Milz-Splenorrhaphie und Kapselübernähungen ließen sich Resektionsfläche und residuelle perisplenale Flüssigkeit insbesondere bei fieberhaften Verläufen differenziert hinsichtlich ihrer Echodichte und intraliquiden Echos untersuchen (Spezifität 0,81).

Durch die Untersuchung mit dem Linearschallkopf lassen sich in einem Arbeitsgang wertvolle Zusatzinformationen über die Integrität des unmittelbar subkapsulären Milzparenchyms gewinnen. In der Verlaufskontrolle stellt die Sonografie mit Linearschallkopf gerade beim Kind und schlanken jungen Erwachsenen ein ideales, sofort verfügbares und in ihrer Sensitivität der Spiral-CT vergleichbares diagnostisches Instrument dar.

P116 Algorithmus zum Wundmanagement beim Polytrauma

I. Marintschev (Halle), L. Lindemann-Sperfeld, A. Zeugner, W. Otto

Lebensbedrohliche Zustände beim Polytraumatisierten haben Priorität vor der Wundtherapie. Um zeitliche und Entscheidungsverzögerungen zu vermeiden wurde ein Algorithmus zur Optimierung des Wundmanagements vorgeschlagen.

Nach Wundinspektion und Berücksichtigung von Begleitumstanden (z.B. Unfallmechanismus, Kontamination, Koagulopathie, Immunstatus, Glukokortikoide) wird die Entscheidung zu Art und Zeitablauf der Versorgung getroffen. Unterschieden werden muß zwischen Wunden mit Läsionen von tieferliegenden Strukturen (Gefäße, Nerven, Knochen, Sehnen), Eröffnung von Körperhöhlen (Pleura, Peritoneum), die bei der operativen Revision mitversorgt werden, und isolierten Wunden, die in Abhängigkeit von Kontamination, Fremdkörpereinschlüssen und Vitalität der Wundränder differenziert therapiert werden. Die chirurgische Versorgung isolierter Wunden beim Polytraumatisierten erfolgt entweder im Anschluß an Kreislaufstabilisierung, Diagnostik und Versorgung der lebensbedrohlichen Läsionen (intracranielle, Thorax-Abdominaltraumata, Stabilisierung von stammnahen Frakturen) oder simultan während der Notfalleingriffe durch einen weiteren Chirurgen. Die Methoden zum Wundverschluß umfassen das Ausschneiden der Wundränder und primäre Naht, evtl. über Drainagen; die temporäre Wunddeckung nach Debridement (Syspurderm, Vakuumversiegelung) und Festlegung

19.11.99

16:30–
17:30

Halle
14.2/15.2

des Zeitpunkts für eine second-look-OP. Eine antibiotische Abschirmung wird erwogen. Weitergehende Wunddeckungsmaßnahmen (Sekundärnaht, Spalthaut, lokaler oder Fernlappen) werden frühsekundär nach Stabilisierung des Allgemeinzustandes und des Wundgrundes durchgeführt.

Das Schicksal der Wunden hängt außer von der Art der Verletzung im entscheidenden Maße von einer kalkulierten Behandlungsstrategie ab. Ein Wundmanagementalgorithmus kann zur Optimierung der Entscheidungsfindung von Hilfe sein.

P117 Diagnostik und Management der Aortenruptur beim Polytrauma

A. Zeugner (Halle)

Praktische Hinweise zur Früherkennung der traumatischen Aortenruptur und zum Vorgehen beim Schwerverletzten aus unfallchirurgischer Sicht

Trotz der relativen Seltenheit des Verletzungsmusters ist bei jedem schweren Thoraxtrauma mit einer Ruptur der herznahen großen Gefäße zu rechnen. Nur durch gezielte Diagnostik und rasches Handeln kann die Mortalität derjenigen Patienten, die mit dieser Verletzung lebend die Klinik erreichen, reduziert werden.

Anhand von Fallbeispielen und Literaturangaben werden die diagnostischen (klinische Untersuchung, konventionelles Röntgen, CT etc.) und therapeutischen Möglichkeiten sowie der Zeitpunkt der Versorgung in Abhängigkeit von der Dringlichkeit, den übrigen Verletzungen und dem Zustand des Patienten diskutiert.

Auch Verletzungen wie eine thorakale Aortenruptur, die scheinbar kaum mit dem Leben vereinbar sind, können bei optimaler Versorgungsqualität therapeutisch beherrscht werden.

P118 Strategische Konsequenzen und Forderungen aus der Analyse notärztlicher Versorgungszeiten

M. Schnabel (Marburg), O. Klinger, T. v. Garrel, L. Gotzen

Notärztliche Versorgung, Versorgungsstrategie, Zeitverlust, Versorgungszeitanalyse

Zielsetzung

Analyse notärztlicher Versorgungsstrukturen unter zeitkritischen Gesichtspunkten. Formulierung von strukturellen Veränderungen und Modifikationen der Versorgungstaktik zur Optimierung der präklinischen Versorgungszeiten.

Problembeschreibung

Mit verbesserten notfallmedizinischen Möglichkeiten vor Ort verliert die konsequente zeitkritische Versorgung von Unfallverletzten an Bedeutung. Überlange vor-Ort-Versorgungszeiten führen dazu, daß insbesondere der schwerverletzte Notfallpatient oft nicht innerhalb einer Stunde (golden hour) in die Klinik eingeliefert wird. Auch strukturelle Faktoren verlängern die präklinische Zeitdauer. Die Analyse der Ursachen für Zeitverluste und die Evaluation der Versorgungsstrategie ist Grundlage der zeitlichen Systemoptimierung.

Material und Methode

Es wurden von insgesamt 9577 Notarzteinsätzen 1653 (17,26%) chirurgische Notfälle von Oktober 1996 bis August 1998, im Hinblick auf die präklinische Versorgungsdauer analysiert. Gleichzeitig wurden alle prinzipiellen Möglichkeiten der Zeitoptimierung zusammengestellt.

Ergebnisse

Die Analyse systembedingter Zeitverluste ergab u.a. die nicht konsequente Umsetzung des bereichsübergreifenden Rettungsdienstes (fehlende Absprachen, ungenügende legislative Vorgaben), nicht optimierte Standorte, nicht zeitgerechte Kommunikationstechnik, fehlende Installierung sog. „Notarztunterstützender Systeme", ungenügende Absprachen an der Schnittstelle Rettungsdienst/Klinik. Passend zur Einschätzung deutscher Rettungsdienstmitarbeiter, daß die Versorgungsstrategie „Stay and play" (gut) dem „Scoop and run" (mangelhaft) überlegen ist, zeigten sich überdeutlich längere Versorgungszeiten von 40,3 Minuten bei Schwerverletzten und polytraumatisierten Patienten im Vergleich zum Gesamtkollektiv aller traumatisierten Patienten (20,9 Minuten).

Schlußfolgerungen

Sowohl systemimmanente Faktoren als auch die Versorgunsstrategie führen zu unnötigen Zeitverlusten bis zur Einlieferung eines Unfallverletzten in die weiterversorgende Klinik. Bei der Versorgung von Unfallverletzten sollte vom Prinzip der Transportpriorität nur dann abgewichen werden, wenn Versorgungsmaßnahmen einen klaren Vorteil bieten. Die zeitkritische Einsatzdurchführung führt gleichzeitig zur höheren Verfügbarkeit der Systemresource „Notarzt".

19.11.99 16:30–17:30 Halle 14.2/15.2

<table>
<tr><td>

18.11.99

8:00–9:30

Saal 8

</td><td>

Videositzung (I)
Donnerstag, 18.11.99   8:00 – 9:30
Saal 8

</td></tr>
</table>

Die autologe Chondrozytentransplantation

T. Krackhardt (Tübingen), P. de Zwart, C. Gaissmaier, K. Weise

Knorpeldefekt, ACT (Autologe Chondrozytentransplantation)

Problembeschreibung

Gelenkknorpeldefekte stellen ein erhebliches Problem in der unfallchirurgisch/orthopädischen Praxis dar, da im Gegensatz zu Knochen geschädigter Knorpel keine adäquate Selbstheilungstendenz zeigt.

Eine neue Behandlungstechnik ist die autologe Knorpelzelltransplantation, die erstmals 1994 von Brittberg u. Mitarbeitern beschrieben wurde. Zur Behandlung von umschriebenen Knorpeldefekten wird im Rahmen einer Arthroskopie ein kleines Stück hyaliner Knorpel entnommen. Durch mechanische Zerkleinerung und enzymatische Verdauung werden die darin enthaltenen Knorpelzellen aus der Grundsubstanz gelöst und in vitro unter sterilen Bedingungen vermehrt. Nach Erreichen der je nach Defektgröße erforderlichen Zellzahl können die Zellen retransplantiert werden. Hierbei werden die Zellen unter einen aufgenähten Knochenhautlappen gespritzt. Die Chondrozyten kleiden den Defektbereich aus und beginnen mit der Produktion von Knorpelmatrix.

In der BG-Unfallklinik wird seit Juli 1998 die Expansion von Knorpelzellen in vitro in einem Zelllabor eigenständig durchgeführt.

In dem vorliegendem Video wird sowohl die Labormethode zur Expansion von Knorpelzellen in vitro als auch die Operationstechnik dargestellt. Gezeigt wird die arthroskopische Knorpelentnahme und anschließend die Kultivierung der Zellen im Zellkulturlabor unter besonderer Beachtung des hygienischen und labortechnischen Sicherheitstandard.

Angeschlossen wird daran die operative Technik der Transplantation der autologen Knorpelzellen am Beispiel eines Defektes an der Femurkondyle, auf die operationstechnischen Schwierigkeiten, insbesondere bei der Befestigung eines Periostlappens wird besonders eingegangen.

In der BG-Unfallklinik Tübingen wurden zwischen 07/98 und 03/99 bei 20 Patienten eine autologe Knorpelzelltransplantation durchgeführt. Die Frühergebnisse werden in dem Video am Ende vorgestellt.

Zusammenfassung

Das angemeldete Video demonstriert sowohl die Labortechnik als auch die Operationstechnik der autologen Knorpelzeltransplantation anhand eines Patienten mit einem Knorpeldefekt an der Femurkondyle. Die Ergebnisse der bisher durchgeführten Transplantationen werden aufgeführt.

18.11.99
8:00–
9:30

Saal 8

Arthroskopische Techniken zur Behandlung der Frozen Shoulder

D. Jung (Heidelberg), P. Habermeyer

Frozen shoulder, arthroskopisches Kapselrelease

Einleitung

Das arthroskopische Kapselrelease beinhaltet eine juxta-glenoidale Durchtrennung der posterioren und inferioren Kapsel, des mittleren glenohumeralen Ligamentes, des superioren glenohumeralen Ligamentes, sowie des coracohumeralen Ligamentes. Beim gleichzeitigen Vorliegen eines subacromialen Outlet-Impingements erfolgt zusätzlich eine arthroskopische Dekompression.

Material und Methodik

Im Zeitraum 01/97-02/99 wurden 38 Patienten mit einer Frozen shoulder mit dieser Technik behandelt. Der Altersmedian lag bei 52 Jahren mit einer Spannweite von 32 bis 73 Jahren. Die mittlere Anamnesedauer betrug 8,3 Monate.

Ergebnisse

Neben einem arthroskopischen Kapselrelease wurde bei 33 Patienten zusätzlich eine arthroskopische subacromiale Dekompression in der Technik nach Caspari durchgeführt.

Bei der Flexion ergaben sich folgende Werte: Präoperativ 104°, postoperativ 136°, Zunahme 32°.

Die Abduktion betrug präoperativ 87°, postoperativ 122°, die Zunahme 35°.

Bei der Innenrotation ergaben sich folgende Werte: Präoperativ 52°, postoperativ 69°, Zunahme 17°.

Die Außenrotation betrug präoperativ 19°, postoperativ 36°und die Zunahme 17°. Das mittlere Follow-up betrug 3,9 Monate. Komplikationen sind keine aufgetreten.

Zusammenfassung

Nach unserer Auffasung ist das arthroskopische Kapselrelease eine effiziente und sichere Alternative zur Narkosemobilisation bei Patienten mit einer primären oder sekundären adhäsiven Kapsulitis.

Die Osteosynthesemethode mit Kortikalispins

Ch. Hofmann (Marburg), Berns, L. Gotzen

Distale Radiusfraktur, Osteosynthese, Kortikalispin

Die Notwendigkeit der Metallentfernng beinhaltet alle Risiken einer erneuten Operation. Um Metallentfernungen zu vermeiden, werden biodegradable Frakturstifte und Schrauben zur Versorgung biomechanisch gering belasteter Frakturen verwendet, die wegen hoher Komplikationraten noch immer verbesserungsbedürftig sind. Die Suche nach neuen und besser geeigneteren Implantatmaterialien zur Fixation apikaler und osteochondraler Knochenfragmente, sowie zur Versorgung distaler Radiusfrakturen zwingt uns, die Möglichkeit der Herstellung von Stiften aus Kortikalisknochen noch einmal kritisch zu analysieren und experimentell biomechanisch auszutesten. Der Videofilm zeigt die Methodik der Osteosynthese mit Kortikalisstiften bei apikalen und osteochondralen Knochenfragmenten sowie bei distalen Radiusfrakturen. In dem Film wird über die Geschichte der Osteosynthese mit Stiften und Schrauben aus kortikalem Knochen, über Untersuchungen zur Herstellung und biomechenische Testung der Kortikalisstifte und über die klinische Erprobung der Kortikalisstiftosteosynthese bei 32 Patienten berichtet. Es wird gezeigt, daß die Kortikalisstifte und Schrauben zur Versorgung biomechanisch gering belasteter Frakturen geeignet sind, daß sie bestimmte konventionelle Osteosynthesematerialien ersetzen können und damit die Metallentfernung überflüssig machen.

Radikale Forequarter-Amputation für Tumoren des lateralen Halsdreiecks

M. Nerlich (Regensburg), H. Aebert, C. Wörtgen

Forequarter, Amputation

Tumoren im Bereich der oberen Thoraxapertur mit Infiltration des Plexus brachialis stellen ein erhebliches therapeutisches Problem dar.

Seit 1986 haben wir bei 3 Patienten im Alter zwischen 49 und 59 Jahren mit malignen Bindegewebstumoren in dieser Lokalisation eine radikale Resektion des Schultergürtels und der oberen Extremität („forequarter amputation") zusammen mit Anteilen der oberen Brustwand durchgeführt. Bei 2 Patienten wurden im Zuge der Operation die kranialen Rippen (bis zu 4) komplett und die gleichseitige kraniale Sternumhälfte reseziert. Alle Tumoren konnten histologisch im Gesunden entfernt werden. Bei einer Patientin wurde zusätzlich eine Lungenresektion durchgeführt. Die resultierenden Defekte wurden plastisch unter Verwendung von resorbierbaren Netzen gedeckt. Bei allen Patientin war die histologische Diagnose präoperativ gesichert worden. In zwei Fällen lag ein Rezidiv nach einem vorausgegangenen Versuch einer organsparenden Resektion vor. Alle Patienten litten unter erheblichen Schmerzen durch die Infiltration des Plexus brachialis.

Der postoperative Verlauf war in allen Fällen komplikationslos, insbesondere wurden keine wesentlichen respiratorischen Probleme beobachtet. Im Interesse einer optimalen Analgesie wurden neben einer speziellen Versorgung der Nervenstümpfe patientengesteuerte Analgetikapumpen eingesetzt. Alle Patienten sind bisher rezidivfrei. Die postoperative Rehabilitation, einschließlich der Wiederaufnahme der Berufstätigkeit, gestaltete sich günstig, wobei die Versorgung mit entsprechenden Spezialprothesen wesentlich ist. Zwei Patienten fahren wieder Auto.

Auch derartige Tumoren im Grenzbereich der Operabilität können mit einem guten Ergebnis einschließlich einer entsprechenden sozialen Rehabilitation versorgt werden. Voraussetzung ist ein gemeinsames interdisziplinäres Management während der gesamten Behandlung.

18.11.99

8:00–
9:30

Saal 8

Die STT-Fusion – Technik und klinische Beispiele

M. Peter (Würzburg), W.-G. Steinmetz, Patrizia von Eitzen, H. P. Keller

Handgelenk, karpaler Kollaps, STT-Fusion

Die Aufrichtung und Versteifung der radialen Säule im Bereich der Handwurzel hält den beginnenden karpalen Kollaps, wie er bei skapholunären Bandverletzungen oder einer Lunatummalazie entsteht, auf. Der Videofilm zeigt die Operationstechnik der STT-Fusion, der Arthrodese zwischen Skaphoid, rapezium und Trapezoideum.

Die Darstellung der einzelnen Operationsschritte wird durch ergänzende klinische Beispiele abgerundet, bei denen die STT-Arthrodese zur Anwendung kam.

<table>
<tr><td>

18.11.99

8:00–
9:30

Saal 8

</td><td>

Notfall-Sonographie beim Traumapatienten

K. Lerch (Regensburg), M. Stumpf, M. Nerlich

Sonographie, Notfall, Trauma, Schockraum

</td></tr>
</table>

Die Notfallsonographie beim Traumapatienten sollte fest in das Schockraum-Management eingegliedert sein. Die Wertigkeit der Untersuchung hängt sehr von der Qualifizierung des Untersuchers ab. Oft besteht jedoch beim aufnehmenden Arzt ungenügende Erfahrung hinsichtlich Durchführung und Befundinterpretation. Das ca. 10 minütige Video mit real-time Darstellung beim Traumapatienten zeigt die sonographische Notfalldiagnostik im Schockraum und deren Eingliederung in die zeitliche Abfolge des Untersuchungsganges mit Präsentation von pathologischen Befunden. Hauptindikationen sind das stumpfe Bauchtrauma sowie der komatöse und polytraumatisierte Patient. Anhand der 4 wichtigsten Schnittebenen werden Normalbefunde und pathologische Befunde gegenübergestellt. Die Eingliederung der Sonographie in den Algorithmus der Erstuntersuchung wird aufgezeigt. Der Untersuchungsgang dauert ca. eine Minute und läßt lebensbedrohliche Verletzungen des Bauchraumes, des unteren Mediastinums und des Pleuraraumes sicher erkennen.

<table>
<tr><td>

20.11.99

8:00–
9:30

Saal 3

</td><td>

Videositzung (I)
Sonnabend, 20.11.99   8:00 – 9:30
Saal 3

</td></tr>
</table>

Die dorsale Stabilisierung der instabilen Sakrumfraktur durch „lokale" Plattenosteosynthese

T. Pohlemann (Hannover), A. Gänsslen, M. Winni, S. Zech

Lokalosteosynthese, Sakrumfrakturen

Die Indikation zur operative Therapie von instabilen Sakrumfrakturen wird zwischenzeitlich anerkannt, verschiedene Osteosynthesetechniken gewinnen zunehmend an Bedeutung. Im vorgestellten Video wird die Technik der „lokalen Plattenosteosynthese" dargestellt. Neben der Indikationsstellung wird insbesondere auf die anatomischen Besonderheiten, die Technik des Zugangs und auf die operative Technik einschließlich der Reposition und der Kompression von sakralen Nervenwurzeln eingegangen. Ein Überblick über die Ergebnisse mit Darstellung der Komplikationen und der Nachuntersuchungsergebnisse, insbesondere im Hinblick auf die Langzeitprognose der Nervenschäden runden die Darstellung ab. Bei 5 von 8 Patienten mit Nervenschäden war zumindestens eine partielle Remission zu beobachten.

20.11.99

8:00–
9:30

Saal 3

Schlußfolgerungen

Die operative Therapie der Sakrumfraktur über einen dorsalen Zugang kombiniert mit der Dekompression von Nervenwurzeln ist klinisch verläßlich möglich. Eine weitere Verbreitung der Technik sollte zu einer allgemeinen Verbesserung insbesondere des neurologischen Langzeitergebnisses führen.

Der Ersatz des vorderen Kreuzbandes mittels Patellarsehne oder Quadricepssehne in spezieller arthroskopischer pressfit-Technik

U. Becker (Stuttgart), E. Lang, R. Schmidt-Wiethoff, G. Rauer

Dargestellt wird eine arthroskopische Methode zum Ersatz des vorderen Kreuzbandes mittels Patellarsehne oder Quadricepssehne, wobei die femorale Fixierung jeweils implantatfrei in einer speziellen pressfit- Technik erfolgt.

Beim Ersatz des vorderen Kreuzbandes durch körpereigene Sehnen wird von den meisten Operateuren heutzutage eine relativ aufwendige und teure Technik zur Verankerung des Transplantates gewählt. In unserer Klinik wurde eine spezielle arthroskopische Technik entwickelt, welche es ermöglicht, das Patellarsehnentransplantat entweder als bone-tendon-bone oder tendon-bone-Präperat sowie das Quadricepssehnenplantat als tendon-bone-Präparat fermoral implantatfrei in pressfit-Technik zu verankern. Hierbei wird nach Präparation des Sehnenstreifen das patellare Knochenblöckchen mit Hilfe einer speziellen oszillierenden Hohlsäge entnommen. Der durchschnittlich 25 mm lange und 10 mm im Durchmesser messende Knochenzylinder wird anschließend keilförmig konfektioniert und zum arthroskopischen Einzug mit Fäden armiert. Bei den reinen tendon-bone-Präperaten von Quadricepssehne oder Patellarsehne erfolgt die Armierung des freien Sehnenstreifens mittels zweier Mersilenefäden. Die tiblale Bohrung erfolgt ebenfalls mittels einer oszillierenden Hohlsäge, wodurch solide Spongiosazylinder gewonnen werden, welche eine komplette Auffüllung der Hebedefekte ermöglichen. Die femorale Bohrung erfolgt immer durch das mediale Arthroskopieportal, da hierbei im Gegensatz zur transtibialen Technik femoral immer eine anatomische Platzierung des Transplantats erzielt wird. Nach entsprechender Konfektiontierung von Transplantat und Bohrkanälen erfolgt schließlich der transtiblale Einzug des Präparates und das Einstößeln des pressfit-Blockes in maximaler Beugungsstellung. Unter Maximalzug nach distal wird das Knie nun mehrfach durchbewegt und schließlich die tibialen Fäden in Streckstellung unter Maximalzug über eine Ankerschraube geknotet. Der bei der tibialen Bohrung gewonnene Spongiosazylinder wird nun aufbereitet und der Hebedefekt komplett wieder aufgefüllt. Es folgt der schichtweise Wundverschluß über Redondrainagen. Postoperativ erfolgt eine frühfunktionelle Nachbehandlung in einer speziellen Orthese, welche auf 0-0-90° limitiert wird, Vollbelastung wird bei Reizfreiheit des Kniegelenkes und voller Streckstellung erlaubt.

Die fermorale press-fit Verankerung beim Ersatz des vorderen Kreuzbandes mittels Patellarsehne oder Quadricepssehne ist ein sicheres, komplikationsarmes und kostengünstiges Verfahren. Bei korrekt durchgeführter Technik ist ein anatomischer Verlauf des Transplantates gewährleistet, Hebedefekte können komplett mit Hilfe der Spongiosazylinder aufgefüllt werden.

Darstellung und Kosten-Nutzen-Analyse des standardisierten Einsatzes eines Autotransfusionsgerätes

W. Herzberg (Wedel), J. v. Schöningen

Es soll untersucht werden, ob der standardisierte Einsatz eines Autotransfusionsgerätes die Rate der Fremd-/Eigenblutgabe senken kann und ob der Einsatz eines derartigen Systems wirtschaftlich ist.

Im Januar 1998 wurde in der zementierten Hüftendoprothetik (Endurance, DePuy) der Einsatz eines Retransfusionssystems (SURETRANS, Becton Dickinson) in standardisierter Weise begonnen. Anhand von jeweils 200 Hüftoperationen (Primärimplantation) in Folge vor und nach dem Beginn der Verfahrensänderung soll der Verbrauch von Fremd- und Eigenblut quantifiziert werden. Im Untersuchungszeitraum wurden die operativen Standards, abgesehen vom Retransfusionssystem nicht geändert, so daß Vergleichbarkeit der Gruppen besteht. In der Abteilung werden pro Jahr etwa 300 zementierte Hüftendoprothesen zur Behandlung der Coxarthrose implantiert. Weitere etwa 150 Operationen verteilen sich auf die Knieendoprothetik und die Revisionsalloarthroplastik. Bei 200 Hüftoperationen vor der Umstellung (Zeitraum 4/97–12/97) wurden 132 Konserven Fremdblut und 32 Konserven Eigenblut über den gesamten Zeitraum der jeweiligen stationären Behandlung benötigt. Bei 200 Hüftoperationen nach der Umstellung (Zeitraum 5/98–1/99) wurden insgesamt nur noch 29 Konserven Fremdblut benötigt. Vor Einsatz des Retransfusionssystems wurden 152 Eigenblutkonserven gewonnen (durchschnittlich 3 pro Patient) und davon 136 retransfundiert. 1998 wurden 52 Eigenblutkonserven gewonnen und davon nur noch 14 (!) Konserven retransfundiert. Die Eigenblutentnahme vor primären Hüftersatzoperationen wurde in 1998 daraufhin eingestellt. In der Abschätzung der Wirtschaftlichkeit errechnen sich die jeweiligen Kosten wie folgt:
1 Fremdblutkonserve 200 DM,
1 Eigenblutkonserve 450 DM,
1 Retransfusionssystem 95 DM.

Kosten vor Beginn des Einsatzes:
132 Fremdblutkonserven á200 DM =   26.400 DM
32 Eigenblutkonserven á 450 DM =   14.400 DM
                                       40.800 DM

Kosten nach Beginn des Einsatzes:
200 Retransfusionssysteme á 95 DM   19.500 DM
29 Fremdblutkonserven á 200 DM   5.800 DM
                                       25.300 DM

20.11.99

8:00–
9:30

Saal 3

Fazit

Der konsequente Einsatz eines Retransfusionssystems in der zementierten Hüftendoprothetik führt zu einer drastischen Senkung der Fremdblutgaben, läßt aufwendige
Eigenblutspenden überflüssig werden und ist wirtschaftlich günstiger.

Die dynamische Osteosynthese mit der Link DC Halluxspange bei der Korrektur der hallux valgus Fehlstellung

R. Stoffella (Wien)

Primär stabile Osteosynthese einer subcapitalen Metatarsale I Osteotomie mit einem aktiven Osteosynthesetransplantat zur Korrektur der Hallus valgus Fehlstellung.

Einleitung

Das Problem der subkapitalen Metatarsalosteotomie beim Hallux valgus ist, daß eine
primäre Stabilisierung der Osteotomie nur bei geringgradigen Fehlstellungen möglich ist. Bei Halluxfehlstellungen mit einem Intermetatarsalwinkel über 14° müssen
instabile Techniken wie die Kramer Osteotomie oder die technisch aufwendige basale
Metatarsalosteotomie mit distalem Weichteileingriff angewendet werden.

Methode

Die Erkenntnisse der Biomechanik haben die Entwicklung einer neuen Osteosynthesetechnik ermöglicht, bei der nach einer modifizierten Chevronosteotomie ein
aktives Osteosyntheseimplantat zur Korrektur der Halluxfehlstellungen eingesetzt
wird. Dabei können die Fehlstellungen des Metatarsale 1 in allen Ebenen bei einem
Intermetatarsalwinkel über 20° korrigiert werden. Die Osteosynthese ist primär stabil
und die Mobilisierung kann ohne Zügelverbände und Vorfußentlastungsschuhe bei
freier Beweglichkeit erfolgen.

20.11.99

**8:00–
9:30**

Saal 3

Ergebnisse

Bei 102 Patienten wurde eine Winkelosteotomie mit der dynamischen Osteosynthese im Zeitraum von 5 Jahren durchgeführt. 132 Füße wurden operiert. Die Ausgangswinkel betrugen im Durchschnitt: Hallux valgus Winkel 34° (25°Intermetatarsalwinkel 16° (9°). Bei der Nachuntersuchung war der Hallux valgus Winkel zwischen 7° und 30° um durchschnittlich 18° und der Metatarsalwinkel zwischen 4° und 12° um durchschnittlich 6° verbessert.

Schlußfolgerung

Die Ergebnisse zeigen, daß auch mittel- und hochgradige Halluxfehlstellungen mit einer distalen Osteotomie bei über 90% der Fälle sehr gut korrigiert werden können. Mit der neuen Osteosynthesetechnik wird die Achsenkorrektur wesentlich erleichtert und die Rehabilitationszeit auf ca. ein Drittel der üblichen Dauer verkürzt.

Die klinische Untersuchung des Kniegelenkes

H. Weisz (Insbruck), C. Hoser

Das vorgestellte Ausbildungsvideo zeigt an einem gesunden Probanden die klinische Befunderhebung am Kniegelenk. Ausgehend von der Anamnese werden sytematisch die inspektorische, palpatorische und funktionelle Untersuchung gezeigt. Aus der Fülle der Untersuchungstechniken werden speziell solche vorgestellt, die erfahrungsgemäss auch den Anfänger sicher zu einer klaren Diagnose führen. Im Vordergrund steht die Vermittlung praktischen Wissens, das nach lernpsychologischen und Mediendidaktischen Erkenntnissen aufbereitet wurde.